U0348693

合理有效安全用药处方手册

主　编　　周继如　张智博　罗　恒
副主编　　谢元林　张雪红　袁　鲲
作　者（以姓氏笔画为序）

王　敏	王伟宁	王香云	王爱民	左笑丛	皮银珍
刘　丽	刘世坤	刘丽文	刘丽华	刘晓慧	吕爱莲
李　迎	李　聪	李向军	阳春华	杜　杰	何鸽飞
宋小云	汤渝玲	吴尚洁	吴翠芳	汪志民	肖　钢
肖劲军	杨立坚	杨运泉	杨　静	张　莉	张　燕
张顺芝	张俊杰	张雪红	张智博	张靖江	范小艳
罗　恒	欧阳林旗	欧阳俊	易长庚	周志国	周国强
周继如	胡立强	胡咏华	胡宪明	柳四新	郦　俊
祝益民	唐红宇	袁铁流	袁　鲲	曹永清	傅　广
黄映红	黄树斌	黄　璐	蒋芳清	蒋　林	鲁学明
彭向东	谢　宏	谢元林	谢红付	谭　红	熊立新
黎　明	黎晓武	潘慧琼	瞿文芳		

主　审　　刘世坤

科学技术文献出版社
SCIENTIFIC AND TECHNICAL DOCUMENTATION PRESS
·北京·

图书在版编目(CIP)数据

合理有效安全用药处方手册 / 周继如, 张智博, 罗恒主编.—北京: 科学技术文献出版社, 2018.1

ISBN 978-7-5189-2696-1

Ⅰ. ①合… Ⅱ. ①周… ②张… ③罗… Ⅲ. 处方—手册 Ⅳ. ①R451-62

中国版本图书馆 CIP 数据核字(2017)第 103234 号

合理有效安全用药处方手册

策划编辑:杜新杰	责任编辑:张宪安	责任校对:许 艳	责任出版:张志平

出 版 者　科学技术文献出版社
地　　址　北京市复兴路 15 号　邮编 100038
编 务 部　(010)58882938　58882087(传真)
发 行 部　(010)58882868　58882874(传真)
邮 购 部　(010)58882873
网　　址　www.stdp.com.cn
发 行 者　科学技术文献出版社发行　全国各地新华书店经销
印 刷 者　长沙鸿发印务实业有限公司
版　　次　2018 年 1 月第 1 版　2018 年 1 月第 1 次印刷
开　　本　787 × 1092　1/16
字　　数　1160 千
印　　张　56.25
书　　号　ISBN 978-7-5189-2696-1
定　　价　298.00 元

版权所有　违法必究

购买本社图书,凡字迹不清、缺页、倒页、脱页者,本社发行部负责调换。

内 容 简 介

    本书论述了合理、有效、安全用药的重要性和不合理用药的原因、表现和危害,合理用药要严格执行国家涉药法律法规,药物不良反应的临床表现、发生原因及防治措施,联合用药、抗感染用药、老年人用药、妊娠及哺乳期用药、婴幼儿用药及肺部、心血管、肝脏、肾脏、胃、血液病患者用药注意事项。详细介绍了常见症状、急性中毒与意外伤害、传染病及呼吸、循环、消化、泌尿、神经、血液等系统及妇产、肿瘤等常见多发病的诊断要点、药物治疗处方、用药说明及注意事项。

    本书是论述合理、有效、安全、经济用药的专著,具有科学、先进、实用、可操作性强等特点,内容翔实具体,可供临床各科医生阅读参考,尤其适宜于基层医院医生、年轻医生、进修实习医生、社区乡村医生、全科医生学习使用,是临床医生诊病开方的工具书,亦可作为举办合理用药的培训教材。

序　言

　　药物疗法是医生用来为民治病最重要的手段,古今中外,医生用药治好了无数人的病,救了无数人的命。尽管现代医学把药物疗法、手术疗法、物理疗法、心理疗法并列为当今世界的四大疗法,但许多疾病,特别是传染病和感染性疾病依然必须依靠药物才能治好,药物治疗仍然是现代医学最常用、最主要、最重要的疗法。

　　药物具有二重性,具有副作用和不良反应,用得好可以治病,用得不好可以致病,甚至致命,药物治疗是一把双刃剑,这是药物的固有属性,明朝太医刘纯在其所著的《药治通法补遗》中,就有"是药三分毒"的警句,广为认同而流传至今。

　　当今世界药物品种数以万计,新药层出不穷,如何选择用药是个非常值得重视的问题。如何避免药物不良反应,防止药源性疾病,用好有限的卫生资源是值得重视的另一个问题。随着人们生活水平和自我保健意识的提高,合理用药已为成社会的热点问题。

　　不合理用药不仅给患者及其家庭带来痛苦和不幸,也已成为我国乃至全世界必须认真对待的公共卫生问题。为此,世界卫生组织 2017 年宣布了其第三项全球患者安全挑战,旨在五年内将医源性药物相关伤害的全球负担降低 50%,并达到前两项全球患者安全挑战(清洁卫生更安全和安全手术拯救生命)的规模和影响力。

　　不合理用药的表现形式多样,如用药无明确指征,随意扩大用药范围,选药用药不当,不注意药物相互作用,不注意用药注意事项,不注意个体化用药,剂量过大或不足,疗程过长或过短,剂型选择不合适,配伍错误等。此外,处方用药品种过多,超过 5 种的不在少数,即所谓的"花处方"(药品品种繁多的处方),给患者安全带来隐患;或大处方(即昂贵的药品处方),给患者加重经济负担带来的问题。在这种形势下,很有必要对医护人员开展合理用药的继续医学教育,加强培训,帮助他们提高合理用药的技术水平。很有必要对医学生、进修生实习进行合理、有效、安全用药教育,帮助他们掌握合理用药的基本功。由长沙市第一医院院长周继如和张智博、罗恒三位主任医师主编的这本《合理、有效、安全用药处方手册》,就是在这种指导思想下组织编写的。

　　本书第 1 至 15 章系统概括了严格执行国家涉药法律法规,坚持合理、有效、安全、经济用药,抗菌药物临床应用的基本原则和老年人、孕妇、婴幼儿用药注意事项,肺部、心血管、肝脏、肾脏和血液疾病患者用药注意事项,第 16 至 39 章详细介绍了 300 多种常见病的诊断要点、药物治疗方案、用药说明及注意事项,在药物治疗方案中针对品种繁多的药物和疾病的不同阶段、不同程度提出了药物治疗的最佳方案和处方,介绍的处方有中文药名、英文药名、用量用法,有西医处方,也有中医处方,体现了中西医结合。还根据新药发展和临床用药新进展,提供一些备选方案和次选药物处方,便于读者能抓住重点,了解一些新信息,开拓新思路。在用药说明中,把药学、临床药学和临床医学的基础理论和新知识融汇其中,说明了处方用药的目的、配伍禁忌,可能出现的副作用和药物不良反应,个体化用药,用药安全等用药注意事项,体现了新药发展和临床药学的新进展。因此,本书可供于临床各科医生阅读参考,尤其适宜于基层医院医生、年轻医生、进修实习医生和乡村医生、社区医生、全科医生学习使用,是临床医生诊病开方的工具书,亦可做为举办合理用药的培训教材。

　　合理用药是医务人员的职业责任,需要良好的医德,雄厚的基础理论知识和丰富的临床经验。合理用药的关键是临床医师,离开医师讲合理用药显然是不可能的,因为只有医师才能开具处方,只有医师才能决定患者可以使用什么药,开什么处方。可以说,这是全世界人民赋予医师的权利,同时也使医师肩负起沉甸甸的责任。本书从临床医师角度出发和临床药学角度,结合国内外和作者本人当前用药现实状况撰写,很有现实意义和实用价值,所以当周继如院长邀请我作序时,我就欣然同意,特向广大医生们推荐这本切合实用的优秀图书。

中国工程院　院　士　周宏灏

前 言

临床实践中处方用药贯穿始终,临床医师在应用药物治疗疾病过程中,不仅要对疾病做出正确的诊断,掌握药物的相互作用、应用原则、剂量、方法、疗程,还要结合病情、年龄等特点,尽量避免药物的不良反应,发挥药物最大的治疗作用,才能做到合理、有效、安全用药。在当今药物信息呈繁多态势的情况下,既要使所选药物达到最佳疗效,又要防止对患者造成药源性伤害,有时的确很难掌握。尤其是在基层医疗机构和救治危重患者时,因其药物使用种类较多、药物毒性反应相对较大、药物相互作用比较复杂,这一点就显得尤为突出,致使药物不良反应、药源性疾病和不合理用药的现象时有发生,迫切需要一本工具书来指导基层医院医师合理用药。为了深化卫生体制改革,配合国家全面推行分级诊疗制度的实施,落实党中央、国务院推进健康扶贫工作,我院特别邀请中南大学湘雅医院、湘雅二医院、湘雅三医院、湖南中医药大学、湖南省人民医院的专家教授和我院的专家教授在总结临床用药经验和科研成果的基础上,参阅文献资料,编写了这本《合理有效安全用药处方手册》,赠送给长沙市所属基层医院、乡镇卫生院、社区卫生服务中心的医护人员学习使用,帮助他们提高合理用药的技术水平,更好地服务于人民群众。

本书共 39 章,第 1 至 6 章论述了合理用药的基本原则和法律法规,第 7 至 9 章论述了不同人群的用药原则,第 10 至 15 章论述了主要器官或系统的用药原则,第 16 至 39 章论述了症状、各系统疾病的诊断要点、药物治疗方案、用药说明和注意事项,以及在何时、何种情况下考虑转上级医院进一步诊治。本书的编写始终遵循科学性、先进性、规范性、实用性和立足临床的原则,既是基层医院医师必备的临床参考书,也是住院医师、进修医师、实习医师和医学院校学生不可多得的参考教材。

本书在编写过程中,受到了长沙市卫生计生委领导的支持鼓励,中国工程院院士、中南大学博士生导师周宏灏教授在百忙中为本书作序,中南大学湘雅三医院药学教研室主任、博士生导师刘世坤教授对本书进行了主审,科学技术文献出版社特聘编审张宪安教授为本书编审出版做了许多工作。参与本书撰稿的作者,均是工作在临床、科研、教学第一线的专家教授和科室主任,他们在繁忙的工作中,不辞辛苦,对书稿反复修改,七易其稿,精益求精,在此,一并致以衷心的感谢!

虽然本书在编写中作者融汇了多年的临床、科研及教学经验,并经过反复推敲、斟酌,几易其稿,但医学科学技术日新日异,本书疏漏与不妥之处在所难免,敬请各位专家教授和广大读者给予指正,以便再版时修改、充实和提高。

周继如　张智博　罗　恒

目 录

第一章 合理用药概述

第一节 合理用药的定义

药品,是经过国家食品药品监督管理总局(China Food and Drug Administration,CFDA)审批,允许其生产、上市销售的药物,用于预防、治疗、诊断人的疾病,有目的地调节人的生理机能并规定有适应证或者功能主治、用法和用量的物质,包括中药材、中药饮片、中成药、化学原料药及其制剂、抗生素、生化药品、放射性药品、血清、疫苗、血液制品和诊断药品等。药品是一把双刃剑,使用合理,可以防治疾病;反之,不但不能治病,还会影响身体健康。轻则可增加患者痛苦、提高医疗费用,重则可能使患者致残甚至死亡。只有正确合理地使用药品,才能避免和减少这些情况的发生。因此,合理用药一直是国内外各界致力关注的问题。关于合理用药的定义虽各有差别,但均涵盖了安全、有效、经济、适当地使用药物等基本内容。

1985 年世界卫生组织(World Health Organization,WHO)在内罗毕召开的国际合理用药专家会议上,提出合理用药的要求是:对症开药,供药适时,价格低廉,配药准确,剂量、用药间隔和时间均正确无误,药品必须有效、质量合格、安全无害。20 世纪 90 年代以来,国际药学界学者达成共识,赋予合理用药更科学、完整的定义:以当代药物和疾病的系统知识和理论为基础,安全、有效、经济、适当地使用药物。此外,WHO 与美国卫生管理科学中心(MSH)共同制定了合理用药的七项生物学标准:药物正确无误;用药指征适宜;药物疗效、安全性、使用及价格对患者适宜;剂量、用法、疗程妥当;用药对象适宜、无禁忌证、不良反应小;药品调配及提供给患者的药品信息无误;患者依从性良好。

2013 年我国国家卫生计生委在合理用药健康教育核心信息释义中明确合理用药的定义:合理用药包括安全、有效、经济三个方面。用药首先是安全,安全的意义在于使患者承受最小的治疗风险,获得最大的治疗效果;其次是有效,这是合理用药的关键,药物的有效性表现在不同的方面,如根除病源治愈疾病、延缓疾病进程、缓解临床症状、预防疾病发生、调节人体生理功能等;第三是经济,经济是指以尽可能低的医疗费用达到尽可能大的治疗效果,降低医保和患者的经济支出,但不能简单地理解为价格越低的药品越经济。

合理用药不单是一个学术问题,而且也是社会公共问题在医药行业的具体体现,是一个复杂的系统行为,由医学、药学、社会学、心理学等学科的理论及医师、药师、护士和接受用药者个人的综合素质所共同决定。医学的发展也一直在证明合理用药的定义和标准不是亘古不变的,而是不断顺应科学发展、符合民意民生的社会追求。

第二节　我国合理用药安全形势和不合理用药的危害

近几十年来,新药的不断涌现,一方面给人们在预防和治疗疾病、促进身体健康、保障人类正常、健康生活中提供了更多的途径和方法。另一方面,也大大地增加了医师、药师正确使用药物的难度。由于药物滥用、误用、多药联合应用等情况的普遍存在,导致了大量的药源性疾病的发生。轻则使用药者增加痛苦,重则使人致残,甚至死亡,同时也增加了医疗费用,加大了个人和社会的经济负担。

美国 1994 年统计,住院患者中后果严重的药物不良反应(adverse drug reactions,ADR)发生率为 6.7%,约 221.6 万例,导致 10.6 万人死亡,致死率 0.32%,列为心脏病、癌症、肺病、中风之后主要死因的第五位。因用药原因为主的医疗错误致死人数超过交通事故、艾滋病、乳腺癌死亡的总数。在我国,每年仅死于抗生素滥用的人就有 8 万人,并有近 3 万儿童药物致聋,占 7 岁以下聋儿的一半。药害事件的严重性由此可见一斑。

一、我国合理用药安全形势

2009 年我国(港、澳、台地区除外)合理用药现状抽样调查研究与分析,客观反映了我国合理用药安全形势。

（一）公众选择药品关注点在疗效

公众在选择药品时的关注点更多的是疗效,而对药品安全性的关注度仅占 30%。虽有 70%左右的民众服药前会仔细阅读药品说明书,留意药品不良反应及注意事项,但仍有约 30%的人群只是偶尔关注或不关注。更何况关注并不代表对药物的合理使用就有相应的了解。

（二）公众对基本用药知识的掌握程度非常有限,服药习惯、依从性等都相对较差。

二、不合理用药的危害

（一）不合理用药严重威胁人类生命与健康

20 世纪 70 年代,WHO 调查统计,全球死亡患者中有 1/3 不是死于自然衰老和疾病,而是死于不合理用药。我国 180 万聋哑儿童中,约 100 万人是由于用药不当引起的,并且还在以每年 2 万~4 万人的速度递增。即使是在欧美发达国家,也有 10%的入院者是由于药害事件所致,住院患者中亦有 12%存在处方用药不合理。药物本身的作用、药物与药物或药物与食物之间等相互作用,均可引起组织或器官发生功能或器质性损害而出现各种临床症状。一旦药物使用不合理,可能延误疾病的治疗,导致治疗失败,还将加剧 ADR 的发生,严重威胁人体健康,甚至形成药源性疾病或导致死亡。

1.延误疾病的治疗　不合理用药往往都不利于疾病的治疗,如选药不适宜或给药剂量、疗程不足,都可能延误疾病治疗或导致疾病治疗不彻底,不能痊愈而容易复发,不仅增加患者的痛苦,还增加医生治疗的难度。

2.导致治疗失败　不合理用药可能贻误救治患者的最佳时机,导致治疗失败,甚至危及患者的生命。尤其值得关注的是一些不适当的联合用药会干扰药物的吸收、分布、代谢和排泄,降低治疗效果;不合理使用抗菌药物,引起毒性反应,造成人体各种器官包括肝肾功能损害,导致二重感染,甚至死亡。

3.易发生 ADR　虽然发生 ADR 的因素很多,有药物因素,患者因素,如过敏性体质、个体差异、特殊人群等,但许多 ADR 与不合理用药有关。如某些具有相同不良反应的药物,合并用药时使不良反应叠加,加重对机体的损害。不良反应一般与合并用药品种数呈正相关,在发生的 ADR 中,并用 2 种药物者占 30.85%,并用 3 种以上药物者占 47.87%。

4.导致药源性疾病　药源性疾病是医源性疾病的主要原因,具有继发性、无特异性、易忽略用药史、用药品种多样等特点,且容易误诊。选用药物不当、任意加大或减少用药剂量、长期用药或疗程不足,不合理联合用药等都是导致药源性疾病的因素。由于不合理地滥用药物,药源性疾病给人类造成了严重的损害,如临床可见的"呋喃妥因肺"、"非那西丁肾"、"阿司匹林胃"、"四环素牙"、"奎尼丁昏厥"及氨基糖苷类与高效利尿药合用增加耳肾毒性导致耳聋及肾损害等。近年来,不合理用药造成药源性疾病仍呈上升趋势,其危害程度仅次于心血管疾病、恶性肿瘤、感染性疾病,居第四位。

(二)不合理用药造成社会资源的严重浪费

在医疗实践活动中,遴选药物不适宜,药物治疗疗程、剂量不足,重复用药,超剂量、超疗程用药等不合理用药行为,都将增加治疗成本,造成医疗资源的直接浪费。药源性疾病更不单是医药资源的浪费,还包括药害事件受害者的治疗康复成本、善后处理等间接社会成本,所耗费用很可能超过药物治疗本身。

(三)不合理用药不利于营造良好的医疗环境

受到既往卫生政策倾向于医疗机构可适当以药补医的影响,很多医院本末倒置,把药品收入当作主要收入来源,药费占总收入比例有的竟高达 70% 以上。医院核算管理中某种指标促使、鼓励医生多开药、开贵重药来增收,客观上干扰了正常医疗用药行为,造成了不合理的堆砌用药,大剂量、超疗程用药,过多地用辅助药、营养药。合理用药的生物医学原则受到市场经济的挑战,医生不以患者病情需要选择最佳药物,难以保证用药的合理性。

药物治疗是医疗保健中最重要的手段之一,医药消费又表现出急性、偶然性、特异性等特点,患者与药品和医疗服务提供者信息不对称,自己无法做出具体有效的选择,具体药物及用法用量选择权往往都在医生手里,不能进行有效监督,加上利益诱惑,必然出现许多以药谋利不顾患者治疗需要,只管开大处方的现象。药品定价虚高,药商开单提成、推销回扣形成的医疗腐败,一度使不合理用药现象更加严重,这是医技水平之外产生不合理用药的原因。长此以往,变相增加患者和社会的经济负担、就医风险,使公众对医技水平、医疗质量产生怀疑,导致医疗机构及医生声誉下降、形象受损,医疗纠纷、投诉数量上升,不利于医疗环境的和谐构建。

（四）抗菌药物滥用导致耐药菌株增加

细菌耐药性的产生与抗菌药物不合理使用有着重要关联。滥用抗菌药物,最直接的后果是导致细菌耐药性过早出现。细菌耐药问题日趋严重,对人类健康造成极大威胁,成为全球关注的热点。近年来,耐药菌越来越多,耐药程度越来越高,导致耐药菌感染的治疗面临极大挑战。目前,喹诺酮类抗菌药物已有绝大多数细菌对半数品种产生耐药性;对碳青霉烯类耐药的菌株在革兰阴性菌的每个菌属中均有出现,且检出率有逐年上升趋势;金葡菌感染的患者中耐甲氧西林金黄色葡萄球菌(MRSA)的检出率总体虽有下降,但金葡菌感染儿童患者中MRSA检出率则有逐年上升的趋势。

第三节　不合理用药的主要原因和表现

不合理用药原因可归纳为:医务人员因素、患者因素、医疗机构因素、政策法规因素、补偿机制因素、企业因素、宏观环境因素、药物供应系统因素、药物信息因素、医学教育因素及客观或不可控因素12类。其中,医务人员、患者、医疗机构、政策法规、补偿机制是导致不合理用药的主要原因。同时,不合理用药多因素的影响也必然形成多种表现形式。

一、不合理用药的主要原因

（一）医务人员因素

医务人员因素是不合理用药中最重要的原因之一。可分为医师因素、药师因素、护士因素三个方面。

1.医师方面原因　造成不合理用药的医师因素中有主观方面的也有客观方面的。

（1）主观原因有:①专业技术水平有限,药理知识老化或临床用药经验不够丰富;②责任心与医德欠缺,对患者的关怀与服务意识不够;③没有对患者所患疾病进行综合分析;④经济利益驱动。

（2）随着医药技术的迅速发展,新、特药层出不穷,药物品种琳琅满目,而医师缺少定期教育和培训,缺少客观的药物信息,难以全面掌握现代药物综合知识,部分临床医师对药物的药理作用特点、作用机制、理化性质、给药说明、不良反应、禁忌证、注意事项、过量救治等了解不足,在客观上造成医师的药学知识不能适应合理用药的需要。此外,目前医患关系的严重错位及社会各方给医务人员造成的巨大压力,医生出于自我保护及医疗纠纷举证需要,临床倾向过度医疗,也是造成不合理用药的一个重要客观原因。

2.药师方面原因

（1）药师审核处方不严格或调剂方法错误,对患者用药事项交代不详或指导不力,直接导致不合理用药。

（2）药师素质有待提高。虽然国家规定二级以上医疗机构应配备一定数量的临床药师,但大多数医疗机构对临床药师队伍建设不够重视,临床药师数量有限,与医院的规模不相适应,难以充分发挥指导和干预临床合理用药的作用。

3.护士方面原因

(1)责任心不强,未严格执行查对制度,导致用药错误;

(2)临床观察、监测以及报告不及时;

(3)缺乏与医师和药师的良好沟通、交流。

(二)患者因素

(1)患者普遍缺乏合理用药知识,且一般都存在不合理用药的主观意识。

(2)用药知识和用药行为存在误区,如认为抗生素包治"百病"。

(3)盲目听信广告,迷信进口药和贵重药。

(4)用药依从性差,不遵医嘱,随意增、减用药剂量。

(5)主动要求医生处方用药,干扰医生的临床诊治方案。

(三)医疗机构因素

(1)缺乏完善、健全的合理用药相关规章制度,或者仅仅建立了相关制度,但不能严格地执行落实;

(2)对医务人员的培训不足,没有相应的考核、考评制度;

(3)受经济利益驱动,片面强调收入,而忽略了合理用药的人文管理;

(4)药学部建设和管理滞后,药物咨询和用药教育欠缺,不能从源头及终末环节把关合理用药;

(5)基本的诊断设备缺乏或落后。

(四)政策法规因素

近年来,我国重视合理用药并采取了一系列的举措积极推进合理用药,例如制定全国合理用药监测方案、建立国家基本药物制度、推行"健康中国行"活动、建立抗菌药物临床应用及细菌耐药监测网等。这些政策都是为了保障合理用药,但仅仅是政策的制定,还不能十分有效地合理引导医生尤其是基层医生的用药行为。基层医生不合理用药还受到其他很多因素的影响,如基本药物及合理用药政策可行性和科学性不强;在使用过程中缺乏完善的监督机制及足够的约束力,药政制度不合理;医药人员的法制观念亟待提高;医药主管部门和监管部门职责亟待分离并明确。

(五)以"药"养医补偿机制因素

不合理的补偿机制是导致我国各级医疗机构不合理用药的根源。近年来,在政府财政补偿不足,医疗服务收费价格长期低于成本的情况下,药品进销差价收入成了医疗机构最重要的补偿来源。受市场经济和国家实施药品进销差价这一"以药养(补)医"政策的影响,药品收入成为医务人员收入的"重头戏",为了从药品收入中获取更多的补偿、追求个人收入和机构经济利益,医务人员尤其是基层医生"多开药、开好药"的现象较为严重,随意使用抗生素、维生素、激素、葡萄糖等药品的现象比较突出。在目前的补偿机制下,随着药品生产、流通的快速发展以及药品流通领域促销手段的变化，医院和医务人员均认为在财政补助水平相对较低，医疗服务收费价格调整困难的情况下，只有药品销售是增加收入的"捷径"。因此，一些医疗机构和卫生技术人员认为，只有多卖药、卖高价药才能取得更多的差价收入，医院才能生存，个人收入才能增加，于是就出现了大处方、多开药、开贵重药等不合理用药的现象。这种现象的出现，是"以药养医"的补偿机制带来的，是现行医疗机构补偿政策不完善造成的。可以说，只要有"以药养医"的机制存在，就有追求药品利润等逐利行为客观存在的条件，必然在机制上诱发药品使用中的浪费；而且在产、供、销几方面利益一致的情况下，必然推动药品费用的不合理上涨、助推各级医生的不合理用药行为。

二、不合理用药的表现

不合理用药主要表现有药物选择不当，包括用药指征不适宜，剂量、用法、疗程不当；用药对象不适宜；调配错误；患者依从性差等。其中以选药不当、用药品种过多、配伍错误最为突出。具体表现如下：

（一）药物适应证、禁忌证、不良反应把握不准确。

每种药物都有它的适应证，也有它的禁忌证。一旦医生对专科用药不熟悉，或不顾原则顺从患者点名开方，或患者存在用药适应证，因误诊及误购药品而没有得到对症治疗，都会导致不合理用药。

（二）药物剂量和疗程不规范。

每种药物都有其达到最佳疗效和最少毒副反应的推荐使用剂量和疗程，以及特殊情况下剂量、疗程调整等注意事项。药量不足或过量，加之个体差异、心理状态与环境因素等，也是常见的不合理用药。

（三）给药方法，包括给药途径和给药频次不规范。

常见的是根据医生习惯或患者自我要求等不遵循药品说明书擅自更改给药途径和给药频次。

（四）药物联合使用配伍不规范。

例如，氨基糖苷类同类药物之间或与高效利尿药等肾毒性药物合用；中药注射剂清开灵与强酸性抗菌药物配伍；鱼腥草注射液与丁胺卡那注射液联合应用等。

（五）重复给药。

医药知识缺乏，对药品组方、含量不甚了解，临床使用经验欠缺，导致重复使用某药品成分，如感冒发热时常有患者重复接受非甾体类解热镇痛药的现象。

（六）使用昂贵药品。

单纯为提高医疗机构及个人经济收入而使用昂贵药品或大处方，而完全缺乏优先使用国家基本药物的意识。

（七）滥用辅助用药。

对于那些有助于增加主要治疗药物的作用或通过影响主要治疗药物的吸收、作用机制、代谢以增加其疗效的药物;或有助于疾病或功能紊乱的预防和治疗的药品,即称之为辅助用药。这些药物常用于肿瘤、肝病及心血管等重大疾病的预防或治疗,但在目前的临床一线尤其是基层医疗卫生机构却是"万金油式"应用。

第四节　合理用药的重要性

合理用药是药学学科建设的重点,也关系到医院发展及医疗职业道德建设、医疗体制改革等多个方面,在医院发展及提升公众科学素养中具有举足轻重的作用。

一、合理用药在医院发展中的作用

(一)合理用药是促进医院经济发展的重要保障

因用药不当酿成药疗事故,或造成药品乃至医药资源有形和无形的浪费,不但给医院造成大的经济损失,而且还可因为医院收支结构不合理,制约医院的全面发展。因此,能否做到合理用药是促进医院全面发展的关键和保障。

(二)合理用药是加强医院药学和医疗职业道德建设的重要手段

随着改革开放和市场经济的发展,医院也受到了一些社会不良因素的影响,某些医务工作者的思想观念发生了改变,出现了有悖于职业道德建设的一些不良现象。推行合理用药,加强诊断、治疗、用药各环节的监控,可有效地杜绝和避免这些情况的发生,促进医院药学和医疗职业道德建设。

(三)合理用药是医院适应医疗体制改革的重要条件

合理用药在提高治愈率、减少药害事件发生、节约医疗资源中发挥着重要作用。在社会主义市场经济体制下,医院的发展目标是:一个中心,三个适应,即以人民健康为中心,适应社会主义市场经济体制,适应医学模式转变,适应人民群众对医疗服务多层次的需求。医院的治愈指数高、医疗及药疗事故少、患者能在最轻的经济负担下获得良好的治疗效果,就会得到患者认可,就会占有较大的医疗市场,因而有利于医院的可持续发展。

二、合理用药在推进公众科学素养中的作用

不合理用药是当前比较突出的公共卫生问题之一,严重威胁人民群众生命安全和身体健康。调查显示,我国城乡居民用药知识普遍匮乏,用药行为不规范现象普遍存在。随着慢性病患病逐年增加,药品的可及性不断提高,居民自我用药比例逐步上升,导致用药安全问题日益凸显。加强合理用药健康教育工作,进一步提高我国居民合理用药水平,提升公众合理用药科学素养,以实际行动维护人民群众生命安全和身体健康。

第五节　合理用药的基本原则

医药科学迅猛发展,许多新药陆续出现,临床上能供使用的药品不仅种类多,而且大多

具有较强的药理活性和作用特点,要达到合理用药的标准,应遵循下列基本原则。

一、明确诊断,正确选择药物

用药前必须分析因果,明确诊断,然后有的放矢地选用药物。例如,发热查因的患者,首先要确定是否感染性疾病,进而分析感染的病因,确诊为细菌感染时方可选用抗菌药物,同时还应进一步分析致病菌的类型(菌种、是否耐药株等),才能按抗菌谱选药。对于一些对症治疗的药物,除明确选用药物目的外,还应权衡药物对疾病过程的影响。如严重急性感染性疾病时,选用短期激素治疗,目的在于抑制炎症反应、迅速缓解症状,但由于激素有抑制免疫反应的不利因素,因此,必须在足量而有效的抗菌药同用下方可使用。

二、熟悉临床路径、掌握施治原则

实施临床路径管理将保证患者所接受的治疗项目精细化、标准化、程序化,减少治疗过程的随意化;提高医院资源的管理和利用,加强临床治疗的风险控制;缩短住院周期,降低治疗费用。

三、优先使用国家基本药物

基本药物是适应基本医疗卫生需求,剂型适宜,价格合理,能够保障供应,公众可公平获得的药品。优先使用国家基本药物,有利于保障公众基本用药权益,转变"以药补医"机制,实现人人享有基本医疗卫生服务,减轻公众用药负担。

四、严格掌握药物的适应证和禁忌证

熟悉药物发展的动态,掌握不同药物的作用特点,针对病情选药。

近 20 年来,基于新的理论研究成果,根据作用机理定向筛选,具有更强药理活性和作用特点,分别适用于一种疾病的不同阶段或状态的新药不断上市。因此,在临床实践中,应严格掌握药物的适应证和禁忌证,同时,要学习药物发展动态及研究进展,针对病情选药。例如治疗消化性溃疡药物,过去主要是应用抗酸药和解痉药,随着消化性溃疡诊断和治疗的进展,抑酸治疗成为缓解消化性溃疡病症状、愈合溃疡的主要措施。新药品种的增加对广大患者带来福音的同时,对临床医师来说无疑需要一个新的认识过程,只有认识并掌握这些新药,才能更好地将其应用于临床。

五、熟知药物体内过程与病理状态的关系,制定正确的用药方案并及时调整与完善

治疗全身性疾病的药物大都需要经过吸收、分布到达靶器官或靶组织,才能起效。某些前体药物进入体内尚需经过活化,转变为具有药理活性的代谢物才能发挥治疗效应。

(一)吸收

药物制剂一般分为注射剂和口服制剂两大类,其适应证多数相同,但也有完全不同的。注射剂因起效快,常用于急性、危重症、严重胃肠功能不全或剧烈呕吐的患者。然而,有些药物的注射剂和口服制剂用途完全不同。例如,氨基糖苷类抗菌药物治疗全身性感染时必需注

射给药,口服制剂仅供肠道消毒或肠道感染用,因为氨基糖苷类抗生素几乎全部不能从肠道吸收;硫酸镁口服不吸收也是一个典型实例。

（二）分布

药物进入体循环后大都能分布到体液及组织中，但一般不易透过血脑屏障到达脑部，因此,颅内疾病需要药物进入脑脊液时应注意选用脑脊液浓度较高的药物,例如颅内感染时,应选用易透过血脑屏障的抗菌药物,如头孢噻肟、头孢曲松、头孢他啶、万古霉素或美罗培南等。

（三）活化

某些药物属于前体药物,本身无药理活性,需进入体内经肝脏活化后转变为活性代谢产物才能发挥作用。例如,可的松及强的松必须通过肝脏分别转化为氢化可的松及泼尼松后方可生效。因此,严重肝功能不全的患者,宜选用氢化可的松或泼尼松。血管紧张素 I 转换抑制剂(ACEI)中的依那普利属于酯化物,需在体内活化才产生降压作用。维生素 D_3 要在肾脏加上 1α-羟基,在肝脏加上 25-羟基,成为 $1,25-(OH)_2D_3$ 才能起效。临床常用的制剂阿法骨化醇系骨化三醇类似物,只需在肝脏羟化即成为具有活性的 $1\alpha,25$-二羟代谢物,慢性肾衰但肝功能正常的骨质疏松症患者, 宜优先选用阿法骨化醇;而骨化三醇是完全活化的维生素 D_3,主要用于肝肾功能均受损的骨质疏松症患者。

（四）消除

肝、肾是主要消除药物的器官,肝肾功能不良时,将影响药物的消除,导致血药浓度升高,从而增加药物的毒副作用。例如,糖尿病肾病患者,因肾功能受损,长时间应用硝普钠,易导致硫氰根蓄积而中毒。

作为基层医生,必须熟知药物的体内过程,结合患者的病理状态选用合适的药物,制定正确的用药方案并根据临床情况及时调整与完善治疗方案。

六、关注并重视患者对药物反应的特殊性,严格把握特殊人群的用药特点

（一）过敏或特异性体质

1.药物的过敏反应 很多药物尤其是抗感染药物的过敏反应一直是一个棘手的问题,值得每一个医务人员高度关注。对于应该皮试的药物一定要严格执行皮试,皮试阴性者也应在输注药物过程中严密观察有无过敏反应的迹象,一旦发生,应积极抢救。

2."特异质"是某些患者对药物产生异常反应的统称,实质上是患者遗传上的缺陷而对药物产生的异常代谢反应,它可导致药效学或药动学异常。例如葡萄糖 6-磷酸脱氢酶(G-6PD)缺陷者(俗称的蚕豆病),应用呋喃类、磺胺类、伯氨喹、水杨酸类、非那西丁、安替比林、氯喹、奎宁、氯霉素、奎尼丁、人工合成维生素 K 等药物,都有可能发生急性溶血。

（二）特殊人群

1.儿童及老年 儿童和老年人对药物的反应往往与成年人有所差别。对于儿童用药,不能将儿童简单看成是成人的"缩写版",直接以比率缩减用药剂量,而应依据体表面积或体重

等公式计算用药剂量并谨慎使用。老年人肝脏、肾脏和心脏功能降低,且因基础疾病联合用药的情况较多见,因此,选用药物和确定剂量、疗程时都应有相应考虑。

2.妊娠和哺乳期 女性患者在月经、妊娠、分娩及哺乳期对某些药物具有特殊的反应,用药时也应注意。妊娠和哺乳期应严格按照药品说明书、美国食品药品管理局(FDA)制定的妊娠药物分级标准及相关指南选择药物。

3.肝肾功能不全者 应遵循以下原则:

(1)避免或减少使用对肝肾毒性较大的药物。

(2)肝功能不全而肾功能正常的患者应选用对肝功能毒性小、主要经肾脏排泄的药物;肾功能不全而肝功能正常的患者宜选用对肾功能毒性小、主要经肝代谢的药物。

(3)小剂量开始用药,必要时进行血药浓度监测,做到给药方案个体化。

(4)定期复查肝肾功能,及时调整治疗方案。

第六节　合理用药的目标、政策、干预措施和国家策略

合理用药是国家药物政策的一个重要组成部分,是由政府各相关部门共同参与制定的有关药品生产、经营、使用以及药品监督管理的行为准则。对于基层医务工作者来说,合理用药涉及临床用药实践及患者依从性等诸多领域,与患者的生命健康息息相关。为此,通过一系列的干预措施和国家政策及策略,努力实现合理用药的目标势在必行。

一、合理用药的目标

合理用药是一个技术实践过程,从理论上讲,合理用药应该做到药物选择正确、剂量恰当、给药途径适宜、联合用药合理,在尽量减少药物对人体所产生的不良反应的同时,充分发挥药物的疗效和作用,达到控制疾病发展、迅速恢复机体健康的目标。

合理用药是基于不合理用药现象发生及严重后果的认识之上的。因此,人们在研究合理用药政策时往往是从不合理用药的现象分析和问题解决入手。不合理用药现象发生在用药过程的不同环节,因而在客观上,决定了合理用药政策的实施具有过程性的特点。

合理用药政策不仅在微观上表现为用药实践过程的调节和导向,而且也表现在宏观政策的指引上。其一致的目标是要达到有效控制疾病、恢复健康的目的。

二、合理用药的干预措施、国家政策及策略

(一)深化医改,加强医院管理

继续深化医疗体制改革,彻底改变医疗机构"以药养医"的现状,斩断医疗机构与药品生产厂家之间的利益链条,营造合理用药的良好环境。医疗机构应严格执行医药相关法规,加强药事管理工作,建立健全考核制度,规范医师处方行为,提高合理用药水平,确保患者用药安全。

(二)加强医务、药学工作者道德水平建设

良好的医德对规范临床行为、引导合理用药、保障患者利益以及控制医疗费用都有重要

意义。医疗机构应加强医务工作者职业道德建设,制定与药师、医师执业道德要求相符合的行为规范,树立正确的世界观、价值观以及"以患者为中心"的服务理念。

(三)积极推进国家基本药物制度的实施

我国已建立了国家基本药物制度,制定和发布了国家基本药物目录及基本药物处方集,要求政府举办的基层医疗卫生机构全部配备和使用基本药物,其他各类医疗机构也都必须按规定使用基本药物,从制度上进一步加强了合理用药管理。

(四)加强合理用药监测

为加强医疗机构药物临床应用的管理,建立统一、规范的药物使用管理机制,推进临床合理用药,保障医疗质量和医疗安全,近年来,国家卫生计生委、中医药管理局制定并实施了合理用药监测制度。国家卫生计生委重点负责组织三级医院合理用药监测工作,各省级卫生行政部门负责组织本辖区二级医院和基层医疗机构合理用药监测工作。同时,将抗菌药物合理应用作为重点,建立抗菌药物临床应用及细菌耐药监测网,从国家层面把控抗菌药物的合理使用。

(五)推行健康中国行——全民健康素养促进活动

为落实深化医改健康促进工作任务,切实提高群众的健康水平,国家卫生计生委于2013年在全国范围内启动"健康中国行——全民健康素养促进活动"。活动第一周期为2013年9月至2016年8月,围绕活动主题开展健康促进和科普宣传活动。2013年活动首先启动的主题即为合理用药。

(六)多措并举、统筹推进,切实保障儿童用药安全

鉴于当前我国儿童用药适宜品种少、适宜剂型和规格缺乏、药物临床试验基础薄弱、不规范处方行为和不合理用药等问题仍比较突出,亟待采取措施予以解决,国家卫生计生委等6部门联合印发了《关于保障儿童用药的若干意见》,并成立了国家卫生计生委儿童用药专家委员会,切实保障儿童用药安全。

(七)相关法律法规及指导原则的完善

《处方管理办法》、《医疗机构药事管理规定》、《医院处方点评管理规范(试行)》、《抗菌药物临床应用管理办法》、《抗菌药物临床应用指导原则》等一系列相关法律法规及指导原则的制定和实施,对促进合理用药起到了极大的推动作用。

(八)逐步完善监管体系建设

强化政府对医疗卫生服务的监管职能是深化医疗体制改革的一项重要举措。医疗机构管办不分,监管部门和被监管部门关系过于紧密,不利于监管职能的真正落实和有效监督。实行决策、执行、监管三分离,整合分散行政职能和机构,实行综合监管,是强化政府对医疗卫生服务监管职能的有效途径。

(周继如)

第二章 严格执行国家涉药法律法规 合理、有效、安全用药

第一节 国家药品管理法与合理用药

一、药事管理的基本法

《中华人民共和国药品管理法》1984年9月由第六届全国人民代表大会常务委员会第七次会议通过,自1985年7月1日起实施。2001年2月,经第九届全国人大常委会第二十次会议审议通过修订,自2001年12月1日起实施。药品管理法依据宪法,总结历史上药事管理的经验,借鉴发达国家的药事管理办法,立足于我国的实际情况,在广泛征求各方面意见的基础上加以修订,是制定药事管理法规和行政规章的基本法,为建立和完善我国药事管理法律体系提供了法律依据。

二、我国药品管理法及实施条例中有关安全、合理用药规定

《中华人民共和国药品管理法》是我国法律体系中的重要组成部分,是所有药事部门进行药品监督管理的法律依据。2002年8月国务院令第360号公布了《中华人民共和国药品管理法实施条例》(简称《实施条例》),自2002年9月15日起施行。《实施条例》是《药品管理法》的配套法规,按照《药品管理法》体系,并与其章节相对应,均为10章。包括:总则;药品生产企业管理;药品经营企业管理;医疗机构的药剂管理;药品管理;药品包装的管理;药品价格和广告的管理;药品监督;法律责任;附则。《药品管理法》共106条,《实施条例》共86条。《药品管理法》及《实施条例》为药品监督管理部门依法执业提供了法律依据,为人民群众维护自己的合法权益提供了有力的武器,为医药事业的健康发展提供了可靠的保证。

(一)立法的目的与适用范围

总则主要包括立法的宗旨、适用范围、国家发展药品的方针政策、药品监督管理体制及药品检验机构设置。

1.立法目的 为加强药品监督管理,保证药品质量,保障人体用药安全,维护人民身体健康和用药的合法权益。

2.适用范围 在中华人民共和国境内从事药品的研制、生产、经营、使用和监督管理的单位或者个人,必须遵守本法。

(二)医疗机构的药剂管理

医疗机构必须配备依法经过资格认定的药学技术人员。非药学技术人员不得直接从事药剂技术工作。

医疗机构配制制剂,须经所在地省、自治区、直辖市人民政府卫生行政部门审核同意,由省、自治区、直辖市人民政府药品监督管理部门批准,发给《医疗机构制剂许可证》,必须具有能够保证制剂质量的设施、管理制度、检验仪器和卫生条件,医疗机构配制制剂应当是本单位临床需要而市场上没有供应的品种,必须按照规定进行质量检验;合格的,凭医师处方在本医疗机构使用,不得在市场销售。

医疗机构购进药品,必须建立并执行进货检查验收制度,验明药品合格证明和其他标识;不符合规定要求的,不得购进和使用。必须有真实、完整的药品购进记录。药品购进记录必须注明药品的通用名称、剂型、规格、批号、有效期、生产厂商、供货单位、购货数量、购进价格、购货日期以及国务院药品监督管理部门规定的其他内容。医疗机构必须制定和执行药品保管制度,采取必要的冷藏、防冻、防潮、防虫、防鼠等措施,保证药品质量。

医疗机构的药剂人员调配处方,必须经过核对,对处方所列药品不得擅自更改或者代用。对有配伍禁忌或者超剂量的处方,应当拒绝调配;必要时,经处方医师更正或者重新签字,方可调配。

医疗机构向患者提供的药品应当与诊疗范围相适应,并凭执业医师或者执业助理医师的处方调配。计划生育技术服务机构采购和向患者提供药品,其范围应当与经批准的服务范围相一致,并凭执业医师或者执业助理医师的处方调配。个人设置的门诊部、诊所等医疗机构不得配备常用药品和急救药品以外的其他药品。常用药品和急救药品的范围和品种,由所在地的省、自治区、直辖市人民政府卫生行政部门会同同级人民政府药品监督管理部门规定。

(三)药品管理

禁止生产、销售假药、劣药。

有下列情形之一的,为假药:1.药品所含成分与国家药品标准规定的成分不符的;2.以非药品冒充药品或者以他种药品冒充此种药品的。有下列情形之一的药品,按假药论处:1.国务院药品监督管理部门规定禁止使用的;2.依照《中华人民共和国药品管理法》(以下简称本法)必须批准而未经批准生产、进口,或者依照本法必须检验而未经检验即销售的;3.变质的;4.被污染的;5.使用依照本法必须取得批准文号而未取得批准文号的原料药生产的;6.所标明的适应证或者功能主治超出规定范围的。

药品成分的含量不符合国家药品标准的,为劣药。有下列情形之一的药品,按劣药论处:1.未标明有效期或者更改有效期的;2.不注明或者更改生产批号的;3.超过有效期的;4.直接接触药品的包装材料和容器未经批准的;5.擅自添加着色剂、防腐剂、香料、矫味剂及辅料的;6.其他不符合药品标准规定的。

医疗机构直接接触药品的工作人员,必须每年进行健康检查。患有传染病或者其他可能污染药品的疾病的,不得从事直接接触药品的工作。

(四)实行不良反应报告制度

药品生产企业、药品经营企业和医疗机构必须经常考察本单位所生产、经营、使用的药品质量、疗效和反应。发现可能与用药有关的严重不良反应,必须及时向当地省、自治区、直辖市人民政府药品监督管理部门和卫生行政部门报告。

(五)提供药品的价格清单,加强合理用药的管理

医疗机构应当向患者提供所用药品的价格清单;医疗保险定点医疗机构还应当按照规定的办法如实公布其常用药品的价格,加强合理用药的管理。

(六)禁止药品购销中给予、收受回扣

禁止药品的生产企业、经营企业和医疗机构在药品购销中账外暗中给予、收受回扣或者其他利益。禁止药品的生产企业、经营企业或者其代理人以任何名义给予使用其药品的医疗机构的负责人、药品采购人员、医师等有关人员以财物或者其他利益。禁止医疗机构的负责人、药品采购人员、医师等有关人员以任何名义收受药品的生产企业、经营企业或者其代理人给予的财物或者其他利益。

(七)法律责任

药品的生产企业、经营企业、医疗机构在药品购销中暗中给予、收受回扣或者其他利益的,药品的生产企业、经营企业或者其代理人给予使用其药品的医疗机构的负责人、药品采购人员、医师等有关人员以财物或者其他利益的,由工商行政管理部门处一万元以上二十万元以下的罚款,有违法所得的,予以没收。药品的生产企业、经营企业的负责人、采购人员等有关人员在药品购销中收受其他生产企业、经营企业或者其代理人给予的财物或者其他利益的,依法给予处分,没收违法所得;构成犯罪的,依法追究刑事责任。

医疗机构的负责人、药品采购人员、医师等有关人员收受药品生产企业、药品经营企业或者其代理人给予的财物或者其他利益的,由卫生行政部门或者本单位给予处分,没收违法所得;对违法行为情节严重的执业医师,由卫生行政部门吊销其执业证书;构成犯罪的,依法追究刑事责任。

(八)附则中用语的含义

药品,是指用于预防、治疗、诊断人的疾病,有目的的调节人的生理功能并规定有适应证或功能主治、用法和用量的物质,包括中药材、中药饮片、中成药、化学原料药及制剂、抗生素、生化药品、放射性药品、血清、疫苗和诊断药品等。

第二节　医疗机构药事管理规定与合理用药

为了加强医疗机构药事管理,促进药物合理应用,保障公众身体健康和科学管理药品,并使药品在使用环节上最大限度发挥效益,2002年1月国家卫生部、国家中医药管理局颁布了《医疗机构药事管理暂行规定》,2011年1月国家卫生部、国家中医药管理局和总后勤部卫生部联合修订了《医疗机构药事管理规定》(卫医政发〔2011〕11号)。本规定分7个章节,

分别为总则;组织机构;药物临床应用管理;药剂管理;药学专业技术人员配置与管理;监督管理;附则,共46条。

一、医疗机构药事管理的主要内容

医疗机构药事管理,是指医疗机构以病人为中心,以临床药学为基础,对临床用药全过程进行有效的组织实施与管理,促进临床科学、合理用药的药学技术服务和相关的药品管理工作。

医疗机构药事管理和药学工作是医疗工作的重要组成部分。医疗机构应当根据本规定设置药事管理组织和药学部门。

依法取得相应资格的药学专业技术人员方可从事药学专业技术工作。

医疗机构不得将药品购销、使用情况作为医务人员或者部门、科室经济分配的依据。医疗机构及医务人员不得在药品购销、使用中牟取不正当经济利益。

二、药事管理与药物治疗学委员会

(一)组织机构

二级以上医院应当设立药事管理与药物治疗学委员会;其他医疗机构应当成立药事管理与药物治疗学组。诊所、卫生所、医务室、卫生保健所和卫生站可不设药事管理组织机构和药学部门,由机构负责人指定医务人员负责药事工作。

(二)人员组成

二级以上医院药事管理与药物治疗学委员会委员由具有高级技术职务任职资格的药学、临床医学、护理和医院感染管理、医疗行政管理等人员组成。药事管理与药物治疗学组由药学、医务、护理、医院感染、临床科室等部门负责人和具有药师、医师以上专业技术职务任职资格人员组成。医疗机构负责人任药事管理与药物治疗学委员会(组)主任委员,药学和医务部门负责人任药事管理与药物治疗学委员会(组)副主任委员。

(三)工作制度

药事管理与药物治疗学委员会(组)应当建立健全相应工作制度,日常工作由药学部门负责。

(四)工作职责

1.贯彻执行医疗卫生及药事管理等有关法律、法规、规章。审核制定本机构药事管理和药学工作规章制度,并监督实施;

2.制定本机构药品处方集和基本用药供应目录;

3.推动药物治疗相关临床诊疗指南和药物临床应用指导原则的制定与实施,监测、评估本机构药物使用情况,提出干预和改进措施,指导临床合理用药;

4.分析、评估用药风险和药品不良反应、药品损害事件,并提供咨询与指导;

5.建立药品遴选制度,审核本机构临床科室申请的新购入药品、调整药品品种或者供应企业和申报医院制剂等事宜;

6.监督、指导麻醉药品、精神药品、医疗用毒性药品及放射性药品的临床使用与规范化管理;

7.对医务人员进行有关药事管理法律法规、规章制度和合理用药知识教育培训;向公众宣传安全用药知识。

医疗机构医务部门应当指定专人负责与医疗机构药物治疗相关的行政事务管理工作。

药学部门具体负责药品管理、药学专业技术服务和药事管理工作,开展以病人为中心,以合理用药为核心的临床药学工作,组织药师参与临床药物治疗,提供药学专业技术服务。

三、药物临床应用管理

药物临床应用管理是对医疗机构临床诊断、预防和治疗疾病用药全过程实施监督管理。医疗机构应当遵循安全、有效、经济的合理用药原则,尊重患者对药品使用的知情权和隐私权。

医疗机构应当依据国家基本药物制度,抗菌药物临床应用指导原则和中成药临床应用指导原则,制定本机构基本药物临床应用管理办法,建立并落实抗菌药物临床应用分级管理制度。

医疗机构应当建立由医师、临床药师和护士组成的临床治疗团队,开展临床合理用药工作。

医疗机构应当遵循有关药物临床应用指导原则、临床路径、临床诊疗指南和药品说明书等合理使用药物;对医师处方、用药医嘱的适宜性进行审核。

医疗机构应当配备临床药师。临床药师应当全职参与临床药物治疗工作,对患者进行用药教育,指导患者安全用药。

医疗机构应当建立临床用药监测、评价和超常预警制度,对药物临床使用安全性、有效性和经济性进行监测、分析、评估,实施处方和用药医嘱点评与干预。

医疗机构应当建立药品不良反应、用药错误和药品损害事件监测报告制度。医疗机构临床科室发现药品不良反应、用药错误和药品损害事件后,应当积极救治患者,立即向药学部门报告,并做好观察与记录。医疗机构应当按照国家有关规定向相关部门报告药品不良反应,用药错误和药品损害事件应当立即向所在地县级卫生行政部门报告。

医疗机构应当结合临床和药物治疗,开展临床药学和药学研究工作,并提供必要的工作条件,制订相应管理制度,加强领导与管理。

第三节　城市社区卫生服务机构管理办法(试行)和乡村医生从业管理条例相关涉药规定与用药

2006年6月卫生部和国家中医药管理局联合下发《城市社区卫生服务机构管理办法

（试行）》，其中第三十六条规定，社区卫生服务机构使用药品，须严格执行药品管理法律、法规的规定，从具有合法经营资质的单位购入。严禁使用过期、失效及违禁的药品。

2003年国务院颁布《乡村医生从业管理条例》，其中第二十九条规定，省、自治区、直辖市人民政府卫生行政主管部门应当按照乡村医生一般医疗服务范围，制定乡村医生基本用药目录。乡村医生应当在乡村医生基本用药目录规定的范围内用药。第三十八条规定，违反规定使用乡村医生基本用药目录以外的处方药品的，由县级人民政府卫生行政主管部门责令限期改正，给予警告；逾期不改正的，责令暂停3个月以上6个月以下执业活动；情节严重的，由原发证部门暂扣乡村医生执业证书。

第四节　国家基本药物目录与合理、安全、经济用药

基本药物是适应基本医疗卫生需求，剂型适宜，价格合理，能够保障供应，公众可公平获得的药品。政府举办的基层医疗卫生机构全部配备和使用基本药物，其他各类医疗机构也都必须按规定使用基本药物。国家基本药物制度是对基本药物的遴选、生产、流通、使用、定价、报销、监测评价等环节实施有效管理的制度，与公共卫生、医疗服务、医疗保障体系相衔接。

一、目录的构成及特点

国家基本药物目录（2012年版）分为化学药品和生物制品、中成药、中药饮片三个部分，其中，化学药品和生物制品317种，中成药203种，共计520种。2012年版目录具有以下特点：一是增加了品种数量，能够更好地服务基层医疗卫生机构，推动各级各类医疗卫生机构全面配备、优先使用基本药物。二是优化了结构，补充抗肿瘤和血液病用药等类别，注重与常见病、多发病特别是重大疾病以及妇女、儿童用药的衔接。三是规范了剂型、规格，初步实现标准化。520种药品涉及剂型850余个、规格1400余个。四是充实了儿童专用药品、剂型和规格，包括了所有儿童用的国家免疫规划疫苗。目录中可用于儿童的药品近200种，其中，儿童专用剂型、规格70余个，涵盖颗粒剂、口服溶液剂、混悬液、干混悬剂等适宜剂型，一定程度上可以缓解儿童用药不足的需求。

二、目录的分类

化学药品和生物制品主要依据临床药理学分类，共317个品种；中成药主要依据功能分类，共203个品种；中药饮片不列具体品种，用文字表述。药品的使用不受目录分类类别的限制，但应遵照有关规定。

三、国家基本药物遴选原则

防治必需、安全有效、价格合理、使用方便、中西药并重、基本保障、临床首选和基层能够配备的原则，结合我国用药特点，参照国际经验，合理确定品种（剂型）和数量。

四、采购管理

基层医疗卫生机构应当通过省级药品集中采购交易平台采购中标药品。禁止网外采购

非中标药品和非基本药物。规范网上采购操作,专人负责,不得将网上采购账号交由药品生产和配送企业操作。应建立并执行药品进货核查验收、储存管理及合理使用制度。药品送达后应仔细核对通用名、剂型、规格、价格等信息,确认无误后签字验收,并及时在采购平台上完成入库确认。对与订单不符或破损等药品,应拒绝接收并登记在案。药品无质量问题的,不得无故退货。

五、价格管理

基层医疗卫生机构应按物价部门核定的基本药物中标药品价格销售药品。市州、县市区卫生行政部门及基层医疗卫生机构不得二次议价或加价销售。

六、使用管理

按照国家规定落实相关政府补助政策,建立基本药物优先和合理使用制度。政府办基层医疗卫生机构要全部配备和使用基本药物。乡镇卫生院(中心卫生院)、社区卫生服务机构(中心、站)应当严格按照有关规定,依据自身的功能定位、服务范围、机构规模、服务人口和服务能力水平等不同情况,坚持从目录中合理选择配备和使用基本药物并实行零差率销售。配备使用省级人民政府统一确定的增补药品,要合理控制数量,加强规范管理,并严格执行国家基本药物各项政策。落实 2013 年全国卫生工作会议要求,加强医疗机构用药管理,明确二、三级医疗机构基本药物的具体使用金额比例。2013 年 1 月 7 日卫生部部长陈竺在 2013 年全国卫生工作会议上的工作报告中指出:"2012 版国家基本药物目录公布后,各地要规定各级各类医疗卫生机构基本药物使用比例。基层医疗卫生机构全部配备使用基本药物;二级医院基本药物使用量和销售额都应达到 40%~50%, 其中县级医院综合改革试点县的二级医院应达到 50%左右;三级医院基本药物销售额要达到 25%~30%。鼓励非政府办基层医疗卫生机构使用基本药物。在没有政府办基层机构的乡镇和社区,采取政府购买服务的方式落实基本药物制度,以确保每个乡镇、社区都有实施基本药物制度的基层医疗卫生机构。实行基本药物制度的县、区、市内政府主办的医疗卫生机构配备使用的基本药物实行零差价率销售。"

积极推广国家基本药物临床应用指南和处方集,规范医务人员用药行为,加强医务人员基本药物知识培训,将其作为医务人员竞聘上岗、执业考核的重要内容。充分利用信息系统对医疗卫生机构和医务人员的用药行为进行监管,特别要强化和发挥药学人员在处方审核和点评等临床药学服务工作中的作用,重点增强基层药学专业技术服务能力,对村卫生室开展静脉给药服务要加强监管和指导。对于专科用药,需在按规定取得相应使用资质或在专科医师指导下使用。同时要与抗菌药物临床应用管理工作紧密结合,推行临床路径管理。

第五节　处方药、非处方药分类管理办法与合理用药

1999 年 6 月国家药品监督管理局发布《处方药与非处方药分类管理办法(试行)》(2000

年 1 月 1 日施行);1999 年 11 月发布《非处方药专有标识管理规定(暂行)》;1999 年 12 月发布《处方药与非处方药流通管理暂行规定》。近几年又发布严格处方药和非处方药分类管理的若干文件,如处方药转换为非处方药的规定等,形成了比较完善的药品分类管理制度。

一、处方药与非处方药的定义

药品分类管理是根据药物安全有效、使用方便的原则,依其品种、规格、适应证、剂量及给药途径的不同,将药品分别按处方药和非处方药进行管理。处方药必须凭执业医师或执业助理医师处方才可调配、购买和使用;非处方药不需要凭执业医师或执业助理医师处方即可自行判断、购买和使用。根据药品的安全性,非处方药分为甲、乙两类。

二、警示语与标识

进入药品流通领域的处方药和非处方药,其相应的警示语或忠告语应由生产企业醒目地印制在药品包装或药品使用说明书上。相应的警示语或忠告语如下:

处方药:凭医师处方销售、购买和使用!

甲类非处方药、乙类非处方药:请仔细阅读药品使用说明书并按说明使用或在药师指导下购买和使用!

非处方药的包装必须印有国家指定的非处方药专有标识,必须符合质量要求,方便储存、运输和使用。每个销售基本单元包装必须附有标签和说明书。非处方药专有标识图案分为红色和绿色,红色专有标识用于甲类非处方药药品,绿色专有标识用于乙类非处方药药品和用作指南性标志。

三、医疗机构处方与使用

处方药必须由执业医师或执业助理医师处方。医师处方必须遵循科学、合理、经济的原则,医疗机构应据此建立相应的管理制度。可以根据临床及门诊医疗的需要按法律、法规的规定使用处方药和非处方药。根据医疗需要可以决定或推荐使用非处方药。消费者有权自主选购非处方药,并须按非处方药标签和说明书所示内容使用。医疗机构药房的条件及处方药、非处方药的采购、调配等活动可参照零售药店进行管理。

第六节　中国药典和中国药典临床用药须知

一、《中华人民共和国药典》

(一)简介

《中华人民共和国药典》简称《中国药典》(Pharmacopoeia of the People's Republic of China,Chinese Pharmacopoeia,Ch.P),依据《药品管理法》组织制定和颁布实施,是中国的最高药品标准的法典,是为保证药品质量所制定的质量指标、检验方法以及生产工艺的技术要求,是药品研制、生产、经营、使用和监督管理部门遵循的法定依据。《中国药典》一经颁布实施,其同品种的上版标准或其原国家标准即同时停止使用。除特别注明版次外,《中国药典》

均指现行版《中国药典》。中国政府至今颁布了 10 版药典,分别是 1953 年版(第一版)、1963 年版(第二版)、1977 年版(第三版)、1985 年版(第四版)、1990 年版(第五版)、1995 年版(第六版)、2000 年版(第七版)、2005 年版(第八版)、2010 年版(第九版)、2015 年版(第十版)。现行《中国药典》为 2015 年版,进一步扩大药品品种的收载和修订,共收载品种 5608 种。分为一、二、三、四部,即中药、化学药品、生物制品、总则卷,由卫生部令颁布,自 2015 年 12 月 1 日起执行。

(二)《中国药典》(2015 版)内容

国家药品标准由凡例与正文共同构成。附录(通则)、辅料独立成卷,构成《中国药典》四部。本部药典收载的凡例、附录对药典以外的其他中药国家标准具同等效力。

凡例:是为正确使用《中国药典》进行药品质量检定的基本原则,是对《中国药典》正文、附录及与质量检定有关的共性问题的统一规定。

正文:正文中引用的药品系指本版药典收载的品种,其质量应符合相应的规定。正文系根据药物自身的理化与生物学特性,按照批准的处方来源、生产工艺、贮藏运输条件等所制定的、用以检测药品质量是否达到用药要求并衡量其质量是否稳定均一的技术规定。正文所设各项规定是针对符合《药品生产质量管理规范》(GMP)的产品而言。任何违反 GMP 或有未经批准添加物质所生产的药品,即使符合《中国药典》或按照《中国药典》没有检出其添加物质或相关杂质,亦不能认为其符合规定。正文项下根据品种和剂型不同,按顺序可分别列有:品名(包括中文名称、汉语拼音与英文名)、有机药物的结构式、分子式与分子量、来源或有机药物的化学名称、含量或效价规定、处方、制法、性状、鉴别、检查、含量或效价测定、类别、规格、贮藏、制剂等。

一部收载品种 2598 种,其中新增品种 440 种。二部收载品种 2603 种,其中新增品种 492 种。三部收载品种 137 种,其中新增品种 13 种、修订品种 105 种。

首次将上版药典附录整合为通则,并与药用辅料单独成卷作为新版药典四部。四部收载通则总数 317 个,其中制剂通则 38 个、检测方法 240 个、指导原则 30 个、标准物质和对照品相关通则 9 个;药用辅料收载 270 种,其中新增 137 种、修订 97 种。

附录:主要收载制剂通则、通用检测方法和指导原则。制剂通则系按照药物剂型分类,针对剂型特点所规定的基本技术要求;通用检测方法系各正文品种进行相同检查项目的检测时所应采用的统一的设备、程序、方法及限度等;指导原则系为执行药典、考察药品质量、起草与复核药品标准等所制定的指导性规定。

二、《临床用药须知》

《中华人民共和国药典临床用药须知》(以下简称《临床用药须知》)是《中国药典》的配套丛书之一,由国家药典委员会组织编写,主要提供《中国药典》收载以及国家卫计委颁布的药品标准(简称部标)和国家食品药品监督管理总局颁布的药品标准(简称部标)收载的药品的临床应用所需资料,以供读者准确使掌握和合理使用药品参考。

《临床用药须知》(2010 年版)分为中药饮片卷、中药成方制剂卷和化学药和生物制品卷。

《临床用药须知:中药饮片卷(2010 年版)》包括总论和各论两部分。总论系统介绍了中药的发展历史、遣药组方规律以及中药化学、中药药理毒理与遣药组方的关系。各论按药物功能分类,共介绍了 656 种药物,其中包括正品 547 种,附药 109 种。每类药物设有概说,包括该类药物的基本概念、作用特点、适应范围、药物分类、配伍规律、使用注意及药理作用等内容,每类药物最后介绍病证用药。正品药物按中文名称、汉语拼音名、药材来源、炮制、性味归经、功能与主治、效用分析、配伍应用、鉴别应用、方剂举隅、成药例证、用法与用量、注意、本草摘要、化学成分、药理毒理及参考文献等项分别撰写。突出了以指导临床安全合理使用中药为中心的原则,做到了基础理论与临床实践密切结合。在详尽地论述传统用药规律的同时,又吸取了国内外中药饮片的临床应用、化学成分及药理毒理的研究成果,为安全合理使用中药提供了现代的科技支撑,较好地解决了继承与发扬,传统与现代的关系,既发皇古义,又汲取新知,做到了继承不离古,发扬不离宗。

《临床用药须知:中药成方制剂卷(2010 年版)》增加了总论内容,总论中介绍了中成药的命名分类组成、常用剂型、用法与用量、注意事项、不良反应等内容,并重点从辨证合理用药、配伍合理用药、安全合理用药、依法合理用药四个方面,系统地介绍了指导临床安全、有效、科学地使用中成药的理论和方法。各论部分按科系、病证分类,共分为 11 个科系,合计 1565 个品种。在每类中成药的前面增加概述部分,以高度概括、简洁明快的语言说明本类药物的定义、功能与主治、分类特点、临床应用及使用注意,每类项下的具体品种针对药方组成、功能与主治、方解、临床应用、药理毒理、不良反应、禁忌、注意事项、用法与用量、参考文献等逐项进行了系统介绍。对于临床合理使用中成药,必将起到极大的推动作用。

《临床用药须知:化学药和生物制品卷(2010 年版)》,是在前四版的基础上,结合我国临床用药的实际情况进行了充实、修订和完善。全书共收载药品 1440 余种(按原料药计),比 2005 年版增加了约 40%,除《中国药典》2010 年版(二部)所收载品种外,尚包括部分《中国药典》未收载,但国家已正式批准生产且临床应用广泛的品种,并根据需要新增了部分临床广泛应用的进口药品的相关信息。按药品的临床应用和作用分为 29 章,每章按具体情况分为若干节。于章前(或节前)叙述有关本章(或节)药物的临床应用概况、类别和(或)其共性等方面内容。其后对本章(或节)收载的药品,一般情况下按适应证、药理、不良反应、禁忌证、注意事项、药物相互作用、给药说明、用法与用量、制剂与规格等项目进行叙述;个别药品可因其具体情况调整叙述方式。对于临床多科应用的药品,于其所在主要应用章节(或类别)内系统详述,而于其他相关章节(或类别)内则重点叙述,并注明应参阅的相应章节。收集药品品种众多,信息广博,内容科学、翔实,论述严谨、有序,具有较强的实用性和较高的权威性,是一部密切结合临床实际、反映目前我国用药水平的优秀著作,也是广大临床医务工作者案头必备的工具书。

第七节　麻醉药品和精神药品使用须知

一、麻醉药品和精神药品的定义

(一)麻醉药品的定义

麻醉药品是指连续使用后易产生生理依赖性、能成瘾癖的药品。麻醉药品包括:阿片类、可卡因类、大麻类、合成麻醉药类及国家卫计委指定的其他易成瘾癖的药品、药用原植物及其制剂。阿片类包括药用阿片,吗啡,可待因及其制剂。可卡因类包括从古柯树叶中提取的可卡因及其制剂。合成类药品如哌替啶、美沙酮、芬太尼等。

麻醉药品与麻醉药(或者麻醉剂)不相同。后者是指医疗上具有麻醉作用的麻醉剂,包括全身麻醉药和局部麻醉药,虽有麻醉作用但不成瘾,不产生依赖性。

国家食品药品监督管理局、公安部、卫生计生委联合发布的 2013 年版《麻醉药品品种目录》共收录了 121 种,其中有以下 25 种为我国生产使用的品种:阿法罗定、可卡因、罂粟秆浓缩物、二氢埃托啡、地芬诺酯、芬太尼、氢可酮、美沙酮、吗啡、阿片、羟考酮、哌替啶、罂粟壳、瑞芬太尼、舒芬太尼、蒂巴因、布桂嗪、可待因、复方樟脑酊、右丙氧芬、双氢可待因、乙基吗啡、福尔可定、阿吉片、吗啡阿托品注射液,这些药品必须使用麻醉药品专用处方。

(二)精神药品的定义

精神药品是指直接作用于中枢神经系统使之兴奋或抑制,连续使用能产生精神依赖性的药品或者物质,包括兴奋剂、致幻剂、镇静催眠剂等。依据精神药品使人产生的依赖性和危害人体健康的程度,将其分为第一类和第二类。

国家食品药品监督管理总局、公安部、卫生计生委联合发布的 2013 年版《精神药品品种目录》共收录了 149 种,其中一类精神药品 68 种,我国生产及使用的有 7 种;第二类精神药品 81 种,我国生产使用的有 32 种。我国生产使用的一类精神药品有:丁丙诺啡、C-羟丁酸、氯胺酮、马吲哚、哌甲酯、司可巴比妥和三唑仑。我国生产使用的二类精神药品有:异戊巴比妥、布托啡诺及其注射剂、咖啡因、氮纳咖、格鲁米特、去甲伪麻黄碱、地佐辛及其注射剂、芬氟拉明、喷他佐辛、戊巴比妥、阿普唑仑、巴比妥、溴西泮、艾司唑仑、氯硝西泮、氟西泮、氯氟革乙酯、劳拉西泮、甲丙氨脂、咪达唑仑、纳布啡及其注射剂、硝西泮、奥沙西泮、氯酚氢可酮片、匹莫林、苯巴比妥、替马西泮、曲马朵、唑吡坦、麦角胺咖啡因片、地西泮和扎米普隆。

二、麻醉药品和精神药品的使用管理

(一)购进管理

科学研究、教学单位需要使用麻醉药品和精神药品开展实验、教学活动的,应当经所在地省、自治区、直辖市人民政府药品监督管理部门批准,向定点批发企业或者定点生产企业购买。

需要使用麻醉药品和精神药品的标准品、对照品的,应当经所在地省、自治区、直辖市人民政府药品监督管理部门批准,向国务院药品监督管理部门批准的单位购买。

(二)印鉴卡管理

医疗机构需要使用麻醉药品和第一类精神药品的,应当经所在地设区的市级人民政府卫生主管部门批准,取得麻醉药品、第一类精神药品购用印鉴卡(以下称印鉴卡)。医疗机构应当凭印鉴卡向本省、自治区、直辖市行政区域内的定点批发企业购买麻醉药品和第一类精神药品。设区的市级人民政府卫生主管部门发给医疗机构印鉴卡时,应当将取得印鉴卡的医疗机构情况抄送所在地设区的市级药品监督管理部门,并报省、自治区、直辖市人民政府卫生主管部门备案。省、自治区、直辖市人民政府卫生主管部门应当将取得印鉴卡的医疗机构名单向本行政区域内的定点批发企业通报。

医疗机构取得印鉴卡应当具备下列条件:

1.有专职的麻醉药品和第一类精神药品管理人员;

2.有获得麻醉药品和第一类精神药品处方资格的执业医师;

3.有保证麻醉药品和第一类精神药品安全储存的设施和管理制度。

(三)储存管理

麻醉药品和第一类精神药品的使用单位应当设立专库或者专柜储存麻醉药品和第一类精神药品。专库应当设有防盗设施并安装报警装置;专柜应当使用保险柜。专库和专柜应当实行双人双锁管理。麻醉药品和第一类精神药品的使用单位,应当配备专人负责管理工作,并建立储存麻醉药品和第一类精神药品的专用账册。药品入库双人验收,出库双人复核,做到账物相符。专用账册的保存期限应当自药品有效期期满之日起不少于5年。第二类精神药品经营企业应当在药品库房中设立独立的专库或者专柜储存第二类精神药品,并建立专用账册,实行专人管理。专用账册的保存期限应当自药品有效期期满之日起不少于5年。

(四)处方管理

1.处方资格 医疗机构应当按照国务院卫生主管部门的规定,对本机构执业医师和药师进行麻醉药品和精神药品使用知识和规范化管理的培训。执业医师经考核合格后取得麻醉药品和第一类精神药品的处方权,药师经考核合格后取得麻醉药品和第一类精神药品调剂资格。

医师取得麻醉药品和第一类精神药品处方权后,方可在本机构开具麻醉药品和第一类精神药品处方,但不得为自己开具该类药品处方。药师取得麻醉药品和第一类精神药品调剂资格后,方可在本机构调剂麻醉药品和第一类精神药品。医疗机构应当将具有麻醉药品和第一类精神药品处方资格的执业医师名单及其变更情况,定期报送所在地设区的市级人民政府卫生主管部门,并抄送同级药品监督管理部门。

2.处方的开具 医务人员应当根据国务院卫生主管部门制定的临床应用指导原则,使用麻醉药品和精神药品。门(急)诊癌症疼痛患者和中、重度慢性疼痛患者需长期使用麻醉药品和第一类精神药品的,首诊医师应当亲自诊查患者,建立相应的病历,要求其签署《知情同意书》。病历中应当留存下列材料复印件：

(1)二级以上医院开具的诊断证明；

(2)患者户籍簿、身份证或者其他相关有效身份证明文件；

(3)为患者代办人员身份证明文件。

医疗机构应当要求长期使用麻醉药品和第一类精神药品的门(急)诊癌症患者和中、重度慢性疼痛患者，每3个月复诊或者随诊一次。除需长期使用麻醉药品和第一类精神药品的门(急)诊癌症疼痛患者和中、重度慢性疼痛患者外，麻醉药品注射剂仅限于医疗机构内使用。

3.处方限量

(1)为门(急)诊患者开具的麻醉药品、第一类精神药品注射剂，每张处方为一次常用量；控缓释制剂，每张处方不得超过7日常用量；其他剂型，每张处方不得超过3日常用量。哌甲酯用于治疗儿童多动症时，每张处方不得超过15日常用量。

(2)第二类精神药品一般每张处方不得超过7日常用量；对于慢性病或某些特殊情况的患者，处方用量可以适当延长，医师应当注明理由。

(3)为门(急)诊癌症疼痛患者和中、重度慢性疼痛患者开具的麻醉药品、第一类精神药品注射剂，每张处方不得超过3日常用量；控缓释制剂，每张处方不得超过15日常用量；其他剂型，每张处方不得超过7日常用量。

(4)为住院患者开具的麻醉药品和第一类精神药品处方应当逐日开具，每张处方为1日常用量。

(5)对于需要特别加强管制的麻醉药品，盐酸二氢埃托啡处方为一次常用量，仅限于二级以上医院内使用；盐酸哌替啶处方为一次常用量，仅限于医疗机构内使用。

4.处方管理　麻醉药品和第一类精神药品处方印刷用纸为淡红色，右上角标注"麻、精一"。第二类精神药品处方印刷用纸为白色，右上角标注"精二"。处方由医疗机构按照规定的标准和格式印制。执业医师应当使用专用处方开具麻醉药品和精神药品，单张处方的最大用量应当符合国务院卫生主管部门的规定。对麻醉药品和第一类精神药品处方，处方的调配人、核对人应当仔细核对，签署姓名，并予以登记；对不符合本条例规定的，处方的调配人、核对人应当拒绝发药。

医疗机构应当根据麻醉药品和精神药品处方开具情况，按照麻醉药品和精神药品品种、规格对其消耗量进行专册登记，登记内容包括发药日期、患者姓名、用药数量。专册保存期限为3年。麻醉药品处方至少保存3年，精神药品处方至少保存2年。

5.特殊使用管理　医疗机构抢救患者急需麻醉药品和第一类精神药品而本医疗机构无法提供时，可以从其他医疗机构或者定点批发企业紧急借用；抢救工作结束后，应当及时将借用情况报所在地设区的市级药品监督管理部门和卫生主管部门备案。

对临床需要而市场无供应的麻醉药品和精神药品，持有医疗机构制剂许可证和印鉴卡的医疗机构需要配制制剂的,应当经所在地省、自治区、直辖市人民政府药品监督管理部门批准。医疗机构配制的麻醉药品和精神药品制剂只能在本医疗机构使用,不得对外销售。

因治疗疾病需要,个人凭医疗机构出具的医疗诊断书、本人身份证明,可以携带单张处方最大用量以内的麻醉药品和第一类精神药品;携带麻醉药品和第一类精神药品出入境的,由海关根据自用、合理的原则放行。

医务人员为了医疗需要携带少量麻醉药品和精神药品出入境的,应当持有省级以上人民政府药品监督管理部门发放的携带麻醉药品和精神药品证明。海关凭携带麻醉药品和精神药品证明放行。

第八节　医疗用毒性药品使用须知

一、医疗用毒性药品的定义

医疗用毒性药品(以下简称毒性药品),系指毒性剧烈、治疗剂量与中毒剂量相近,使用不当会致人中毒或死亡的药品。

二、医疗用毒性药品的品种范围

根据《医疗用毒性药品管理办法》的规定,医疗用毒性药品分为中、西药品两大类。西药品种是指原料药,中药品种是指原药材和饮片。

（一）毒性中药品种

砒石(红砒、白砒)、砒霜、水银、生马前子、生川乌、生草乌、生白附子、生附子、生半夏、生南星、生巴豆、斑蝥、青娘虫、红娘虫、生甘遂、生狼毒、生藤黄、生千金子、闹阳花、生天仙子、雪上一枝蒿、红升丹、白降丹、蟾酥、洋金花、红粉、轻粉、雄黄。

（二）西药毒药品种

去乙酰毛花苷丙、阿托品、洋地黄毒苷、氢溴酸后马托品、三氧化二砷、毛果芸香碱、升汞、水杨酸毒扁豆碱、亚砷酸钾、氢溴酸东莨菪碱、士的宁、A 型肉毒毒素及其制剂。

三、医疗用毒性药品的管理和使用

凡加工炮制毒性中药,必须按照《中华人民共和国药典》或者省、自治区、直辖市卫生行政部门制定的《炮制规范》的规定进行。药材符合药用要求的,方可供应、配方和用于中成药生产。

生产毒性药品制剂,要建立严格的管理制度,严格执行生产工艺操作规程,每次配料必须经两人以上复核签字,并建立完整的生产记录,保存五年备查。在生产毒性药品过程中产生的废弃物,必须妥善处理,不得污染环境。

医疗单位供应和调配毒性药品,凭医生签名的正式处方。每次处方剂量不得超过 2 日极量。

调配处方时,必须认真负责,计量准确,按医嘱注明要求,并由配方人员及具有药师以上技术职称的复核人员签名盖章后方可发出。对处方未注明"生用"的毒性中药,应当付炮制品。如发现处方有疑问时,须经原处方医生重新审定后再行调配。处方:次有效,取药后处方保存2年备查。

科研和教学单位所需的毒性药品,必须持本单位的证明信,经单位所在地县以上卫生行政部门批准后,供应部门方能发售。

群众自配民间单、秘、验方需用毒性中药,购买时要持有本单位或者城市街道办事处、乡(镇)人民政府的证明信,供应部门方可发售。每次购用量不得超过2日极量。

第九节　反兴奋剂条例与兴奋剂目录

一、兴奋剂的概念

根据《反兴奋剂条例》(国务院令第398号),兴奋剂是指兴奋剂目录所列的禁用物质等。兴奋剂目录由国务院体育主管部门会同国务院食品药品监督管理部门、国务院卫生主管部门、国务院商务主管部门和海关总署制定、调整并公布。

二、兴奋剂管理

医疗机构只能凭依法享有处方权的执业医师开具的处方向患者提供蛋白同化制剂、肽类激素。处方应当保存2年。

兴奋剂目录所列禁用物质属于麻醉药品、精神药品、医疗用毒性药品和易制毒化学品的,其生产、销售、进口、运输和使用,依照药品管理法和有关行政法规的规定实行特殊管理。

蛋白同化制剂、肽类激素和前款规定以外的兴奋剂目录所列其他禁用物质,实行处方药管理。

医师在开具含有兴奋剂目录所列物质药品处方时,应当首先询问患者是否为运动员身份。为运动员开具处方,应当首选不含兴奋剂药品;确需使用的,应当充分告知药品性质和使用后果,在运动员按照国务院体育管理部门有关规定取得同意使用的证明后,方可为其开具含兴奋剂药品的处方。急诊情况使用含兴奋剂药品前,要取得运动员签字的知情同意书。

三、兴奋剂目录

按照联合国教科文组织《反对在体育运动中使用兴奋剂国际公约》和国务院《反兴奋剂条例》的有关规定,国家体育总局、商务部、卫生计生委、海关总署、食品药品监管总局于2014年12月30日联合发布《2015年兴奋剂目录》。

2015年兴奋剂目录共收载药品265个,其中含蛋白同化制剂77个,肽类激素品种41个,麻醉药品品种13个,刺激剂(含精神药品)71个,药品类易制毒化学药品品种3个,医疗用毒性药品1个,其他品种59个;并包括上述可能存在的盐及光学异构体,原料药及单方制剂;蛋白同化制剂品种包括可能存在的盐、酯、醚及光学异构体等。

第十节　药品说明书的阅读与使用须知

药品使用说明书是药品的法定文件,包含药品安全性、有效性的重要科学数据、结论和信息,是医师、药师、护士和患者合理用药的依据,可指导人们正确保管、储藏和调剂药品。药品说明书包括警示语、药品名称、成分、性状、适应证/功能主治、规格、用法用量、不良反应、禁忌证、注意事项、妊娠及哺乳期妇女用药、儿童用药、老年用药、药物相互作用、临床试验、药理毒理、药代动力学、贮藏、包装、有效期、批准文号、执行标准、生产企业等项目。用药前准确阅读和理解说明书是安全用药的前提。

一、药品名称

通常可分为通用名称、商品名称、英文名称及化学名称。通用名称是药品的法定名称,与国际通用药品名称、国家药品标准的药品名称一致。化学名称是根据药品的化学成分确定的化学学术名称。通用名称和化学名称在全球通用,不同厂家说明书上出现的应是同一名称,一般以英文和译文表示。商品名称,每一家生产企业都可为其产品注册一个商品名。因此,相同成分的药品,或是化学名相同的药品,可能有多个商品名。不同的商品名,意味不同厂家的产品,也意味不同的品质。用药时要认准通用名或者化学名,避免重复服药,导致过量中毒。

二、成分

有些药品为单一成分,有些为复方成分,中成药里成分居多,对药品中任一成分过敏者应避免使用,不同复方制剂或中成药联用时,要了解是否有相同的成分,了解药物成分可避免用药过量及引起过敏或者严重不良反应发生。

三、适应证

即根据药品的药理作用及临床应用情况,将使用本品确有疗效的疾病列入适应证范围。此项在一些中成药的说明书中常用"功能与主治"表示。医师处方时,用药一定要在适应证范围内,尤其是 OTC(非处方药)药物,应按照适应证用药,避免用药错误。

四、规格

是指该药每片、每支或每瓶的含量。

五、用法用量

说明书上的药品用量通常指成人剂量,有些说明书有儿童剂量,如果未标注儿童剂量则要根据年龄或体重计算。药物用量常注明一日几次,每次多少量;儿童常用每日每公斤体重多少量来表示。用药方法,则需根据该药的剂型和特性,注明为口服、肌内注射、静脉用药、外用及饭前服、饭后服、睡前服等。应严格按照说明书注明的方法用药。

六、不良反应

说明书中不良反应出现"十分常见"、"常见"等,其发生率分别表示为,十分常见($\geq 10\%$),

常见(1%~10%,含 1%),偶见(0.1%~1%,含 0.1%),罕见(0.01%~0.1%,含 0.01%),十分罕见(<0.01%)。有些说明书只列出了该药品主要的、常见的、已知的不良反应,有些只在少数、个别人身上发生的不良反应就不一定具体列出。有些上市多年的老药还不时发现新的、严重的不良反应。注意阅读说明书中的不良反应,加强用药的安全性监测,一旦出现不良反应,应及时采取措施。

七、禁忌证

一般是指说明书中列出的禁止使用该药品的人群、生理状态、疾病状态、伴随的其他治疗、合并用药等提示,均应严格遵守,有禁忌证的患者,绝对不能使用相应的药物。

八、注意事项

包括用药期间的相关要求,慎用的情况及忌用的药物或食物等。慎用的药物要在医生或药师指导下,权衡利弊使用,用药后应注意密切观察,一旦出现不良反应要立即停药,及时就医。

九、贮藏

此项为药品保存、使用中的一些要求,遮光,系指用不透光的容器包装,例如棕色容器或黑纸包裹的无色透明、半透明容器;阴凉处,系指不超过 20℃;凉暗处,系指避光并不超过 20℃;冷处,系指 2~10℃;常温,系指 10~30℃,凡贮藏项未规定贮存温度的系指常温;除另有规定外,生物制品应在 2~8℃避光贮藏。药品贮藏条件一定要遵照说明书的要求,否则容易发生变质,可能引起药害事件。

十、有效期

药品均注明有效期,药品超过有效期或达到失效期后则为过期失效,过期药物绝对不能使用。

十一、批准文号

药品批准文号格式:国药准字+1 位字母+8 位数字,试生产药品批准文号格式:国药试字+1 位字母+8 位数字。化学药品使用字母"H",中药使用字母"Z",保健药品使用字母"B",生物制品使用字母"S",体外化学诊断试剂使用字母"T",药用辅料使用字母"F",进口分包装药品使用字母"J"。

（何鸽飞）

第三章 坚持合理、有效、安全、经济用药

临床用药应该是对确保药物的疗效、减少药物不良反应、药物价格合适等多方面因素评价。在确保药物的安全性和经济性的情况下,优化给药方案,充分发挥药物的疗效,减少耐药和不良反应的发生,防止滥用药物,是合理用药的核心。

第一节 明确诊断

诊断是从医学角度对人们的精神和体质状态做出的判断,是治疗、预后、预防的前提。主要内容包括问诊采集病史,全面系统地掌握患者的症状。通过视诊、触诊、叩诊和听诊,仔细了解患者所存在的体征,并进行一些必要的实验室检查,如血液学检查、生物化学检查和病原学检查,以及心电图、X线和超声等辅助检查,来揭示或发现患者的整个临床表现。应用所学过的基础医学理论,阐明患者临床表现的病理生理学基础,并提出可能性的诊断。而明确诊断则是在初步判断病情的基础上,进一步确定疾病。

明确诊断是正确用药的前提。在疾病的诊治过程中,未明确诊断往往容易造成误诊,甚至会造成治疗失败或错过最佳治疗时间,产生严重后果。如肠结核往往容易与克罗恩病、淋巴瘤、溃疡性结肠炎等疾病混淆。如果误诊,可能选择其他抗菌药物治疗,而不是选用利福平和异烟肼等抗结核药物,不仅会导致病情继续发展,也可能导致其他耐药菌的产生。

第二节 合理选择药物

合理选择药物是指从疾病特点、药物特点及患者特点角度出发选用适宜的药物,并采用适当的剂量、适当的剂型、适当地给药途径和疗程,以达到消除临床症状和治愈疾病的目的,同时采用各种措施防止和减少各种不良反应的发生。

一、根据疾病特点合理选择药物

从疾病的特点出发,了解疾病的发病机制、疾病的发展过程和急、慢性程度等,选择最适宜的药物治疗。

(一)针对发病机制及临床表现合理选药

在明确诊断的基础上,临床医师对于疾病的特点应有充分的了解,掌握疾病的发病机制、临床表现、病程阶段及可能发生的变化规律,来选择相应适应证且副作用小的药物。同时根据疾病的发展情况做好药物的疗效评价,提出继续用药、更换药物或联合用药的依据,如

高血压病人,因其发病机制可能与交感神经系统活动亢进、水钠潴留、肾素—血管紧张素—醛固酮系统激活、细胞膜离子转运异常、胰岛素抵抗、动脉的弹性功能有关。针对上述发病机制可选用利尿药、肾上腺素 β 受体拮抗药、钙通道阻滞药、血管紧张素转换酶抑制药、血管紧张素受体 Ⅱ 拮抗药和 α 受体拮抗药。

(二)根据病情的程度及类型合理选择药物

临床进行药物治疗时,应根据原发疾病病情及合并症的严重程度、诊断的主次,合理选择药物治疗的方案。如糖尿病患者早期可控制饮食加用某类口服降糖药控制血糖,控制不佳时则联用不同作用机制的口服降糖药,联用还不能控制时用胰岛素注射剂,同时要根据可能的并发症联用调血脂、降血压、保护血管内皮功能等的药物以防止多种并发症的发生。

二、根据药物特点合理选择药物

每种药物都有其独特的化学成分、物理性质、生物学活性等特点,给药后都会有其独特的药动学和药效动力学特点,因此选择药物时必须根据药物的特点合理选择。

(一)根据药物药动学特点选择药物

药动学(pharmaco kinetics,PK)即机体对药物的作用过程,包括吸收、分布、代谢、排泄过程,决定药物在血清、体液和组织中浓度的时间过程,这一过程与药物的剂量有一定的关系,合理选择药物也需要根据药物的剂量和给药途径来用药,后续章节有详细介绍。

(二)根据药物药效学特点选择药物

药效学(pharmaco dynamics,PD)是研究药物的作用机制以及药物浓度与药物效果、药物毒性的关系,与给药剂量和给药方法有关。大多数药物的作用是通过与机体生物大分子之间的相互作用引起机体的生理、生化功能的改变。药物的靶点涉及生命代谢过程的很多环节,已知的药物作用靶点包括受体、酶、离子通道、核酸、载体、免疫系统、基因等。如抗感染的药物针对病原微生物的作用,则主要通过干扰病原体的代谢从而抑制其生长繁殖。如青霉素可通过抑制细菌细胞壁的合成从而产生杀死细菌的药效,为杀菌剂;大环内酯类能不可逆的结合到细菌核糖体 50S 亚基上,通过阻断转肽作用及 mRNA 位移,选择性抑制蛋白质合成而致细菌死亡,为抑菌剂。

(三)根据药效学/药动学(PK/PD)特点选择药物

药动学–药效学结合模型(PK/PD)是综合研究体内药物动力学过程与药效量化指标的动力学过程,是将两种不同形式过程复合为统一体,其本质是一种药量与效应之间的转换过程。用 PK/PD 可提高临床用药的安全性和有效性,实现个体化合理给药。近年来随着药理作用机制研究的逐步深入,PK/PD 更加趋于完善和精确,为临床合理用药提供了保障,尤其对抗菌药物和肿瘤药物给药剂量的选择具有很好的指导作用。根据 PK/PD 理论,抗菌药物的效果分为浓度依赖性抗菌药物和时间依赖性抗菌药物。浓度依赖性抗菌药物(如氨基糖苷类、喹诺酮类、万古霉素、甲硝唑类和阿奇霉素),血药浓度与杀菌活性正相关,一定范围内浓度越高杀菌力越强。故临床上应该大剂量每日 1 次给药,如氨基糖苷类为每日 1 次,氟喹诺酮类为每日 1~2 次为宜。时间依从性抗菌药物(如 β-内酰胺,大环内酯类,克林霉素,四环素类,糖肽类, 噁唑烷酮类),在低倍 MIC 时即已饱和(通常 4~5×MIC),当药物浓度在 MIC 的 4 倍以上时,即使再增加药物剂量也不会增加多少疗效,反而过大剂量,还会导致全身性不良反应和耐药概率增加,为此需要高效、长效的药物,或每日多次给药,或持续滴注,以维持 MIC 在间隔时间的 50%~60% 内。

三、根据患者自身特点合理选择药物

(一)根据遗传因素特点选择药物

遗传因素对药物的影响包括集体的效应器官、组织细胞、药物代谢酶、受体数量、药物靶蛋白基因的遗传多态性或者存在遗传性缺陷,都会影响到药物对机体的作用。如葡萄糖-6-磷酸脱氢酶(G-6-PD)缺乏症是遗传性红细胞酶病,患有此病的病人禁用磺胺类、呋喃唑酮、伯氨喹、硝酸异山梨酯、硝苯地平、呋喃西林、珍珠粉、亚甲蓝等药物,以防出现急性溶血性贫血。

(二)根据生理特点选择药物

年龄、体重、性别等因素都可影响药物的选择,老年人、新生儿、儿童、孕妇、授乳妇因其处于特殊的生理阶段,药物选择应注意其特殊性。如老年人因胃肠道与肝脏血流的减少,可使地高辛、奎尼丁、氢氯噻嗪等吸收减少,也可使普萘洛尔、拉贝洛尔、利多卡因等药物的首关效应降低而血药浓度增加。而随着年龄的增大,血浆蛋白含量减少,高蛋白结合率的药物如华法林、地高辛、哌替啶、吗啡等游离型药物浓度增加,药理效应也会增加,因此用量要调整。

(三)根据病理特点选择药物

多种疾病会对药物的作用产生影响。如心衰时药物在胃肠道的吸收下降、分布容积减少、消除速率减慢;肝肾功能不全时影响药物的代谢和清除,可不同程度增加药物的毒性或降低药物的疗效;低血钾症可增加地高辛毒性反应的危险性;呼吸功能减退或者垂体功能减退的患者,服用镇静催眠药可能导致过度抑制反应;肝脏疾病的患者,肾脏对利尿药的敏感度下降,而脑对镇静药和抗焦虑药物的敏感性增加;肝硬化患者对氯丙嗪和单胺氧化酶抑制剂极为敏感。

四、关注饮食和环境对药物选择的影响

饮食、营养状况和生活工作环境均可影响药物的作用。高蛋白饮食可使茶碱代谢加快;饮酒可使多数中枢神经系统药物及血管扩张药的作用增强;蛋白质摄入不足时可降低蛋白与药物结合的能力;环境中的各种物质进入人体后也可能会影响肝药酶的活性等。很多热带水果对药物代谢酶 CYP3A 具有抑制作用,如西柚汁、番木瓜、石榴、杨桃、星梨等,食用这些食物时会影响包括抗凝药物氯吡格雷等;降脂药阿托伐他汀、氟伐他汀等;降压药硝苯地平、尼莫地平、地尔硫草、拉西地平、维拉帕米等;降糖药格列美脲、那格列奈、瑞格列奈等;抗心律失常药胺碘酮、奎尼丁、普罗帕酮等心血管系统药物在内的多种药物的代谢。

第三节 实现个体化给药

个体化给药,就是在充分考虑病患的遗传、生理、病理以及环境因素的基础上,制定全面、安全、合理、有效、经济的药物治疗方案,最大限度地提高药物的疗效,降低其毒副作用。前面我们已就生理、病理以及环境因素对药物选择的影响进行了介绍。本节将主要从药物基因组学角度介绍基因多态性如何影响药动学和药效学,指导临床选择药物时注意个体化。

一、药物基因组学与个体化给药

药物基因组学是研究基因序列变异及其对药物不同反应的科学,它是研究高效、特效药物的重要途径,通过它为患者或者特定人群寻找合适的药物,药物基因组学强调个体化,因人制宜。

(一)根据药物代谢酶基因多态性调整药物剂量

药物代谢酶的基因变异引起表达的酶蛋白功能发生改变,导致表型多态性,在代谢其作用底物药物时,引起药物体内清除率改变而产生不同的药物浓度。例如 CYP2C19 突变型个体服用氯吡格雷,由于 CYP2C19 突变个体酶活性降低,氯吡格雷代谢减慢,其抗血小板作用减弱,临床疗效降低,所以临床要增加剂量才能达到满意的疗效。FDA 建议常规检测 CYP2C19 基因多态性,用于指导氯吡格雷治疗。又如临床常用抗肿瘤药物伊立替康不良反应的发生与 UGT1A1 基因多态性密切相关。

(二)根据药物作用靶点基因多态性合理选择药物

多数药物通过与特异性靶蛋白如受体、酶或信号转导、细胞周期控制相关蛋白结合发挥作用。药物靶点基因的多态性与药物效应密切相关。例如 β-受体阻滞药普萘洛尔在不同个体中的血药浓度最多可相差 20 倍,因此,应该测定 β-受体阻滞药。5-羟色胺(5-HT)载体基因启动子的多态性影响到某些与 5-HT 有关疾病治疗的反应。血管紧张素 Ⅱ 受体(AT1)基因有 AA 基因型,患者去氧肾上腺素血管收缩作用明显低于 AC 和 CC 基因型患者。又如阿尔茨海默病(AD)患者携带 ApoE4 等位基因患者,他可林治疗疗效更好。

(三)根据药物转运体基因多态性合理选择药物

所有药物在体内的转运都存在主动转运的机制。各种转运蛋白通过其特定的分布和构造,实现对各种药物或其代谢产物的转运,这种转运将影响药物透过各种生物膜的能力,从而最终影响药效。这些生物膜不仅指细胞膜,还包括更宏观意义上的肠道吸收屏障、血脑屏障等。常见的转运体可分为 MDR、MRP、OAT、OATP、OCT 和 PepT 等家族,编码这些蛋白的基因分别是 ABC 家族和 SLC 家族。如甲氨蝶呤是临床上广泛使用的抗肿瘤药物,它被用于治疗包括急性淋巴细胞性白血病在内的多种癌症,以及多种自身免疫性疾病,如类风湿关节炎等。它在临床上的使用具有极大的个体差异,可能导致严重甚至死亡的毒副作用。近年的研究发现,甲氨蝶呤在血液循环体系中的清除主要经由 OATP1B1 的肝脏摄取,SLCO1B1 的多态性与甲氨蝶呤的清除率相关,所以临床上要检测 OATP1B1 以明确其多态性来指导临床药物剂量的选择。

二、根据血药浓度监测结果合理选择药物

通过血药浓度监测,结合定量药理学和群体药代动力学的方法,以及药物代谢酶和作用靶点的数据,能建立药物体内代谢模型,给出个体的剂量预测公式并预测个体的给药剂量。参见第六节。

第四节　注意药物之间的相互作用

两种药物或两种以上药物同时或先后使用时,一种药物的作用受到其他药物的影响而发生改变,可能使其中一种药物的作用减弱或骤增而影响治疗效果并增加不良反应的发生。因此临床上联合应用多种药物时必须注意药物之间的相互作用,提高临床用药水平。药物相互作用主要体现在以下几个方面。

一、药剂学的相互作用

多种药物联合治疗疾病时,可能会由于物理化学因素而发生药物与药物、药物与辅料、溶剂等之间的相互作用,发生潮解、液化、固化、分层、浑浊、沉淀和变色从而可能影响药品质量并增加毒副作用,应引起注意,适当错开用药时间,参见第五章第一节。

二、药动学的相互作用

药动学的相互作用指同时应用两种及以上药物会影响其中某些药物的吸收、分布、代谢及排泄过程,影响体内血药浓度。

(一)影响药物吸收

1.药物合用后在胃肠道中相互作用形成难溶性络合物从而影响吸收,如铁剂可显著降低四环素、青霉胺及喹诺酮类的吸收;而咖啡因与麦角胺形成复合物,双香豆素与氢氧化镁形成易溶性络合物,其吸收量均可增加。

2.药物与有吸附性的物质合用时,可使吸收量减少。如活性炭能吸附很多类药物如抗生素、维生素和生物碱;白陶土与林可霉素同时服用时可减少药物的吸收。

3.当某一药物与可改变胃肠道 pH 的药物合用时,其吸收也会受到影响,如抗酸药和抑酸药可降低酸性药物的吸收。

4.胃排空速度可影响药物吸收。有些药物还能损伤肠黏膜的吸收功能,减少合并用药的吸收,如氨基水杨酸钠可使合并应用的利福平血药浓度减少一半。

5.使药物在胃肠道内破坏,减少吸收。如抗生素与能被肠道菌群代谢的药物合用时,使其代谢作用降低,而增加药物吸收,如能被肠道菌群大量灭火的地高辛与红霉素、四环素及其他谱抗生素合用时,地高辛的血药浓度会增加 1 倍。另外使用阿卡波糖促进胃肠道运动功能亢进,使地高辛吸收减少;同时阿卡波糖可吸附地高辛,也必然影响后者吸收。一般认为来

说,治疗心力衰竭时若使用地高辛,应不用或停用阿卡波糖,如必须同时使用时,应在服用地高辛6小时后再服用阿卡波糖。

6.影响小肠上皮细胞对药物的吸收,如碳青霉烯类(美罗培南)可抑制抗癫痫药物(丙戊酸钠)经小肠上皮细胞基底膜侧的吸收,因此二者合用时,丙戊酸钠的血药浓度会降低,导致抗癫痫作用下降。

(二)影响药物分布

一种药物可以改变另一种药物的分布,主要是竞争血浆蛋白结合位点,从而改变游离型药物的比例并影响药物的消除,使血药浓度升高。当血浆蛋白结合率高的药物与其他药物合用时,只要被置换出一部分药物,即可使游离药物浓度增加数倍。如华法林的血浆蛋白结合率从95%降至90%时,游离型的药物浓度即可增加一倍,可发生出血危象。

(三)影响药物代谢   参见第五章第一节。

(四)影响药物排泄

1. 尿液pH变化   药物或其活性代谢产物自肾脏排泄的快慢,影响到在体内的存留时间。多数药物在肾小管中的重吸收是被动转运,转运速度和尿量受尿液pH和药物pKa影响。尿液偏酸利于弱酸性有机药物的重吸收,尿排泄减少,因此提高尿液pH能促进弱酸性药物的排泄。如碱化尿液可加速弱酸性药物苯巴比妥的排出。

2.竞争转运   在肾小管同一主动转运系统转运的药物可相互竞争,使一种药物抑制另一种药物的排泄,作用时间延长或在体内蓄积,引起中毒。如地高辛通过肾小球滤过和肾小管分泌,主要由尿中排泄。肾小管刷状缘膜存在的P-糖蛋白与肾小管分泌有关,克拉霉素因抑制P-糖蛋白参与地高辛肾小管分泌,减少了地高辛尿中排泄量,导致血中地高辛浓度上升。

三、药效学的相互作用

(一)药物效应协同作用

药理效应相同或相似的药物,如同时合用可能发生协同作用,表现为联合用药的效果等于或大于单用效果之和。药物的主要作用及副作用均可相加。如:治疗帕金森病(主要作用)的抗胆碱药物(阿托品等),与具有抗胆碱作用(副作用)的其他药物(如氯丙嗪、抗组胺药,三环类抗抑郁症药、丁酰苯类)合用时,都可产生性质相加的相互作用,引起胆碱能神经功能过度低下的中毒症状,表现为中毒性精神病,回肠无力症,高温环境易中暑等。非甾体抗炎药抑制血小板功能,降低血浆凝血酶原浓度,从而加强华法林的抗凝血功能,诱发胃出血。

(二)药物效应的拮抗作用

两种或两种以上药物作用相反,或发生竞争性或生理性拮抗作用,表现为联合用药时的效果小于单用效果之和。药物可在靶位上通过直接竞争特殊受体产生拮抗作用,如在M胆碱受体上阿托品拮抗乙酰胆碱与受体结合;酚妥拉明拮抗肾上腺素对受体的作用。

第五节　注意选择适宜的给药途径

药物进入人体可分为经胃肠道和不经胃肠道两个主要用药途径。胃肠道途径包括：口服、直肠置入；非胃肠道途径：舌下含服、眼内、耳内、鼻腔内、呼吸道吸入、阴道内、皮肤敷擦、皮内注射、皮下注射、肌内注射、穴位注射、病灶注射、动脉注射、静脉注射。

同种药物不同的给药途径临床疗效和安全性可能不同。口服用药的安全性大于肌注用药，肌注用药安全性大于静脉输液，虽然静脉给药和肌注给药的疗效比口服给药更快，但由于静脉或肌肉组织缺少消化道及防御系统处理，其引起过敏反应的可能性大大增加。一般来说，在临床上选择合适给药途径的原则为首先考虑口服给药，若患者存在吞咽困难或呕吐等情况，或者病情危重则考虑选用其他非胃肠道给药途径。因此，应该了解不同给药途径对疗效和安全性的影响。合理选择给药途径。

一、用药途径对药物的吸收及临床疗效的影响

（一）用药途径不同，药物吸收率和速度不同

用药途径中药物吸收快慢的顺序为：静脉注射>静脉滴注>肌内注射>皮下注射>舌下含服>直肠给药>口服>皮肤给药。如平喘药色甘酸钠口服给药每小时吸收率仅为 4%，而采用吸入法给药可使吸收率高达 50%~80%，用药后 10 分钟即可见效，并维持 4 小时。

（二）给药途径不同，药物的生物利用度不同

科研实验研究显示，几种常用给药途径的生物利用度高低顺序为：静脉注射>直肠给药>肌内注射>口服，且不同的用药途径可改变血药浓度–时间曲线。如硝酸异山梨酯舌下含服的相对生物利用度为口服的 2 倍。

（三）用药途径不同关系到药物是否产生首过效应

口服给药吸收的药物会从肠壁进入门静脉系统，首次循环必须经过肝脏，达到肝静脉的药物会受到代谢或结合反应的影响，进入体循环的药物会减少，这种现象称为首过效应。也有少部分药物以消化道黏膜的首过效应为主，如氯丙嗪、左旋多巴、磺胺异噁唑等。首过效应大的药物用栓剂直肠给药时，除了部分药物进入门静脉外，大部分不经过肝脏而直接进入体循环，减少了首过效应。又如氯丙嗪在消化管的吸收很完全，但肌内注射后的血药浓度要比口服给药后的血药浓度大 3~10 倍，选择给药途径时必须注意。

（四）用药途径影响药物代谢的方式，药理效应受到影响

口服药物时要受到消化液的酸碱度、胃黏膜中酶类和肠道微生物的影响，经注射给药时，药物直接进入血液循环，除非随后由胆汁排泄，药物会避开胃肠道代谢这一过程。如普萘洛尔用于治疗心绞痛时，口服给药后血浆中除普萘洛尔外，尚存在大量代谢产物 4-羟基普萘洛尔，而静脉注射后血液中却不出现代谢产物，而 4-羟基普萘洛尔具有较强的 β 阻滞作用，而且还有膜稳定和降压作用。

有些药物在胃肠道中不稳定并自动分解。例如青霉素类药物在 pH 酸性条件下分解失活；缩宫素可被胰酶如蛋白酶水解；合成的促皮质素可因肠内肽酶的作用而失去活性，因此，此类药物不宜口服给药。典型的例子是异丙肾上腺素，在静脉注射、气雾剂和口服时，其获得同等药效的剂量比为 1:200:1000。

（五）同一药物的给药途径不同可改变药物的药理效应

通过不同的给药途径应用硫酸镁所产生的药理作用不同。口服硫酸镁时因其不易被肠壁吸收，可使肠内容物渗透压升高，阻止肠内水分吸收，使肠内容积增大，肠道被扩张，因而刺激肠壁增加肠蠕动而起导泻作用，主要用于排除肠内毒物及服用某些驱虫药后导泻以排出虫体。口服高浓度硫酸镁溶液，可刺激十二指肠黏膜，使胆管总括约肌松弛，胆囊收缩，促使胆囊排空，可用于阻塞性黄疸、慢性胆囊炎等，而注射用硫酸镁可抑制中枢神经系统，在神经肌肉接头处产生 Ca^{2+} 与 Mg^{2+} 的竞争性拮抗，从而阻止运动神经末梢释放乙酰胆碱，促进骨骼肌松弛，有抗惊厥作用，可用于子痫和破伤风的治疗，直肠给药时硫酸镁灌肠液可治疗便秘，硫酸镁溶液热敷可以消肿。

二、正确选择用药途径

临床上用药途径的选择，主要是取决于用药目的、药物本身性质及剂型特点、病人的生理病理状态以及安全方便和是否经济等因素。合理的选择用药途径，可以获得良好的临床效果，反之不但收效甚微，还会造成不良影响。

（一）根据用药目的选择给药途径

根据不同的用药目的可把给药途径分为起局部作用和全身作用的给药途径。局部给药包括：皮肤给药，黏膜给药（包括耳、鼻、眼、口腔，阴道给药）、蛛网膜下隙给药、硬膜外间隙、关节腔等，其在局部产生一个高浓度的药物环境从而呈现较良好的药理作用。中耳炎或外耳道细菌感染适宜耳内给药，无水乙醇治疗肝癌可直接注射入肝肿瘤体内杀灭癌细胞。全身作用的给药途径包括：口服、舌下给药、直肠给药、吸入法、肌注、静脉注射和动脉注射给药，药物被机体吸收后，随着体液分布到器官或组织而呈现药理作用。

（二）根据药物的特性选择给药途径

如胰岛素、肾上腺素、乙酰胆碱、卡星青霉素，口服会被消化液或消化酶破坏，不能发挥作用，只能肌内注射或静脉注射。

（三）根据患者的病情选择给药途径

病情危急、昏迷、呕吐、胃肠疾患、老年患者等不能口服或因药物刺激性大，口服易引起恶心、呕吐时，可选择注射给药，而一般慢性病治疗以口服药物为宜。另外当病情改善后患者可以口服则可转换用药途径，如抗菌药物的序贯疗法，就是经非胃肠道途径给药（如静脉）适当的控制敏感菌感染的症状后，及早地转换为胃肠道给药（口服）的一种治疗方法。序贯疗法的优点包括：肠道给药方便易行，安全有效，可提高患者的依从性；减少打针注射住院时间，节约患者的医疗费用；降低医疗的成本-效果比，减少不必要的医疗风险。

第六节　开展血药浓度测定，及时调整药物剂量

治疗药物监测(therapeutic drug monitoring,TDM)是通过测定生物体液中的药物浓度，运用药动学和药效学基本理论，设计和评价给药方案，以提高药物疗效，避免或减少毒性反应，同时为药物过量中毒的诊断和处理提供有价值的实验室依据的药学专业技术。TDM可以为临床提供客观有价值的用药指导，调整给药剂量，达到良好的疗效，降低药物毒性。

通过开展治疗药物检测，结合多种临床因素进行综合分析，可制定个体化、科学化的给药方案，保证临床合理用药的实施。

一、血药浓度监测的简介

药物进入人体后，随着血液循环转运到作用部位或受体，当药物达到一定浓度后产生药理作用。药物的治疗的强弱和维持的时间，理论上取决于作用部位足够浓度的活性药物，但临床上直接测定作用部位的药物浓度是很难实现的。然而，作用部位所在脏器或组织中的血液充盈，有足够的血流量和较快的流速，使作用部位组织液中的药物浓度与血液中的药物浓度呈快速平衡。因此，对多数药物而言，血药浓度的高低可以代表药理强度的大小。

(一)影响血药浓度的因素

血药浓度与疗效之间的关系比较复杂，并不是简单的比例关系，随意增加药物剂量，往往不仅不能获得预期的效果，还会出现意想不到的不良后果，一般来说，影响血药浓度的主要因素包括：药动学因素，药剂学因素，药效学因素，生理因素，病理因素，遗传因素，环境因素，时间节律因素等。

(二)需血药浓度检测药物的范围

临床上并不是所有的药物和所有的患者都需要做TDM，只有符合以下几种情况才有必要做TDM。

1.治疗指数低，安全范围窄，治疗剂量和中毒剂量很接近的药物，需根据药动学原理和患者的基本情况设计和调整给药方案，并密切观察临床反应。如地高辛、洋地黄毒苷等。

2.同一剂量可出现无效、有效、中毒等不同的反应，即不同患者出现较大的血药浓度差异的药物，如三环类抗抑郁药。

3.具有非线性药动学特征的药物，如苯妥英钠、氨茶碱、水杨酸等。

4.药物无明显、可观察的治疗终点或指标，无及时、易观察、可预知的临床指标去调整剂量，如抗癫痫药物。

5.肝肾功能不全，胃肠功能不全，血浆蛋白低的患者应用药物时影响血药浓度，如抗菌药物万古霉素、利奈唑胺等。

6.长期应用易产生耐药性或可能导致蓄积的药物。

7.中毒和无效均危险的药物，如抗排异药物环孢素和他克莫司。

8.不易辨别中毒和剂量不足症状的药物,如普鲁卡因胺过量与剂量不足的症状均为心律失常。

9.常规剂量易出现毒性反应,诊断或处理中毒,为医疗事故提供法律依据。

(三)临床上需要进行 TDM 的药物(表 3-1)及常见监测药物的治疗窗(见表 3-2)

表 3-1　临床上需要进行 TDM 的药物

药物类别	药物品种
强心苷类	地高辛、洋地黄毒苷
抗心律失常类	普鲁卡因胺、利多卡因、奎尼丁、胺碘酮
抗癫痫类	苯妥英钠、苯巴比妥、丙戊酸钠、乙琥胺、卡马西平
三环类抗抑郁药	阿米替林、去甲替林、丙咪嗪、去甲丙咪嗪
抗狂躁药	碳酸锂
抗哮喘药	氨茶碱
抗菌药物	氨基糖苷类、氯霉素、万古霉素、利奈唑胺、伏立康唑、替考拉宁、替加环素
抗肿瘤类	甲氨蝶呤、紫杉醇、多西他赛
免疫抑制剂	环孢素、他克莫司
抗风湿类	水杨酸

表 3-2　临床常见监测血药浓度药物的治疗窗

药物名称	治疗窗(安全浓度范围)
丙戊酸钠(丙戊酸)	$50 \sim 100\,\mu g/ml$
卡马西平	$4 \sim 12\,\mu g/ml$
苯巴比妥	$10 \sim 25\,\mu g/ml$
苯妥英钠	$10 \sim 20\,\mu g/ml$
万古霉素	$10 \sim 20\,\mu g/ml$
甲氨蝶呤	$24h<5 \times 10^{-6}mol/L$, $48h<5 \times 10^{-7}mol/L$, $72h<5 \times 10^{-8}mol/L$
氨茶碱(茶碱)	$7 \sim 20\,\mu g/ml$
伏立康唑	$1.5 \sim 5.5\,\mu g/ml$
地西泮	$<2.55\,\mu g/ml$
利奈唑胺	$2 \sim 6.3\,\mu g/ml$
地高辛	$0.5 \sim 2ng/ml$
替考拉宁	$10 \sim 20\,\mu g/ml$
紫杉醇	$>0.05\,\mu mol/L$

二、药物浓度监测对合理用药的意义

血药浓度监测对临床的药物治疗起到了指导和评价的作用，可促进合理用药水平的提高，实现个体化给药。

（一）确定给药时间间隔

监测血药浓度中的一项经常性工作是根据药动学理论设计最适宜的给药时间间隔。不同的给药时间和间隔，药物的血药浓度波动范围也不同，这会导致可能的不良反应或疗效差别。例如通过监测口服氨茶碱后血药浓度可观察到其疗效与给药时间间隔密切相关。氨茶碱的有效血药浓度范围大约在 6.5~20μg/ml，若按口服 0.2g，一日三次，给药时间为 8:00、11:30 和 16:30 时，其血药浓度范围为 2.0~9.7μg/ml，哮喘控制不佳，若将给药时间改为 6:00、14:00 和 22:00，其血药浓度在 6.2~8.7μg/ml，能较好地控制哮喘，相比而言，后者是更好地给药时间间隔。非线性动力学特征的药物如氨茶碱、苯妥英钠等，当血药浓度超过一定范围后，剂量的增加与血药浓度的增加不成比例，在此情况下适时监测血药浓度，可减少药物的毒性。如氨茶碱的血度>30μg/ml 时，药物的半衰期将大大延长，如某一氨茶碱中毒患者的血药浓度高达 75.6μg/ml，半衰期由 8 小时延长至 28 小时，对于此类药物在临床应用时可监测血药浓度并加以关注。

给药间隔可由药物的半衰期决定，通常与之相等，在一个给药间隔内，血药浓度的波动最好不超过 1 倍，给药间隔小于半衰期，则血药浓度的波动小。如调整卡马西平的给药间隔，对于避免过高峰浓度引起的短暂不良反应很关键。根据研究报道，证实通过缩短给药间隔的方法，将成人卡马西平血药浓度控制在 8μg/ml 以下，间歇出现的复视、嗜睡以及头痛等副作用都会消失。

（二）调整给药剂量

不同的患者给予相同的常规剂量药物时，有可能出现疗效好、疗效差及中毒等不同的反应，因为常规剂量是建立在对群体患者统计的基础上，大部分患者按照常规剂量可得到较好的疗效。但由于患者的生理、病理及遗传等个体差异，使同一药物在体内的药动学过程和参数不尽相同，因此产生不同的效应。如新生儿与老年人对很多药物清除缓慢；营养不良者与肥胖者的药物表观分布容积存在个体差异；遗传因素使患者对普鲁卡因胺的代谢速度存在差异；饮食及生活习惯（吸烟、饮酒等）会影响茶碱的代谢。肾功能不全患者，氨基糖苷类、地高辛、钾盐等由肾排泄的药物清除速率减慢；肝功能不全患者对茶碱的代谢减慢；心衰患者肝血流量降低使利多卡因清除减慢；甲状腺功能的变化改变地高辛的分布容积；妊娠改变氨基糖苷类的分布容积。因此，不同患者使用同一药物时，应采取不同的给药方案。而实施药物浓度监测，临床医师可参考监测结果，结合患者的症状，及时调整给药剂量。

（三）避免药物出现毒副作用

免疫抑制剂可通过抑制淋巴细胞的功能，减少移植排斥反应的发生，延长移植物的存活时间。但免疫抑制剂有较强的毒副作用，尤其是肾毒性，需避免低剂量发生移植物的排斥反

应又要防止高剂量产生毒性反应。新一代免疫抑制剂环孢素、他克莫司等,由于治疗窗窄,药动学存在明显的个体间差异,监测血药浓度可确保药物处于治疗范围且不易中毒。

如他克莫司是肾移植患者使用的主要抗排斥反应药,但治疗剂量范围窄,低于 5ng/ml 时可能产生排斥反应,高于 20ng/ml 时又会出现相关毒副作用。他克莫司在体内还存在较大的个体差异,服用同样的剂量,不同患者服用后血药浓度会出现较大差别,由此产生的疗效和不良反应差别也很大。因此,通过监测他克莫司血药浓度可精准计算出合适的给药剂量,制定患者的个体化给药方案。

第七节　注意避免配伍禁忌

一、配伍禁忌的概念

配伍禁忌,是指两种或两种以上的药物在体外混合时产生的不期望发生的物理和/或化学方面的反应,包括氧化还原反应、pH 的改变导致不稳定药物的水解反应、络合反应、形成难溶性盐、引入新的离子或者电荷失衡导致原有胶体,乳剂等稳定性破坏,这些反应能够影响治疗的安全和有效性。它表现为物理变化(颜色变化、浑浊、沉淀、气体产生、渗透压变化、破乳与分层、油水相分离和吸附等)和化学方面的稳定性(pH 变化、药物含量变化、新化合物的产生)。配伍禁忌可以存在注射剂之间,也可以存在于乳膏、雾化吸入溶液混合过程中。另外,特定材质的(硅胶、PVC、玻璃等)容器或输注容器同样可能吸附或与某些药物反应,此类也属于配伍禁忌,即药物-容器配伍禁忌。

影响药物配伍结果的因素有多种,最常见的包括温度、浓度、溶媒、混合时间和制剂辅料等。例如盐酸吗啡、酮咯酸和低浓度的乳酸氟哌啶醇(0.12mg/ml)混合后具有物理相容性,但是与较高浓度的乳酸氟哌啶醇(0.23mg/ml)混合后出现乳白色浑浊;氨曲南和万古霉素、利多卡因和丙泊酚、盐酸美沙酮和酮咯酸彼此之间的配伍结果也与药物浓度密切相关。肝素钠与2 种浓度的抗胸腺细胞球蛋白在 5%葡萄糖注射液中立即出现白色浑浊和沉淀,而在 0.9%的氯化钠中具有物理相容性。氟尿嘧啶与顺铂在输液容器或管路中混合后,顺铂的含量会因氟尿嘧啶制剂中的辅料氨丁三醇反应导致下降。而临床上还有一种典型的情形:两种药物原液混合后立即出现沉淀等配伍禁忌,而用其他溶媒稀释沉淀混合物后沉淀重新溶解。这时不能判断是药物稀释后溶解,还是药物间反应产物溶解度增大,因此应当视为配伍禁忌。

另外,我们也应该区分配伍禁忌和药物相互作用的概念。配伍禁忌是一个体外过程,是药物在体外混合后发生的一些理化性质的变化,而药物相互作用则是一个体内过程,需要机体的因素如药物转运蛋白、药物代谢酶、药物作用的靶点或受体等机体因素的参与,才可以导致不利的或者有益的药物相互作用后果。但是,当配伍禁忌发生在胃肠道中,也可以视为药物相互作用。例如,同时服用利福平和异烟肼,胃内滞留 1.5 小时和 3 小时后,将分别有11.94% 和 62.57% 的利福平,4.78% 和 11.12% 的异烟肼被破坏。再比如左氧氟沙星和含铁或钙离子的药物合用后,在胃肠道中可以络合反应而导致左氧氟沙星的生物利用度降低,影响其抗菌疗效。

二、常见配伍禁忌(参见第五章第一节)

配伍禁忌在医药治疗中普遍存在,虽然我们传统的输液观念在改善,但是在我国的临床治疗中,习惯将多种药物经同一管路混合输注,因此配伍禁忌的发生率大大增加,特别是某些成分复杂的中药注射液的使用。我国目前暂无配伍禁忌的统计调查,但用药相对规范的国外医院的配伍禁忌发生率同样不低。

静脉注射用药物的配伍禁忌是临床最常见和发生的配伍禁忌(表3-3),涉及注射用药的医疗行为中均可能发生,且后果相对较严重。

表3-3　部分注射用药物的配伍禁忌

药物	配伍药物	结果	药物	配伍药物	结果
奥格门汀	长春新碱	沉淀	头孢哌酮	维生素 B_6	白色沉淀
	庆大霉素	沉淀		维生素 C	白色沉淀
阿莫西林-克拉维酸	长春西汀	沉淀	环丙沙星	5%碳酸氢钠	白色沉淀
	庆大霉素	沉淀		门冬氨酸钾镁	乳白色混浊
头孢曲松	万古霉素	沉淀	培氟沙星	肝得健	白色沉淀
	喹诺酮类	沉淀	三磷酸腺苷注射液	葡萄糖酸钙	白色沉淀
红霉素	生理盐水	沉淀		地塞米松	絮状浑浊
万古霉素	氨茶碱	沉淀	美洛西林	维生素 B_6	絮状浑浊
培氟沙星	含氯溶液	沉淀		氨基糖苷类	絮状浑浊
甲硝唑	呋塞米	沉淀	加替沙星	甲泼尼龙	絮状浑浊
两性霉素	生理盐水	沉淀	杏丁	林格氏液	絮状浑浊
氨力龙	呋塞米	沉淀	复方丹参	罂粟碱	絮状浑浊
泰能	乳酸钠注射液	沉淀	阿洛西林	二磷酸果糖	乳白色混浊
头孢他啶	氟康唑注射液	沉淀	β内酰胺类	盐酸氨溴索(沐舒坦)	混浊
头孢拉定	环丙沙星	白色沉淀	更昔洛韦	止血敏	白色混浊
	含钙复方乳酸钠	沉淀	阿昔洛韦	低分子右旋糖酐	变色
地塞米松	酚磺乙胺	沉淀	肝得健	硫普罗宁	黄色浑浊
苯妥英钠	5%葡萄糖	沉淀	表阿霉素	林格氏液	红色漂浮物
	盐酸氨溴索	沉淀		GNS	
穿琥宁	氨基糖苷类	沉淀	奥美拉唑	止血芳酸注射液	红棕色沉淀
	维生素 B_6	沉淀	氨茶碱	盐酸多巴胺	红棕色
	喹诺酮类	沉淀	复方丹参	恩丹西酮	褐色沉淀

续表

药物	配伍药物	结果	药物	配伍药物	结果
盐酸川芎嗪	布美他尼	沉淀	灯盏花素	肌苷注射液	黄绿色
	头孢哌酮	沉淀	盐酸川芎嗪	清开灵注射液	棕色沉淀
	复方氯化钠	白色沉淀	莪术油	头孢哌酮	棕色沉淀
头孢哌酮	复方乳酸钠液	沉淀	恩丹西酮	碳酸氢钠	混浊
	盐酸氨溴索	白色混浊		地塞米松	乳白色混浊
	氧氟沙星	白色混浊	藻酸双酯钠	庆大霉素	乳白色混浊
头孢拉定	环丙沙星	白色沉淀		西咪替丁	乳白色混浊
	含钙的复方乳酸钠	沉淀	间羟胺	呋塞米	混浊
罂粟碱	胞二磷胆碱	白色沉淀	多烯磷脂酰胆碱	六合氨基酸	乳白色沉淀
	肝素	乳白色混浊	奥扎格雷钠	含钙溶液	产生混浊
地西泮	生理盐水	白色沉淀	泮托拉唑钠	5%葡萄糖,GNS	混浊
昂丹司琼	氨苄青霉素－棒酸(舒氨新)	白色沉淀	尼莫地平	5%或10%葡萄糖、氯化钠注射液	淡黄色结晶

除静脉配置药物常发生配伍禁忌外,某些情况下,注射剂或雾化吸入剂中的某些辅料可能会导致两种药物混合后也会出现配伍禁忌, 如阿法链道酶吸入溶液与沙丁胺醇的混合液中沙丁胺醇浓度没有显著变化,但是阿法链道酶的活性被沙丁胺醇吸入溶液中的辅料苯扎氯胺显著抑制。提示含相应辅料的沙丁胺醇和阿法链道酶两种吸入溶液混合存在配伍禁忌。另外,配伍禁忌也包括药物被容器(如 PVC 输液袋)吸附和沉淀,如玻璃容器可以使注射用胰岛素出现沉淀,而聚乙烯(PE)容器中仍然保持澄明和活性。理论上外用凝胶、乳膏或软膏、混合雾化吸入溶液和眼用药物等的混合使用也可能存在药物配伍禁忌。在临床工作中同样需对以上情况谨而慎之。

第八节　使用新药时须慎重

新药是指化学结构、药品组分和药理作用不同于现有药品的药物。根据《药品管理法》以及《药品注册管理办法》,新药系指未曾在中国境内上市销售的药品,但目前我国市场上很多改变规格和剂型的药品归属于新药。

由于新药临床使用时间短,经验不足,对其毒副作用了解不够,前期临床试验受试者的规模相对有限,因此我们仍然缺乏对药物不良反应的防护,可能发生严重不良后果。因为上市后观察到严重不良反应而被淘汰的新药也不胜枚举,近 10 多年来,上市后被逐渐淘汰或趋于少用的新药有:喹诺酮类(格帕沙星、曲伐沙星、克林沙星),酮康唑(内服及注射剂),酮咯酸(镇痛及抗风湿药),塞来昔布,苯丙醇胺,阿司咪唑,特非那定。因此在使用新药时,我们应当尤为谨慎。

一、使用新药前必须认真阅读说明书和相关资料

药物不良反应的介绍作为在新药审批中的一项重要内容，国家规定厂家必须把药物不良反应介绍纳入药物说明书内,且介绍的内容应不亚于治疗作用的介绍,临床医生在使用新药前,应首先参阅药物所有相关资料,做到用药前心中有数。

二、使用过程中,应对疗效及近远期的不良反应进行密切监视并认真对待

对于新药,疗效和不良反应都是监测的重点,医生、护士、临床药学人员应当在使用新药的过程中关注并收集各用药科室反馈的临床应用效果和不良反应信息。特别是不良反应的报告应当尽量详尽,如特别注意区分不良反应与输液反应。另外还应特别注意观察新药的致癌、致畸、有无成瘾性和过敏反应等新药开发中可能无法观察到的不良反应。

三、用药过程中,应注意药物的个体差异和使用方法

相同剂量的药物在不同个体中的有效血药浓度、作用强度和作用持续时间有很大差异,有些病人对药物有其高度敏感性,而新药的注册申报过程中的临床试验研究规模有限,可能无法完全考虑到个体差异的影响。因此,在临床上必须根据病人情况,选择适当的药物和剂量,才能达到预期效果而减少不良反应。对作用强而安全范围小的药物,则应根据患者情况调整剂量,做到给药剂量个体化,及时调整用药治疗方案。

新药的临床价值不言而喻,它是人类攻克疾病的有力武器,但是我们也应该正视,作为新事物的不确定性,新药研究过程的有限性。因此,医生、药师、护士和患者在使用新药时,更应慎之又慎,减少它的潜在危险,使之最大程度惠及患者。

第九节 药物使用的正确方法

在药物的使用过程中, 正确的选择药物固然是治疗疾病的前提, 但是如何正确使用药物,如何选择正确的治疗剂量、使用时间和次数也是能否发挥药物作用的关键因素,甚至是治疗疾病成败的关键所在。本节针对药物的正确使用方法,包括使用方法,剂量和用药间隔进行简要阐述。

一、使用药物的方法要正确

为使药物真正地发挥防病治病作用,须将药物制成各种剂型。而药物的剂型种类繁多,按给药途径, 药物剂型可分为经胃肠道给药剂型和非经胃肠道给药剂型。经胃肠道给药剂型,如常用的散剂、片剂、颗粒剂、胶囊剂、溶液剂、乳剂、混悬剂等。非经胃肠道给药剂型,如注射给药剂型、呼吸道给药剂型、皮肤给药剂型、黏膜给药剂型和腔道给药剂型等。由于各种剂型药物的用法不尽相同,如果药物使用方法不当可引发不良事件。

同一种药物的不同制剂和不同给药途径, 会引起不同的药物效应, 如硫酸镁内服导泻,肌注或静脉滴注则有镇静、解痉和降低颅内压等作用。更为重要的是种类繁多的药物制剂,极容易导致患者错误地使用药物,因此,医生、药师对不同剂型药物的用法指导愈显

重要。如口服用药,是患者用药的常用方式,剂型多服用方法也不一样。口含片一般用于口腔、咽喉部疾病的治疗,可含在口腔、颊部缓慢溶解,一般口味较好,儿童容易将口含片当成糖丸吃造成药物过量的严重事件;使用孟鲁斯特钠咀嚼片时,在口腔内咀嚼的时间宜长一点,一般可咀嚼 5~6 分钟,咀嚼后可用少量温开水送服;阿司匹林泡腾片、阿司匹林维生素 C 泡腾片、维生素 C 泡腾片、布洛芬泡腾片、儿童多维泡腾片等应用适量温水溶解后再服用。头孢地尼分散片可直接口服,或加适量水搅拌均匀后服用,吞咽困难的患者适合溶解后服用;含片类药物应含服,置舌根部,贴近咽喉处;硝酸甘油片则应舌下含服;另外非洛地平缓释片、普罗帕酮和苯丙哌林(药物具有局部麻醉或麻木口腔的作用)均不可咬碎服用,要整片吞下;而干酵母、复方氢氧化铝片、铝碳酸镁片等必须咬碎后吞服方能起效的药物;头孢菌素类、甲硝唑和呋喃唑酮类药物服药期间不可饮酒或食用含乙醇的饮品、食品,以避免引起"双硫仑"样反应;服用大蜜丸应洗净手将其掰小或嚼碎后用温水吞服,但这一细节往往被医师、药师和患者忽视。服用克林霉素的盐酸盐制剂和阿仑膦酸钠制剂时,患者不可卧姿服用,应选取坐姿或站姿,并用足量温水冲服,以减少药物滞留在食管的风险等等。

二、用药时间应正确

用药时间是最重要的影响药物疗效的因素之一。药物在体内的吸收、分布、代谢及排泄都与时间有着必然的联系。正确选择给药时间,合理确定给药间隔和停药时间,都有利于药物发挥正常的作用和减少其毒副作用。时辰药理学的研究则发现多种药物都有其合理的用药时间,如抗高血压药和皮质激素药物。

抗高血压药:人的生理生化功能呈昼夜节律性变化,人的血压白天有 2 个峰值(09:00 和 19:00 时),下午有个稍低点(15:00 时),而在夜间有显著的下降(03:00 时),血压在夜间休息期间比白天活动期要低,就称为勺型,反之就叫作非勺型。一般勺型高血压患者宜,在服用一日一次的长效降压药如氨氯地平、缬沙坦、卡维地洛、复方降压片等,则应在清晨(早晨 7 时左右为最佳)服药;如每日服用 2 次的中效制剂,则以早晨 7 时和下午 3~6 为最佳服用时间;切忌在睡前或夜间服用,容易因夜间血压过低导致脑动脉供血不足而诱发缺血性脑卒中。对于非勺型高血压患者,则宜于晚间睡前服药,可选用的药品大多为长效的抗高血压药,如美托洛尔缓释剂、氨氯地平、地尔硫草缓释片等,这样可使药物的血浆峰浓度与血压的高峰基本同步,达到理想的降压效果。

皮质激素类药物:正常情况下,人体肾上腺素皮质激素的分泌高峰是上午 8 时左右。可的松、氢化可的松等短效药物可每日早晨 7~8 时给药一次;而泼尼松、泼尼松龙等作用时间较长的药物,可隔日一次,早晨 7~8 时给药,以使皮质激素类药物的作用时间与人体分泌节律达到同步化,促进疗效,减少不良反应。而不准时的服药,则会导致皮质萎缩,肾上腺功能下降。

氨基糖苷类抗生素:该类药物的毒性夜间高于白天,因此可增加白天的剂量,降低夜间剂量以达到增加疗效的同时降低毒性反应的效果。

平喘药：凌晨0~2时是哮喘对乙酰胆碱和组胺反应最为敏感的时间，即哮喘的高发时间，因此，多数平喘药宜于临睡前服用，但氨茶碱则是以早晨7时服用效果最好。部分药物的适宜服药时间见表3-4。

表3-4　部分药物的适宜服药时间

服药时间	药　物	原　因
适宜在清晨服用的药物	抗抑郁药：如氟西汀、帕罗西汀、瑞波西汀、氟伏沙明	抑郁、焦虑、猜疑等症状常表现为晨重晚轻
	驱虫药：如阿苯达唑、甲苯咪唑、哌嗪、赛嘧啶	减少人体对药物的吸收，增加药物与虫体的直接接触
	利尿药：如呋塞米、螺内酯	避免夜间排尿次数过多，影响休息和睡眠。
	部分抗菌药：如头孢氨苄、头孢拉定、头孢克洛、阿莫西林、氨苄西林、克拉霉素等	药物易被食物中的纤维素吸附，影响药物的吸收
适宜在饭前服用的药物	促胃动力药和胃黏膜保护药：促胃动力药如多潘立酮（吗丁啉）、甲氧氯普胺（胃腹安）、西沙比利（普瑞博思），蒙脱石散、次碳酸铋（空腹）	饭前30分钟用，进餐时体内的血药浓度正好达到高峰，胃肠道在药物作用下开始正常蠕动而发挥疗效
	钙、磷调节药：如阿仑膦酸钠	有利于药物的吸收，避免食物的影响
	部分降糖药：如甲苯磺丁脲、氯磺丙脲、格列本脲、格列齐特、格列吡嗪、格列喹酮、罗格列酮等	餐前服用疗效好，血浆达峰浓度时间比餐中提早
	助消化药：如酵母、胰酶、淀粉酶等	发挥酶的助消化作用，避免被胃液中的酸破坏
	肝胆辅助用药：如熊去氧胆酸	减少胆汁、胆固醇的分泌，利于结石中胆固醇的溶解
适宜在餐中服用的药物	降糖药：如二甲双胍、阿卡波糖、格列美脲、阿卡波糖	随第1~2口饭吞服，减少对胃肠道的刺激和不良反应，达到降糖效果
	抗结核药：如乙胺丁醇、对氨基杨酸钠	减少对胃肠道的刺激，增加患者依从性
	减肥药：如奥利司他	减少脂肪的吸收率
	抗真菌药：如灰黄霉素	促进胆汁的分泌，促使微粒型粉末的溶解，便于人体吸收，提高血药浓度
适宜在餐后服用的药物	非甾体抗炎药：如阿司匹林、贝诺酯、对乙酰氨基酚、吲哚美辛、布洛芬、尼美舒利、双氯芬酸等	减少对胃肠道的刺激，提高患者依从性
	维生素类：如维生素 B_1、维生素 B_2	利于人体吸收
	组胺 H_2 受体阻断药：如西咪替丁、雷尼替丁、法莫替丁	因餐后胃排空延迟，有更多的抗酸和缓冲作用时间
	催眠药：如水合氯醛、艾司唑仑、地西泮、苯巴妥妥等	
适宜在睡前服用的药物	抗过敏药：苯海拉明、异丙嗪、氯苯那敏、特非那定、酮替芬	药物服后易出现嗜睡的副作用
	调节血脂药：如洛伐他汀、辛伐他汀、普伐他汀、氟伐他汀	肝脏合成胆固醇峰值在夜间，睡前服药助于提高疗效
	钙剂：如乳酸钙、碳酸钙等	血钙水平在后半夜及清晨最低，可减少食物对钙吸收的影响，使钙得到更好的利用

三、药物剂量和给药间隔应正确

临床最佳给药方案是根据患者的具体情况以及药物的药效学和药动学特点拟定的计划,它不仅仅包括药物品种,还包括药物剂量和给药次数。而剂量和给药间隔直接关系患者血药浓度是否在治疗窗以内,关系到疗效、副作用及毒性。其影响因素则有药物的药效和药动学性质,患者的生理和病理因素,以及合并用药,病人依从性和其他外部因素(吸烟和饮酒等)等。

(一)药物剂量和给药间隔的设计

在临床实际应用中,要获得每个患者的药物动力学参数,并以此设计出每位患者的给药剂量和时间是非常困难,多数情况是应用已知的群体平均药物动力学参数和药物开发期间所得的 I 期临床药动学数据进行计算,得到合理的给药方案。

1.根据半衰期设计给药方案 根据药物生物半衰期 $t_{1/2}$ 的不同,通常将药物分为四类:超速处置药物,$t_{1/2} \leq 1$ 小时,如胰岛素。快速处置类药物,$t_{1/2}$ 为 1~4 小时,如利多卡因。中速处置药物,$t_{1/2}$ 为 4~8 小时,如氨茶碱。慢或极慢处置类药物,$t_{1/2} > 8$ 小时,如地高辛。

对于半衰期很短,治疗窗较宽的药物,如青霉素,可采用较大剂量,适当延长给药间隔,但必须确保血药浓度始终维持在有效血药浓度,而如果治疗窗较窄则可采用静脉滴注给药。对于中速处置药物,为迅速达到有效治疗浓度,采用给药间隔等于半衰期的方法,例如磺胺类药物,首先给予符合剂量,即两倍维持量,再给予维持剂量,给药间隔为半衰期。对于慢或极慢类药物,可采用适当缩短给药间隔或多次分量的给药方案,以减少血药浓度波动。对于非线性药物动力学特征的药物,如苯妥英和地高辛等,随着给药剂量增加,半衰期延长,必须进行治疗药物检测。另外,由于个体差异,$t_{1/2}$ 也会随年龄,药物相互作用和生理疾病等影响,应当实时观察患者情况,必要时进行血液浓度监测,进行方案调整。

2.根据平均稳态血药浓度设计给药方案 可以通过查阅资料和药品说明书得到药物的平均稳态浓度,消除常数和分布容积,根据药动学公式计算给药量和给药间隔。根据平均稳态血药浓度设计给药方案必须选择最佳的给药间隔,不仅要设计生物半衰期,还要考虑有效血药浓度范围。一般给药间隔为 1~2 个半衰期。治疗窗较窄的给药间隔应小于 1 个半衰期,或采用静脉滴注。非常窄的必须采用小剂量多次给药或静脉滴注。治疗窗非常窄且半衰短的药物,可采用缓释或控释制剂。在确定给药间隔后,在计算给药剂量。

另外,对于多剂量的静脉注射给药、多剂量血管外给药以及静脉滴注的给药方案,可以根据稳态血药浓度波动设计给药方案。在设计此类给药方案的最佳给药周期时,应使稳态最大血药浓度与稳态最小血药浓度的比值低于治疗指数。非线性药物动力学特征的药物,给药达稳态后,消除速率等于给药速率(R)。

(二)药物剂量和给药间隔的个体化调整

由于种族、年龄、性别,病理和生理情况、饮食、环境、给药途径和方式、疗程等因素的影响,患者之间存在很大的个体差异,所以个体间的血药浓度和药效也必然有较大的差异,因此需针对不同群体进行剂量和给药间隔的调整。

1.小儿用药 小儿时期包括新生儿期、婴儿期、幼儿期、学龄前期、学龄期和少年期等生长发育阶段。在此阶段，小儿尤其是新生儿(出生至生后 28 天)很不成熟，导致药物对小儿的作用与新药开发时的现象存在较大差异。根据儿童体重计算是目前最常用的计算方法，当药物的儿童千克剂量已知时，可用儿童千克剂量乘以体重即得给药剂量。近年来推荐的儿童药物剂量计算方法，该方法科学性较强，但计算比较复杂，且不适用于新生儿及婴儿。

小儿剂量=成人剂量 x 小儿体表面积/成人体表面积

而按药动学参数设计小儿给药方案是更为科学和合理的给药方法，其原理就是根据血药浓度监测结果或群体药代动力学方法计算出药物的各种药动学参数，如生物利用度(F)、分布容积(Vd)、半衰期($t_{1/2}$)、消除速率常数(Ke)等，用药时再根据这些参数计算出达到有效血药浓度所需的剂量。

2.老年人用药 老年人一般指年龄超过 65 岁以上的人，常患多种疾病，需要合并使用多种药物，而且老年人的生理生化功能减退，自稳机制下降，对药物的处置和药物的反应发生改变，使得老年人用药的不良反应发生率明显增高。《中国药典》规定老年人用药量为成人剂量的 3/4，80 岁以上的老年人剂量还应减少，一般用成人量的一半即见效果，再根据临床反应调节剂量，直至出现满意疗效而无不良反应为止。例如老年人利多卡因的剂量为成人50%，70 岁以上老年人的肝素仅为成年人 30%，其他如维拉帕米，地高辛，硫喷妥钠等均应减量，从小剂量开始，再调节用量。

3.肝肾功能不全的患者用药 肝脏是人体内最大的实质性腺体，有生物转化和解毒功能，对绝大部分进入人体的药物和毒物，都会在肝脏发生氧化、还原、水解、结合等化学反应，不同程度地被代谢，最后以代谢物的形式排出体外。当肝功能不全时，药物代谢必然受到影响，药物生物转化减慢，血浆中游离型药物增多，从而影响药物的效应并增加毒性，因此必须减少用药剂量或用药次数，特别是给予有肝毒性的药物时更需谨慎，除非治疗必须，否则不应选用。如果无可替代品种时应从小剂量开始，小心逐渐加量，必须使用有效血药浓度范围窄、毒性大的药物或对肝脏有毒性的药物时应进行血药浓度监测及严密的生化监护。

肾脏是药物排泄的主要器官，也是药物代谢的器官之一。肾功能受损时，药物吸收、分布、代谢、排泄以及机体对药物的敏感性均可能发生改变，如普鲁卡因胺，其代谢产物 N-乙酰卡尼 85%经肾排泄，肾功能不全患者半衰期从正常人的 6 小时延长到 45 小时。美托洛尔肾排泄其代谢产物去甲基美托洛尔仅为 5%~10%。肾功能不全患者应依据肾小球滤过率，肌酐清除率及时调整治疗方案和药物剂量。调整公式为：

$Xr=X_0×Kr/K$

$τr=τ×K/Kr$

τ、K 分别为正常人的给药间隔时间和消除速率常数，其中 K 值可由文献查到，Xr、τr、Kr 分别为肾功能不全患者应用的剂量、给药时间和消除速率常数，其中 Kr 可由患者测得或通过测定患者的肌酐清除率按以下公式求得：

$$Kr=K'+\alpha \times CL_{cr}$$

4.其他因素影响时的药物剂量调整　药物代谢酶及药物作用部位存在着的遗传多态性与药物疗效和毒性的个体差异有很大关系。因此目前许多药物可根据遗传因素调整药物剂量,如华法林在体内主要代谢酶有 CYP2C9、CYP2C19 和 CYP4F2,美国食品药品监督局 FDA 已经要求在说明书中建议进行基因型检测,根据不同基因型计算不同剂量,以降低华法林的出血风险,并达到最佳抗凝效果。

抗菌药物还可以运用药物动力学/药效学一般原理指导制定给药方案,根据抗菌药物是否属于浓度依耐型或时间依赖型选择不同的用药剂量和给药间隔。而且应当缩短选择期或选择性压力的持续时间,关闭或缩小"突变选择窗",使药物达到最大治疗作用的同时,减少细菌耐药的可能。抗菌药物一般按治疗剂量范围给药,治疗重症感染(如血流感染、感染性心内膜炎等）和抗菌药物不易达到的部位的感染(如中枢神经系统感染等),抗菌药物剂量宜较大(治疗剂量范围 高限);而治疗单纯性下尿路感染时,由于多数药物尿药浓度远高于血药浓度,则可应用较小剂量(治疗剂量范围低限)。青霉素类、头孢菌素类和其他 β−内酰胺类、红霉素、克林霉素等时间依赖性抗菌药,应一日多次给药,但在临床实际工作中,应当根据实际情况进行调整,例如青霉素肌内注射时,成人可一日 80 万~200 万 U,分 3~4 次给药;小儿按体重 2.5 万 U/kg,每 12 小时给药 1 次;静脉滴注时,成人一日 200 万~2000 万 U,分 2~4 次给药;小儿一日按体重 5 万 U~20 万 U/kg,分 2~4 次给药;新生儿（足月产)一次按体重 5 万 U/kg,肌内注射或静脉滴注给药;出生第一周每 12 小时 1 次,一周以上者每 8 小时 1 次,严重感染每 6 小时 1 次;早产儿一次按体重 3 万 U/kg,出生第 1 周每 12 小时 1 次,2~4 周者每 8 小时 1 次,以后每 6 小时 1 次。而氟喹诺酮类和氨基糖苷类等浓度依赖性抗菌药可一日给药一次。

第十节　处方结构及书写处方的注意事项

一、处方的意义
处方是指由注册的执业医师和执业助理医师(以下简称医师)在诊疗活动中为患者开具的、由取得药学专业技术职务任职资格的药学专业技术人员(以下简称药师)审核、调配、核对,并作为患者用药凭证的医疗文书。处方包括医疗机构病区用药医嘱单。

二、处方的结构
处方分为三部分:

(一)前记

包括医疗机构名称、费别、患者姓名、性别、年龄、门诊或住院病历号,科别或病区和床位号、临床诊断、开具日期等。可添列特殊要求的项目。麻醉药品和第一类精神药品处方还应当包括患者身份证明编号,代办人姓名、身份证明编号。

（二）正文

以 Rp 或 R（拉丁文 Recipe"请取"的缩写）标示,分列药品名称、剂型、规格、数量、用法用量。

（三）后记

医师签名或者加盖专用签章,药品金额以及审核、调配、核对、发药药师签名或者加盖专用签章。

处方颜色

1.普通处方的印刷用纸为白色。

2.急诊处方印刷用纸为淡黄色,右上角标注"急诊"。

3.儿科处方印刷用纸为淡绿色,右上角标注"儿科"。

4.麻醉药品和第一类精神药品处方印刷用纸为淡红色,右上角标注"麻、精一"。

5.第二类精神药品处方印刷用纸为白色,右上角标注"精二"。

三、书写处方的一般规则及注意事项

（一）处方的一般规则

1.患者一般情况、临床诊断填写清晰、完整,并与病历记载相一致。

2.每张处方限于一名患者的用药。

3.字迹清楚,不得涂改;如需修改,应当在修改处签名并注明修改日期。

4.药品名称应当使用规范的中文名称书写,没有中文名称的可以使用规范的英文名称书写;医疗机构或医生、药师不得自行编制药品缩写名称或使用代号;书写药品名称、剂量、规格、用法、用量要准确规范,药品用法可用规范的中文、英文、拉丁文或缩写体书写,但不得使用"遵医嘱""自用"等含糊不清字句。

5.患者年龄应当填写实足年龄,新生儿、婴幼儿写日、月龄,必要时要注明体重。

6.西药和中成药可以分别开具处方,也可以开具一张处方,中药饮片应当单独开具处方。

7.开具西药、中成药处方,每一种药品应当另起一行,每张处方不得超过 5 种药品。

8.中药饮片处方的书写,一般应当按照"君、臣、佐、使"的顺序排列;调剂、煎煮的特殊要求注明在药品右上方,并加括号,如布包、先煎、后下等;对饮片的产地、炮制有特殊要求的,应当在药品名称之前写明。

9.药品用法用量应当按照药品说明书规定的常规用法用量使用,特殊情况需要超剂量使用时,应当注明原因并再次签名。

10.除特殊情况外,应当注明临床诊断。

11.开具处方后的空白处画一斜线以示处方完毕。

12.处方医生的签名式样和专用签章应当与院内药学部门留样备查的式样相一致,不得任意改动,否则应当重新登记留样备案。

13.药品剂量与数量用阿拉伯数字书写。剂量应当使用法定剂量单位:重量以克(g)、毫克(mg)、微克(μg)、纳克(ng)为单位;容量以升(L)、毫升(ml)为单位;国际单位(IU)、单位(U);中药饮片以克(g)为单位。片剂、丸剂、胶囊剂、颗粒剂分别以片、丸、粒、袋为单位;溶液剂以支、瓶为单位;软膏及乳膏剂以支、盒为单位;注射剂以支、瓶为单位,应当注明含量;中药饮片以剂为单位。

(二)处方的注意事项

1.医生应当根据医疗、预防、保健需要,按照诊疗规范、药品说明书中的药品适应证、药理作用、用法、用量、禁忌、不良反应和注意事项等开具处方。开具医疗用毒性药品、放射性药品的处方,应当严格遵守有关法律、法规和规章的规定。

2.医疗机构应当根据本机构性质、功能、任务,制定药品处方集。

3.医生开具处方应当使用经药品监督管理部门批准并公布的药品通用名称、新活性化合物的专利药品名称和复方制剂药品名称。医生开具院内制剂处方时应当使用经省级卫生行政部门审核、药品监督管理部门批准的名称。医生可以使用由卫生部公布的药品习惯名称开具处方。

4.处方开具当日有效。特殊情况下需延长有效期的,由开具处方的医生注明有效期限,但有效期最长不得超过3日。

5.处方一般不得超过7日用量;急诊处方一般不得超过3日用量;对于某些慢性病、老年病或特殊情况,处方用量可适当延长,但医生应当注明理由。医疗用毒性药品、放射性药品的处方用量应当严格按照国家有关规定执行。

6.医生应当按照卫生部制定的麻醉药品和精神药品临床应用指导原则,开具麻醉药品、第一类精神药品处方。

7.门(急)诊癌症疼痛患者和中、重度慢性疼痛患者需长期使用麻醉药品和第一类精神药品的,首诊医生应当亲自诊查患者,建立相应的病历,要求其签署《知情同意书》。病历中应当留存下列材料复印件:二级以上医院开具的诊断证明;患者户籍簿、身份证或其他相关有效身份证明文件;为患者代办人员身份证明文件。

8.除需长期使用麻醉药品和第一类精神药品的门(急)诊癌症疼痛患者和中、重度慢性疼痛患者外,麻醉药品注射剂仅限于医疗机构内使用。

9.为门(急)诊患者开具的麻醉药品注射剂,每张处方为一次常用量;控缓释制剂,每张处方不得超过7日常用量;其他剂型,每张处方不得超过3日常用量。第一类精神药品注射剂,每张处方为一次常用量;控缓释制剂,每张处方不得超过7日常用量;其他剂型,每张处方不得超过3日常用量。哌醋甲酯用于治疗儿童多动症时,每张处方不得超过15日常用量。第二类精神药品一般每张处方不得超过7日常用量;对于慢性病或某些特殊情况的患者,处方用量可以适当延长,医生应当注明理由。

10.为门(急)诊癌症疼痛患者和中、重度慢性疼痛患者开具的麻醉药品、第一类精神药品注射剂,每张处方不得超过 3 日常用量;控缓释制剂,每张处方不得超过 15 日常用量;其他剂型,每张处方不得超过 7 日常用量。

11.为住院患者开具的麻醉药品和第一类精神药品处方应当逐日开具,每张处方为 1 日常用量。

12.对于需要特别加强管制的麻醉药品,盐酸二氢埃托啡处方为一次常用量,仅限于二级以上医院内使用;盐酸哌替啶处方为一次常用量,仅限于医疗机构内使用。

13.医疗机构应当要求长期使用麻醉药品和第一类精神药品的门(急)诊癌症患者和中、重度慢性疼痛患者,每 3 个月复诊或随诊一次。

14.医生利用计算机开具、传递普通处方时,应当同时打印出纸质处方,其格式与手写处方一致;打印的纸质处方经签名或加盖签章后有效。药师核发药品时,应当核对打印的纸质处方,无误后发给药品,并将打印的纸质处方与计算机传递处方同时收存备查。

（刘世坤　彭向东）

第四章 药品不良反应的临床表现、发生原因和防范措施

第一节 药品不良反应的概念

广义的药品不良反应(adverse drug reaction,ADR)是指用药引起的任何不良情况。其中包括超剂量用药、意外给药、蓄意用药、药物滥用、药物相互作用所引起的不良后果。世界卫生组织(WHO)对药品不良反应的定义是:为了预防、诊断、治疗疾病或改变人体的生理功能,人在正常用法用量情况下服用药品所出现的与用药目的无关的或意外的有害反应。国家药品不良反应监测中心的定义:在正常用法用量情况下出现的与用药目的无关的或意外的有害反应。在药理学中,指某种药品导致的躯体及心理副反应、毒性反应、变态反应等非治疗所需的反应,可以是预期的毒副反应,也可以是无法预期的过敏性或特异性反应。在药品使用中,指包括用药所致的不愉快的心理及躯体反应。

第二节 药品不良反应的危害

药品是用于预防、治疗、诊断疾病,有目的的调节人体生理功能的物质,是人类健康必不可少的物质基础。任何一种药品,均具有防治作用和不良反应,人们使用药品的目的是防病治病,解除病人的痛苦。如果使用不当,不但达不到治疗的目的,还会因药物不良反应导致机体损害甚至危及生命,造成经济损失。

一、对机体的危害

在人类医药史上,曾多次发生过严重的药害事件,有引起成千上万人用药致畸、致死的沉痛教训。1973 年美国市售溶于二乙烯醇的磺胺药,用后造成 100 例儿童急性肾衰而死亡。1961 年前后,在原联邦德国及欧洲其他国家使用反应停治疗妊娠呕吐,在短短的 2 年时间内,出现 2000 多例"海豹肢"畸儿。1971 年 Herbst 报道,母亲怀孕早期为保胎而服用己烯雌酚,结果引起她们的女儿发生阴道癌。在我国,过去由于人们对药物认知水平的不足,曾造成了许多严重的用药后果。如:长期使用四环素类药物,药物与骨体成分形成稳定的螯合物造成"四环素"牙;另外,破坏了肠道共生菌群的平衡,导致"二重感染"。长期大剂量使用氨基糖苷类药物造成人体第八对脑神经损伤甚至永久性耳聋。氯霉素使用后造成骨髓抑制,导致再生障碍性贫血致死的例子屡有发生,其他较轻一些的不良反应如中枢反应、消化道症状等就更是不胜枚举。

二、滥用抗菌药物带来的危害

抗菌药物是老百姓最熟悉，也是最容易被"滥用"的药品。然而说到"滥用"，很多人其实并不清楚其中的含义。实际上，凡是超时、超量、不对症使用或未严格规范使用抗菌药物，都属于滥用。一旦发生以上情况，就可能给患者带来危害。

（一）大量使用抗菌药物会带来较强毒副作用，直接伤害身体，尤其是对儿童听力的损害。

抗菌药物的毒副反应最严重的是过敏反应。研究表明，每种抗菌药物对人体均有不同程度的伤害，比如链霉素、卡那霉素可引起眩晕、耳鸣、耳聋；庆大霉素、卡那霉素、万古霉素可损害肾脏等。而耳朵对抗菌药物的不良反应最为敏感，比如链霉素、庆大霉素、卡那霉素最易影响耳朵毛细胞，而使听力下降。

（二）抗菌药物滥用会使细菌产生耐药性，使抗菌药物效果变差，甚至无效。

抗菌药物用得太多，也会让杀灭的细菌产生耐药性，细菌的这种耐药性也是可以相互传播的，细菌对某种抗菌药物耐药，同时亦可对其他抗菌药物耐药，而且耐药性还可以在不同的细菌、人体正常菌群与致病菌之间，通过耐药基因相互传播，使细菌耐药性复杂化。

（三）抗菌药物用得过多过滥，会大量杀灭体内正常细菌，让致病菌乘虚而入，可以造成人的死亡。

比如说人体肠道细菌，按一定的比例组合，各菌间互相制约，互相依存，在质和量上形成一种生态平衡，长期应用广谱抗菌药物，敏感肠菌被抑制，未被抑制的细菌乘机繁殖，从而引起菌群失调和一些维生素的缺乏，使身体抵抗力下降。人体内的细菌主要存在肠道中，有的细菌是帮助消化的，有的则是寄生菌，它们存在于皮肤、口咽部、耳朵眼，这些与外界相通的地方，它们是正常菌群，但在一定的条件下，这些寄生菌会变为致病菌。当体内菌群失调，一旦有身体某部位感染，就极易恶化，甚至可以致死。

三、使用麻醉药品及精神药品成瘾

由于使用不当或控制不严，致使中枢镇痛药、精神药品成瘾，给患者个人、家庭及社会带来严重后果。

四、造成经济损失

随着社会的发展，如何安全、有效、合理的用药已成为社会关注的热点。临床上对药品的要求不仅局限于对疾病的治疗作用，同时也要求在治疗疾病的同时，所使用的药品应当尽可能少地出现不良反应。根据 WHO 报告，全球死亡人数中有近 1/7 的患者是死于不合理用药，在我国据有关部门统计，药物不良反应在住院患者中的发生率约为 20%，1/4 是抗菌药物所致，我国每年因抗菌药物不良反应需要住院或延长住院时间的患者为 55.0~263.4 万人次，门诊中抗菌药物不良反应发生为 1473.8 万人次，抗菌药物不良反应导致约 15.0 万人死亡，每年用于抗菌药物不良反应处理费用为 29.1~139.3 亿元，导致社会生产力损失 3.4~16.2 亿元。

第三节　药品不良反应的发生原因及分类

　　药品是用于防病治病、康复保健的特殊商品,确保用药安全是关系人民健康的一件大事。对于中国这样一个拥有世界近四分之一人口的大国,随着新药品种的日益增多,人均用药率、群体用药频度和数量的不断上升,药品不良反应所引发的问题也将日益突出与严峻,对药源性疾病的治疗会导致医疗费用的大幅度上升,会使国家、单位和个人在经济上蒙受极大损失。因此,如何有效、及时地监测药品不良反应,并对其因果关系做出正确判断,为医务工作者临床决策及人民群众的用药决策提供最佳证据是十分关键的。

一、药品不良反应发生的原因

　　几乎所有的药物都可引起不良反应,只是反应的程度和发生率不同。药品不良反应发生的原因有多种而且也比较复杂。

　　(一)药物方面的原因

　　1.药理作用　很多药物在应用一段时间后,由于其药理作用,可导致一些不良反应,例如,长期大量使用糖皮质激素能使毛细血管变性出血,以致皮肤、黏膜出现瘀点或瘀斑,同时出现肾腺上皮质功能亢进症。

　　2.药物的杂质　药物生产中可能混入微量高分子杂质,亦常渗入赋形剂等,如胶囊的染料常会引起固定性皮疹。青霉素过敏反应是由制品中含微量青霉素烯酸、青霉素噻唑酸及青霉素聚合物等物质引起的。

　　3.药物的污染　由于生产或保管不当,使药物污染,常可引起严重反应。

　　4.药物的剂量　用药剂量过大,可发生中毒反应,甚至死亡。

　　5.剂型的影响　同一药物可有不同剂型。由于制造工艺和用药方法的不同,往往影响药物的吸收与血中药物浓度,亦即生物利用度有所不同,如不注意掌握,有可能引起不良反应。

　　6.药物的质量问题　同一组成的药物,可因厂家不同,制剂技术差别、杂质的除去率不同,而影响其不良反应的发生率。如氯贝丁酯中的不纯物对氯苯酚则是发生皮炎的原因,氨苄青霉素中的蛋白质则是发生药疹的原因等。

　　(二)机体方面的原因

　　1.种族差别　不同种人群之间对药物的反应有相当大的差别。甲基多巴所诱发的溶血性贫血在不同种族间的发生率是不同的。如进行直接抗球蛋白试验时,服用此药的高加索人则15%出现阳性,而服用此药的印第安人和非洲人以及中国人都未发生阳性。解热消炎剂异丁苯酸在英国则多出现损伤,而在日本则比较少见。

　　2.性别　在药物性皮炎中,男性发病者多于女性,其比率约为3∶2。西咪替丁可引起男性乳房发育。保泰松和氯霉素导致的粒细胞缺乏症,妇女比男性高3倍,氯霉素引起的再生障碍性贫血则为2倍。据 Hurtwity 报告:不良反应男性发生率占7.3%(50/682),女性则为

14.2%（68/478）。

3.年龄　老年人、少年、儿童对药物反应与成年人不同。例如青霉素,成年人的半衰期为0.55 小时,而老年人则为 1 小时。由于老年人血浆蛋白浓度减少,与药物结合能力也就降低,如苯妥英钠与血浆蛋白的结合率较 45 岁以下的人低 26%;小儿对中枢抑制药,影响水盐代谢及酸碱平衡的药物均较敏感。一般来讲,婴幼儿较成人易发生不良反应的原因有:药物代谢速度较成人慢,肾排泄较差,作用点上药物作用的感受性较高,且易进入人脑内等。据统计,不良反应发生率,60 岁以下者为 6.3%（42/667）,而 60 岁以上者为 15.4%（76/493）,老年人使用洋地黄及利血平等尤应注意。

4.个体差异　不同个体对同一剂量的相同药物有不同反应,这是正常的"生物学差异"现象。例如水杨酸钠,300 例男性患者用水杨酸钠治疗,约有 2/3 的病人在总量为 6.5~13.0g 时发生不良反应,但在总量仅为 3.25g 时,已有少数患者出现反应,也有个别患者在总量达30.0g 左右时才出现反应,引起反应的剂量在不同个体中相差可达 10 倍。有时,个体差异也影响到药物作用的性质,例如巴比妥类药物在一般催眠剂量时,对大多数人可产生催眠作用,但对个别人不但不催眠甚至引起焦躁不安、不能入睡。吗啡也有类似情况,对个别人不表现抑制作用,而是兴奋作用。

5.病理状态　病理状态能影响机体各项生理功能,因而也能影响药物作用。例如腹泻时,口服药的吸收差,作用小。肝肾功能减退时,可以显著延长或增强许多药物的作用,甚至引起中毒。

6.血型　据报告,女性口服避孕药引起血栓症,A 型较 O 型者多。

7.营养状态　饮食的不平衡亦可影响药物的作用,如异烟肼引起的神经损伤,当处于维生素 B_6 缺乏状态时则较正常情况更严重。

（三）给药方法的影响

1.误用、滥用　医护药人员处方配伍不当,患者滥用药物等均可发生不良反应。

2.用药途径　给药途径不同,药物的吸收、分布也不一致,进而影响药物发挥作用的快慢、强弱及持续时间。例如静注直接进入血液循环,立即发生效应,较易发生不良反应,口服刺激性药物可引起恶心、呕吐等。

3.用药持续时间　长期用药易发生不良反应,甚至发生蓄积作用而中毒。

4.药物相互作用　联合用药不当,由于药物的相互作用,不良反应的发生率亦随之增高,据报告 5 种药并用的发生率为 4.2%,6~10 种为 7.4%,11~15 种为 24.2%,16~20 种为40%,21 种以上达 45%。

5.减药或停药　减药或停药也可引起不良反应,如治疗严重皮疹,突然停用糖皮质激素或减药过快时,会产生反跳现象。

（四）其他因素

另外其他许多因素可增加不良反应的发生,如联合用药、年龄、妊娠、某些疾病、遗传因素等。疾病可以改变药物吸收、分布、代谢、排泄和机体对药物的反应。不同种族对药物的利用度不同，药效各异；遗传也可使某些人对一些药物特别敏感而致不良反应；精神-躯体相互作用也可能有影响，但很多方面目前还不甚明了。

二、药品不良反应的分类

药品不良反应按照药理作用的关系可分为 A、B、C 三种类型。

（一）A 类不良反应

A 类又称剂量相关性不良反应，由治疗药物或其代谢产物所引起，为其药理作用增强所致。特点是可以预测，常与剂量相关，减少用药剂量或停止用药后，不适症状很快减轻或消失，发生率高，但死亡率低。属于 A 类不良反应的有副作用、毒性反应、后遗效应、首剂效应、撤药反应和继发反应等。

1.不良反应 是指应用治疗剂量时出现的与治疗目的无关或不期待的反应。产生的主要原因是药物作用范围广，选择性低，属于药物固有的效用。在日常治疗中可经常出现，一般反应轻微，无需特殊治疗。例如常用的 M 胆碱受体阻断药阿托品，其用于治疗内脏绞痛时，可引起口干、心率加快等不适症状，停药后，上述症状可自行消失。

2.毒性反应 俗话说"是药三分毒"，因患者个体差异，在应用正常剂量时可对患者器官组织造成损害，尤其在大剂量或长期治疗时更加容易发生，其危害性更大。例如氨基糖苷类药物新霉素、链霉素、庆大霉素、阿米卡星等，具有明显的耳毒性和肾毒性，可导致耳鸣、耳聋、蛋白尿和无尿症等，其中以新霉素发生率最高。国内一半以上的聋哑儿童有其母亲孕期或出生后有使用本类药物的用药记录。

3.后遗效应 指体内血药浓度降至最低有效浓度时，仍然具有生物效应。一般药物浓度降至最低有效浓度时，便不再显现以前的药理作用，但具有后遗效应的药品却恰恰相反。例如常用的镇静催眠药地西泮片，患者在晚间临睡时服用，到了次日早晨起床时，服用者会感觉精神不振，困乏无力等，原因便是如此。

4.首剂效应 顾名思义，系指首次应用药物时产生的不适反应，反应较强烈，原因在于患者尚未对药物作用适应，进而引发比较强烈的不适症状。例如高血压患者采用哌唑嗪首次治疗时，可导致血压急剧下降，尤其在服后 0.5~2 小时最易发生严重的体位性低血压、眩晕、晕厥等症状。

5.撤药反应 长期使用某种药物，机体对药物产生了适应性，一旦停药或减量过快使机体调节功能失调，而导致的功能紊乱、病情或症状反跳、回升、疾病加重等现象，称为撤药反应。

6.继发反应 是指药物治疗作用发挥后所引起的不良后果。如长期服用广谱抗生素后，肠内一些敏感的细菌被抑制或杀灭，使肠道菌群的共生平衡状态遭到破坏。而一些不敏感的细菌，如耐药葡萄球菌等大量繁殖，导到葡萄球菌性肠炎病等。

（二）B 类不良反应

B 类又称与剂量不相关反应，常与用药者体质有关，常规毒理学筛选无法发现，一般情况下很难预测,发生率较 A 类低,但死亡率高,包括过敏反应和特异质反应两种类型。

1.过敏反应　又称为变态反应,治疗药物作为抗原刺激患者机体产生非正常的免疫反应。发生反应的药物剂量可随时变化,发生时间不确定,严重程度不同,可以很轻,严重者也可以致死。比如青霉素是治疗敏感菌所致各种感染的常用抗菌药物,但患者极易发生全身性过敏反应,表现为皮疹、哮喘发作、呼吸困难、严重者发生过敏性休克,一旦抢救不及时极易死亡。

2.特异质反应　患者因先天性异常、代谢紊乱,应用某些药物时发生的有害反应。其不同于过敏反应,没有免疫机制参与。例如常见葡萄糖-6-磷酸脱氢酶缺陷者在服用抗疟药伯氨喹时,能与红细胞膜或某些疏基酶发生氧化作用而导致体内出血。

(三)C 类不良反应

C 类潜伏期长,一般在长期用药后出现,时间关系不明确,也无法预测,其发病机制不清楚。可致畸、致癌、致突变。例如妊娠期妇女服用己烯雌酚保胎,生育的女婴到青春期后发现可患有阴道腺癌或子宫颈癌。1956 年德国生产的镇静药沙利度胺应用于孕妇治疗,短短几年时间内多个国家出生了约万例短肢畸形胎儿,造成的后果可谓极其惨重。

第四节　药品不良反应的临床表现

药品不良反应包括副作用、毒性反应、后遗反应、变态反应、继发反应、过敏反应、致癌、致畸、致突变及特异性反应等,药品因其所含成分不同,所引起的不良反应不同,临床表现也不同。根据 2014 年国家药品不良反应监测年度报告,累及系统排名前三位的为皮肤及其附件损害(占 27.8%)、胃肠系统损害(占 26.3%)和全身性损害(占 12.2%),前三位之和达66.3%。化学药、中成药累及系统前三位排序与总体一致,但生物制品累及系统前三位与总体有所不同,依次是皮肤及其附件损害、全身性损害和呼吸系统损害。注射剂型累及系统前三位与总体报告一致,分别是皮肤及其附件损害(占 32.9%)、胃肠系统损害(占 18.9%)、全身性损害(占 14.6%),口服制剂累及系统前三位为胃肠系统损害(占 41.6%)、皮肤及其附件损害(占 17.0%)、中枢及外周神经系统损害(12.2%)。化学药注射剂的不良反应表现多为皮疹、瘙痒、恶心、呕吐、胸闷、过敏反应、头晕、心悸、寒战、发热等,化学药口服制剂的不良反应表现多为恶心、皮疹、呕吐、头晕、瘙痒、头痛、腹泻、腹痛、口干、咳嗽等;中药注射剂的不良反应表现多为皮疹、瘙痒、胸闷、恶心、心悸、寒战、过敏反应、头晕、呕吐、呼吸困难等,中成药口服制剂的不良反应表现多为恶心、腹泻、皮疹、呕吐、腹痛、瘙痒、头晕、胃不适、口干、头痛等,具体临床表现如下。

一、消化系统的毒性反应,最为常见

一些对胃肠黏膜或迷走神经感受器有刺激作用的药物均可引起胃肠道的毒性反应,如:硫酸亚铁、制酸药、氨茶碱、氟尿嘧啶、甲氨蝶呤等可致消化道黏膜损害,引起口干、腹痛、消化不良、便血、恶心、呕吐等反应;阿司匹林、吲哚美辛、保泰松、氟灭酸、乙醇、呋塞米、甲磺丁脲、利血平、维生素 D 等可诱发十二指肠溃疡,导致出血,甚至可引起穿孔;氯丙嗪、抗组胺药、阿托品、东莨菪碱、安坦、美加明等可引起肠蠕动减慢甚至肠麻痹;苯乙双胍、胍乙啶、利血平、心得安、新斯的明等可引起腹泻等。

二、肝脏毒性反应

肝脏为代谢的主要器官,也是药物解毒的主要脏器,药物在肝脏中可达较高浓度,大多数药物对肝脏都有损伤,重者可致肝炎、肝脂肪、肝坏死而危及生命。如氯丙嗪、安定、眠尔通、苯妥英钠、扑痫酮、三甲双酮、保泰松、水杨酸类、甲基多巴、烟酸、四环素、红霉素、磺胺类药、异烟肼、利福平、对氨水杨酸、氯喹、抗肿瘤药物等可不同程度地引起肝脏损伤、黄疸、肝细胞坏死。

三、泌尿系统反应

对肾脏来说,抗菌药物中的卡那霉素、新霉素、杆菌肽、多黏菌素 B 的毒性较显著,卡那霉素可引起蛋白尿、血尿,长期大剂量应用可使肾功能减退;新霉素用药早期可出现蛋白尿和管型尿,尿中有红、白细胞,之后可出现氮质血症、少尿、尿毒症,病理变化显示肾小管变性坏死及细胞浸润;杆菌肽的毒性表现为蛋白尿、管型尿、血尿、糖尿、肾功能减退等,受损伤最显著的是肾小管;多黏菌素 B 大剂量应用可造成肾小管坏死,临床表现为肾小管和肾小球功能减退,出现蛋白尿、管型尿和血尿。庆大霉素的肾脏毒性较小,个别病人仅在剂量过大、疗程过长时出现蛋白尿及血尿,而且是可逆的;链霉素也可对肾脏造成轻度的损害;先锋霉素毒性较低,但在剂量过大时也可损害肾脏;此外,某些磺胺药因乙酰化结晶产物沉积而引起血尿、尿闭,还可导致间质性肾炎;非那西丁、保泰松、氟灭酸等偶可引起血尿及肾小管坏死;抗肿瘤药物、利尿剂、新福林、甲氧氟烷等也可引起肾损伤或急性肾衰竭。

四、神经系统反应

氯丙嗪及其衍生物以及利血平、氟哌啶醇、甲基多巴、碳酸锂、胃复安等可引起锥体外系反应;异烟肼、巴比妥类等可诱发惊厥;糖皮质激素、灭虫宁、阿的平、氯喹、丁卡因等可引起癫痫发作;乙醇、巴比妥类、眠尔通、地西泮、氯丙嗪、奋乃静、苯妥英钠、氟尿嘧啶等可引起共济失调、眼球震颤、复视;去甲肾上腺素、肾上腺素等可引起急性颅内血压升高、血管剧烈收缩以致脑血管意外;异烟肼、呋喃唑酸、链霉素、卡那霉素、他巴唑、甲硝唑、吲哚美辛、肼苯哒嗪、长春新碱等可诱发周围神经炎;氯霉素、异烟肼、乙胺丁醇久用可引起视神经炎;引起听神经障碍者主要为耳毒性抗生素及奎宁、氯喹、水杨酸类等;双氢链霉素、新霉素、卡那霉素、万古霉素等对耳蜗神经可造成损害,产生听力减退或耳聋,该损害是进行性而不可逆的,停止用药后仍可继续加重,因此应用此类抗菌药物应特别慎重;链霉素、庆大霉素主要损害前庭神经,产生眩晕和平衡失调,一般是暂时性的,对听力的影响比双氢链霉素小;利血平、氯丙嗪、美加明等能引起精神抑郁;中枢兴奋药如咖啡因、氨茶碱、麻黄碱类等可引起焦虑情绪、精神不安。

五、造血系统反应

抗肿瘤药物、氯霉素等可引起再生障碍性贫血,氯霉素引起再生障碍性贫血与剂量大小无关,且为不可逆性,死亡率很高;长期应用阿司匹林可导致缺铁性贫血;氯霉素、锑剂、磺胺类、安乃近、吲哚美辛、异烟肼等可引起粒细胞减少;抗肿瘤药物抑制骨髓功能而导致血小板减少。

六、循环系统反应

过量使用强心苷类常引起心律失常,严重者可致死亡,奎尼丁可致心力衰竭;肾上腺素、去甲肾上腺素、异丙肾上腺素、麻黄素可引起心律失常;静脉注射大剂量钙剂可引起室性早搏、心室颤动以致停搏。

七、其他毒性反应

如吗啡、可待因、哌替啶、巴比妥类、地西泮等可产生呼吸抑制;新霉素、卡那霉素、庆大霉素、链霉素等可引起呼吸肌麻痹;青霉素、磺胺药、氯丙嗪可引起过敏性肺炎,以及药物引起的皮炎、光敏性皮炎、固定性药疹等更属多见。

第五节　药品不良反应的防范措施

一、认真学习法律、法规

熟练掌握《中华人民共和国药品管理法》《药品不良反应报告和监测管理办法》《处方管理办法》《抗菌药物临床应用指导原则》《抗菌药物临床应用管理办法》《中药注射剂临床使用基本原则》等法律法规,提高合理用药水平,降低不良反应的发生;认真执行药品不良反应报告制度,做到及时发现、及时治疗、及时上报,通过加强药品不良反应监测及评价分析,提高医务工作者对药品不良反应的警惕性,减少和预防严重不良反应的发生,为患者提供安全、有效的保障;加强 ADR 监测尤其是对婴幼儿及儿童、老年患者、特殊病理生理状态下病人的ADR 监测;严格按照说明书用药,密切关注患者用药后 30min 的身体变化。

二、医疗机构切实管理好院内用药全过程

无论从处方到配制,再到使用,都要严格要求。医生开具处方,要认真研读药品的说明书,并严格按照《药典》和药品说明书要求的用药原则开具处方,避免不合理用药。护士在配制药品过程中也要规范,严格无菌操作。现在国内部分医院已建立了一定规模的输液配制中心,从而改善了输液配置环境,避免了因细菌内毒素而导致的输液反应。医疗机构和医务人员还应指导病人正确使用药品,以免产生不良后果。

三、医务人员开方维度

临床医务人员应熟悉药品适应证、禁忌证、使用方法和注意事项等。在诊疗过程中详细询问患者用药史、过敏史及家族遗传史等,注意特殊人群如妊娠妇女、儿童、老年人、肝、肾功

能不全者等用药的特殊性,需做皮试的药物一定要按照规定严格执行操作流程,选用药物要有明确指征,联合用药要注意配伍禁忌。开其处方应因人而异,注意剂量个体化,合理选择药物和剂量,制订完善的用药方案,同时对患者做好用药指导,让其了解相关情况,配合治疗。

四、药品购进、储存和保管维度

医院应该从正规渠道购进合格药品,不能图便宜而置药品质量和患者生命安全于不顾。药库管理人员应该熟悉各种药品理化性质和稳定性质,了解外界因素对药品有效性及安全性的影响,从而采取严格的管理和调控措施,以保证药品质量,如设立普通药品库、特殊药品库、冷藏库、危险品库,按规定调节库房内温湿度(45%~75%),建设有防潮、防霉、防虫、防鼠、防火等基础措施,定期养护,按药品特性采取分类管理方式。

五、患者用药维度

患者自身要有正确的用药观念,比如不能一感觉身体不适就马上选择抗菌药物治疗,据最新研究发现,中国2013年抗菌药物用量达16.2万吨,占全球用量的一半,人均使用抗菌药物量是西方的5倍,导致超级细菌出现。滥用抗菌药物导致的药品不良反应产生的危害性有目共睹。平时不要盲目相信所谓的新药、特效药、进口药品、贵重药品,一味求大、求全、求贵是不可取的,否则不但无法治愈疾病,反而容易导致药品不良反应,以致耽误或加重病情。按照医生确定的治疗方案和健康指导,提高用药依从性。家中药品要妥善保管,要有专用橱柜存放,定期检查,一旦超过有效期应弃之,不能抱有能省则省,能用则用,满不在乎的想法。

药品不良反应监测和管理工作是一个全方面的综合管理。从药品生产、药品流通到药品使用,每一个环节都应引起足够的重视,严格要求,加强管理。同时要加强医生的继续教育,提高医生的医德和医疗水平,改变滥用输液、滥用抗菌药物等医疗陋习;要用正确的医药常识教育大众,不迷信药物,提升我们的医疗文化素养。只有这样才能更好地控制药品不良反应的发生,发挥药品治病救人服务于大众的根本目的。

(胡咏华)

第五章　联合用药注意事项

第一节　联合用药概述

联合用药是为了达到治疗目的而采用的两种或两种以上药物同时或先后应用，其目的是为了更好地发挥药物间的协同作用，以获得最佳临床疗效；减少不良反应发生率或延缓耐药性的产生。但是，如果不了解药物理化性质、药理特性、药物相互作用，盲目滥联乱用，非但达不到预期目的，反可导致疗效降低、毒副作用增强、不良反应增加，甚至使患者病情加重，造成药源性急症而危及生命。因此，联合用药的合理性直接关系到治疗效果。

目前临床药物治疗日趋复杂，多种药物联合应用已很普遍。研究结果显示，联用药物品种越多，药物相互作用所引起的不良反应发生率越高。联合用药既要考虑疗效，又要确保医疗安全，不能滥用药物。如何合理同时使用多种药物，保障疗效且将不良反应降到最低，是临床合理用药的重要课题之一。这就要求临床医生掌握临床联合用药的基本原则和注意事项，熟悉药物的药理作用、作用机制及不良反应等特性，结合临床实际，谨慎科学合理地进行药物配伍，制订联合用药方案，最大限度地提高药物的治疗效果，避免滥用药物，还应注意实行个体化给药，注意用药顺序，选择最适宜的给药方法、用药时间、次数和药物剂量，避免配伍禁忌，以确保用药安全。

中药分中药饮片、中成药和中药注射剂，在临床上被广泛使用，中西药物联合应用治疗疾病是我国临床用药的特色，这种用药方法拓展了临床用药的范围与空间，是中西医结合治疗的有效途径，临床用药过程中只要配伍合理，不仅能增强药物的疗效，缩短治疗周期，同时也可减少药物的不良反应。但因为对部分中药的活性成分和药物的作用机制不清楚，中西药随意联合应用，可能导致药物的疗效降低，药物的不良反应增加，甚至加重患者的病情，引起药源性疾病。因此正确合理联合应用中西药十分重要。

第二节　西药联合用药注意事项

一、根据病情进行综合分析，权衡利弊

采用多药联合治疗方案时，首先要根据患者的病情、生理和病理状况，及给药途径、剂量、疗程长短、药物相互作用等，进行综合分析，特别要注意个体差异及遗传特征等方面的影响。保证联合用药方案合理的前提是正确诊断、评估患者，明确用药目的。因此，应尽量认清患者疾病性质、病情严重程度、生理病理状态，了解和分析患者身体情况以及生活情况，包括

患者的生理指标、生命体征、体检情况、当前病情及症状、体征、既往病史、生活环境、个人习惯、家庭情况、文化程度、经济状况等,并据此确定当前用药所要解决的临床问题,从而选择合适的药物品种、剂型、剂量和疗程,制订联合用药方案,如患有慢性肾功能不全的患者或老年患者因肾脏功能的自然减退,在使用抗 G+菌的万古霉素时如果患者需要使用脱水药时,应尽量避免使用甘露醇,因万古霉素和甘露醇都有肾损伤的副作用。

二、要详细了解患者的用药史及过敏史

必须把患者既往用药史、不良反应史、过敏史作为制订联合用药方案不可缺少的部分而加以重视,详细了解患者的用药史,分析可能诱发不良反应的药物或其所含成分,避免重复使用含可疑成分的药品,以防类似不良反应的再次发生,如用药前应仔细询问过敏史,对过敏体质者应慎用。如患者以往有对药物过敏史,因有黄疸需退黄时使用茵栀黄注射液,这时就要特别注意,因茵栀黄注射液主要成分有茵陈提取物、栀子提取物、黄芩甙及金银花提取物。其中,金银花中主要的有效成分是绿原酸,而绿原酸是高致敏物质,因此,尽量避免使用。

三、尽量兼顾增加疗效与减少不良反应

药物联合使用,可能会对改变某个药物的药代动力学或药效学,继而对药物疗效和不良反应产生影响。药物联用时必须要注意药物之间的相互作用,在增强疗效和尽量减少不良反应中寻找最佳点,应充分注意药物的药理作用特点以及药物之间的相互作用和影响,选择作用部位不同、机制不同及不良反应各异的药物,以增强疗效,减少不良反应,对已知的有害或尚未肯定的联用,不要盲目联用。可引起高钾血症的血管紧张素 I 转化酶抑制药一般不与保钾利尿剂如氨苯碟啶合用因容易引起高血钾,以免出现高钾血症的危险;但血管紧张素 I 转化酶抑制药可与排钾类利尿药如氢氯噻嗪、氯噻嗪及襻利尿药如呋塞米、布美他尼、托拉塞米联用以增加降压效果抵消高钾血症的风险。又如老年高血压患者,有肾功能损害伴有关节炎时应用非类固醇类抗炎药,若与抗高血压药血管紧张素 I 转化酶抑制药联用时可发生高钾血症,并可加剧肾功能衰竭,所以降压药就可以改为钙拮抗药。

四、尽量避免不必要的联合用药,精简用药

联合用药容易发生不良反应,甚至发生蓄积作用而中毒。有研究表明两种以上药物合用,不良反应的发生率为 3.5%,6 种以上药物合用,不良反应率为 10%,15 种以上药物合用,不良反应发生率为 80%。因此,从用药安全角度,能够用一种药物治愈的就不要联用两种及以上药物。尤其是静脉给药中同瓶加药时,更要坚持"宁少勿多,宁精勿滥"的原则。如一例诊断为"重症感冒"治疗后死亡的中年女性患者,其注射用药为第一组:5%葡萄糖氯化钠注射液+注射用头孢拉定+穿琥宁注射液静脉滴注;第二组:10%葡萄糖氯化钠注射液+克林霉素磷酸酯注射液+利巴韦林注射液静脉滴注;第三组:安基比林巴比妥注射液+马林呱注射液肌内注射。此死者药物的联用都有不合理之处。又如头孢曲松不能与含钙离子的药物同瓶注射,否则可引起至死性心脏损伤。因此,除非有一定的指征,否则应优先考虑用单种药物或少数几种药物进行联合治疗,以减少不良反应,避免药物滥用和浪费。

五、注意药物之间的相互作用

在联合应用药物时,还应特别注意药物与药物之间的相互作用,避免药理性配伍禁忌、药物相互作用的配伍禁忌,以及理化性配伍禁忌,以避免降低疗效,引发毒副作用等。同时,在联合用药时,还应根据药物间的相互作用等,灵活调整用药的剂量,以获得最佳的配伍用药效果。

(一)避免药理性配伍禁忌

药理性配伍禁指配伍药物中某些成分的药理作用可发生拮抗、协同、降低、丧失、改变其他药物成分的药理作用、增加其毒副作用或导致患者严重损害。如甲苯磺丁脲降糖作用可被氢氯噻嗪类药物拮抗,药理作用相互拮抗不宜配伍的药物包括中枢兴奋剂和中枢抑制药(如氯丙嗪与麻黄等);升压药与降压药;扩瞳剂与缩瞳剂;泻药与止泻药;止血药与抗凝血药等。需特别注意的不合理配伍是增加毒性或药品不良反应的原因之一,如肝素钙与阿司匹林、非甾体抗炎药、右旋糖苷、双嘧达莫合用有增加出血的危险;氢溴酸山莨菪碱与哌替啶合用增加毒性;甲氧氯普胺与吩噻嗪类抗精神病药合用可加重锥体外系反应;氨基糖苷类抗生素与依他尼酸、呋塞米和万古霉素合用增加耳毒性和肾毒性。联用时重复累加同一或类似药物,造成蓄积中毒或诱发毒副反应,例如吲哚美辛与阿司匹林联用可对胃肠道黏膜产生强烈刺激性,服用后会导致患者胃出血、穿孔等严重的不良后果。

(二)避免理化性配伍禁忌

主要见于联用药物各成分在配伍时(1)产生盐析、凝聚、助溶、挥发或改变 pH 等物理变化,而影响药物的吸收。例如甘露醇注射液为过饱和溶液,应单独滴注,如加入电解质如氯化钾、地塞米松,甘露醇被盐析,产生结晶。(2)发生水解、分解、中和、沉淀、络合、氧化、还原、取代、聚合等化学变化,使有效成分破坏或生成新物质与毒性物质,而改变、降低或丧失疗效,或增加、产生新的毒副作用。例如阿司匹林与碱类药物配成散剂,在潮湿时易引起分解;甘汞与碘化物、溴化物配伍可能生成剧毒的升汞或金属汞;维生素 K 类为一种弱氧化剂,若与还原剂维生素 C 配伍,则结构可被还原,从而失去止血作用;头孢他啶、头孢孟多注射剂中含有碳酸钠,与氯化钙、葡萄糖酸钙不能配伍,否则会生成沉淀。

(三)避免药物相互作用的配伍禁忌

联用药物在体内吸收、分布、代谢、排泄过程中,改变酶活性,影响血药浓度和药物代谢,使其失去原药理作用,产生协同或拮抗等药理作用。例如抗酸药复方制剂(含有 Ca^{2+}、Mg^{2+}、Al^{3+}等)与四环素类药物合用可形成难溶性的络合物而影响吸收,影响疗效;阿司匹林、依他尼酸、水合氯醛(有较强的血浆蛋白结合力)与口服磺酰脲类降糖药、抗凝血药、抗肿瘤药等合用,可使后三者的游离型药物增加,血浆药物浓度升高;肝药酶诱导剂(苯巴比妥、苯妥英钠、卡马西平、利福平)与经肝药酶代谢的其他药物合用,使后者代谢加快,应适当增加剂量;肝药酶抑制剂(咪唑类抗真菌药、大环内酯类抗生素、异烟肼、环孢素、西咪替丁)与经肝药酶代谢的其他药物合用,使后者代谢减慢,应适当减量,见表5-1。丙磺舒、阿司匹林、吲哚美辛、磺胺药与青霉素合用,可减少青霉素自肾小管的排泄,使青霉素排泄减慢,血浆药物浓度增高,血浆半衰期延长。

表 5-1　常见肝药酶的抑制剂、诱导剂和主要被其代谢的药物表

肝药酶	抑制剂	诱导剂	底物(主要被代谢药品)
CYP1A2	阿昔洛韦、胺碘酮、阿扎那韦、咖啡因、西咪替丁、环丙沙星、依诺沙星、法莫替丁、氟他胺、氟伏水利用、利多卡因、洛美沙星、美西律、吗氯贝胺、诺氟沙星、氧氟沙星、奋乃静、普罗帕酮、罗匹尼罗、他克林、噻氧匹定、妥卡尼、维拉帕米	卡马西平、埃索美拉唑、灰黄霉素、胰岛素、兰索拉唑、莫雷西嗪、奥美拉唑、利福平、利托那韦	阿米替林、氧丙嗪、氧米帕明、氧氯平、度洛西汀、氟奋乃静、氟伏沙明、丙米嗪、奋乃静、普罗帕酮、雷美替胺、硫利达嗪、替沃噻吨、三氟拉嗪、咖啡因、环苯扎林、达卡巴嗪、厄罗替尼、氟他胺、利多卡因、美西律、萘普生、昂丹司琼、R-华法林、普萘洛尔、罗哌卡因、他克林、茶碱、替扎尼定、佐米曲普坦、奥氮平
CYP3A4	胺碘酮、安普那韦、阿瑞匹坦、阿托那韦、西咪替丁、环丙沙星、克拉霉素、地尔硫、多西环素、依诺沙星、红霉素、氟康唑、氟伏沙明、伊马替尼、茚地那韦、伊曲康唑、酮康唑、咪康唑、奈法唑酮、利托那韦、沙喹那韦、泰利霉素、维拉帕米、伏立康唑	阿瑞匹坦(长期)、巴比妥类、波生坦、卡马西平、依法韦仑、非尔氨酯、糖皮质激素、莫达非尼、奈韦拉平、奥卡西平、苯妥英钠、苯巴比妥、扑米酮、依曲韦林、利福平、圣-约翰草、吡格列酮、托吡酯(>200mg/d)	阿普唑仑、阿米替林、阿立哌唑、丁螺环酮、卡马西平、西酞普兰、氯米帕明、氧氮平、地西泮、艾司唑仑、左匹克隆、氟丁汀、氟哌啶醇、咪达唑仑、萘法唑酮、匹莫齐特、喹硫平、利培酮、舍曲林、曲唑酮、扎来普隆、苄普地尔、齐拉西酮、唑吡坦、丁丙诺非、可卡因、芬太尼、氯胺酮、美沙酮、羟考酮、苯环利定、红霉素、罗红霉素、地红霉素、交沙霉素、克拉霉素、泰利霉素、酮康唑、氟康唑、咪康唑、伊曲康唑、卡马西平、乙琥胺、噻加宾、唑利沙胺、地洛他定、非索那定、氯雷他定、氟替卡松、沙美特罗、硝苯地平、尼群地平、尼莫地平、非洛地平、氨氯地平、左氨氯地平、拉西地平、乐卡地平、依拉地平、皮质激素类、去氧孕烯、炔雌醇、孕激素、长春新碱、阿瑞匹坦、埃索美拉唑、伊立替康、格拉司琼、那格列奈、奥美拉唑、吡格列酮、奎尼丁、西地那非、阿托伐他汀、普伐他汀、辛伐他汀、托特罗定
CYP2B6	氯吡格雷、依法韦仑、氟丁汀、氟伏沙明、酮康唑、美金刚、奈非那韦、避孕药、帕罗西汀、利托那韦、噻替哌、噻氯匹定	洛吡那韦、利托那韦、苯巴比妥、苯妥英钠、利福平	安非他酮、环磷酰胺、依法韦仑、异环磷酰胺、氯胺酮、哌替啶、美沙酮、丙泊酚、舍曲林、司来吉兰、他莫昔芬、甲睾酮

(续表)

肝药酶	抑制剂	诱导剂	底物(主要被代谢药品)
CYP2C9	胺碘酮、阿那曲唑、西咪替丁、地拉韦啶、依法韦仑、非诺贝特、氟康唑、氟西汀、氟伏沙明、氟伐他汀、异烟肼、酮康唑、来氟米特、莫达非尼、舍曲林、磺胺甲噁唑、他莫昔芬、替尼泊苷、丙戊酸钠、伏立康唑、扎鲁司特、氟尿嘧啶、帕罗西汀、硝苯地平、尼卡地平	阿瑞匹坦(长期)、巴比妥类、波生坦、卡巴西平、利福平、地塞米松、利托那韦、圣－约翰草(长期)	氟西汀、舍曲林、丙戊酸钠、塞来昔布、双氯芬酸、氟比洛芬、布洛芬、吲哚美辛、氯诺昔康、萘普生、吡罗昔康、舒洛芬、替诺昔康、氧磺丙脲、格列吡嗪、格列美脲、格列本脲、那格列奈、罗格列酮、甲苯磺丁脲、波生坦、坎地沙坦、氟伐他汀、厄贝沙坦、氯沙坦、苯巴比妥、苯妥英钠、他莫昔芬、S-华法林、托塞米
CYP2C19	青蒿素、氯霉素、地拉韦啶、依法韦仑、埃索美拉唑、非尔氨酯、氟康唑、氟西汀、氟伏沙明、吲哚美辛、莫达非尼、奥美拉唑、口服避孕药、奥卡西平、噻氯区定、伏立康唑、氟伐他汀、洛伐他汀、尼卡地平、扎鲁司特、丙戊酸钠、异烟肼、胺碘酮	银杏叶制剂、利福平、圣－约翰草、利托那韦、依法韦化、地塞米松	阿米替林、西酞普兰、氯米帕明、地西泮、艾斯西酞普兰、氟硝西泮、丙米嗪、氟西汀、吗氯贝胺、舍曲林、曲米帕明、美芬妥英、埃索美拉唑、兰索拉唑、奥美拉唑、潘托拉唑、雷贝拉唑、卡立普多、环磷酰胺、异环磷酰胺、奈非那韦、氯胍、R-华法林、普萘洛尔、甲苯磺西脲、伏立康唑、伊曲韦林、苯妥英钠、地西泮、多塞平、美沙酮、奋乃静、雷尼替丁、他莫昔芬
CYP2D6	胺碘酮、阿米替林、安非他酮、塞来昔布、氯苯那敏、氯丙嗪、西咪替丁、西酞普兰、氯米帕明、地昔帕明、苯海拉明、多塞平、度洛西汀、氟哌啶醇、羟嗪、丙米嗪、美沙酮、甲氧氯普胺、吗氯贝胺、帕罗西汀、普罗帕酮、奎尼丁、奎宁、利托那韦、舍曲林、特比萘芬、硫利达嗪、噻氯匹定	利福平、苯妥英钠、苯巴比妥、卡马西平	苯丙胺、阿米替林、阿立哌唑、托莫西汀、苯扎托品、氯丙嗪、氯米帕明、地昔帕明、多虑平、杜洛西汀、氟西汀、氟伏沙明、氟哌啶醇、丙咪嗪、去甲替林、帕罗西汀、奋乃静、利培酮、舍曲林、硫利达嗪、文拉法辛、氯苯那敏、羟嗪、卡维地洛、美托洛尔、普萘洛尔、噻吗洛尔、可待因、氢可酮、羟考酮、曲马多、多拉司琼、多柔比星、恩卡尼、甲氧氯普胺、美西律、普罗帕酮、雷尼替丁、他莫昔芬、托特罗定、托烷司琼、珠氯噻醇、右美沙芬、文拉法辛

六、注意有无临床意义的联合用药

（一）药物相互作用是双向的，既可能产生对患者有益的结果，使疗效协同或毒性降低；也可能产生对患者有害的结果，使疗效降低和毒性增强。临床实践中任何两种药物都可能有机会联合应用，而事实上很大部分药物之间的相互作用、联用后可能的反应无相关研究资料或临床报道。另外，绝大部分药物相互作用仅限于两种药物之间，但在治疗疾病过程中更多地涉及多种药物联合应用,例如治疗心血管、肿瘤等疾病及静脉营养支持时多种药物并用,其中的相互作用,尚研究不够,极需引起重视。因此,应重点注意有临床意义的合并用药。

(二)根据合并用药的临床意义,应重点注意三个方面的相互作用:涉及药效或毒性的协同与拮抗;竞争同一作用部位或血浆蛋白结合部位;影响药酶活性而改变药物的血浓度。有文献指出有临床意义的联合用药包括以下几类:

1.作用相同或近似的药物,或处理某一疾病或症状时,易同时先后使用的药物。

2.作用相拮抗的药物,或为了提高疗效与减少不良作用,可能有预见地并用的药物。

3.并用时可引起严重不良反应的药物。

4.较易遇到的正确或错误的合并用药。

5.治疗药物中毒时,涉及药物相互作用的有关药物。

6.可能掩盖药物不良反应的合并用药。

7.疑问或争论较多的合并用药。

8.中药与西药的合并应用。

9.影响检验结果准确性的药物。

七、考虑药物的相互作用,灵活调整剂量

在联合用药方案中合用药理效应相似的药物时,一般可减少用量,以免作用过强而致不良反应;合用药物宜选择单种成分的药物,避免使用剂量固定的复方成药,以免妨碍灵活调整剂量及观察反应。由于药物相互作用影响体内分布、代谢、排泄,药物浓度发生改变,应注意根据具体情况调整药物剂量。例如阿托品和碘解磷定治疗有机磷中毒,互补作用,可减少阿托品用量和不良反应,提高治疗有机磷中毒的疗效;多巴胺与单胺氧化酶抑制剂同用,可延长及加强多巴胺的效应,已知合并药物是通过单胺氧化酶代谢,在给多巴胺前 2~3 周曾接受单胺氧化酶抑制剂的病人,初量至少减到常用剂量的 1/10。

第三节　中西药物联合应用的注意事项

中药含有多种有效成分,其汤剂更是成分复杂,但它与西药一样具有疗效和毒性两重性,中西药联合应用于机体,其药理作用相当复杂。中药和西药联合应用的基本原则是药简力专,取长补短,发挥各自独特疗效和各自优势。对于单味中药或西药治疗效果可靠的疾病,不应联用。应注意辨证与辨病用药相结合,联用必须建立在中西药双重诊断基础上,寻求中西药的最佳组合,以求协同增效、优势互补、减毒、降低不良反应;同时还应考虑中西药物的主辅地位、给药途径、给药时间、剂量等因素,同时结合医生自身的经验以及患者的实际情况,灵活选择药物的配伍,才能获得预期的效果。

一、详细了解病史及服药史

部分患者求医时既要看中医,又看西医,各自开方用药;一些临床医生对同一位患者既

开具中药或中成药,有开具西药,中西结合治疗,增加了中西药物不合理配伍的概率。不少患者求病愈心切,在服医生开给的药物(中药或西药)时,又擅自加服某些药物(西药或中药),这样更易导致中西药物配伍或药物相互作用的不良反应发生。因此,临床医生在诊治过程中一定要详细询问病史及服药史;在处方时要注意精简用药,单用中药或西药均能治愈的疾病,应尽量避免不必要的中西药物合用;确需中西药物合用时,也应以尽可能少的中西药物进行治疗,以便减少不良反应,避免药物滥用和浪费。

二、要遵循"中医辨证"与"西医辨证"双重理论用药

中西药配伍并非简单的相同药效的中药和西药相加,必须遵循"中医辨证"与"西医辨病"的双重理论指导,目的是做到辨病、辨证、治法三结合用药。例如原发性肾小球肾病,西医多选用糖皮质激素治疗,糖皮质激素类似中药的"纯阳"之品,用后可使患者出现阴虚的症状,这是西药使用后的必然不良反应;而原发性肾小球肾病,按中医辨证多为肾阳虚水肿的范围,多采用温阳利水法治疗。如果用中药时不考虑西药皮质激素的作用,一味温补,可火上加油,导致患者由肾阳虚转为肾阴虚。因此,中西医联用,不是中西药味简单的重叠堆砌或药效的机械相加,而是在各自医药学理论体系的指导下,取两者之长,以适应于临床。

三、掌握中西药物的理化性质和药理作用

了解中西药各自的药性特点(化学成分、药理作用、理化性质、毒副反应等,)并注意从药理作用或药性理论方面探讨中西药联用的相互作用、配伍禁忌(包括物理的、化学的、生物的等尽可能考虑到的因素),这对于避免中西药联合应用可能出现的不良反应和获得预期的治疗效果是极为重要的。

四、掌握中西药物的配方机理及配伍禁忌

一些中药及中成药的成分及作用途径不同,与西药联合应用可致配伍禁忌而降低药效或生产毒性物质增加不良反应。如酸性的中药(山楂、山茱萸、乌梅、五味子)、中成药(山楂丸、乌梅丸、六味地黄丸)与碱性西药(氨茶碱、碳酸氢钠等)合用,或碱性中药(煅龙骨、硼砂)与酸性西药(阿司匹林、胃蛋白酶等)合用均会由于酸碱中和作用而降低药物疗效。又如含雄黄的中成药(如牛黄解毒丸、六神丸等)不宜与硫酸盐、亚硝酸盐同服,因雄黄主要成分为硫化砷,合用后可生成硫化砷酸盐、硝酸盐、硫酸盐,在胃液中产生微量硫酸、硝酸,使雄黄所含的硫化砷酸盐氧化,增加毒性。中药蛇胆川贝液不宜与盐酸哌替啶注射液、磷酸可待因合用,因蛇胆川贝液含有杏仁苷,与上述两药合用可增加毒性。

因此,在中西药物联用时,要了解配伍禁忌,既要充分发挥中药"君臣佐使","相反相使"等配伍组方理论的作用,又要以西药的药理及药物理化性质为基础,注意药物间协同、拮抗及分解、沉淀、变色以及生物利用度等因素。常用中西药配伍禁忌见表5-2。

五、注意中药剂量与剂型变化

临床用药时,有些中药具有双向作用,同一种中药可产生相反的药理作用。而双向性与所用剂量大小和所含不同化学成分有关,可出现小剂量兴奋,大剂量抑制,或大剂量兴奋,小

剂量抑制的现象。如：人参小剂量兴奋中枢，大剂量抑制中枢；人参皂苷 Rg 类兴奋中枢，人参皂苷 Rb 类抑制中枢。再如"三七片"小剂量服用，有强壮和改善血液循环的作用，可预防冠心病发作及脑血管意外；若大量服用，则对各种出血病状有止血效果。因此，这些双向作用的中药与西药联合应用时，要根据疾病特点，治疗目的决定中药用量，否则将起到相反的作用。

中西药配伍应用时，也要考虑中药剂型对生物利用度、疗效的影响。相同的中药方剂，由于配制剂型的不同，服后产生的药效、持续时间、作用特点都可能出现较大的差异。甚至还会出现相反的作用，如天花粉口服剂清热化痰，注射剂仅可用于中期妊娠死胎引产。中药剂型的选用，常依据患者体质和病情而定，如体虚者常用蜜丸、口服胶囊等缓和剂型；体实者用水丸、片剂；慢性病需长期服药，宜选蜜丸、糊丸、蜡丸、混悬型注射剂等，以维持较恒定的血药浓度和药效。在中西药确需配伍联用时，要注意选择合适的传统中药剂型，而不能随便更改剂型，可降低药物对人体的副作用，且提高了生物利用度，增强了疗效。

表 5-2　常用中西药配伍禁忌

中药	西药	禁用途径	禁用慎用原因
消渴丸、糖维胶囊	磺脲类降糖药（格列本脲）	不宜同服	消渴丸含有格列本脲，与其他同类降糖西药合用，造成用量加大，不但易引起肾毒性增加，还易出现血糖过低等严重不良反应
舒肝丸	胃复安	不宜同服	舒肝丸中含有芍药，有解痉、镇痛作用，而胃复安则能加强胃的收缩，二者合用作用相反，药效相抵
定喘膏、麻杏石甘片、防风通圣丸	复方降压片、优降宁	不能同服	前三种含有麻黄素，会使动脉收缩升高血压，影响降压效果
蛇胆川贝液	吗啡、派替啶、可待因	不能同服	前者含有苦杏仁苷，与西药毒性作用一样，都抑制呼吸，两者同服易导致呼吸衰竭
益心丹、香莲丸、川贝枇杷	阿托品、咖啡因	不能同服	前三药含有生物碱，与西药同服会增加毒性，引起药物中毒
益心丹、麝香保心丸、六味地黄丸	心律平、奎尼丁	不宜同服	可导致心搏骤停
虎骨酒、人参酒、舒筋活络酒	鲁米那等镇静止痛药	不能同服	可加强对中枢神经的抑制作用
丹参片	胃舒平	不宜合用	丹参片的主要成分是丹参酮、丹参酚，与胃舒平所含的氢氧化铝形成铝结合物，不易被肠道吸收，降低疗效
昆布片	异烟肼	不宜合用	昆布片中含碘，在胃酸条件下，与异烟肼发生氧化反应，形成异烟酸、卤化物和氮气，失去抗结核杆菌功能
活络丹、香连片、贝母枇杷糖浆杷糖浆	阿托品、咖啡因、氨茶碱	不宜合用	前者含乌头、黄连、贝母等生物碱成分，与后者同服，很易增加毒性，出现药物中毒
止咳片、通宣理肺丸、消咳宁片	地高辛	不宜合用	前者均含麻黄，麻黄碱对心脏有兴奋作用，能加强地高辛对心脏毒性，引起心律失常

（续表）

中药	西药	禁用途径	禁用慎用原因
国公酒、壮骨酒、骨刺消痛液	阿司匹林	不宜合用	前者含乙醇,合用则增加消化道刺激性,引起食欲不振、恶心呕吐、严重时可导致消化道出血
黄连上清丸	乳酶生	不宜合用	黄连素可明显抑制乳酶生中乳酶菌的活力,使它失去消化能力
保和丸、乌梅丸、五味子丸	碳酸氢钠、氢氧化铝、胃舒平、氨茶碱	不宜同服	前者含酸性成分,后者是碱性西药,同服两者中和,会降低疗效
降暑片、牛黄解毒片	胰酶、胃蛋白酶、多酶片	不宜同服	前者含大黄、大黄酚,可通过吸收或结合的方式,抑制胃蛋白酶消化作用
麻黄素	痢特灵	不宜合用	麻黄素为拟交感神经介质药物,由单胺氧化酶代谢,而痢特灵为单胺氧化酶抑制剂,两者合用后,可在体内蓄积,并与体内去甲肾上腺素起协同作用,使血压大幅度升高,甚至可产生血管意外而死亡
鼻康片	抗感冒药泰诺片、速效伤风胶囊	不宜合用	两类药均含马来酸氯苯那敏,如剂量过大将会发生头晕、嗜睡、口干乏力等,可诱发癫痫等
复方陈香快胃片	胃必治、胃必妥、碳酸氢钠片	不宜合用	均含有碳酸氢钠,如配伍使用剂量过大,会引起钠潴留,代谢性碱中毒,高碳酸血症等
六和定中丸、香苏正胃丸、大山楂丸、枳实导滞丸、越鞠丸、和丸、健脾丸、启脾丸等含消化酶的中成药	四环素类药物	不宜合用	可导致酶的活性降低,消化作用降低或消失
	磺胺类药物	不宜合用	磺胺类药物也可抑制酶的活性,降低中成药的消食作用,又降低磺胺的抗菌效价
	阿司匹林、烟酸	不宜合用	可影响酶的活性
	鞣酸蛋白	不宜合用	鞣酸蛋白在胃内不分解,在小肠分解出鞣酸,鞣酸能使酶作用降低或失效
乌梅、山茱萸、陈皮、木瓜、五味子、山楂、川芎、青皮及其含上述中药制剂的山楂丸、乌梅丸、六味地黄丸、五味子糖浆、保和丸、生脉散、生脉胶囊、金匮肾气丸等含有有机酸的中药及其中成药	磺胺类、大环内酯类的药物	不宜同用	有机酸能酸化尿液,而使磺胺类的溶解性降低,导致在尿中析出结晶,损害肾小管等尿道上皮细胞,引起结晶尿、血尿或形成尿路结石等

（续表）

中药	西药	禁用途径	禁用慎用原因
麻黄、大活络丸、防风通圣丸、人参再造丸、哮喘冲剂、定喘丸、海珠喘息片等含有麻黄碱的中药及中成药	洋地黄、地高辛等强心剂	不能合用	麻黄碱及其中药制剂是拟肾上腺素药，能使动脉收缩，血压上升，与强心制剂合用会增加强心药对心脏毒性
	复方降压片、优降宁片	不能合用	降压药合用会产生拮抗作用
	氨茶碱	不能合用	两药作用的机制都是松弛支气管平滑肌，但两药的作用环节各不相同，两药合用的效果反而不及单独使用氨茶碱的效果好，而不良反应明显增加
	雷米封	不能同用	麻黄可促进单胺类递质的释放，引起头痛、头昏、恶心、呕吐、腹泻、呼吸困难、心律不齐、运动失调、心肌梗死，严重的还引起高血压危象发生
生物碱的中药制剂	阿托品、咖啡因	不能合用	最易引起中毒的发生
黄连、复方黄连素片、牛黄上清丸等含有黄连素的中药及中成药	地高辛	不能合用	黄连素在肠道抑菌可使地高辛及洋地黄制剂被细菌代谢减少，血液药物浓度升高而引起强心苷中毒
含有昆布、益母草、旱莲草、五味子、牛膝、茵陈类中成药	地高辛	不宜合用	此类药含钾较高，容易引起高血钾症，与强心苷类的药物合用，可降低地高辛等强心苷类药物的强心作用
含有石膏、石决明、牡蛎、蛤壳、龙骨成分的中成药	洋地黄强心苷类	不宜合用	此类药含钙较高，对心脏作用于洋地黄作用类似，能增加强心苷对心脏的强心作用
五倍子、诃子、侧柏叶、大黄、虎杖、地榆、仙鹤草、萹蓄及其中药制剂入地榆升白片、槐角丸、如意金黄散、无味麝香丸、舒痔丸等含有鞣质的中药及中成药	胰酶、胃蛋白酶等酶制剂	不能合用	均含有大量的鞣质，可与酰胺键结合形成牢固的氢键缔合物使酶降低疗效或失效
	碳酸钙、葡萄糖酸钙、胃舒平	不能合用	与含有重金属离子的制剂合用，两者合用可在胃肠道发生沉淀、变性、灭活等化学反应，使药效降低
	四环素、红霉素、灰黄霉素、利福平、地高辛、洋地黄毒苷制剂	不能合用	两者合用产生鞣质碳酸钙沉淀，使药物失去活性，降低药效，甚至发生中毒反应。
虎杖、地榆、五倍子、石榴、老鹳草、侧柏叶等含鞣质的中药	硫酸亚铁	不能合用	易产生鞣质铁沉淀，影响硫酸亚铁的吸收

（续表）

中药	西药	禁用途径	禁用慎用原因
石膏、海螵蛸、石决明、龙骨、牡蛎、蛤壳、瓦楞子等含钙较高；磁石、代赭石含铁、镁、铝；牛膝、泽泻、夏枯草、益母草、五味子、茵陈、昆布、海藻、旱莲草含钾较高。中成药制剂如牛黄解毒丸、防风通肾丸、橘红化痰丸、乌鸡白凤丸等	四环素类、抗生素、抗结核类药物	不宜合用	不容易被胃肠道吸收，而影响药效
牛膝、泽泻、夏枯草、益母草、五味子、茵陈、昆布、海藻、旱莲草含钾较高	安体通舒、氨苯喋啶	不宜和用	防止高血钾的发生
止嗽定踹丸、通风通圣丸	利血平	不同能服	前两种中药药含有麻黄碱会使血管收缩，血压升高，影响降压效果
蛇胆川贝液	吗啡哌替啶、可待因	不易合用	前者含有苦杏仁苷，也有与吗啡等一样的抑制呼吸作用，同服易导致呼吸衰竭
麝香保心丸、六神丸	普罗帕酮、奎尼丁	不能同服	可能导致心脏骤停
虎骨酒、人参酒、舒筋活络酒	苯巴比妥镇静药	不宜同服	可产生中枢神经抑制的协同作用而发生危险
复方氢氧化铝	丹参片	不宜同服	丹参片的主要成分是丹参酮、丹参酚，与氢氧化铝结合后不易与肠道吸收，降低疗效
龙胆丁、龙胆、大黄合剂等苦味健胃药	大枣、甘草、蜂蜜等甜味中药	不可同服	防止甜味掩盖苦味，产酸产气，降低其健胃作用
五味子、乌梅、山楂及中成药如六味地黄丸、保和丸等酸性中药	碱性西药（氨茶碱）	不能同服	酸碱中和反应，降低药物疗效或者消失
煅牡蛎、煅龙骨、硼砂等碱性中药	胃蛋白酶合剂、乙酰水杨酸等酸性西药	不能合用	酸碱中和反应，降低药物疗效或者消失
氨基苷类抗生素	碱性中药，（硼砂、海螵蛸）	不能合用	同用则药物分布到脑组织中浓度增加，其毒性也随之增加
苯巴比妥、胰岛素	中药药酒	不能合用	同用可因酶的诱导作用，使药物代谢加快，半衰期缩短，药效下降

（续表）

中药	西药	禁用途径	禁用慎用原因
石榴皮、大黄\槟榔、虎杖、侧柏、仙鹤草、五倍子等含鞣质的中药	维生素 B_1	不能同用	因它与维生素 B_1 形成永久性结合而使其从体内排出，造成维生素 B_1 缺乏。含有大黄的中药不易于维生素 B_2、烟酸、维生素 B_1、维生素 B_6 合用，因其可使大黄抑菌作用降低
甘草	洋地黄	不能合用	甘草有肾上腺皮质样作用，长期应用水钠潴留和钾排除而引起水肿，与洋地黄合用，易发生强心苷中毒和低钾
黄芩、木香	地高辛、维生素 B_{12}	不能合用	黄芩、木香等对肠道明显抑制作用，可使地高辛、维生素 B_{12} 等药物吸收增加，排泄减慢
华山参、洋地黄、天仙子、莨菪碱的中药和含石膏、钟乳石的中药	强心苷	不宜合用	阿托品类中药能抑制胃肠道蠕动，增加机体，对强心苷类药物的吸收和蓄积引起中毒
昆布、旱莲草、青蒿、益母草、五味子、茵陈、牛膝等含钾多的中药及其制剂	洋地黄	不能合用	钾与洋地黄竞争心肌细胞膜受体，导致洋地黄类药效下降
三七及其制剂、活血止痛胶布	肝素	不能合用	三七及其制剂等可激活血小板短凝血酶原时间，可对抗肝素的抗凝作用
仙鹤草	肝素	不能合用	仙鹤草含有少量的维生素 K，具有止血作用，可降低肝素的抗凝作用
含有氰苷的中药，如桃仁、杏仁	安定类镇静催眠药及麻醉性镇咳药	不宜合用	合用可引呼吸中枢抑制，进而损坏肝脏，影响肝功能，甚至死亡
麻黄及其制剂	降压灵、利血平、胍乙啶、复方降压片	不宜同用	麻黄碱有升压作用，与降压药产生药理作用拮抗
	苯巴比妥等镇静催眠药	不宜同用	麻黄能兴奋中枢神经，拮抗镇静催眠要的中枢抑制作用
	洋地黄、地高辛等强心苷类	不宜同用	麻黄碱是心肌收缩增强，心输出量增加，心率加快。如同服用洋地黄类，可导致强心苷中毒
	氨茶碱	不宜同用	使毒性增强
	异烟肼	不宜同用	两药均可引起精神兴奋、排尿困难等不良反应

（续表）

中药	西药	禁用途径	禁用慎用原因
延胡索(元胡、玄胡)及其制剂	氯丙嗪	不宜同用	二者有类似安定和中枢性止呕作用，但同用会产生震颤麻痹
	咖啡因、苯丙胺等中枢兴奋剂	不宜同用	延胡索乙素具有中枢抑制作用，降低西药的疗效
	单胺氧化酶抑制剂	不宜同用。应用单胺氧化酶抑制剂期间及停药时间不足两周者，不宜应用元胡及其制剂	延胡索的有效成分巴马汀，其降压作用可被单胺氧化酶抑制剂所逆转或消除
	的士宁及马钱子	不宜同用	增强其毒性反应
黄连、黄柏、苦参等及制剂	强心苷	不宜同用	这些中药在胃肠道中有很强的抑菌作用，肠道菌群的改变使强心苷被细菌代谢部分减少，血中强心苷浓度升高，易发生中毒
	酶类制剂	不宜同用	这类中药抑制酶的活性，降低酶类制剂的作用
	青霉素	不宜同用	含黄连的注射液与其配伍不稳定，遇酸、碱、醇、重金属离子均易析出沉淀
川芎及其制剂	心得安	不宜同用	川芎嗪具有 β-受体激动剂样作用，可以强心、扩冠，心得安能阻断其作用
	甲苯丙胺	不宜同用	川芎具有镇静作用，可以拮抗甲苯丙胺的兴奋作用
附子和乌头及其制剂	肾上腺素类	不宜同用	乌头碱可增强肾上腺素对心肌的直接作用，合用产生被动异位心率
	强心苷类	不宜同用	合用会加重对心脏的毒性
	心得安、利血平	不宜同用	心得安、利血平对抗附子的强心作用
	嘌呤类利尿剂	不宜同用	附子可抑制嘌呤类利尿剂的效应
益母草及其制剂	肾上腺素	不宜同用	益母草具有降压作用，能降低甚至逆转肾上腺素的作用
	异丙肾上腺	不宜同用	益母草增加冠脉流量，减慢心率，可以拮抗 β-受体兴奋剂异丙肾上腺素的心脏兴奋作用
	阿托品	不宜同用	减弱益母草的降压作用

（续表）

中药	西药	禁用途径	禁用慎用原因
大黄及其制剂	核黄素、烟酸、咖啡因、茶碱等	不宜同用	这些药物能降低大黄的抑菌作用
	酚妥拉明	不宜同用	大黄通过抑制毛细血管的通透性，提高微血管收缩力达到止血效果;酚妥拉明拮抗大黄的止血作用
	氯霉素	不宜同用	应用肠道抗生素后,破坏了肠道菌群,影响大黄的体内运转过程,会降低其泻下作用
	阿托品	不宜同用	抑制大黄所致肠蠕动,因此降低其泻下作用
	活性炭	不宜同用	可以减少大黄的吸收,并有止泻作用
苦杏仁、桃仁、白果等含氰苷的中药及制剂	麻醉、镇静止咳药苯巴妥、可待因等	不宜同用	因前者可加重后者的呼吸中枢抑制作用，甚至引起呼吸器官衰竭至死。并且此类药物在酸性环境中会加速氰化物的形成引起中毒,不宜与酸性药物同服
甘草及其制剂	奎宁、阿托品等多元碱性较强的生物碱	不宜同用	甘草酸、甘草次酸能与这些生物碱生成大分子盐类,产生沉淀,减少药物吸收
	强心苷	不宜同用	甘草的皮质激素样作用能"保钠排钾",导致心脏对强心苷敏感性增高,产生强心苷中毒
	排钾利尿药	不宜同用	与排钾利尿剂如氢氯噻氢、呋塞米合用,加重发生低血钾风险
	降糖药	不宜同用	甘草具有糖皮质激素样作用,可以升血糖,拮抗降糖药作用。常用的降糖药胰岛素、优降糖、D-860、降糖灵等
	阿司匹林、水杨酸钠衍生物	不宜同用	两类药合用后能诱发或加重消化道溃疡的发病率
	肾上腺皮质激素药	不宜同用	合用会加重激素的副作用,如高血压、水肿等。三七、穿山龙、何首乌等中药同样具有肾上腺皮质激素样作用,也不能与肾上腺素药物同用
	降压药利血平、降压灵等	不宜同用	甘草长期服用会引起高血压,减弱降血药的作用
天麻及其制剂	中枢兴奋药和抗组织胺药	不宜同用	药理研究发现天麻素、香荚兰醛(醇)均有镇静和抗惊厥作用,与此类西药合用会产生药理拮抗而降低疗效

（续表）

中药	西药	禁用途径	禁用慎用原因
人参、柴胡及制剂	维生素 C、烟酸、谷氨酸、胃酶合剂、稀盐酸等酸性较强的西药	不宜同用	人参、柴胡的药理作用主要与其所含的皂苷有关，酸可能引起苷类的分解，从而药效降低或改变
	强心苷	不宜同用	会使强心作用增强，引起中毒
枳实及其制剂	单胺氧化酶抑制剂	不宜同用	枳实与这类药物同用，其中所含酪胺类成分的代谢受抑制，会发生"胺毒反应"，故应在这类西药停服两周后再用枳实
	酚妥拉明、妥拉苏林、酚苄明等 α 受体阻断剂	不宜同用	这类药物会阻断枳实的升压作用
	洋地黄等强心苷类	不宜同用	枳实中有效物质能兴奋 α 受体和 β 受体的作用，增加心肌收缩力，增增强强心苷的作用和毒性
丹参及其制剂	细胞色素 C	不宜同用	丹参酮等成分中的酚羟基能与细胞色素 C 中的铁离子络合，颜色变深甚至浑浊，导致药效降低
	抗肿瘤药环磷酰胺、环乙亚硝脲、氟尿嘧啶、阿糖胞苷等	不宜同用	实验表明复方丹参制剂以不同途径给药，与上述抗肿瘤药物合用，均能促进肿瘤转移
	阿托品	不宜同用	拮抗丹参的降压作用
五味子及其制剂	巴比妥类	不宜同用	五味子可延长巴比妥类药物的致眠时间，增加巴比妥和利血平对自主运动的抑制作用。同用易出现头昏、思睡，更严重者会影响呼吸功能
	肾上腺素类	不宜同用	会降低肾上腺素的升压作用
桑白皮及其制剂	阿托品	不宜同用	抑制桑白皮的降压作用，扩张血管作用和祛痰作用
	泻下剂	不宜同用	桑白皮有导泻作用，有硫酸镁等同用会导致严重腹泻
	利尿剂	不宜同用	同用会增效，增加钠、钾、氯化物的排泄，易引起低血钾症
厚朴及其制剂	士的宁	不宜同用	厚朴中所含木兰箭毒碱，其肌松作用可被士的宁所对抗
	链霉素、卡那霉素、多黏菌素等	不宜同用	这些抗生素具有箭毒样作用，合用会导致呼吸抑制等毒性反应

（续表）

中药	西药	禁用途径	禁用慎用原因
含镁、铅、铁、铝等离子的矿物药及其制剂	四环素族、左旋多巴类、红霉素、利福平、泼尼松、灰黄霉素、异烟肼、氯丙嗪等	不宜同用	中药所含金属离子会与这些西药形成络合物，不易被肠道吸收，降低疗效
	抗酸药、西咪替丁、丙谷胺、抗胆碱药	不宜同用	这些药会降低胃内酸度，影响以上矿物药的吸收
	含同种金属离子的西药制剂	不宜同用	防止离子过量产生毒性
	具有多酚羟基结构的西药如芦丁等	不宜同用	这类西药会与金属离子络合，使中西药的疗效降低
含钙的中药及其制剂	四环素族、左旋多巴类、红霉素、利福平、泼尼松、灰黄霉素、异烟肼、氯丙嗪等	不宜同用	中药所含金属离子会与这些西药形成络合物，不易被肠道吸收，降低疗效
	抗酸药、西咪替丁、丙谷胺、抗胆碱药	不宜同用	这些药会降低胃内酸度，影响以上矿物药的吸收
	含同种金属离子的西药制剂	不宜同用	防止离子过量产生毒性
	具有多酚羟基结构的西药如芦丁等	不宜同用	这类西药会与金属离子络合，使中西药的疗效降低
	强心苷	不宜同用	因钙离子能加强心肌细胞收缩力和抑制Na^+-K^+ATP酶活性，与强心苷对心脏有协同作用，二者合用增强强心苷对心肌的作用和毒性，引起心律失常和传导阻滞
	铁剂	不宜同用	二者在胃肠道可形成溶解度低复合物或沉定，降低铁、钙的吸收。
	磷酸盐或硫酸盐	不宜同用	易形成溶解度小的磷酸钙或硫酸钙沉淀，影响药物的吸收。与硫酸镁合用易拮抗后者的致泻作用，因能减小镁离子的渗透压，缓解肠蠕动。
	庆大霉素	不宜同用	钙离子会减少庆大霉素与血浆蛋白的结合率，使其毒性增加
含汞的中药及其制剂	碘化钾、碘化钠、溴化钠、溴化钾、亚硝酸盐、硫酸亚铁、碳酸氢钠等具有还原性的西药	不宜同用	合用可以产生可溶性汞盐，加重对肝肾的毒性，并引起药源性肠炎

（续表）

中药	西药	禁用途径	禁用慎用原因
	含苯甲酸钠的药物	不宜同用	生成沉淀与难溶物组织吸收，或氧化成有毒物质,致药源性肠炎、腹泻、痢疾、肝肾中毒等
	食盐	不宜同用	因食盐可增加汞吸收引起中毒
	胃蛋白酶、淀粉酶、多酶片等酶制剂	不宜同用	酶制剂分子结构中的巯基与汞离子有特殊的亲和力,使酶活性受到抑制
	亚铁盐、亚硝酸盐	不宜同用	雄黄中的硫化砷与其会生成硫化砷酸盐，降低效用
含砷的中药及其制剂	硝酸盐、硫酸盐	不宜同用	这些药物产生的微量硝酸和硫酸会使硫化砷氧化,毒性增加
	酶制剂	不宜同用	砷与酶的酸性基因结合形成不溶性化合物,使酶活性及药物吸收降低,影响药效
	水杨酸类	不宜同用	鹿茸有糖皮质激素样成分,与水杨酸衍生物同用会增加消化道溃疡发生率
鹿茸及其制剂	奎宁	不宜同用	奎宁具有多元环结构,碱性较强,可与鹿茸产生沉淀,使吸收减少,疗效降低
	甲磺丁脲、氯磺丙脲、降糖灵等降糖药	不宜同用	鹿茸中所含的糖皮质激素样成分使蛋白质和氨基酸从骨骼中转移到肝脏,在酶的作用下使葡萄糖及糖元升高,与降糖药产生药理拮抗
	中枢抑制剂	不宜同用	这类药包括水合氯醛、吗啡、苯巴比妥等;牛黄具有中枢抑制作用,与这些药合用会增加毒性
牛黄及其制剂	拟肾上腺素类药物	不宜同用	牛黄可拮抗其升压作用
	阿托品	不宜同用	阿托品能拮抗牛黄的降压作用
	水合氯醛	不宜同用	乙醇能与其生成有毒的醇合三氯乙醛,严重者可致死
含醇的中药制剂（药酒、酊剂等）	氯丙嗪、奋乃静、吩噻嗪等吩噻嗪类	不宜同用	这些西药抑制乙醇的代谢,使其分解缓慢,并与乙醇对中枢神经系统有相加抑制作用,产生恶心呕吐、头痛、颜面潮红等副作用

（续表）

中药	西药	禁用途径	禁用慎用原因
	优降宁、呋喃唑酮、苯乙肼、异烟肼、灰黄霉素等单胺氧化酶抑制剂	不宜同用	乙醇需经肝微粒体氧化分解，服用单胺氧化酶抑制剂后会导致乙醇氧化不全，产生乙醛，导致高乙醛血症毒性反应；同时又能使去甲肾上腺素单胺类神经介质不被氧化破坏，增加机体对乙醇的敏感性，产生恶心、呕吐、腹痛、呼吸困难、头晕、低血压、运动失调、抽搐、心律失常等中毒反应
	去甲肾上腺素	不宜同用	使去甲肾上腺素单胺类神经介质不被氧化破坏，增加机体对乙醇的敏感性，产生恶心、呕吐、腹痛、呼吸困难、头晕、低血压、运动失调、抽搐、心律失常等中毒反应
	胃蛋白酶、胰蛋白酶制剂	不宜同用	乙醇可使蛋白质变性，引起胃蛋白酶、胰蛋白酶制剂失效
	苯巴比妥、戊巴比妥、安乃近等中枢抑制剂，双香豆素等抗凝药	不宜同用	乙醇使用脏药酶活性升高，加快这些药物的代谢分解，使药效降低
	三环类抗抑郁药	不宜同用	乙醇的肝药酶诱导作用使药物代谢产物增加，不良反应加重
	降糖药，如降糖灵	不宜同用	乙醇促进胰岛素分泌，增强降糖作用，使患者出现严重的低血糖和不可逆性神经系统病变
	中枢抑制药、成瘾性镇静药及部分抗组织胺药	不宜同用	乙醇能增强药物的镇静作用，加深中枢抑制而导致死亡
	呋喃类抗菌药	不宜同用	能加重后者对神经中枢的毒性
	胍乙啶、苄甲胍等降压药及利尿酸、噻嗪类利尿药	不宜同用	乙醇能使血管扩张，与这些药同用会加重体位性低血压
	阿司匹林、水杨酸钠等抗风湿药及硝酸甘油等抗心绞痛药	不宜同用	乙醇有扩张血管的作用，与这些药物合用会增加胃肠道的刺激性，严重者导致出血
	洋地黄类强心苷	不宜同用	乙醇会降低血钾浓度，使机体对洋地黄类药物的敏感性增强，导致中毒
	二线抗结核药物环丝氨酸	不宜同用	乙醇可加剧环丝氨酸对中枢神经系统的毒性，出现头痛、眩晕、嗜睡、精神病状态、视觉障碍、轻瘫、踝部阵挛，并易引起癫痫发作
	抗菌药利福平及抗代谢药甲氨蝶呤	不宜同用	合用则对肝损害加剧

（左笑从　欧阳林旗）

第六章 抗菌药物临床应用的基本原则和注意事项

感染性疾病是危害人类健康的重要疾患之一,是众多疾病终末期导致患者死亡的重要原因。抗菌药物在感染性疾病中显示出了良好的疗效,成了临床应用最广泛的药物之一。与此同时,由于其不合理使用造成的不良后果也相应增加,细菌耐药形势严峻,患者治疗失败,医疗资源浪费以及给患者健康造成重大损害,甚至致残致死。合理使用抗菌药物是提高抗感染疗效,降低不良反应发生率以及减少或延缓细菌耐药发生的关键。抗菌药物临床应用是否合理,基于以下两方面:有无抗菌药物应用指征;选用的品种及给药方案是否适宜。接下来,我们将分别从抗菌药物的治疗性应用以及预防性应用的基本原则,抗菌药物在特殊人群中应用的注意事项,不良反应的防治等多方面谈谈抗菌药物的合理使用。

第一节 抗菌药物治疗性应用的基本原则

临床诊断为细菌、真菌感染,包括由结核分枝杆菌、非结核分枝杆菌、支原体、衣原体、螺旋体、立克次体及部分原虫等病原微生物所引起的感染均为治疗性应用抗菌药物的指证。治疗性使用抗菌药物时需注意把握如下基本原则:

一、严格把握适应证

我们需要结合患者的症状、体征、实验室检查或放射、超声等影像学结果,对患者的感染进行定位与定性,即何系统、何器官、何部位发生的感染,由何种致病原引起及其对药物的敏感、耐药状况。当缺乏细菌及上述病原微生物感染的临床或实验室证据以及病毒性感染者,感染性诊断不能成立,均无应用抗菌药物的指征。

我们通常结合患者的临床症状、体征对感染部位进行初步的定位,除了发热、畏寒等感染的共同表现外,患者出现的系统感染征象往往能更敏感地提示感染的部位。例如,皮肤局部红、肿、热、痛提示皮肤软组织感染;咳嗽、咳痰、肺部出现细湿罗音提示呼吸系统感染;伴明显胸痛、胸膜刺激征提示胸膜炎;心脏瓣膜区杂音提示感染性心内膜炎;尿频、尿急、尿痛等尿路刺激征提示有下尿路感染,而伴明显腰痛、发热、畏寒常提示上尿路感染;腹痛、腹泻、呕吐提示消化道感染,腹泻次数不很多、便量大、稀、脐周阵发痛常提示小肠炎症,而腹泻次数多、便量少、带黏液或脓血,甚至有里急后重,常为结肠炎症;当患者有高热、畏寒、寒战、血象改变等严重感染的表现,而缺乏系统感染征象,或具有波及多系统病变表现时,应考虑血流感染的可能。

此外,某些疑难病例的感染表现并不典型,这时需借助实验室检查及相应辅助诊断技术以明确感染部位,例如三大常规、X线、B超检查、CT、MRI等。必须强调,认真的询问病史和全面、规范的体格检查仍是明确诊断最基本的手段。

二、尽早查明感染病原,根据病原种类及药物敏感试验结果选用抗菌药物

临床诊断为细菌性感染的患者,在明确感染部位后,应在开始抗菌治疗前,及时留取相应的合格标本(重视采集血液、脑脊液、胸腔积液、关节液等无菌部位标本)送病原学检测,以尽早明确病原菌和药敏结果,并据此调整抗菌药物治疗方案。为提高标本阳性率,需把握如下几点:尽量在抗菌药物使用前采集标本,特别是已使用过抗菌药物及正在使用抗菌药物的病人;血培养最好是寒战时、高热前,同时要防止等待而延误时机,多次送血培养可提高感染性心内膜炎、血流感染的病原菌检出率;痰培养无须等到第 2 天早晨留取,新病人入院时有明显咳嗽、咳痰,或查房时发现病人有必要留取痰标本,清洁口腔后,鼓励深咳嗽,即留即送;尿培养以晨尿为佳,视不同情况也可白天留取应清洗、消毒外尿道后留取中段尿,留置导尿患者应无菌操作,用注射器穿刺导尿管取尿液做培养;其他标本均应及时留取。标本采集后应及时送检,分离和鉴定出病原菌后,需作细菌药物敏感度试验(药敏试验)。抗菌药物品种的选用,原则上应参考药敏试验结果,区分定植菌、污染菌、致病菌针对性使用抗感染方案。

三、抗菌药物的经验治疗原则

感染性疾病患者,在未获知病原培养结果前,或无法获取培养标本时,应综合患者的感染部位、基础疾病、发病情况、发病场所、既往抗菌药物用药史及其治疗反应,并结合当地细菌耐药性监测数据,推测可能的病原体以及病原体耐药情况,同时参考国家卫计委《抗菌药物临床应用指导原则》(2015 年版)、感染性疾病的治疗指南的推荐方案,给予抗菌药物经验治疗。特别是在处理严重感染时,应在临床诊断基础上预测可能的病原菌种类,并立即开始经验治疗,不必等待病原检查和药敏试验结果。治疗 3~5 日后,应结合病原学检测及药敏结果,以及之前的治疗反应考虑是否调整用药方案;对培养结果阴性的患者,应根据经验治疗的效果和患者情况采取进一步诊疗措施。

四、结合药物的适应证、抗菌活性、药代动力学和不良反应特点选择用药

各种抗菌药物在适应证、抗菌活性、药代动力学(Pharmaco kinetic,PK)、药效学(pharmaco dynamics,PD)、不良反应等方面存在着许多差异,因此各有其不同的临床适应证,即使是同类(如青霉素类、头孢菌素类、喹诺酮类等)或同代(如头孢菌素类等)药物之间也不宜彼此混用或换用。临床医师选用抗菌药物时应综合考虑各方面因素,了解细菌耐药变迁、不良反应等的详细情况,这对新上市的品种尤为重要。药敏结果获知后是否调整用药,仍应以经验治疗后的临床效果为主要依据。

临床上无指征或指征不强的用药例子很多,如以第三代头孢菌素(对金葡菌的作用不如第一代)治疗严重金葡菌感染;以第三代头孢菌素、氨基糖苷类(对引起社区获得性呼吸道感染的链球菌属作用不强)作为治疗急性呼吸道感染的门、急诊第一线用药等。

五、综合患者病情、病原菌种类及抗菌药物特点制订抗菌治疗方案

临床医师在制订抗菌治疗方案时需综合考虑患者的生理、病理情况,感染部位,感染严重程度以及感染的病原菌耐药情况, 及抗菌药物的 PK/PD 参数。在制订抗菌药物治疗方案

时应遵循下列原则：

（一）品种选择正确

应根据病原菌种类及药敏试验结果、当地耐药状况尽可能选择针对性强、窄谱、安全、价格适当的抗菌药物。对轻度与局部感染患者应首先选用非限制使用级抗菌药物进行治疗；严重感染、免疫功能低下者合并感染或病原菌只对限制使用级或特殊使用级抗菌药物敏感时，可选用限制使用级或特殊使用级抗菌药物治疗。

（二）给药剂量适宜

一般按各种抗菌药物说明书收载的治疗剂量范围给药，如治疗重症感染（如血流感染、感染性心内膜炎、耐药菌感染等）和抗菌药物不易达到的部位的感染（如中枢神经系统感染等），抗菌药物剂量宜较大（治疗剂量范围上限或超过）；而治疗单纯性下尿路感染时，由于多数药物尿药浓度远高于血药浓度，则可应用较小剂量（治疗剂量范围低限）。

（三）给药途径恰当

对于轻、中度感染的大多数患者，可选择口服吸收良好的抗菌药物品种给药。仅在下列情况下可先予以注射给药：①不能口服或不能耐受口服给药的患者（如吞咽困难者）；②患者存在明显可能影响口服药物吸收的情况（如呕吐、严重腹泻、胃肠道病变或肠道吸收功能障碍等）；③患者对口服治疗的依从性差；④感染严重、病情进展迅速，需在感染组织或体液中迅速达到高药物浓度以达杀菌作用者（如感染性心内膜炎、化脓性脑膜炎、重症肺炎患者等）；⑤所选药物有合适抗菌谱，但无口服剂型。肌内注射不宜用于重症感染者。接受注射用药的患者病情好转后应及早、酌情转为口服给药。

尽量避免抗菌药物的局部应用，仅限于：眼部及耳部感染；全身给药后加用局部给药作为辅助治疗（如治疗中枢神经系统感染时某些药物可同时鞘内给药，包裹性厚壁脓肿脓腔内注入抗菌药物等）；某些皮肤表层及口腔、阴道等黏膜表面的感染。局部用药宜采用刺激性小、不易吸收、不易导致耐药性和过敏反应的抗菌药物，应避免将主要供全身应用的品种作局部用药，青霉素类、头孢菌素类等较易产生过敏反应的药物也不可局部应用。氨基糖苷类等耳毒性药不可局部滴耳。

（四）给药频次准确

抗菌药物根据 PK/PD 特点，分为时间依赖性抗菌药和浓度依赖性抗菌药。因此，为保证药物在体内能发挥最大药效，杀灭感染灶病原菌，在使用 β-内酰胺类、红霉素、克林霉素等时间依赖性抗菌药，应严格按时间间隔给药，一般为每 6、8、12 小时一次，不应一次给药。而在使用氟喹诺酮类和氨基糖苷类等浓度依赖性抗菌药，在安全剂量范围内，可一日给药一次。

（五）疗程足够

抗菌药物疗程因感染不同而异，一般宜用至体温正常、症状消退后 72~96 小时，有局部病灶者需用药至感染灶控制或完全消散。但血流感染、感染性心内膜炎、化脓性脑膜炎、伤寒、布鲁菌病、骨髓炎、B 组链球菌咽炎和扁桃体炎、侵袭性真菌病、结核病等需较长的疗程方能彻底治愈，并减少或防止复发。

（六）严格把握抗菌药物联合应用的指证

单一药物可有效控制的感染不需联合用药，仅在下列情况可联合用药：①病原菌尚未查明的严重感染；②单一抗菌药物不能控制的严重感染，需氧菌及厌氧菌混合感染，2种及2种以上复数菌感染，以及多重耐药菌或泛耐药菌感染；③需长疗程治疗，但病原菌易对某些抗菌药物产生耐药性的感染，如某些侵袭性真菌病；或病原菌含有不同生长特点的菌群，需要应用不同抗菌机制的药物联合使用，如结核和非结核分枝杆菌；④毒性较大的抗菌药物，联合用药时剂量可适当减少，但需有临床资料证明其同样有效。如两性霉素B与氟胞嘧啶联合治疗隐球菌脑膜炎时，前者的剂量可适当减少，以减少其毒性反应。

联合用药时宜选用具有协同或相加作用的药物联合，如β-内酰胺类与氨基糖苷类、氟喹诺酮类联合；通常采用2种药物联合，3种及3种以上药物联合仅适用于个别情况，如结核病的治疗。此外必须注意联合用药后药物不良反应亦可能增加。

第二节　抗菌药物预防性应用的基本原则

据报道，在我国2011年抗菌药物专项整治之前，许多医院抗菌药物使用率高达95%以上，而美国只有40%多，抗菌药物使用率最低的北欧，甚至只有20%，这其中，预防用药占抗菌药物临床应用总量的相当比例。在内科（包括儿科）领域中，抗菌药物大多用以预防肺部细菌性并发症，或用于病毒性感染，如流感或上呼吸道感染等，以防止继发细菌感染。发热、昏迷、休克、心力衰竭等患者普遍采用抗菌药物预防感染，采用肾上腺皮质激素者也常同时应用抗菌药物。而在外科领域，抗菌药物大多用于围术期的预防，有很多甚至用于无任何危险因素的清洁切口中。事实上，盲目的、无指证的预防性使用抗菌药物，有可能增加细菌耐药率，提升并发感染风险。

一、非手术患者抗菌药物的预防用药

非手术患者抗菌药物的预防用药主要是为了预防特定病原菌所致的或特定人群可能发生的感染。应用的基本原则包括：

（一）用于尚无细菌感染征象但暴露于致病菌感染的高危人群；

（二）应基于循证医学证据把握预防用药适应证和抗菌药物的选择；

（三）应针对一种或两种最可能细菌的感染进行预防用药，不宜盲目地选用广谱抗菌药或多药联合预防多种细菌多部位感染；

（四）应限于针对某一段特定时间内可能发生的感染，而非任何时间可能发生的感染；

（五）应积极纠正导致感染风险增加的原发疾病或基础状况。可以治愈或纠正者，预防用药价值较大；原发疾病不能治愈或纠正者，药物预防效果有限，应权衡利弊决定是否预防用药；

（六）以下情况原则上不应预防使用抗菌药物：普通感冒、麻疹、水痘等病毒性疾病；昏迷、休克、中毒、心力衰竭、肿瘤、应用肾上腺皮质激素等患者；留置导尿管、留置深静脉导管以及建立人工气道（包括气管插管或气管切口）患者。

在某些细菌性感染的高危人群中,是有指征预防性使用抗菌药物的,这些预防对象和推荐预防方案详见 2015 年版抗菌药物指导原则。如感染性心内膜炎高危患者在接受牙科或口腔操作前,可以预防性给予口服阿莫西林、氨苄西林,如患者青霉素过敏可予克林霉素;脾切除术后的儿童应定期接种肺炎链球菌、B 型流感嗜血杆菌疫苗和四价脑膜炎奈瑟菌疫苗,同时 5 岁以下的儿童应每日口服阿莫西林或青霉素 V,直到满 5 岁;而 5 岁以上儿童,应每日口服青霉素至少 1 年。此外,严重中性粒细胞缺乏(ANC≤$0.1×10^9$/L)持续时间超过 7 天的高危患者和实体器官移植及造血干细胞移植的患者,在某些情况下也有预防用抗菌药物的指征,但由于涉及患者基础疾病、免疫功能状态、免疫抑制剂等药物治疗史等诸多复杂因素,其预防用药指征及方案需参阅相关专题文献。

二、围手术期抗菌药物的预防性应用

(一)围术期预防用抗菌药物的基本原则

围手术期预防用抗菌药物的主要目的是为了预防手术部位感染,包括浅表切口感染、深部切口感染和手术所涉及的器官/腔隙感染,但不包括与手术无直接关系的、术后可能发生的其他部位感染。围术期抗菌药物预防用药,应根据手术切口类别、手术创伤程度、可能的污染细菌种类、手术持续时间、感染发生机会和后果严重程度、抗菌药物预防效果的循证医学证据、对细菌耐药性的影响和经济学评估等因素,综合考虑决定是否预防用抗菌药物。应特别注意,抗菌药物的预防性应用并不能代替严格的消毒、灭菌技术和精细的无菌操作,也不能代替术中保温和血糖控制等其他预防措施。

目前我国在病案首页中将手术切口分为 I、II、III 类,其 I 类与本文中 I 类同,II 类相当于本文中 II、III 类,III 类相当于本文中 IV 类。病案首页中 0 类系指体表无切口或经人体自然腔道进行的操作以及经皮腔镜操作,其预防用药详见 2015 年版抗菌药物指导原则。如经皮椎间盘摘除术及臭氧、激光消融术建议使用第一、二代头孢菌素。

1.清洁手术(I 类切口):手术脏器为人体无菌部位,局部无炎症、无损伤,也不涉及呼吸道、消化道、泌尿生殖道等人体与外界相通的器官。手术部位无污染,通常不需预防用抗菌药物。但在下列情况时可考虑预防用药:①手术范围大、手术时间长、污染机会增加;②手术涉及重要脏器,一旦发生感染将造成严重后果者,如头颅手术、心脏手术等;③异物植入手术,如人工心瓣膜植入、永久性心脏起搏器放置、人工关节置换等;④有感染高危因素如高龄、糖尿病、免疫功能低下(尤其是接受器官移植者)、营养不良等患者。

2.清洁-污染手术(II 类切口):手术部位存在大量人体寄殖菌群,如上、下呼吸道,上、下消化道,泌尿生殖道手术,或经以上器官的手术,如经口咽部手术、胆道手术、子宫全切除术、经直肠前列腺手术,以及开放性骨折或创伤手术等手术时可能污染手术部位引致感染,故此类手术通常需预防用抗菌药物。

3.污染手术(III 类切口):已造成手术部位严重污染的手术,包括:手术涉及急性炎症但未化脓区域;胃肠道内容物有明显溢出污染;新鲜开放性创伤但未经及时扩创;无菌技术有明显缺陷如开胸、心脏按压者,此类手术通常需预防用抗菌药物。

4.污秽-感染手术（Ⅳ类切口）：有失活组织的陈旧创伤手术；已有临床感染或脏器穿孔的手术在手术前即已开始治疗性应用抗菌药物，术中、术后继续，此不属预防应用范畴。

（二）抗菌药物品种选择

围手术期抗菌药物品种选择遵循如下原则：

1.应根据手术切口类别，选用对可能的污染菌针对性强、有充分的预防有效的循证医学证据、安全、使用方便及价格适当的品种。详见表6-1；

2.预防用药应针对手术路径中可能存在的污染菌，如心血管、头颈、胸腹壁、四肢软组织手术和骨科手术等经皮肤的手术，通常选择针对金黄色葡萄球菌的抗菌药物。结肠、直肠和盆腔手术，应选用针对肠道革兰阴性菌和脆弱拟杆菌等厌氧菌的抗菌药物；

3.应尽量选择单一抗菌药物预防用药，避免不必要的联合使用，不应随意选用广谱抗菌药物作为围手术期预防用药，应严格控制氟喹诺酮类药物作为外科围手术期预防用药；

4.根据循证医学证据，第一代头孢菌素主要为头孢唑啉，第二代头孢菌素主要为头孢呋辛。头孢菌素过敏者，针对革兰阳性菌可用万古霉素、去甲万古霉素、克林霉素；针对革兰阴性杆菌可用氨曲南、磷霉素或氨基糖苷类。胃十二指肠手术、肝胆系统手术、结肠和直肠手术、阑尾手术、Ⅱ或Ⅲ类切口的妇产科手术，如果患者对β-内酰胺类抗菌药物过敏，可用克林素霉+氨基糖苷类，或氨基糖苷类+甲硝唑；

5.对某些手术部位感染会引起严重后果者，如心脏人工瓣膜置换术、人工关节置换术等，若术前发现有耐甲氧西林金黄色葡萄球菌（MRSA）定植的可能或者该机构MRSA发生率高，可选用万古霉素、去甲万古霉素预防感染，但应严格控制用药持续时间。

表6-1　抗菌药物在围手术期预防应用的品种选择

手术名称	切口类别	可能的污染菌	抗菌药物选择
脑外科手术（清洁，无植入物）	Ⅰ	金黄色葡萄球菌，凝固酶阴性葡萄球菌	第一、二代头孢菌素，MRSA感染高危患者可用（去甲）万古霉素
脑外科手术（经鼻窦、鼻腔、口咽部手术）	Ⅱ	金黄色葡萄球菌，链球菌属，口咽部厌氧菌（如消化链球菌）	第一、二代头孢菌素±甲硝唑，或克林霉素＋庆大霉素
脑脊液分流术	Ⅰ	金黄色葡萄球菌，凝固酶阴性葡萄球菌	第一、二代头孢菌素，MRSA感染高危患者可用（去甲）万古霉素
脊髓手术	Ⅰ	金黄色葡萄球菌，凝固酶阴性葡萄球菌	第一、二代头孢菌素
眼科手术（如白内障、青光眼或角膜移植、泪囊手术、眼穿通伤）	Ⅰ、Ⅱ	金黄色葡萄球菌，凝固酶阴性葡萄球菌	局部应用妥布霉素或左氧氟沙星等
头颈部手术（恶性肿瘤，不经口咽部黏膜）	Ⅰ	金黄色葡萄球菌，凝固酶阴性葡萄球菌	第一、二代头孢菌素

（续表）

手术名称	切口类别	可能的污染菌	抗菌药物选择
头颈部手术(经口咽部黏膜)	Ⅱ	金黄色葡萄球菌，链球菌属，口咽部厌氧菌(如消化链球菌)	第一、二代头孢菌素 ± 甲硝唑，或克林霉素 + 庆大霉素
颌面外科（下颌骨折切开复位或内固定，面部整形术有移植物手术,正颌手术)	Ⅰ	金黄色葡萄球菌,凝固酶阴性葡萄球菌	第一、二代头孢菌素
耳鼻喉科（复杂性鼻中隔鼻成形术,包括移植)	Ⅱ	金黄色葡萄球菌,凝固酶阴性葡萄球菌	第一、二代头孢菌素
乳腺手术(乳腺癌、乳房成形术,有植入物如乳房重建术)	Ⅰ	金黄色葡萄球菌,凝固酶阴性葡萄球菌,链球菌属	第一、二代头孢菌素
胸外科手术(食管、肺)	Ⅱ	金黄色葡萄球菌,凝固酶阴性葡萄球菌,肺炎链球菌,革兰阴性杆菌	第一、二代头孢菌素
心血管手术(腹主动脉重建、下肢手术切口涉及腹股沟、任何血管手术植入人工假体或异物,心脏手术、安装永久性心脏起搏器)	Ⅰ	金黄色葡萄球菌,凝固酶阴性葡萄球菌	第一、二代头孢菌素,MRSA感染高危患者可用（去甲）万古霉素
肝、胆系统及胰腺手术	Ⅱ、Ⅲ	革兰阴性杆菌,厌氧菌(如脆弱拟杆菌)	第一、二代头孢菌素或头孢曲松 ± 甲硝唑,或头霉素类
胃、十二指肠、小肠手术	Ⅱ、Ⅲ	革兰阴性杆菌，链球菌属，口咽部厌氧菌(如消化链球菌)	第一、二代头孢菌素,或头霉素类
结肠、直肠、阑尾手术	Ⅱ、Ⅲ	革兰阴性杆菌,厌氧菌(如脆弱拟杆菌)	第一、二代头孢菌素 ± 甲硝唑,或头霉素类,或头孢曲松 ± 甲硝唑
经直肠前列腺活检	Ⅱ	革兰阴性杆菌	氟喹诺酮类
泌尿外科手术：进入泌尿道或经阴道的手术（经尿道膀胱肿瘤或前列腺切除术、异体植入及取出,切开造口、支架的植入及取出)及经皮肾镜手术	Ⅱ	革兰阴性杆菌	第一、二代头孢菌素,或氟喹诺酮类
泌尿外科手术:涉及肠道的手术	Ⅱ	革兰阴性杆菌,厌氧菌	第一、二代头孢菌素,或氨基糖苷类 + 甲硝唑

（续表）

手术名称	切口类别	可能的污染菌	抗菌药物选择
有假体植入的泌尿系统手术	II	葡萄球菌属,革兰阴性杆菌	第一、二代头孢菌素＋氨基糖苷类,或万古霉素
经阴道或经腹腔子宫切除术	II	革兰阴性杆菌，肠球菌属,B组链球菌,厌氧菌	第一、二代头孢菌素（经阴道手术加用甲硝唑），或头霉素类
腹腔镜子宫肌瘤剔除术(使用举宫器)	II	革兰阴性杆菌,肠球菌属,B组链球菌,厌氧菌	第一、二代头孢菌素±甲硝唑,或头霉素类
羊膜早破或剖宫产术	II	革兰阴性杆菌，肠球菌属,B组链球菌,厌氧菌	第一、二代头孢菌素±甲硝唑
人工流产－刮宫术引产术	II	革兰阴性杆菌，肠球菌属,链球菌,厌氧菌(如脆弱拟杆菌)	第一、二代头孢菌素±甲硝唑,或多西环素
会阴撕裂修补术	II、III	革兰阴性杆菌，肠球菌属,链球菌属,厌氧菌(如脆弱拟杆菌)	第一、二代头孢菌素±甲硝唑
皮瓣转移术（游离或带蒂)或植皮术	II	金黄色葡萄球菌,凝固酶阴性葡萄球菌,链球菌属,革兰阴性菌	第一、二代头孢菌素
关节置换成形术、截骨、骨内固定术、腔隙植骨术、脊柱术(应用或不用植入物、内固定物)	I	金黄色葡萄球菌,凝固酶阴性葡萄球菌,链球菌属	第一、二代头孢菌素,MRSA感染高危患者可用（去甲)万古霉素
外固定架植入术	II	金黄色葡萄球菌,凝固酶阴性葡萄球菌,链球菌属	第一、二代头孢菌素
截肢术	I、II	金黄色葡萄球菌,凝固酶阴性葡萄球菌,链球菌属,革兰阴性菌,厌氧菌	第一、二代头孢菌素±甲硝唑
开放骨折内固定术	II	金黄色葡萄球菌,凝固酶阴性葡萄球菌,链球菌属,革兰阴性菌,厌氧菌	第一、二代头孢菌素±甲硝唑

注:表中"±"是指两种及两种以上药物可联合应用,或可不联合应用。

（三）给药方案

1.给药方法:大部分为静脉输注,仅有少数为口服给药。静脉输注应在皮肤、黏膜切开前0.5~1小时内或麻醉开始时给药,在输注完毕后开始手术,以保证手术部位暴露时局部组织中抗菌药物已达到足以杀灭手术过程中沾染细菌的药物浓度。万古霉素或氟喹诺酮类等由于需输注较长时间,应在手术前1~2小时开始给药。

2.预防用药维持时间:抗菌药物的有效覆盖时间应包括整个手术过程。手术时间较短(<2小时)的清洁手术术前给药一次即可。如手术时间超过3小时或超过所用药物半衰期的2倍以上,或成人出血量超过1500ml,术中应追加一次。清洁手术的预防用药时间不超过24小时,心脏手术可视情况延长至48小时。清洁-污染手术和污染手术的预防用药时间亦为24小时,污染手术必要时延长至48小时。过度延长用药时间并不能进一步提高预防效果,且预防用药时间超过48小时,耐药菌感染机会增加。

第三节 抗菌药物在特殊病理、生理状况患者中应用的基本原则

一、肾功能减退患者抗菌药物的应用

根据抗菌药物体内过程特点及其肾毒性,肾功能减退的患者应用抗菌药物时应注意以下几种情况:

（一）尽量选用无肾毒性或肾毒性较低的抗菌药物

如主要由肝胆系统排泄,或经肾脏和肝胆系统同时排出的抗菌药物,维持原治疗量或剂量略减,如阿奇霉素、克林霉素、莫西沙星、氯霉素、萘夫西林、头孢曲松、头孢哌酮、米诺环素、多西环素、利奈唑胺、替加环素、利福喷丁、卡泊芬净、米卡芬净、替硝唑、乙胺嘧啶、酮康唑、伏立康唑口服制剂、伊曲康唑口服液等。

（二）肾功能减退者应用抗菌药物注意事项

1.主要经肾排泄,药物本身并无肾毒性,或仅有轻度肾毒性的抗菌药物,肾功能减退者可应用,可按照肾功能减退程度(以内生肌酐清除率为准)调整给药方案,如大部分β内酰胺类、大环内酯类、氟喹诺酮类、甲硝唑、利福平、乙胺丁醇、吡嗪酰胺、氟康唑、氟胞嘧啶、复方磺胺甲噁唑等。

2.肾毒性抗菌药物如氨基苷类、糖肽类、多黏菌素、两性霉素B、伊曲康唑注射液、伏立康唑注射液等,应尽量避免用于肾功能减退者,如确有指征使用该类药物时,避免同时使用其他肾毒性药物,如抗菌药物、甘露醇、非甾体抗炎药、含铂抗肿瘤药物等,严密监测肾功能情况,进行血药浓度监测,据以调整给药方案,达到个体化给药。

3.下列药物在肾功能减退患者中不宜应用,如四环素、呋喃妥因、萘啶酸。

4.接受肾脏替代治疗患者应根据腹膜透析、血液透析和血液滤过对药物的清除情况调整给药方案。

二、肝功能减退患者抗菌药物的应用

根据抗菌药物体内过程特点以及肝功能减退时该类药物及其代谢物发生毒性反应的可能性,肝功能减退时抗菌药物的选用及剂量调整有以下几种情况:

(一)肝功能减退者应避免使用抗菌药

药物主要经肝脏或有相当量经肝脏清除或代谢,肝功能减退时清除减少,并可导致毒性反应的发生,应避免使用此类药物,如氯霉素、利福平、红霉素酯化物、两性霉素 B、磺胺药、四环素、酮康唑、咪康唑等。

(二)肝功能减退者可以使用的抗菌药

药物主要由肝脏清除,肝功能减退时清除明显减少,但并无明显毒性反应发生,仍可正常应用,治疗过程中需严密监测肝功能,必要时减量给药,如红霉素等大环内酯类(不包括酯化物)、克林霉素、林可霉素、培氟沙星、异烟肼等属于此类。

(三)可减量使用的抗菌药

药物经肝、肾两途径清除,但药物本身的毒性不大,严重肝病患者,尤其肝、肾功能同时减退的患者在使用此类药物时需减量应用。如部分青霉素类、部分头孢菌素类、替加环素、甲硝唑、利奈唑胺、环丙沙星、氟罗沙星、伊曲康唑、伏立康唑、卡泊芬净等。

(四)可不调整剂量的抗菌药

药物主要由肾排泄,肝功能减退者不需调整剂量。如青霉素 G、头孢唑林、头孢他啶、氨基糖苷类、糖肽类、氧氟沙星、左氧氟沙星、诺氟沙星、多黏菌素、达托霉素、米卡芬净等。

三、老年患者抗菌药物的应用

老年人由于组织器官呈生理性减退,免疫功能下降,在应用抗菌药物时需注意以下事项:

(一)注意调整剂量,定期监测血药浓度

老年人血浆白蛋白减少,肾功能也随年龄增长而日趋减退,故老年人尤其是高龄患者应用抗菌药物,特别是主要自肾排出的抗菌药物时,可按轻度肾功能减退给予调整,定期监测血药浓度,以确保用药安全。

(二)注意选择药物

老年患者宜选用毒性低并具杀菌作用的抗菌药物,无用药禁忌者可首选青霉素类、头孢菌素类等 β-内酰胺类抗菌药物。应尽量避免应用氨基糖苷类。糖肽类药物仅在有明确指征时慎用,宜根据肾功能情况或血药浓度调整剂量,使给药方案个体化。

四、新生儿患者抗菌药物的应用

新生儿期一些重要器官尚未完全发育成熟,体内酶系发育不完全,血浆蛋白结合药物的能力较弱,肾小球滤过率较低(尤以 β 内酰胺类和氨基糖苷类的排泄较慢),故按体重计算抗菌药物用量后,其血药(特别是游离部分)浓度比年长儿和成人为高,消除半衰期延长。出生30 日期间,新生儿的酶系、肝、肾功能不断发育完善,因此新生儿感染使用抗菌药物时宜按日龄调整剂量或给药间期,同时需注意以下事项:

(一)新生儿期应避免应用毒性大的抗菌药物

包括主要经肾排泄的氨基糖苷类、万古霉素、去甲万古霉素等,以及主要经肝代谢的氯霉素等。确有指征时,需进行血药浓度监测,据此调整给药方案,个体化给药。

(二)新生儿期避免应用可能发生严重不良反应的抗菌药物

可影响新生儿生长发育的四环素类、喹诺酮类;可导致脑性核黄疸及溶血性贫血的磺胺类药和呋喃类药,这些药物要避免使用。

(三)注意防止药物在体内蓄积产生毒性反应。

新生儿期,主要经肾排出的青霉素类、头孢菌素类等 β-内酰胺类药物需减量应用,以防止药物在体内蓄积导致严重中枢神经系统毒性反应的发生。所以,新生儿使用抗菌药物时应按日龄调整给药方案。

五、小儿患者抗菌药物的应用

小儿患者在应用抗菌药物时需注意以下几点:

(一)小儿患者应尽量避免应用有明显耳、肾毒性的氨基糖苷类、糖肽类药物,如有明确应用指征且又无其他毒性低的抗菌药物替代时,应严密监护,观察不良反应,进行血药浓度监测,个体化给药。

(二)四环素类药物不可用于 8 岁以下小儿。

(三)喹诺酮类药物避免用于 18 岁以下未成年人。

六、妊娠期和哺乳期患者抗菌药物的应用

(一)妊娠期患者抗菌药物的应用

妊娠期抗菌药物的应用需考虑药物对母体和胎儿两方面的影响。美国食品和药物管理局(FDA)按照药物在妊娠期应用时的危险性分为 A、B、C、D 及 X 类,可供药物选用时参考,见表 6-2。需注意如下几点:

1.妊娠期感染时应尽量选择对胎儿无损害而又对孕妇所患疾病最有效的药物,如妊娠分级 B 类药物青霉素类、头孢菌素类等抗菌药物。尚需注意,妊娠分级 B 类中仍有一部分为动物研究无危险性,但人类研究资料不充分的药物,因此在用药过程中需加强对孕妇及胎儿的监护。

表 6-2　抗菌药物在妊娠期应用时的危险性分类

FDA 分类	抗菌药物
A.在孕妇中研究证实无危险性	
B.动物中研究无危险性,但人类研究资料不充分, 或对动物有毒性,但人类研究无危险性	青霉素类、头孢菌素类、青霉素类/β-内酰胺酶抑制剂、氨曲南、美罗培南、厄他培南、红霉素、阿奇霉素、克林霉素、磷霉素、呋喃妥因、利福布丁、乙胺丁醇、两性霉素 B、特比萘芬、甲硝唑、达托霉素
C. 动物研究显示毒性,人体研究资料不充分,但用药时可能患者的受益大于危险性	亚胺培南/西司他丁、氟喹诺酮类、SMZ/TMP、克拉霉素、万古霉素、利奈唑胺、特拉万星、氯霉素、多黏菌素 E、替硝唑、利福平、利福昔明、异烟肼、吡嗪酰胺、氟康唑、酮康唑、伊曲康唑、泊沙康唑、氟胞嘧啶、卡泊芬净、米卡芬净、阿尼芬净
D.已证实对人类有危险性,但仍可能受益多	氨基糖苷类、伏立康唑、四环素类、替加环素
X.对人类致畸,危险性大于受益	

2.尽量选用疗效肯定的老药,避免选用安全性尚不明确或对胎儿有不良影响的新药,避免联合用药,避免用大剂量。

3.根据孕周大小即胎儿所属发育时期考虑用药,如孕3个月以内是胎儿发育重要时期,用药要特别慎重,尽量避免使用C、D类药物。仅在有明确应用指征时,经权衡利弊,用药时患者的受益大于可能的风险时,也可在严密观察下慎用,接受氨基糖苷类(D类),万古霉素、氯霉素、磺胺药、氟胞嘧啶(C类)治疗时有条件时应进行血药浓度监测。

(二)哺乳期患者抗菌药物的应用

由于无论乳汁中药物浓度如何,均存在对乳儿潜在的影响,并可能出现不良反应,因此哺乳期患者应用任何抗菌药物时,均建议暂停哺乳。如氨基糖苷类可导致乳儿听力减退,氯霉素可致乳儿骨髓抑制,磺胺甲噁唑等可致核黄疸和溶血性贫血,四环素类可致乳齿黄染,青霉素类可致过敏反应等,因此哺乳期患者上述药物应避免使用。

第四节　应用抗菌药物治疗过程中需加强综合治疗措施

抗感染是一项综合的治疗,抗菌药物的应用只是其中一方面,需要各方面综合处理。在应用抗菌药物的同时,各种综合性措施如积极处理原发病和局部病灶,纠正营养不良和低蛋白血症,控制患者血糖水平,纠正水、电解质和酸碱平衡失调,改善微循环,补充血容量,落实医院感染防控等均不可忽视,有助于提高抗感染治疗效果。具体来说,抗感染治疗的综合治疗措施如下:

一、积极处理原发病,尽可能早期彻底清除感染灶,充分引流病灶

对于内科感染性疾病,如糖尿病患者合并感染,积极控制血糖是保证抗感染效果的重要手段;在某些内科感染如肺部感染,咳嗽、排痰、体位引流等促进痰和分泌物引流的手段,也是不可忽视的治疗措施;对于有明确病灶的外科感染如各种体表的或深部的脓肿,以及化脓性胆管炎、肝脓肿、坏死性胰腺炎、腹膜炎、慢性骨髓炎、化脓性关节炎等,及早用手术方法清除病灶、充分引流是控制感染的关键。

二、及时撤除导管

各种侵入性导管,对机体而言都是异物,都是感染的诱因。对于留置深静脉导管,一旦出现异常发热、血象波动,怀疑发生了导管相关感染,应立即拔除导管,并在无菌操作下剪下导管尖一小段作细菌培养和药敏试验。通常静脉导管一经拔除,感染就能迅速控制。对于留置导尿的尿路感染患者,其根本治疗也在于尽早拔除导尿管。

三、重视液体平衡,保护全身重要器官功能

感染容易引起机体水、电解质和酸碱平衡以及休克、急性呼吸窘迫综合征、弥漫性血管内凝血、多器官功能不全等全身严重并发症,应用的抗菌药物亦可能损害重要器官、系统功能。而全身器官、系统功能不全不仅影响感染的愈后,同时影响抗菌药物的作用。如组织血液

灌注不足、缺氧等易导致厌氧菌感染,灌注不足可降低组织药物浓度,肾功能不全可影响抗菌药物的排出,加大药物的毒性。控制感染只是疾病治疗中的一个环节,挽救生命才是最终的目标,纠正水、电解质和酸碱平衡失调,改善微循环,补充血容量,保护全身重要器官功能,重视抗菌药物的肝、肾、心脏毒性并鉴别选用是实现这一目标的基础。

四、加强营养支持

危重感染患者处于应激状态,代谢增加,营养需求量亦明显增加。一般估计,感染时能量和氮量比原需要量增加 10%~30%,伴发热时,体温每升高 1℃再增加能量消耗 10%。为了适应危重患者的营养需求,常有必要采用肠内或肠外营养治疗。

五、免疫疗法

炎症失衡及免疫功能异常是导致重症感染患者死亡的重要原因,因此对脓毒症患者进行免疫调理可以改善其免疫麻痹状态而获益。最新的脓毒症指南不建议脓毒症或脓毒性休克患者常规静注免疫球蛋白,而使用乌司他丁、胸腺肽 α1 效果较好。增加营养、改善全身状况是增强抗感染免疫最有效的方法。

六、保护局部防御机制

尽量减少侵入性的诊疗操作,尽量缩短各类导管在体内留置的时间。留置导尿应采用封闭式集尿袋,各种引流也要采取封闭方式,并尽量采用一次性用具。此外,应尽量少用镇静剂、肌松剂及镇咳药物,保持气道湿化,采取合适的术后体位,可减少肺炎的发生。

七、控制交叉感染

建立和落实院感控制管理制度,包括手卫生管理、无菌操作、消毒隔离和耐药菌防控,手术部位感染、导管相关血流感染、呼吸机相关肺炎、导尿管相关尿路感染的预防制度,并有专门人员负责监督落实。

第五节　应用抗菌药物治疗无效时的处理措施

临床上经常遇到患者接受抗菌药物治疗 2~3 天后仍然发热、血象居高不下,病原学检查结果阳性,这时应结合抗菌药物治疗的基本原则,根据具体病情与药物特性查找原因,思考以下问题:

一、是否诊断有误

患者并非细菌、真菌感染,而是病毒所致。也可能不是感染性疾病,如结缔组织病、肿瘤,以及功能性发热、手术热等,此时使用抗菌药物治疗,根本无济于事。

二、抗菌药物选择不当

常见致病菌与抗菌谱不符,如皮肤软组织感染主要考虑金黄色葡萄球菌,选用三代头孢菌素,培养结果提示为耐甲氧西林金黄色葡萄球菌;血流感染,应用抑菌性抗菌药物,应及时换用大剂量杀菌性抗菌药物。

三、病原菌耐药性发生变化

此时可能虽根据细菌药敏结果选药,仍需考虑敏感药物使用后的快速耐药产生,应重新送检病原学检查,同时结合当地细菌流行病学资料考虑联合疗法或升阶梯治疗。此外,亦可能存在混合细菌感染,如院内感染、二重感染。

四、抗菌药物未能到达感染部位或药物到达病灶部位的浓度太低

如颅内感染、包裹性脓胸、深部脓肿,以及骨和前列腺等组织感染等,此时应根据抗菌药物组织分布选择适宜的药物,对于外科脓肿应积极清创、引流。

五、给药方法不当

体现在给药途径不适宜,剂量不足(主要指浓度依赖性抗菌药物),频次不足(主要指时间依赖性抗菌药物),疗程短导致感染不能控制。

六、抗菌药物联用不当

如青霉素类与四环素联合治疗肺炎球菌性脑膜炎,效果明显降低;青霉素 G 与红霉素联用治疗猩红热,疗效不如单用青霉 G。

七、未重视综合治疗措施

未积极去除感染灶,积极引流,患者基础状况不佳,如营养不良、水电解质紊乱、酸碱平衡失调以及长期使用免疫抑制剂等。此时即使应用大剂量强有力的抗菌药物,也难收到预期效果,故必须加强综合治疗措施,改善身体状况。

第六节　抗菌药物的不良反应防治

抗菌药物是临床治疗感染性疾病最重要手段,但抗菌药物的应用也引起许多不良反应,甚至引起严重后果。根据 2014 年我国药品不良反应监测年度报告,化学药品占 81.2%,其中抗感染药占化学药品的 46.2%,抗菌药占抗感染药物的 66.7%,报告数量排名前 10 位的品种为左氧氟沙星、阿奇霉素、头孢曲松、头孢呋辛、克林霉素、头孢哌酮舒巴坦、阿莫西林克拉维酸、阿莫西林、头孢噻肟、甲硝唑。抗感染药物的主要不良反应表现为:皮疹、瘙痒、恶心、呕吐、过敏反应、腹痛、头晕、腹泻、胸闷、心悸等。报告中提到虽然抗感染药物的不良反应报告数量仍居各类药物之首,但总体呈下降趋势,因此认为我国对抗感染药物采取的一系列监督管理措施,对减少药品不良反应的发生具有十分重要的意义。

总结起来,引起抗菌药物不良反应的主要因素有:①药品本身的不良反应因素如变态反应、肝损、肾损等;②临床因素如抗菌药物的无指证用药、滥用;③给药途径因素,如抗菌药物多以静脉注射给药,较口服给药更易引起不良反应。据 2014 年我国药品不良反应监测年度报告,抗感染药物不良反应/事件报告注射剂占 75.9%、口服制剂占 21.8%。此外尚有其他因

素,如超剂量、超适应证、不合理的联合用药、药品的内在质量、药品的包装和储运等。

一、毒性反应及应对措施

抗菌药物的毒性反应是各种药品不良反应中最常见的一种,是指药物引起的生理、生化等功能异常和(或)组织、器官等的病理改变,其严重程度可随剂量增大和疗程延长而增加,主要表现在肾脏、肝脏、神经系统、血液、胃肠道、给药局部等方面。

(一)肾毒性

氨基糖苷类、多黏菌素类、两性霉素 B、万古霉素、头孢菌素类、青霉素类、磺胺类、四环素类对肾脏均有不同程度的损害。临床表现轻重不一,从尿常规或(和)血生化异常、不同程度肾功能减退至尿毒症等均有所见。应注意对证选用,避免合用其他致肾损药物,用药过程中监测尿量与肾功能,及时根据肾功能减退程度(如内生肌酐清除率)调整给药方案,必要时行血药浓度监测。如出现肾损,应及时减量或停用,或改用致肾损较小的药物。

(二)肝毒性

四环素类、红霉素酯化物、磺胺药、抗结核药物(异烟肼、利福平、对氨水杨酸、吡嗪酰胺、乙硫异烟胺)、呋喃唑酮、青霉素类、头孢菌素类、喹诺酮类、两性霉素 B 等均可造成肝损害,临床表现为食欲减退、恶心、血清转氨酶增高,严重者可有黄疸、肝肿大、压痛、肝功能减退等。肝病患者应避免用以上药物,如确需使用应根据情况适当减量,并密切观察病情及定期检查肝功能。

(三)神经精神系统毒性反应

抗菌药物对神经精神系统的影响是多种多样的。

1.中枢神经系统:如青霉素用量过大或静注速度过快时,可出现肌阵挛、惊厥、癫痫、昏迷等,应调整用量、减慢静滴速度;应用亚胺培南西司他丁、氟喹诺酮类可能出现惊厥、癫痫,应避免鞘内给药。

2.脑神经:氨基糖苷类可引起第八对脑神经损害或耳毒性,与其他耳毒性药物如强利尿剂、水杨酸类、抗癌药(长春花碱、长春新碱等)、砷、汞、奎宁、米诺环素、万古霉素、多黏菌素类等合用时毒性反应将加剧,噪声、失水、缺氧、肾功能减退等均系诱发因素,老年人和婴儿尤易发生。氯霉素、乙胺丁醇、链霉素、异烟肼、磺胺药、卡那霉素、新霉素、四环素可能损伤视神经。

3.神经肌肉接头:大剂量氨基糖苷类静脉快速注射,可能导致肌肉麻痹,特别是在手术过程中同时接受麻醉剂(乙醚)和(或)肌肉松弛剂者,临床表现为四肢软弱、周围血管性血压下降,以及心肌抑制症状等,严重者可因呼吸肌麻痹而危及生命。多黏菌素类、林可霉素类、四环素类亦可引起。予以钙剂及新斯的明可解救,必要时予辅助呼吸支持。

4.周围神经:庆大霉素、链霉素、异烟肼、乙胺丁醇、多粘菌素类、硝基呋喃类均可引起周围神经炎,可予减量、补充维生素 B_6 或对症治疗。

5.氯霉素、青霉素、环丝氨酸、异烟肼、氟喹诺酮类药物等有时可引起精神症状如幻视幻听、定向力丧失、狂躁吵闹、失眠、猜疑等,常见于肾功能减退而药物未减量或原有中枢神经系统病变者。应早期发现,及时停药。

(四)血液系统毒性反应

1.氯霉素可引起红细胞生成抑制所致的贫血、再生障碍性贫血及溶血性贫血,在葡萄糖-6-磷酸脱氢酶缺乏时可诱发溶血性贫血的抗菌药物尚有磺胺药、呋喃类等,两性霉素 B、β 内酰胺类、氟喹诺酮类药物如替马沙星、环丙沙星、诺氟沙星。

2.氯霉素、磺胺药、β 内酰胺类、大环内酯类、氟胞嘧啶、氨基糖苷类、四环素类、两性霉素 B 等均可引起白细胞和(或)血小板减少。

3.β 内酰胺类尚可引起凝血酶原减少、血小板凝聚功能异常、抑制肠道内产生维生素 K 等而发生出血如鼻出血、消化道出血(包括大便隐血阳性)等。应定期作血常规检查,必要时查网织红细胞、骨髓涂片、血清铁和饱和铁等,当白细胞自正常减至(3~4)×10^9/L、血小板减少 30%~50%以上时应酌情停药。

(五)其他

四环素类多西环素、金霉素(现已很少口服),大环内酯类中红霉素(碱),氯霉素,氨基糖苷类,磺胺药等口服后可引起恶心、腹胀、呕吐、腹泻等胃肠道反应,其中四环素类最重。此外,很多抗菌药物(不仅是林可霉素类)可引起伪膜性肠炎。

青霉素(G)钾盐肌内注射、静脉滴注红霉素乳糖酸盐、氟喹诺酮类(左氧氟沙星、加替沙星)以及两性霉素 B 时可引起局部疼痛、血栓性静脉炎等,可加用局部麻醉剂、肾上腺皮质激素、肝素等,或稀释注射液、减慢滴速等方法。氨基糖苷类、两性霉素 B 等气溶吸入时如浓度过高,易出现咽痛、呛咳等上呼吸道刺激症状。

四环素类致乳齿黄染及牙釉质发育不全、颅内压升高,氯霉素引起灰婴综合征,两性霉素 B 致心肌损伤,万古霉素致心搏骤停,氟喹诺酮类、阿奇霉素致 QT 间期延长,青霉素治疗梅毒、回归热时出现"赫氏反应"等。

二、变态反应及应对措施

变态反应是抗菌药物较为常见的不良反应,临床表现轻、重不一,最多见为皮疹,其他尚有过敏性休克、血清病型反应、血管神经性水肿、嗜酸粒细胞增多症、药物热、溶血性贫血、再生障碍性贫血、接触性皮炎等。

(一)过敏性休克

过敏性休克以青霉素最为常见,青霉素类与头孢菌素类之间可以发生交叉变态反应,氨基糖苷类(链霉素、庆大霉素等)、磺胺药、四环素类、林可霉素类、大环内酯类、氯霉素、利福平等也偶可发生过敏性休克。不良反应发生常极为迅速,在注射针头尚未拔出即可发生,也可在皮试时出现,约半数病人的症状发生在注射后 5 分钟内,注射后 30 分钟内发生者占90%。各种途径如注射、口服、点眼、滴鼻、皮试、气溶吸入等都可引起过敏性休克,以注射给药者最为多见。

临床症状表现为：

1.呼吸道阻塞症状,如喉头水肿、气管支气管痉挛、肺水肿等,症见胸闷、心悸、喉头阻塞感、呼吸窘迫、脸色潮红等,伴有濒危感、口干、头昏、脸及四肢麻木等；

2.微循环障碍症状,由微血管广泛扩张所致,表现为烦躁不安、面色苍白、畏寒、冷汗、脉搏微弱、血压下降等；

3.中枢神经系统症状,如昏迷、抽搐、意识丧失、大小便失禁等,乃脑组织缺氧或缺血所致；

4.皮肤过敏反应,如瘙痒、荨麻疹、其他皮疹等。其他常见症状尚有腹痛、恶心、呕吐、腹泻、打嚏、咳嗽、发热等。第1、2组症状较多见,第3组症状乃严重呼吸道阻塞或微循环障碍的后果。重症患者可在短时间内死亡。

防治措施：

1.为防止过敏性休克的发生,应用这些抗菌药物前必须详细询问既往史,其内容包括：既往用药史,是否用过本类药物;应用后有无荨麻疹、瘙痒、胸闷、发热等反应;对其他抗菌药物如磺胺药、解热镇痛药等有无过敏;个人有无变态反应性疾病加支气管哮喘、过敏性鼻炎、湿疹等;家属中有无上述类似病史。

2.使用各类青霉素类制剂前必须先做皮试,已停用 7 天以上(小儿 3 天以上),需再次使用时应重做皮试,换用另一种批号也应再做皮试为妥。有对照的青霉素皮试对预测包括过敏性休克在内的变态反应有一定价值,对皮试阴性者仍宜提高警惕。

3.90%的过敏性休克于给药后 30 分钟内发生,故给药后应观察 30 分钟。抢救过敏性休克必须分秒必争就地抢救,成人患者可立即肌注 0.1%肾上腺素 0.5~1.0ml,病情严重者可静脉给药,可重复应用,剂量同上。其他药物可选用血管活性药物、扩容剂、肾上腺皮质激素、抗组胺药物、葡萄糖酸钙等。喉头水肿严重引起窒息时,应及早做气管切开术。

(二)皮疹

每种抗菌药物均可能引起皮疹,常见如青霉素、氨苄西林、链霉素、磺胺药、头孢菌素类。可表现为荨麻疹、斑丘疹、红斑、麻疹样皮疹、猩红热样皮疹、天疱疮样皮疹、湿疹样皮疹、结节样红斑、多形性红斑、紫癜、剥脱性皮炎、大疱表皮松解萎缩性皮炎、渗出性红斑等,后三者的预后较严重,以荨麻疹、斑丘疹、麻疹样皮疹较多见。皮疹多于治疗 10 天左右出现,曾接受同一抗菌药物的患者则可于给药后数小时到一、二日内迅速出现,一般持续 5~10 天后消退,或停药后 1~3 天内迅速消退。对有轻型皮疹而必须继续用药者,可给予肾上腺皮质激素、抗组胺药物等之后严密观察。如皮疹继续发展,并伴有其他变态反应及发热者应立即停药,同时加强抗过敏治疗。

(三)药物热

药物热见于青霉素类、大多数头孢菌素、链霉素、氯霉素、万古霉素、利福霉素、两性霉素等。药物热的潜伏期一般为 7~12 天,短者仅 1 天,长者达数周。热型大多为弛张型或稽留热。多数同时伴有皮疹,后者的出现可先于发热。不伴皮疹者停药后 2~3 天内大多可以退热,周围血象中嗜酸粒细胞往往增多。

以下几点有助于确诊单纯性抗菌药物热：

1.抗菌药物应用后病情已改善，体温下降后又再上升。

2.患者体温增高，但全身中毒症状不显著，一般情况较好。感染灶已消失，多次血细菌培养阴性，且无新感染或二重感染的证据，无法进一步用感染性发热来解释。

3.原来感染所致的发热未被控制，应用抗菌药物后体温反较未用前为高。

4.外周血白细胞总数不高，无明显核左移和中毒性颗粒，而伴有其他变态反应如皮疹、嗜酸粒细胞增多等。

5. 试验性地停用抗菌药物后 2~3 天体温迅速下降或趋正常。判别是否为单纯性药物热，最令人信服的莫过于停药后体温恢复正常，但停药前务必除外严重感染，如多次血培养阴性。

（四）光敏反应

光敏反应可发生于应用四环素类、青霉素类、头孢菌素类、氨基糖苷类、氯霉素、氟喹诺酮类（司氟沙星、洛美沙星）的过程中，皮肤直接暴露于日光下的易感者。临床表现为不同程度的日光灼伤，暴露处有红、肿、热、痛，继以水疱和渗液。以热带和南方地区多见。应嘱患者用药期间避免在阳光下暴晒。

（五）接触性皮炎

接触性皮炎一般见于与链霉素、青霉素等抗菌药物经常接触的工作人员如药厂分装人员、医护人员等。一般于接触后 3~12 个月内发生，多出现于两手、手臂、眼睑、颈部等处，表现为皮肤瘙痒、发红、丘疹、眼睑水肿、湿疹等，停止接触后皮炎逐渐消退。

此外，尚可见血清病样反应（青霉素）、嗜酸粒细胞增多症、溶血尿毒综合征（替马沙星）等。

三、二重感染及应对措施

二重感染是应用抗菌药物过程中出现的新感染，多见于长期应用广谱抗菌药物者、婴儿、老年人、有严重原发病（如恶性肿瘤、白血病、糖尿病、肝硬化等）者及进行腹部大手术者。病原菌主要有革兰阴性杆菌、真菌、葡萄球菌属等，可引起消化道、肺部、尿路感染、血流感染等。

（一）白色念珠菌感染

白色念珠菌引起的口腔感染、肠炎和肛门感染，临床表现为鹅口疮，乳白色斑块可遍及口腔黏膜、舌面、硬腭及咽部；严重者可蔓延至气管、食道和消化道，水样便或黏液便，每日数次至十余次不等，无呕吐，腹痛不明显，波及肛门时局部有灼热、疼痛、发痒等感觉，可伴肛周裂隙出血，严重时可并发食道、十二指肠或其他肠段出血或穿孔。应对措施是应用广谱抗菌药物期间应密切观察口腔内有无鹅口疮以及大便性状，必要时及时送检有关标本（口腔黏膜分泌液、痰液、粪便等）作涂片镜检和培养，治疗应首先暂停广谱抗菌药物，口腔局部可用制霉菌素甘油混悬液涂搽,制霉菌素每日 200 万~300 万 U,或氟康唑每日 200mg,疗程 3~5 天,也可用作预防。

(二)伪膜性肠炎

艰难梭菌引起的伪膜性肠炎常见于胃肠道肿瘤术后,以及肠梗阻、恶性肿瘤、充血性心力衰竭、尿毒症、糖尿病、再障等患者应用抗菌药物的过程中,老年患者尤易发生。几乎所有抗菌药物都可引起本病,其中以氨苄西林、林可霉素、克林霉素等的发生率较高,除外万古霉素。多于抗菌药物应用过程中或停药后 2~3 周内发生。

临床表现为大量水泻,每日 10 余次以上,大便中常含黏液,部分有血便,少数可排出斑块状假膜,伴发热、腹痛、腹胀、恶心及呕吐,重症患者可迅速出现脱水、电解质紊乱、循环衰竭、中毒性巨结肠、低蛋白血症,甚或出现腹水。因累及者多为下段结肠,故乙状结肠镜检常有助于诊断,可见结肠有假膜性炎症。钡剂灌肠示肠黏膜水肿和溃疡。粪便滤液加入组织培养中可检出特异外毒素。病死率约 30%,60 岁以上患者的病死率可达 40%。

治疗措施包括:

1.停用相关抗菌药物;

2.轻到中度可予甲硝唑 500mg 口服,每日 3 次,严重时可予万古霉素125mg 口服,每日 4 次,疗程均为 10 天;

3.若甲硝唑治疗 5~7 天后无效或不能耐受,应及时考虑更换为万古霉素治疗;

4.限制或避免使用抗蠕动药物,因为它们可能掩盖症状或导致疾病复杂;

5.可给予包括液体复苏,电解质平衡和预防静脉血栓的药物;

6.目前仍没有足够的证据支持益生菌能预防难辨梭状芽孢杆菌感染。

(三)金葡菌肠炎

金葡菌肠炎多为急性发病和有急性肠炎表现,高热中毒症状严重,嗜睡、昏迷、面色苍灰。病情进展快,可合并粪便稀水样,带黏液,量极多呈海蓝色,可见脱落的肠黏膜,常合并败血症。新鲜粪便涂片检查可见革兰阳性球菌与革兰阴性杆菌比例改变,前者渐占优势以至充满视野。培养可得大量金葡菌。治疗应及早认识,及时停用原来的抗菌药物,并选用有效药物如苯唑西林、氯唑西林、利福平等。

应用抗菌药物治疗原发感染后尚可继发肺炎、尿路感染、血流感染,病原菌常对多种抗菌药物耐药,应及早防范,针对病原菌选择敏感的抗菌药物治疗。

(刘晓慧)

第七章 老年人用药注意事项

第一节 老年人患病的特点

老年病又称老年疾病,是指人在老年期所患的与衰老有关的,并且有自身特点的疾病。中老年人由于年龄的增长,生理和心理均产生一些退行性变化,同时身体各器官组织在结构和功能方面都发生了一系列变化,以至机体的抗病能力和对疾病的反应性也随之发生变化。我们要了解老年人疾病的这些临床特点,才能对老年人疾病做到早期诊断、早期防治,防止因误诊和漏诊而延误治疗时机。

老年人因衰老、生理功能的改变,患病时往往与成年人表现不同,通常包括以下三方面:

一、老年人特有的疾病

这类疾病只有老年人才得,并带有老年人的特征。它在老年人变老过程中,随着机能的衰退而发生,如老年性痴呆,老年性精神病,老年性耳聋,脑动脉硬化以及由此引起的脑卒中等。这类与衰老退化变性有关的疾病随着年龄的增加而增多。

二、老年人常见的疾病

这类疾病既可在中老年期(老年前期)发生,也可能在老年期发生,但以老年期更为常见,或变得更为严重。它与老年人的病理性老化,机体免疫功能下降,长期劳损或青中年期患病体质下降有关,如高血压病、冠心病、糖尿病、恶性肿瘤、痛风、帕金森病、老年性变性骨关节病、老年性慢性支气管炎、肺气肿、肺源性心脏病、老年性白内障、老年骨质疏松症、老年性皮肤瘙痒症、老年肺炎、高脂血症、颈椎病、前列腺肥大等有关。老年人对病痛及疾病的反应不像儿童与青年人那样敏感,如在青少年患病时应有的高热反应,在老年时却因反应减弱而表现为低热或不发热;老年人患心肌梗死时很少像中年人那样有剧烈的胸痛,而是几乎没有疼痛感觉或仅表现为轻微的胸闷感,故老年人往往不能清楚地讲明。

三、青中老年皆可发生的疾病,但在老年期发病则有其特殊性

这类疾病在各年龄层都有发生,但因老年人机能衰退,同样的病变,在老年人则有其特殊性。例如,各年龄层的人都可能发生肺炎,但老年人则具有症状不典型,病情较严重的特点。又如青、中、老年皆可发生消化性溃疡,但老年人易发生并发症或发生癌变。由于老年人生理与病理方面的特殊性,故老年人患病有其特殊性。大致包括以下几点:

(一)老年人常同时患多种疾病

一个老年人身上常常同时患有多种疾病。据统计,老年人平均同时患有 4~6 种疾病或更多,如同时患有高血压、冠心病、高脂血症、颈椎病、轻度白内障、腰肌劳损等。虽然这几种疾病在人身上同时存在,但总有轻重缓急之不同,其中必有 1~2 种为主要的疾病,危害性大,甚至有致命性危险。

(二)老年人患病易有合并症

合并症是指当患某种疾病时,在该病的基础上并发其他疾病。由于老年人的免疫功能降低,抵抗力差,对外界微生物及其他刺激的抗御能力也弱,故老年人患病时比青年人更易发生合并症。例如老年人中风昏迷时、手术后或骨折卧床时,都易合并肺炎。

(三)老年人发病时易发生水和电解质紊乱

正常人体需要一定量的水分和必要的电解质如钾、钠、氯化物等,以满足机体代谢的需要和平衡。由于老年人身体细胞内液减少,细胞功能退化,器官萎缩,一旦发热或呕吐、腹泻时,很易出现水和电解质紊乱。

(四)老年人患病时临床表现不典型、不明显

老年人由于机体形态改变和功能降低,反应性减弱,常常病情已经很重,但临床表现很轻或无症状,容易造成漏诊或误诊。如老年人心肌梗死可无心前区疼痛,重症肺炎仅表现为咳嗽或意识障碍。老年人一旦发病,病情迅速恶化,治疗极为困难。如老年重症肺炎可很快继发呼吸衰竭、心力衰竭、脑病、多器官功能系统衰竭而死亡。老年人存在多个心脑血管意外的危险因素,故猝死发生率高。

(五)老年人患病时特别是急性病时,易发生意识障碍和精神异常

由于老年人脑血管粥样硬化,脑供血不足,当发生感染、发热、脱水、心律失常等时,容易出现嗜睡、谵妄、讲胡话、神志不清、甚至昏迷等症状,这是由于脑缺氧所致。有的疾病可能以突然昏迷为主要表现。

(六)老年人患病发病快,易发生全身衰竭

老年人脏器储备功能低下,一旦应激,病情迅速恶化,容易在发病后迅速衰竭。所谓:"老死"实际上并非无病,为原来处于勉强平衡状态的某些脏器功能迅速衰竭并涉及多个脏器损伤所致。

(七)老年人疾病的起病和发展不同于一般人群

由于生理功能的改变,老年人发病的诱因有时不同于一般人,如对年轻人不构成任何伤害的轻微外伤,就可使老年人发生骨折。老年人患病还易产生并发症与多脏器损害,同时由于代谢功能降低,易出现药品不良反应。

(八)老年人患病后恢复慢、差

也由于老年人功能衰退,患病后往往不易恢复,或恢复缓慢,甚至不少疾病还留下后遗症,往往需要采取康复措施。

(九)老年人患病时对药物的反应较大

老年人由于肝、肾功能低下,对药物的代谢和排泄的能力均下降,易引起药物的毒性反应。老年人患病时,如用药过多或剂量不当,很容易发生药物毒性反应,甚至因药物反应而加

重病情,或使健康受到威胁。

老年病的防治是老年保健的重要措施之一。由于老年人各种细胞、组织、器官的结构与功能随着年龄的增长逐年老化,因而适应力减退,抵抗力下降,发病率增加。我国老年人易患的疾病依次为肿瘤、高血压与冠心病、慢性支气管炎与肺炎、胆囊病、前列腺肥大、股骨骨折与糖尿病等。而病死率依次为肺炎、脑出血、肺癌、胃癌、急性心肌梗死等。根据以上特点,中老年人对自己的疾病要做到心中有数;平时要注意体会自己的感觉,一有体征变化,就要及时去医院就医;要向医生全面叙述自己的病情,以便医生全面考虑病与病、药与药之间的关系,准确选择用药;要定期地检查肝肾功能,监测药物的副作用。

第二节　老年人药代动力学和药效动力学特点

一、老年人药代动力学特点

老年药物代谢动力学(pharmacokinetics in the elderly)简称老年药动学,是研究老年人机体对药物处置的科学,即研究药物在老年体内的吸收、分布、代谢和排泄过程及药物浓度随时间变化规律的科学。老年药动学改变的特点为:药代动力学过程降低,绝大多数药物的被动转运吸收不变、主动转运吸收减少,药物代谢能力减弱,药物排泄功能降低,药物消除半衰期延长,血药浓度增高。

(一)药物的吸收

药物的吸收(absorption)是指药物从给药部位转运至血液的过程。大多数药物通过口服给药,经胃肠道吸收后进入血液循环,到达靶器官而发挥效应。因此,胃肠道环境或功能的改变可能对药物的吸收产生影响。影响老年人胃肠道药物吸收的因素有以下几点:

1.胃酸分泌减少导致胃液 pH 升高　老年人胃黏膜萎缩,胃壁细胞功能下降,胃酸分泌减少,胃液 pH 升高,可影响药物离子化程度,如弱酸性药物乙酰水杨酸在正常胃酸情况下,在胃内不易解离,吸收良好;当胃酸缺乏时,其离子化程度增大,使药物在胃中吸收减少,影响药效。

2.胃排空速度减慢　老年人胃肌萎缩,胃蠕动减慢,使胃排空速度减慢,延迟药物到达小肠的时间。因此,药物的吸收延缓、速率降低,有效血药浓度到达的时间推迟,特别对在小肠远端吸收的药物或肠溶制剂有较大的影响。

3.肠肌张力增加和活动减少　老年人肠蠕动减慢,肠内容物在肠道内移动时间延长,药物与肠道表面接触时间延长,使药物吸收增加。但胃排空延迟、胆汁和消化酶分泌减少等因素都可影响药物的吸收。

4.胃肠道和肝血流减少　胃肠道和肝血流量随年龄增长而减少。胃肠道血流量减少可影响药物吸收速率,如老年人对奎尼丁、氢氯噻嗪的吸收可能减少。肝血流量减少使药物首过效应减弱,对有些主要经肝脏氧化消除的药物如普萘洛尔,其消除减慢,使得血药浓度升高。

(二)药物的分布

药物的分布(distribution)是指药物吸收进入体循环后向各组织器官及体液转运的过程。药物的分布不仅与药物的储存、蓄积及清除有关,而且也影响药物的效应。影响药物在体内分布的因素主要有:机体的组成成分、药物与血浆蛋白的结合能力及药物与组织的结合能力等。

1.机体组成成分的改变对药物分布的影响　①老年人细胞内液减少,使机体总水量减少,故水溶性药物如乙醇、吗啡等分布容积减小,血药浓度增加;②老年人脂肪组织增加,非脂肪组织逐渐减少,所以脂溶性药物如安定、硝西泮、利多卡因等在老年人组织中分布容积增大,药物作用持续较久,半衰期延长;③老年人血浆白蛋白含量减少,使与血浆白蛋白结合率高的药物的游离型成分增加,分布容积加大,药效增强,易引起不良反应。如抗凝药华法林与血浆蛋白结合减少,游离药物浓度增高而抗凝作用增强,出血风险增加。因此,老年人使用华法林应减少剂量。

2.药物与血浆蛋白的结合能力对药物分布的影响　老年人由于脏器功能衰退,往往患多种疾病,需同时服用 2 种及以上的药物。由于不同药物对血浆蛋白结合具有竞争性置换作用,从而改变其游离型药物的作用强度和作用持续时间。如保泰松和水杨酸可取代甲苯磺酰丁脲与蛋白的结合,使甲苯磺酰丁脲在常用剂量下即可因游离型药物浓度增高而导致低血糖。

(三)药物的代谢

药物的代谢(metabolism)是指药物在体内发生化学变化,又称生物转化。肝脏是药物代谢的主要器官。老年人肝血流量和细胞量比成年人降低 40%~65%。肝脏微粒体酶系统的活性也随之下降,肝脏代谢速度只有年轻人的 65%。因此,药物代谢减慢,半衰期延长,易造成某些主要经肝脏代谢的药物蓄积。有研究表明,老年人使用利多卡因、普萘洛尔、保泰松和异戊巴比妥后,血药浓度增高,半衰期延长。值得注意的是,老年人肝脏代谢药物的能力改变不能采用一般的肝功能检查来预测,这是因为肝功能正常不一定说明肝脏代谢药物的能力正常。一般认为,血药浓度可反映药物作用强度,血浆半衰期可作为预测药物作用和用药剂量的指征。但是还应注意血浆半衰期并不能完全反映出药物代谢、消除过程和药物作用时间,如米诺地尔作为长效降压药,其血浆半衰期为 4.2 小时,但降压效果可持续 3~4 天,这是药物与血管平滑肌结合,使其作用持续时间远远超过根据血浆半衰期所预测的时间。

(四)药物的排泄

药物的排泄(excretion)是指药物在老年人体内吸收、分布、代谢后,最后以药物原形或其代谢物的形式通过排泄器官或分泌器官排出体外的过程。肾脏是大多数药物排泄的重要器官。老年人肾功能减退,包括肾小球滤过率降低、肾血流量减少、肾小管的主动分泌功能和重吸收功能降低,这些因素均可使主要由肾以原形排出体外的药物蓄积,表现为药物排泄时间延长,清除率降低。在老年人肾功能减退、血浆半衰期延长时,用药剂量应减少,给药间隔应适当延长,特别是药物以原形排泄、治疗指数窄的药物,如地高辛、氨基糖苷类抗生素尤需引起注意。老年人如有嗜睡、低血压、心力衰竭或其他病变时,可进一步损害肾功能,故用药更应小心,最好能监测血药浓度。

二、老年人药效学特点

药物效应动力学(pharmacodynamics)简称药效学,是研究药物对机体的作用及作用机制的科学。老年药效学改变是指机体效应器官对药物的反应随年龄增长而发生的改变。老年药效学改变的特点:对大多数药物的敏感性增高、作用增强,对少数药物的敏感性降低,药物耐受性下降,药物的不良反应发生率增加,用药依从性降低。具体表现如下:

(一)多药合用耐受性明显下降

老年人单一用药或少数药物合用的耐受性较多药合用为好,如利尿药、镇静药、安定药各一种并分别服用,耐受性较好,能各自发挥预期疗效。但若同时合用,则病人不能耐受,易出现直立性低血压。

(二)对易引起缺氧的药物的耐受性差

因为老年人呼吸系统、循环系统功能降低,应尽量避免使用这类药物。如哌替啶对呼吸有抑制作用,禁用于患有慢性阻塞性肺气肿、支气管哮喘、肺源性心脏病等的病人,慎用于老年病人。

(三)对排泄慢或易引起电解质失调的药物耐受性下降

老年人由于肾调节功能和酸碱代偿能力较差,输液时应随时注意调整,对于排泄慢或易引起电解质失调药物的耐受性下降,故使用剂量宜小,间隔时间宜长,还应注意检查药物的肌酐清除率。

(四)对肝脏有损害的药物耐受性下降

老年人肝脏代谢功能下降,对利血平及异烟肼等损害肝脏的药物耐受力下降。

(五)对胰岛素和葡萄糖耐受力降低

由于老年人大脑耐受低血糖的能力较差,易发生低血糖昏迷。因此,要教会老年糖尿病病人和家属识别低血糖的症状,随身携带糖果、饼干和糖尿病卡,便于发生意外时的救治。

第三节　老年人药物治疗的原则

老年人由于各器官贮备功能及身体内环境稳定机制随年龄而衰退,因此,对药物的耐受程度及安全幅度均明显下降。据有关资料统计, 在 41~50 岁的病人中, 药品不良反应(adverse drug reaction ADR)的发生率是 12%,80 岁以上的病人上升到 25%。同时,老年人用药不仅出现 ADR 发生率较年轻人为高,而且一旦出现,其严重程度亦较年轻人高,甚至导致死亡。因此,老年人用药,首先应掌握一定的用药原则,预防 ADR 的发生。

一、受益原则

首先要有明确的用药适应证,另外还要保证用药的受益/风险比大于1。即便有适应证但用药的受益/风险比小于1时,就不应给予药物治疗。例如:无危险因素的非瓣膜性心房纤颤的成年人,若用抗凝治疗并发性出血危险每年约1.3%,而未采用抗凝治疗每年发生脑卒中仅0.6%,因此,对这类病人不需抗凝治疗。又如:对于老年人的心律失常,如果既无器质性心脏病,又无血流动力学障碍时,长期用抗心律失常药可使死亡率增加,因此,应尽可能不用或少用抗心律失常药。

二、精减药物品种的原则

老年人同时用药不能超过5种。过多使用药物不仅增加经济负担,降低依从性,而且还增加药物相互作用。据统计,同时使用5种药物以下的药品不良反应发生率为4%,6~10种为10%,11~15种为25%,16~20种为54%。并非所有药物的相互作用都能引起ADR,但无疑会增加潜在的危险性,联合用药品种愈多,药品不良反应发生的可能性愈高。用药品种要少,最好5种以下,治疗时分轻重缓急。

(一)执行精减药物品种时要注意:

1.了解药物的局限性,许多老年性疾病无相应有效的药物治疗,若用药过多,ADR的危害反而大于疾病本身。

2.抓主要矛盾,选择主要药物治疗。凡是疗效不确切、耐受性差、未按医嘱服用的药物都可考虑停止使用,以减少用药数目。如果病情危重需要使用多种药物时,在病情稳定后仍应遵守5种药物原则。

3.选用具有兼顾治疗作用的药物。如高血压合并心绞痛者,可选用β受体阻滞剂及钙拮抗剂;高血压合并前列腺肥大者,可用α受体阻滞剂。

4.重视非药物治疗。这仍然是有效的基础治疗手段。如早期糖尿病可采用饮食疗法,轻型高血压可通过限钠、运动、减肥等治疗,老年人便秘可多吃粗纤维食物、加强腹肌锻炼等,病情可能得到控制而无需用药。

5.减少和控制服用补药。老年人并非所有自觉症状、慢性病都需药物治疗。如轻度消化不良、睡眠欠佳等,只要注意饮食卫生,避免情绪波动均可避免用药。治疗过程中若病情好转、治愈或达到疗程时应及时减量或停药。

三、小剂量原则

老年人由于增龄的关系,组织细胞功能退化,肝肾解毒与排泄功能减弱,以及对许多药物不良反应的耐受能力下降等,每当用药量过大,即便是常规剂量情况下,也都可能引起不良反应,故医学专家常把"剂量宜小"列为老年人用药的第一位原则。

老年人用药量在《中国药典》规定为成人量的3/4;一般开始用成人量的1/4~1/3,然后根据临床反应调整剂量,由于现在尚缺乏针对老年人剂量的调整指南,因此,应根据老年患者的年龄和健康状态、体重、肝肾功能、临床情况、治疗指数、蛋白结合率等情况具体分析,能用较小剂量达到治疗目的的,就没有必要使用大剂量。对于需要使用首次负荷量的药物(利多卡因、乙胺碘呋酮、部分抗菌药物等),为了确保迅速起效,老年人首次可用成年人剂量的下限。小剂量原则主要体现在维持量上。而对于其他大多数药物来说,小剂量原则主要体现在开始用药阶段,即开始用药就从小剂量(成年人剂量的 1/5~1/4)开始,缓慢增量。以获得更大疗效和更小副作用为准则,探索每位老年患者的最佳剂量。

四、择时原则

择时原则即选择最佳时间服药。根据时间生物学和时间药理学的原理,选择最合适的用药时间进行治疗,以提高疗效和减少毒副作用。因为许多疾病的发作,加重与缓解都具有昼夜节律的变化,例如夜间容易发生变异性心绞痛、脑血栓和哮喘,类风湿性关节炎常在清晨出现关节僵硬等;药代动力学也有昼夜节律的变化。因此,进行择时治疗时,主要根据疾病的发作、药代动力学和药效学的昼夜节律变化来确定最佳用药时间。

五、暂停用药原则

老年人在用药期间,应密切观察,一旦出现新的症状,应考虑为药物的不良反应或是病情进展。前者应停药,后者则应加药。对于服药的老年人出现新的症状,停药受益明显多于加药受益。所以暂停用药原则作为现代老年病学中最简单、最有效的干预措施之一,值得高度重视。

第四节　注意药物的相互作用及药物对老年人其他疾病的影响

老年患者病情复杂,且同时使用多种药物进行治疗,很容易引起药物间的相互作用。有调查发现,65 岁以上的老年人同时患有 2 种疾病的占 48%,3 种以上疾病的占 32%,4 种以上的占 20%。被调查的人群中服药率 78.9%,其中长期用药(半年以上)占 83.7%,短期用药(半年以下)占 16.3%,平均每人服药 3.4 种。老年人作为一个特殊群体,随着年龄增长,各项生理功能降低,患病率增高,造成这一群体通常服用多种药物,药物的联合也许会增加疗效,但是其相互作用造成的药物不良事件也就相应增多。

药物相互作用是指 2 种或多种药物同时或先后经相同或不同途径给予,各药间产生相互影响,而使药物作用或效应发生变化。药物相互作用可发生在药物体外的配伍中,但更多的是发生在药物的吸收、分布、代谢和排泄过程中。

一、体外配伍的药物相互作用

此种情况多发生于液体药物的合并应用中, 如注射剂在同一针筒或输液瓶中的混合应用所产生的沉淀、混浊、变色、分解、产生毒物等物理或化学变化,其中多数变化可使药效降低或失效,甚至产生有毒物质。引起变化的主要原因有:

(一)溶剂的改变

注射液的溶剂多是注射用水,但有些非水溶性的药物常用乙醇、丙二醇、甘油等作溶剂。当非水溶性药物加入水溶性药物中时,因溶剂性质的改变,常析出结晶沉淀。

（二）pH 的改变

一般的 pH 相差较大的注射液混合后易发生变化。

（三）生成新的化合物

如将氯化钙注射液和碳酸氢钠注射液混合时,可产生难溶性钙盐而发生沉淀。

（四）离子作用的影响

一般情况下,阳离子型或阴离子型药物均可与非离子型药物相混合,而阴离子型和阳离子型药物相混合时,易析出难溶于水的沉淀。

二、药代动力学相互作用

药代动力学相互作用常因联合用药时血药浓度或血药浓度–时间曲线下面积的改变所引起。相互作用可发生在药物的吸收、分布（及体内主动转运）、代谢和排泄过程中,导致产生的药理效应的改变。

（一）影响药物的吸收

改变胃肠蠕动,可影响药物吸收。口服药物主要在小肠吸收,胃排空的快慢是影响药物由小肠吸收快慢的主要因素之一。如抗胆碱药物可抑制胃肠蠕动,使同时使用的药物吸收增加,而增强胃肠蠕动的缓泻剂则使同时使用的药物吸收减少。此外,金属离子都容易与四环素相互结合形成不溶解的复合物而影响吸收。

（二）影响药物分布

1.竞争血浆蛋白的同一结合部位:血浆中的药物一部分与血浆蛋白可逆性结合,另一部分呈游离型。只有游离型药物才能发挥作用。当 2 种与血浆蛋白同一结合部位结合的药物同时应用时,可发生竞争,其结果是一种药物可被另一种结合力强的药物从血浆结合部位上置换出来,变为游离型药物,其药理作用增强,甚至产生毒性。如华法林的血浆蛋白结合率为98%~99%,与保泰松合用时可被其置换,其抗凝作用成倍增加,容易造成出血等风险。

2.相互作用发生在药物的主动转运过程:据报道,中枢性降压药胍乙啶等是通过主动转运机制为肾上腺素能神经所摄取,但这个主动转运机制可被拟交感胺类物质和三环类抗抑郁药所抑制,使抗高血压效应被阻断,以致"翻转"为升血压。

3.相互作用促使药物与组织结合:据报道,奎尼丁和地高辛合用,可使地高辛的血药浓度增高 1 倍,其主要机制是奎尼丁减少了地高辛在肾小管中的排泄。但近年又证明,奎尼丁可能与地高辛在组织中（主要是肌肉）竞争结合位点,使地高辛在组织中分布减少。

（三）影响药物的代谢

药物代谢主要在肝脏中进行,某些药物对酶的活性有诱导或抑制作用,所以当几种药物合用时,可通过对肝药酶的影响而改变其代谢速率,导致药物的代谢加快或减慢,从而影响药效。

（四）影响药物排泄

竞争肾小管分泌系统而影响排泄：大多数药物经肾脏排泄，主要是通过肾小管滤过和肾小管分泌。有些药物可竞争肾小管分泌，从而使另一些药物肾小管分泌受到抑制，致使血药浓度升高、药效增强或作用时间延长。

肾小管重吸收过程的药物相互作用：药物自肾脏排泄的速度受多种因素的影响，其中肾小管内尿液 pH 是最重要的因素之一。分子型药物易被肾小管重吸收，而离子型的药物则相反。弱酸性药物在碱性尿中或弱碱性药物在酸性尿中主要以离子型存在，不易被重吸收而排泄较快，如阿司匹林等与碳酸氢钠同时服用，可因后者使尿中 pH 值升高，促进其药物排泄。

三、药效学相互作用

2 种及以上药物联合应用时，可通过作用于同一部位、同一机制，也可通过作用于不同部位、不同机制产生药理上相似或相反的效应，从而影响药效。

（一）作用于受体部位的药物相互作用

不同的药物作用于机体同一部位或受体时，可产生作用增强或减弱的效应，即产生协同或对抗作用。

（二）影响水电解质平衡而产生药物相互作用

一些药物影响体内水与电解质的平衡，从而对某些药物产生影响。如噻嗪类利尿药等与洋地黄制剂合用，因前类药物有排钾的作用，从而使血钾降低，心肌细胞内钾减少，稍有不慎，有可能会诱发或增强洋地黄中毒症状。

总之，药物相互作用是一个复杂的问题，医师在对老年患者用药时，应格外小心，注意药物的相互作用，并向患者交代清楚。另外，医生在用药时，还需要考虑药物对患者本身疾病的影响。譬如，老年人常患有青光眼，且老年男性患者很多都存在前列腺肥大的问题，在治疗老年患者中枢神经疾患的药物中，有不少药物存在抗胆碱作用，如不加注意，可引起尿潴留及青光眼的恶化。因此，在给予老年患者用药时，不仅需要我们关注药物本身之间的相互作用，还需关注药物对老年患者本身疾病的影响。

第五节　注意合理选择药物

由于老年人的疾病产生原因比较复杂，相同的症状可能由不同的疾病及病因所引起，因此选用药物也要有较强的针对性才能达到预期的治疗目的。例如咳嗽，有可能是感冒，也有可能是支气管炎引起，还有可能是肺炎甚至是肺部肿瘤等引起，都必须根据症状与体征寻找病因、选准药物、足量足疗程用药。

一、掌握用药指征，合理选择药物

老年人由于生理衰老、病理变化，病情往往复杂多变，若药物使用不当可使病情恶化，甚至无法挽救。如一高血压病人，平时肾功能稍差，BUN7.14~10.71mmol/L，在肺部感染时选用青霉素加庆大霉素肌内注射,2 天后, 肾衰竭,BUN 升至 28.56~35.70mmol/L,5 天后尿闭,7 天后死亡。尸检发现多灶性肾近曲小管坏死,符合急性药物中毒性肾衰竭。因此,老年人用药一定要掌握少而精的原则,选择药物时要考虑到既往疾病及各器官的功能情况。对有些病症可以不用药物治疗的就不要急于用药,如失眠、多梦患者,可通过节制晚间紧张的脑力劳动和烟、茶等,而收到良效。老年人精神情绪抑郁,可通过劝慰,心理指导等治疗,其效果常比用药好。

二、掌握最佳用药剂量

由于老年人对药物耐受能力差,个体差异增大,半衰期延长,因此,对老年人用药剂量必须十分慎重。有人主张,从 50 岁开始,每增加一岁应减少成年人用量的10%。也有人主张 60 岁以上用成年用量的 1/3,70 岁用 1/4,80 岁用 1/5。我们的体会是,对老年人的用药剂量,应根据年龄,体重和体质情况而定。对年龄较大,体重较轻,一般情况较差的老年患者应从"最小剂量"开始。如能进行血药浓度监测,则可更准确地根据个体差异调整用药剂量。

三、掌握用药的最佳时间

掌握好用药的最佳时间可以提高疗效,减少不良反应。如洋地黄、胰岛素,凌晨 4 时的敏感度比其他时间大几倍甚至几十倍。皮质激素的应用, 目前多主张长期用药者在病情控制后,采取隔日一次给药法,即把 2 日的总量于隔日上午 6~8 时 1 次给药。这是根据皮质激素昼夜分泌的节律性,每日早晨分泌达高峰,这时给予较大量皮质激素,下丘脑—垂体—肾上腺系统对外源性激素的负反馈最不敏感,因而对肾上腺皮质功能抑制较小,疗效较好,产生库兴综合征等不良反应较小。一般多数口服药物可在饭后服,尤其对消化道有不良反应的药物如铁剂,某些抗生素等。有些药物要求在空腹或半空腹时服用,如驱虫药、盐类泻药等。有些药要求在饭前服,如健胃药、收敛药、抗酸药、胃肠解痉药,利胆药等。

老年人因肝肾功能减退,导致机体对药物的吸收、分布、代谢和排泄等能力减退,所以其不良反应率要比年轻人高 2~3 倍,只有充分认识这一问题,合理用药,方能达到用药安全有效和防病治病之目的。

第六节　药物治疗要适可而止

目前,我国 60 岁以上的老年人占全世界的 1/5,已成为老龄化速度最快、老年人口最多的国家。关注老年人用药的特殊性,坚持正确使用药物的原则性,是老年患者健康长寿的重要环节之一。

老年人常常同时伴有多种疾病,需要接受多种药物治疗,即所谓多重用药。老年患者的多重用药问题普遍存在,一项美国门诊患者调查显示,57%的≥65 岁老年妇女服用处方药种类≥5 种,12%的≥65 岁老年妇女服用处方药种类≥10 种。除医师处方外,老年人还常自行购药,包括广告药物、非处方药物、保健品和中草药等。多重用药会导致药品不良反应增加及用药依从性降低等后果。

老年人用药很难制定统一的标准,所以应当注意以下六个原则:

(一)个体化

于老年人患病史和药物治疗史不同,治疗的原则也有所差异,应当根据每位老年人的具体情况量身定制适合的药物、剂量和给药途径。如激素类药物可的松,必须在肝脏代谢为氢化可的松才能发挥疗效,所以患有肝脏疾病的老人不应使用可的松,而应当直接使用氢化可的松。

(二)优先化

老年人常患有多种慢性疾病,为避免同时使用多种药物,当突发急症时应当确定优先治疗的原则。如突发心脑血管急症时,暂停慢性胃炎或前列腺肥大的治疗。

(三)简单化

老年人用药要少而精,一般应控制在四种以内,减少类型、作用相似药物的合并,尽可选用长效制剂,以减少用药次数。药物治疗要适可而止,不必苛求痊愈。如降压药尽量使用长效且一日一次的口服制剂。

(四)减量化

药物在老年人体内发生的改变,使老年患者对药物的敏感性增加、耐受力降低、安全范围缩小。所以除使用抗生素外,用药剂量一般要减少,特别是解热镇痛药、镇静催眠药、麻醉药等。60~80 岁的老人用药剂量为成年人的 3/4~4/5,80 岁以上的老人应为成年人的 1/2,部分特殊药品例如强心苷类药品仅为成年人的 1/4~1/2。

(五)饮食化

多数老年人体内蛋白质比例降低,加之疾病、消瘦、贫血等原因均影响着药物的疗效,应当重视食物的营养选择与搭配。如老年性糖尿患者注意调节饮食,以保证降血糖药物的疗效。

(六)人性化

关怀老年人,特别是关爱患有慢性疾病的老年人,对有效地发挥药物疗效至关重要。如老年人容易漏服药,可以准备数个小瓶,并标注清楚一周七天早、中、晚的时间,将一周需用的药物预先分放好,便于老人服用,也可建立服用药品的日程表或备忘卡。还应向老年人广泛宣传必要的用药小常识,如服药最好用白开水,肠溶片和缓释片不可掰碎了服用等。

第七节　控制输液量

对老年病人的给药原则,是按口服、肌内注射、静脉注射的顺序进行。如果病人昏迷不醒,或者呕吐频繁,做过胃肠手术,则需要注射药物。但输液要控制输液量,防止输液带来的不良后果。要防止输液的不良后果有:

(一)输液反应

这是一种最常见的由输液造成的反应,其原因是输入了致热源或输入的液体保存不当,换输液瓶时消毒不规范,无菌操作不严密,导致瓶口污染等因素所导致。大多都在输液 1 小时左右发生,患者出现全身寒战,继而高热,体温可达 40℃以上,常伴恶心、呕吐、头痛、头晕等症状。

(二)肺部水肿

输液时,如果输液量过多、速度过快,对于一个心功能已减退的老年人来说,就容易诱发心衰和肺部水肿,重者可危及生命。患者可出现呼吸困难,反复咳嗽,吐白色泡沫痰,严重者可吐粉红色泡沫样痰。这种现象尤其发生在原有肺部疾患(肺炎、肺气肿)的患者及心脏功能不全(冠心病、高血压、心肌病)的患者,老年人更应引起注意。

(三)循环障碍

一些葡萄糖、盐水注射制剂中均含有一定量的不溶性微粒。据《中国药典》规定:"每毫升液体含量直径 10um 以上不溶性微粒数不得超过 20 个"。按此标准计算,如患者一次输液 500ml,可能有 1 万个微粒直接进入血液中。因为微循环血管管径很小,最小者仅 3um,容易导致微循环障碍。

(四)过敏反应

某些药物由于个人体质的特异原因,可引起迟发性药物过敏反应,即使皮肤试验阴性后也不可大意。据报道,有位患者在医院门诊做青霉素皮试阴性后即进行输液,当液体还剩余约 150ml 时,患者出现胸闷、心跳加快、呼吸急促、烦躁不安、全身荨麻疹等症状。在此之前病人无任何不适感。所幸病人抢救得及时而脱险。

(五)皮下出血

如果多次、大量输液,对一个本有微循环障碍的老年人来说,犹如"雪上加霜"。同时,老年人静脉穿刺部位还常会发生皮下出血、炎症坏死、静脉炎等。

(六)空气栓塞

由于在输液中更换液体时带入大量的空气或输液管连接不紧漏气而引起,这种情况比较危险。如果进气量小,可在肺内毛细血管被吸收,如果进入气体量多,可阻塞肺动脉,造成严重缺氧,患者出现呼吸极度困难、呛咳、嘴唇发青,可因重度缺氧导致死亡。

第八节　用药后观察

在老年人用药期间,应密切观察变化,一旦发生任何新的症状或体征,包括身体、认知和情感方面的变化,要考虑到药物反应及病情变化,必要时暂停正在服用的药物。老年人药品不良反应发生率高,医务人员要密切观察和预防药物的不良反应,提高老年人的用药安全。

一、密切观察药物不良反应

要注意观察老年人用药后可能出现的不良反应,及时处理。如对使用降压药的老年患者,要注意提醒其直立、起床时动作要缓慢,避免直立性低血压。

二、注意观察药物矛盾反应

老年人在用药后容易出现药物矛盾反应, 即用药后出现与用药治疗效果相反的特殊不良反应。如用硝苯地平治疗心绞痛反而加重心绞痛,甚至诱发心律失常,所以用药后要细心观察,一旦出现不良反应时宜及时停药、就诊,根据医嘱改服其他药物,保留剩药。

三、用药从小剂量开始

用药一般从成年人剂量的 1/4 开始,逐渐增大至 1/3→1/2→2/3→3/4,同时要注意个体差异,治疗过程中要求连续性的观察,一旦发现不良反应,及时协助医生处理。

四、选用便于老年人服用的药物剂型

对吞咽困难的老年人不宜选用片剂、胶囊制剂,宜选用液体剂型,如冲剂、口服液等,必要时也可选用注射给药。胃肠功能不稳定的老年人不宜服用缓释剂,因为胃肠功能的改变影响缓释药物的吸收。

五、规定适当的服药时间和服药间隔

根据老年人的服药能力、生活习惯,给药方式尽可能简单,当口服药物与注射药物疗效相似时,则采用口服给药。由于许多食物和药物同时服用会导致彼此的相互作用而干扰药物的吸收。如含碳酸钙的制酸剂不可与牛奶或其他富含维生素 D 的食物一起服用,以免刺激胃液过度分泌或造成血钙或血磷过高。此外,如果给药间隔过长达不到治疗效果,而频繁的给药又容易引起药物中毒。因此,在安排服药时间和服药间隔时,既要考虑老年人的作息时间又应保证有效的血浓度。

六、其他预防药品不良反应的措施

由于老年人用药依从性较差,当药物未能取得预期疗效时,更要仔细询问患者是否按医嘱服药。对长期服用某一种药物的老年人,要特别注意监测血药浓度。对老年人所用的药物进行认真的记录并注意保存。

老年人是一个特殊的群体,在我国老年人因不合理用药而导致的不良反应较为普遍。医务工作者应不断加强学习,及时更新药物知识,尽可能准确地确定疾病状态,选择合适的药物、剂量和间隔时间,给药方案尽可能简化,使患者易于顺应。患者也应按医师的医嘱去服用药物,不要漏服、多服或随意停服,更不要按药物的广告宣传自行服用并不了解的药物。总而言之,医务人员对老年患者应给予更多的关爱和关注, 积极采取措施, 加强对老人的健康干预和早期预防,为老年人提供良好的卫生保健服务,使老年人的健康水平提高,促进中老年人健康长寿。

(胡咏华)

第八章　妊娠期和哺乳期用药注意事项

为了适应胎儿、婴儿正常发育的需求,妊娠期及哺乳期妇女体内各系统均发生了一系列适应性的生理变化。而胎儿、婴儿各处于不同的发育阶段,各器官系统发育尚未完善,生理情况与成年人显著不同。并且孕妇和哺乳期妇女用药十分普遍,调查显示,有60%~90%的妊娠期妇女使用过药物,药物平均使用数量为1~3种,由于所使用的药物的差异、以及患者本身的各阶段生理状况各不相同,因此了解妊娠期、哺乳期的用药注意事项,对母婴的健康至关重要。

第一节　妊娠期用药注意事项

一、在妊娠头3个月用药要特别谨慎

影响药物对胎儿产生不良反应的因素包括有药物本身的性质、药物的剂量、使用药物的持续时间、用药途径、胎儿及新生儿对药物的亲和性以及用药的胎龄,其中最重要的就是用药的胎龄。

胎儿所处的生长发育是哪一阶段,对胎儿暴露于药物所受的影响极其重要。卵子受精后2周,即着床前后,药物及环境有毒物质对胎儿的影响通常表现为"全"或"无"现象。"全"是表示胚胎受损严重而死亡,最终流产;"无"是指无影响或影响很小,可以经其他早期的胚胎细胞的完全分裂代偿受损细胞,胚胎继续发育,不出现异常。受精后3~8周,亦即停经后的5周至10周,胎儿各部开始定向发育,主要器官均在此时期内初步形成。母亲在这个阶段内服药,可能对将发育成特定器官的细胞发生伤害,而使胎儿的发育停滞、畸变,这是"致畸高度敏感期"。器官开始发育至初步形成有一定时间,具体而言,大约在受精后15~25日神经初步形成,心脏在20~40日,肢体在24~26日,受精后的第9周至足月妊娠,胎儿各个器官继续发育,其功能逐步完善,但神经系统、生殖系统及牙齿仍在不断发育,神经系统的分化持续到胎儿成熟,直至新生儿时期仍在继续。

在整个妊娠过程中,用药都需要谨慎,特别是在妊娠头3个月内用药需要特别谨慎。因为此阶段是胚胎器官和脏器的分化期,也是致畸的敏感期,其中妊娠第21~35天为高敏感期,胎儿心脏、神经系统、呼吸系统、四肢、性腺及外阴相继发育,若此期间胚胎接触毒物,最易发生先天性畸形;妊娠3~5周,中枢神经系统、心脏、肠、骨骼及肌肉均处于分化期,致畸药物在此期间可影响上述器官或系统;在妊娠第34~39天,可致无肢胎儿;在妊娠第43~47天,可致胎儿拇指发育不全及肛内直肠狭窄。

二、在整个妊娠过程中，尽量选用对孕妇及胎儿安全的药物

多数药物在胎儿体内与血浆蛋白的结合率比成人低，所以游离药物浓度较高。胎儿体内含多种代谢酶，如组织胺酶可破坏来自母体的组织胺，单胺氧化酶可通过去胺氧化而灭活儿茶酚胺。胎儿肝脏中细胞色素 P450 酶系统代谢功能不足，葡萄糖醛酸转移酶络合作用缺乏，机体生物转化的两个基本步骤功能均不完善，药物解毒功能降低。胎儿肾功能不完善，滤过率低，药物排泄慢，易发生蓄积，氯霉素、四环素、磺胺类药物等主要经肾排泄的药物更易对胎儿产生毒性。在整个妊娠过程中，我们要充分了解药物在妊娠患者体内的过程、药物在胎儿体内的过程以及药物的危险分级，以选用对孕妇及胎儿安全有效的。

(一)药物孕妇体内的代谢过程

1.药物的吸收

药物的吸收是指药物自体外或给药部位，经过细胞组成的屏障进入血液循环的过程。大多数药物都以单纯扩散进入体内，扩散速度取决于屏障膜的性质、面积及膜两侧的浓度梯度、药物的性质。分子量小的(1000 以下)、脂溶性大的、不易离子化的药物较易吸收。药物的解离常数 pKa 以及所在溶液的 pH，是影响吸收的因素。如弱酸性药物在胃液中非离子型多，则胃中吸收差，多在小肠吸收。妊娠时由于胃和肠蠕动减慢，使经口给的药物吸收可能延迟，因而血浆峰浓度出现延迟和降低。如果一种药物的吸收减慢，并且停留在肠道的时间延长，则吸收的总量可能增加。如果发生呕吐和食管反射(这在妊娠期间常常发生)，则干扰药物的吸收，使吸收降低。当潮气量和肺血流量增加时，经过肺进入循环的气体药物可很快与血中的浓度平衡，使总吸收增加。透皮吸收制剂，由于皮肤血流量、细胞外水量及皮下脂肪组织量的增加，使吸收量增加。另外，妊娠晚期由于血流动力学的改变，下肢血液回流不畅，会影响药物经皮下或肌内注射的吸收，故如需快速起作用者，应采用静脉注射。

2.药物的分布

(1)妊娠过程中体内总水分增加约 7L，所增加水分的 60%分布到胎盘、胎儿和羊水，另 40%分布到母体组织，使妊娠期间母体血浆容量增加 50%，药物分布容积也随之增加，药物吸收后稀释度也增加，故药物需要量高于非妊娠期。这些改变主要影响极性药物的分布容积。

(2)妊娠期间体内脂肪平均增加 25%，使主要沉积在脂肪组织的药物分布容积增加，而血浆浓度降低。

(3)妊娠期单位体积血清蛋白含量降低，其中清蛋白下降更明显，常出现低血清清蛋白血症。妊娠期药物与清蛋白的结合能力明显降低。另外，妊娠时，新陈代谢增加和胎儿对母体的排泄物，使需与清蛋白结合的内源性物质增加，药物与清蛋白结合减少，血内游离药物增多，因而到组织和通过胎盘的药物就增多，因此妊娠期用药效率增高。实验证明，药物非结合部分增加的常用药物有地西泮、苯妥英钠、苯巴比妥、哌替啶、地塞米松等。

3.药物的代谢　妊娠期间药酶的诱导和抑制取决于代谢系统的活性。例如在妊娠期间代谢咖啡因的细胞色素 P450 酶活性较低,而肝代谢苯妥英的活性增高。

4.药物的排泄　从早期妊娠开始,肾血流量增加 35%,肾小球滤过率增加 50%,此后整个孕期维持高水平,这些因素均加速药物从肾脏排出,其中一些主要从尿中排出的药物,如注射用硫酸镁、地高辛等,宜采用侧卧位,以增加肾血流量,促进药物的消除。另外,肾功能不全,明显影响到药物在体内的半衰期。当在妊娠高血压疾病或慢性肾炎等疾病合并肾功能不全时,对所应用药物的半衰期应有充分的估计。

(二)药物在胎儿体内的代谢

1.药物的吸收　药物进入胎儿体内主要通过胎盘,也可通过吞咽羊水,自胃肠道吸收少量药物。现已证明,胎儿 24 小时吞咽羊水 500~700ml 不等。此外,胎儿皮肤也可从羊水中吸收药物。

2.药物的分布　药物在胎儿体内分布与胎儿血液循环一致。血流通过脐静脉,大部分经肝脏至心脏,小部分经静脉导管至下腔静脉,因此血流分布至肝脏量很大。另外,50%心排出量回胎盘,而另一半中相当大部分至胎儿脑,因而药物分布至脑和肝脏较多。缺氧时,由于血液再分配,分配至脑血流增加,药物就更集中。而胎儿在不同胎龄血供不同,致使不同组织的药物浓度随胎龄不同而有差别。整个孕期,胎儿含水量亦随胎龄而不同。整个孕期,胎儿含水量亦随胎龄而不同:如孕 16 周时全身含水量为 94%,而足月时则下降至 76%。细胞外液减少,因而脂溶性药物分布和蓄积亦少,随着胎龄增加,脂肪蓄积渐渐增多,脂溶性药物亦随脂肪分布而分布。胎儿脑水分少,故脂溶性药物蓄积也少。

3.药物代谢　胎儿对药物代谢从质和量上较成人差,胎儿肝脏线粒体酶系统功能低,分解药物的酶系统活性也不完善,葡萄糖醛酸转移酶活性仅为成人1%,对药物解毒能力极低。主要由胎盘转运,从胎儿重返母体,再由母体解毒排泄。

4.药物排泄　胎儿肾脏发育不全,肾小球滤过率低,排泄缓慢,使药物在血液内或组织内半衰期延长,消除率下降,容易引起药物的蓄积中毒,对器官产生损害。但药物经肾脏排入羊水,可达一定浓度,或随胎儿吞咽羊水又再进入羊水–肠–肝的再循环,或通过脐动脉再回到母体。

(三)药物的危险分级

根据美国食品药品管理局(FDA)颁布的药物对胎儿的危险性而进行危险等级(即 A、B、C、D 及 X 级)的分类表,分级标准如下:

A 类:对照研究显示无害,已证实此类药物对人类胎儿无不良影响,是最安全的。

B 类:对人类无危害证据,动物实验对胎畜无害,但在人类尚无充分研究。多种临床常用药均属此类。

C 类:不能排除危险性,动物实验可能对胎畜有害或缺乏研究,在人类尚无有关研究。本类药物只有权衡了解对孕妇的好处大于对胎儿的危害之后,方可应用。此类药物临床选用困难,但妊娠期很多常用药属于此类。

D类:有对胎儿危险的明确证据。尽管有危险性,但孕妇用药后有绝对的好处,如孕妇有严重疾病或受到死亡威胁急需要用药时,可考虑应用。

X类:在动物或人类的研究均表明它可使胎儿异常,或根据经验认为在人、或在人及动物,都有危害的。本药物禁用于妊娠或将妊娠的患者。如表8-1所示:

表8-1 已知的致畸药物和常见化合物

药物或化学物质	对胎儿的主要危害
乙醇	生长迟缓、智力低下;心、肾、眼等多器官病变
烷化剂包括白消胺、氮芥、环磷酰胺、苯丁酸氮芥等	多发畸形、生长迟缓
抗代谢药包括氟尿嘧啶、甲氨蝶呤、硫嘌呤等	多发畸形、生长迟缓
卡马西平	中枢神经缺陷增加
一氧化碳	脑萎缩、智力低下、死胎
香豆素类抗凝血药	中枢神经、面部及骨骼畸形
己烯雌酚	女婴生殖道异常、阴道癌
铅	发育迟缓
锂	心血管畸形率增加
甲基汞、硫酸汞	头、眼畸形;脑瘫、智力低下等
多氯化联苯	多器官缺陷
青霉胺	皮肤弹性组织变性
苯妥英	颜面畸形、发育迟缓、智力低下
维生素A酸内用	早期流产、多发畸形
三甲双酮	多发畸形
沙利度胺	肢体畸形;心肾等器官缺陷
四环素	损害胎儿骨骼、牙;多种先天性缺陷
丙戊酸	发育迟缓、多发畸形

已证明仅有少数药物和常用的化学物质对人的确可致畸形。上表列出了具有致畸作用的药物和常见的化合物,但是此表中没有涵盖病毒(如风疹病毒或水痘病毒等)及孕妇的病理状况(譬如妊娠期合并糖尿病等)影响因素,这些因素我们可以视其为"环境性"致畸物。

当然,在2014年12月3日,美国FDA发布一项最终规则,该规则对于妊娠及哺乳期间用药信息如何在处方药及生物产品标签中表述设定了标准,这项规则对妊娠期和哺乳期妇女及其孩子的用药安全以及处于生育期的女性和男性具有非常重要的意义。截至目前,FDA一直使用A、B、C、D及X来分类妊娠期间处方药和生物制品的使用风险,但是FDA收到的反馈评论显示字母分类系统容易造成混淆,因为它太简单,不能反映可利用的信息,可能导致对药物的错误使用。最终规则要求标签中以"妊娠""哺乳"及"男女生殖可能性"为标题,对药物或生物制品的使用提供详细说明。每部分具体内容必须包含一个妊娠及哺乳期用药的风险摘要,一个支持该摘要的讨论及帮助卫生保健供应商做出处方及咨询决策的相关信息。新方法基于可利用信息,为母亲、胎儿、母乳喂养的儿童和处于生育期的女性和男性所面临的潜在的益处和风险提供了解释。该规则还要求当相关药品信息更新时,药品标签内容也需要及时更新。改进的标签将取代旧的 5 个字母系统,为孕妇、发育的胎儿和哺乳的婴儿提供更多有帮助的用药信息。使用处方药或生物制品的孕妇被鼓励参加这项研究。

新的标签将分为三个部分,分别为妊娠部分、哺乳部分和男女生殖可能性部分。①妊娠部分:将提供有关孕妇药物使用的相关信息,如给药剂量及胎儿潜在的发育风险,要求有一个信息注册,收集与保留孕妇使用该药物或生物制剂时如何受到影响的数据。②哺乳部分:将提供有关哺乳期药物使用的信息,如母乳中药物的量及对哺乳儿童潜在的影响。③男女生殖可能性部分:是标签新增加的部分,将包含妊娠检查、避孕及与药物有关的不孕症。

此规则的出台,将帮助医生为孕妇、哺乳期妇女和分娩期间用药的风险/受益做出决策。

三、用药时间宜短不宜长,剂量不宜过大

选用适当的剂量和用药时间,用药时间宜短不宜长,需要了解不同的疾病的疗程。妊娠期是人类特殊的生理时期,对妊娠期妇女来说,由于血流动力学的改变,内分泌的调节以及代谢上的变化,导致其对药物的反应较普通人敏感。对胎儿来说,大剂量长时间应用肯定比短时间小剂量的危害要大,因此,妊娠期患者用药剂量不宜过大,剂量过大,毒副作用肯定比用量小要大。

四、及时调整用药剂量

由于妊娠妇女特殊的生理特点,药物的体内吸收、分布、转化与代谢、排泄过程发生很大变化,从而相同药物治疗方案可能产生不同的临床表现,如由于妊娠期大量雌、孕激素的影响,胃酸和蛋白酶分泌量减少,胃肠蠕动减慢,弱酸性药物如水杨酸吸收减少,而弱碱性药物如镇痛、安眠药吸收增加。同时,妊娠期肝脏酶系统与转化功能降低而易导致药物的蓄积中毒。因此,妊娠期患者可以根据其血药浓度及患者临床表现及时调整用药剂量。

治疗药物监测临床用于效应与血浓度或血浓度范围相关的一类药物。监测血药浓度可直接观察治疗效应和毒性效应等信息资料,如产生治疗效应和毒性效应的浓度,高于或低于治疗浓度范围的临床表现,剂量与取样间的关系等。通过确定一定血浓度药物期望效应、非期望效应和毒性效应发生的频率和程度修饰、调整剂量方案,完善整个治疗过程。

作为一般原则,治疗药物监测适于以下情形。

（一）预防用药

预防用药无治疗终点，或治疗终点难以确定，如哮喘、癫痫、心律失常等疾病的用药。对于预防用药，作为判断效应的指标，血药浓度比剂量更有临床意义。

（二）治疗窗窄的药物

药物的毒性效应浓度与治疗效应浓度十分接近，剂量的微小变化，即可引起效应的较大变化。测定血药浓度可以保证有效浓度范围，最大限度地减少与剂量有关的毒性。如洋地黄苷类、氨基糖苷类、利多卡因、氨茶碱等。

（三）易产生耐药性的药物

妊娠妇女易发生焦虑等精神症状，因此常使用麻醉性镇痛药、巴比妥类催眠药等，监测这类药物的血浓度可避免耐药性产生。

（四）毒性反应与疾病本身相似的药物

毒性反应与疾病的临床症状仅凭医生的临床经验或患者的临床表现难以判断，如洋地黄苷类药物引起的恶心、呕吐、心律失常，氨茶碱引起的心律失常，环孢素引起的肾毒性，测定血药浓度有助于做出正确判断，并作为增减剂量的依据。

（五）某些抗感染药物

不同抗感染药物的最小抑菌浓度因致病菌不同而异，因感染部位不同而异，而一般方法确定抗感染药物的治疗浓度十分困难，过程十分复杂。如庆大霉素用于假单胞菌属治疗的浓度高于用于治疗其他致病菌引起的感染的浓度，而用于治疗革兰阴性肺炎杆菌感染的浓度比其他感染所需浓度高。因此，监测血浓度有助于确定药物的最小抑菌浓度。

妊娠妇女的生理变化导致妊娠期所用药物的体内处置受到影响，产生效应的血药浓度增加或降低，临床效应难以预测，测定血药浓度有助于减少或避免因机体吸收、分布、转化与代谢、排泄的变化而引起的血药浓度的变化，有助于避免无效治疗或毒性治疗。

但目前治疗药物监测的工作开展不一，有部分医院不能做到治疗药物浓度监测或是监测药物的种类有限，因此妊娠期患者给药剂量的调整存在困难。此时，妊娠期妇女可以参照药代动力学参数，进行修饰后再进行调整。

五、应当避免应用新药

新药虽然要进行一系列的动物实验和Ⅰ、Ⅱ、Ⅲ期临床观察后才大量生产投入使用，但由于各期临床观察时间短，各种资料不足，因此，妊娠期患者尽量避免应用新药。动物实验正确的结果结论在人类不一定正确，尤其是孕妇、胎儿、不满1月的婴儿。许多老药之所以可以放心地使用，是因为在人类长期使用后，积累了大量的实践数据，证明对孕妇和胎儿安全，可以长期使用。

六、使用可引起子宫收缩的药物要特别谨慎

垂体后叶素、缩宫素等宫缩剂小剂量即可引起子宫阵发性收缩，大剂量可使子宫强直收

缩。临床上主要用于不完全流产、难免流产、引产、产程中加强宫缩及宫缩激惹试验。用于催产时,如果产妇骨盆小、阴道狭窄、粘连变形、胎儿大、分娩有困难以及有剖腹产史者,使用此药容易导致子宫破裂,故禁用。此外,在胎儿臀位时因子宫上段是收缩带,下段是扩张带,此药引起的子宫下段收缩可使胎儿头部受压,因此也有专家不赞成应用垂体后叶素引产。但也有部分学者认为,如果子宫口已开到 5cm 左右,并且宫缩不佳时,需要加强宫缩,此时才考虑使用此药。

对催产素有禁忌证的产妇绝对不能应用,对适合用催产素的产妇,应用时也要特别谨慎,不可剂量太大,需要严密观察子宫收缩及密切监测胎心。如果发现子宫收缩过强,频率过高,或者胎心不正常时,需要立即停用。

麦角毒、麦角胺、麦角新碱等可引起子宫强直性收缩,其作用也较持久。临床上用于产后出血,但在胎盘娩出前禁用此药。胎盘娩出前使用此药可引起胎盘嵌闭,子宫强直性收缩;胎儿娩出前使用此药则可引起胎儿窒息死亡。此外,用于产后出血服药时间不要超过 2 天,超过 2 天不仅可引起子宫收缩,还可引起肢端血管坏死,致手指、脚趾坏死。

七、妊娠期抗菌药不可滥用

抗菌药物是临床应用最广泛的药物,妊娠期妇女患细菌感染性疾病需要用抗菌药物时,要求临床医师既要掌握药物的作用原理、抗菌谱、用量、毒副作用,也要熟悉这些药物对胎儿是否有影响,以及影响的程度、时期,既要达到治愈疾病的目的,还要在最大程度上减少对胎儿的影响。

八、某些中草药物亦有堕胎的作用

随着中医药事业的发展及治疗水平的提高,中医药在国际范围内得到广泛的认可及应用,特别是妊娠期中药的应用。美国的一项研究显示,妊娠期中药的使用率达 9.4%,且多数在妊娠前 3 个月内使用。

目前普遍的观点认为西药的毒副作用大,容易对胎儿的生长发育造成损害,严重者可致流产或胎儿畸形,而中药来源于自然界,为天然物质,安全无毒。但是实际上,中药也为药品,并且在妊娠这一特殊时期,药物可通过胎盘屏障进入胎儿体内,对胎儿产生影响。因此,妊娠期中药的使用切不可擅自使用,宜注意有些药物妊娠期妇女不宜使用。

早有中医著作就有对妊娠期用药禁忌有详细记载。如《神农本草经》中就有记载 6 种具有堕胎作用的中药,《本草经集注·诸病通用药》也载堕胎药 41 种,隋朝《产经》中记载妊娠期禁忌的药品有 82 种等。

从以上的论著中,可将妊娠禁忌的药物归纳为两大类:第一类主要为具有毒性或者药性骏猛的药物,服用后直接对胎儿产生毒害,甚至死胎,如水银、砒霜、雄黄、轻粉、斑蝥、马钱子、蟾蜍、半夏、川乌头、草乌头、巴豆、甘遂、大戟、芫花、牵牛子、商陆、麝香、三棱、莪术等。此外,国家卫计委还规定:砒石、升白附子、生附子、生半夏、生天南星、青娘子、红娘子、藤黄、生千金子、生天仙子、闹羊花、雪上一枝蒿、红粉、降丹、蟾蜍、洋金花等为剧毒药物,孕妇应禁用。其二,有些药物虽不具有毒性,但是药物或者药性可损伤胎元,造成胎漏、胎动不安等,如活血祛瘀药牛膝、川芎、桃仁、红花;行气破滞药物杜丹皮、枳实;攻下泄泻药物如大黄、番泻叶、芒硝、大辛;大热之物如附子、肉桂等。此类药物在临床应加以慎用。

第二节 哺乳期用药注意事项

一、常见可进入母乳的药物及婴幼儿体内的血药浓度

大多数药物在从血浆向乳汁的转运过程中,均以被动扩散的方式进入乳汁,分子量低于200的非电解质药物,可经乳腺上皮的膜孔扩散进入乳汁。药物由乳汁排出的量及速度受诸多因素的影响。

(一)药物在母体中的药物动力学特点

在母体血浆中能与蛋白结合的药物不能向母乳中转运,仅游离型的药物才能转运。游离型药物的血浆浓度取决于给药剂量以及药物在体内的吸收、分布、蛋白结合、代谢、排泄的情况。个体对要得处置存在差异,生物利用度高,蛋白结合率低,表观分布容积小,半衰期长的药物向乳汁转运量较多,反之则较少。

(二)药物解离常数(pK)的影响

药物向乳汁转运与其解离度有关,药物在溶液中离子化的程度由解离常数(pK)表示。多数弱电解质(几乎所有的药物皆为弱电解质)总能一部分离子化,只有非离子型的药物才能通过生物膜。母乳的 pH 比母体血浆稍低约为 7.0(6.3~7.3),呈弱酸性或中性。在临床上使用的药物多为弱酸性或弱碱性盐。酸解离常数(pKa)低的药物在血浆中(pH7.4)大部分被离子化,因为其脂溶性变化不大,则易向乳汁中转运。因此,弱碱性药物在乳汁中的浓度较高。

(三)其他因素的影响

药物向乳汁中转运还受到药物相对分子量大小的影响。临床上常用药物的相对分子质量多在 250~500,可根据其离子化和脂溶性的程度向乳汁中转运,相对分子质量小于 200 的水溶性药物,可通过细胞膜的孔道向乳汁中转运,但高分子化合物(如胰岛素、肝素、华法林等)则不能转运至乳汁。

生物膜为脂质膜,脂溶性的药物比水溶性的药物较易通过,脂溶性高的药物可大量进入母乳的脂肪中,所以转运速度也快。

另外,如乳腺组织的血流量和血浆中的药物浓度等,都是影响药物向乳汁转运的因素。某些药物在母体血浆、乳汁及婴儿血浆中的分布见表8-2。

表 8-2　常见可进入母乳的药物及进入婴儿体内的血药浓度

药物名称	浓度(μ g/ml)		
	母体血浆	乳汁	婴儿血浆
氨苄西林	20 ~ 35	5 ~ 10	0.5 ~ 1.0
氯霉素	20 ~ 40	13 ~ 30	2 ~ 5
多粘菌素 E	3 ~ 5	0.5 ~ 0.9	0.01 ~ 0.05
红霉素	5 ~ 20	20 ~ 50	10 ~ 20
庆大霉素	3 ~ 8	1 ~ 3	–
异烟肼	6 ~ 12	6 ~ 12	3 ~ 6
卡那霉素	5 ~ 35	2 ~ 5	0.05
白霉素	3 ~ 15	0.5 ~ 2	0.01 ~ 0.05
呋喃妥因	0.3 ~ 1.5	微量	微量
新霉素	12 ~ 52	3 ~ 5	5 ~ 20
青霉素	60 ~ 120	5 ~ 35	0.2 ~ 1.0
苯唑西林	5 ~ 10	0	0
利福平	5 ~ 15	2 ~ 5	0.5 ~ 2.0
链霉素	20 ~ 30	10 ~ 30	0.01 ~ 0.02
磺胺甲噁唑	60 ~ 120	60 ~ 120	50 ~ 100
苯妥英钠	6 ~ 16	0	0
扑米酮	6 ~ 16	0	0
乙琥胺	30 ~ 70	0	0
苯巴比妥	20 ~ 50	20 ~ 50	10 ~ 20
卡马西平	6 ~ 12	5 ~ 10	5 ~ 7
地西泮	0.5 ~ 1.5	0.2 ~ 1.0	0.2 ~ 0.8
溴化物	150 ~ 200	10 ~ 50	10 ~ 60
氯丙嗪	1	0.3	0.05 ~ 0.1
丙咪嗪	2 ~ 13	0.5 ~ 1.5	0.05 ~ 0.5
碳酸锂	2 ~ 11	0.7 ~ 1	0.5 ~ 1.5

　　能够转运至乳汁中的药物很多,除上表中列出的药物之外,还有如:水合氯醛、环磷酰胺、林可霉素、甲巯咪唑、甲氨蝶呤、泼尼松、吗啡等药物。因此在用药前必须权衡哺乳期用药的必要性以及对乳儿可能造成的危害,最后再决定是否需要用药。

二、哺乳期母亲用药的原则

　　哺乳期用药的基本原则是尽可能减少药物对乳儿的影响。哺乳期用药时,哺乳时间应避开血药浓度高峰期,减少乳汁中的药物浓度。由于乳汁是持续的产生,在体内并不潴留,因此,哺乳期可服用较安全的药物,并等到过了药物一个血浆半衰期后再喂奶,如果母亲所用药物对孩子影响较大,则应停止喂奶,暂时实行人工喂养。

　　哺乳期用药原则:

　　(一)首先应建议母亲只有在万不得已的情况下才服用药物;

　　(二)如果使用药物需选用一定依据证明对婴儿无明显损害的药物;

（三）选用药物代谢特点比较清楚,向婴儿转运少的药物;

（四）告知可能发生的任何不良反应;

（五）一旦发生不良反应应及时向医生报告。婴儿的毒性反应与成人不同,如不能肯定婴儿身体变化是否与乳汁中药物有关,应暂停授乳;

（六）测定母乳内和婴儿血中药物浓度,也有助于判断婴儿的变化是否与乳汁中的药物相关;

（七）如母亲正在接受抗凝剂治疗,而婴儿也因某种原因须接受手术治疗,必须在手术前测定婴儿凝血酶原时间;

（八）血中药物浓度降低时乳汁中药物有可能渗透回血浆,应选择下一次服药前授乳,或在服药后尽可能长的时间后授乳;

（九）严格掌握适应证,控制用药剂量,限制用药时间。

三、乳母禁用或慎用的药物

（一）各类药物对乳儿的影响

1.抗菌药物　这类药物在乳汁中的浓度差异很大,偶尔可见过敏或毒性反应。乳儿反复少量接触这些药物极易导致耐药菌株的产生。如乳汁中微量的青霉素即可致受乳儿过敏反应,并能发生危险;也可由于微量的氨苄西林而发生皮疹;四环素类可使骨骼和牙釉受损;氯霉素可引起骨髓抑制;林可霉素、克林霉素乳药浓度高于血药浓度,可造成乳儿中毒,为哺乳期禁用药;红霉素、克拉霉素的注射剂可使乳药浓度比血药浓度高 4~5 倍,易致婴儿胆汁淤积性黄疸;甲硝唑可使乳汁有金属味道,导致乳儿厌食;喹诺酮类药物可使乳儿产生溶血性贫血,母亲用药时应暂停哺乳;替考拉宁注射剂可致乳儿发生不易察觉的听力及肾脏损害;异烟肼可致乳儿肝中毒,应禁用。一些肠道吸收差的药物如链霉素、庆大霉素、多粘菌素等对乳儿的影响甚微,可视为哺乳期较为安全的抗菌药物。

2.中枢神经系统抑制药　巴比妥类药物在乳汁中排泄不多,但可促进其他药物的代谢,并可造成乳儿精神萎靡;溴化物和扑米酮可使乳儿嗜睡,还可能发生皮疹;哺乳期睡前服用水合氯醛,夜间授乳,可致乳儿晨间嗜睡;哺乳期使用地西泮,连续几日后,乳儿可出现吸吮力减弱、昏睡、体重减轻,药物蓄积可引起黄疸,所以大剂量或长期使用地西泮时,必须停止哺乳。苯妥英钠可使新生儿患高铁血红蛋白症、全身瘀斑、嗜睡和虚脱等,哺乳期应避免长期使用。其他药物如甲丙氨酯、锂盐、硫喷妥钠、乙醚、乙醇,在乳汁中浓度均较高,都能给乳儿带来不良反应或引起中毒。

3.成瘾性镇痛药　吗啡、可待因在乳汁中分布浓度较高,有阿片瘾的哺乳期妇女,授乳的婴儿也能成瘾,有时产生戒断症状。新生儿对此类药极为敏感,可发生呼吸抑制,故哺乳期妇女应绝对禁用此类药物。

4.利尿药及泻药　强利尿剂依他尼酸和呋塞米,可使乳儿听神经受到损害,并可使乳汁分泌减少。口服泻药如巴豆制剂、酚酞、芦荟、番泻叶制剂等,均可通过乳汁刺激乳儿胃肠蠕动而致乳儿腹泻。

5.抗凝药　苯茚二酮与血浆蛋白结合率低,游离型药物易进入乳汁,对婴儿产生不良反应。有报道哺乳期应用本品的妇女,哺育的婴儿易发生严重皮下出血,故哺乳期应禁用本品。肝素和华法林几乎不通过乳汁,故不在禁用之列。

6.激素类　哺乳期妇女用激素类避孕药,可使乳汁分泌受到抑制,而影响哺乳。而且可使男婴乳房增大,女婴阴道上皮增生。肾上腺皮质激素类在乳汁的含量虽然不大,但却可抑制肾上腺皮质的分泌功能。

7.生物碱类　麦角生物碱可抑制乳汁分泌;利血平可使小血管扩张,造成婴儿鼻塞;阿托品可减少乳汁分泌,并使婴儿心率增快;乳母吸烟过多,可造成婴儿烟碱中毒。

8.抗甲状腺素药　碘、放射性碘及碘化物在乳汁浓度较高,均可对婴儿甲状腺产生抑制作用,并可引起皮疹及特异质反应。服用硫脲嘧啶后乳汁中的药物浓度可为血中药物浓度的3~12倍,有可能引起乳儿甲状腺肿和甲状腺功能低下,或发生粒细胞减少或缺乏。

9.解热镇痛药　阿司匹林可引起乳儿代谢性酸中毒,影响血小板功能,易发生出血,并可致皮疹。羟基保泰松、吲哚美辛可使乳儿骨髓抑制,并能损害肝脏。对乙酰氨基酚可引起婴儿肝肾损害,感冒通(内含双氯芬酸)可使婴儿产生血尿,哺乳期妇女也应该禁止使用。

10.维生素　当哺乳期妇女缺乏维生素 B_1 时,可使体内糖类代谢氧化不全,其中间产物乳酸、丙酮酸等也可转运至乳汁,婴儿若大量吸吮后可发生急性中毒或死亡。因此,哺乳期应注意补充维生素 B_1。

哺乳期禁用、慎用的药物见表 8-3、表 8-4。

表 8-3　哺乳期禁用的药物

药物名称	损害类型及表现
镇静催眠药	长期应用致小儿嗜睡,生长发育迟缓
红霉素	从乳汁中排泄量较大,静滴时乳汁浓度较血药浓度高 4~5 倍
卡那霉素	婴儿中毒
四环霉素	过敏反应,牙齿色素沉着、牙釉发育不全、龋齿
氯霉素	骨髓抑制
磺胺类药	溶血性贫血、新生儿黄疸
甲氨蝶呤	影响婴儿免疫功能
锂盐	锂中毒(肌肉松软、心脏杂音)
溴隐亭、二氮嗪	抑制乳汁分泌
环磷酰胺	抑制免疫系统
金盐	婴儿皮疹及肝肾炎症
麦角胺	呕吐、腹泻、惊厥
硫脲嘧啶	引起甲状腺肿、粒性白细胞减少或缺乏
他巴唑	抑制婴儿甲状腺功能
碘与碘化物	可致婴儿甲状腺功能低下和甲状腺肿
异烟肼	损害乳儿肝脏

表 8-4　哺乳期慎用的药物

药物名称	损害类型及表现
克林霉素	婴儿出现血样腹泻
三环类抗抑郁药	在乳汁中有排泄,婴儿对此类药物特别敏感
水合氯醛	可致婴儿嗜睡等不良反应
巴比妥类	可致乳儿镇静,也有报道可致乳儿出现高铁血红蛋白症,全身瘀斑、嗜睡、虚脱
抗精神病药	在乳汁中有排泄
蒽醌衍生物	可引起小儿腹泻
西咪替丁	可在乳汁中浓缩,致乳儿胃酸降低,抑制药物代谢,引起中枢兴奋
激素类、阿司匹林、吲哚美辛	大剂量时可致乳儿代谢性酸中毒
萘啶酸	可致乳儿惊厥
抗组胺药	乳儿对此类药排泄缓慢,可致蓄积

四、哺乳期可用的药物

（一）哺乳期患者可用的药物

哺乳期患者可用的药物其实在这里只是一个相对内容，对于哺乳期妇女，尤其是婴幼儿，绝对安全的药物是不存在的,只有在权衡利弊之后,选择对哺乳期患者和婴儿相对安全的治疗方案。

1.抗菌药物　在使用抗菌药物可能存在潜在危险。如改变肠道正常菌群、婴儿有可能产生致敏、过敏反应。婴儿发烧时可能影响其检查结果。青霉素、头孢类抗菌药物进入乳汁的量很低,不致引起婴儿不良反应。

2. 解热镇痛抗炎药　对乙酰氨基酚进入婴儿体内的药量很少，约为母体用药剂量的0.04%~0.23%,对婴儿无明显不良反应,非甾体抗炎药布洛芬、双氯芬酸钠等进入乳汁的量很少,对婴儿不会产生药理作用。

3.平喘药　尤其是吸入性平喘药,对婴儿较安全。母亲应用茶碱后进入乳汁的量不足1%,应用缓释制剂避免吸收快而在母体血中出现高浓度应是安全。沙丁胺醇亦可安全使用。

4.抗癫痫药　卡马西平、丙戊酸在哺乳期应用对婴儿是安全的。

5.心血管药物　苯那普利、卡托普利、依那普利等抗高血压进入乳汁的浓度极低,不致引起婴儿不良反应。甲基多巴、普萘洛尔等亦可安全使用。

6.其他　胰岛素在胃肠道被破坏,对婴儿无影响,哺乳期可安全使用。抗凝血药肝素及低分子肝素等因为分子量大、不易进入乳汁,并且在胃肠道易被破坏,对婴儿无影响,可安全使用。

（二）抑制和促进乳汁分泌的药物

1.抑制乳汁分泌的药物　事实上,在采用束紧胸部、避免刺激乳房、使用冰袋等非药物方法也可抑制乳汁分泌,一般要经历 3~4 天生效,但是许多妇女都经历过乳房过度充盈的痛苦和乳汁渗漏的尴尬,因此药物疗法更容易接受。

抑制泌乳较常用的药物是单服大剂量天然或合成的雌激素或合用雄激素，其主要作用机制是抑制催乳素对乳腺上皮的催乳过程,而不影响产妇催乳素水平,也不影响由于吮吸引起的催乳素分泌的增加。

抑制乳汁分泌的激素及用法因药物不同,剂量、用法、疗程也不同。

(1)炔雌醇:每日 0.3~0.5mg,口服 5~6 天;

(2)炔雌醚:4mg,单剂一次口服;

(3)己烯雌酚:每日 3 次,每次 5~15mg,口服 3~6 天;

(4)戊酸雌二醇:30mg,单剂肌内注射;

(5)睾酮:360mg,戊酸雌二醇 16mg,单剂肌内注射;

(6)睾酮:180mg,17-α 乙基-19-去氨醋酸睾酮 20mg,戊酸雌二醇 8mg,苯甲酸雌二醇 5mg,单剂肌内注射;

(7)氯烯雌酚:每日 3 次,每次 12~24mg,口服 3~6 天。

抑制泌乳早期疗效比晚期好。治疗越早效果越好,肌注可在胎盘娩出前给药,剖宫产可在术前给药。

2.促进乳汁分泌的药物　促进乳汁分泌的药物治疗以增加乳母的泌乳量为目的,凡能增强泌乳素分泌的药物,均能促进乳汁分泌,增加乳母泌乳量。许多中枢活性药物,如萝芙木生物碱、吩噻嗪衍生物及其他神经药物如舒必利、甲氧氯普胺、三环类抗抑郁药等,很可能通过降低催乳素抑制因子水平,进而增加垂体催乳素的分泌。但是其中很多药物由于不良反应大,使用受到限制。临床上,甲氧氯普胺(10mg/8h,口服)可能是最容易也是最安全保持乳汁量的药物。

肌注小剂量缩宫素或口服去氨加压素也可刺激泌乳。有时也采用缩宫素鼻腔喷雾给药,在乳房充盈时也可促进乳汁由乳腺流向乳头。

3.调节乳汁分泌的中草药　许多中草药可以促进或者抑制乳汁的分泌,并有成熟的验方。

(1)麦芽炒后煎汤,内服,可抑制乳汁分泌。

(2)"穿山甲(炮),研末,酒服方寸匕,日二服。"可促进乳汁分泌,治疗乳汁不通。

(3)"木通、钟乳各一两,漏芦(去芦头)二两,栝楼根,甘草各一两。上五味,捣锉如麻豆大,每服三钱匕,水一盏半,黍米一撮同煎,候米熟去滓,温服,不拘时。"可治疗产后乳汁不下。

(4)"漏芦二两半,瓜蒌十个(急火烧焦存性),蛇蜕十条(炙)。上为细散,每服二钱,温酒调服,不拘时,良久吃热羹汤助之。"可治乳汁不行、乳内胀痛。

(5)"钟乳、漏芦各二两。上二味,治下筛。饮服方寸匕。"治疗无乳汁。

（6）"通脱木、小人参,炖猪脚食。"用于催乳。

（7）"瞿麦穗、麦冬（去心）、王不留行、紫龙骨、穿山甲（炮黄）各等分。上五味为末,每服一钱,热酒调下;后食猪蹄羹少许,投药,用木梳左右乳梳三十梳,一日三服,食前服,三次羹汤投,三次梳乳。"可治疗妇人因气,奶汁绝少。

需要强调的是，维持或者诱发满意乳汁量的最重要因素就是通过短期内剧烈地不断吮吸刺激乳房,只有满足条件,可以不用药物。

（张顺芝）

第九章 婴幼儿用药注意事项

婴幼儿期是指出生后的 28 天至 3 岁的这一段时间，此阶段是生长发育的重要阶段，对营养的需求量相对较高，机体各系统、器官的功能尚未发育完全，肝脏的解读和肾脏的排泄功能以及血脑屏障的作用也不健全。药物在婴幼儿体内的吸收、分布、代谢、排泄等药代动力学差异很大，用药稍有不慎，极易发生不良反应。因此临床医生应充分了解婴幼儿不同发育时期的解剖生理特点、药物的特殊反应，严格掌握用药指征，坚持合理用药，才能达到良好疗效。

第一节 婴幼儿患病的临床特点

婴幼儿患病并非是成人的简单缩影，在临床上婴幼儿患病与成人有很多不同之处。年龄越小，其差异越大。通常表现在疾病的种类、病理、临床表现及预后等多个方面。

一、疾病的种类

婴幼儿所患疾病的种类与成人有不同，如婴幼儿患先天性疾病、遗传性疾病、感染性疾病较成人多；在心血管疾病中婴幼儿常见先天性心脏病，而较少患高血压、冠心病等；在呼吸系统疾病中，婴幼儿易患支气管肺炎，而成人则以大叶性肺炎多见。

二、临床表现

婴幼儿所患疾病的临床表现与成人也有之不同。如婴幼儿高热易引起惊厥，而成人相对来说很少由于单纯高热引起惊厥；婴幼儿患低钙血症可引起全身惊厥，而成人一般表现为手足抽搐等。

三、诊断

由于不同年龄的患儿所患疾病种类和临床表现不同，因此诊断时必须重视年龄因素。如 3 岁以上小儿一般很少有首次高热惊厥发作，而在 6 个月~3 岁小儿则较常见。又如学龄前儿童患风湿病很少，但在学龄期儿童则较多等等。

四、治疗

婴幼儿由于免疫功能差、代偿能力有限，多数患病后病情重、发展快、易有并发症，因此强调抓紧时间，及时采取有力的治疗措施。由于婴幼儿体液调节能力差，病后极易因摄入不足、异常丢失过多而发生水、电解质和酸碱平衡紊乱，故小儿液体疗法的实施颇为重要。

五、预后

儿童患病起病急、变化快、调节能力差，因此婴幼儿疾病病死率显著高于成人。年龄越小，病死率越高，因此对新生儿及小婴儿患病更为密切、细致观察病情变化，及时采取措施，以改善预后。另一方面小儿生长旺盛,机体修复能力强,如诊断治疗正确及时,虽病情危重,大多可望痊愈。

第二节　婴幼儿对药物反应及用药特点

婴幼儿期体格发育显著加快,各器官功能渐趋完善。体重除了初生数日呈生理性下降外,头3个月以平均每周200~250g即每月800~1000g的速率增加,3~4个月约为初生的2倍,以后渐慢,3~6个月平均每月增重500g,6~12个月平均每月增重250g。1周岁体重约为初生的3倍,2周岁约为4倍。这一时期生长迅速,要密切注意有些药物可通过不同机制影响儿童发育,如四环素类药物、类固醇、某些含激素的制剂等,还须警惕某些中枢抑制性药物对智力的损害。婴幼儿对药物的毒性反应或过敏反应可以是明显的或不明显的,特别是中枢神经系统的毒性,一旦神经受损,终身残疾。使用这类药品,要严格掌握指征,必要时应进行血药浓度监测。

这一时期是主要的哺乳期,要注意药物通过乳汁进入婴儿体内的后果,母亲用药或吸烟,可使药物浓集乳汁中。

一、药物的吸收

婴幼儿的胃酸偏少,胃酶活性较低,胃排空迟缓,肠蠕动不规则,特殊转运能力弱,某些易受胃酸、胃酶和肠道酸碱度影响的口服药物,婴幼儿的吸收量较成人多,如口服青霉素类抗菌药物因不易在新生儿胃内分解,可吸收60%以上,而成人仅吸收30%。皮肤外用药时,由于儿童的皮肤娇嫩,比表面积大,血管丰富,药物容易透过吸收,皮肤破损时吸收量就更多了。曾有治疗尿布皮炎用硼酸溶液湿敷,发生病儿中毒的报道。因此,婴幼儿皮肤用药切勿过量。

二、药物分布

药物的分布特点与治疗效果有密切关系。因为只有当药物进入某一组织器官并达到某种必要的浓度时,才会出现药效,因此只有对药物在体内的分布有所了解,才能正确有效地指导用药。影响药物在体内分布的主要因素是脂肪含量、体液腔隙比例、药物与蛋白质结合程度等。而婴幼儿脂肪含量较成人低,脂溶性药物不能充分与之结合;且婴幼儿体液占体重的比例较成人大,细胞外液较多,出生后6个月以内的婴儿血中白蛋白、球蛋白水平较低,蛋白与药物结合的能力较低,两者均可导致血浆中游离药物浓度增加,继而引发不良反应。新生儿及婴儿的血脑屏障发育未尽完善,通透性较大,有些药物易进入中枢神经系统而产生毒性反应。

三、药物代谢

人体主要的药物代谢器官是肝脏。大多数药物在肝脏代谢转化为水溶性代谢产物排出体外。婴幼儿肝脏酶系统发育还不成熟,药物代谢过程中氧化、还原、水解和结合所需酶的活性较低,如在患有缺氧、呼吸功能或心功能不全、黄疸等疾病时,药物的转化清除变得更慢,即使给予常用的药物剂量,也容易蓄积中毒,因此,婴幼儿要注意给药间隔时间和频度,联合用药时,应特别注意药物相互作用及可产生的不良反应。

四、药物排泄

药物的排泄主要通过肾脏。婴幼儿肾血流量低,肾血流量及肾小球滤过率仅为成人的20%~40%,肾小管排泄功能也仅为成人的 20%~30%。因此,新生儿对药物的排泄也明显比其他儿童差。新生儿肝、肾功能的不健全,决定了新生儿和早产儿易发生药物及其代谢产物的蓄积中毒。

五、药物与哺乳

母乳是新生儿的理想食物,大多数药物均能从母亲血浆转移到乳汁中。虽然母乳中药物浓度不高,但新生儿肝、肾功能相对不健全,有可能发生药物蓄积,且新生儿血浆中蛋白浓度较低,没有足够的血浆蛋白与药物结合,游离药物浓度相对较高,因此给哺乳母亲用药前,必须考虑药物对婴儿安全的影响。一般讲可以直接给婴儿应用的药物也可以给母亲应用,给母亲应用的药物婴儿通常不用,否则需查找此药在乳汁和婴儿血中浓度的资料作为用药依据。如缺乏资料,母亲用药期间最好考虑暂时人工喂养,否则需密切观察婴儿有无中毒症状。在母亲有效治疗的同时,为了减少对婴儿的危险,可考虑采取如下措施:

1.避免在血药浓度高峰期间喂乳;

2.用单剂疗法代替多剂疗法;

3.选用短效药物或其他较安全药物,例如母亲泌尿道感染时不用磺胺而改用氨苄青霉素代替等。

第三节　婴幼儿治疗用药的原则

药物是治疗疾病的一个重要手段,而药物的过敏反应、不良反应以及毒性作用常对机体产生不良影响。生长发育中的婴幼儿因器官功能发育不够成熟、健全,对药物的毒副作用较成人更加敏感。婴幼儿疾病多变,选择药物须谨慎,一般治疗用药的原则秉承以下:

一、早期治疗

早期治疗是所有疾病治疗的共同点,儿科疾病治疗更应强调早期治疗,疾病早期病情较轻,机体调节能较强,并发症少,及时治疗能取得很好的疗效。

二、合理用药

药物有不良反应和毒性反应等不利于机体的方面,因此选择药物治疗时必需全面衡量药物的利弊。能用 1 种药物可以治愈的疾病,无须选用 2 种或更多的药物;能使用口服药物取得良好疗效者,无须注射给药;能够用肌内注射取得相同效果者,无须静脉给药以减轻痛苦和输液反应。应杜绝诊断不明而滥用所谓"保险"药物(如抗菌药物及糖皮质激素等)和安慰剂等。

三、整体治疗

治疗疾病除主要治疗外(大部分情况下为药物治疗),尚应从机体的整体功能考虑治疗的其他方面,如重症细菌性肺炎患儿,应用敏感抗菌药物的同时必须注意保持呼吸道通畅的各个方面(保持室内的温度、湿度、供给充足的水分、超声雾化吸入治疗、有效的祛痰药物、及时抽吸痰液等)以及患儿热量摄入情况和并发症的处理等环节,否则不能取得理想的治疗效果。

四、预防用药

某些儿科疾病预防性给药可以防止疾病的发生或由轻转重。最典型的例子是维生素 D 缺乏性佝偻病,如若能在强调多晒太阳,合理喂养的同时给予充足的预防量的维生素 D 制剂,可以预防本病的发生。单纯母乳喂养的 3 个月以内的婴儿,若母亲在产前两周每天连续服维生素 K(120mg),产后乳母注意补充维生素 K,并多吃蔬菜、水果以提高乳汁中维生素 K含量,即可以预防维生素 K 缺乏症,因本病所致凝血机能障碍可导致致命的颅内出血,造成死亡或遗留严重的神经系统后遗症。

五、婴幼儿处方规则

为避免用药时出现不应有的并发症和副作用,总体来说,应掌握以下规则:

1.选择药物品种应慎重;

2.选择药物种类应少而精;

3.给药途径要适应;

4.给药剂量要适当。

第四节　严格掌握用药剂量

儿科用药剂量的计算,历来是儿科医务人员十分关注的问题。用药后总希望患者体内的血药浓度尽快达到并保持在治疗浓度范围之内,为此需要根据药物代谢动力学参数,结合患者具体情况制定给药方案。积极开展血药浓度监测,根据测得的血药浓度设计和调整给药方案,是最有效的科学用药方式,但目前在我国一般医院普遍开展血药浓度监测还受到一定的条件限制,故主要还是以经验用药为主。由于儿童机体发育不够成熟,其药动学、药效学、药物感应性与成人相比都有它的特殊性,个体差异大,许多药物儿童剂量的计算,需视药物的性质而定。

常用药物剂量计算方法种类很多,可根据药物的特性选用。一般可根据年龄、体重、体表面积及成人剂量换算,方法如下:

一、根据成人剂量按小儿体重计算

(一)小儿剂量=成人剂量×小儿体重/60kg

此方法简单易记,但对年幼儿剂量偏小,而对年长儿,特别是体重过重儿,剂量偏大。

(二)根据推荐的小儿剂量按小儿的体重计算

每次(日)剂量=小儿体重(kg)×每次(日)每千克体重所需药量。

二、根据小人头年龄计算

（一）Fried 公式

婴儿剂量=月龄×成人量/150

（二）Young 公式

儿童量=年龄×成人量/年龄 + 12

（三）其他公式

1 岁以内用量=0.01×（月龄 + 3）×成人剂量

1 岁以上用量=0.05×（年龄 + 2）×成人剂量

根据年龄计算的方法不太实用,很少被儿科医生采用,但对某些剂量不需要十分精确的药物,如止咳药、促消化药,仍有的以年龄计算。如复方甘草合剂,一般一岁用 1ml。

三、根据体表面积计算

小儿剂量=成人剂量×小儿体表面积/1.73m²

这种计算比较合理,但比较烦琐,首先要计算小儿的体表面积。

体表面积=（体重×0.035） + 0.1

此公式不适宜大于 30kg 以上的小儿。对 10 岁以上的儿童,每增加体重 5kg,每增加体表面积 0.1m²。

四、据成人剂量折算

小儿用药可按下表折算;但总体来说,剂量偏小,但是较安全,可供参考。

表 9-1　小儿药物剂量折算表

小儿年龄	相当于成人用量比例	小儿年龄	相当于成人用量比例
出生 ~ 1 个月	1/18 ~ 1/14	2 岁 ~ 4 岁	1/5 ~ 1/4
1 个月 ~ 6 个月	1/14 ~ 1/7	4 岁 ~ 6 岁	1/3 ~ 2/5
6 个月 ~ 1 岁	1/7 ~ 1/5	6 岁 ~ 9 岁	2/5 ~ 1/2
1 岁 ~ 2 岁	1/5 ~ 1/4	9 岁 ~ 14 岁	1/2 ~ 2/3

五、利用小儿药物动力学参数计算剂量

近年来，随着临床儿科药学特别是儿童药代动力学研究的进展和儿童血药浓度测定的开展,利用儿童药代动力学研究得到的参数来设计临床给药方案,计算用药剂量,并根据血药浓度测定结果进行调整,使患儿体内药物浓度尽量达到有效治疗范围而又不引起毒性反应的水平上,并在此浓度范围内维持一定的时间,结果令人满意,使经验用药提高到科学用药的水平上。血药浓度测定普遍开展目前尚有一定难度。有些药物具有可测的治疗作用指标,如血压或心率变化等,可通过这些指标的变化来计算或调整剂量,不一定需要测定血药浓度；还有一些药物的作用与血药浓度关系不密切或系局部用药，也没有必要测定血药浓度。药物剂量与血药浓度及药物效应之间的关系还可受到药物的生物利用度、个体差异等因

素的影响,情况较复杂。用药时如能运用药物动力学研究成果和参数,例如有效药物治疗浓度范围、半衰期等计算用药剂量,估算用药后某一时刻体内所剩药量或体内药物浓度,即使比较粗糙,亦有助于科学用药。

六、计算药物剂量应根据小儿具体情况进行分析

有些药物剂量适应幅度较大,如复方甘草合剂、驱蛔灵、硫酸镁等可按年龄递增。有些药物,如消化药、蓖麻油等仅分婴儿与儿童剂量,有些药物的剂量对整个儿童期都一样,如甲苯咪唑、大蒜素等,甚至和成人一样。有的药物应用目的不同,剂量亦不同,如阿司匹林。有的根据病情,剂量有所不同,如肾功能受损时,应根据受损程度减少剂量。所以,计算药物剂量时应根据具体情况进行分析,根据小儿生理特点、病情轻重、药物作用及适用范围,结合临床经验,酌情应用,不可机械地千篇一律。

第五节　注意给药间隔时间

药物产生的作用与用药时间有关,如催眠药、抗过敏药、缓泻剂及多数抗肿瘤药,宜在睡前用药;驱虫药宜在清晨空腹服药;凡收敛止泻药、健胃、利胆药、胃黏膜保护剂及对胃黏膜有轻度刺激的抗感染和肠溶片剂,宜在饭前(进食前 30 分钟)服药;助消化药如胃蛋白酶、酵母等,宜在饭时(进食前后片刻)服;对有刺激性的药物如铁剂、水杨酸盐或需要缓慢吸收的营养性药物如维生素类,宜饭后(食后 15~30 分钟)服用。使用广谱抗菌药物疗程一般不超过7 日,否则易产生菌群紊乱。

用药间隔根据药物在体内的清除速度(半衰期)确定,一般一个半衰期就等于一个给药间隔,如周效磺胺的半衰期约 150 小时,因此每周给药 1 次。有些药物的半衰期很短,如青霉素,或半衰期很长(洋地黄毒苷)就不适用于这一规律,如肾上腺素很快在体内被酶解,不符合药物代谢动力学一般规律,这时只能按照临床维持作用时间及时补予,洋地黄毒苷的半衰期为 9 天,这只能按照每日清除率补给维持量。

给药间隔还需要考虑药物作用的方式,如青霉素是繁殖期杀菌剂,半衰期为 30 分钟,大可不必每 30 分钟给药一次,必须在一次杀伤性打击后,给残余细菌一个休养生息的机会,只待恢复到繁殖期再一次用药才有效力。因此青霉素的给药间隔应为 4~6 小时给药一次。

给药间隔还应结合给药剂量、患儿的状况及心、肝、肾功能等多方面因素考虑为妥。

第六节　正确选择给药途径

给药途径不仅影响药物的吸收,也关系到药物的分布和药物发挥作用的快慢、强弱及作用持续时间。常用的给药途径可分为消化道给药和非消化道给药。

(一)消化道给药主要包括

1.口服给药:口服给药是最方便、最经济、最安全的给药方法,除了作用于胃肠道局部的药物外,都要经消化道黏膜吸收以产生预期的药理作用。口服给药的吸收可受许多因素的影响,不易溶解及吸收慢的药物可能吸收不规则、不完全;刺激性的药物可引起恶心、呕吐;易被胃酸或消化道酶破坏的药物不能口服给药;食物等胃肠道内容物的量和性质可影响药物吸收;此外还受 pH 与肝首过作用的影响。由于影响口服吸收的因素较多,剂量不如注射剂准确,特别是吞咽能力差的婴幼儿,口服给药受到一定限制。

2.口腔给药:口腔黏膜上皮为多层扁平上皮细胞,仅舌表面及口唇部有角化现象,黏膜由脂质构成,能允许脂溶性药物通过。口腔黏膜分布有许多血管,口腔吸收药物通过颈内静脉到达心脏,不存在首过作用。口腔给药有舌下给药与颊黏膜给药。对于易在胃酸中灭活或存在首过作用而不适宜口服的药物可考虑口腔给药,如用于哮喘的异丙肾上腺素、治疗心绞痛的硝酸甘油等。

3.直肠给药:直肠在大肠下部,适用剂型为栓剂与部分灌肠剂。药物从直肠下部吸收后,不经过肝脏直接进入体循环,从而可保证那些易在肝脏代谢的药物的有效性。脂溶性的药物在直肠易于吸收,即分子型比离子型容易吸收。

(二)非消化道给药主要包括

1.静脉注射　药物直接进入体循环,不存在吸收问题,且可准确调节剂量,还可用于注射大容量及有刺激性的药物,尤其适用于急救,但较易发生不良反应。油剂或不溶性药物不能静脉注射。

2.动脉注射　药物可直接到达作用部位,适用于某些肿瘤化疗药物,但操作复杂,不常使用。

3.肌内注射　水溶性药物很快吸收,其吸收与局部血流量有关,可注射中等容量药物,但不宜注射矿物油剂。

4.皮下注射　水溶液易吸收,也可用混悬液。不宜用于大容量药液,其吸收亦与局部血流量有关。

5.椎管内注射　药液直接进入脑脊腔,不易透过血脑屏障的药物可由此途径给药,也用于某些局部麻醉药,操作也较复杂。

6.吸入给药　经肺泡毛细血管吸收,吸收面积大、速度快,主要用于某些麻醉药与哮喘治疗药。如为固体药物,其吸收与颗粒粒径关系较大。

7.透皮给药　药物经皮吸收与药物分子量大小以及脂溶性等有关。透皮吸收比较安全、方便、患者痛苦少,但这种制剂工艺较复杂。目前已上市者不太多,但发展迅速。

影响药物吸收的因素很多,但药物的剂型与给药途径直接影响着药物生物利用度,从给药途径来看,药物产生的效应由快到慢的顺序为:静脉给药 > 吸入 > 肌内注射 > 皮下注射 > 直肠给药 > 黏膜给药 > 口服 > 透皮给药。不同药物其适用的途径有各有不一,婴幼儿用药时,药选择适宜的给药途径。

第七节　切不可滥用药物

任何药物既有治疗疾病的一面,又有发生不良反应有害的一面,另外,有些药物还可诱发疾病, 如氯霉素可引起粒细胞减少及再生障碍性贫血, 新生儿使用该药可致"灰婴综合征"。注射氨基苷类药物致聋的患者也时有发生。药物引起的疾病往往与原发病混淆,使病情更为复杂,不易辨认,如果不及时诊断、鉴别,再继续用药,就可能危及生命。目前滥用药物的现象普遍存在,患者服用的药物少则 1~3 种,多则 10 余种,且不分主次。最后可能由于药物相互作用相互干扰,导致不良反应的发生,因此,应切记不可滥用药物。

一、不可滥用抗菌药物

抗菌药物对多种细菌有着很强的杀灭或抑制作用,使用恰当能很快控制病情的发展,发挥治疗作用。如不分感染部位,不探明病原和病情,就盲目使用抗菌药物。

(一)抗菌药物对各种病毒感染及无感染性疾病无效

对发热性疾病也应该进行临床分析,查明疾病的性质和原因再决定治疗。因用药后有可能使临床症状不典型和病原菌不易检出,导致疾病诊断的延误及治疗。因此,在经验用药前应取标本进行病原学检查。流行病学调查表明,90%以上的上呼吸道感染是由于病毒感染引起的。因此,上呼吸道感染时常规应用抗菌药是不合理的,而且还会造成病原体对抗菌药物产生耐药性及不良反应。此时只需进行对症处理,针对咽痛、咳嗽主要以润喉、祛痰、止咳为主,如有高热,可予以退热剂或服用清热解表、化痰息风的中药,或适当予以抗病毒制剂。

(二)皮肤黏膜用药注意防止发生过敏反应

皮肤黏膜局部应用抗菌药物容易产生过敏反应,并且也易导致细菌耐药的产生。因此,仅体外杀菌力强、不宜全身应用,不易发生过敏反应的药物,如四环素、氯霉素、新霉素等可以应用,其他的抗菌药物尽量不宜外用。

(三)剂量要适当

使用药物需对症,剂量宜恰当,疗程需充足,以免延误治疗或导致细菌耐药性的产生。

(四)注意防止抗菌药物副作用

充分了解抗菌药物的不良反应,如庆大霉素、卡那霉素等氨基苷类抗菌药物对婴幼儿听神经和肾脏都有一定毒性,可引起耳聋和肾损伤;氯霉素可能引起再生障碍性贫血及新生儿灰婴综合征;四环素、土霉素能与血液中磷酸钙结合,沉积在婴幼儿生长阶段的骨骼和牙齿中,影响骨骼的正常生长,牙齿变黄,并使牙釉质发育不良;磺胺类药物容易在尿路中形成磺胺结晶,堵塞肾小管,损伤肾脏;婴幼儿感染性腹泻,抗菌药物应用不当,将导致耐药菌株和二重感染的产生。

二、合理应用维生素和微量元素

微量元素、维生素是婴幼儿生长发育和维持健康的重要要素之一。婴幼儿维生素 A、维生素 D 和钙、铁、锌缺乏较常见,应经查明缺乏类型及原因,并在医生指导下进行适当补充,若滥用或过量长期使用会产生不良反应,如婴幼儿鱼肝油(含维生素 A、维生素 D)过量使用可引起食欲不振、皮肤发痒、毛发干枯、脱发、口唇皲裂、易激动、骨痛骨折、颅内压增高等;长期使用维生素 K,易引起高胆红素血症;微量元素锌过量使用,可损害巨噬细胞和杀灭真菌的能力,增加脓疱病的发病率。

三、正确使用退烧药

发热是一种症状而不是独立的疾病。对待婴幼儿发热不能盲目地退热,而应积极寻找发热原因,治疗原发病。婴幼儿体温调节功能尚不稳定,尽量避免使用药物退热,但体温过高,超过 38.5℃,或高热持续伴有烦躁、惊厥者,用物理降温无效时可选择外用退热栓剂或对乙酰氨基酚、布洛芬制剂等退热药。

四、不宜过早使用缓泻剂和止泻药

婴幼儿期易发生消化功能紊乱或习惯性便秘。对于婴幼儿腹泻,应选用饮食疗法、抗感染及液体疗法,不宜过早用止泻药,以免使肠毒素吸收增加,引起全身中毒症状;婴幼儿便秘应从改善饮食着手,适当加用蜂蜜、蔬菜、水果汁等,除非十分必要才用缓泻剂。

第八节　婴幼儿要禁用或慎用的药物

影响药物作用的一个重要原因是用药者的机体因素。婴幼儿的机体正处于快速成长阶段,其肝、肾、骨骼和中枢神经系统等尚未发育成熟,尤其是消化和代谢系统的功能与成年人差距较大。因此,婴幼儿对药物更为敏感,在用药后更容易出现毒副反应。

婴幼儿禁用或慎用的药物见表 9-2。

表 9-2　婴幼儿禁用或慎用的药物

药品名称	禁用或慎用原因
氨基糖苷类:庆大霉素、阿米卡星、链霉素、卡那霉素、小诺米星、大观霉素、新霉素等	6 岁以下儿童禁用,6 岁以上慎用,使用过量会导致听力下降,严重者可使听神经发生变性和萎缩,从而导致不可逆性的耳聋、耳鸣。禁止与呋塞米合用,可加强耳毒性;禁止与头孢菌素合用,可致肾功能衰竭
大环内酯类:红霉素、无味红霉素	2 个月以内尽可避免使用,2 个月以上慎用或医生密切监护使用。严重者导致儿童肝脏损伤、肝功能衰竭、药物性肝炎,甚至死亡
林可霉素	1 月龄以下的新生儿禁用
氯霉素	新生儿和早产儿禁用,儿童慎用,可导致再生障碍性贫血、灰婴综合征,肝衰竭
喹诺酮类药:诺氟沙星、氧氟沙星、环丙沙星等	禁用于幼儿,未成年儿童慎用,可导致软骨发育障碍,影响儿童生长发育
四环素类:四环素、土霉素、多西环素、米诺环素	8 岁以下小儿禁用,引起呕吐、腹泻、牙釉质发育不全及黄染,并有终身不退的可能,骨骼生长迟缓,小婴儿还会产生脑水肿

（续表）

药品名称	禁用或慎用原因
磺胺类：复方新诺明（SMZ-TMP）	新生儿忌用，可产生高铁血红蛋白血症，临床表现为缺氧性全身发紫；新生儿黄疸，2岁以上医生指导下使用
甲氧苄啶（TMP）	早产儿、新生儿避免使用
呋喃妥因 呋喃唑酮	婴儿忌用，可引起多发性神经炎，表现为手、足、皮肤麻、胀、痛感或蚁行感，并逐渐向躯干伸延，严重时手拿不住东西，足背抬不起来，感觉全部消失，皮肤粗糙、冰凉、不出汗；新生儿溶血性贫血
咪康唑	1岁以下儿童禁用
哌嗪类驱虫药	2个月以内尽可能避免使用，2个月以上慎用或医生密切监护使用
阿苯达唑（肠虫清）	2岁以下小儿禁用
呋塞米	儿童慎用，用药量宜少，间隔适当延长，忌与氨基糖类合用
肼苯哒嗪	婴儿、新生儿忌用，可致红斑性狼疮综合征
氯丙嗪	新生儿忌用，可致麻痹性肠梗阻，新生儿黄疸
氯雷他定	儿童慎用，2岁以下儿童不推荐使用
西替利嗪	儿童慎用，12岁以下儿童不推荐使用
布地奈德	儿童慎用，6岁以下儿童不推荐使用
羟氯喹	新生儿禁用，儿童慎用
奎宁	新生儿忌用，易发生血小板减少，临床表现为皮肤稍挤压即出现局部青紫
伯氨喹	新生儿忌用，易引起溶血性贫血，表现为呼吸急促、全身青紫，有血样尿，新生儿黄疸
维生素A	儿童慎用，过量可引发毛发枯干、皮疹、瘙痒、厌食、骨痛、头痛、呕吐等中毒症状，影响骨的发育，长不高
维生素C	儿童慎用，服用过量可引起腹痛、腹泻等症；服用时忌吃猪肝
维生素D	儿童慎用，过量可引起低热、呕吐、腹泻、厌食、甚至软组织异位骨化、蛋白尿、肾脏损害等症，婴儿服过多，则引起婴儿高血压
氨茶碱	儿童慎用，超量会导致氨茶碱急性中毒，出现烦躁不安、出虚汗、心动过速甚至休克死亡，应严格按医生指导掌握用量
铁剂（硫酸亚铁、枸橼酸铁铵糖浆等）	忌空服服用，否则刺激胃肠道；也忌与牛奶、豆浆、苏打饼干、菠菜汁、茶水等同服
阿司匹林	新生儿禁用，对12岁以下的儿童患流感或水痘后要忌用，易患雷耶氏综合征，开始时发热、惊厥、频繁呕吐，最后昏迷、肝功能受损，很容易误诊为中毒性脑病或病毒性脑炎
小儿退热片、APC	新生儿禁用，需医生指导使用
扑热息痛	需医生指导使用，儿童若每日用量超过3g时，便可能发生急性中毒，甚至可以引起致死性肝损伤
吲哚美辛	儿童对本品敏感，有用本品后因激发潜在性感染而死亡的报道，儿童慎用
奥沙普秦 吡罗昔康	儿童禁用

（续表）

药 品 名 称	禁用或慎用原因
美罗昔康	15 岁以下儿童禁用
塞来昔布	18 岁以下禁用
奋乃静	新生儿忌用,可致麻痹性肠梗阻;新生儿黄疸
地西泮(安定)	儿童慎用,可致粒细胞减少、肝功能损害,新生儿、6 个月以儿童忌用
阿普唑仑	18 岁以下慎用
利眠宁	6 岁以下不宜使用
维生素 K_1	儿童慎用,可致新生儿高胆红素血症及黄疸
维生素 K_3	儿童慎用,较大剂量可产生新生儿、早产儿溶血性贫血,高胆红素血症及黄疸
雷尼替丁	8 岁以下小儿禁用
法莫替丁	儿童慎用,对小儿的安全性尚未确定
雷贝拉唑	对小儿的安全性尚未确定,儿童不推荐使用
丁溴东莨菪碱	乳幼儿、小儿慎用
莫沙必利	儿童及青少年慎用
奥氮平	18 岁以下不宜使用
利培酮	禁用于 15 岁以下儿童
丙米嗪	5 岁以下儿童慎用
培他啶	小儿禁用
哌甲酯	2 个月以内尽可能避免使用
对氨基水杨酸	2 个月以内尽可能避免使用,2 个月以上慎用或医生密切监护使用
苯乙哌啶	2 个月以内尽可能避免使用,2 个月以上慎用或医生密切监护使用
异烟肼	2 个月以内尽可能避免使用,2 个月以上慎用或医生密切监护使用
吗啡	新生儿和婴儿禁用,儿童、老人慎用
哌替啶	婴幼儿慎用,1 岁以内小儿一般不应静脉注射本品或行人工冬眠,儿童慎用
芬太尼	儿童或 18 岁以下慎用
安素	4 岁以下儿童不宜使用
环孢素	1 岁以下婴儿禁用
钙剂	忌食菠菜及其菜汤,易形成草酸钙而影响吸收
微量元素锌	浓度大于 15mg/L 时损害巨噬细胞,减弱杀灭真菌的能力,增加脓疮病的发病率
中药滋补剂：人参、人参蜂王浆、冬虫夏草等	儿童及青少年慎用,可致性早熟

此外,外用药也是婴幼儿需要慎用的一类药物:如①膏药。婴幼儿的皮肤很嫩、皮肤很敏感,应尽量避免在皮肤上粘贴膏药或医用胶布,否则很容易引起接触性皮炎。特别是新生儿。②刺激性很强的外用药:在给婴幼儿治疗某些皮肤病或进行皮肤消毒时,一般不宜使用水杨酸、碘酒等刺激性强的外用药,否则可腐蚀其皮肤或引起水泡、蜕皮等症状。如必须使用时,应通过稀释等方法降低此类药物的浓度。若患儿使用低浓度的此类药物仍出现刺激性症状,应立即停药或改用刺激性较小的药物。③滴鼻净(萘唑啉)。婴幼儿对浓度在1%以上的滴鼻净极为敏感,若给其使用此种药物,可引起中毒。因此,幼儿在患了鼻炎等疾病时,只能给其使用浓度为0.05%的淡液滴鼻净。④需要大面积使用的外用药。有些外用药需要在皮肤上大面积涂才能起效。婴幼儿在使用此类药物时也应小心。例如,在婴幼儿的皮肤上大面积地使用硼酸水进行湿敷,可引起急性中毒,甚至可导致患儿出现循环衰竭、休克而引起死亡。当婴幼儿发热时,若在其皮肤上大面积地涂擦酒精进行降温,可导致患儿出现昏迷、呼吸困难等症状。在婴幼儿皮肤上大面积地涂抹皮质激素类软膏,可导致患儿出现全身性水肿。

第九节　婴幼儿应慎用的中草药

(一)婴幼儿用中草药时要严格掌握用药指征

婴幼儿处于生理和代谢过程迅速变化的阶段,不论在肌肤、脏腑、筋骨、津液等方面均柔弱不足,许多组织器官及生理功能未完善,寒热虚实均易变更,对药物的吸收、分布、代谢、排泄等体内过程与成年人不同,对药物敏感性强,具有一种特殊的药物反应,所以婴幼儿患者用中药时要严格掌握用药指征,坚持合理用药。

巴豆、芦荟、番泻叶、甘遂、大戟、商陆、牵牛子、瓜蒂、闹羊花、干漆、三棱、莪术、阿魏、水蛭、麝香、蟾蜍、皂荚、水银、砒石、生川乌、生草乌、生附子、斑蝥、雄黄、硫磺、轻粉等应禁用。此外,许多中药注射液中含有附加剂苯甲醇,苯甲醇在体内可氧化为苯甲酸,在肝中与甘氨酸结合生成马尿酸排出体外,上述反应是酰基结合,常需借助于酰基辅酶A合成酶和酰基转移酶的催化进行,而新生儿未成熟的肝脏缺乏这些酶,因此对苯甲醇的代谢能力而使其产生毒性。因此,含有苯甲醇附加剂的中药制剂新生儿均不可使用。

(二)婴幼儿使用中药的原则

1.用药及时,用量宜轻。婴幼儿起病急、变化,不及时用药病情随时会出现变化,另外其脏腑娇嫩,对药敏感,所以处方要精,用量要轻。

2.宜用轻清之品,对大苦、大辛、大寒、大热、攻伐和药性猛烈的药物要慎用。如属必用,宜少量,中病即止。如外有表邪,内有火热之发热,仍以辛凉解表为好,顺其大热之势清而扬之,不宜用苦寒退热之品,以免闭遏邪气于里,攻伐正气。

3.宜佐健脾和胃之品。小儿脾气不足,消化能力差,应佐以健脾和胃、消食导滞之山药、山楂、陈皮、神曲、鸡内金、白术等。

4.宜佐凉肝定惊之品。小儿属"纯阳"之体,热病偏多,且肝常有余,易出现肝热抽搐、惊风之症,特别是外感病邪出现壮热、烦躁、惊惕等症,则应在清热透解之时,佐以平肝息风之蝉蜕、勾藤等。

5.不宜滥用滋补之品。小儿生机旺盛,宜饮食调理,如果滥用滋补之品会使机体阴阳失衡,伤及脏腑气机。如确属虚证的小儿,应辨证施治之后,谨慎调配滋补药。如体弱夹湿热的患儿应先用清热利湿的藿香、黄等、黄连、慧芭仁、陈皮等,使热清湿化,然后再服调补中药平时易感冒、多汗属气虚的小儿,服用补气固表的黄芪、太子参、防风、白术等消瘦、面色萎黄、厌食、大便塘稀属于脾虚的可服用健脾和胃消食的山药、获苓、白术、白扁豆等气血两虚的小儿可服用益气养血的黄芪、党参、当归、大枣等。生长发育迟缓、尿频、面色苍白、舌胖属于肾虚的小儿可服用补肾的补骨脂、肉从蓉、熟地等。

总之,婴幼儿在使用中药时,必须要慎之又慎,以免造成不良后果,悔恨终身。

第十节　婴幼儿处方规则

为避免用药时出现不应有的并发症和不良反应,总体来说,应掌握以下规则:

1.选择药物品种应慎重;

2.选择药物种类应少而精;

3.给药途径要适当;

4.给药剂量要适当。

（张顺芝）

第十章 肺部疾病患者用药注意事项

第一节 药源性肺损害

药源性肺损害为某些药物对呼吸系统的损害作用,约占全身不良反应的 5%。大部分药源性肺损害症状比较轻,时间短,且不如肝损害、肾损害直观明显,非常容易被原发病掩盖,甚至被忽视,但是其却可引起难以意料的严重后果甚至死亡。常见的药源性肺损害包括药物性肺炎、药物性哮喘、药物性肺水肿、药物性肺纤维化等。其发患者群广,据文献报道,2 岁至 88 岁不等,并且任何给药途径均可引起,包括静脉点滴、静脉注入、口服、肌内注射、尿道注入及肛塞等,再者,发病时间不等,最短时间 2 分钟,最长 5 年,大多数在给药 30 分钟后。

目前有文献报道的,发现至少有 150 种以上的药物可以导致药源性肺损害,包括青霉素等抗感染药物、解热镇痛药物、抗肿瘤药物、免疫抑制药、干扰素、利多卡因、胺碘酮、H_2 受体阻滞药、抗精神病药物、造影剂、生物制品、神经系统用药、氨溴索、麻醉用药、利尿脱水药、百草枯、中药等。

其发病机制可能与药物的直接毒害及过敏引起的损害因素有关。

一、诊断标准

(一)药物接触史;

(二)临床表现不同,多为轻度的咳嗽、气短,或者无临床症状,重者可致死;

(三)影像学及病理诊断依据;影像学诊断多表现为肺间质性炎症,肺间质纤维化,嗜酸性粒细胞性肺炎,闭塞性细支气管炎伴机化性肺炎,肺栓塞,急性肺水肿,过敏性肺炎等。以双侧分布的斑片状或弥漫性浸润影或磨玻璃影为主,但当一侧肺部既往存在破坏性疾病或因手术、放射性损伤时,由于对侧肺血流丰富,导致药物蓄积更多出现对侧肺阴影更加明显。大多数患者停用药物后,影像学改变很快吸收好转;

(四)除外其他已知原因引起的肺损害。

二、治疗方案

(一)去除药源,抗过敏治疗,清除呼吸道分泌物治疗。

(二)甲泼尼龙 40mg 静脉点滴 Qd 大剂量的糖皮质激素为主,在体内有效地促进细胞膜的稳定性,对抗脂质过氧化,产生强大的抗炎、非特异性免疫抑制作用。

三、用药说明及注意事项

药物性肺损害的病理改变形式、程度不一,所有的药物不管是正在使用或用药结束后均可发生药物性肺损害,药源性肺损害的发生于药物的给药途径、剂量、剂型、给药次数、是否联合用药无直接相关性。即使同一种药物所致的肺损害也不一定相同,不同的患者临床表现不一样。在既往有肺、胸膜基础疾病的情况下出现新的病灶或病情恶化,还应注意密切关注药物性肺损害发生的可能,尤其是在机体免疫力低下患者,需与机会性感染性疾病相鉴别。

第二节　药物所致肺部疾病的临床表现

药源性肺部疾病是药物不良反应的一种,指在正常使用药物进行诊断、治疗、预防疾病时,由所用药物直接或间接引起的肺部疾病。药物性肺损害呈多样性,可导致药物性肺炎、肺纤维化、哮喘、肺水肿、肺栓塞、肺出血等疾病。临床上,药物所致肺部疾病的主要表现,分述如下。

一、药物性肺炎

(一)过敏性肺炎

引起过敏性肺炎的相关药物有:青霉素类、红霉素、磺胺类、氟嗪酸、呋喃妥因、氯丙嗪、安痛定、对氨基水杨酸钠、干扰素、甲氨蝶呤、三氮唑核苷、5'氟尿嘧啶、吲达帕胺、皮质激素等。此外,甲基苄肼、门冬酰胺酶、紫杉醇等所致的肺损伤也属过敏反应。临床表现主要为吸入过敏源后出现喘息、流涕等前驱表现,3~6小时后开始出现症状,表现为发热、干咳、呼吸急促、胸痛及缺氧、口唇、指趾末端发绀等,6~8小时上述症状达高峰,24小时症状基本消失。发作时肺部体征与哮喘发作时不同,多无喘鸣音,主要听到的是湿性啰音。

(二)药源性红斑狼疮样肺炎

临床表现主要有发热、咳嗽、气急、胸痛、胸腔积液、胸膜肥厚和肺间质纤维化,X线检查可见肺实质炎症并伴胸膜损害。青霉素类、磺胺类、头孢菌素类、四环素类药物可引起此类疾病。

(三)间质性肺炎

抗肿瘤药如博莱霉素、丝裂霉素、环磷酰胺、氟达拉宾等可引起间质性肺炎。表现为咳嗽和呼吸困难,X线有典型的间质和肺泡纤维化。

二、药物性肺纤维化

临床主要的表现有接触抗原4~6周后出现过敏性肺炎、咳嗽、发热、气促、乏力等。胸片可见肺内大片浸润灶,肺功能提示肺容量下降,低氧。脱离抗原24小时后症状开始好转,但在反复接触抗原后可产生慢性肺纤维化。常见药物有胺碘酮、丝裂霉素、甲氨蝶呤、紫杉醇类药物、吉西他滨、环磷酰胺、博来霉素等。治疗肾盂肾炎的呋喃妥因导致的肺病,发病急剧,大多发生在用药后2小时至2周,主要症状有发热、畏寒、干咳、胸痛、呼吸困难、周身肌肉酸痛及哮喘等,但在停药24~48小时后消失,再用药时又复发,此称"呋喃妥因肺"。

三、药物性哮喘

不少药物可以是I型变态反应的抗原或半抗原,包括青霉素、链霉素、红霉素、四环素、新霉素、单胺氧化酶抑制剂、局部麻醉剂、汞剂、抗毒血清和疫苗等均可导致哮喘。阿司匹林引起的哮喘最常见,主要发生在中年人及原有鼻炎和鼻息肉者,哮喘常发生在用药半小时左右,多严重而持久,可伴有荨麻疹和喉头水肿。用肾上腺皮质激素后发作常可减轻,其他药物如解热镇痛类药、抗菌药、酶类药物及生物制品等也可引起类似的发作。普萘洛尔(心得安)、普拉洛尔等药物,可能因阻滞 β 肾上腺素受体从而诱发或加重哮喘。麻醉类药物氯胺酮、利多卡因、普鲁卡因等,能引起支气管痉挛,其机制可能是涉及组胺释放和特殊抗体的形成。

四、药物性肺水肿

导致此类疾病的药物:镇痛药(海洛因、美沙酮、可待因、喷他佐辛)、氢氯噻嗪、甘露醇、肼苯哒嗪、间羟胺、普萘洛尔等。主要表现为突然气急、咳嗽、出现青紫、低血压、心动过速等症状,肺部透视有云絮状或大片状浸润阴影。甲氨蝶呤、阿霉素、丝裂霉素、环磷酰胺等均可导致心肌损害,从而诱发心力衰竭及肺水肿。

五、结节性多动脉炎

磺胺、青霉素、碘化物、有机砷、汞剂、金盐和吩噻嗪等均可诱致本病。临床表现为哮喘、肺炎、咳嗽、咯血。X 线检见肺部阴影逐渐融合,可发生栓塞或脓肿,血液嗜酸性细胞增多,痰中亦可见嗜酸细胞。

六、肺栓塞

某些化疗药物如环磷酰胺、氨甲蝶呤、丝裂霉素等可使蛋白质中的硫缺乏、抗凝血酶 Ⅲ 减少而形成血栓;口服避孕药可致肺血管血流速度减慢、血液凝固性增高而促进血栓形成;肾上腺皮质激素如泼尼松、地塞米松等可通过抑制纤维蛋白溶解,使血小板增多而诱发血栓形成。

七、肺出血

抗凝血药如肝素、枸橼酸钠及双香豆素等和酶类药物如链激酶、尿激酶等可引起血液系统凝血异常而导致肺出血。奎尼丁可通过变态反应机制引起血小板减少,也可引起血痰。

综上所述,药物引起的肺部病变并不少见,临床医师应慎用各种药物,对用药过程中发生的副作用应加以注意,并在出现上述毒性反应时做出适当的处理。

第三节 肺部疾病患者用药注意事项

一、肺心病

(一)不单独使用止咳药

肺心病患者呼吸道内存有大量痰液,不论咳嗽轻重均不要单纯应用止咳药,更不能用麻醉性镇咳剂,否则会因咳嗽停止将痰留于呼吸道内,加重呼吸道阻塞,这是肺心病加重的重要因素。所以,一般应选用祛痰药。

（二）抗生素适可而止

肺心病患者待病情好转且稳定后应停用抗生素。若长期服用抗生素，会产生耐药性或发生其他病菌的感染，使病情得以继续发展、恶化，还会破坏了人体内正常菌群的生态平衡，造成人体免疫力下降，诱发各种合并症，增加疾病治愈的难度。

（三）防强心剂中毒

肺心病伴有心衰时，常需服用强心药，但强心药具有排泄缓慢、容易蓄积，治疗剂量与中毒剂量非常接近的特点，加上体质差异等多种因素，在临床上容易出现强心剂中毒，甚者还会导致生命危险，因此，一定要按规定时间、规定剂量服用。在服用强心药时，还应注意补充氯化钾，这种药物虽然与心衰没有直接关系，但它对防止强心药中毒有一定作用。

（四）慎用安定药

镇静药对呼吸中枢具有抑制作用，慢性肺心患者即使用了常人能耐受的小剂量安定药也会使处于逐渐衰竭的呼吸中枢雪上加霜，使呼吸更趋衰竭，甚至呼吸停止。所以患有肺心病、慢性肺气肿的患者千万不能随便服用安定、氯丙嗪等镇静安眠药来治疗烦躁不安、失眠，而应在医生的指导下小心监护使用。

（五）出现下列情况需要转上级医院

1.肺性脑病，是由于呼吸功能衰竭所致缺氧、二氧化碳潴留而引起精神障碍、神经系统症状的一种综合征。是肺心病死亡的首要原因，应积极防治。

2.酸碱失衡及电解质紊乱无法纠正，慢性肺心病出现呼吸衰竭时，由于缺氧和二氧化碳潴留，当机体发挥最大限度代偿能力仍不能保持体内平衡时，可发生各种不同类型的酸碱失衡及电解质紊乱，使呼吸衰竭、心力衰竭、心律失常的病情更加恶化。

3.心律失常，多表现为房性早搏及阵发性室上性心过速，其中以紊乱性房性心动过速最具特征性。也可有心房扑动及心房颤动。少数病例由于急性严重心肌缺氧，可出现心室颤动以至心搏骤停。

4.消化道大出血。

5.弥散性血管内凝血（DIC）。

二、慢性阻塞性肺疾病（COPD）（慢性支气管炎）

（一）慢性阻塞性肺疾病用药注意事项

1.β_2激动药主要是通过激动支气管平滑肌上的 β_2 受体，起到对抗支气管收缩的作用。初期使用短效 β_2 激动药（如沙丁胺醇）雾化吸入时出现肌肉颤抖和心率加快等副作用，此时应该减量吸入或减小雾化液的浓度。尤其是合并有高血压、心动过速的患者，更应该从小剂量开始。

2.抗胆碱能药物（如异丙托溴铵、噻托溴铵）主要阻断毒蕈碱样乙酰胆碱受体，达到舒张支气管的作用。吸入抗胆碱能药物后由于吸收少，全身不良反应少见。对于痰液较多的COPD患者比较适宜。尽管有报道吸入抗胆碱能药物可引起前列腺症状，但并未得到证实。

如果应用面罩雾化吸入抗胆碱能药物可诱发急性青光眼，这是由于药液直接对眼睛的刺激作用。

3.吸入糖皮质激素可以抑制。COPD 患者肺部炎症和全身炎症,肺部炎症溢出学说更加支持这一治疗策略。吸入糖皮质激素的效应和不良反应取决于糖皮质激素的剂量和剂型。吸入糖皮质激素可能会导致口腔念珠菌感染,应该雾化治疗后漱口,清洁残留在口腔中的药物。由于是雾化吸入,吸收入血的激素量微乎其微,不必顾虑造成骨质疏松或病理性骨折。常用的雾化吸入激素有二丙酸倍氯米松、布地奈德、丙酸氟替卡松等。但应该注意物美价廉的地塞米松并不在推荐之列,主要是因为地塞米松需要在体内进一步代谢后才能起效。

4.抗生素不宜雾化吸入。COPD 的急性加重往往是因为肺部感染,有人认为吸入抗生素(如庆大霉素)可以增加全身用药的效果。但根据现代的研究,抗生素的局部使用容易诱发耐药菌株的出现,不宜提倡。

5.吸入祛痰药可以溶解黏液,达到排痰效果。目前大多使用碳酸氢钠、糜蛋白酶等。而氨溴索并没有在其药物说明书中推荐,其吸入治疗的作用机制还需要进一步研究。

6.有患者雾化时,恐有药物流失而竭力反复吸气,这样可能会导致呼吸性碱中毒,而出现头晕手脚麻木等症状。嘱患者平静呼吸即可。

7.对于二氧化碳潴留的患者,不应高流量吸氧。

8.不宜使用 β 受体阻滞药,大多数患者合并有心脏基础疾病,需要长期服用 β 受体阻滞药(洛尔类药物),尽量选用选择性 β_1 受体阻滞药,例如比索洛尔。

(二)出现下列情况需要转上级医院:

1.慢性呼吸衰竭,常在 COPD 急性加重时发生,其症状明显加重,发生低氧血症和(或)高碳酸血症,可具有缺氧和二氧化碳潴留的临床表现。需要呼吸机支持,而当地医院没有呼吸机需要转上级医院。

2.自发性气胸,有突然加重的呼吸困难,并伴有明显的发绀,患侧肺部叩诊为鼓音,听诊呼吸音减弱或消失,应考虑并发自发性气胸,通过 X 线检查可以确诊。

3.严重睡眠障碍,COPD 是一种常见病,而睡眠呼吸暂停低通气综合征也是一种多发病,故两者合并存在的概率相当高。某些重症 COPD 患者常死于夜间,尤其有明显低氧血症和高碳酸血症的 COPD 患者容易发生夜间睡眠期间忽然死亡。

4.慢性肺源性心脏病,由于 COPD 肺病变引起肺血管床减少及缺氧致肺动脉痉挛、血管重塑,导致肺动脉高压、右心室肥厚扩大,最终发生不能控制的右心功能不全。

三、肺炎

(一)用药前

抗感染治疗是肺炎治疗的最主要环节。细菌性肺炎的治疗包括经验性治疗和针对病原体治疗。前者主要根据本地区、本单位的肺炎病原体流行病学资料,选择可能覆盖病原体的抗菌药物;后者则根据呼吸道或肺组织标本的培养和药物敏感试验结果,选择体外试验敏感的抗菌药物。此外,还应该根据患者的年龄、有无基础疾病、是否有误吸、住普通病房或是重症监护病房、住院时间长短和肺炎的严重程度等,选择抗菌药物和给药途径。

（二）用药时

肺炎的抗菌药物治疗应尽早进行,一旦怀疑为肺炎即马上给予首剂抗菌药物。病情稳定后可从静脉途径转为口服治疗。肺炎抗菌药物疗程至少 5 天,大多数患者需要 7~10 天或更长疗程,如体温正常 48~72 小时,无肺炎任何一项临床不稳定征象可停用抗菌药物。

肺炎临床稳定标准为：①T≤37.8℃；②心率≤100 次/分；③呼吸频率≤24 次/分；④血压：收缩压≥90mmHg；⑤呼吸室内空气条件下动脉血氧饱和度≥90% 或 PaO_2≥60mmHg；⑥能够口服进食；⑦精神状态正常。

（三）用药后

抗菌药物治疗后 48~72 小时应对病情进行评价,治疗有效表现体温下降、症状改善、临床状态稳定、白细胞逐渐降低或恢复正常,而 X 线胸片病灶吸收较迟。如 72 小时后症状无改善,必须找出原因,及时做出对策。其原因可能有：①药物未能覆盖致病菌,或细菌耐药。②特殊病原体感染如结核分枝杆菌、真菌、病毒等。③出现并发症或存在影响疗效的宿主因素（如免疫抑制）。④非感染性疾病误诊为肺炎。⑤药物热。需仔细分析,做必要的检查,进行相应处理。

（四）出现下列情况需要转上级医院：

1.体温、症状、体征、血常规、影像学继续恶化。

2.当地医院拥有的抗生素覆盖不了多重耐药细菌或特殊病原体,需要转上级医院。

3.并发肺水肿、败血症、感染性休克等疾病,需要转上级医院。

四、支气管扩张

（一）支气管扩张用药注意事项

1.在对支气管扩张患者进行诊断时,要注意患者是否出现了感染,如是否存在发烧、咳脓性痰液、血象升高等情况。如果存在感染,就需要采用抗生素治疗。

2.支气管扩张患者会出现咳痰的症状,无论是否存在感染,都要积极的排痰,可以给患者服用一些化痰的药物,有利于患者排痰。另外,还可以采用体位引流,从而帮助患者排痰。在患者咳嗽以及排痰的过程中,可以轻拍患者的背部,帮助患者排痰。

3.如果患者存在喘憋症状,或者是在检查中发现患者的肺部存在干性啰音,应该给患者服用平喘的药物。另外,当患者的肺部存在阻塞性通气功能障碍的时候,也需要服用平喘药物。

4.支气管患者存在咳血症状的时候,需要通过检查结果判断是否是下呼吸道感染,如果是下呼吸道感染,就应该给患者进行止血治疗,缓解患者出血的情况,出血症状稳定后,就可以停止用药了。

5.如果支气管扩张患者存在咳嗽的症状,就需要给患者服用镇咳的药物,缓解患者咳嗽的症状,同时也可以避免严重的出血。

(二)出现下列情况需要转上级医院:

1.休克或窒息短期内大咯血患者,可合并失血性休克或发生窒息。除内科积极应用止血药物、保持呼吸道通畅外,常需急诊行支气管动脉栓塞术等介入治疗。

2.邻近或远隔器官脓肿化脓性支气管炎或肺脓肿等局部蔓延,可引起胸膜炎、脓胸、心包炎,或经血循环到达无隔器官,发生脑内转移性脓肿。

3.慢性呼吸衰竭和慢性肺源性心脏病支气管扩张症因反复气道化脓性感染,晚期常因其本身和远端的结构广泛破坏,导致有效肺泡通气功能下降,出现低氧和(或)高二氧化碳血症,发展为呼吸衰竭;继之引起肺动脉高压、右心室肥厚扩张,发展为慢性肺源性心脏病。这是支气管扩张的主要死亡原因,应积极预防。

4.肺脓肿支气管扩张一方面由于原有的结构受损,存在持续性感染,在此基础上局部感染加重难以控制时,易导致肺组织坏死,形成脓肿;另一方面由于长期下呼吸道永久性的病理改变,不断出现呼吸道症状,易发生上呼吸道定植菌(尤其是厌氧菌)吸入,导致肺脓肿。

五、肺栓塞

(一)肺栓塞患者用药注意事项

溶栓治疗是急性肺栓塞的一线治疗,主要用于高危患者,对非高危患者不推荐常规溶栓治疗,但对于一些中危患者全面考虑出血风险后可给予溶栓治疗,不用于低危患者。随机试验已证实,溶栓治疗可迅速缓解血栓栓塞造成的血管闭塞,并对血流动力学参数改善有益。溶栓治疗的副反应主要是带来出血风险,尤其存在潜在疾病及并存多种疾病时。

绝对禁忌证为:任何发病时间内的出血性卒中或不明原因卒中,6个月内缺血性卒中,中枢神经系统损害或肿瘤,近期(3周以内)重大创伤/手术头部外伤,1月内胃肠道出血。

相对禁忌证为:6个月内短暂缺血发作,口服抗凝药,孕妇及产后1周,不可压迫的穿刺,创伤性复苏,顽固高血压(收缩压>180mmHg),进展性肝脏疾病,感染性心内膜炎,活动性溃疡。对于并发心源性休克及/或持续低血压的高危肺栓塞患者,无绝对禁忌证。

2.急性肺栓塞的抗凝治疗:抗凝治疗在急性肺栓塞治疗中有重要地位。肺栓塞患者应该立即给予抗凝治疗。肺栓塞初始抗凝治疗的目的是减少死亡及再发栓塞事件。快速抗凝只能通过非口服形式给药,如静脉普通肝素。皮下注射低分子肝素或皮下注射磺达肝素。考虑未治疗患者较高的死亡率,在怀疑急性肺栓塞患者等待进一步确诊过程中即应进行抗凝治疗。除高危出血患者及伴有严重肾功能不全患者外,皮下注射低分子肝素或磺达肝素优于普通肝素。

(1)普通肝素:肝素的剂量调整应根据APTT结果而定,使APTT维持在正常对照的1.5~2.5倍。应在静脉负荷治疗4~6小时后检测APTT,然后每次剂量调整后3h复查,或达到目标治疗剂量后每天复查1次。但是APTT不是肝素抗凝强度的理想指标。

(2)低分子肝素:应谨慎用于肾功能不全患者,其剂量调整需依据抗Xa因子水平。静脉普通肝素对严重肾功能损害(肌酐清除率<30ml/min)急性肺栓塞患者是优选的初始抗凝方案,因其不经肾脏代谢,而且对于高出血风险患者,其抗凝作用可迅速被抑制。对其他急性肺栓塞患者,低分子肝素可替代普通肝素。无须监测。对于接受低分子质量肝素治疗的患者,不需常规监测抗 Xa 因子水平,但对于急性肾功能衰竭和妊娠的患者,这些指标就应监测。普通肝素和低分子肝素的副反应主要是引起血小板减少的风险,所以监测血小板计数是非常必要的。

(3)维生素 K 拮抗剂(VKAs)应尽早应用,最好在抗凝剂治疗的当天开始应用。当国际标准化比值(INR)连续两天以上维持在 2.0~3.0 时,非口服抗凝剂应停止应用。如果开始使用华法林,起始剂最最好为 5mg 或者 7.5mg,而不要过高。华法林对于年轻(小于 60 岁)患者或者健康的院外患者而言,起始剂量通常为 10mg;而对于老年及住院患者,起始剂量通常为 5mg。随后的治疗剂量应根据 INR 进行调整,使其维持在 2.5 左右的水平(2.0~3.0)。急性肺栓塞患者长期抗凝治疗的目的是预防致死性及非致死性静脉血栓栓塞事件。大部分急性肺栓塞患者应用维生素 K 拮抗药,而针对肿瘤患者,低分子质量肝素可安全有效地替代维生素 K 拮抗药。应用维生素 K 拮抗药应使 INR 维持在 2.5 左右(2.0~3.0)。由暂时或可逆性危险因素导致的肺栓塞患者推荐抗凝时程为 3 个月, 对于不明原因的急性肺栓塞患者建议抗凝至少 3 个月,对于再次发生的不明原因的肺栓塞患者建议长期抗凝。

(二)出现下列情况需要转上级医院:

1.并发急性肺动脉高压和右心衰竭,继而肺缺血、缺氧和左心排血量下降,循环衰竭。

2.合并咯血、肺梗死、大面积肺栓塞导致心肌缺血和心源性休克等。

六、支气管哮喘

(一)支气管哮喘患者用药注意事项

在成人的支气管哮喘患者中,约有 10%可因使用非甾体抗炎药而诱发发作,并有可能引起致死性反应。此种反应不仅发生在注射和口服给药时,而且外用药也同样能够引起发作。此外,使用 β 受体阻滞药也可能引起致死性哮喘大发作。因此,哮喘患者对这两类药物要提高警惕。

(1)哮喘患者不应随意服用甾体抗炎药:由非甾体抗炎药引起哮喘的患者多数为后天性哮喘,常并发息肉、慢性副鼻窦炎、慢性鼻炎和嗅觉障碍。过去称为阿司匹林哮喘,目前提倡称非甾体抗炎药哮喘。此类患者大部分病情较重,约半数依赖肾上腺皮质激素。一般对酸性非甾体抗炎药反应剧烈,服药一小时之内即可出现鼻塞、流鼻涕,继而哮喘发作。发作多数极为严重,甚至引起死亡,一年四季均可发病。引起非甾体抗炎药哮喘的原因,一般认为与病毒感染有关。除阿司匹林外,几乎所有酸性非甾体抗炎药都可引起发作,发作强度与药物对环氧化酶阻碍作用强弱有关。以酸性较强的阿司匹林、普拉洛芬、舒洛芬、萘丁美酮等多见。因此,哮喘患者绝不能使用此类药物。如因治疗需要必须使用镇痛药时,可在医生指导下使用碱性非甾体抗炎药,如苄达明(消炎灵、炎痛静)、依匹唑和喷他佐辛(镇痛新)等。总之,哮喘患者没有医生指导,自己绝不能随意服用甾体抗炎药。另外,重症患者常使用皮质激素,其中琥珀酸酯类皮质激素有可能引起非甾体抗炎药哮喘患者过敏,因此,要使用磷酸酯类质激素

(如地塞米松),以确保安全。

(2)哮喘患者不宜使用β受体阻滞药:交感神经存在α、$β_1$、$β_2$等三种受体,$β_2$受体广泛分布于支气管,刺激$β_2$受体,则支气管平滑肌弛缓,因此β受体激动(兴奋)药可扩张支气管,是哮喘发作时一种重要的治疗药物;与此相反,β受体阻滞药(洛尔类药物)可影响内因性儿茶酚胺与β受体结合,从而能引起哮喘大发作。因此,有哮喘病史的患者禁忌使用β受体阻滞药,包括滴眼药。β受体阻滞药常用于治疗高血压、心绞痛和青光眼,是心血管疾病的常用药。近年来屡有报道,因哮喘患者使用β受体阻滞药而丧命,对此必须高度警惕。另外,虽非β受体阻滞药,但常用应用于治疗心血管疾病的血管紧张素转换酶抑制药(普利类药物),其副作用之一,可通过肺内产生大量缓激肽而诱发咳嗽,进而导致哮喘发作。因此,哮喘患者也不宜使用血管紧张素转换酶抑制药治疗心血管疾病。

(二)出现下列情况需要转上级医院

1.呼吸衰竭:严重哮喘发作通气不足、感染、治疗和用药不当、并发气胸、肺不张和肺水肿等,均是哮喘并发呼吸衰竭的常见诱因。一旦出现呼吸衰竭,由于严重缺氧、二氧化碳潴留和酸中毒,哮喘治疗更加困难。要消除和减少诱因,预防发生,发生后要按呼吸衰竭抢救。

2.由于气道处于高敏状态,特异性或非特异性刺激,尤其是进行气道反应性测定时,可引起严重的喉、气管水肿和广泛支气管痉挛,使气管阻塞窒息或诱发严重的心律失常甚至心搏骤停而死亡。

3.严重的下呼吸道和肺部感染,哮喘约有半数系因上呼吸道病毒感染而诱发。由此呼吸道的免疫功能受到干扰,容易继发下呼吸道和肺部感染。因此,应努力提高哮喘患者的免疫功能,保持气道通畅,清除气道内分泌物,保持病室清洁,预防感冒,以减少感染,一旦有感染先兆,应根据细菌和药敏选用适当抗生素治疗。

4.严重水电解质和酸碱失衡。由于哮喘发作,缺氧、摄食不足、脱水,心、肝尤其是呼吸和肾功能不全,常常并发水、电解质和酸碱失衡,这些均是影响哮喘疗效和预后的重要因素。要努力维持水、电解质和酸碱平衡,每天随时监测电解质和进行动脉血气分析,及时发现异常,及时处理。

5.气胸和纵隔气肿。由于哮喘发作时气体潴留于肺泡,使肺泡含气过度,肺内压明显增加,慢性哮喘已并发的肺气肿会导致肺大泡破裂,形成自发性气胸;应用机械通气时,气道和肺泡的峰压过高,也易引起肺泡破裂而形成气压伤,引起气胸甚至伴有纵隔气肿。

6.多脏器功能不全和多脏器衰竭。由于严重缺氧、严重感染、酸碱失衡、消化道出血及药物的毒副作用,重症哮喘常并发多脏器功能不全甚至功能衰竭。要预防和纠正上述诱因,积极改善各重要脏器的功能。

(汤渝玲)

第十一章 心血管疾病患者用药注意事项

第一节 洋地黄类应用注意事项

洋地黄类药物是广泛治疗心力衰竭(heart failure, HF)和心律失常最有价值的药物之一。目前主要应用的有口服制剂地高辛,注射剂毛花苷丙、洋地黄毒苷和毒毛花苷K等。由于洋地黄类药物的治疗剂量接近于中毒剂量,在应用中毒副作用的发生率有逐渐增多的趋势,以至部分医务人员在使用洋地黄类药物时变得特别谨慎,甚至不愿意使用。本节旨在介绍洋地黄类药物临床应用的注意事项,以期帮助临床医务工作者更合理使用该类药物。

一、洋地黄类药物主要用于治疗 HF 和某些类型的心律失常

(一) 洋地黄类药物是通过增加心肌收缩力的药理作用而发挥其治疗心力衰竭的作用的,因此,它不能治疗那些只有心力衰竭症状和体征,但并非因心肌收缩力减低所致的患者,它也不能用于治疗因舒张功能障碍所致心力衰竭的患者,尤其是心腔大小和射血分数正常的患者;换而言之,使用洋地黄类药物治疗心力衰竭只适用于心腔增大和射血分数低的心力衰竭患者。即洋地黄类药物对伴有心房纤颤(Atrial fibrillation AF)或心室率快的心力衰竭疗效较佳;对瓣膜病、冠状动脉粥样硬化性心脏病和高血压性心脏病所导致的心功能不全疗效较好;对肺源性心脏病、活动性心肌炎(如风湿活动期)或严重心肌损伤疗效较差。

(二)洋地黄类药物可治疗的心律失常类型有:AF、心房扑动和阵发性室上性心动过速。

二、给药方法及临床适用情况

(一)速给法

在 24 小时内达到负荷剂量,以静脉注射为佳,也可采用口服给药。适用于危急重患者,例如急性左心衰竭、阵发性室上性心动过速和快速性心房纤颤。

(二)缓给法

在 2~3 天达到负荷剂量,一般用口服制剂,适用于轻、中度和慢性患者。

(三)每日维持量疗法

每日服用维持量的洋地黄制剂,经过 5 个半衰期后,即可达到该药的有效治疗浓度。地高辛的半衰期短,每日口服 0.25mg,5~7 天即可达到负荷量。此种给药方法适用于慢性或轻、中度心功能不全患者。

(四)补充维持量疗法

常用洋地黄制剂的维持量见表 11-1 中。每例患者每日补充多少及维持给药多长时间,应根据病因、病情和治疗效应确定。例如,地高辛的维持量,一般为 0.25mg/d,但有的患者只需要 0.125mg/d,而个别患者则可能需要 0.5mg/d。

表 11-1　常用洋地黄制剂的维持剂量

药名	洋地黄毒苷	地高辛	甲地高辛	去乙酰毛花苷	毒毛花苷 K
维持剂量 (mg/d)	0.05～0.1	0.125～0.5	0.2～0.3	—	0.25

三、地高辛是唯一在安慰剂对照试验中评估过的洋地黄制剂,也是唯一被美国确认能有效治疗 HF 的正性肌力药,目前临床应用最为广泛

通常地高辛治疗起始和维持的剂量是 0.125~0.25mg/d。如果患者年龄>70 岁,或肾功能损害,或为低体重,则应使用小剂量 0.125mg,每日 1 次,或 0.25mg,隔日 1 次。除了控制 AF 的心室率,心力衰竭患者治疗中几乎不使用或不需要使用较大剂量(0.375~0.5mg/d)。据现有资料,建议血清地高辛的浓度范围为 0.5~1.0ng/ml。急性心肌梗死(AMI)后患者,尤其有进行性心肌缺血者,应慎用或不用地高辛。

四、一旦发生洋地黄类药物中毒,应立即停药,并进行补钾、补镁。对于低钾、低镁等电解质紊乱者,还应停用利尿药

(一)洋地黄类药物中毒常伴有低钾,且血清钾正常并不能代表细胞内不缺钾,故低钾和血清钾正常者均应补钾。心电图示明显 u 波与低钾有关,但低钾不一定都出现高大 u 波。心电图上 u 波高大者一般提示低钾,故 u 波高大者可以补钾。补钾可采用口服或静脉滴注。静脉补钾浓度不宜超过 5‰,最好控制在 3‰以内。补钾也不可过量,同时还要注意患者的肾功能情况,以防止高血钾的发生,对并发传导阻滞的洋地黄中毒不能补钾盐,否则可致心脏停搏。此外,对于洋地黄类所致的心动过缓和房室传导阻滞等缓慢型心律失常,不宜补钾,可用 M 受体阻断药阿托品治疗。

(二)补镁是因为镁是 ATP 酶的激动剂,缺镁时钾不易进入细胞内,故顽固性低钾经补钾治疗仍无效时,常表明患者缺镁,应及时补充。通常只要不是高镁血症,均可补镁。补镁后中毒症状常很快消失,补镁还有助于纠正心衰、增进食欲,但肾功能不全、神志不清和呼吸中枢抑制的患者应慎重补镁,以防加重昏迷及诱发呼吸停止。补镁常用方法为:25%硫酸镁 10ml 稀释后静注或静滴,但以静滴安全,每日 1 次,7~10 天为一疗程。

五、洋地黄类药物的相互作用

(一)奎尼丁能使地高辛的血药浓度增加 1 倍,两药合用时,应减少地高辛用量的 30%~50%,否则易发生中毒,尤其是心脏毒性。联合应用胺碘酮、钙通道阻滞剂、克拉霉素、红霉素、环孢素等,可增加血清地高辛浓度,从而增加洋地黄中毒的可能性。一旦联合上述药物治疗,应适当减少地高辛剂量。

(二)苯妥英钠能增加地高辛的清除而降低地高辛的血药浓度。

(三)拟肾上腺素药可提高心肌自律性,使心肌对洋地黄类药物的敏感性增高,而导致洋地黄中毒。

(四)两性霉素 B、皮质激素及排钾利尿药可致低血钾而加重洋地黄中毒,尤呋塞米还能促进心肌细胞 K$^+$外流。

第二节　降压药应用注意事项

高血压是一种常见多发病,是心脑血管病最重要的危险因素。高血压患者如不能合理应用抗高血压药物有效控制血压,平均寿命将较正常人缩短 15~20 年。因此,临床医生熟练掌握各类降压药物的作用特点,从降压治疗的基本原则出发,有效控制高血压患者的血压并防治其并发症迫在眉睫。

一、兼顾降压和逆转左室肥厚与血管重构,优化降压方案

(一)左室肥厚(left ventricular hypertrophy,LVH)本身就是一个独立的危险因素,LVH 可导致心律失常、心肌缺血、心衰甚至猝死。而高血压是引起 LVH 最常见的原因,高血压患者常并发 LVH。虽然目前常用的抗高血压药物均能降低高血压患者的血压,但不同作用类型的抗高血压药物阻止或逆转 LVH 的效果不尽相同。多项动物实验和临床研究均证实各类抗高血压药物在降低左室重量方面差别较大,血管紧张素转换酶抑制剂(ACEI)抑制作用最为显著,其次为利尿剂、钙通道阻滞剂(CCB)、β 受体阻断药见表 11-2。

表 11-2　抗高血压药对血压及逆转 LVH 的影响

药物类别	临床研究报告病例数(n)	SBP 降低(%)	DBP 降低(%)	LVMI 降低(%)	△LVM/△DBP(%/%)
ACEI	18	11.9 ± 4.6	13.2 ± 5.4	13.5 ± 10.1	1.02
β 受体阻断药	21	12.8 ± 3.8	15.4 ± 2.8	6.3 ± 5.4	0.41
CCB	19	10.3 ± 3.6	13.4 ± 2.3	7.4 ± 8.3	0.55
利尿药	13	10.7 ± 1.8	13.1 ± 3.5	7.8 ± 6.5	0.60

注:SBP:收缩压;DBP:舒张压;LVMI:左室重量指数。

(二)高血压时外周血管阻力升高是由于小动脉收缩反应增强和血管发生病理性重构(remodeling)。影响血管重构的重要因素包括血管腔内压力及刺激血管壁增厚的各种生长因子如血管紧张素Ⅱ、内皮素、去甲肾上腺素、血小板生长因子、血管内皮生长因子等。ACEI 能逆转血管重构,但作用不如其逆转左室肥厚显著,所需时间也更长。此外,血管紧张素Ⅱ受体阻断药氯沙坦、坎地沙坦等也具有抑制血管平滑肌增生作用。

二、兼顾降压及调脂

高血压与血脂异常均是心血管疾病的危险因素,一般认为高血压对动脉粥样硬化有促进作用,高血压患者也常并发血脂异常。大多数抗高血压药对脂质代谢有一定的影响。

大剂量利尿药用于抗高血压,可使血浆中 TC、TG、LDL 及 VLDL 增高。噻嗪类及髓袢利尿药如呋塞米能降低胰岛素的敏感性,后者已知与血脂异常有关。而吲达帕胺虽化学结构与

氯噻酮相似,有利尿、扩血管作用,但在 2.5mg/d 剂量时,对脂质代谢无不利影响。

β 受体阻断药一般并不显著改变 TC 及 LDL-C,但某些 β 受体阻断药如非选择性 β 受体阻断药及无内在拟交感活性(intrinsic sympathomimeti cactivity,ISA)者如普萘洛尔,可使 TG 升高,HDL-C 降低。因此,高血压伴有血脂异常者应慎用无 ISA 的 β 受体阻断药。

α 受体阻断药如哌唑嗪、特拉唑嗪、多沙唑嗪等降低 TG、TC 及 LDL,升高 HDL。CCB、ACEI、利血平、可乐定、甲基多巴等降压药对脂质代谢无明显不利影响。

三、平稳降压,合理联用

血压不稳定可导致器官损害,因此优良的抗高血压药物不仅要能发挥降压效应,更应平稳降压。为避免药物引起的血压不稳定,提倡使用长效抗高血压药物,要求药物的降压谷/峰比值>50%,药物的半衰期要长,使其能良好控制高血压患者 24 小时血压水平。

在临床上单用一种抗高血压药物治疗高血压,其有效率仅为 40%~60%,约 70%的高血压患者需联合应用两种抗高血压药物才能有效控制血压。因此为了达到控制血压的目的需要联合用药,联合用药一般应从小剂量开始并采用降压作用机制不同的药物。抗高血压药的有效配伍有多种方式,可以两种或多种联用,但药物种类不宜过多,特别是初诊时,根据需要情况开始用 1~2 种,以后酌情调整品种和剂量。比较合理的配伍为:

(一)ACEI 或 AT$_1$ 受体阻断药(ARB)和利尿药;

(二)CCB 与 β 受体阻断药;

(三)ACEI 与 CCB;

(四)利尿药与 β 受体阻断药;

(五)α 受体阻断药与 β 受体阻断药。

合理的配伍还应考虑各药作用时间的一致性,另一种是采用固定配比的复方制剂。

四、关注抗高血压药物的肾脏保护作用

在各类抗高血压药物中,对高血压肾病有保护作用的主要包括 ACEI、ARB、CCB 类,其中,ACEI 和 ARB 对糖尿病肾病也兼具良好的保护作用。但血肌酐水平>265μmol/L 时,禁用 ACEI 和 ARB 类药物。

五、特殊人群的降压治疗

(一)老年高血压

老年人多有危险因素、靶器官损害和心血管疾病,需综合考虑遴选降压药物,常需多药联合。老年高血压一般以收缩压升高为主,故抗高血压治疗时应选用降收缩压为主的药物。老年高血压患者不宜用中枢性降压药,因其不良反应(忧郁、多梦等)较常见。对于合并前列腺肥大者可优先使用 α 受体阻断药。

(二)妊娠高血压

妊娠高血压是早产和围产期死亡的主要原因,是发展中国家一个重要问题。妊娠高血压以舒张压升高较为突出,抗高血压治疗时宜首选降舒张压为主的药物。英国高血压学会(BHS)

推荐的妊娠合并慢性高血压的一线治疗药物是甲基多巴。CCB，尤其是硝苯地平长效制剂和周围血管扩张剂肼屈嗪，普遍用作替代药物。α、β受体阻断药拉贝洛尔也普遍用作替代药物，尤其在妊娠晚期的顽固性高血压。其他β受体阻断药因可能抑制胎儿生长，不常用。ACEI和ARB在计划妊娠的妇女应避免使用，如在服用该药时怀孕，应换用对胎儿影响较小的药物。

（三）高血压合并糖尿病

糖尿病患者中约50%合并高血压，二者都是冠心病、脑卒中和肾衰竭的重要危险因素。为避免肾和心血管的损害，要求将血压降至130/80mmHg以下，因此常需联合用药。首选ACEI或ARB，必要时用CCB、噻嗪类利尿药、β受体阻断药。

第三节　注意防治抗心律失常药物所致心律失常

药物治疗在抗心律失常方面发挥了重要作用，但抗心律失常药物均存在不同程度的致心律失常毒副作用。服用治疗量或亚治疗量抗心律失常药物使患者原有的心律失常加重或者诱发新的心律失常，这种现象称为抗心律失常药物的致心律失常作用。机体存在酸中毒、高血钾、心肌缺血或心动过速时，即使治疗浓度的抗心律失常药，也可能诱发心律失常。因此，临床上在应用各种抗心律失常药物时，除了充分考虑其治疗效应，还应更多地关注其安全性。

一、临床上几乎每种抗心律失常药物均可导致心律失常

有试验证实其作用排列顺序为：氟卡尼>普罗帕酮>奎尼丁>丙吡胺>美西律>利多卡因>索他洛尔，并发现普萘洛尔可降低氟卡尼的致心律失常作用。

二、抗心律失常药可致任何类型的心律失常（过缓或过速型）

多数学者认为首先要将这些心律失常区分原发性或是继发性，以利于临床处理。所谓原发性系指除原有心律失常或心脏病外，与任何已明确的心律失常因素均无关；继发性系指用药期间心律失常发生或加重有附加因素存在，如药物高血浆浓度、合并用药、电解质紊乱、缺血等。

三、熟悉如下抗心律失常药物致心律失常作用的诱发因素

（一）心功能状态

心衰时抗心律失常药物的疗效减低，而致心律失常作用的发生率明显增加，可能与组织器官灌注不足，药物在体内分布、代谢与排泄受阻有关。因此心衰合并心律失常时，治疗的重点应着重于改善患者心功能，纠正缺氧、感染、低钾、低镁及冠状动脉供血不足等诱发因素，如确实需要使用抗心律失常药物时，应在严密观察下选用有关药物。

（二）电解质紊乱

低钾、低镁等可引起Q-T间期延长、增高异位节律点的自律性，诱发包括扭转型室速、

室颤在内的恶性心律失常。低钾也可致房室传导阻滞。低钾、低镁患者服用Ⅰa类药物、胺碘酮或洋地黄时，致心律失常作用明显增加。

（三）药物的相互作用

抗心律失常药物联合应用时，致心律失常作用明显增加。已知奎尼丁、维拉帕米、胺碘酮等与地高辛合用，可明显增加地高辛的血药浓度，诱发洋地黄中毒。维拉帕米与胺碘酮合用、维拉帕米与普萘洛尔合用、地尔硫草与地高辛或美西律合用，都有诱发窦性停搏等严重心律失常的报道。Ⅰa类与Ⅰc类合用，Ⅰa类与Ⅲ类药合用，洋地黄与钙拮抗药合用及抗心律失常药与强利尿药合用时都有可能发生致心律失常作用。

（四）血药浓度过高

包括药物剂量过大或加量过速，或虽按常规剂量给药，但患者存在药物代谢及排泄障碍。如肝、肾功能不全时，易发生药物蓄积中毒。

（五）急性心肌缺血、缺氧

如AMI早期，由于存在心肌电生理不稳定性，易发生药物致心律失常作用。肺源性心脏病时由于明显低氧血症，抗心律失常药也极易出现致心律失常作用。

（六）其他

包括心脏自主神经功能紊乱及药物的心脏致敏作用。

四、抗心律失常药所致心律失常一般的防治原则

（一）严格掌握抗心律失常药的应用指征

对无器质性心脏病的室性心律失常，经长期观察无血流动力学症状者不应抗心律失常治疗；对潜在致命性或致命性室性心律失常应积极治疗，包括纠正心力衰竭、心肌缺血和电解质紊乱等，但预后不良；对可能发生致心律失常作用和心律失常猝死的患者，应最大限度地限制使用抗心律失常药物。总之，在一些轻的无猝死危险的"良性"心律失常，在无使用心律失常药物适应证时，应避免滥用。

（二）警惕致心律失常副作用的发生，对于有心功能不全等诱发因素者尤应重视

1.用药过程中应密切监测血钾、血镁、血钙及血药浓度，常规监测心电图Q-T间期、QRS间期、P-R间期及心率与心律的改变。

2.用药个体化，根据病情慎重选择药物及剂量，注意影响药物排泄的因素，注意药物相互作用。

3.一旦发现或高度怀疑抗心律失常药物发生了致心律失常作用，首先应立即停药观察，并积极纠正可能的诱发因素，心肌缺血、低氧血症、心功能不全等，低钾、低镁应迅速补充。针对不同心律失常类型采用不同的药物治疗：如缓慢型心律失常给予阿托品或异丙肾上腺素；尖端扭转型室速应用缩短Q-T间期的药物，如异丙肾上腺素和硫酸镁，但注意异丙肾上腺素对缺血性心脏病和先天性Q-T间期延长综合征属于禁忌。

第四节　注意防治抗心律失常药物与其他药物相互作用的不良反应

（一）奎尼丁

1.与肝药酶诱导剂苯巴比妥合用,可通过酶促作用,加速奎尼丁在肝脏中的代谢,降低血药浓度,减低疗效。

2.与制酸剂合用,由于胃肠道内 pH 改变,可延缓奎尼丁的吸收。

3.与利福平合用,由于利福平是肝微粒体酶诱导剂,加速奎尼丁代谢,而减低疗效。

4.与氯丙嗪合用,氯丙嗪具有奎尼丁样作用,两药合用可致严重的室性心动过速。

5.奎尼丁可增强噻嗪类及其他利尿剂和抗高血压药的降压作用。

6.与吩噻嗪合用,可增强奎尼丁对心肌的抑制,引起室性心动过速和低血压。

7.奎尼丁可可增强肌肉松弛药和氨基糖苷类抗生素的神经肌肉阻滞作用。

8.奎尼丁能增强华法林(华法令)、双香豆素的抗凝血作用。华法林可通过酶促作用,加快奎尼丁的消除。

（二）普鲁卡因胺

1.碱化尿液的药物如碳酸氢钠,能增强普鲁卡因胺的作用;反之使尿液酸化的药物如氯化铵,能减低其作用。

2.普鲁卡因胺拮抗抗胆碱酯酶药对重症肌无力的作用,可产生瘫痪。

3.增强噻嗪类及其他利尿药和抗高血压药的降压作用。

4.可增强肌肉松弛药或氨基糖苷类抗菌药物的神经阻滞作用。

5.拮抗磺胺类的抗菌作用。

（三）利多卡因

1.与西咪替丁或去甲肾上腺素合用时,由于肝脏血流量减少,利多卡因清除率减少,可导致利多卡因中毒。

2.与异丙肾上腺素合用,由于心排血量和肝脏血流量增多,利多卡因在肝脏迅速灭活而使清除率增加、疗效减弱或作用时间缩短。

3.大量静脉注射利多卡因能增强琥珀先胆碱的神经肌肉阻滞作用。

4.与苯巴比妥合用,通过酶促作用,加速利多卡因的代谢,使之作用减弱;与异烟肼、氯霉素合用,则通过酶抑作用,使利多卡因的血药浓度升度。

（四）苯妥英钠

1.与巴比妥或其他酶促剂合用,可加速苯妥英钠代谢,作用减弱;与氨基水杨酸、双香豆素、氯霉素、异烟肼、保泰松、氯丙嗪、西咪替丁或呋塞米等药合用,可抑制苯妥英钠的生物转化,或置换与血浆蛋白结合的苯妥英钠,提高血浓度,增加毒性。

2.与地西泮合用,苯妥英钠降低地西泮的稳态血药浓度,使药效减弱。反之,安定类药既有抑制又有促进苯妥英钠的代谢作用,合用的疗效差异较大。

3.苯妥英钠可增加或延长吗啡的中枢抑制作用,故不宜合用。

(五)胺碘酮

1.胺碘酮能加强华法林的抗凝作用。此外,胺碘酮苄丙酮香豆素合用时,通过酶的抑制作用,可引起苄丙酮香豆素中毒。

2.胺碘酮与麻醉剂合用时,可出现低血压及阿托品无效的心动过缓。

(六)普萘洛尔

1.与肾上腺素合用,接受普萘洛尔者而加用肾上腺素时,可显著升高血压和发生心动过缓。其机理是当 β 受体阻滞时,α 受体的血管收缩作用呈现显著血压升高,进而由于迷走神经张力增加而出现心动过缓。

2.与西咪替丁合用,西咪替丁能使肝脏血流量减少 33%,并可通过酶的抑制作用,增加普萘洛尔的生物利用度,平均高峰血浓度升高 95%,使口服普萘洛尔的清除率降低 50%。

3.与氯丙嗪合用,通过酶的相互抑制,两种药物的作用增强。

4.与肼苯哒嗪合用,肼苯哒嗪能减少肝脏血流量,增加普萘洛尔的生物利用度。

5.与呋塞米合用,呋塞米使血液浓缩,从而增强 β 受体阻滞作用。

6.与茶碱合用,普萘洛尔通过酶的抑制作用,可引起茶碱中毒。

7.普萘洛尔可延长神经肌肉阻滞药的活性。

8.与胰岛素或口服降血糖药合用,普萘洛尔可增加胰岛素或口服降血糖药的降血糖效应。

第五节 注意防治抗心律失常药物之间相互作用的不良反应

一、胺碘酮

(一)胺碘酮与奎尼丁、丙二吡胺合用时,可诱发扭转型室性心动过速

胺碘酮与普鲁卡因胺或阿普林定合用,后两种药物的血浓度增高。胺碘酮与美西律合用的效果,观点不一致。有的学者认为,未见两者有相互作用;另有学者认为两者合用时,对顽固复发性室性心动过速有良好的疗效(每日各 600mg);也有一些学者认为,两者合用时 Q-T 间期明显延长,能产生扭转型室性心动过速。

(二)胺碘酮与 β 受体阻滞药合用时,其减低窦房结自律性并延长房室结不应期的作用可能相加

因此,胺碘酮与 β 受体阻滞药或钙通道阻滞药合用时应慎重,对有窦性心动过缓、病窦综合征或不完全性房室阻滞者不宜合用。

二、不宜合用的抗心律失常药

1.同一类别的抗心律失常药物(特别是其电生理作用完全相同时)不宜合用。

例如奎尼丁与普鲁卡因胺或丙二吡胺合用时,如同一种药物加大剂量,因此意义不大。

2.两种具有相同严重副作用的药物不宜合用。

如维拉帕米与普萘洛尔均有负性肌力作用,合用时可诱发或加重心力衰竭。此外,两药抑制房室传导和负性频率的作用也是一致的,故维拉帕米与普萘洛尔不宜合用,静脉用药时绝对禁止合用。

3.溴苄铵与奎尼丁类药物不宜合用。

溴苄铵可对抗奎尼丁的电生理作用,缩短被奎尼丁所延长的动作电位时间,恢复被奎尼丁所抑制的相除速率等,故其可降低甚至抵消奎尼丁的抗心律失常作用。此外,溴苄铵虽可拮抗奎尼丁延缓房内希 – 浦纤维的传导作用, 但对奎尼丁延缓房室传导作用却有相加的效应,故两药合用可加重房室阻滞,对已有房室传导阻滞者尤为严重。

4.利多卡因与普萘洛尔不宜合用。

普萘洛尔降低心输出量,而减少通过肝脏血流,以致利多卡因经肝脏代谢,廓清率减少,使血药浓度升高导致利多卡因中毒。

5.普鲁卡因胺与利多卡因不宜合用。

两药合用易出现幻觉、谵妄等精神症状。

6.普鲁卡因胺与普萘洛尔不宜合用。

两者合用可使血压骤降。

三、可以合用的抗心律失常药

1.奎尼丁与普萘洛尔可以合用,但要减少奎尼丁用量。

普萘洛尔对心肌细胞的电生理活动与奎尼丁相似, 故可减少奎尼丁用量, 增加其安全性。普萘洛尔可加快心肌复极短动作电位时程及 Q–Tc,因而可避免单用奎尼丁在转律前由房颤变为房扑时常出现的心室率加快现象。两药合用治疗预激综合征伴室上性心动过速前明显效果。治疗室性心动过速亦有协同作用。但负性肌力作用也增强,药预防奎尼丁晕厥,对心功能不全者禁忌合用。

2.美西律与奎尼丁、普鲁卡因胺等合用有协同作用,并能减轻毒副作用。

第六节　注意防治抗心律失常药物与洋地黄类药物之间的不良反应

一、洋地黄的作用与用途及使用洋地黄的注意事项

(一)洋地黄(Digitalis)及所含甙类选择性地直接作用于心脏,在治疗剂量时,可增强心肌收缩力、减慢心率、抑制心庄的传导系统,使心搏出量、输出量增加,改善肺循环及体循环,因而慢性心功能不全时的各种临床表现(如呼吸困难及浮肺等)得以减轻或消失。中毒剂量时因抑制心脏的传导系统和兴奋异位自律点而发生各种心律失常的中毒症状。常用于治疗

各种原因引起的慢性心功能不全,陈发性室上性心动过速和心房颤动、心房扑动等。

(二)使用洋地黄的注意事项

1.强心甙排泄缓慢,易于蓄积,故用药前应详询服药史,原则上2周内未用过慢效洋地黄者,才能按常规给予,否则应按具体情况调整用量。

2.在应用强心甙期间,在停用后7天以内,忌用钙剂、肾上腺素、麻黄碱及其类似药物,因为这些药物可能增加强心甙的毒性(其它强心甙亦同)。

3.强心甙治疗量和中毒量之间相差很小,每个病人对其耐受性和消除速度又有很大差异,而本节所列的各种洋地黄剂量大都是平均的剂量,故需根据病情、制药疗效及其它因素来摸索不同病人的最佳剂量。

4.阵发性室性心动过速、房室传导阻滞、主动脉瘤及小儿急性风湿热所引起的心力衰竭,忌用或慎用强心甙。心肌炎及肺心病病人对强心甙敏感,应注意用量。

5.利血平增加洋地黄对心脏的毒性反应,引起心律失常,对洋地黄甙则使其排泄增加,故二者与利血平合用时须加警惕。

二、抗心律失常药与洋地黄合用的注意事项

在心律失常的治疗中,抗心律失常药物常需与洋地黄类药物伍用。必然存在复杂的药物相互影响,使其效应增强或减弱,毒性加大或减少。抗心律失常药物与洋地黄的相互作用如下。

(一)奎尼丁与洋地黄合用

奎尼丁能抑制洋地黄对肾小管的排泄,即降低洋地黄的肾和非肾清除率,并使之在体内重新分布,置换出与组织结合的洋地黄,使血清洋地黄(主要指地高辛)浓度增加2~3倍。二者合用时,易致洋地黄中毒。因此合用时,洋地黄的剂量宜减半。

(二)普鲁卡因胺与洋地黄合用

普鲁卡因胺对血清洋地黄浓度几乎无显著影响,二者无相互作用。但也有人认为普鲁卡因胺可通过与钠离子竞争心肌细胞膜上蛋白质通道,而抑制钠离子内流及减慢传导速度。洋地黄中毒引起心脏传导阻滞后,若用普鲁卡因胺可使症状加重,甚至引起室颤,故应禁用,尤其禁忌静脉给药。

(三)洋地黄与苯妥英钠合用

苯妥英钠为肝药酶诱导剂,能促进洋地黄的代谢,使疗效降低。洋地黄中毒时,给予苯妥英钠,可预防心律失常的发生。

(四)利多卡因与洋地黄合用

利多卡因静注已广泛应用于一般的和洋地黄中毒引起的室性心动过速和室颤。除苯妥英钠外,它是治疗洋地黄中毒的首选药物。

(五)洋地黄与普萘洛尔合用

对房颤与房扑,普萘洛尔只能减慢心率;若与洋地黄合用,则效果明显。对单用洋地黄不能控制的心室率,可获得良好效果,并消除相互的不利作用。但应注意两者对房室传导阻

滞作用是相加的。

（六）胺碘酮与洋地黄合用

胺碘酮可置换与组织结合的洋地黄,使血清洋地黄浓度增加69%,两者合用时,可产生洋地黄中毒。必须合用时,洋地黄的剂量应减半甚至减到1/4。

（七）维拉帕米与洋地黄合用

维拉帕米能降低洋地黄的肾和非肾清除率,使血清洋地黄浓度增加70%,两者合用易发生严重心动过缓。甚至心脏骤停,不宜合用。必须合用时,洋地黄应减半量。

（八）地尔硫草与洋地黄合用

地尔硫草可使血清洋地黄浓度增加20%,两者合用时应减少洋地黄剂量。

（九）丙二吡胺与洋地黄合用

丙二吡胺具有房室区不应期缩短的阿托品样作用,而洋地黄是通过延长房室区的不应期,减慢传导而达到房性心动过速时对心肌的保护作用。两者合用可使洋地黄失去对心肌的保护作用,存在增加心室率的潜在危险。

（十）美西律与洋地黄合用

美西律对洋地黄的肾和非肾清除率无明显影响,对血清洋地黄浓度影响不大,两者合用时,相互作用的幅度很小。因此,两者合用时,可不必调整洋地黄的用量。

（十一）阿普林定与洋地黄合用

阿普林定可使血清洋地黄浓度升高,两者合用时适当减少洋地黄剂量。

（十二）溴苄铵与洋地黄合用

溴苄铵可对抗洋地黄所致的室性心率失常,消除二联率、多源性室性早搏、室性心动过速、室颤等。溴苄铵还有提高心肌对儿茶酚胺的敏感性,适用于心衰尚未被控制的洋地黄中毒者。

（十三）普罗帕酮与洋地黄合用

普罗帕酮能降低洋地黄的肾清除率,使血清洋地黄浓度升高37%。两者合用时,应适当减少洋地黄的剂量

（十四）氟卡尼（氟卡胺）与洋地黄合用

氟卡尼能降低洋地黄分布容量,使血清洋地黄浓度升高15%。两者合用时,应注意洋地黄的毒性反应,并适当减少洋地黄的用量。

（十五）洋地黄与钾镁制剂合用

心衰患者需用洋地黄制剂,但同时存在低镁与低钾血症时,由于洋地黄抑制了心肌细胞的钠 - 钾 -ATP 酶,低镁时加重了对该酶的抑制作用,从而中断了钠 - 钾交换,使细胞内严重失钾。此外,缺镁使心肌摄入洋地黄增多,从而心肌更易受到洋地黄的损伤。因此,在低钾与低镁血症时容易促发与加重洋地黄中毒性心律失常。

第六节　在治疗休克时,注意掌握血管扩张药和血管收缩药的应用指征

休克的治疗除应进行病因治疗(如控制感染、止血、止痛等)、补充有效血容量、纠正酸血症和电解质平衡失调外,可使用血管活性药物(分血管扩张药及血管收缩药两大类)以调节血管舒缩功能,改善微循环灌注,纠正血流动力学紊乱,维持和稳定心、脑、肾等重要器官功能。在选择血管活性药物时,必须根据休克患者的具体情况、休克不同阶段血流动力学的客观特征和药物对心血管的作用特点来权衡利弊。

一、血管扩张药

(一)用于治疗休克的血管扩张药分类

用于治疗休克的血管扩张药有三类:抗胆碱药,如山莨菪碱,东莨菪碱及阿托品;β受体兴奋药,如多巴胺、多巴酚丁胺、异丙肾上腺素、甲苯丁胺(恢压敏);α受体阻滞药,如酚妥拉明。

(二)血管扩张药的应用指征

1.交感神经过度兴奋,体内儿茶酚胺释放过多,毛细血管中的血流量减少,组织缺血缺氧。临床表现为皮肤苍白,四肢厥冷,发绀,脉压低,脉细,眼底小动脉痉挛,少尿甚至无尿。

2. 补充血容量后,中心静脉压(central venous pressure,CVP)已达正常值或升高至 1.45kPa(15cmH$_2$O),无心功能不全的临床表现,而动脉血压仍持续低下,提示有微血管痉挛。

(三)应用血管扩张药注意事项

1.用药前必须补足血容量,用药后应血管扩张,血容量不足可能再现,应及时再补液。

2.血管扩张后,淤积与毛细血管床的酸性代谢物可较大量的进入体循环,导致 pH 值明显下降,应予补碱,适当静滴碳酸氢钠溶液。

3.用药过程中,应密切注意药物的副作用。

4.用药过程中,应注意纠正电解质紊乱。

5.用药过程中如出现心力衰竭,可给予毛花苷 C 0.4mg,以 25%葡萄糖注射液 20ml 稀释后缓慢静脉注射。

6.如用药后疗效不显著,甚至病情恶化,应及时换用其他药治疗。

二、血管收缩药

(一)用于治疗休克的血管收缩药分类

常用治疗休克的血管收缩药有:主要作用于 α 受体的间羟胺(阿拉明)、去甲肾上腺素,主要作用于 α 受体及 β 受体的肾上腺素。其他尚有中药枳实、甲氧胺、去氧肾上腺素(苯肾上腺素,新福林)及血管紧张素胺(增血压素)等。

(二)血管收缩药的应用指征

1.休克早期,限于条件无法补足血容量,而又需维持一定的血压,以提高心、脑的血管灌

注压力,增加其血流量。

2.已用过血管扩张药,并采取了其他治疗措施,而休克未见好转。

3.由于广泛的血管扩张,血管容积和血容量间不相适应,全身有效循环血量急剧降低,血压下降,如神经源性休克和过敏性休克。

第七节　使用普萘洛尔应注意的几个问题

普萘洛尔是一种具有稳定细胞膜、拮抗儿茶酚胺作用的 β 受体阻滞剂,临床广泛用于高血压、某些心律失常及心绞痛等多种疾病的治疗。本品不良反应与禁忌证较多,因用药不当而导致死亡在国内外均有报道。因此,在使用普萘洛尔时要注意以下几个问题。

一、普萘洛尔禁用及慎用指征

支气管哮喘、过敏性鼻炎、慢性肺部疾患、严重房室传导阻滞、心衰及心源性休克患者禁用。

室性心动过速、房室传导阻滞、低血压、心功能不全、肝功能不全、低血糖或服用降糖药的患者及孕妇慎用。

二、普萘洛尔使用注意事项

(一)口服用量一般应从小剂量开始,逐渐增量。

据报道,个别患者首次应用普萘洛尔 20mg(亦有首次用 10mg 者)后 0.5~2 小时,发生意外的严重不良反应,表现为血压下降、心悸、头晕、出汗、气急、肢凉、休克等,严重者可引起心脏停博而死亡,因此,在应用普萘洛尔时,首剂剂量不要过大,以防止首剂综合征的发生。

(二)不可突然停药。

长期或大量应用普萘洛尔,无论有无高血压、心绞痛或心律失常,若骤然停药,均可发生反跳现象,也可引起停药危象,严重者可猝死。

(三)可诱发哮喘和窒息。

近年来,通过放射免疫法测定,证实肺和支气管含 70% β_2 受体、30% β_1 受体。普萘洛尔为非选择性 β 受体阻滞剂,对 β_1 受体和 β_2 受体均有阻滞作用,故可致支气管平滑肌收缩,张力增高,增加呼吸道阻力而诱发或加重支气管哮喘或窒息,故对有支气管哮喘、阻塞性肺病患者应用普萘洛尔要特别谨慎。

(四)长期用药者停药时应逐渐减量,不可骤停,否则出现反跳现象,诱发心绞痛,甚至急性心肌梗死而致死亡。

长期服用本药还可对脂肪代谢、糖代谢产生不良影响,所以高脂血症、糖尿病者用药时应予以注意。

(五)用于窦性心动过缓、重度房室传导阻滞、心源性休克、低血压患者、充血性心力衰竭者,需在心衰控制后方可开始应用。

（六）不宜与抑制心脏的麻醉药合用。

（七）必要时与强心苷合用以对抗其负性心肌力作用，但两药对房室传导的阻滞作用是相加的，静脉注射过快时，由于对窦房结和房室结的抑制作用，偶可引起心跳停止。

（八）该药不宜用于产科分娩前，因其抑制心脏、降低母子对分娩过程的应激反应能力。

（九）肝功能不全者慎用。

（十）本品可影响血生化值与检查。

运动试验假阴性，血钾、血小板计数、血尿酸值、转氨酶、碱性磷酸酯酶、乳酸脱氢酶、血肌酐、血尿素氮等升高，糖尿病患者血糖升高或降低。

第八节　使用胺碘酮应注意的几个问题

胺碘酮半衰期长，服药次数少，治疗指数大，抗心律失常谱广，与其他抗心律失常药物相比，具有安全范围较大、效果较好等优势，但其在临床中仍有以下问题值得注意。

一、碘胺酮的适应证与禁忌证

（一）适应证

口服适用于危及生命的阵发室性心动过速及室颤的预防，也可用于其他药物无效的阵发性室上性心动过速、阵发心房扑动、心房颤动，包括合并预激综合征者及持续心房颤动、心房扑动电转复后的维持治疗。可用于持续房颤、房扑时室率的控制。除有明确指征外，一般不宜用于治疗房性、室性期前收缩。静脉适用于利多卡因无效的室性心动过速和急诊控制房颤、房扑的心室率。

（二）禁忌证

禁用于严重窦房结功能异常者、Ⅱ或Ⅲ度房室传导阻滞或双分支阻滞者，心动过缓引起晕厥者，各种原因所致肺间质纤维化者和对本品过敏者。因此，在遇到该药禁忌证如窦房传导阻滞、房室传导阻滞、室内传导阻滞而又必须应用该药时，可在安装人工起搏器后使用该药。

二、使用碘胺酮的注意事项

（一）治疗开始之前，必须实施心电图检查和血清钾检测。

治疗期间推荐监测转氨酶；此外，胺碘酮对窦房结、房室结有抑制作用，可引起窦性心动过缓、窦性停搏、窦房传导阻滞、PR 间期延长、Ⅱ度房室传导阻滞，亦可引起 Q-T 间期明显延长。尚可引起 ST 段及 T 波的改变和高大的 U 波等。故治疗期间要定期复查心电图。对 Q-T 间期明显延长者应停药。

（二）在治疗之前，推荐对所有患者行促甲状腺激素（TSH）分析，并在治疗过程中及治疗停止后的数个月内，定期行 TSH 分析。

长期服用本品者还应监测 T_3、T_4 的浓度。原因是该药含碘量很高，每 1 分子含 2 个碘原子,每天服400mg,相当于元素碘418.8mg,可诱发甲状腺功能亢进或低下。因此对疑有甲状腺功能异常者慎用或禁用,妊娠及哺乳期妇女禁用。

(三)胺碘酮治疗期间可能导致Q-T间期的延长,这反应了复极化的延长,可伴U波现象,该现象是达到治疗浓度的征象,而非毒性效应。

(四)应用胺碘酮发生不良反应多数呈剂量相关,故需长期服药者尽可能用最小有效维持量,并定期随诊。

(五)有人建议胺碘酮与地高辛合用时,应适当减少地高辛用量,以防地高辛中毒。

第九节　不能与作用于循环系统药物联合应用的中药

一、洋地黄类

(一)不宜与含钙类中药联合应用

珍珠母、龙骨、牡蛎以及石决明、石膏、寒水石、虎骨、瓦楞子、蛤壳、龙齿、海螵蛸等中药,含有大量的钙离子,对神经有抑制作用,并能降低血管通透性。钙离子对心脏的作用与洋地黄类强心苷类似,能加强心肌收缩力,抑制Na^+、K^+-ATP酶。当含钙的中药与洋地黄类药物合用时,能增加后者的强心作用,使之毒性增强,并可引起心率失常和传导阻滞。同时,由于钙能加强洋地黄类的作用及毒性,故加用钙剂容易引起洋地黄中毒,对洋地黄化的患者尤甚。因此,凡含钙离子的中药及其复方制剂,不宜与洋地黄类同服。

(二)不宜与含有麻黄的中成药并用

麻黄的主要成分为麻黄碱,具有兴奋心脏α受体和β受体的作用,能兴奋心肌,使心肌收缩力加强。当含麻黄的中药制剂,如通宣理肺丸、麻杏止咳片、麻杏石甘汤等,与洋地黄类同服时,能加强洋地黄的强心作用。但麻黄碱除了能加强洋地黄的治疗效应外,还能增强洋地黄对心脏的毒性,引起心律失常。因此麻黄及其制剂与强心苷类不可合用,尤其禁用于洋地黄化患者。

(三)不宜与含枳实的的方剂同用

大承气汤等方剂中的枳实,含有对羟福林、N-甲基酪胺等成分,具有兴奋α受体和β受体的作用,可增强心肌的收缩力,并升高血压,能增强洋地黄类的作用,并增加其毒性,导致心律失常。因此,凡含枳实的各种复方制剂,不宜与洋地黄类同时服用。

(四)不宜与含强心苷的中药同用

许多中药,如北五加片、冰凉花、干蟾皮、蟾酥、罗布麻、万年青、夹竹桃、海葱,均含有强心苷或强心物质,具有与洋地黄类相似的强心作用。这些含有强心苷的中药,若与洋地黄类强心药合用,则总剂量无形增加,易致强心苷中毒,出现心动过缓,甚至停搏等严重中毒症状。因此,凡含强心苷类中药,一般不宜与洋地黄类合用,必须合用时应减量,并加强临床观察,对洋地黄化的患者尤应慎重,以免导致洋地黄类中毒。

（五）不宜与罗布麻片联合应用

罗布麻根含加拿大麻苷、毒毛花苷元及 K-毒毛花次苷-β 等成分,若与毒毛花苷合用,能导致窦性心律不齐、房性异位心律、不同程度的心脏传导阻滞和电解质紊乱。在动物试验中,罗布麻根及其提取物均表现强心苷样作用,同属植物(如加拿大麻)用于心房纤颤患者,效力较洋地黄差,如用至足以控制心律紊乱的剂量,往往引起恶心、呕吐和腹泻。因此复方罗布麻片及罗布麻制剂不宜与洋地黄类强心苷同时服用。

（六）不宜与含有甘草的方剂并用

复方甘草片、中药甘草饮片等主要活性成分甘草甜素,经体内酶水解生成甘草次酸,其化学结构类似于糖皮质激素,具有去氧皮质酮样作用,能保钠排钾,使体内钾离子减少。如长期服用,有可能导致药源性低血钾,而低血钾容易诱发洋地黄中毒。因此,甘草及其复方制剂不宜于洋地黄类长期合用。

（七）不宜与含鞣质类中药合用

某些中药如大黄、五倍子、诃子、石榴皮、地榆、四季青、虎杖、老鹳草、萹蓄等,含有大量鞣质,在胃肠道中可与洋地黄类强心苷和其他苷类西药结合,形成不溶性沉淀物,使之不易被胃肠道吸收利用,从而减低其疗效。因此凡应用洋地黄类强心苷及其他苷类西药时,不宜同服含鞣质类中药。

（八）不宜与煅、炭类中药并用

煅龙骨、煅牡蛎、蒲黄炭、血余炭、荷叶炭、艾叶炭、生地炭等众多煅、炭类中药,具有很强的吸附作用,与洋地黄类同服时,能减少其在肠胃道的吸收,从而降低强心苷的治疗效用。因此,凡煅、炭类中药及其复方制剂,不宜与洋地黄类同时服用。

（九）不宜与含生物碱类中药合用

含有生物碱成分的黄连、黄柏以及黄芩、苦参、三颗针、十大功劳等中草药,在胃肠道中具有很强的抑制作用,由于肠道内菌群的改变,当服用洋地黄时,可使一部分洋地黄类强心苷被细菌代谢的因素减少,血中强心苷的浓度升高,易发生强心苷中毒。因此,当服用洋地黄类强心苷时,不宜用具有抑菌作用的生物碱类中药。

（十）不宜与含颠茄类中药并用

主要成分是东莨菪碱、莨菪碱、阿托品等的中药,如"胃痛散"、洋金花、天仙子、曼陀萝、莨菪、颠茄、华山参等,服用后能抑制胃肠道蠕动,使肾排空延缓减慢,增加洋地黄类强心苷的溶解和吸收,易发生洋地黄中毒。而地高辛的溶解及本来较慢,当使用"胃痛散"后,能减慢胃排空时间,增加地高辛溶解及在肠中特定部位的吸收,使地高辛的血药浓度增加,对已洋地黄化的患者易引起地高辛中毒,因此,凡含颠茄类生物碱的中药及其复方制剂,不宜与洋地黄类强心苷同时应用,对已洋地黄化的患者忌用。

二、利血平

（一）不宜与鹿茸并用

中药鹿茸具有糖皮质激素样作用,呈现水钠潴留和排钾效应,还能促进糖原异生,加速蛋白质和脂肪的分解,用甘油、乳酸及各种成糖氨基酸转化为葡萄糖。当其与多元环碱性较强的西药利血平等同服时,可产生沉淀反应,使吸收减少,疗效下降。因此在使用利血平等降压药时,不宜同服鹿茸及其复方制剂。

(二)不宜与含有大黄的中药方剂同用

中药汤剂及"麻仁丸"中的大黄,含有大量的鞣质,若与利血平等生物碱类西药同用时,能够结合形成不溶性鞣酸盐沉淀物,影响药物的吸收与利用,从而减低其疗效。凡应用利血平及其他生物碱类西药时,不宜同服大黄及其复方制剂。

(三)不宜与含甘草的中药方剂同用

甘草及甘草制剂如甘草浸膏、甘草粉有糖皮质激素样作用,呈现水钠潴留和排钾效应。若与利舍平、降压录、复方降压片等降压西药并用时,甘草能引起高血压及发生低血钾,与利舍平等降压药相拮抗。甘草能与碱性较强的生物碱类西药利血平等发生沉淀,影响药物的吸收,从而减低降压药的降压疗效。因此,在使用利血平等降压西药时,不宜同服甘草及含甘草的复方制剂。

三、其他

(一)亚硝酸异戊酯不宜与含有朱砂的方剂并用

亚硝酸异戊酯等亚硝酸盐类,属还原性西药,若与含朱砂的冠心苏合丸、苏合香丸、紫雪丹等同服时,易与其中的汞离子结合,形成有毒沉淀物,而导致药源性肠炎。因此,不宜与含朱砂的中成药及其各种复方制剂。

(二)普尼拉明(心可定)不宜与含有钙离子的牡蛎、龙骨等中草药并用

牡蛎、龙骨以及龙齿、石膏、珍珠母等中药,均含钙离子,对神经有抑制作用,与普尼拉明等治疗心血管疾病的西药合用,可以引起心律失常和传导阻滞,其机理参见"地高辛与含钙类中药",在需用普尼拉明治疗时,不宜同服含钙离子的中药及其复方制剂。

(三)硝苯地平不宜与含钙离子的珍珠母等并用

珍珠母及牡蛎、龙骨、龙齿、石膏等含钙离子的中药,对神经有抑制作用,当与硝苯地平等治疗心血管疾病的西药全用时,可引起心律失常和传导阻滞,在需用硝苯地平治疗时,不宜同服含钙离子的中药及其复方制剂。

(四)降压药不宜与含有麻黄的中药方剂同用

中药麻黄中的麻黄碱,有拟肾上腺素样作用,可兴奋中枢神经系统而升高血压。麻黄及其中成药制剂如止咳定喘丸、气管炎丸、半夏露、哮喘冲剂、保金丸、麻黄石甘汤、川贝精片等,若与帕吉林等单胺氧化酶抑制剂同服时,可使毒副反应增加,血压升高,导致高血压危象和脑出血。因此,在服用降压药"帕吉林"等单胺氧化酶抑制剂时,忌与中药麻黄及其复方制剂同用。

(五)帕吉林不宜与罗利降压片、红虎降压片等并用

　　"罗利降压片"及"红虎降压片"等中西药复方制剂,含有利血平,其与帕吉林联用时,不仅达不到提高降压效果的目的,有时反而使血压升高,加剧病情。因利血平主要是通过抑制囊泡膜的胺泵(Mg^{2+}-ATP)而降低递质主动再摄取,未回收的递质不断地被单胺氧化酶破坏。致使递质减少乃至要耗竭而发挥降压作用。而帕吉林则为单胺氧化酶抑制剂,使递质不被破坏,两药相互拮抗,可产生上述不利反应。同理,含优降宁的中西药复方制剂如"舒乐"、与利舍平等降压药联用时,可也产生上述类似现象。因此两类中西药复方制剂不能同时应用,属配伍禁忌。

（刘丽华）

第十二章　肝病患者用药注意事项

第一节　对肝脏有损害的药物及作用机制

肝脏是药物代谢的主要脏器,因而也是药物损伤的主要靶器官。许多药物可引起肝损害。药物性肝损伤(drug-induced liver injury,DILI)有急性和慢性之分。据世界卫生组织(WHO)统计,急性 DILI 发生率约占 90% 以上,多发生在药物使用后的 5~90 天,慢性 DILI 发生率相对较低,肝功能异常多发生在停药后 3 个月。DILI 的发生率、病死率与药物本身的特点、患者自身状况、联用药物等诸多因素相关。有报道,我国最常引起 DILI 的药物主要为抗结核药物、中草药、非甾体类抗炎药及抗肿瘤药物等。

一、对肝脏有损伤的药物

(一)抗结核药物所致 DILI

抗结核药所致 DILI 是指在使用抗结核药过程中,由于药物或其代谢产物引起的肝细胞毒性损伤或肝脏对药物及其代谢产物的变态反应所致病理过程。

各国报道的抗结核药所致 DILI 发生率不同,这种差别可能与种族、社会经济状况、地理位置及研究者对 DILI 的诊断标准、病毒性肝炎的流行、预防性保肝治疗和研究对象不同等因素有关。在抗结核类药物中,以异烟肼、利福平、吡嗪酰胺、利福布汀、利福喷丁、丙硫异烟胺和对氨基水杨酸钠等发生 DILI 的频率较高,氟喹诺酮类药物、乙胺丁醇、氯法齐明、克拉霉素和阿莫西林/克拉维酸钾等发生 DILI 的频率较低。

明确危险因素可以预防和早期发现 DILI。老年人、酗酒、肝炎病毒感染或合并其他急慢性肝病、营养不良和人免疫缺陷病毒(HIV)感染等是其共同的危险因素。

1.老年人　高龄是抗结核药所致 DILI 的重要危险因素之一,可能与营养不良、药物代谢功能减退有关。

2.酗酒　大量饮酒无疑会导致或加重 DILI,饮酒量越大,发生 DILI 的风险越高,其发生频率可增高 2~4 倍。

3.合并肝炎　乙型和丙型病毒性肝炎是我国最常见的慢性肝病,这类患者也是结核病易感人群。中国人乙型肝炎病毒(HBV)感染率较高,HBV 感染相关严重肝病的发病率也较高,这也可能是发生 DILI 最重要的危险因素。结核病合并丙型肝炎是导致 DILI 的独立危险因素,这类患者 DILI 发生率是不合并丙型肝炎患者的 5 倍。

4.营养不良　营养不良或低蛋白血症易导致 DILI。

5.HIV 感染　HIV 感染者极易合并结核病,HIV 感染病例抗结核治疗后转氨酶升高的发生率为 4%~27%,黄疸发生率为 0~7%。

6.遗传易感性因素

(1)乙酰化状态　慢乙酰化个体易发生 DILI,发生率明显高于快乙酰化型,且易发生严重 DILI。

(2)基因多态性:N-乙酰基转移酶 2 以及细胞色素 P450 和谷胱甘肽 S-转移酶基因多态性可能与抗结核药所致 DILI 有关。

(二)中草药及膳食补充剂所致 DILI

某些中草药具有药理作用和毒理作用的双重性,甚至其有效成分就是其毒性成分,近年来,中草药引起的不良事件特别是药物性肝损害的报道越来越多。可能导致肝损伤的中草药有如下:

1.根据剂型分类

(1)中草药制剂:卫矛科的雷公藤、昆明山海棠,菊科的土三七、苍耳子、款冬花、千里光,天南星科的石菖蒲,豆科的番泻叶、苦参、山豆根、野百合,蓼科的虎杖、何首乌以及黄药子、粉防己、绵马贯众、夏枯草、川楝子、苦楝皮、马钱子、鸦胆子、罂粟壳、土茯苓等。有毒矿物药包括朱砂、雄黄、砒霜、轻粉、密陀僧、铜绿等。

(2)中草药复方制剂:牛黄解毒丸、六神丸、壮骨关节丸、克银丸、复方青黛丸、天麻丸、血毒丸、追风透骨丸、鱼腥草注射液、双黄连注射液、穿琥宁注射液、葛根素注射液、复方丹参注射液、防风通圣散、昆明山海棠片、骨仙片、养血生发胶囊、补肾乌发胶囊、湿毒清、消咳喘、壮骨伸筋胶囊、增生平、地奥心血康等。

2.根据主要毒性物质和毒理分类

(1)生物碱类:①吡咯里西啶生物碱:千里光和土三七中含量较为丰富;②延胡索乙素:元胡和金不换等;③石蒜素及双氢石蒜碱。

(2)萜类:川楝子、雷公藤、黄药子和甜薄荷萜等。苦楝、艾叶、决明和贯众等也含有萜类及内酯类成分。

(3)苷类:以皂苷类引起肝脏损伤最常见,以及黄药子中所含的薯蓣皂苷和薯蓣毒皂苷,香加皮中的杠柳毒苷及其代谢产物杠柳次苷,苍术所含苍术苷,番泻叶所含番泻苷等。

(4)毒性植物蛋白:如苍耳子、蓖麻子、相思豆和望江南子等。

(5)鞣质:广泛存在于五倍子、石榴皮和诃子等植物中。

(6)矿物药:①含汞矿物药主要有朱砂、轻粉和白降丹等;②含砷矿物药包括有砒石、雄黄和代赭石等;③含铅矿物药主要有铅丹和密砣僧等。

有报道,2004—2013 年草药和膳食补充剂(HDS)导致的肝损伤比例增长了 3 倍,正逐渐成为肝损伤的重要原因。尤其是健美塑身保健品(常含促蛋白合成类固醇成分)和减肥保健品(可能含西布曲明、酚酞等成分)。

(三)非甾体类抗炎药所致 DILI

非甾体类抗炎药物(NSAIDs)的广泛使用,使其成为导致药物性肝损伤的重要原因之一。在美国由 NSAIDs 引起的 DILI 约占总数的 41%。在西班牙 NSAIDs 确为导致 DILI 最常见原因。DILI 具有种族差异,NSAIDs 导致的 DILI 在中国排在第 4 位。最近研究报道,我国人群中 NSAIDs 导致的 DILI 占到总数的 7.6%。

与非甾体抗炎药引起的肝损害相关的危险因素包括遗传因素、非遗传因素和环境因素。在年龄、性别等非遗传因素中,使用其他肝毒性药物,以及合并有慢性肝病、骨关节炎、类风湿关节炎、人类免疫缺陷病毒感染等均可能导致非甾体抗炎药药物性肝损伤。

非甾体抗炎药药物性肝损伤大多数见于 7 种 NSAIDs,占到总数的 99%。致严重 DILI 的 NSAIDs 主要有双氯芬酸 34.1%、布洛芬 14.6%、舒林酸 12.4%、阿司匹林 12.0%、萘普生 11.1%、吡罗昔康 9.3%、尼美舒利 5.8%。根据化学结构可以分为 5 类:醋酸衍生物 46.5%、丙酸衍生物 25.7%、水杨酸酯 12%、烯醇酸衍生物 9.3% 和磺酰胺类 5.8%。易致药物性肝损的 NSAIDs 其化学结构没有一定的联系,故很难由化学结构来评估药物致肝损伤的风险。例如,乙酸衍生物类的肝毒性几乎只涉及双氯芬酸钠和舒林酸这两种药物,而该类中的醋氯芬酸、阿西美辛、吲哚美辛、酮咯酸的肝毒性较低或未见报道,其他结构分类中也是如此。值得注意的是就药物性肝损伤来说,选择性环氧化酶-2(cyclooxygenase-2,COX-2)抑制药和芬那酸类相对于其他 NSAIDs 具有更高安全性。非诺洛芬、氟比洛芬、罗美昔布、甲芬那酸、二氟尼柳、依托度酸、磷柳酸、尼氟灭酸有个别肝毒性病例报告。

(四)抗肿瘤药物所致 DILI

抗肿瘤药物是导致 DILI 的最常见药物之一。抗肿瘤药物中细胞毒类药物、激素类药物、生物反应调节剂、分子靶向药物及抗肿瘤中药等均可引起 DILI,可能导致 DILI 的常见抗肿瘤药物依次如下:

1.细胞毒类药物

(1)作用于 DNA 化学结构的药物

1)烷化剂:氮芥类(如氮芥、苯丙氨酸氮芥、苯丁氨酸氮芥、环磷酰胺、异环磷酰胺等)、塞替哌类(如塞替哌等)、亚硝脲类(如尼莫司汀、卡莫司汀、洛莫司汀、司莫司汀等)和甲基磺酸酯类(如白消安等)。

2)铂类化合物(顺铂、卡铂、奥沙利铂、洛铂、奈达铂、沙铂等)。

3)丝裂霉素。

(2)影响核酸合成的药物

1)二氢叶酸还原酶:甲氨蝶呤、培美曲塞等。

2)胸腺核苷合成酶抑制剂:氟尿嘧啶、替加氟和卡培他滨等。

3)嘌呤核苷合成酶抑制剂:6-巯基嘌呤、硫唑嘌呤等。

4)核苷酸还原酶抑制剂:羟基脲等。

5)DNA 多聚酶抑制剂:阿糖胞苷、吉西他滨等。

（3）作用于核酸转录的药物：放线菌素 D、柔红霉素、阿霉素、表阿霉素、光辉霉素等。

（4）作用于 DNA 复制的拓扑异构酶Ⅰ抑制剂：伊立替康、拓扑替康和羟基喜树碱等。

（5）作用于有丝分裂 M 期干扰微管蛋白合成药物：紫衫类、长春碱类和高三尖杉碱等。

（6）其他细胞毒药物：L–门冬酰胺酶等。

2.激素类药物

（1）雌激素受体拮抗药：三苯氧胺、托瑞米芬、氟维司群等。

（2）芳香化酶抑制药：氨鲁米特、福美司坦、来曲唑、阿那曲唑、依西美坦等。

（3）孕激素：甲羟孕酮、甲地孕酮。

（4）性激素：甲基皋丸酮、丙酸睾丸酮和己烯雌酚等。

（5）抗雄激素：氟他胺、比卡鲁胺和恩杂鲁胺等。

（6）黄体生成素释放激素激动剂/拮抗剂：戈舍瑞林、亮丙瑞林、曲普瑞林等。

3.生物反应调节药

（1）细胞因子：白细胞介素、干扰素、肿瘤坏死因子、集落刺激因子等。

（2）免疫效应细胞：包括有 TIL、LAK、CIK、骨髓、外周血、脐带血肝细胞等。

（3）抗体：各类单克隆抗体、CD3 抗体等。

（4）非特异性免疫刺激剂：卡介苗、短小棒状杆菌、溶血性链球菌制剂和济南假单胞菌等。

（5）植物药：各类多糖、人参皂苷等。

（6）有机酸及小分子合剂：左旋咪唑等。

（7）其他：肿瘤疫苗、细胞分化诱导剂、酶制剂及酶抑制剂、基因治疗等。

4.分子靶向药物

（1）表皮生长因子受体酪氨酸激酶抑制剂：吉非替尼、厄洛替尼、埃克替尼、阿法替尼等。

（2）多靶点酪氨酸激酶抑制剂：索拉菲尼、舒尼替尼、帕唑帕尼、阿西替尼、范德他尼、瑞格非尼、西地尼布等。

（3）表皮生长因子受体单抗：西妥昔单抗、帕尼单抗等。

（4）血管内皮生长因子受体单抗：贝伐珠单抗、阿柏西普等。

（5）Her–2 单抗、CD20 单抗、Bcr–Abl 酪氨酸激酶抑制剂、mTOR 抑制剂、泛素–蛋白酶抑制剂、血管生成抑制剂等。

5.抗肿瘤中药　一些抗肿瘤的中药也有可致 DILI，主要包括有四季青、天花粉、轻粉、贯众、鸦胆子、青黛等清热解毒类；海藻、斑蝥、黄药子、喜树、山慈菇、蜈蚣、全蝎等软坚散结类；穿山甲、三棱、莪术、三七、水蛭等活血化瘀类；雷公藤、独活、苍术、苍耳子、大风子、芫花等化痰祛湿类；柴胡、潼蒺藜等理气药类；何首乌(生)、合欢皮、淫羊藿等扶正培本类及其他等。

二、药物损伤肝脏的作用机制

肝脏在药物的生物转化和清除中的主导作用是肝脏对药物诱发损害易感的基础。药物本身很少引起肝脏损害，但经肝脏药物代谢酶的生物转化而形成的药物代谢产物通常是引起肝脏结构及功能损害的直接原因。

造成药物性肝损伤的原理基本上可分为固有型和特异质型两类。但是近年来,这两种类型的区分也正在逐渐模糊。随着近年来新药的审批筛选愈发严格,可预测性肝毒性的药物几乎很少能通过临床试验,因此,临床上绝大多数药物性肝损伤是发生的特异质反应。这类损伤,仅少数服药者出现不良反应,无明显的量效关系,一般可将它分为代谢异常和过敏反应两种类型见表 12-1。

表 12-1　药物特异质反应造成药物性肝损伤的可能类型

反应类型	潜伏期	临床表现	对再度给药的反应
特异质类型	潜伏期	过敏反应临床表现(皮疹、发热、嗜酸性粒细胞增多)	迅速出现
过敏反应	1~5 年	常有	迅速出现(给药 1~2 剂量)
代谢异常	不定,1 周至 1 年或以上	无	延迟出现(数天、数周或更长)

通过近年来的研究,药物性肝损伤可能是几个机制共同作用或某个机制为主所致。

(一)毒性代谢产物的作用

某些药物在肝脏内经细胞色素 P450 作用,代谢转化为活性代谢产物,如亲电子基、自由基和氧基,与蛋白质、核酸、脂质等大分子物质共价结合,造成脂质过氧化,最终导致肝细胞坏死。

1.亲电子基:药物被 P450 氧化产生的亲电子基与肝细胞的大分子蛋白质巯基(半胱氨酸)部位共价结合。谷胱甘肽为内源性解毒剂,如果毒性代谢产物超过肝内谷胱甘肽含量的阈值,就会造成肝毒性作用。对乙酰氨基酚常规剂量与葡萄糖醛酸和硫酸盐结合而解毒,不引起肝脏损害,但大剂量,譬如长期服用或滥用、摄入过多,则可能造成肝坏死。少数药物经细胞色素 P450 作用转化为亲电子基代谢产物 N-乙酰对苯醌亚胺(NAPQI),后者再与谷胱甘肽进行Ⅱ相结合而解毒,不引起肝损害。但当服用大剂量对乙酰氨基酚时(通常成人超过10~15g),葡萄糖醛酸化和硫酸化通路清除能力达到饱和,更大部分的药物直接经 P450 作用形成 NAPQI,可使肝内谷胱甘肽耗竭,NAPQI 与肝细胞的大分子结合,造成肝细胞坏死。

2. 自由基　药物经细胞色素 P450 氧化还原后形成带有不成对电子的代谢物,即自由基。它可使细胞膜和细胞器膜的不饱和脂肪酸过氧化,从而改变膜的流动性和通透性,使膜的 Ca^{2+}-ATP 酶失活,从而导致胞质内 Ca^{2+} 浓度增高,破坏细胞骨架,激活磷脂酶,并使氨基酸功能团受损,核酸转化和突变,最终使肝细胞死亡。如四氯化碳和氟烷就是经 P450 氧化还原分解,形成对肝有毒性作用的自由基。

3.氧基　某些药物在氧化还原循环中形成的氧基(亦称氧自由基)也具有肝毒性。如呋喃坦啶和阿霉素的代谢产物能接受一个不成对的电子形成自由基,自由基与氧作用产生一个超氧阴离子,使脂质过氧化和巯基氧化。

4.代谢产物 除上述的亲电子基、自由基和氧基外,还有一些代谢产物可通过与大分子结合致肝损害,如异烟肼。异烟肼在肝内经乙酰化,分解为异烟酸和乙酰肼,后者与肝细胞内的大分子共价结合,造成肝细胞坏死。酶诱导剂可增加乙酰肼的产生,从而增加异烟肼对肝脏的毒性;反之,酶抑制剂则可使异烟肼致药物性肝损的发生率降低。

(二)药物致胆汁淤积的机制

胆汁的主要成分为胆盐和胆红素,如果某种药物的代谢产物干扰了胆汁合成或分泌中的任何一个步骤,都可引起胆汁淤积。药物致胆汁淤积主要分为肝细胞毛细胆管型和毛细胆管型胆汁淤积。药物或其代谢产物对胆汁分泌的主要影响包括细胞运载胆盐的受体、细胞膜的流动性、Na^+-K^+-ATP 酶的活性、离子交换、细胞骨架和细胞脂质膜的完整性的改变等方面。

1. 肝细胞毛细胆管型胆汁淤积 肝细胞毛细胆管型胆汁淤积又称胆汁淤积型肝炎,以淤胆为主,伴有轻度肝细胞损伤。引起此类型病理损伤的药物主要有氯丙嗪、吩噻嗪类、三环类抗抑郁药、红霉素、卡马西平、甲苯磺丁脲、苯妥英钠、SMZ-TMP、柳氮磺吡啶、丙咪嗪等。如氯丙嗪在肝内可形成多种代谢产物,其中有一些羟基化代谢物比氯丙嗪本身更具有毒性,具有明显致胆汁淤积的作用。它们影响胆汁分泌主要机制为:

(1)与胆盐形成不溶性复合物;

(2)改变肝细胞的超微结构,包括细胞骨架和毛细胆管;

(3)减少肝细胞对胆盐的摄取和排泄;

(4)减少非胆盐依赖性胆汁流动;

(5)抑制 Na^+-K^+-ATP 酶泵;

(6)减少膜的流动性;

(7)对微丝肌动蛋白的聚合作用。

2.毛细胆管型胆汁淤积 引起这类型肝损伤的药物主要有雄激素类药物、避孕药、环孢素 A 等。如甲睾酮类同化激素可作用于微粒体药酶的羟化作用使胆汁合成过程中的羟化作用发生障碍,三羟胆汁酸形成减少,单羟和双羟胆汁酸增多,而单羟胆汁酸对毛细胆管膜及其周围的微丝有毒性,使微绒毛变形,损害胆小管,造成炎症和水肿。雄激素和避孕药类对肝脏的作用为改变细胞内胆固醇的代谢,使肝窦侧和毛细胆管膜脂质流动性减少,造成胆汁淤积。

(三)免疫制剂

大部分药物的分子量小,必须与体内大分子物质结合后才能获得抗原性,因此也称药物为半抗原。药物在肝脏代谢,大量存在于肝细胞内可与药物结合的细胞成分(如肝细胞膜的部分膜成分、肝细胞的微粒体成分或含有肝特异性抗原的可溶性成分),这些成分可作为载体蛋白与药物或其代谢产物结合,引起机体对半抗原载体或载体的特异性免疫应答。

1.特异抗体 药物变态反应性肝炎患者血清 IgE 抗体在诱发试验时升高,恢复期显著减少,提示 IgE 抗体参与药物变态反应性肝损害,氟烷和氯丙嗪引起的黄疸患者血清中可检出抗线粒体抗体,一些药物的抗体可成为人体的自身抗体。如异烟肼的抗体同时可以为抗线粒体 M6 亚成分抗体。

2. 抗体依赖细胞介导的细胞毒性作用　药物性肝损患者可能产生自身肝细胞膜抗体，并导致自身免疫性肝损害。

3.细胞免疫　药物性肝损患者急性期外周血 T8 细胞增加,T4/T8 比值下降,是抗原提呈细胞与 T 细胞间相互作用引起的。

4.促胆汁淤积因子　肝活检已经检出一种称为促胆汁淤积因子的淋巴因子,它可使含有微丝的胆汁排泄机构发生障碍而导致肝内胆汁淤积。

5.免疫复合物反应　在一定条件下,抗原抗体结合形成大量免疫复合物,激活补体,发生免疫复合物型变态反应,如有多量免疫复合物在肝组织沉着,可能造成重症肝炎。循环内免疫复合物在局部沉着,可造成肝外的变态反应如关节炎、皮疹、肾炎等。

第二节　药物所致肝脏疾病的临床表现

药物性肝损伤的临床表现复杂多样,一般可分为急性和慢性两大类。急性药物性肝损伤又可分为急性肝细胞损害型(急性肝炎型、急性脂肪肝型)、肝内胆汁淤积型和混合型等。临床上以肝病表现为主,或伴有较多的肝外表现。慢性药物性肝损伤的种类较多,可有慢性肝炎、肝硬化、慢性肝内胆汁淤积、脂肪肝、肝磷脂蓄积症等。

一、急性药物性肝损伤

急性药物性肝损伤的临床病理表现见表 12-2。

表 12-2　急性药物性肝损伤的临床病理分类

分类	机制	生化指标		肝组织学	临床特点	死亡率	举例
		AST/ALT	ALP				
肝细胞型							
直接毒性	理化机制直接破坏	8 ~ 500 倍	1 ~ 2 倍	坏死 / 或脂变	可并发肝、肾衰竭	高	CCL_4、$CHCL_3$、磷
间接毒性	肝细胞干扰,特种代谢过程,造成结构损伤	8 ~ 500 倍	1 ~ 2 倍	坏死	病毒性肝炎样表现	低	异烟肼、苯妥英、氟烷、甲基多巴、呋喃坦啶等
		5 ~ 20 倍	1 ~ 2 倍	脂肪变性(微泡型)	类似妊娠期脂肪肝、Reye 综合征	较高	丙戊酸、甲环素等
		1 ~ 3 倍	1 ~ 2 倍	脂肪变性(巨泡型)	临床症状不明显	无	MTX、乙醇
淤胆型	干扰胆汁分泌功能						
毛细管型		1 ~ 5 倍	1 ~ 3 倍	胆栓		无	同化类固醇、避孕药

（续表）

分类	机制	生化指标		肝组织学	临床特点	死亡率	举例
		AST/ALT	ALP				
肝毛胆管型		1~8倍	3~10倍	汇管区浸润	类似阻塞性黄疸	低	氯丙嗪、依托红霉素
胆管型	细胆管叶间小胆管间隔胆管	1~5倍	3~10倍	胆汁浓缩汇管区胆管破坏间隔胆管纤维化	黄疸胆汁性肝硬化硬化型胆管炎	较高较高增加	白细胞介素Ⅱ、百草枯、5-氟脱氧尿苷
混合型	不定	不定	不定	淤胆和肝细胞损伤，变化不定	类似急性肝炎或阻塞性黄疸	不定	保泰松、对氨基水杨酸、磺胺类
过敏反应型	药物变态反应	不定	不定	坏死或淤胆	不定	不定	苯妥英、对氨基水杨酸、磺胺、依托红霉素

（一）肝细胞毒损害

1.急性肝炎型　很多药物可引起肝实质细胞的损害，其中以异烟肼、氟烷和对乙酰氨基酚最受人们重视。这三种药物造成的肝炎发病潜伏期分别为1~3个月或以上、8~13天和2~3天。肝病的病理学改变轻重不一，轻症仅点状坏死或灶性坏死，或为急性弥漫性肝炎，类似甲型肝炎；重症有带状或大块性坏死，伴有网状支架塌陷。汇管区和小叶内可有炎症细胞浸润、淤胆和Kupffer细胞增生。不同药物引起的肝脏病理改变也有差异。如氟烷可引起小叶中央性坏死（肝小叶腺泡Ⅲ区坏死）；异烟肼、甲基多巴可导致急性弥漫性肝炎；对乙酰氨基酚过量可引起大块肝坏死；丙戊酸可引起肝小叶中央性坏死和微泡性脂肪变性；博莱霉素、MTX、天冬酰胺酶等可引起肝细胞变性、坏死、还可合并肝细胞脂肪变性。其他药物如利福平、吡嗪酰胺、水杨酸制剂等均可诱发各种不同的肝实质细胞损害。

临床表现与病毒性肝炎类似，一般不发热，黄疸出现前1~2天有乏力，食欲减退，上腹不适、呃逆、恶心、呕吐及尿色变深等前驱症状，肝脏可肿大并伴有压痛。血清转氨酶（ALT、AST）明显增高，黄溴酞钠（BSP）和靛青绿的滞留率增高，凝血酶原时间延长，轻者仅有转氨酶增高和肝脏轻度肿大，无黄疸。重者可发展为重症肝炎，导致死亡。

2.急性脂肪肝型　主要是药物干扰了肝脏内的蛋白质合成。使极低密度脂蛋白减少，肝脏分泌三酰甘油受阻，导致肝细胞内脂肪沉积，成为脂肪小粒（微泡性脂肪肝）或脂肪大滴（巨泡性脂肪肝），最容易发生的部位在小叶中心，有时可伴有坏死、炎症和淤胆。电镜显示光面内质网呈蜂窝状改变。

四环素、天冬酰胺酶、丙戊酸等引起的脂肪肝一般为微泡性,MTX、硫唑嘌呤、乙醇、肾上腺糖皮质激素引起的脂肪肝为巨泡性。

(二)急性肝内胆汁淤积型

1.毛细胆管型胆汁淤积 又称为单纯性胆汁淤积型。引起此型改变最常见的药物时 17 碳位上有 α-烷基的皮质激素,如睾丸酮衍生物、口服避孕药(甲地孕酮、炔诺酮、炔雌醇)。文献报道,甲基睾丸酮导致黄疸最多,通常在服药后 3~4 个月内出现。口服避孕药所致的黄疸是由于其中的雌激素和孕激素的合并作用,多在服药后的 1~2 个月内出现。

病理变化主要是肝小叶中心区的胆汁淤积,毛细胆管内有胆栓。肝细胞和 Kupffer 细胞内有胆色素沉着。一般无肝实质细胞损害和炎症改变。电镜下可见毛细胆管腔扩大。微绒毛变短或消失,高尔基体肥大,毛细胆管周围的溶酶体增多。

该病起病较隐匿,常无前驱症状,发病时无发热,皮疹或嗜酸粒细胞增多,黄疸出现前已经有 BSP 滞留、ALT 增高等改变。ALP 和胆固醇大多正常。黄疸较轻,于停药后很快消失,但个别患者可演变为胆汁性肝硬化。

2.肝细胞毛细胆管型胆汁淤积 又称为胆汁淤积性肝炎。引起该种改变的药物大多数为含有卤素的环状化合物。氯丙嗪、磺胺类及呋喃类,吲哚美辛、保泰松、奋乃静、地西泮、西咪替丁、红霉素、阿莫西林克拉维酸钾、甲苯磺丁脲、苯乙双胍、丙基硫氧嘧啶、甲基硫氧嘧啶、氢氯噻嗪等都可引起肝细胞毛细胆管型胆汁淤积。

病理变化是毛细胆管、肝细胞和星状细胞内有胆汁淤积,在小叶中心区最为显著。汇管区内有单核细胞、淋巴细胞、中性粒细胞浸润,早期有嗜酸粒细胞浸润,肝细胞呈气球样变性、羽毛状变性和灶性坏死等。电镜可见毛细胆管扩张、微绒毛减少、消失或变形。有时可见内质网破裂和肿胀。

临床表现类似急性病毒性肝炎,有几天前驱期,伴有发热,随后出现皮肤瘙痒、尿色深、黄疸、大便颜色变浅、肝脏肿大伴有压痛,但消化道症状较轻。黄疸一般持续 1~4 周,少数 4 周以上。ALP 明显增高,伴有 BSP、ALT 和胆固醇增高。停药后预后良好,很少引起死亡。

3.胆管型 少见,动脉插管滴注氟脱氧尿苷时可引起硬化性胆管炎。

(三)混合型

有些药物所致的肝损害不易明确归类而统称为混合型。病理改变以肝实质损害为主,如灶性坏死、非特异性反应性肝炎、中央区坏死等。同时伴有轻度淤胆,临床表现除有肝细胞损害的症状和黄疸外,还可伴有肝外器官的损害,如皮疹、淋巴结肿大、骨髓和血象改变、间质性心肌炎等。一般认为,此型肝损害由免疫机制引起。

二、慢性药物性肝损伤

慢性药物性肝损伤可分为以下类型,见表 12-3。

表 12-3　慢性药物性肝损伤的临床病理分型

临床病理分型	有关药物
慢性活动性肝炎	甲基多巴、异烟肼、呋喃妥因、氟烷、磺胺类、阿司匹林、对乙酰氨基酚、多柔比星、丙基硫氧嘧啶
肝硬化	上述引起慢性活动性肝炎的药物及甲氨蝶呤、胺碘酮、无机砷
慢性肝内胆汁淤积和原发性胆汁性肝硬化	氯丙嗪、其他吩噻嗪类、有机砷、甲基磺丁脲、雌激素、卡马西平
硬化性胆管炎	氟脱氧尿苷、卡马西平
脂肪肝	甲氨蝶呤、天冬酰胺酶、有机砷、甲丙磺丁脲、雌激素
肝磷脂蓄积症	胺碘酮、马来酸哌克普林
肝血管病变	
肝紫斑病	雄激素、硫唑嘌呤、巯嘌呤、巯鸟嘌呤、羟基脲、口服避孕药
肝静脉血栓形成	口服避孕片、抗肿瘤药联合化疗
肝小静脉闭塞症	乌拉坦、巯鸟嘌呤、千里光、多柔比星、柔红霉素、抗肿瘤药联合化疗
肝肿瘤	
肝腺瘤	口服避孕片、雄激素
灶性结节状增生	口服避孕片
肝细胞癌	口服避孕片、雄激素
肝血管肉瘤	氧乙烯、氧化钍、无机砷、雄激素
肝肉芽肿	氟烷、保泰松、别嘌醇、甲基多巴、青霉素类、奎尼丁
特发性门脉高压症	无机砷、维生素 A、口服避孕片、抗肿瘤药、硫唑嘌呤

(一)慢性肝炎

药物引起的慢性肝炎临床上可无症状或症状轻微,常见转氨酶增高,一般为正常的 2~3 倍。病理改变可见轻度非特异性局灶性肝炎,伴有汇管区和小叶内炎症反应。停药后病变可自行消失,不遗留任何持久性病变。如并发桥状性坏死,可进一步发展为多小叶性亚急性肝坏死。

临床上多为缓慢发病,也可呈急性起病(但病理上仍为慢性炎症)。症状有乏力、厌食、上腹不适、肝区疼痛、尿色深等。体征有黄疸、肝脾肿大、蜘蛛痣、肝掌等。还可有肝外表现如关节痛、关节炎、皮肤黏膜病变、闭经、多毛、痤疮等。血清转氨酶、胆红素、γ-球蛋白、凝血酶原时间、黄溴酞钠和 ICG 滞留率增高、血清 IgG、IgM 增加。自身抗体中抗核抗体、抗平滑肌抗体和抗红细胞抗体(抗人球蛋白试验)可呈阳性、狼疮细胞偶为阳性。本病预后一般良好,及时停药后病情可缓解或恢复。如停药不及时,也可并发亚急性肝坏死,出现黄疸加深,明显厌食、恶心、呕吐、有出血倾向,腹水、少尿、肝浊音界缩小,肝性脑病和肝肾综合征,也可演变为肝硬化。

(二)肝硬化

药物引起几种类型的肝硬化:①大结节性或坏死后性肝硬化,通常由药源性慢性活动性肝炎或亚急性肝坏死发展而来。②伴有脂肪变性的肝硬化,主要由于应用甲氨蝶呤、无机砷、维生素A。③胆汁性肝硬化。④淤血性肝硬化,继发于肝静脉或肝内小静脉闭塞。

甲氨蝶呤引起的肝纤维化和肝硬化属于小结节性,与用药剂量、疗程和给药方式有密切关系。肝脏病理学检查可见肝脂肪变性、肝细胞气球变性和坏死、纤维化、最终形成肝硬化。

(三)慢性肝内胆汁淤积和原发性胆汁性肝硬化

氯丙嗪、甲苯磺丁脲、甲睾酮、磺胺类药物、酮康唑、卡马西平等除可引起急性肝内胆汁淤积外,还可引起慢性肝内胆汁淤积。

病理变化为毛细胆管内胆栓形成,肝细胞和Kupffer细胞内胆色素沉积、小胆管增生和假小胆管形成。胆管消失综合征是药源性肝内胆汁淤积损害的变异,以肝内胆管减少为特征。

临床表现为瘙痒,长期黄疸、皮肤黄疣、脾肿大、大便色浅、出血倾向和脂肪泻等。肝功能检查:血清碱性磷酸酶和胆固醇明显增高,转氨酶和结合胆红素增高,凝血酶原时间延长。如能及时停药,黄疸虽可持续数月至1年以上,仍可逐渐消退,只有极少数病例发展为真正的胆汁性肝硬化。

(四)硬化性胆管炎

动脉内注射氟脱氧尿苷,肝囊虫的囊内注射甲醛(渗入胆管),口服卡马西平等可导致硬化性胆管炎。这种损害在许多方面类似于原发性硬化性胆管炎的弥漫性胆管狭窄。

(五)脂肪肝

药源性肝细胞的脂肪变性一般为无临床上的重要性,但如果是弥漫性脂肪变性,可引起明显的临床症状,甚至导致肝衰竭死亡。丙戊酸引起的脂肪肝常无症状,但可伴有ALT轻度增高,而天冬酰胺酶可造成弥漫性肝脂肪变性,伴有肝细胞坏死,胆汁淤积。

(六)肝磷脂蓄积症

冠状动脉扩张剂–DH剂可因导致肝磷脂蓄积症而停用,胺碘酮是一种强力的磷脂酶A1抑制剂,肝细胞的磷脂蓄积显然与磷脂分解抑制有关,从而造成继发性肝磷脂蓄积症。马来酸哌克昔林引起肝内磷脂沉积与P450羟化酶基因变异有关。

病理变化类似于酒精性肝病,肝小叶内有体积增大的泡沫状肝细胞,肝细胞内可有Mallory透明小体,伴有炎症细胞浸润,小胆管增生,甚至可有纤维化和肝硬化,电镜下可见溶酶体内有明显的同心层状的磷脂包含体。由于药物持续在溶酶体中,即使停服药物,病情仍可继续恶化,并可发生肝硬化。

(七)肝血管病变

1.肝紫斑病 目前发病机制尚不清楚,可能是药物对肝窦内皮细胞的损伤,网状支架缺陷,肝窦与中央静脉交界处阻塞,导致肝窦扩张成囊性变。肝紫斑病可能是肝结节增生的前生,已知应用雄激素的剂量与疗程和肝紫斑病的程度呈正相关。

病理变化可见肝脏切面散在、大小不等、充满血液的囊性空腔,直径通常称为 2~3cm。最大可达 4~5cm,光镜下可见广泛的肝血窦或中央静脉沟通。肝窦壁的内皮细胞、Kupffer 细胞增生,Disse 腔不规则扩张,某些区域的网状纤维缺乏。

临床上可无症状或仅有肝肿大,也可出现转氨酶、ALP 和胆红素增高,严重并发症有肝血性囊肿破裂致腹腔内出血和肝、肾衰竭,死亡率很高。

2.肝静脉血栓形成　有资料表明,长期口服避孕药可影响凝血机制,导致肝血栓形成和阻塞。病理上可见肝小叶中央静脉扩张,肝窦充血、出血、肝小叶中央区坏死,最后纤维化和淤血性肝硬化,表现为典型的 Budd-Chiari 综合征。

3.肝小静脉闭塞症　病变主要累及肝小静脉(中央静脉),由于血管内皮下结缔组织水肿,随之发生胶原纤维形成,最终导致管腔闭塞。肝小叶中央区肝窦充血扩张,肝细胞坏死,以后出现纤维化、肝硬化,临床表现与 Budd-Chiari 综合征类似。

（八）肝肿瘤

1.良性肿瘤　主要有口服避孕药引起,肝腺瘤的发生率与服药时间长短及剂量成正比,此外,长期应用雄激素也可引起肝腺瘤。

2.恶性肿瘤　雄激素和口服避孕药偶可引起腺瘤癌变,发生肝细胞癌或胆管细胞肝癌,特点为血清内的甲胎蛋白(AFP)大多正常。

（九）肝肉芽肿

临床仅在肝活检,剖腹或尸检时发现。药物诱发的肝肉芽肿为非干酪性,并常伴有其他组织的肉芽肿。临床一般无严重肝损害的现象,可有周围血嗜酸粒细胞增多。

（十）特发性门脉高压症

特发性门脉高压症又称为肝门硬化症或非硬化性门脉纤维化症。病理特点为肝内门静脉末梢支闭塞,中等大的门脉分支减少,门脉内有血栓形成,汇管区纤维化并伸向肝小叶。临床表现为门脉高压、脾肿大和脾功能亢进。

第三节　肝病患者用药注意事项

肝脏疾病会对人体产生广泛的影响(营养和代谢平衡,体液和电解质平衡,凝血功能),也对许多药物的作用和活性产生不同程度的影响。因此,肝病患者在用药时需要注意下述问题。

一、明确肝功能情况以及并发症的情况

(一)肝病患者合并高血压的用药选择

主要经肝代谢的药物如吲达帕胺、卡维地洛,严重肝功能不全的患者要禁用。替米沙坦绝大部分通过胆汁排泄,胆汁淤积、胆道阻塞性疾病或严重肝功能障碍的患者对该药的清除率可能降低,因此这类患者不得使用。

　　氨氯地平、非洛地平在体内大部分经肝脏代谢,肝功能损害的患者,血浆清除率下降,血药浓度升高,需要选用较低的起始剂量,重度肝功能不全患者时应缓慢增量。比索洛尔、福辛普利为肝肾双途径从体内排出,轻、中度肝功能异常的患者不需要进行剂量调整,但是用药时需要特别注意。厄贝沙坦的药代动力学参数没有明显改变,轻中度肝功能损害的患者无需调整本品剂量,对于严重肝功能损害的患者,因无药代动学的研究,因此应慎用。

　　对于肝硬化所致的肝功能不全的患者,贝那普利的药代动力学和生物利用度均不受影响,不需要调整剂量。索他洛尔,主要经肾脏排泄,无肝脏首过效应,肝功能障碍对代谢物明显影响,也可使用。

　　(二)肝病患者合并高血脂症的用药选择

　　源于肝细胞的胆固醇是形成血胆固醇的主要原因,而源于非肝细胞的胆固醇是正常细胞所必需的,他汀类药物的主要作用部位是肝脏,在肝脏中的浓度明显高于其他非靶性组织,因此,活动性肝病或无法解释的转氨酶持续升高者禁用。苯氧酸类降脂药吉非罗齐,肝功能不全者禁用,因该药可促进胆固醇排泄增多,使原已较高的胆固醇水平增加,因此,原发性胆汁性肝硬化的患者禁用。烟酸类降脂药阿昔莫司,不与血浆蛋白结合,不被代谢,以原形从尿中排出,肝病患者可以使用。

　　(三)肝病患者合并糖尿病的用药选择

　　糖尿病患者中发现患肝病者相当多,有研究发现,2%~24%的糖尿病患者肝酶有异常,其中5%确诊肝病。

　　肝功能不全患者合并糖尿病时,需要慎用或者禁用磺脲类。那格列奈的生物利用度和半衰期与健康人相比其差别未达到有临床意义的程度,对轻度至中度肝病患者药物剂量不需调整,对严重肝病患者服药情况尚未进行研究,因此严重肝病患者最好慎用那格列奈。α-糖苷酶抑制剂中的伏格列波糖,因为严重肝功能障碍的患者,其代谢状态的变化,有可能诱发血糖控制状况的显著变化,因此此类患者应慎用。此类患者可以使用阿卡波糖,但是在用药期间需要密切监测肝功能情况。

　　(四)肝病患者合并感染

　　肝功能减退时,抗菌药物的选用及剂量调整需要考虑肝功能减退对该类药物体内过程的影响程度,以及肝功能减退时该类药物及其代谢物发生毒性反应的可能性。由于药物在肝脏代谢过程复杂,不少药物的体内代谢过程尚未完全阐明,根据现有资料,肝功能减退时抗菌药物的应用有以下几种情况。

　　1.药物主要经肝脏或有相当量经肝脏清除或代谢,肝功能减退时清除减少,并可导致毒性反应的发生,肝功能减退患者应避免使用此类药物,如氯霉素、利福平、红霉素酯化物等。

　　2.药物主要由肝脏清除,肝功能减退时清除明显减少,但并无明显毒性反应发生,肝病时仍可正常应用,但需谨慎,必要时减量给药,治疗过程中需严密监测肝功能。红霉素等大环内酯类(不包括酯化物)、克林霉素、林可霉素等属于此类。

3.药物经肝、肾两途径清除,肝功能减退者药物清除减少,血药浓度升高,同时伴有肾功能减退的患者血药浓度升高尤为明显,但药物本身的毒性不大。严重肝病患者,尤其肝、肾功能同时减退的患者在使用此类药物时需减量应用。经肾、肝两途径排出的青霉素类、头孢菌素类等均属此种情况。

4.药物主要由肾排泄,肝功能减退者不需调整剂量。氨基糖苷类、糖肽类抗菌药物等属此类。

二、充分了解使用的药物

对使用的药物要充分了解熟悉它的毒副作用和有效反应。如发生药物反应,一般多在用药后 1~4 周时,多有发热、皮疹、瘙痒以及外周血象的改变。如辨证运用中草药而采取的免疫激活疗法,在用药 3 个月后出现皮疹,是清除肝炎病毒的有效反应。

三、治疗因人而异

在治疗肝病合并其他病症时,不能够照搬一般患者的治疗方法和用药剂量,需要个体化给药。

四、密切监测肝功能指标

用药后,需要密切监测肝功能指标,如用药后发现转氨酶增高,在排除其他原因所致后,应及时予以停用药物或改用其他给药方案。

此外,肝病患者的用药宜简化,用药的种类不宜过多,因为大多数药物都在肝脏代谢,而肝病患者的药物代谢及清除都受到一定的影响,所以肝病患者的用药需要从简。

（袁铁流）

第十三章 肾病患者用药注意事项

第一节 对肾脏有损害的药物及作用机制

肾脏是药物代谢和排泄的重要器官,由于目前用药种类繁多,药物滥用问题较严重,加之肾脏独特的解剖和生理特点,药物导致的肾脏损害日益增多。20%~34%的急性肾衰竭(acute renal failure,ARF)患者与应用肾毒性药物有关。据国外报道,住院患者中2%~5%发生药源性急性肾功能不全,监护室中甚至可高达15%,而老年人的发生率更高。临床上应充分重视药物性肾损害问题。

一、抗感染药物

(一)氨基糖苷类

1.氨基糖苷类药物是所有抗感染药物中最易造成肾损害的一类药物,肾毒性总发生率约为10%。主要品种有庆大霉素、阿米卡星(丁胺卡那霉素)、妥布霉素、链霉素、卡那霉素、新霉素等,其中以新霉素、卡那霉素、庆大霉素的肾毒性作用最强。长期或超量应用可致蛋白尿、管型尿等。

2.作用机制 氨基糖苷类药物在体内绝大部分(90%)以原形从肾脏排出,其经肾小球滤过后至近曲小管管腔,少量药物被重吸收入近曲小管上皮细胞,经细胞膜的吞饮作用,积聚在溶酶体内,抑制其中磷脂酶和髓鞘磷脂酶,导致溶酶体内磷脂增多形成髓样小体,当药物浓度超过一定限度时,肿胀的溶酶体破裂,最后可导致近曲小管上皮细胞死亡,尿中β_2-微球蛋白增多,出现蛋白尿、管型尿、继而出现红细胞,尿量减少或增多,发生氮质血症、肾功能减退等,导致主要损害肾小管重吸收功能的肾毒性。

(二)β-内酰胺类

1.各种半合成青霉素均可诱发肾脏损害,可表现为血尿、蛋白尿、尿失禁、尿崩症、排尿困难及ARF等;头孢类抗生素肾损害主要发生于第一代头孢类药物,如头孢拉定等,而第2~4代头孢随着分子结构的改造,肾毒性也逐渐递减。如头孢他啶(第三代)只有当大剂量使用时才会导致肾功能轻度下降,而且常常可逆。但已有肾功能损害、脱水、低血压或与呋塞米、氨基糖苷类等肾毒性药物合用时,头孢菌素类的肾毒性也会增加。头孢菌素类肾损害表现为血尿,偶尔为蛋白尿、肾功能不全。

2.作用机制

(1)青霉素类

1)致血尿可能的机制有免疫介导、细胞毒性、过敏性、肾小管内阻塞、肾血流量及肾小球滤过率降低。

2)致单纯性尿失禁的机制,可能是青霉素的毒性反应致大脑功能失控,导致膀胱括约肌失去对尿液的有效控制作用的缘故。

3)致尿崩症的原因主要是青霉素进入肾小管形成不能重吸收的阴离子,增加了小管细胞与管腔间的电位差,使 K+丢失、K+缺乏;此外,青霉素还可致小管间质性损害,出现无菌性白细胞尿,是获得性肾性尿崩症的最常见原因。

4)致蛋白尿的原因可能是青霉素或其代谢产物经过肾脏排泄时引起肾小球滤过膜或肾小管的改变,破坏了肾小球滤过膜上的唾液蛋白的阴离子机制,使血浆蛋白滤过增加,或抗原抗体形成微小的免疫复合物沉积在肾血管壁或组织上造成血管或组织的损伤和炎性反应,在肾小球改变的同时,肾小管亦受到不同程度的影响,妨碍了水的重吸收,出现蛋白尿、血尿。

5)致肾衰竭的机制为青霉素作为抗原或半抗原介导免疫应答,引起肾血管、肾小管的炎症反应,导致间质性肾炎,一般见于用药 7~14 天后,起病突然,表现为少尿或非少尿型 ARF。

(2)头孢菌素类:本类药物致肾损害主要的发病机制是细胞毒性,即药物分子借助于肾脏近曲小管上皮细胞分布的有机阴离子转运系统(OAT1)的转运,从血液进入肾小管上皮细胞内,并在其中富集,促使靶蛋白乙酰化,导致线粒体阴离子载体失活、ATP 产生障碍,出现细胞凋亡或坏死;此外该类药物分子还可使脂质过氧化,产生超氧化自由基导致肾小管损伤。

(三)喹诺酮类

1.喹诺酮类药物中可致肾损害的主要有诺氟沙星、氧氟沙星和环丙沙星,部分患者在服用此类药物后会出现轻度的肾毒性反应。

2.作用机理

(1)免疫机制:超敏反应为氟喹诺酮类药物导致肾损害的最常见机制。此类反应与药物剂量无关,而与近期药物暴露史及合并用药相关。病理上常表现为急性过敏性间质性肾炎(AIN)。目前一般认为Ⅲ型变态反应-免疫复合物型为此类疾病最常见机制。

(2)直接肾毒性:氟喹诺酮类药物及药物结晶可通过直接破坏细胞膜或影响细胞器功能等方式产生肾损害,可累及肾小球、肾小管、肾血管及肾间质等,其中以近曲肾小管上皮细胞受损最为常见。损伤程度呈剂量依赖性,多与药物的过量使用相关。

(3)肾小管阻塞:大多数氟喹诺酮类药物为两性化合物,在中性及碱性尿中不易溶解,可形成晶体盐类物质析出,阻塞肾小管,严重时造成 ARF。当尿液 pH>7.3 时,更易形成结晶,但亦有酸性尿中(pH<6.0)形成药物结晶的报道。

(四)四环素类

1.四环素类:本类药物用之不当能引起可逆性或不可逆性肾功能损害,但此种病变多发生于原有慢性肾功能不全或服用过期变质四环素的患者,偶发生于肾功能正常的患者。因此,本类药物对肾脏的毒副作用不能忽视,尤其对肾功能降低、血药浓度高,或孕妇更应注意。

2.作用机理

(1)本类药物在血中停留时间较长,主要经肾脏排泄,可对肾小球造成损害,影响尿的生成和尿液成分的改变。

(2)本类药物增加蛋白分解,从而加重氮质血症。

(五)磺胺类

1.目前常用的磺胺类药物主要是复方新诺明(磺胺甲噁唑+甲氧苄啶)。

2.作用机理:该类药物引起肾损害有3种类型:

(1)最多见的是磺胺结晶导致肾损伤,此与药物在尿中的浓度、溶解度以及尿液 pH 有关,临床表现为血尿,少尿,无尿甚至肾衰竭。临床可增加液体入量,碱化尿液而防治。

(2)过敏性间质性肾炎,甚至急性肾小管坏死。

(3)偶可引起溶血性贫血,多发生在葡萄糖–6–磷酸脱氢酶缺乏的患者,但也有部分患者的溶血可能是过敏反应所致。

(六)万古霉素

1.万古霉素的肾毒性在治疗后 4~8 天即可出现,普通剂量的万古霉素肾毒性发生率0~5%(1980 年代),近年来达到 10%~20%,这种差异与临床的日益重视和观察指标的灵敏度有关;而当大剂量(每天药物总量≥4g 或>30mg/kg 或能够使血药谷浓度达到 10~20μg/ml)使用时则高达 30%~40%。因此,应用本类药物时,不论其肾功能是否正常,均应密切监测尿常规、尿量及肾功能变化,有条件者行血药浓度监测,根据监测结果调整给药剂量或给药时间,使给药方案个体化。

2.作用机制:万古霉素肾损害的发生机制尚不十分清楚。目前已知,万古霉素主要经肾脏排泄(95%),其中绝大部分经肾小球滤过,只有少部分通过肾小管主动分泌,借助于肾小管上皮细胞基底膜侧转运通道将药物从血液转入胞内、再分泌进入肾小管内,是一种能量依赖转运方式,该载体是否系 OAT1 尚不清楚。动物实验发现,万古霉素在肾小管上皮细胞累积而导致肾小管坏死。其机制是万古霉素在细胞内具有突出的嗜溶酶体活性,损伤溶酶体导致细胞坏死。万古霉素也可通过上调超氧化自由基的生成、损伤线粒体和激活补体途径、诱发炎症反应,导致肾小管和肾间质的损伤,甚至伴有肉芽肿的生成。

(七)多黏菌素

1.本品的肾毒性常见且明显,可出现血尿、蛋白尿、管型尿,继而发展为少尿、血尿素氮及肌酐升高等,严重者可致急性肾小管坏死(acute tubular necrosis,ATN)及肾衰竭。

2.作用机理:毒性常与剂量相关,3mg/(kg·d)用药可导致肾小球滤过率降低,从而发生肾脏损害。此外,本品的肾脏损害还与应用疗程和先前有无肾脏疾病等相关。

(八)两性霉素 B

1.两性霉素 B 是一种肾毒性很大的抗真菌药物,但由于其独特的抗真菌作用,临床应用仍较广泛,值得关注。国外研究表明,两性霉素 B 脂质体制剂的肾毒性小于其普通制剂,但仍有较高的肾毒性。

2.作用机制　两性霉素 B 肾损害涉及多重机制

（1）细胞毒性,即该药通过影响宿主细胞的细胞膜上类固醇,致细胞膜穿孔和通透性增加,导致肾小管上皮细胞坏死或凋亡。

（2）该药能够明显减少肾血流和肾小球滤过率,甚至用药 45 分钟以后即可发生,即使停药,依然会维持 6 个月之久;其机制可能与肾小管上皮细胞损伤、球管失衡和递质释放(血栓素 A_2)有关。

（3）该药能够刺激炎性细胞因子 IL-6、IL-8 和 IL-10 的释放,导致肾实质炎性反应。

（九）碳青霉烯类

1.碳青霉素类药物包括多尼培南、厄他培南、美罗培南、亚胺培南/西司他丁钠、帕尼培南/倍他米隆等多个品种。本类药物中以亚胺培南和帕尼培南的肾毒性较突出。

2.作用机制

亚胺培南/西司他丁钠的肾毒性作用机制为:亚胺培南进入肾小管上皮细胞内,能够被脱氢肽酶(DHP)降解,其降解产物产生肾毒性;西司他丁钠能够抑制 DHP 的活性。而帕尼培南/倍他米隆的肾毒性作用机制为:帕尼培南经 OAT1 进入肾小管上皮细胞内,抑制细胞内线粒体有机阴离子转运体,导致能量合成障碍(ATP 减少)和细胞损伤;但倍他米隆能够抑制这种吸收。所以临床用药过程中,亚胺培南/西司他丁钠或帕尼培南/倍他米隆的联合使用,并非是为了加强抗菌效应,而是为了降低肾损害。

（十）林可霉素类

1.在国家食品药品不良反应监测中心病例报告数据库中,本类药物中的克林霉素注射液不良反应/事件问题较为严重,泌尿系统损害是主要问题之一,其中导致急性肾功能损害、血尿的情况相对突出。

2.作用机制:克林霉素导致急性肾功能损害的原因目前尚未明确,可能与其体内血浆蛋白结合率下降,游离活性成分增加,经肾脏排泄增加所致。

（十一）抗结核药

1.抗结核药物中以利福平的应用最为广泛,用药时应注意其肾毒性,有多在大剂量间歇疗法或停药后重新服用时发生的特点,表现为流感样症状(如发热、寒战、肌肉酸痛)、消化系统症状(恶心、呕吐)以及出现血尿、蛋白尿,可发展至 ARF,个别患者还可出现肾病综合征。

2.作用机理:利福平致肾损害可能为两种类型,一是直接毒性作用,二是免疫介导,后者系间歇用药产生的利福平抗体作用于肾小管上皮细胞并激活补体而造成肾损害。利福平抗体的阳性率高低与其肾毒性反应的发生率呈正相关,但现未发现此抗体与血液系统异常相关。

（十二）抗病毒药

1.近年来抗病毒药的肾损害也已引起重视。主要代表药有广谱抗病毒药阿昔洛韦、更昔洛韦、膦甲酸钠,抗乙型肝炎病毒药干扰素、阿德福韦酯,抗逆转录病毒药拉米夫定、茚地那韦、替诺福韦,抗巨细胞病毒药物西多福韦等。

2.作用机制:阿昔洛韦、膦甲酸钠、干扰素、阿德福韦酯、拉米夫定、替诺福韦和西多福韦等可导致肾小管细胞的直接损害,如肾小管酸中毒、范可尼综合征(Fanconi 综合征)、肾性尿崩症。阿昔洛韦、更昔洛韦、茚地那韦也可引起"晶体肾病",表现为肾小管内大量晶体形成,引起肾内梗阻及 ATN。替诺福韦可造成线粒体损伤,导致 ATN。

二、非甾体类抗炎药(NSAIDs)

(一)NSAIDs 是最常用的解热镇痛剂,通过抑制前列环素合成酶,导致前列腺素合成减少而发挥治疗作用。几乎所有的 NSAIDs 均可导致肾损害,包括选择性环氧化酶–2 抑制剂如美洛昔康、氯诺昔康、塞来昔布、罗非昔布、依托考昔、尼美舒利等。其他传统的 NSAIDs,如阿司匹林(乙酰水杨酸)、非那西汀、对乙酰氨基酚、布洛芬、保泰松、扑热息痛、萘普生、吲哚美辛(消炎痛)、吡罗昔康(炎痛喜康)、氨基比林、安替比林等,也都较易导致肾损害,长期应用者尤其。最值得关注的是由于国内含对乙酰氨基酚的复方制剂多达 30 余种,且其中不少为非处方药、使用广泛,值得充分重视。

(二)作用机理:NSAIDs 共同的肾毒性机制是与其作用机制有关,是因为干扰花生四烯酸代谢、抑制环氧化酶活性、减少有舒张血管作用的前列腺素(PGs)的合成所致。这是因为 PGs(PGI$_2$、PGE$_2$ 和 PGD$_2$)能够扩张肾小血管、降低血管阻力、增加肾组织血流量,促使血流量从皮质向近髓肾单位再分布;该机制尤其在脱水等容量收缩时,几乎是拮抗缩血管效应、保证肾血流供应的唯一机制。此外,PGE$_2$ 和 PGF$_{2a}$ 还能够抑制 Heles 攀升支粗钠、氯吸收而导致利钠、利尿;PGE$_1$ 还可拮抗利尿激素。如果在脱水伴发热等基础上使用 NSAIDs 阻断 PGs,则脱水伴发热所致容量收缩而继发缩血管物质的大量释放,因缺乏 PGs,导致 "无拮抗性(unopposed)"血管收缩和肾缺血,产生肾损害。

三、抗肿瘤药物

(一)目前常用的有肾毒性的抗肿瘤药物有顺铂、甲氨蝶呤、丝裂霉素、异环磷酰胺、环磷酰胺、亚硝基脲类、血管生成抑制剂、西妥昔单抗和帕尼珠单抗等。其导致肾损害的作用机制各有不同。

(二)作用机制

1.顺铂是最易发生肾毒性的化疗药物之一,其肾毒性呈剂量依赖性,发生机制主要是顺铂可能是由于铂以原形经肾脏排泄时与肾近曲小管 P$_3$ 段细胞相互作用,损伤此段细胞的 DNA,形成肾小管坏死,造成近曲小管的重吸收减少。

2.甲氨蝶呤主要通过肾脏排泄,肾功能改变将减少血浆中本品的清除,增加其肾毒性。常规用量时,有 90%以上以原形从尿中排泄,因此在肾小管、集合管中,甲氨蝶呤及其代谢产物可出现结晶、沉积,引起肾小管闭塞和损伤。当尿液中本品的浓度高(>1mmol/L),呈酸性(pH 值在 5 左右)时容易出现结晶。

3. 丝裂霉素的肾脏毒性主要表现为 2 种形式:(1) 不伴有微血管病性溶血性贫血(MHA);(2)伴有 MHA 的溶血性尿毒症性综合征(HUS),占半数以上。特征性表现为:2 种类型均在丝裂霉素用药数月后(多为 6 个月)发生,总用药量>100mg/m²,总发生率大约为 20%。总用量达到 40~80mg/m² 时,HUS 的发生率为 2%~8.5%。原因可能为肾血管内皮细胞受损,造成弥漫性血栓性微血管病,表现为急性肾功能低下、尿素氮上升、蛋白尿、溶血性贫血和血小板减少。

4.异环磷酰胺肾毒性大致可分为出血性膀胱炎和肾近曲小管损伤 2 种类型,与单次剂量和累积量呈正相关。异环磷酰胺体内代谢产物丙烯醛能够直接损伤泌尿系统上皮细胞,是导致其毒性的主要原因。与顺铂联合应用时可加重其泌尿系统不良反应。

5.环磷酰胺常规剂量口服时,出血性膀胱炎的发生率大约为 10%;骨髓移植大剂量应用时可达 40%以上。剂量高于 50mg/kg 时会引起肾小管及膀胱特异性损伤,发生出血性膀胱炎和稀释性低钠血症,原因与异环磷酰胺相同。

6.亚硝基脲类可致肾小球硬化、肾间质纤维化、基底膜肥厚、肾小管萎缩等肾脏毒性反应,其发生率常与用药剂量相关。

7.血管生成抑制剂贝伐珠单抗、索拉非尼、舒尼替尼治疗常导致轻度蛋白尿及高血压,但也有引起高度蛋白尿及 AKI 的报道,最常见的病理表现是血栓形成性微血管病。

8. 西妥昔单抗是一种表皮生长因子受体拮抗剂,其主要肾损害表现是尿镁排出增加,10%~15%的用药患者会出现低镁血症。帕尼珠单抗的肾毒性与西妥昔单抗类似。

四、免疫抑制药

(一)常用的免疫抑制剂有环孢素、他克莫司、硫唑嘌呤、环磷酰胺、咪唑立宾,不仅用于器官移植后患者,也用于肾病综合征以及自身免疫疾病的治疗。在这些免疫抑制剂中,使用最广泛的是环孢素和他克莫司,这两个药物都为钙调神经磷酸酶抑制药(calcineurin inhibitors,CNIs),免疫抑制机制以及副作用的发生机制、种类和程度均相似。CNIs 的共同副作用肾毒性,可分为急性和慢性。

(二)作用机制　CNIs 的急性肾毒性发生机制与药物引起的肾脏入球小动脉收缩有关,是可逆的,常无持久的病理改变,并可随 CNIs 剂量降低或停用、肾脏血液动力学紊乱改善而使肾功能恢复正常。CNIs 长期使用引起的慢性肾毒性是影响其长期使用的主要障碍,患者会逐渐出现肾小管功能障碍及肾小球功能损害表现,发生机制目前尚未明确。有研究发现,携带 CYP 3A5*1/*1 和 CYP 3A5*1/*3 基因突变纯合子是 CNIs 引起慢性肾毒性的显著的危险因素。

五、其他

(一)造影剂

1.造影剂引起的肾损害发生率较高,位于药物性肾损害的第 3 位,主要为含碘造影剂。其所致急性肾衰竭常见于原有肾功能不全、糖尿病或脱水的患者。

2.作用机制　造影剂肾病发病机制尚未完全阐明,目前认为其机制可能涉及到以下多方面共同的作用。

（1）造影剂导致肾脏内血管收缩继而导致肾髓质低氧血症。

（2）造影剂化学毒性对肾小管上皮细胞的直接损害。

（3）活性氧产物对肾小管的毒性。

（二）甘露醇

1.甘露醇所致的急性肾衰常于用药 3~6 天内出现少尿、无尿,继而全身水肿,血肌酐,尿素氮升高,肌酐清除率降低。甘露醇致肾功能损害与应用较大累积量相关,为防止急性肾衰的发生,甘露醇剂量宜控制在 200g/d 以下。

2.甘露醇的肾毒性机制尚不明确,可能与多种因素有关,目前主要有以下几种学说:(1)管-球反馈机制,使用大剂量(400~900g/d)甘露醇发生可逆性少尿—无尿型急性肾衰,认为甘露醇引起的肾小球滤过率下降,可用生理性管-球反馈机制来解释。(2)肾小管上皮细胞肿胀、空泡变性致肾小球闭塞。(3)高浓度甘露醇致肾血管收缩。(4)高渗物质对肾小管上皮细胞的直接损害。

（三）利尿药

1.常见肾损害利尿药主要有:(1)襻利尿剂,如呋塞米、布美他尼和托拉塞米;(2)噻嗪类利尿药,包括氢氯噻嗪、苄氯噻嗪等;(3)渗透性利尿药,代表药是甘露醇。

2.利尿剂引起肾脏损害最常见的机制为血流动力学异常。各种利尿剂均可通过降低有效循环血量，影响球管反馈等机制直接或间接引起肾血流灌注量明显减少或肾小球滤过率下降,从而导致肾脏缺血缺氧,严重者可致 ATN。

第二节　药物对肾脏损害的临床表现

药物引起肾脏损害的临床表现较多,无特异性,不同的药物可引起不同的临床表现。存在某些危险因素的情况下,药物性肾损害的发生机会可大大增加。这些危险因素主要包括药物因素和患者因素两个方面。前者又涉及药物的毒性程度;肾组织药物浓度,尤其细胞内药物浓度;同时(或近期内)应用两种或两种以上肾毒性药物;遗传素质和基因类型等因素。后者的影响因素主要包括:患者本身的病理生理状况,如老年、肾功能不全或原有肾脏疾患、血容量不足(如脱水、休克、心力衰竭、大出血、大手术后等)、电解质代谢紊乱(如高钙血症、低钾血症、低镁血症、严重酸中毒或碱中毒等),以及严重缺氧、肝功能不全等。因此,药物性肾损害可表现为各种临床综合征,其中主要的临床表现有:

一、ARF　药物性肾损害所致的 ARF 主要有四种类型:ATN、肾前性氮质血症、AIN 和急性梗阻性肾病

（一）ATN

ATN 是最常见的药物性损害,约占 40%。主要表现为肾小管细胞发生凋亡和(或)坏死,常发生在应用多粘菌素、氨基糖苷类、两性霉素 B、万古霉素、利福平、顺铂、造影剂等药物之后。此类损害可通过以下途径发生：肾小管上皮细胞内溶酶体酶释放或线粒体功能受抑制、自由基—反应性氧代谢产物（ROM）蓄积、药物沉积致肾小管梗阻、横纹肌溶解症（rhabdomyolysis）致肾小管—间质损伤等。引起横纹肌溶解症的药物和化学物质主要有可待因、海洛因、巴比妥、安非他明、汞制剂、甲醇、乙醇、乙二醇、水杨酸类、某些调脂药（如他汀类）等。

（二）肾前性氮质血症（肾缺血）

药物可以通过减少血容量和影响肾脏血流动力学引起肾脏灌注减少，导致氮质血症，通常出现血容量减少、血流动力学异常等。应用 NSAIDs、血管紧张素 I 转换酶抑制剂（ACEI）等以后，可引起肾血流量急剧减少、肾小球滤过率急剧下降，并通过这一机制发生肾前性 ARF，部分严重病例也可发生肾实质性 ARF。如存在老年、慢性肾病、肾动脉硬化及肾动脉狭窄等因素，更易于发生肾血流量急剧减少。

（三）AIN

大多数 AIN 与细胞免疫有关，也可涉及 IgE-介导的超敏反应。发病与药物剂量无关。临床上常伴发热、皮疹、关节痛、外周血嗜酸粒细胞增多等全身过敏症状，可出现无菌性白细胞尿、少量蛋白尿，严重者可表现为少尿型 ARF。病理表现为肾间质大量单个核细胞、浆细胞浸润。AIN 常见于应用 β-内酰氨类抗生素（包括青霉素类、头孢菌素类、碳青霉烯类），尤以青霉素类抗生素最为常见，如甲氧西林引起的 AIN 发生率为 10%~15%。利福平、环丙沙星、阿昔洛韦等也可以引起 AIN，但发生率较低。

（四）急性梗阻性肾病

药物导致急性梗阻性肾病可有肾内和肾外性梗阻。主要由大量磺胺结晶阻塞肾小管引起，肿瘤化疗药物也可引起尿酸结晶阻塞肾小管。此外，大剂量的阿昔洛韦和更昔洛韦引起肾小管内阻塞可以导致急性肾脏损害和伴随肾脏萎缩的慢性肾功能衰竭；茚地那韦诱发 ARF 时行肾活检在皮质和髓质集合管中可以发现茚地那韦结晶。二甲麦角新碱、盐酸肼苯哒嗪、吲哚洛尔、阿替洛尔、麦角胺和双氢麦角胺经常会导致肾外性梗阻包括腹膜后纤维化和输尿管梗阻。

二、肾病综合征

肾病综合征表现为大量蛋白尿、水肿、低蛋白血症等，是药物性肾损害的另一临床表现，如使用青霉胺及 NSAIDs 等，其中 NSAIDs 引起的比较常见。

三、水、电解质和酸碱平衡紊乱

应用利尿药及损伤远端肾小管的药物（如庆大霉素、顺铂、卡铂）会导致低钾血症。保钾利尿剂在容量不足或者联合应用其他影响血管紧张素转换酶的药物（如 ACEI、ARB、肝素、环孢素和 NSAIDs，包括 COX-2 抑制剂）时会导致高钾血症。抑制远端钠通道活性（如 NSAIDs）、限制远端钠排泄及削弱肾上腺素能效应（β 受体阻滞剂）的药物会导致高钾血症进一步加重。

噻嗪类利尿药可以导致严重的低钠血症,同时由于容量减少,刺激抗利尿激素和醛固酮的释放,在髓质梯度存在的情况下增加水的重吸收。而环磷酰胺和长春新碱可以影响抗利尿药对远端肾小管水排泄的影响,导致低钠血症。锂制剂可以诱发肾性尿崩症从而导致高钠血症。

有些药物可以影响近端肾小管碳酸酐酶的活性,导致近端小管性酸中毒。这些药物包括乙酰唑胺、磺胺、醋酸盐、6-巯基嘌呤。氨基糖苷类和顺铂也能导致近端小管性酸中毒。另一些药物可以影响钠-氢交换导致远端小管酸中毒,如环孢素、两性霉素 B、锂和高剂量维生素 D。

四、尿崩症

对外源性抗利尿激素不敏感。如使用过期的四环素等。

第三节　肾病患者用药注意事项

肾病患者常常同时进行多种不同的医学治疗,而肾脏病变可以影响药物的药代动力学及药效学,因此,对于肾功能损害的患者制定个体化的药物治疗方案非常重要。综合新近资料,对肾病患者的用药注意事项探讨如下:

一、根据药物经肾脏排泄的百分率选择适宜的品种和剂量

在临床实践中可按药物经肾脏排出的百分率,衡量药物肾毒性,并评估可否应用或是否调整剂量。凡经肾脏排出低于 15% 的药物,一般认为可选用并无需调整药物剂量,如红霉素、林可霉素等;由肾脏排出高于 50% 的药物,又可分为两大类型:青霉素类和多数头孢菌素类,若无过敏反应也认为无害;氨基糖苷类、万古霉素等都可导致肾脏损害,因而在肾功能不全时,应严格控制其临床应用,或酌情调整用药剂量并在严密监测下使用。

二、按肾功能损害程度,调整给药方案

肾功能不全的患者,按肾功能损害程度调整给药方案,如减少单次给药剂量或延长给药间隔,即使应用有一定肾毒性的药物,也可避免加重肾功能损害。肾功能情况一般根据内生肌酐清除率分为正常、轻度损害、中度损害、较重损害、严重损害五类。一般来说,内生肌酐清除率低于正常的 25% 时,需要调整治疗方案。

三、肾功能减退患者抗菌药物的应用需注意下列事项

(一)基本原则

许多抗菌药物在人体内主要经肾排出,某些抗菌药物具有肾毒性,肾功能减退的感染患者应用抗菌药物的原则如下:

1.尽量避免使用肾毒性抗菌药物,确有应用指征时,严密监测肾功能情况。

2.根据感染的严重程度、病原菌种类及药敏试验结果等选用无肾毒性或肾毒性较低的抗菌药物。

3.使用主要经肾排泄的药物,须根据患者肾功能减退程度以及抗菌药物在人体内清除途径调整给药剂量及方法。

(二)抗菌药物的选用及给药方案调整

根据抗菌药物体内过程特点及其肾毒性,肾功能减退时抗菌药物的选用有以下几种情况。

1.主要由肝胆系统排泄,或经肾脏和肝胆系统同时排出的抗菌药物用于肾功能减退者,维持原治疗量或剂量略减。

2.主要经肾排泄,药物本身并无肾毒性,或仅有轻度肾毒性的抗菌药物,肾功能减退者可应用,可按照肾功能减退程度(以内生肌酐清除率为准)调整给药方案。

3.肾毒性抗菌药物避免用于肾功能减退者,如确有指征使用该类药物时,宜进行血药浓度监测,据以调整给药方案,达到个体化给药,疗程中需严密监测患者肾功能。

4.接受肾脏替代治疗患者应根据腹膜透析、血液透析和血液滤过对药物的清除情况调整给药方案。

肾功能减退时,抗菌药物应用见表 13-1。

表 13-1 肾功能减退患者抗菌药物的应用

肾功能减退时的应用	抗菌药物				
按原治疗剂量应用	阿奇霉素 多西环素 米诺环素 克林霉素 氯霉素 萘夫西林	头孢哌酮 头孢曲松 莫西沙星 利奈唑胺 替加环素	利福喷丁 利福布汀 利福昔明	卡泊芬净 米卡芬净 伏立康唑口服制剂 伊曲康唑口服液 酮康唑	替硝唑 乙胺嘧啶
轻、中度肾功能减退时按原治疗剂量,重度肾功能减退时减量应用	红霉素 克拉霉素 苯唑西林 氨苄西林 阿莫西林	美洛西林 哌拉西林	氨苄西林/舒巴坦[1] 阿莫西林/克拉维酸[1] 哌拉西林/他唑巴坦[1] 头孢哌酮/舒巴坦[1]	环丙沙星 甲硝唑 达托霉素[1] 氟康唑[1]	利福平 乙胺丁醇 吡嗪酰胺 氟胞嘧啶[1]
轻、中、重度肾功能减退时均需减量应用	青霉素 羧苄西林 替卡西林 阿洛西林 头孢噻吩 头孢唑林	头孢氨苄 头孢拉定 头孢呋辛 头孢孟多 头孢西丁 头孢他啶	头孢唑肟 头孢噻肟 头孢吡肟 拉氧头孢 替卡西林/克拉维酸 氨曲南	亚胺培南 美罗培南 厄他培南 氧氟沙星 左氧氟沙星 加替沙星	磺胺甲噁唑 甲氧苄啶

（续表）

肾功能减退时的应用	抗菌药物			
避免应用,确有指征应用时需在治疗药物浓度监测下或按内生肌酐清除率调整给药剂量	庆大霉素 妥布霉素 奈替米星 阿米卡星 卡那霉素	链霉素 其他氨基糖苷类	万古霉素 去甲万古霉素 替考拉宁 多黏菌素 B 多黏菌素 E	两性霉素 B 去氧胆酸盐[2] 伊曲康唑静脉注射液[2,3] 伏立康唑静脉注射液[4]
不宜应用	四环素	呋喃妥因	萘啶酸	

注:1.轻度肾功能减退时按原治疗剂量,只有严重肾功能减退者需减量。

2.该药有明显肾毒性,虽肾功能减退者不需调整剂量,但可加重肾损害。

3.非肾毒性药,因静脉制剂中赋形剂(环糊精)蓄积,当内生肌酐清除率(Ccr)<30ml/min 时避免应用或改口服。

4.非肾毒性药,因静脉制剂中赋形剂(环糊精)蓄积,当内生肌酐清除率(Ccr)<50ml/min 时避免应用或改口服。

（刘丽华）

第十四章　胃病患者用药注意事项

临床上常见的胃病有急性胃炎、慢性胃炎、胃溃疡、十二指肠溃疡、胃十二指肠复合溃疡、胃息肉、胃结石、胃部肿瘤,还有胃黏膜脱垂症、急性胃扩张、幽门梗阻等。它们有相似的症状,如上腹部不适、疼痛、饭后饱胀、嗳气、返酸,甚至恶心、呕吐等。一些患者在用药后,可能感到胃部不适或疼痛,还可能出现返酸、食欲减退等症状,严重者还会发生呕血,黑便等,我们把此类胃病也称药源性胃病。本章将特点介绍药物致胃部损害的原因、临床表现以及注意事项。

第一节　对胃部有损害的药物及作用机制

药源性胃病多与服药的种类及持续时间有关,口服药均需经胃肠道吸收,故胃黏膜最易受到各种药物的作用而受损害,特别是对胃黏膜有刺激的药物服用不当常可导致药源性胃病的发生。能引起胃部损害的药物很多,重点介绍以下几类药物。

一、非甾体类抗炎药（nonsteroidal anti-inflammatory drugs, NSAIDs）

临床中阿司匹林等非甾体类消炎镇痛药是最易导致药源性胃病的一类药物。NSAIDs致胃损害的发病机制包括局部作用和系统作用两个方面。

（一）局部作用

由于大多数NSAIDs是有机酸,在胃的酸性环境下不能被电离而呈脂溶性。它们在胃内可迅速弥散入胃黏膜表面上皮细胞中, 在此中性pH环境下被电离。尽管电离形式的NSAIDs通过黏膜表面上皮细胞的速度低于非电离形式,但是电离形式的NSAIDs可被细胞捕获,从而干扰细胞代谢,导致细胞破裂及死亡,造成上皮细胞层完整性丧失、胃黏膜屏障破坏;电离形式的NSAIDs还能分解黏液层,削弱黏液–碳酸氢盐屏障。这样就为胃酸胃蛋白酶消化性打开了通道。

（二）系统作用

1.通过抑制环氧化酶的活性,减少内源性前列腺素的合成　胃黏膜中含有的前列腺素以PGE、PGI_2、PGE_2等为主,它们对胃黏膜的作用主要有:抑制胃酸分泌和细胞保护及适应性细胞保护作用。NSAIDs可抑制内源性前列腺素合成所必需的环氧化酶,故这类药物进入人体后,会降低胃黏膜中前列腺素的含量,从而削弱前列腺素对胃黏膜的保护作用。如患者长期服用大剂量NSAIDs,会由于持续抑制胃黏膜内的环氧化酶,使前列腺素合成不足,胃黏膜在一些损害因素的作用下可出现糜烂溃疡以及出血、穿孔等并发症。

2.中性粒细胞的作用　一些实验结果表明,胃黏膜的微血管中白细胞黏附于血管内皮细胞,继而导致黏膜微循环障碍可能是 NSAIDs 损害胃黏膜的重要因素之一。因为中性粒细胞黏附分子即 CD18 可介导粒细胞黏附于血管内皮,而 NSAIDs 在血管内皮细胞存在下可以使中性粒细胞中的 CD18 产生增加, 从而导致中性粒细胞的吸附进而损害胃黏膜。另外, NSAIDs 抑制环氧化酶,使前列腺素合成途径被阻断,花生四烯酸衍变为白细胞三烯 B4 的量增加,此步骤可激活中性粒细胞向内皮细胞的吸附,白细胞三烯还能促进 CD18 在中性粒细胞上的表达,使白细胞介素–I 和肿瘤坏死因子释放增多,这些因子可影响内皮细胞而增强黏附分子表达。中性粒细胞激活后可以释放氧自由基,直接损伤血管内皮细胞,也易造成微血栓形成,降低黏膜血流灌注,从而使黏膜的防御能力下降。

3.抗血小板聚集作用　某些 NSAIDs 有抗血小板聚集作用,可干扰血液凝固,诱发消化道出血。

二、糖皮质激素(glucocorticoid,GCS)

临床上大剂量和(或)长期应用 GCS 治疗肾上腺皮质功能减退症、自身免疫性疾病、血液病等病时需要同时应用护胃的药物,这是因为大剂量和(或)长期应用 GCS 会损伤胃部而导致胃病。GCS 致胃损害的发病机制如下:

(一)激素抑制前列腺素合成。前列腺素具有细胞保护作用,如被抑制而合成量减少,也可削弱胃黏膜的防御功能。

(二)激素可刺激胃酸和胃蛋白酶的分泌。

(三)激素可改变血管的反应性。激素使血管对儿茶酚胺的敏感性增高,从而增强了小血管的张力,使血管收缩,导致胃黏膜血供减少,影响胃黏膜上皮细胞的更新和修复,同时由于抑制黏液–碳酸氢盐的分泌,削弱了胃黏膜的防御功能。

(四)激素可抑制蛋白酶合成,使黏膜上皮细胞更新率降低,影响胃黏膜的修复过程,诱发和加剧溃疡。

三、抗肿瘤药物

抗肿瘤药物甲氨蝶呤、6-巯基嘌呤、5-氟尿嘧啶类等刺激胃肠黏膜产生弥漫炎症,黏膜糜烂或形成溃疡等,出现恶心、呕吐、食欲不振等。抗肿瘤药物致胃损害的发病机制如下:

(一)抗肿瘤药干扰细胞 DNA 合成

通过干扰 DNA 合成,与细胞 DNA 结合阻止有丝分裂等途径影响胃黏膜上皮的重构,造成胃黏膜的损害。另外,还可影响胃黏膜上皮的修复。

(二)抗肿瘤药刺激化学感受器触发区

位于延髓第四脑室底面后极区的化学感受器触发区可通过迷走神经和内脏神经的传入纤维,接受来自血液循环中抗肿瘤药的刺激,发出呕吐反应冲动,通过呕吐中枢,引发呕吐反应。此外,胃肠道黏膜的感觉神经末梢受抗肿瘤药的刺激,也可通过迷走传入神经到达呕吐中枢导致呕吐反应。长期频繁或剧烈的呕吐反应,不仅可造成水电解质代谢紊乱和营养不良,还可造成食管和胃的损害。

(三)促使弥散性血管内凝血的形成

一些恶性肿瘤经抗肿瘤药治疗后可出现大量崩解并释放出组织凝血活酶等,使血液呈高凝状态或慢性 DIC 状态,消耗凝血因子,引起全身多部位出血,常伴有上消化道出血。

(四)抗肿瘤药的骨髓抑制作用

抗肿瘤药一般都有骨髓抑制作用,从而引起免疫功能低下,还可引起血小板减少,这些都可导致消化道出血。

四、抗菌药物

抗菌药物对胃损害的机制目前认为可能有以下几个方面的作用:口服的抗菌药物如喹诺酮类可直接刺激胃黏膜上皮细胞,使胃黏膜上皮细胞的完整性破坏;一些口服的抗菌药物如青霉素类可引起过敏性胃黏膜水肿,导致上消化道出血,常伴有腹痛和皮疹;多黏菌素类抗菌药物能损害胃黏膜上皮细胞,干扰细胞膜功能,导致胃黏膜局部缺血,改变其通透性,促进组胺释放,增加胃酸-胃蛋白酶的分泌,引起上消化道黏膜损害;四环素类口服、注射均可刺激胃肠道,引起消化道炎症和溃疡,严重者可致消化道出血,发生率与严重程度与用药剂量成正比;甲硝唑可引起严重的恶心、呕吐,造成对上消化道黏膜的损害;头孢哌酮钠舒巴坦钠由于影响凝血因子的产生,可导致胃肠出血。

五、中药

中药理论有"苦寒伤胃"之说。据统计有数十种中药及复方制剂被报道致胃肠道损害,常见的有瓜蒂、藜芦等药,易伤胃气。大戟、芫花、甘遂、商陆、巴豆等峻下逐水药作用峻猛、有毒,能致强烈腹泻,应予慎用。此外,在使用苦楝根皮、槟榔、砒石、樟脑、过江龙、防己、番泻叶、胡椒等中草药时,剂量不宜过大,并应密切观察胃肠反应。

六、其他药物

交感神经阻滞剂利血平等因促进胃酸分泌,导致胃部病变;口服降糖药甲苯磺丁脲等因降低血糖,兴奋迷走神经,促进胃酸分泌,还可使胃溃疡加重,甚至出现出血、穿孔等胃部病变;抗凝药如肝素等使血液凝固性下降,导致上消化道出血;铁剂、氯化钾等在胃内形成高浓度而腐蚀胃黏膜,引起溃疡、出血、穿孔。大剂量烟酸、维生素 B_6 可促进组胺释放,咖啡因、甲状腺素、氨茶碱、雌激素、卡托普利等均可引起胃黏膜损害,促进胃溃疡形成及发生出血的可能。

第二节　药物所致胃部疾病的临床表现

临床中一些患者在用药后,可能感到胃部不适或疼痛,还可出现返酸、食欲减退等症状,严重者还会发生呕血,黑便等,本节将重点讨论前述几类药物引起胃部损害的临床表现。

一、非甾体类抗炎药

（一）NSAIDs 相关性胃病的病理特点

口服 NSAIDs 后短时间内即可出现胃黏膜的损伤，这种损伤作用不仅是剂量依赖的，还受胃内 pH 及服药频度影响，这种胃黏膜损伤在不停药时也可自行消退。NSAIDs 相关性溃疡与普通消化性溃疡的区别为：从组织学上看，普通消化性溃疡一般有慢性弥漫性胃炎的背景，而没有慢性胃炎背景的胃溃疡大多与 NSAIDs 有关；普通消化性溃疡以十二指肠溃疡多见，而 NSAID 相关性溃疡以胃溃疡多见；普通消化性溃疡幽门螺旋杆菌感染阳性率高，而 NSAIDs 相关性溃疡幽门螺旋杆菌感染阳性率低，故幽门螺旋杆菌阴性的溃疡可能与 NSAIDs 的关系更为密切；普通的胃溃疡一般有低胃酸和血清胃蛋白酶原浓度低的特点，而 NSAIDs 相关性胃溃疡患者一般无此特点。多数人认为 NSAIDs 相关性溃疡范围包括：原有正常胃黏膜的人在服药后出现溃疡；原有溃疡在服药后加重。

（二）NSAIDs 相关性胃病的易感因素

临床上应用 NSAIDs 比较广泛，但并不是所有服用 NSAIDs 的病人都可出现 NSAIDs 相关性胃病，这表明 NSAIDs 相关性胃病的发生也有易感因素，如：

1.年龄　资料表明，服用 NSAIDs，年鉴大于 65 岁者较年龄小于 65 岁者出现胃部不良反应机率明显增加，这是由于老年人血浆蛋白浓度随年龄增长而降低，对肝病对药物的转化作用下降，同时老年人一般存在动脉粥样硬化，胃黏膜血供养成，对损伤因素的适用能力减退。

2.NSAIDs 的种类和剂型　一般认为，肠沉吟型或栓剂的剂型比普通片剂对胃黏膜的毒性作用减轻，但长期应用也可导致溃疡，近年来开发的 COX_2 选择性抑制剂，选择性作用于 COX_2 而保留其抗炎作用，减少 COX_1 相关的胃黏膜的损害作用。

3.幽门螺旋杆菌感染　资料表明，服用 NSAIDs 者，幽门螺旋杆菌阳性使得胃溃疡发生率增加，阴性且未服用 NSAIDs 者无溃疡发生，故认为 NSAIDs 和幽门螺旋杆菌感染虽然是独立的致溃疡因素，但二者有相加作用。

4.其他因素　多种 NSAIDs 合用，与 GCS 合用、与钙拮抗剂及其他抗血小板药联用可加重或促进 NSAIDs 胃部的不良反应；吸烟、饮酒也可能使 NSAIDs 的胃黏膜损伤作用加重。既往有消化性溃疡的患者在服用 NSAIDs 期间更易出现严重的不良反应；O 型血患者生发 NSAIDs 相关的胃病的可能性较大。

（三）NSAIDs 相关性胃病的临床表现及防治

每一位应用 NSAIDs 的患者都可能出现 NSAIDs 相关性胃病。临床表现可有消化不良、消化性溃疡、胃十二指肠出血和穿孔等。NSAIDs 相关性胃病的临床表现与胃黏膜的损伤程度不平行，故不能根据患者的临床表现来判断胃黏膜的损害程度，更不能据此采取预防措施。正确的预防措施是：严格掌握 NSAIDs 的用药指征；不宜大剂量、长期应用；改变药物剂型和用法可减轻对胃黏膜的直接刺激；长期应用者，应经常检测血、大便常规及必要的胃镜检查;活动性溃疡患者最好禁用 NSAIDs;对高危患者需进行预防性治疗。

针对 NSAIDs 相关性胃病的轻重、胃镜检查结果,可采取不同的治疗措施,如 NSAIDs 所致的胃黏膜炎性反应,及时停用 NSAIDs 即可,或不停用 NSAIDs 而加用预防性药物如 H_2 受体阻滞剂、质子泵抑制剂(proton pump inhibitors,PPIs)等;NSAIDs 相关性溃疡和(或)出血,及时停用 NSAIDs,加用抗溃疡药物、止血药等治疗;并发穿孔者需要外科处理。

二、糖皮质激素

(一)GCS 致胃损害的病理特点

GCS 致胃损害病灶多分布于胃底、胃体。胃镜下可见弥漫性分布的出血斑点,多灶性糜烂、浅表溃疡和活动性渗出等,也可见原发性病变如各种类型的慢性胃炎、消化性溃疡等。病变部位病理活检,常可发现炎症细胞浸润、黏膜出血和浅表坏死及原发病变等。

(二)GCS 致胃损害的临床表现

1.上消化道症状　如上腹部不适、胃灼热等。但常常被激素引起的食欲增加所掩盖。约 1/3 的患者无症状。

2.消化性溃疡及其并发症　40 岁以上应用激素者多见,特别是风湿患者最多见,具有症状轻而出血率高、穿孔率高、死亡率高等特点。

(三)GCS 致胃损害的防治

预防 GCS 致胃损害的措施有:严格掌握适应证;详细询问病史,有活动性消化性溃疡者或溃疡病史者慎用,如必须应用,应严密观察,定期复查大便潜血等;因低蛋白血症患者体内血浆白蛋白与激素结合减少,从而使血中游离的有生物活性的激素增加,故此类患者应用激素时应减量应用;对高龄有溃疡病史等高危人群,可预防性应用 PPIs 以及胃黏膜保护药等。

激素治疗过程中如发现溃疡,应立即停药,如不能停药,应减量至最小有效剂量,同时加用 PPIs 或黏膜保护药等。溃疡如并发出血,应采取禁食,监测生命体征,补充血容量,止血,补充贫血等措施。溃疡如并发穿孔,应立即手术。

三、抗肿瘤药物

(一)抗肿瘤药致胃损害的病理特点

抗肿瘤药物致胃损害时,胃镜下可见胃黏膜弥漫性充血、水肿,可伴有散在浅表糜烂或溃疡,散在针尖大小出血点。严重病例发生黏膜坏死脱落。活检病理示:炎症细胞浸润、黏膜充血或出血、糜烂、坏死、溃疡等。

(二)抗肿瘤药致胃损害的临床表现

1.消化不良症状,可有上腹部不适、腹胀、食欲缺乏等。

2.恶心、呕吐。抗肿瘤药引起的呕吐可分为三种:①急性呕吐:用药当天即出现的呕吐;②延缓呕吐:用药后 2~3 天出现,③期待性呕吐:患者在第一疗程中经受难受的呕吐后对下次治疗感到害怕,甚至见到医护人员就会呕吐。

3.溃疡及其并发症。大部分溃疡以上消化道出血为首发表现,极少并发穿孔。但化疗药物导致胃十二指肠黏膜糜烂等也可表现为上消化道出血。

（三）抗肿瘤药致胃损害的预防和治疗

1.患者出现消化不良症状时可分别或同时给予促胃肠动力药、胃黏膜保护剂以及制酸剂。

2.预防和治疗患者恶心、呕吐主要用5HT3受体拮抗药,它可通过阻断外周和中枢5HT3受体而发挥止吐作用。另外,临床上通常加用糖皮质激素、多巴胺受体拮抗剂、抗组胺药等协同止吐。

3.患者出现溃疡及其并发症时可给予抗溃疡药及相应处理。

四、抗菌药物

（一）抗菌药物致胃损害的病理特点

抗菌药物致胃损害的病理变化无特异性,胃黏膜多有充血、水肿,严重者可有溃疡、出血等。

（二）抗菌药物致胃损害的临床表现

临床表现主要有非特异性消化道症状,如消化性溃疡和上消化道出血等。

（三）抗菌药物致胃损害的预防和治疗

防治措施包括严格掌握抗菌药物适应证,防止滥用;对能引起胃黏膜局部刺激的药物,在不影响其吸收的前提下,尽量饭后服用或同服胃黏膜保护剂,预防性应用制酸剂。轻症对症处理,如给予胃黏膜保护剂,促胃动力药,制酸剂等;重者停用抗菌药物,上消化道出血治疗同前。

第三节　胃病患者用药注意事项

临床上针对消化系统胃病的常用药物有抗酸药、抑制胃酸药、胃黏膜保护类、杀灭幽门螺杆菌的药物(抗菌药)、胃动力药与止吐药等。我们将重点介绍各类胃药的服用方法、注意事项以及胃病患者用药宜忌。

一、辩证选用抗消化性溃疡药

（一）抗酸药

抗酸药多为碱性药物,通过中和过多的胃酸来缓解胃痛,如吸收性抗酸药碳酸氢钠,非吸收性抗酸药氢氧化铝、磷酸铝等。前者服用后可产生大量的二氧化碳气体,增加胃内压力,可刺激溃疡面,甚至引发胃穿孔,还可反射性引起继发胃酸分泌增多,易吸收入血引起碱血症。后者口服后仅中和胃酸而不能被胃肠道吸收,近年来广泛应用的胶体制剂亦可在溃疡面形成一层保护膜,减少胃酸和胃蛋白酶的腐蚀、消化作用。这类药物多为弱碱性无机盐,患者须在胃内容物排进小肠后,胃内较空时服用,才能充分发挥药物的抗酸作用,故餐前1小时及临睡前服用最佳。氢氧化铝凝胶作用时间短,可妨碍磷的吸收,长期大剂量服用,可致严重便秘,甚至肠梗阻,不宜长期服用,服药后 1 小时内避免服用其他药物,不宜与四环素类抗生素、地高辛、华法林、氯丙嗪、普萘洛尔、吲哚美辛、异烟肼、巴比妥类合用,肾功能不全、长期便秘者、骨折患者慎用。而磷酸铝凝胶作用温和,应根据不同适应证不同时间给药,如胃炎、胃溃疡应于餐前 30 分钟给药,而十二指肠溃疡应于餐后 3 小时及疼痛时服用,而食管裂孔、胃食管反流、食管炎于饭后和晚上睡觉前服用。偶可引起便秘,注意与四环素类、呋塞米、地高辛、异烟肼、吲哚美辛间隔 2 小时服用。糖尿病患者需减量服药,慢性肾衰、高磷血症禁用。

(二)H_2 受体拮抗剂

H_2 受体拮抗药可通过结合 H_2 受体,阻断胃黏膜细胞内的 H_2 受体与组胺的结合,使胃酸分泌减少,发挥较强的抑制组胺、五肽胃泌素及食物刺激后引起胃酸分泌作用,缓解消化性溃疡。临床上主要有第一代西咪替丁,第二代雷尼替丁,第三代法莫替丁、尼扎替丁、罗沙替丁等。一般为餐后或睡前服用,抑酸作用法莫替丁>雷尼替丁=尼扎替丁>西咪替丁,疗程较长,通常为 4~8 周或更长。不良反应西咪替丁较多见,可有便秘、腹泻、腹胀、头痛、头晕、皮疹、瘙痒等,长期服用可见男性勃起障碍、性欲消失、乳房发育等,同时该药可抑制肝药酶,抑制华法林、苯妥英钠、茶碱、苯巴比妥、地西泮、普萘洛尔代谢。不宜用于急性胰腺炎患者,严重心脏及呼吸系统疾病、慢性炎症、器质性脑病慎用。雷尼替丁、法莫替丁、尼扎替丁耐受性良好。上述药物 8 岁以下儿童、孕妇及哺乳期妇女、严重肾病者禁用。与抗酸药物合用时,服药间隔时间应不少于 1 小时。

(三)质子泵抑制药

质子泵抑制剂是目前治疗胃病应用最广泛的药物,它通过直接抑制壁细胞上的 H^+/K^+-ATP 酶,直接抑制胃酸分泌和清除幽门螺旋杆菌达到快速治愈溃疡。常用药物奥美拉唑、兰索拉唑、泮托拉唑、雷贝拉唑、埃索美拉唑等,其中埃索美拉唑抑酸、抗 HP 作用最强。本类药物适应证包括消化性溃疡、胃食管反流病、急性胃黏膜病变、非静脉曲张性上消化道出血、与抗菌药物联合根治幽门螺杆菌、NSAIDs 或 GCS 等其他因素相关胃十二指肠黏膜损伤、慢性非萎缩性或慢性萎缩性胃炎伴糜烂、功能性消化不良等的治疗。这类药物的吸收,容易受到胃内食物的干扰,宜在餐前空腹状态下服用,用于胃溃病、十二指肠溃疡的疗程通常为 4~8 周。不良反应主要有头痛、头昏、口干、恶心、腹胀、失眠,偶见皮疹、外周神经炎、血清氨基转移酶或胆红素增高等,长期大剂量用药尚需警惕骨质疏松、骨折风险,肺炎、肠道感染,维生素 B_{12} 缺乏,缺铁性贫血,低镁血症,胃底腺息肉,高胃泌素血症,胃肠嗜铬样细胞增生或类癌。本类药物主要通过肝药酶 CYP2C19、CYP3A4 代谢,与其他通过这些药酶代谢的药物可发生竞争抑制,影响彼此的疗效,其中以雷贝拉唑、泮托拉唑较为少见。临床中在应用此类药物时,应注意以下 6 点:

1.严格把握适应证,注意当用作诊断性治疗时,可能掩盖某些上消化道恶性肿瘤的症状,延误诊断,应及时行胃镜确诊;

2.应根据适应证,严格控制 PPIs 应用的疗程,尽量避免大剂量(加倍标准剂量或以上)、

长时间(6个月以上)应用 PPIs;

3.根据合并基础疾病情况,选择合适的 PPIs,如老年人宜选用与其他药物相互作用较少的 PPIs,如雷贝拉唑、泮托拉唑;

4.选择合适剂型的 PPIs,如对于吞咽困难的老年人可将胶囊内容物、药片、颗粒溶于温开水、酸奶、糊状食物中服用,也可以放在流汁中鼻饲,口崩片可舌下含服;

5.正确的服药时间,由于 PPIs 是前体药物,经代谢生成的活性产物作用于活化的质子泵才能取得最佳抑酸效果,晨起时壁细胞上新生质子泵最多,进餐使其活化,因此 PPIs 应在早餐前 0.5~1 小时服用,若每天服用 2 次,另 1 次应在晚餐前 0.5~1 小时服用;

6.重视 PPIs 安全性监测,及时识别和处理各种不良反应,定期监测骨密度、血骨代谢指标、血清铁、血红蛋白、维生素 B_{12} 及血镁水平等,发现异常及时处理,必要时停用 PPI。

(四)胆碱受体阻滞药

抗胆碱药物阻断胃壁细胞上的 M 受体,抑制胃酸分泌,也阻断乙酰胆碱对胃黏膜中的嗜铬细胞,减少组胺和胃泌素等物质释放,间接减少胃酸的分泌,还有解痉作用。阿托品、溴丙胺太林,由于抑酸作用较弱,目前较少用于溃疡的治疗。新型抗胆碱能药物哌仑西平、替仑西平主要阻断 M1 受体,故应用一般治疗剂量时,显著抑制胃酸分泌,不良反应主要表现为口干、视物模糊、头痛、眩晕、嗜睡等,应早、晚餐前一个半小时服用,孕妇、青光眼、前列腺肥大患者禁用,儿童、哺乳期妇女、肝肾功能不全者慎用。

(五)胃泌素受体阻滞药

丙谷胺与胃泌素竞争胃泌素受体,抑制胃酸分泌,同时促进胃黏膜黏液合成。一般餐前 15 分钟服用,偶有失眠、瘙痒、口干、便秘、腹胀等不良反应,胆道梗阻者禁用,肝肾功能不全者慎用。与 H_2 受体拮抗药合用,可加强抑酸作用促进溃疡愈合。

(六)胃黏膜保护药

增强胃黏膜屏障功能的药物也称胃黏膜保护药,如蒙脱石散(思密达)、硫糖铝、枸橼酸铋钾(德诺)、米索前列醇等,通过增强胃黏膜的细胞屏障、黏液-碳酸氢盐屏障或两者的增强效应发挥抗溃疡作用。米索前列醇特别适用于长期应用 NSAIDS 引起的消化性溃疡、胃出血有特效。硫糖铝在酸性环境中效果较好,因此不宜与碱性药合用,不良反应常见便秘,肾衰竭患者、老年性痴呆、甲亢、佝偻病、磷酸盐过少患者不宜长期应用。枸橼酸铋钾服药期间口内可能有氨味,并可使舌苔及大便呈灰黑色,失眠及乏力,严重肾病、孕妇禁用。影响此类药物疗效的关键在于胃内药物的浓度,以及药物与胃黏膜接触的时间,因此在两餐之间服用效果最佳。

(七)抗幽门螺杆菌药

目前幽门螺杆菌对硝基咪唑类(如甲硝唑)和大环内酯类(如克拉霉素)已产生耐药性,但是对四环素和阿莫西林的耐药性尚不多见。因此临床上多采用抗胃酸分泌药、铋盐(两类选择一种)与硝基咪唑类、阿莫西林、克拉霉素、四环素、呋喃唑酮(选择两种)的三联方案,疗程一般 10~14 天。服用该类药物时要和抗菌药物保持一致,例如,甲硝唑等应在餐后服用,以避免出现胃肠刺激症状;食物会延缓克拉霉素的吸收,因此在餐前空腹服用效果最佳;而阿莫西林不受食物影响,服用时间无限制。相应地,一同服用的胃药也要遵循这个规律。

二、合理应用胃肠道功能紊乱药

(一)止吐药

止吐药通过不同环节抑制呕吐反应,主要包括抗组胺类药物如苯海拉明,M 受体阻断药如东莨菪碱、阿托品、苯海索,噻嗪类如氯丙嗪,多巴胺受体拮抗药甲氧氯普胺、多潘立酮,5 羟色胺受体拮抗药昂丹司琼、托烷司琼等。前两类主要用于预防和治疗晕动病,内耳性眩晕病等。5 羟色胺受体拮抗药对于肿瘤放、化疗导致呕吐具较好的疗效,无锥体外系反应。昂丹司琼可见头痛,头部和上腹部发热感,肾衰竭患者无须调整剂量,中、重度肝损患者减量。

(二)促胃动力药

促胃动力药如多潘立酮(吗丁啉)、甲氧氯普胺(胃复安)、莫沙必利等,可增加食道下段括约肌张力,增强胃蠕动,促进胃排空,协调胃和十二指肠运动,防止胆汁反流,调节和恢复胃肠运动。对泛酸、嗳气和胃胀等有较好的疗效。通常在餐前半小时服用,这样当进食时,血液中药物的浓度能恰好达到高峰,从而充分发挥药物作用。胃复安主要用于慢性功能性消化不良引起的胃肠运动障碍,不良反应可见嗜睡、疲倦,大剂量可见锥体外系反应、男性乳房发育。多潘立酮可促进胃排空,适用于慢性进食后消化不良、恶心、呕吐和胃潴留患者,同时对偏头痛、颅外伤、放射治疗及肿瘤化疗药引起的恶心、呕吐有效,不良反应可见头痛,促进催乳激素释放、胃酸分泌及 QT 间期延长等。不宜与唑类抗真菌药如氟康唑、大环内酯类如红霉素、HIV 蛋白酶抑制剂抗艾滋病药物、抗胆碱能药物如溴丙胺太林、山莨菪碱、抗酸药、抑酸药合用。莫沙比利是新型的第三代胃动力药,能增强胃肠运动,但不影响胃酸分泌。主要用于治疗功能性消化不良、胃食管反流疾病、糖尿病性胃轻瘫、部分胃切除术后的胃功能障碍。无锥体外系和反应和腹泻等副作用,耐受性好是它的优势。

三、胃病患者用药宜忌

胃、十二指肠溃疡患者合并有风湿性或类风湿性关节炎应用阿司匹林、水杨酸钠、保泰松、肾上腺皮质激素类药物时,必须十分注意,以免诱发或加重消化性溃疡,引起出血、穿孔。可选用选择性 COX-2 抑制剂如塞来昔布、美洛昔康等。如必须使用,应结合患者既往史、幽门螺杆菌阳性是否阳性,酌情联用 PPIs、H_2 受体拮抗药。

高血压患者消化性溃疡的发病率较高。萝芙木类降压药如利血平、降压灵、降压平等,在有溃疡的患者中应慎用。冠心病患者支架术后常需口服阿司匹林、氯吡格雷,如同时合并消化性溃疡患者消化道出血风险较高,可联用 PPI、H_2 受体拮抗药。

消化性溃疡患者感冒发热时应尽量避免使用阿司匹林、水杨酸钠、APC 这些解热镇痛药,可应用柴胡、银翘解毒丸、桑菊饮等,亦可达到治疗的目的。

消化性溃疡病恶变癌或其他胃癌症患者,在选用抗癌药物时,应选用胃肠道反应较轻的抗癌药物,以防肠胃出血、穿孔及癌肿破烂而加速转移。同时应尽量避免使用放射菌素 D(更生霉素)、氟尿嘧啶、甲氨蝶呤、巯嘌呤、阿糖胞苷以及激素等易导致胃肠溃疡出血、穿孔类药物。由于大多数抗癌药都有不同程度的胃肠道副作用,对于消化性溃疡合并胃癌患者的化疗过程,可针对出现的不同消化道症状予促胃肠动力药、胃黏膜保护剂以及制酸剂、$5HT_3$ 受体拮抗药。喜树碱治疗胃癌有一定疗效,但在胃肠道停留时间长、浓度高,胃肠及泌尿道反应较重,可饮绿茶、服甘草绿豆汤以减轻其不良反应。

（刘晓慧）

第十五章　血液病患者用药注意事项

第一节　对血液有损害的药物及作用机制

在临床用药中,药物所致血液系统不良反应较常见,约占药物不良反应总数的10%。所致不良反应病情多严重,死亡率可高达32.5%,占药物引起相关死亡总数的40%。药物引起的血液系统不良反应具有以下特点:一种药物可引起不同的血液系统不良反应;同一种血液系统的不良反应可以由多种不同的药物引起;致病药物之间存在交叉反应。

一、作用机制及临床表现

药源性血液系统不良反应的主要机理包括了骨髓抑制、外周细胞损伤、免疫抑制、药物自身药理作用或其他多种因素共同作用等;药源性血液系统损害通常由一种或多种机理共同作用而产生。

(一)骨髓抑制

骨髓抑制是药物引起血细胞减少最常见的原因。而药物对机体的骨髓抑制通常有以下两种类型。

1.A型不良反应　与药物剂量有关,具有可预测性,采用密切的血象监测和积极的支持治疗可将危害减至最低。主要发生在细胞毒性药物使用过程中,停药后大多恢复。

2.B型不良反应　部分患者可能发生,且与用药剂量无关,主要包括有:

(1)再生障碍性贫血(简称再障),是一组由多种病所致的骨髓造血功能障碍,以骨髓造血细胞增生减低和外周全血细胞减少为特征,临床以贫血、出血和感染为主要表现。

(2)纯红再障:临床表现为贫血伴网织红细胞减少、骨髓象显示红系增生抑制。

(3)巨幼红细胞贫血:临床表现为大细胞贫血、骨髓象见巨幼红细胞。

(4)铁粒幼细胞贫血:临床表现为贫血、骨髓象见环形铁粒幼细胞。除直接骨髓抑制外,当机体处于异常状态时(包括:特异性体质;代谢障碍;靶细胞关键成分的异常易感性;缺乏正常保护机制),正常剂量发生骨髓抑制。

(二)外周血细胞损伤

药物通过免疫系统(抗体)介导或破坏血管内皮引起血小板聚集等方式损害外周血细胞,常累及红细胞、血小板系血象,临床表现也大相径庭。主要不良反应包括:

1.自身免疫溶血性贫血:临床表现为贫血伴网织红细胞增多、高胆红素血症、Coombs试验阳性。

2.免疫性血小板减少:临床表现为血小板减少、凝血功能正常。

3.血栓性血小板减少性紫癜:临床表现为血小板减少、贫血伴网织红细胞增多、黄疸。

(三)药物自身药理作用

有些药物引起血液系统的不良反应是由于药物自身的药理作用而产生。不良反应包括:

1.红细胞增多:属于 A 型不良反应。表现为红细胞压积(PCV)升高,红细胞数相对增多,亦被称为"假性红细胞增多"。

2.出血倾向:属于 A 型不良反应。代表药物为抗血小板药、抗凝药、及溶栓药等。

3.中性粒细胞增多症:属 A 型不良反应。临床表现为外周血中性粒细胞增多,粒细胞增多一般数量有限(多不超过 20×10^9/L)。

4.嗜酸性粒细胞增多症:临床表现嗜酸性粒细胞增多,可致并伴有皮疹、发热、淋巴结肿大、内脏受损的 DRESS 综合征。

5.骨髓增生异常综合征与白血病:临床表现为外周全血细胞减少、骨髓细胞增生和病态造血。与药物的致突变作用相关。

(四)多种因素共同作用

有些血液系统的不良反应可能涉及其他一些复杂的病理过程,也有可能是由于药物相互作用,或体内病理状态的激活等所导致。

1.骨髓抑制合并免疫机制　半抗原、细胞凋亡、免疫复合物、补体等都参与其中。比如氯氮平、丙硫氧嘧啶等药物导致的粒细胞减少合并严重并发症。

2.药物相互作用　水合氯醛、奎尼丁等药物置换血浆蛋白,使华法林浓度增高,增加出血倾向;甲硝唑、西咪替丁等肝药酶抑制剂增高华法林浓度,增加出血倾向。

3.药物影响机体状态,导致不良反应:含雌激素和孕激素的口服避孕药激发人体对活化蛋白 C 的抵抗,促红细胞生成素影响 S 蛋白,使血液处于高凝状态或血液黏稠度增加,增加血栓形成倾向。

药源性血液系统损伤主要为白细胞或粒细胞缺乏症、血小板减少症、再生障碍性贫血、溶血性贫血、血小板功能障碍、巨幼细胞贫血等不良反应。二对血液系统有影响的药物分类

目前对血液系统有损害的药物主要包括以下几大类:

(一)抗癫痫药物

药物治疗是癫痫的主要治疗方法,且癫痫患者需要长期规律地服用药物以控制癫痫发作。抗癫痫药物引起的血液毒性发生隐匿,对患者病情影响大,因此需要引起更多的关注。血液系统不良反应见表 15-1。

表 15-1　抗癫痫药物血液系统不良反应

药物	不良反应
卡马西平	粒细胞缺乏症、贫血(再生障碍、溶血性、巨幼细胞)、白细胞减少、血小板减少、纯红系再障、嗜酸性粒细胞增多、白细胞增多
丙戊酸盐	贫血、白细胞减少、纯红系再障、血小板减少症、全血细胞减少、巨幼细胞减少
苯妥英钠	巨幼红细胞贫血、粒细胞或血小板减少、溶血性贫血
苯巴比妥	巨幼红细胞贫血、再生障碍性贫血
拉莫三嗪	贫血、全血细胞减少、粒细胞缺乏症、纯红再障、血小板减少症
托吡酯	巨幼细胞减少、血小板减少、白细胞减少
地西泮	贫血、粒细胞缺乏症、全血细胞减少、血小板聚集减少、血小板减少症

　　卡马西平引起的血液毒性发生率高,主要包括白细胞减少(发生率达 10% 以上)、血小板减少(常见,发生率 1%~10%)、此外还有嗜酸性粒细胞增加、贫血等。丙戊酸的血液毒性发生率位列第二,主要包括血小板减少(常见,发生率 1%~10%)、增加出血倾向、白细胞和红细胞减少等。丙戊酸所致血小板数量减少和功能影响与癫痫发作类型无关,确切机理也不完全清楚。

　　苯妥英钠导致的血液系统不良反应包括:巨幼红细胞贫血(常见,发生率 1%~10%)、粒细胞或血小板减少、溶血性贫血。其中巨幼红细胞贫血较常见,可能与苯妥英钠在肠道中影响多谷氨酸变成单谷氨酸从而减少叶酸的吸收,还可能与抑制叶酸循环中的二氢叶酸还原酶有关。

　　苯巴比妥类药物血液系统不良反应为巨幼红细胞贫血、再生障碍性贫血。其机制可能包括:

　　1.直接骨髓抑制。

　　2.药物代谢的特异性反应。

　　3.药源性的免疫反应。

　　奥卡西平,与卡马西平相比,奥卡西平的血液系统不良反应少,白细胞减少发生率<1%,血小板减少的发生率≤0.01%。

　　拉莫三嗪和托吡酯的血液毒性相对较小。托吡酯的血液系统不良反应中巨幼细胞减少常见,白细胞减少和中性粒细胞减少不常见。

　　(二)抗精神病药物

　　典型抗精神病药物的血液系统不良反应包括:粒细胞缺乏症、再生障碍性贫血、白细胞减少、淋巴单核细胞增多及血小板减少症见表 15-2。

表 15-2　抗精神病药物血液系统不良反应

药物	不良反应
氯丙嗪	粒细胞缺乏症、贫血(再生障碍、溶血性、巨幼细胞)、全血细胞减少、白细胞减少、血小板减少、嗜酸性粒细胞增多
氟奋乃静	粒细胞缺乏症、全血细胞减少、白细胞减少、血小板减少、嗜酸性粒细胞增多、白细胞增多
氟哌啶醇	粒细胞缺乏症、白细胞减少、血小板减少、淋巴单核细胞增多、白细胞增多
洛沙平	粒细胞缺乏症、白细胞减少、血小板减少
舒必利	粒细胞缺乏症、白细胞减少、血小板减少
氯氮平	粒细胞缺乏症、溶血性贫血、纯红系再障、巨幼细胞性贫血、全血细胞减少、白细胞减少、血小板减少症、嗜酸性粒细胞增多、全血细胞增多、血小板增多、中性粒细胞类白血病反应、骨髓增生异常综合征
利培酮	粒细胞缺乏症、贫血、白细胞增多、白细胞减少、血小板减少症、粒细胞减少
喹硫平	粒细胞缺乏症、白细胞增多、白细胞减少、血小板减少症、粒细胞减少
齐拉西酮	粒细胞缺乏症、贫血、白细胞增多、白细胞减少、血小板减少症、粒细胞减少、嗜酸性粒细胞增多、淋巴单核细胞增多、血小板增多症
阿立哌唑	白细胞减少

(三)抗抑郁药

抗抑郁药所致的造血系统不良反应多,三环类抗抑郁药可致粒细胞缺乏症;选择性5-羟色胺受体抑制剂可致皮肤青紫、出血倾向、血小板功能障碍等见表15-3。

表 15-3　抗抑郁药的血液系统不良反应

药物	不良反应
阿米替林	粒细胞缺乏症、嗜酸性粒细胞增多、白细胞减少、血小板减少、全血细胞减少
去甲替林/ 米帕明	粒细胞缺乏症、嗜酸性粒细胞增多、血小板减少症
氯米帕明	粒细胞缺乏症、白细胞减少、血小板减少症、全血细胞减少
多塞平	溶血性贫血、血小板减少症
阿莫沙平	粒细胞缺乏症、白细胞减少
氟西汀	多发的血管内凝血、血小板受损、聚集
帕罗西汀 氟伏沙明	血小板受损、聚集
舍曲林	贫血、血小板受损、血小板聚集、白细胞减少症
西酞普兰	贫血、血小板受损、血小板聚集、白细胞减少、白细胞增多
文法拉辛	贫血、白细胞减少、白细胞增多、瘀斑、血小板聚集功能受损
米氮平	贫血、粒细胞缺乏症、白细胞减少、全血细胞减少、血小板减少症

(四)抗焦虑药

在抗焦虑药物中,苯二氮䓬类药物所致的粒细胞缺乏症罕见,氯硝西泮可引起血小板减少症,地西泮和氯氮卓可减少血小板聚集。氯硝西泮还可引起贫血、嗜酸性粒细胞增多、白细胞减少。而其他非苯二氮䓬类抗焦虑药,如丁螺环酮、唑吡坦、佐匹克隆、扎来普隆等的血液系统不良反应暂未见报道,见表 15-4。

表 15-4　抗焦虑药的血液系统不良反应

药物	不良反应
氯氮䓬	贫血、粒细胞缺乏症、血小板聚集减少、血小板减少症
氯硝西泮	血小板减少症、贫血、嗜酸性粒细胞增多、白细胞减少
地西泮	贫血、粒细胞缺乏症、全血细胞减少、血小板聚集减少、血小板减少症
劳拉西泮 奥沙西泮	白细胞减少

（五）抗微生物类药物

抗微生物类药物主要包括:抗菌药物、抗结核、抗病毒、抗真菌、抗疟疾药等。抗微生物药物所致血液系统不良反应见表 15-5。

表 15-5　抗微生物类药的造血系统不良反应

药物	不良反应
青霉素类	粒细胞减少、血小板减少、免疫性溶血性贫血、再生障碍性贫血、血小、板功能障碍、中性粒细胞减少、纯红细胞再生障碍性贫血
头孢菌素类	血小板减少、白细胞减少、血小板功能障碍、低凝血酶原血症、免疫性溶血性贫血
碳青霉烯类	血小板减少 / 血小板减少症
氨基糖苷类	粒细胞减少 / 缺乏、血小板减少、纯红细胞再生障碍性贫血
四环素类	粒细胞减少 / 缺乏、血小板减少、再生障碍性贫血、免疫性溶血性贫血、巨幼细胞性贫血
大环内酯类	粒细胞减少 / 缺乏、血小板减少
林可胺类	血小板减少 / 减少症
氯霉素类	血小板减少、铁粒细胞性贫血、再生障碍性贫血、粒细胞减少 / 粒细胞缺乏、纯红细胞再生障碍性贫血、药物相关性白血病
磺胺类	粒细胞减少 / 粒细胞缺乏、再生障碍性贫血、免疫性溶血贫血、纯红细胞再生障碍性贫血
多肽类（万古霉素）	纯红细胞再生障碍性贫血
喹诺酮类	血小板减少 / 减少症
抗结核药	血小板减少 / 减少症、铁粒幼细胞性贫血、再生障碍性贫血、免疫性溶血性贫血
抗真菌药	血小板减少、粒细胞减少 / 缺乏
抗病毒药	粒细胞减少 / 缺乏、再生障碍性贫血
抗疟疾药	免疫性溶血性贫血、非免疫性贫血

青霉素:大剂量青霉素(>2000万单位)用药时才发生溶血。青霉素及其衍生物氨苄西林、羟苄西林、甲氧西林、苯唑西林等能引起中性粒细胞减少,机制可能与其降解产物对粒系定向干细胞的抑制和免疫机制破坏粒细胞有关。氨苄西林是目前引起血小板减少症较多的药物,青霉素较罕见。

头孢菌素类:头孢菌素对血液系统的不良反应包括:免疫性溶血贫血、白细胞减少、凝血功能障碍和出血并发症、血小板减少(1%~10%)、粒细胞减少(0.1%~1%)等。头孢菌素类引起的血小板减少可于用药数日内出现,停药后恢复。头孢菌素(头孢唑肟、头孢噻肟、头孢哌酮)可引起免疫溶血性贫血和白细胞减少,但发生率较低,且白细胞减少无临床症状,停药后可恢复。含有N-甲基硫代四氮唑的头孢菌素,如拉氧头孢、头孢哌酮、头孢孟多、头孢曲松等特别容易使凝血酶原时间延长,抗血小板聚集,发生出血。头孢菌素类引起血小板减少常见,但停药后很快恢复。

氯霉素和磺胺类:这两类药物可引起较严重的血小板减少。氯霉素引起的血小板减少症发生率高,与其结构中硝基苯环引起的骨髓抑制作用有关,氯霉素滴眼剂就可导致血小板减少等不良反应。磺胺类药物通过骨髓抑制和免疫机制导致血小板减少的发生,即使停药后仍可继续发展,常见药物有磺胺甲噁唑、甲氧苄啶、复方磺胺甲噁唑、磺胺甲氧吡嗪等。磺胺类药物引起的粒细胞减少和缺乏的机制可能与骨髓抑制和免疫破坏有关。氯霉素和磺胺类药物均可引起特异性反应再生障碍性贫血。美国医学会药物不良反应登记处发现与氯霉素有关的再生障碍性贫血病例比率高达44.3%,磺胺类药物导致再生障碍性贫血的发生率为3.5%。

抗真菌药:两性霉素B、氟胞嘧啶、硝酸咪康唑、氟康唑、盐酸特比萘芬偶可引起一过性血小板减少。氟康唑、氟胞嘧啶可偶尔导致粒细胞缺乏。

抗结核药物:利福平是引起血小板减少的常见药物之一,易导致血小板减少而发生药物免疫性血小板减少紫癜,其机制与药物性机体免疫异常有关。异烟肼、吡嗪酰胺、链霉素也可导致血小板减少的现象。异烟肼、吡嗪酰胺能干扰维生素B_6代谢,抑制血红素的生物合成,影响铁利用导致铁粒幼细胞性贫血。异烟肼可致免疫性细胞溶血、环丝氨酸影响叶酸吸收和利用导致巨幼细胞性贫血。

抗病毒药:利巴韦林可以引起免疫性溶血性贫血;更昔洛韦所致的血液系统不良反应大,可导致白细胞减少和血小板减少;其他伐昔洛韦、拉米夫定、司他夫定、齐多夫定等亦可引起血小板减少,但少见。更昔洛韦、阿昔洛韦、利巴韦林等偶有引起粒细胞缺乏症(0.1%~1%)。

抗疟药:奎宁诱导机体产生直接抗药物的抗体,形成抗体-药物复合物激活补体引起血管内溶血,出现血红蛋白尿等,发生免疫性溶血。而伯氨喹能使缺乏G-6-PD的红细胞的患者发生非免疫性溶血。

(六)抗肿瘤药物

抗肿瘤化疗药物大多数影响细胞DNA合成或影响微管机制等具有细胞毒或类细胞毒作用,抑制或杀伤肿瘤细胞同时,对体内处于增生期的正常细胞同样具有毒害作用。对骨髓细胞的抑制作用机制是抗肿瘤药引起血液系统不良反应的主要原因,表现为白细胞减少、尤其是中性粒细胞减少最常见,其次是血小板减少。除激素类化疗药物(枸橼酸他莫昔芬、来曲唑、氨鲁米特)、博来霉素、L-门冬氨酶和长春新碱外,大多数抗肿瘤药物均有不同成度的骨髓抑制,骨髓抑制的发生主要由烷化剂、抗代谢抗肿瘤药、铂类药引起,见表15-6。

表15-6 抗肿瘤药物造血系统不良反应

药物		不良反应
烷化剂	氮芥	白细胞减少、血小板减少、再生障碍性贫血
	环磷酰胺(异环磷酰胺)	白细胞减少、血小板减少、贫血、再生障碍性贫血
	苯丁酸氮芥	淋巴细胞下降、粒细胞减少、血小板抑制
	卡莫司汀	白细胞减少、血小板减少、继发白血病
	白消安	再生障碍性贫血
类烷化剂	有机铂化合物	血小板减少、白细胞减少、血红蛋白减少、中性粒细胞减少、贫血、粒细胞减少
抗代谢	甲氨蝶呤/吉西他滨/羟基脲	白细胞减少、血小板减少、出血、再生障碍性贫血
	氟达拉宾/卡培他滨	中性粒细胞减少、贫血
	5-氟尿嘧啶/替加氟/巯嘌呤	白细胞减少、血小板减少
	阿糖胞苷	白细胞减少、血小板减少、再生障碍性贫血或巨幼细胞性贫血
拓扑异构酶抑制剂	依托泊苷/替尼泊苷	白细胞减少、血小板减少、出血

烷化剂包括氮芥类、硝脲类、烷基磺酸酯类等。氮芥引起的白细胞和血小板数量减少一般在停药2周后可恢复。环磷酰胺(异环磷酰胺)导致白细胞数减少比血小板减少更常见,一般剂量下不易引起血小板减少。苯丁酸氮芥对粒细胞和血小板的抑制作用较轻,剂量过大可引起全血细胞下降。卡莫司汀导致的白细胞和血小板减少通常在给药6~7周后逐渐恢复。

有机铂化合物包括卡铂、顺铂、奈达铂、奥沙利铂等。长期大剂量使用卡铂导致血小板、血红蛋白、白细胞减少,停药后可恢复。奥沙利铂引起的贫血很常见,中性粒细胞、血小板、白细胞和淋巴细胞等都有减少。

抗代谢类抗肿瘤药包括:抗叶酸剂、嘌呤类似物、嘧啶类似物、嘧啶类似物、脱氧核糖核酸等。甲氨蝶呤的骨髓抑制主要表现为白细胞下降,对血小板亦有一定影响,严重时可出现全血下降、皮肤或内脏出血。

(七)抗凝药

抗凝药物通过影响凝血过程中的不同环节,抑制凝血酶的生成和活性,防止血液凝固。抗凝药包括维生素K拮抗药(双香豆素、华法林等)、肝素和低分子肝素、直接凝血酶拮抗剂、凝血X因子抑制药(阿哌沙班、利伐沙班等)等。几乎所有抗凝药具有导致出血、贫血、血小板减少症的风险。因此需要监护出血。

(八)解热镇痛药

已确定可致药源性再生障碍性贫血的有:阿司匹林、保泰松、氨基比林、对乙酰氨基酚、羟基保泰松等,吲哚美辛可能引起再生障碍性贫血的发生。机制:非甾体抗炎药抑制血小板血栓素 A2 的形成,抑制血小板聚集,出血事件延长,抑制粒细胞再生,导致再生障碍性贫血。

(九)其他药物

抗甲状腺药物对血液系统的损伤和毒性作用,包括白细胞减少、贫血血小板减少、严重时出现粒细胞缺乏甚至骨髓严重抑制从而导致再生障碍性贫血。

硫脲类和咪唑类导致粒细胞缺乏的概率几乎相等,二者有交叉反应,丙基硫氧嘧啶的白细胞减少,显著高于甲硫咪唑。有报道指出,甲硫咪唑的副作用与剂量相关而丙其硫氧嘧啶则没有明显的剂量相关性。

α-促红细胞生成素,用于治疗慢性肾衰竭、癌症化疗、自体造血干细胞移植以及重大的外科手术相关贫血,其可引起单纯性红细胞再生障碍性贫血。

别嘌醇适用于原发性或继发性的高尿酸血症,其可引起再生障碍性贫血。

甲基多巴通过改变红细胞膜的抗原性,导致自身抗体产生,长期应用时可引起溶血性贫血,通常为轻度贫血,停药后可恢复。

第二节　血液病患者用药注意事项

一、血液病患者要慎用或禁用对血液有损害的药物,发现有不良反应要及时停药

血液病患者用药首先要明确诊断,对症用药,个体化用药对血液有损害的药物要慎用或禁用。出现不良反应可采用记分推算法评价不良反应(ADR)因果关系,明确可疑药物再对病例分析时,对用药与反应出现的时间顺序、是否已有类似反应的资料等基本问题予以打分,按总分评定因果关系等级。

关系等级评价:总分≥9 分:肯定有关;总分 5~8 分:很可能有关;总分 1~4 分:可能有关;总分≤0 分。见表 15-7。

表 15-7　记分推算评价药物不良反应因果关系表

问　　题	是	否	不知道	记分
a.该反应以前是否已有报告	+1	0	0	
b.本例 ADR 是否在使用所疑药物后出现	+2	-1	0	
c.当所疑药物停用后,使用特异的对抗剂之后不良反应能否改善	+1	0	0	
d.再次使用所疑药物,ADR 是否再出现	+2	-1	0	
e.是否有其他原因(药物之外)引起这种反应	-1	+2	0	
f.当给安慰剂后这种反应是否能再出现	-1	+1	0	
g.血(或其他体液)的药物浓度是否为已知的中毒浓度	+1	0	0	
h.当增大药物剂量,反应是否加重;减少药物剂量,反应是否减轻	+1	0	0	
i.患者以前用过相同或类似的药物是否也有相似的反应	+1	0	0	
j.该不良反应是否有客观检查予以确认	+1	0	0	

要立即停用可疑致病药物;停用其他非绝对必用的药物,避免使用具有骨髓抑制作用的药物。

二、要及时治疗和预防药物所致的血液不良反应

(一)白细胞减少和粒细胞缺乏

1.可选用 1~2 种升白细胞药物;

2.肾上腺皮质激素,对于免疫机制引起的粒细胞缺乏症可能有效,可短期应用;

3.粒细胞集落刺激因子,刺激骨髓造血,仅用于粒细胞缺乏合并严重感染患者;

4.大剂量静脉滴注丙种球蛋白;

5.控制感染,严格消毒、隔离,有条件者应住无菌层流室。

(二)溶血性贫血

1.轻症患者:停药后可很快恢复,不需特殊治疗;

2.有血红蛋白尿或少尿者应鼓励患者多饮水、适当补液及碱化尿液防治肾衰竭,必要时给予肾上腺皮质激素治疗;

3.不轻易输血,因会提供补体使溶血加重,如使用促红细胞生成素可减少输血,防止感染;

4.若必须输血应严格配型,并采用洗涤红细胞,输血量不宜过多,速度应缓慢,一旦发现溶血加剧,应立即停止。

(三)铁粒幼细胞性贫血

1.一般停用有关药物后即可逐渐恢复;

2.加用维生素 B_6 可使贫血纠正得更快。

(四)巨幼细胞性贫血

1.明确叶酸抑制和维生素 B_{12} 缺乏;

2.叶酸缺乏时,可给予叶酸 5~10mg/d;

3.维生素 B_{12} 缺乏时,给予维生素 B_{12} 0.1mg/d 肌内注射,连续用药 2 周,后改为每周 2 次,连续用药 4 周或待血常规恢复后每月 1 次;

4.抗肿瘤药药物所致的巨幼细胞贫血,停药后可恢复正常。

(五)血小板减少　药源性血小板减少症一般是可逆的,停药 7~10 天可望恢复,停药后不恢复,可选用以下药物。

1.选用 1~2 种升血小板药物;

2.血小板减少严重时,输注血小板悬液;

3.病情严重可应用肾上腺皮质激素治疗,如泼尼松每日 1~2mg/kg,连续 2~4周;

4.大剂量静脉注射丙种球蛋白(免疫球蛋白)每日 1g/kg,隔日 1 次;

5.仅在严重病例伴有出血时才静脉输注血小板;

6.生命受到威胁情况下可使用血浆交换术;

7.肝素引起的血小板减少症,只使用其他抗凝剂。

（六）凝血功能障碍

1.在营养不良、肾功能不全、溃疡、血友病等有可能导致凝血功能异常的患者及老年人中应避免大剂量、长疗程应用第三代头孢菌素，并及时补充维生素K，使延长的凝血酶原时间恢复；

2.肝素、华法林、阿司匹林等药物可抑制凝血过程，不宜与第三代头孢菌素类药物合用；

3.维生素K缺乏患者，肠道外给予维生素K后可迅速恢复；

4.高危患者必须加以监护，监测凝血谱、血常规；

5.对于凝血酶时间（TP）、凝血酶原时间（APTT）延长需要紧急手术或有出血者需要补充凝血因子，新鲜血浆等。

（七）高铁血红蛋白血症

1.对于高铁血红蛋白症的重症患者，先用亚甲蓝治疗，成人每次$1\sim2mg/kg$，静脉注射；

2.患有红细胞葡糖-6-磷酸脱氢酶（G-6-PD）缺乏者禁用亚甲蓝，否则可能诱发急性溶血；患有G-6-PD缺乏者或慢性中毒患者的高铁血红蛋白症，以静脉注射维生素C治疗，即使长期应用也无不良反应；

3.药源性高铁血红蛋白症被及时治疗、措施正确，一般预后良好。

三、合理应用抗贫血药

（一）缺铁性贫血

缺铁性贫血（良性贫血）是由体内铁元素缺乏，影响血红蛋白形成而起，多见于老年、青壮年女性及儿童。铁可参与体内血红蛋白的组成，亦是能量转移所需酶的组分，见于体内氧转运和利用所需化合物中。铁以盐的形式存在，与酸成盐的有硫酸亚铁、乳酸亚铁、葡萄糖酸亚铁、富马酸亚铁、右旋糖苷铁和琥珀酸亚铁。含铁的药物见表15-8。

表 15-8　常见含铁类药物及用法用量

药物	含铁量（%）	用法用量
硫酸亚铁	20	预防量1日300mg；治疗量1次300mg，儿童1次50～100mg，1日3次
乳酸亚铁	19	次10～20ml，1日3次
葡萄糖酸亚铁	12	成人1次0.4～0.6g，儿童1次0.1g，1日3次
富马酸亚铁	32.9	成人1次0.2～0.4g，儿童0.05～0.2g，1日3次，连续2周～3周
右旋糖苷铁	27～30	成人1次25mg，1日3次
琥珀酸亚铁	35.5	预防量1日100mg，妊娠妇女1日200mg，儿童50mg；治疗量成人1日200～400mg，儿童100～200mg
蛋白琥珀酸亚铁	5	成人1日10～30ml，儿童1.5ml/kg，分2次餐前服用

补铁原则：

1.口服宜选用2价铁，其溶解度大而易被人体吸收；3价铁在人体内的吸收仅相当于2

价铁的 1/3,且只有转化为 2 价铁后才能被吸收,刺激性较大,对胃酸缺乏者,宜与稀盐酸并用,有利于铁剂的解离。

2.初始治疗应用小剂量,数日后再增加,以铁剂的吸收率为 30%计,1 日口服 180mg 的铁元素较好,也可避免严重的不良反应。

3.注意铁与药物、食物的配伍禁忌:四环素、消胆胺等阴离子药物可在肠道与铁结合或络合,影响铁的吸收;胰酶中含不耐热因子,试验证实可抑制铁的吸收;碳酸氢钠可与亚铁生成难以溶解的碳酸铁,阻碍铁的吸收;牛奶、蛋类、植物酸、钙、磷酸盐、草酸盐等可抑制铁的吸收;茶、咖啡、柿子中的鞣质与铁形成不被吸收的盐,促使铁在体内的储量降低;肉类、果糖、氨基酸、脂肪可促进铁的吸收;酒精可促进胃酸分泌,增加铁的吸收;维生素 C 作为还原剂可促进铁转化为二价铁,从而促进吸收,口服铁剂应同时并用维生素 C。

4.注意进餐的影响,习惯主张铁剂在餐后服用,但食物中的植物酸、磷酸盐、草酸盐等影响使铁吸收减少。因此,应在餐前或两餐间服用,最佳时间是空腹。

5.铁在胃肠吸收有黏膜自限现象。

(二)巨幼红细胞性贫血

维生素 B_{12} 和叶酸缺乏是导致巨幼细胞性贫血的病因。治疗原则:缺什么补什么。由于叶酸和维生素 B_{12} 的作用都是参与核酸合成,所以都可用于巨幼红细胞性贫血的治疗,二者在应用上可以互补。

维生素 B_{12} 成人每日 0.025~0.1mg,儿童 25~100μg;一般通过口服补充,与叶酸一起服用;若需肌内注射,注射应避免同一部位反复给药;治疗巨幼红细胞贫血时,宜定期检查血钾,防低血钾;忌与维生素 C、维生素 K、氯霉素类、氨甲喋呤、新霉素类、氨基糖苷类、抗惊厥药及抗痛风药物合用;服用维生素 B_{12} 期间忌酒等。

个别患者长期大量服用叶酸可出现厌食、恶心、腹胀等症状;维生素 C 与叶酸同服,可抑制叶酸在胃肠中吸收;叶酸与苯妥英钠同服,可降低后者的抗癫痫作用;在治疗中,某些药物如氨基蝶呤、甲氨蝶呤等具有竞争性抑制二氢叶酸还原酶作用,阻止细胞利用叶酸,此时叶酸在体内不能变为四氢叶酸,须用亚叶酸钙(Calcium Folinate)治疗。

(三)再生障碍性贫血

再生障碍性贫血西医治法主要采用促造血治疗、免疫治疗、造血干细胞移植等。

促造血治疗:雄激素为治疗慢性再生障碍性贫血的首选药:睾丸酮类和蛋白合成激素,如丙酸睾酮,对有月经过多的中年女性患者更为适用。治疗半年以上无网织红细胞或血红蛋白上升趋势,才作为无效。

免疫治疗:环孢菌素,剂量不宜大,需根据血药浓度来调整,浓度范围 200~400μg/L,疗程应保证 3~6 个月以上,病情稳定后至少需维持 1 个月,方可逐渐减少剂量或停用。

再生障碍性贫血患者还需防治感染,需根据感染情况合理选用足量抗菌药物,感染控制后及时停用,不长期使用;需加强口腔护理,预防感染。

（四）溶血性贫血

溶血性贫血分为先天性和后天性溶血。以自身免疫性溶血性贫血(AIHA)常见。

糖皮质激素用于温抗体型 AIAH 的药物治疗,40%~50%患者需要小于 15mg/d 维持,15%~20%需要大量激素维持,易复发,约 10%疗效不佳甚至无效;脾切除适用于糖皮质激素无效、糖皮质激素禁忌证或不耐受的患者;单克隆抗体(如利妥昔单抗)仅限用于有糖皮质激素禁忌证或慢性淋巴细胞白血病、低危淋巴瘤合并 AIAH 及冷抗体 AIHA。用药时需注意:1.如有需要,酌情输注洗涤红细胞,速度缓慢 1ml/kg;2.控制、预防感染;3.考虑血栓形成、肺栓塞的可能;4.对症支持治疗,注意补充造血原料、碱化、利尿,降低胆红素,积极防治胆石症等。

四、合理应用出血性疾病治疗药物

血管壁异常、血小板数量和质量异常、凝血异常、抗凝及显微蛋白溶解异常和复合止血机制异常是出血性疾病发生的主要原因。出血性疾病包括:过敏性紫癜、血友病、弥散性血管内凝血等。

（一）止血治疗原则

补充血小板和(或)相关凝血因子,根据作用于血液凝固过程的不同环节选择合适的止血药:

1.收缩血管,增加毛细血管密度,改善血管通透性的药物,如垂体后叶素、维生素 C 及糖皮质激素;

2.促进凝血因子合成、释放的药物:酚磺乙胺,巴曲酶;

3.抑制纤维蛋白溶解系统的药物:氨甲苯酸,氨甲环酸;

4.作用于局部血管的止血药:常用于创伤和术后止血,如氧化纤维素、醛基纤维素。

（二）使用抗凝血药物注意事项

抗凝血药物包括了凝血过程的各环节,常用的抗凝血药包括肝素和低分子肝素、阻止纤维蛋白形成(香豆素类和印满二酮类)和促进纤维蛋白溶解药(链球菌蛋白及衍生物和凝血素酶)。临床中需根据具体病情选择合理的抗凝血药;抗凝血药物可导致出血,需要监护出血不良反应,如华法林首剂 2.5~5mg/d,检测国际正常化比值 INR=2~3 为最佳治疗剂量。

（吴翠芳　黄　璐）

第十六章 常见症状

第一节 发 热

当致热原(pyrogen)或其他原因使体温调节中枢发生功能障碍时,体温升高超出正常范围(腋温超过 37.2℃、肛温超过 38℃或口温超过 37.7℃),称为发热(fever)。一般发热按程度分为低热(37.3~38℃)、中热(38.1~39℃)、高热(39.1~41℃)、超高热(>41℃)。

一、诊断要点

(一)临床表现

1.发热分为感染性发热及非感染性发热,以感染性发热多见。感染性发热由各种病原体引起,起病多急,常有寒战,白细胞多增高,并且起病情况与患者食用不洁食物、地区流行病情况、近期出行情况、病菌携带者接触史、家畜接触史密切相关。非感染性发热常见于自身免疫性疾病、药物热、输血反应、输液反应、甲亢等。其中自身免疫性疾病相关的发热,其热程长,无明显中毒症状,多无寒战。

2.发热伴有咳嗽、流涕、鼻塞,一般情况良好者,多为上呼吸道感染。伴胸闷、呼吸困难、咳痰,考虑下呼吸道感染。伴恶心、呕吐,提示消化道病变、颅脑病变。发热后出现寒战,提示败血症、感染性休克。伴进行性消瘦,考虑重症结核、恶性肿瘤等。伴关节肿痛,考虑结缔组织病、痛风等。先发热后昏迷,提示乙型脑炎、流行性脑脊髓膜炎、中毒性菌痢等;先昏迷后发热,提示脑出血、巴比妥类药物中毒等。伴头晕、乏力、食欲减退,无鉴别诊断意义。

(二)体格检查

1.监测血压、心率、呼吸等,尽快作出诊断,呼吸急促、口唇发绀、肺部湿性啰音,考虑肺部感染;血压下降、心率增快、烦躁、四肢冷、尿少,考虑感染性休克或败血症;伴脑膜刺激症、意识障碍、瞳孔扩大或其他神经系统相关改变,考虑脑膜炎、脑出血等。伴体重下降提示重症结核、恶性肿瘤。

2.体格检查 斑疹见于丹毒、斑疹伤寒;蝶形红斑提示为系统性红斑狼疮;环形红斑见于风湿热;丘疹和斑丘疹见于猩红热、药物疹;玫瑰疹见于伤寒和副伤寒;Osler 结节见于感染性心内膜炎。局部淋巴结肿大、质软、有压痛提示炎症,质硬、无压痛提示癌肿转移或淋巴瘤;全身淋巴结肿大见于淋巴瘤、急慢性白血病等。一侧肺局限性叩浊,语颤增强,有湿啰音,提示为大叶性肺炎;下胸部或背部固定或反复出现湿啰音,提示支气管扩张伴继发感染。胆囊点压痛、Murphy 征阳性提示为胆囊炎;Grey-Turner 征或 Cullen 征提示重症出血坏死性胰腺炎;肾区叩击痛提示上尿路感染。脑膜刺激征提示中枢神经系统感染。

3.血液检查 白细胞计数多数增高,如急性化脓性感染,部分病毒感染,白血病,严重烧伤,急性大出血,恶性肿瘤等。白细胞计数下降时,提示某些传染病(伤寒、副伤寒、黑热病、疟疾、病毒性肝炎、沙门菌属、HIV 感染等),自身免疫性疾病,肿瘤化疗反应等。

4.尿常规检查 常有少量蛋白尿。血尿伴显著蛋白尿,提示结缔组织疾病、肾小球肾炎、肾病综合征等。脓尿提示尿路感染、结核或肿瘤。

5.血清学检查 血沉增快提示为急性感染、结核病、肿瘤或结缔组织病;丙氨酸氨基转移酶增高提示肝脏损害;胆红素升高,提示胆道感染;血肥达反应阳性提示伤寒;外斐反应阳性提示斑疹伤寒。

6.细菌涂片培养 血及骨髓、痰、脑脊液涂片镜检及细菌培养,对感染病原学诊断十分重要。

7.影像学检查 胸片对呼吸系统疾病诊断意义重大,必要时可进一步 CT 检查。腹部 CT 或 MRI 对提示腹部病变有很高的诊断价值。

8.超声检查 对于心包炎、感染性心内膜炎、胸膜炎、腹腔占位病变、肝脓肿、肝胆结石、肾脓肿或尿路结石等具有诊断价值及定位价值。

二、药物治疗方案

治疗发热的重点是明确病因,针对原发病及病因进行处理。退热药物只能对症治疗。应适当使用退热药物,不能见热就用退热药。同时必须注意大量出汗时体温骤降而导致虚脱。发热时可引起大量出汗造成血容量不足,尤其是老年人,必要时可予以补液支持。一般认为体温大于 38.5℃才需要使用退热药物治疗。

处方一:适用于一般退热治疗及物理降温疗效不显著者

1.阿司匹林(Aspirin):0.3~0.6g/次,口服 3 次/日。

2.对乙酰氨基酚(Paracetamol):0.6g/次,口服 4 次/日,不超过 2g/日。

3.赖氨酸阿司匹林(Venopirin):0.9~1.8g/次,肌内注射或静脉注射,2 次/日。

以上任选一项

处方二:适用于高热患者的支持治疗或作为加药的基础

1.5%葡萄糖(Glucose):500ml,立即静脉滴注。

2.0.9%氯化钠注射液(Sodium Chloride):500ml,立即静脉滴注。

3.5%葡萄糖(Glucose):500ml,立即静脉滴注。

维生素 C(Vitamin C):1~2g。

以上任选一项

处方三:适用于发热的抗感染治疗

1.青霉素(Benzyl Penicillin):80 万 U/次,肌内注射,2~4 次/日。

2.左氧氟沙星(Levoflxacin):0.4~0.6g/次,静脉滴注,1 次/日。

3.0.9%氯化钠注射液(Sodium Chloride):100ml,静脉滴注,2 次/日,

头孢拉定(Cefazolin):0.25~1g,疗程为3~7天,用药前皮试。

以上任选一项

三、用药说明及注意事项

(一)对高热患者每30~60分钟监测体温的变化,密切监测生命体征,如出现神志改变、呼吸困难时,立即给予吸氧、心电监护、建立静脉通路,必要时予以呼吸支持治疗。

(二)对于发热不明的患者,不要滥用退热药物,以免影响发热热型和发热规律的观察,延误诊治。

(三)肾功能异常或少尿患者多饮水应权衡利弊。酒精擦浴后患者可能出现过敏反应,血小板减少者禁用酒精擦浴。

(四)处方一中的药物均为非甾体抗炎药,如下情况禁用:药物过敏,活动性消化性溃疡以及近期胃肠道出血,肝功能不全,肾功能不全,严重高血压和充血性心力衰竭,血细胞减少者,妊娠和哺乳期妇女。

(五)处方二补液对于高热患者的支持治疗很有必要,但要注意其输液速度及输液量。

(六)处方三对于感染性发热很有必要,但要注意避免盲目使用抗菌药物。

第二节　头　痛

头痛(headache)是指额、顶、颞及枕部的疼痛,大多无特异性。发热往往伴头痛,精神紧张、过度疲劳也可有头痛。反复发作或持续的头痛,可能是器质性疾病的信号,应认真检查。

一、诊断要点

(一)临床表现

1.头痛原因复杂,大致分为颅脑病变、颅外病变、全身性疾病、神经症四大类。颅脑病变包括脑膜脑炎、脑脓肿等感染性疾病,蛛网膜下隙出血、脑出血、脑梗塞等血管病变,脑肿瘤、颅内囊虫病等占位性病变,硬膜下血肿、颅内血肿等颅脑外伤,以及其他如偏头痛、丛集性头痛等。颅外病变包括肿瘤等颅骨疾病,颈椎病等颈部疾病,三叉神经痛及眼耳鼻齿疾病。全身性疾病如肺炎等发热性疾病,高血压病等心血管疾病,毒药物等中毒,及尿毒症、肺性脑病等。神经症则包括神经衰弱及癔症性头痛等。

2.急剧的头痛,持续不减,伴不同程度意识障碍而无发热者,提示颅内血管性疾病。长期反复发作头痛或搏动性头痛,多为血管性头痛或神经症。慢性进行性头痛并颅内压增高应警惕颅内占位性病变。浅在性且局限于眼眶、前额或颞部提示眼源性头痛;深在性且较弥散,咳嗽、打喷嚏、摇头加剧,提示血管性头痛、颅内感染及肿瘤。伴剧烈呕吐者提示颅内压增高,呕吐后减轻者提示偏头痛。头痛伴眩晕见于小脑肿瘤、椎~基底动脉供血不足。慢性头痛突然加剧伴意识障碍者,提示脑疝。伴视力障碍者,提示青光眼或脑肿瘤。伴脑膜刺激征,提示脑膜炎或蛛网膜下隙出血。伴癫痫发作,提示脑血管畸形、脑内寄生虫病或脑肿瘤。伴神经功能紊乱症状提示神经功能性头痛。

(二)体格检查

1.根据血压、心率、体温等生命体征评估病情是否危重。心率慢、血压升高,警惕颅高压;瞳孔不等大时提示脑疝,可能危及生命;脑膜刺激征阳性提示脑膜炎或蛛网膜下隙出血。

2.白细胞计数及中性粒细胞比例增高,血培养阳性,提示感染性疾病。

3.动脉血气分析:若有 PO_2 下降、PCO_2 升高,提示肺性脑病。

4.血液中重金属浓度测定,如铅含量增高,提示铅中毒;碳氧血红蛋白升高,提示 CO 中毒。

5.影像学检查根据特异的影像学改变鉴别颅内肿瘤、脑血管瘤、脑出血、蛛网膜下隙出血、脑栓塞等颅内病变。头部 CT 示脑沟、脑池或脑裂内广泛高密度影提示蛛网膜下隙出血;头部 MRI+DWI 示部分脑组织高密度信号考虑急性脑梗死;脑血管造影时发现脑血管局部扩张、畸形等,可协助判断脑血管瘤病变部位、数量及大小。

6.腰椎穿刺测定颅内压,脑脊液成分及性质可协助判断头痛原因。蛛网膜下隙出血可见均一血性脑脊液,压力明显增高(400~600mmH_2O)。结核性脑膜炎患者脑脊液单核细胞增多,蛋白增高,糖及氯化物下降。新型隐球菌脑膜炎患者脑脊液墨汁染色,可检出隐球菌。

7.脑电图:尖波、棘波、尖-慢波或棘-慢波等痫样放电,对头痛型癫痫诊断有特异性。

二、药物治疗方案

头痛的治疗包括病因治疗、急性发作时对症治疗、预防性治疗。病因明确的病例应及早去除病因。急性发作时,对症治疗可减轻或终止头痛症状,同时对伴随症状予以适当处理。对慢性头痛呈反复发作者给予预防治疗。

处方一:适用于发作期止痛

1.对乙酰氨基酚片(Acetaminophen):0.5~1.0g/次,口服 3~4 次/日。

2.布洛芬缓释胶囊(Ibuprophen):0.3~0.6g/次,口服 2 次/日。

3.盐酸哌替啶注射液(Meperidine):50~100mg/次,肌内注射 2 次/日。

以上任选一项

处方二:适用于发作期单用止痛药无效时加用药物

1. 佐米曲普坦片 (Zolmitriptan):2.5~5.0mg, 口服,2 小时后可追加5.0mg, 每日不超过15mg。

2.麦角胺片(Ergotamine):0.5~1.0mg 口服,或 2.0mg 舌下含服

以上任选一项

处方三:适用于预防发作

1.普萘洛尔(Propranolol):10~20mg/次,口服 2~3 次/日。

2.氟桂利嗪(Flunarizine):5~10mg/次,口服 1 次/晚。

3.尼莫地平片(Nimodipine):20~40mg/次,口服 2~3 次/日。

4.卡马西平片(Carbamazepine):起始 0.1g/次,口服 2 次/日。每隔一日增加 0.1~0.2g,直到疼痛缓解。维持量 0.2~0.4g/次,口服 2 次/日。每日不超过 1.2g。

三、用药说明及注意事项

(一)妊娠期头痛使用止痛药时,只能使用阿片类制剂,如哌替啶。

(二)布洛芬等非甾体类解热镇痛药合并阿司匹林使用时,注意消化道出血风险增加。

(三)麦角生物碱和曲普坦类药物均为强力血管收缩剂,经常大量服用可引起高血压和肢体缺血性坏死,严重高血压或心脏病患者禁用。

(四)普萘洛尔等 β-肾上腺素能受体阻滞剂禁用于哮喘、房室传导阻滞和心力衰竭患者,心率不低于 60 次/分钟为限。尼莫地平对血管平滑肌有高度选择性,可伴头重脚轻、低血压和周围性水肿,不应与 β 受体阻滞剂合用。卡马西平可见皮疹、剥脱性皮炎、粒细胞减少、肝功能损害等副作用。

第三节　晕　厥

晕厥(syncope)是由于一过性全脑血液低灌注导致的短暂性意识丧失,常伴有姿势不能维持,不需要干预,可以迅速自动苏醒的一种常见的临床症状,可以是危重疾病的前驱表现。

一、诊断要点

(一)临床表现

1.晕厥的病因复杂,临床上分为五类:神经介导的反射性晕厥,包括血管迷走性晕厥,情境性晕厥,动脉窦性晕厥等;体位性低血压性晕厥,包括自主神经功能衰竭,酒精、血管扩张剂等药物作用及血容量不足;心源性晕厥,如心律失常,可以是原发性、药物性及遗传性等原因;器质性心脏病,如急性心肌梗死、梗阻型心肌病,以及急性肺栓塞,急性主动脉夹层,肺动脉高压等;脑血管疾病如锁骨下动脉窃血综合征。

2.病史是晕厥诊断的重点。晕厥发作于活动时,提示心脏器质性疾病;发生于活动后,多为血管迷走神经性晕厥;特定动作如咳嗽,以及特定场景如拥挤的环境诱发晕厥为情境性晕厥。体位改变时发生,往往和体位性低血压相关;卧位发生提示心源性疾病、过度通气综合征、癔症、低血糖反应等。如无前驱症状,猛然跌倒,多为心源性;如逐渐倒下或跪倒,常见于反射性晕厥、体位性低血压等;如有面色苍白、全身出汗、有便意等前驱症状,多为反射性晕厥或急性出血等。意识丧失持续一瞬间,或者仅表现为黑蒙,往往心律失常所致;持续时间稍长,不超过 20 秒,则常见于反射性血管迷走性晕厥;超过 5 分钟以上,需鉴别中枢神经疾病、代谢异常等。意识恢复后,如无任何后续不适感,多见于心律失常;后续有恶心、呕吐,全身出汗、感觉发冷,多见于反射性晕厥;后续有胸痛,提示冠心病、主动脉夹层、肺栓塞等;后续有头痛、复视、偏瘫等,提示中枢神经疾病。

(二)体格检查

1.晕厥患者意识丧失时间非常短，一般不需要干预可自动苏醒。对患者生命体征进行评估，往往脉搏减弱，血压下降。可疑体位性低血压，建议行卧立位试验；可疑反射性晕厥，建议进行直立倾斜试验。颈动脉窦按摩对颈动脉窦晕厥有诊断意义。

2.无创或有创心电监测，对不明原因晕厥诊断非常有帮助。超声心动图可评估如主动脉瓣狭窄、心房黏液瘤、心脏填塞等疾病。精神心理评价可诊断假性晕厥或假性癫痫。

二、药物预防方案

晕厥病因对选择治疗至关重要，病因和机制的评估应同时进行，采取合适的治疗方案。多数情况下，药物对晕厥没有预防的作用。

处方一：适用于体位性低血压患者

1.米多君（Midodrine）：5~20mg/次，口服 3 次/日。

2.氟氢可的松（Fludrocortisone）：0.1mg/次，口服 2 次/日。

以上任选一项

三、用药说明及注意事项

（一）多种反射性晕厥用药疗效均不佳，临床试验无数据支持其有效性。

（二）米多君为选择性 α-肾上腺素能受体激动药，禁用于严重心血管疾病、高血压、心律失常、肾功能不全、前列腺肥大伴、尿潴留、嗜铬细胞瘤、甲状腺功能亢进、青光眼、妊娠及哺乳期妇女。

（三）氟氢可的松为盐皮质激素，使用时注意钠潴留过度、水肿、高血压和低钾血症。

第四节　眩　晕

眩晕（Vertigo）是因空间定位障碍而产生的运动性或位置性幻觉，造成人与周围环境空间关系在大脑皮质中反应失真，产生旋转、摇动等感觉。

一、诊断要点

（一）临床表现

1.眩晕主要分为周围性眩晕和中枢性眩晕。周围性眩晕包括梅尼埃病、迷路炎、前庭神经炎等，其持续时间短，头位或体位改变可使眩晕明显加重，眼震与眩晕同时存在，多为水平性或水平加旋转性眼震，数小时或数日后眼震可减退或消失，为摇摆性运动感，站立不稳，自发倾倒，伴恶心呕吐、出汗及面色苍白等自主神经症状，常伴耳鸣、听觉障碍，不伴脑功能损害。中枢性眩晕包括前庭神经核、脑干、小脑和大脑颞叶病变等，其程度相对轻，持续时间长，闭目后可减轻，与头部或体位改变无关，眼震粗大，为单一的垂直、水平或旋转性眼震，旋转性或向一侧运动感，站立不稳，自主神经症状不明显，无半规管麻痹，听觉障碍等，常伴脑神经损害。此外，全身性疾病、眼源性疾病及精神性疾病也可表现眩晕。

2.眩晕伴耳鸣、听力下降提示前庭器官疾病、第八脑神经病、肿瘤等。伴恶心、呕吐提示梅尼埃病、晕动病等。伴共济失调提示小脑、颅后凹、脑干病变等。伴眼球震颤提示脑干病变、药物过敏。伴头晕、失眠、多梦、胸闷、气短、食欲缺乏、情绪低落、自卑、思维迟缓等提示精神性眩晕。

(二)体格检查

1.对眩晕应着重于病史的询问。当病史询问不清楚时应特别注意患者生命体征。血压偏低,特别是直立性低血压,提示低血压所致眩晕;呼吸频率过快,提示精神性眩晕。

2.体查有瘀点瘀斑、眼结膜苍白提示患有血液病。视力减退、屈光不正、眼肌麻痹提示眼源性眩晕。中耳炎提示合并迷路炎。软腭瘫痪、吞咽困难、发音障碍提示延髓空洞症。颈部血管杂音提示颅内血管疾病,伴心率及心律变化提示心血管疾病。肢体疼痛、感觉异常及无力提示颅内脱髓鞘疾病。Dix~Hallpick 试验和滚转试验结果阳性,提示良性阵发性体位性眩晕。

3.血常规红细胞计数及血红蛋白降低提示贫血,如缺铁性贫血、慢性肾功能衰竭、维生素 B_{12} 缺乏等;血糖水平低,提示低血糖症;甲状腺激素降低、促甲状腺激素升高,提示甲状腺功能减退等。

4.影像学检查 MRI 较 CT 更好,对前颅窝的小病灶比较敏感,可鉴别前颅窝病灶。

5.心电图可鉴别不同类型的心律失常,心脏多普勒超声有助于了解心输出量水平。

6.颈部基底动脉多普勒超声检查,可用于排除锁骨下动脉盗血综合征,鉴别血管性和骨关节疾病性的颈部眩晕。

7.眼震电图可用于鉴别前庭病变。

二、药物治疗方案

选择最舒适体位,避免声光刺激,解除思想顾虑。针对病因进行治疗:如椎基底动脉供血不全,则予以改善脑循环的药物;如前庭内淋巴水肿引起的耳性眩晕,则予以消除迷路水肿、抗组胺剂及对症治疗,必要时可以手术治疗。

处方一:适用于一般眩晕的对症治疗

1.倍他司汀(Betahistine):4~8mg/次,口服 3 次/日。

2.氟桂利嗪(Flunarizine):5~10mg/次,口服 1 次/晚。

3.苯海拉明(Diphenhydramine):25~50mg/次,口服 4 次/日。

4.异丙嗪(Promethazine):25mg/次,口服 4 次/日。

5.东莨菪碱(Scopolamine):0.2~0.5mg/次,皮下注射。

以上任选一项

三、用药说明及注意事项

(一)倍他司汀在临床用于内耳眩晕症,对脑动脉硬化、缺血性脑血管病、头部外伤或高血压所致直立性眩晕、耳鸣等亦可用。对消化性溃疡、支气管哮喘、褐色细胞瘤及孕妇慎用,老年人使用注意调节剂量,勿与组织胺类药物配用,儿童忌用。

(二)氟桂利嗪为选择性钙离子通道拮抗药,对周围性和中枢性眩晕均有效,小于 65 岁剂量为 5mg~10mg/次，大于 65 岁为 5mg/次。禁用于有抑郁症病史、帕金森病或其它锥体外系疾病症状的患者。

（三）苯海拉明可使痰液黏稠而加重呼吸困难，重症肌无力患者禁用；低血压、高血压、心血管病、甲状腺功能亢进、青光眼患者慎用；早期妊娠妇女、哺乳期妇女、新生儿及早产儿忌用。苯海拉明与催眠、镇静、苯三氮䓬类药物合用可加重中枢抑制作用；老年人用药后容易长时间滞呆或头晕；长期应用可引起溶血或造血功能障碍。肾功能衰竭时给药的间隔时间应延长。

（四）东莨菪碱禁用于青光眼、前列腺肥大、重症肌无力、严重心脏病、器质性幽门狭窄、胃肠道梗阻性疾病、反流性食管炎、溃疡性结肠炎或中毒性巨结肠患者。中毒者可用拟胆碱药解救。用药期间避免驾驶或从事有危险的活动。如需反复注射，不要在同一部位注射。

第五节　惊　厥

惊厥（convulsion）是指全身性、对称性、伴有或不伴有意识丧失的抽搐，表现为强直性和阵挛性肌群收缩，属于不随意运动。

一、诊断要点

（一）临床表现

1.惊厥在临就要上主要病因有脑部疾病和全身性疾病，另外小儿惊厥也较常见。脑部疾病包括脑炎、脑膜炎等感染性疾病，以及外伤、肿瘤、出血、栓塞、寄生虫病等，还有先天性发育异常，原因未明的大脑变性等。全身性疾病包括急性胃肠炎、中毒型菌痢、败血症、尿毒症等内源性中毒，酒精、苯、阿托品等外源性中毒，低血糖、低钙及低镁血症等代谢性疾病，系统性红斑狼疮、脑血管炎等风湿性疾病。小儿惊厥部分为特发性，部分由于脑损害引起。高热惊厥多见于小儿。其他还包括突然撤停安眠药、抗癫痫药，热射病，溺水，窒息，触电等引起惊厥；神经症如癔症性惊厥。

2.惊厥以全身骨骼肌痉挛为主要表现，突然意识模糊或丧失，全身强直、呼吸暂停，继而四肢阵发性阵挛性抽搐，尿便失控、发绀，发作约半分钟自行停止，为典型癫痫大发作。发作前有剧烈头痛可见于高血压、急性感染、蛛网膜下腔出血、颅脑外伤、颅内占位性病变等。伴意识丧失常提示癫痫大发作、重症颅脑疾病等。

（二）体格检查

1.惊厥伴发热，提示小儿急性感染及胃肠功能紊乱、生牙、重度失水等。伴血压增高提示高血压病、肾炎、子痫、铅中毒等。伴脑膜刺激征，提示脑膜炎、脑膜脑炎、蛛网膜下腔出血等。伴瞳孔扩大与舌咬伤提示癫痫大发作。

2.白细胞计数及中性粒细胞比例增高，血培养阳性，提示感染性疾病。

3.血糖低于阈值提示低血糖症或降糖药物不良反应导致惊厥。低钙及低镁血症提示代谢障碍导致惊厥。肝肾功能指标明显升高，提示肝性脑病及尿毒症。某药物或毒物血液浓度检查,有助于寻找特定中毒依据。

4.腰椎穿刺颅内压升高,了解脑脊液成分及性质特异性改变,可提示颅内感染及相关疾病。

5.发病间期脑电图见尖波、棘波、尖~慢波或棘~慢波等痫样放电,提示癫痫。

6. 神经影像学检查头部 MRI、CT、CTA 有特异性影像学改变,有助于判断颅内结构异常或病变,如颅内肿瘤、脑血管瘤、脑出血、蛛网膜下腔出血、脑栓塞等。

二、药物治疗方案

惊厥的治疗包括控制发作和病因治疗。常规对症支持治疗包括保持呼吸道通畅,纠正酸碱平衡、电解质紊乱,预防或治疗感染,防治脑水肿,物理降温等。

处方一:适用于控制发作

1.地西泮(Diazepam):10~20mg/次,静脉缓慢推注。

2.10%水合氯醛(Chloral Hydrate):25~30ml/次,保留灌肠。

3.氯硝安定(Clonazepam):3mg/次,静脉推注。

以上任选一项

处方二:适用于维持用药

1.丙戊酸钠(Valroate):成人 0.2~0.5g/日,口服 3 次/日。

2.卡马西平(Carbamazapine):50mg/次(起始量),口服 3 次/日,一周后逐渐加量,300mg/次(极量),口服 3 次/日。

3.苯巴比妥(Phenobarbital):50~100mg/次,肌注 3 次/日。

以上任选一项

三、用药说明及注意事项

(一)地西泮用于癫痫持续状态,是成人或儿童各型癫痫状态有效的首选药,偶可抑制呼吸,需停药。氯硝西泮的药效是地西泮的 5 倍,对呼吸及心脏抑制较强。

(二)丙戊酸钠为广谱抗癫痫药物,是全面性发作,尤其是癫痫大发作合并典型失神发作的首选药,也用于部分性发作;有引起致死性肝病风险。卡马西平是部分性发作首选药物;但可加重失神和肌阵挛发作,还有皮疹、剥脱性皮炎、粒细胞减少、肝功能损害等不良反应。苯巴比妥为小儿癫痫首选用药,较广谱,起效快,对发热惊厥有预防作用,可用于急性脑损害合并癫痫或癫痫持续状态;常见不良反应有镇静、多动、认知障碍等。

第六节　昏　迷

昏迷(coma)是指各种原因导致的脑功能严重抑制的状态,高级神经功能丧失,对内、外环境刺激的反应不同程度受损。给予强烈疼痛刺激也不能使患者觉醒,是脑功能衰竭的主要表现之一。

一、诊断要点

(一)临床表现

1.临床上将昏迷的常见病因分为两类,颅内病变和全身性疾病。颅内病变包括中枢神经系统炎症或浸润,如脑膜炎、蛛网膜下腔出血等;原发性神经或胶质疾病,包括脑白质营养不良、脑胶质瘤等;中枢神经系统局灶性损伤,如颅内出血、脑震荡、脑梗死、脑肿瘤等;脑低灌注,如休克、高颅压性脑病等。全身性疾病包括内源性毒物,如高氨血症、卟啉病、尿毒症等;外源性毒物,如乙醇类、镇静剂麻醉剂、致幻剂等;环境异常与体温调节障碍,如低温、中暑、减压病等;低氧血症,如严重肺部疾病、重症贫血、溺水等;血糖异常,如酒精性肝病、胰岛素或降糖药过量等;代谢辅因子缺乏/缺陷,如维生素 B_1、B_6、叶酸、烟酸等缺乏;电解质紊乱与酸碱失衡,如酸中毒、碱中毒、高钠低钠血症等;内分泌疾病,如甲亢危象、垂体危象、嗜铬细胞瘤等。

2.突然起病提示脑出血和脑梗死,伴剧烈头痛提示蛛网膜下腔出血。缓慢起病提示颅内肿瘤及慢性硬膜下血肿。外伤相关提示颅脑外伤、硬膜外血肿及硬膜下血肿。尿液异常提示尿毒症、糖尿病及急性尿卟啉症等。明显中毒提示酒精、麻醉药、煤气中毒等。伴异常气味提示糖尿病、尿毒症、肝性昏迷、酒精中毒等。短暂昏迷见于癫痫、脑震荡等。

(二)体格检查

1.应监测血压、心率、呼吸等体征。发热提示脑膜炎和脑炎、脑脓肿、脑脊髓炎等;高热提示重症感染、中暑、甲亢危象等。体温过低提示休克、冻伤等。脉搏过慢提示心脏传导阻滞或心肌梗死。血压过高提示脑出血、高血压脑病及高颅压等。低血压提示休克、心肌梗死、安眠药中毒等。潮式呼吸提示大脑广泛损害和间脑病变、慢性心功能衰竭、慢性阻塞性肺病及睡眠-呼吸暂停综合征。过度换气提示脑桥和中脑被盖受损、呼吸衰竭、发热、脓毒血症、代谢紊乱、精神性疾病等。

2.查体发绀提示存在缺氧;皮肤呈樱桃红提示 CO 中毒;瘀斑或紫癜提示败血症、流行性脑脊髓膜炎;皮肤干燥提示抗胆碱能药物中毒或中暑;皮肤湿冷、大汗提示休克;黄疸、男性乳房发育伴蜘蛛痣提示肝性脑病。神经系统体查尤为重要,急性昏迷伴眼底出血提示颅内压急剧升高。病变在丘脑以上和脑桥以下瞳孔对光反射保留;单侧瞳孔扩大提示同侧钩回疝或后交通动脉瘤破裂;双侧瞳孔扩大伴对光反射减弱或消失提示广泛中脑损伤、颅内压增高、脑危象、小脑扁桃体疝、癫痫全面强直阵挛性发作或中毒。单侧瞳孔缩小提示 Horner 征;双侧瞳孔缩小提示脑桥被盖病变、阿片过量和胆碱能毒性。

3.白细胞计数及中性粒细胞比例增高提示感染性疾病,如脑膜炎和脑炎、脑脓肿、脑脊髓炎等。

4.尿素氮、肌酐升高提示尿毒症。肝功能指标、血氨升高提示肝性脑病。血气分析 CO_2 显著升高提示肺性脑病。药物或毒物浓度检测有助于对中毒定量分析。

5.中枢神经系统感染或脑膜癌病者须进行腰椎穿刺检查,脑脊液进行常规、生化检查,抗酸、墨汁染色、细菌涂片、培养、细胞学检查,肿瘤标志物检查等。

6.影像学头颅 CT 检查可发现颅骨骨折、脑挫裂伤、硬膜外以及硬膜下血肿、脑出血、蛛网膜下腔出血以及中线结构移位等。头颅 MRI 检查,对急性缺血性脑血管病、脑干损伤、感染或炎症、弥漫性轴索损害以及缺氧性脑病等可以提供重要的诊断信息。

二、药物治疗方案

昏迷患者应尽快查明病因,对因治疗。对暂时病因不明者,应该同时进行紧急情况处理和对症治疗。

处方一:适用于一般昏迷的对症支持治疗

1.5%葡萄糖(Glucose):250ml,静脉滴注。

醒脑静:20ml。

2.5%葡萄糖(Glucose)500ml:静脉滴注。

胞二磷胆碱(Nicholin):0.75g

3.5%葡萄糖(Glucose):250ml,静脉滴注。

纳洛酮(Naloxone):1mg

三、用药说明及注意事项

(一)醒脑静主要用于脑栓塞、脑出血急性期、颅脑外伤,急性酒精中毒者。过敏者慎用。

(二)胞二磷胆碱用于颅脑损伤、颅脑术后和急性脑梗塞引起的意识障碍时,需在改善呼吸、循环及纠正脑缺氧等措施的基础上使用。严重脑损伤和活动性颅内出血者慎用。

(三)纳洛酮主要用于治疗阿片类药物及其他麻醉性镇痛药(如哌替啶、美沙酮、芬太尼等)中毒,镇静催眠药与急性酒精中毒等。高血压及心功能不全患者慎用。用药应根据患者具体情况,密切观察患者的体征变化。

第七节　休　克

休克(shock)是指由多种强烈的致病因素作用于机体引起的急性循环功能衰竭,以生命器官缺血缺氧或组织氧及营养物质利用障碍、进行性发展的病理生理过程为特征,以微循环灌注不足和细胞功能代谢障碍为主要表现的临床综合征,是最常见的重症。

一、诊断要点

(一)临床表现

1.休克的原因很多,临床上主要分为低血容量休克、分布性休克、心源性休克和梗阻性休克。低血容量性休克,如创伤、烧伤、出血、失液等。分布性休克包括感染性、神经源性、过敏性休克。心源性休克,如心肌梗死、心律失常等。梗阻性休克,如心包压塞、心瓣膜狭窄、张力性气胸、肺动脉栓塞等。

2.休克伴呕吐咖啡色液体,提示消化道出血并出血性休克。伴外伤,提示创伤性休克。伴咳嗽、咳痰、尿频、尿急等提示脓毒性休克。伴心前区剧痛、气促及心功能不全表现,提示心源性休克。伴剧烈疼痛、脊髓损伤等,提示为神经源性休克。接触致敏物质,如油漆、花粉、药物等,提示为过敏性休克。

(二)体格检查

1.评价休克时应注意患者的神志,皮肤黏膜的色泽和温度、血压、脉搏、体温、尿量等。低血容量休克心率增快常先于血压下降,脉搏波幅减小与血压下降同时出现。呼吸频率增快是脓毒性休克的早期征象。应连续测定中心体温。

2.体查皮肤潮红、瘙痒、荨麻疹提示过敏性休克。肺部湿啰音,提示感染性休克或心源性休克。新出现的胸骨左缘响亮的收缩期杂音,心音遥远等提示心源性休克。年轻女性伴停经、下腹压痛提示宫外孕破裂出血并休克。

3.血常规红细胞计数及血红蛋白降低提示出血性休克。白细胞计数升高或降低提示感染性休克。

4.降钙素原升高提示感染性休克。心肌同工酶、肌钙蛋白、脑钠肽等升高提示心源性休克。免疫球蛋白如 IgE 升高,提示过敏性休克。

5.影像学检查胸片或 CT 评估感染性休克原发灶,寻找梗阻性休克的梗阻部位。

6.根据心电图特征改变,提示心源性休克,如急性心肌梗死、恶性心律失常等。

二、药物治疗方案

休克的治疗原则是尽早去除病因,迅速恢复有效循环血量,纠正微循环障碍,恢复组织灌注。患者应注意保暖。保持呼吸道通畅,头偏向一侧,防止误吸。必要时给患者机械通气。

处方一:适用于休克的血管活性药物

1.5%葡萄糖(Glucose)19ml+去甲肾上腺素(Norepinephrine)2mg

中心静脉持续泵入,0.03~1.5μg/kg/min。

2.5%葡萄糖(Glucose)30ml+多巴胺(Dopamine) 200mg

中心静脉持续泵入,1~20μg/kg/min。

3.5%葡萄糖(Glucose)30ml+多巴酚丁胺(Dobutamine)200mg

中心静脉持续泵入,1~20μg/kg/min。

4.肾上腺素 (Epinephrine) 1mg/次,皮下注射,立即。

5.0.9%氯化钠溶液(Sodium Chloride)10ml+肾上腺素(Epinephrine) 1mg

静脉推注,立即。

以上任选一项

处方二:适用于休克扩容治疗

1.0.9%氯化钠溶液(Sodium Chloride):500ml,立即静滴。

2.林格氏液 (Ringer's Solution):500ml,立即静滴。

3.低分子右旋糖酐(Dextran):500ml,立即静滴。

4.人血白蛋白(Human albumin):10g,立即静滴。

三、用药说明及注意事项

（一）所有血管活性药物都应根据患者血压等调节用量。去甲肾上腺素建议作为纠正脓毒性休克首选的缩血管药物。在心律失常风险极小，存在低心输出量和/或慢心率的病例，多巴胺可作为去甲肾上腺素的替代药物。肾上腺素是过敏性休克的一线首选基础用药。当临床评估已充分液体复苏，但仍低心输出量时，多巴酚丁胺是首选的心肌收缩药物。

（二）处方二中应根据病情决定输液种类、输液量和输液速度。

第八节　意识障碍

意识障碍（confusion）是对外周环境的觉醒水平下降和意识活动抑制所表现出的一组神经功能缺失综合征。多由高级神经中枢功能活动受损所引起，可表现为嗜睡、意识模糊、昏睡和谵妄，严重的意识障碍为昏迷。

一、诊断要点

（一）临床表现

1.意识障碍原因复杂，临床上主要分为颅脑疾病和全身性疾病。颅脑疾病包括颅内血管疾病、占位疾病、颅脑损伤、癫痫等。全身性疾病包括重症感染如败血症、肺炎等；内分泌与代谢障碍如甲状腺功能减退、低血糖等；心血管疾病如休克、Adams-Stokes综合征等；水电解质平衡紊乱如低钠血症、高氯性酸中毒等；外源性中毒如酒精、有机磷农药等；物理性及缺氧性损害如高温、触电等。

2.伴先发热而后意识障碍提示重症感染性疾病，先出现意识障碍伴后发热提示脑出血、蛛网膜下腔出血、巴比妥类中毒等。伴呼吸缓慢提示吗啡、巴比妥类、有机磷杀虫剂等中毒，以及银环蛇咬伤等。伴瞳孔散大提示颠茄类、酒精、氰化物等中毒，以及癫痫、低血糖状态等。伴瞳孔缩小提示吗啡、巴比妥类、有机磷杀虫剂等中毒。伴心动过缓提示颅内高压、房室传导阻滞、吗啡中毒等。伴高血压提示高血压脑病、急性脑血管病、肾炎、尿毒症等。伴低血压提示各种原因的休克。伴皮肤黏膜改变及出血点、瘀斑和紫癜等提示严重感染和出血性疾病，伴口唇呈樱桃红提示 CO 中毒。伴脑膜刺激征提示脑膜炎、蛛网膜下腔出血等。伴瘫痪提示脑出血、脑梗死等。

（二）体格检查

1.首先给予言语和各种刺激确定意识障碍，结合 Glasgow 昏迷量表评估法确定意识障碍的程度。

2.对于意识障碍患者，需要监测体温、血压、呼吸、心率等生命体征。发热提示重症感染性疾病、脑出血、蛛网膜下腔出血、巴比妥类中毒、中暑、甲状腺危象等。血压增高见于急性脑血管病、高血压脑病、尿毒症脑病。血压下降提示心源性休克、感染性休克等。呼吸缓慢见于吗啡、巴比妥类等中毒。心动过缓见于缓慢型心律失常、颅内高压等。

3.伴口吐白沫提示癫痫。呼出气体气味为酒味提示酒精中毒,大蒜味提示有机磷农药中毒,尿味提示尿毒症,烂苹果味提示酮症酸中毒,肝臭味提示肝性脑病,苦杏仁味提示氰化物中毒。皮肤巩膜黄染提示肝性脑病,玫瑰疹提示伤寒和副伤寒,瘀点瘀斑提示重症感染、出血性疾病。瞳孔散大见于颠茄类、酒精、氰化物等中毒,口唇发绀见于肺性脑病等。口角歪斜、肢体偏瘫提示急性脑血管病,口腔有异物提示窒息等。肺部有湿性啰音提示肺部感染、肺水肿等,心脏扩大合并心律失常提示心脏疾病。板状腹提示消化道穿孔、肠梗阻、重症感染。肛门指检有脓血提示中毒性菌痢。

4.血常规白细胞计数及中性粒细胞比例增高提示急性化脓性感染,但在重症感染、伤寒等时白细胞计数可下降。

5.肾功能衰竭提示尿毒症脑病,肝功能损害如胆酶分离提示肝性脑病,血糖明显增高提示高渗性昏迷、糖尿病酮症酸中毒,血糖降低提示低血糖昏迷。

6.动脉血气分析呼吸衰竭提示肺性脑病、吗啡中毒等,代谢性酸中毒提示尿毒症、休克等。

7.血标本以及骨髓、痰、脑脊液涂片镜检及细菌培养,对病原学诊断有十分重要的意义。胃内容物化验有利于明确中毒原因。

8.影像学检查头颅 CT 或 MRI 能显示颅内血管疾病、占位疾病、颅脑损伤等特征改变。胸片对呼吸系统疾病诊断意义重大,必要时可进一步 CT 检查,腹部平片检查对消化道穿孔、肠梗阻等有意义,腹部 CT 对肠梗阻、肝硬化、肝癌、胰腺炎、胆管炎等意义重大。

二、药物治疗方案

意识障碍病因复杂,在病因未明确前主要为对症治疗,维持生命体征平稳,颅压增高者给予脱水、降颅压药物,控制抽搐,纠正水电解质平衡紊乱,补充营养。病因明确后须病因治疗。

处方一:适用于中枢性呼吸衰竭者

1.尼可刹米(Nikethamide):0.25~0.5g/次,静脉注射,2 小时后可追加,极量 1.25g/次。

处方二:适用于外伤性意识障碍及酒精中毒者

1.5%葡萄糖(Glucose)20ml+甲氯芬酯(Meclofenoxate)0.1~0.25g

静脉注射,3 次/日。

三、用药说明及注意事项

(一)大剂量使用尼可刹米,可出现血压升高、心悸、出汗、面部潮红、呕吐、震颤、心律失常、惊厥。与其他中枢兴奋药合用,有协同作用,可引起惊厥。一旦出现惊厥,应静脉注射苯二氮䓬类药物或小剂量硫喷妥钠。尼可刹米作用时间短暂,应视病情间隔给药。

(二)甲氯芬酯易水解,配成溶液后,应立即使用,偶有兴奋、激动、失眠、疲乏无力、胃部不适、头痛,停药后可恢复。精神过度兴奋、锥体外系症状患者及对本品过敏者禁用,高血压患者慎用。

第九节 咳 嗽

咳嗽(cough)是机体的防御反射,有利于清除呼吸道分泌物和有害因子,但频繁剧烈的咳嗽会对患者工作生活造成严重影响。咳嗽是最常见的症状,病因繁多且涉及面广,常因诊断不清增加患者的痛苦。

一、诊断要点

(一)临床表现

1.临床上将咳嗽的常见病因分为五类,呼吸系统疾病、胸膜疾病、心血管疾病、中枢神经疾病以及其他疾病。呼吸系统疾病,如普通感冒、急性气管-支气管炎、喉结核、喉癌、咳嗽变异性哮喘、支气管扩张症、支气管内膜结核、支气管肺癌、慢性支气管炎、肺间质纤维化、支气管异物等。胸膜疾病,如胸膜炎、胸膜间皮瘤、气胸、胸腔穿刺术后等。心血管疾病,如左心功能不全等。中枢神经疾病,如脑炎、脑膜炎等。其他如鼻后滴流综合征、食管反流性咳嗽、过敏性咳嗽、药物副作用等。

2.突发的咳嗽提示吸入刺激性气体所致急性咽喉炎、气管与支气管异物等。阵发性咳嗽提示支气管异物、支气管哮喘、支气管淋巴结结核、支气管肺癌等。长期慢性咳嗽提示慢性支气管炎、支气管扩张、慢性肺脓肿、空洞型肺结核等。晨咳或夜间平卧时咳嗽,提示慢性支气管炎、支气管扩张和肺脓肿等。夜间咳嗽提示左心衰竭、肺结核等。

(二)体格检查

1.对于咳嗽患者,发热提示感染。心率增快,呼吸困难提示左心功能不全、哮喘、气胸等。

2.查体口咽部红肿提示上呼吸道感染,淋巴结肿大提示感染或肿瘤。杵状指提示支气管扩张、慢性肺脓肿、肺癌、肺间质纤维化等。呼气期哮鸣音提示哮喘,肺底闻及 Velcro 啰音提示间质性肺病。吸气期哮鸣音,提示中心型肺癌或支气管结核。心脏扩大、瓣膜区闻及杂音,提示心功能不全。

3.白细胞计数增高提示感染性疾病,如气管-支气管炎、肺炎等。外周血嗜酸性粒细胞增高提示寄生虫感染、嗜酸性粒细胞肺炎等。免疫球蛋白 IgE 阳性提示过敏性疾病。

4.脑钠肽升高提示左心功能不全。降钙素原升高提示细菌性感染等。

5.影像学检查,胸片如发现明显病变,可根据病变特征选择相关检查。胸部 CT 有助于发现纵膈前后肺部病变、肺内小结节、气管壁增厚、钙化、狭窄,纵膈淋巴结肿大等。高分辨 CT 有助于诊断早期间质性肺疾病和非典型支气管扩张。

6.肺功能检查支气管激发阳性提示咳嗽变异型哮喘。

二、药物治疗方案

轻度咳嗽不需进行镇咳治疗,关键在于病因治疗,镇咳药只能起到短暂缓解症状的作用。严重的咳嗽,如影响休息和睡眠,可适当给予镇咳治疗。痰多患者宜用祛痰治疗。

处方一:适用于咳嗽症状较明显的患者

1.可待因(Codeine):15~30mg/次,口服或皮下注射,2~3 次/日。

2.右美沙芬(Dextromethorphan):15~30mg/次,口服 3~4 次/日。

3.喷托维林(Pentoxyverine):25mg/次,口服 3 次/日。

处方二:适用于痰多难以咳出的患者

1.氨溴索(Ambroxol):30mg/次,口服 3 次/日。

2.溴己新(Bromhexine):8~16mg/次,口服 3 次/日。

3.乙酰半胱氨酸(N~Acetylcysteine):200mg/次,口服 2~3 次/日。

三、用药说明及注意事项

(一)可待因长期应用亦可产生成瘾性,可透过胎盘使胎儿成瘾,引起新生儿戒断症状;分娩期应用可致新生儿呼吸抑制;缓释片必须整片吞服,不可嚼碎或掰开。

(二)右美沙芬过量用药会产生呼吸抑制。孕妇、肝功不良者慎用,痰多患者慎用,或与祛痰药合用。

(三)喷托维林慎用于青光眼及心功能不全伴有肺淤血的患者;痰多者宜与祛痰药合用。

(四)氨溴索不良反应较少,偶见皮疹等过敏反应,出现过敏症状应立即停药。

(五)乙酰半胱氨酸:支气管哮喘者禁用;老年人伴有呼吸功能不全者慎用

第十节　咯　血

咯血(hemoptysis)是指喉及喉以下的呼吸道及肺任何部位的出血,经口腔咯出称为咯血。少量咯血可仅表现为痰中带血,大咯血时血液从鼻腔涌出,造成窒息。

一、诊断要点

(一)临床表现

1.咯血不仅可由呼吸系统疾病引起,也可由循环系统疾病、外伤以及全身性因素引起,临床上分为七类。呼吸系统疾病,包括支气管扩张、支气管肺癌、结核、结石、溃疡,肺炎、肺结核、脓肿、栓塞、曲霉病,肺出血肾炎综合征等。心血管疾病,如风湿性心脏病、血管畸形、肺动脉高压、主动脉瘤等。血液病,包括白血病、血小板减少性紫癜、血友病、再生障碍性贫血等。传染病,包括流行性出血热、螺旋体病等。自身免疫性疾病,包括系统性红斑狼疮、白塞病、结节性多动脉炎等。抗凝药物作用,如阿司匹林、华法林、肝素、尿激酶等。其他可见于氧中毒、胸部外伤、气管支气管子宫内膜异位症等。

2.大咯血常见于空洞型肺结核、支气管扩张和慢性肺脓肿。支气管肺癌常表现为持续性或间断性痰中带血,慢性支气管或支原体肺炎在剧烈咳嗽时可出现痰中带血或血性痰。鲜红色血液见于肺结核、支气管扩张、肺脓肿和出血性疾病等,暗红色血液见于二尖瓣狭窄等,黏稠暗红色血痰见于肺栓塞等。儿童咯血常见于特发性含铁血黄素沉着症等;青壮年常见肺结核、支气管扩张、二尖瓣狭窄等;长期吸烟的中老年患者,要考虑肺癌可能。

咯血伴发热提示肺部感染、血管炎等,伴胸痛提示肺炎、肺癌、肺结核、肺栓塞、外伤等,伴呛咳提示支气管肺癌、支原体肺炎等,伴脓痰提示支气管扩张、肺脓肿、细菌性肺炎等,伴杵状指提示支气管扩张、肺脓肿、支气管肺癌等,伴多部位出血提示血液系统疾病、使用抗凝或溶栓药物、钩端螺旋体病、流行性出血热、自身免疫性疾病等。伴体重下降提示肺癌、重症结核。

(二)体格检查

1.对于大咯血,应监测血压、心率、呼吸等体征,出现血压下降、心率增快、烦躁,提示出血性休克;出现呼吸困难,提示窒息。出现发热,提示肺部感染、传染病、自身免疫性疾病等。

2.查体瘀点瘀斑提示血液病、传染病、抗凝药物作用;蝶形红斑提示系统性红斑狼疮;皮肤黄染提示钩端螺旋体病。腋窝、锁骨上淋巴结肿大,质硬、无压痛提示肺癌。肺部湿性啰音提示肺部感染、支气管扩张症、气管内积血等;肺部有局限性干啰音提示支气管内膜结核、肺癌。P2>A2提示肺动脉高压;二尖瓣听诊区舒张期隆隆样杂音提示二尖瓣狭窄。

3.红细胞计数与血红蛋白测定有助于推断出血程度;白细胞计数增高提示急性化脓性感染、流行性出血热、钩端螺旋体病、肺癌等;血小板计数下降提示血小板减少性紫癜、再生障碍性贫血、流行性出血热等;嗜酸性粒细胞计数增多提示寄生虫病。

4.凝血酶原时间延长提示凝血因子缺乏、抗凝药物作用等;D-二聚体升高提示感染、肺栓塞、肿瘤等。血沉升高提示肺结核、肿瘤、急性感染、自身免疫性疾病。脑钠肽增高提示心力衰竭。蛋白尿提示肺出血肾炎综合征、流行性出血热、钩端螺旋体病、系统性红斑狼疮等。

5.痰涂片检查有助于发现结核杆菌、真菌、细菌、癌细胞、寄生虫卵等。

6.咯血患者均应行X线胸片检查,有条件常规行肺部CT检查。

7.原因不明的咯血患者应考虑行支气管镜检查,可能发现肿瘤、结核、异物等,同时取活检,结合影像学改变可明确咯血来源部位。

二、药物治疗方案

咯血治疗包括止血治疗及病因治疗,预防窒息,失血量大者必要时应予补液、输血治疗。

处方一:适用于一般咯血患者

1.5%葡萄糖(Glucose)20ml+垂体后叶素(Pituitrin)5U~10U
   静脉缓慢推注(负荷),15分钟。

5%葡萄糖(Glucose)500ml+垂体后叶素(Pituitrin)10U~20U
   静脉缓慢滴注(维持)。

2.5%葡萄糖(Glucose)500ml+酚妥拉明(Phentolamine)20mg
   静脉缓慢滴注。

以上两者可联合使用

处方二:适用于凝血因子缺乏

1.维生素 K3(Vitamin K)4mg/次,肌内注射,3 次/日。

2.凝血酶原复合物(Lyophilized Human Prothrombin Complex Concetrate)

　　5%葡萄糖(Glucose)50ml+凝血酶原复合物 400U~600U

　　静脉缓慢滴注(负荷),30 分钟。

　　5%葡萄糖(Glucose)50ml+凝血酶原复合物 200U~400U

　　静脉缓慢滴注(追加),2~4 次/日。

处方三:适用于基础治疗不佳强化治疗

氢化可的松(Hydrocortisone):100~200mg,静脉滴注,短期使用。

三、用药说明及注意事项

(一)垂体后叶素滴注时应注意药物浓度及滴速,用药前后及用药过程中注意监测血压,高血压病、冠心病慎用,妊娠者禁用。用药后出现面色苍白、出汗、心悸、胸闷、过敏性休克等,应立即停药。酚妥拉明具有阻断肾上腺素受体和直接扩张血管的作用,不良反应有体位性低血压等,低血压、严重动脉硬化、心脏器质性损害、肾功能减退、胃炎、胃及十二指肠溃疡患者慎用。酚妥拉明可联合垂体后叶素使用,也可单独用于不能使用垂体后叶素的患者。

(二)当患者因维生素 K 依赖因子缺乏而发生出血时,短期应用维生素 K 常不足以即刻生效,可先静脉输注凝血酶原复合物、血浆或新鲜血液。凝血酶原复合物主要用于治疗维生素 K 依赖的凝血因子Ⅱ、Ⅶ、Ⅸ、Ⅹ缺乏症。

(三)氢化可的松为糖皮质激素,对肺结核、肺炎所致的咯血有辅助效果。需与抗生素、抗结核药物联用,见效后逐步减量,使用时间不宜超过 2 周。

第十一节　胸痛

胸痛(chest pain)是一个常见症状,多是心源性,也可由其他原因引起。心源性胸痛起病急,风险大,应该首先进行确定和识别。

一、诊断要点

(一)临床表现

1.胸痛的病因临床上分为心源性和非心源性两大类。心源性胸痛中最常见的原因是心肌缺血,包括心绞痛和心肌梗死,少见的如肥厚型心肌病,主动脉瓣病变等。其他如心脏压塞,急性心包炎等也可引起类似心肌缺血样的胸痛;应警惕主动脉夹层,肺栓塞等大血管病变,往往预后不良。非心源性胸痛可以来自肺与胸膜、胸廓疾病,如肺炎、胸膜炎、肿瘤、气胸等、肋软骨炎;消化道疾病如反流性食管炎、食道裂孔疝、胆绞痛、胃炎等;其他如肋神经痛、带状疱疹、胸壁肌肉劳损以及精神因素所致胸痛也不罕见。

2.突然发作持续性胸痛应考虑急性心肌梗死、主动脉夹层、气胸、肺栓塞、上消化道穿孔、急性胰腺炎等;反复发作,每次持续数分钟、含服硝酸甘油可缓解,多为心绞痛、食管痉挛等;反复发作,持续时间较长常见为上消化道疾病等。

胸痛伴咳嗽、气短或呼吸困难、发热首先考虑肺部疾病、胸膜疾病等;如伴恶心、呕吐、出汗、上腹部疼痛,除考虑上消化道疾病、胆道疾病、胰腺炎外,不应遗漏鉴别急性下壁心肌梗死。

(二)体格检查

1.首先测血压、脉搏、呼吸等重要生命体征,尽快做出风险评估,心源性胸痛风险常常远高于非心源性胸痛;血压下降特别伴有休克时,应鉴别急性心肌梗死、肺栓塞、主动脉瓣狭窄、胰腺炎、上消化道穿孔等;如伴血压升高,则应警惕主动脉夹层。

2.如疼痛局限并有压痛,多为胸壁肌肉劳损。呼吸音减弱或消失多为气胸,增强或伴干湿罗音则提示肺炎等;心音减弱,特别是新出现的心脏杂音,提示急性心肌梗死;P_2亢进提示急性肺栓塞;胸膜摩擦音及心包摩擦音则分别提示胸膜炎和心包炎。

3.肌钙蛋白及心肌酶的意义最大,时间窗后升高强烈提示心肌受损,除最常见急性心肌梗死外,急性肺栓塞、急性心包炎、主动脉夹层等也可以引起其升高;如肌钙蛋白或心肌酶未见升高,也应注意复查。

4.心电图在心肌受损后常会有不同程度的改变,心电图有动态改变时提示心绞痛和心肌梗死,而心包炎、心肌炎时动态变化不明显;右心负荷增加心电图表现如肺型 P 波、右束支传导阻滞、$S_IQ_{III}T_{III}$现象提示急性肺栓塞。多普勒超声见心肌局部室壁异常提示心肌缺血,弥漫性心肌运动减弱则提示心肌炎;右心扩张,三尖瓣返流提示急性肺栓塞,腹部超声适用于鉴别腹腔内病变。

5.X 线检查可提示气胸、肺部炎症以及心血管负荷变化等。增强 CT 对鉴别缺血性心脏病、急性肺栓塞和主动脉夹层有重要意义。

二、药物治疗方案

胸痛的治疗原则是尽快评估危险,并对高危原发病进行处理,低危患者可对症治疗。

处方一:适用于稳定型心绞痛及急性冠脉综合征患者

1.硝酸甘油(Nitroglycerine):0.5mg 舌下含服,每 5 分钟可重复 1 片。

2.美托洛尔(Metoprolol):12.5~50mg/次,口服 3 次/日。

3.曲美他嗪(Trimetazidine):20mg/次,口服 3 次/日。

以上任选一项,或联合使用。

处方二:适用于急性心肌梗死及主动脉夹层患者

吗啡(Morphine):3mg 静脉注射,10~15 分钟可重复使用,一般不超过 4 次。

处方三:适用于心包炎、胸膜炎及肌肉疼痛患者

1.布洛芬(Ibuprofen):0.2~0.4g/次,口服 4~6 次/日,一般每日不超过 2.4g。

2.塞来昔布(Celecoxib):0.2g/次,口服 2 次/日。

三、用药说明及注意事项

(一)对胸痛患者要尽早尽快进行危险分层,鉴别各种高危疾病,特别是急性心肌梗死患者冠脉再灌注越快越好,避免贻误治疗时机。

(二)处方一中硝酸甘油扩张冠脉同时可能造成低血压;美托洛尔能降低心率抑制心肌收缩力,有诱发或加重心力衰竭的风险,使用时应严密监测,控制剂量。

(三)处方二中吗啡止痛同时扩张血管,对交感极度兴奋患者十分有益,但应注意使用次数,避免成瘾。

(四)处方三中非甾体类镇痛药对急性心肌梗死等疾病有害,增加心脏破裂风险,应在正确鉴别诊断胸痛的原发病后使用。

第十二节　呼吸困难

呼吸困难(dyspnea)是呼吸功能不全的一个重要症状,是患者主观上有空气不足或呼吸费力的感觉;而客观上表现为呼吸频率、深度和节律的改变。常由心脏或肺部疾病引起。

一、临床要点

(一)临床表现

1.呼吸困难最常见的原因有肺源性呼吸困难和心源性呼吸困难。肺源性呼吸困难中,大气道狭窄、窒息等引起吸气性呼吸困难;慢性阻塞性肺疾病、支气管哮喘等引起呼气性呼吸困难;肺炎、肺结核、肺梗死、气胸、广泛胸膜病变、肺水肿、广泛肺间质病变等引起混合性呼吸困难。心源性呼吸困难中心力衰竭最常见,另外还有瓣膜病变、心包疾病等。除此以外,酮症酸中毒、脑出血、重度贫血等也会引起呼吸困难。

2.周期性呼吸节律、幅度较大变化,提示重症颅脑疾病;呼吸深、大,见于糖尿病酮症酸中毒;呼吸困难明显、幅度浅、快,提示胸廓疾患;呼吸困难发作快而表浅或叹气式呼吸不规则,提示癔症。伴胸痛时,提示急性心肌梗死合并左心衰,肺栓塞等;呼吸浅快,伴口周、肢体麻木、麻痹或手足搐搦等呼吸性碱中毒表现,提示癔症;呼出气中有烂苹果味,提示酮症酸中毒;氨味提示尿毒症;如果呼吸困难突然发作,伴一侧胸痛,尤其是深呼吸时明显,提示气胸。

(二)体格检查

1.呼吸困难患者生命体征往往都存在异常,伴心率增快,血压升高;如血压降低应考虑急性肺栓塞、急性泵功能衰竭。如有发热,应考虑感染。

2.吸气困难时,会出现胸骨上窝、锁骨上窝及下部肋间隙的"三凹征",可伴干咳及高调吸气性喉鸣,提示大气道狭窄和阻塞。

3.重度贫血患者以及二尖瓣狭窄患者分别有典型"贫血面容"和"二尖瓣面容"。桶状胸提示肺气肿;胸廓一侧膨隆,见于气胸、大量胸腔积液、严重肺气肿等;胸廓一侧下陷,见于肺不张、肺纤维化、广泛胸膜粘连等。肺实变、肺气肿、肺不张、胸腔积液、气胸均有典型胸部异常改变。心界扩大、心脏杂音、发绀等对心源性呼吸困难判断非常有帮助。腹部膨隆病变可抬高膈肌,也可以导致呼吸困难。

4.白细胞总数及中性粒细胞比例增加提示感染;嗜酸粒细胞增加提示哮喘;血红蛋白水平降低提示贫血;血糖、酮体有助于酮症酸中毒诊断;脑钠肽水平可用于鉴别心源性和非心源性呼吸困难。

5.影像学检查,胸腔积液、气胸、肺炎、肺结核、肺气肿都具有典型的 X 线表现。胸部 CT 对肿瘤、间质纤维化、支气管扩张、肺梗死诊断价值较高。

6.心电图在急性心肌梗死,心肌病、肺心病、先心病等中可提供线索。

二、药物治疗方案

呼吸困难治疗首先应鉴别肺源性与心源性,尽管两者在吸氧、扩张支气管等处理方案有重叠,但必须进一步给予相应治疗,才能缓解病情。

处方一:适用于哮喘发作及心源性哮喘患者

1.50%葡萄糖(Glucose)40ml+氨茶碱(Aminophylline)0.25g

静脉缓慢推注,不短于 10min,0.5~1g/日

2.5%葡萄糖(Glucose)500ml+氨茶碱(Aminophylline)0.5g

静脉滴注, 0.5~1g/日

处方二:适用于心力衰竭患者

1.吗啡(Morphine):3mg 静脉注射。

呋塞米(Furosemide):40mg 静脉推注,30~60min 可再追加。

50%葡萄糖(Glucose)20ml+毛花苷 c(Lanatoside c)0.4mg(首剂)

静脉缓慢推注

50%葡萄糖(Glucose)10ml+毛花苷 c(Lanatoside c)0.2mg(追加)

静脉缓慢推注

2.呋塞米(Furosemide):20~40mg/次,口服 2~3 次/日,一般每日不超过 120mg。

地高辛(Digoxin):0.25mg/次(负荷量),0.125mg/次(维持量),口服 1 次/日。

以上处方 1 急性心力衰竭用药,处方 2 为稳定期心力衰竭用药。

处方三:适用于慢性阻塞性肺疾患患者

1.沙丁胺醇(Salbutamol):0.2mg/次,气雾吸入 6 次/日,每日不超过 8 次。

2.布地奈德(Celecoxib):100~400μg/次,气雾吸入 2~4 次/日。

3.噻托溴铵(Tiotropium Bromide)18μg/次,粉剂吸入 1 次/日。

三、用药说明及注意事项

(一)处方一中茶碱血清浓度过高会发生中毒,早期多见的有恶心、呕吐、易激动、失眠等,并可能诱发心动过速、心律失常,使用时应严密观察。特别是心功能不全以及持续发热的患者,应定期监测血清茶碱浓度,以保证最大的疗效而不发生中毒的危险。

（二)处方二前者为急性心衰时呼吸困难药物治疗方案,吗啡禁用于脑外伤颅内高压、慢性阻塞性肺疾患、支气管哮喘、肺源型心脏病、排尿困难、肝功能减退的患者;使用呋塞米和西地兰时应严密注意电解质特别是血钾水平,呋塞米容易造成低钾血症,低钾血症时应用西地兰诱发室性心律失常的风险明显增高。后者为慢性心衰时用药,同样应注意电解质水平,必要时监测地高辛浓度。

（三)处方三中药物为慢性阻塞性肺疾患用药方案,心血管功能不全、冠状动脉供血不足、高血压、糖尿病、和甲状腺功能亢进患者慎用沙丁胺醇;布地奈德长期使用高剂量,可能发生糖皮质激素的全身作用,伴有鼻部真菌感染和疱疹及肺结核的患者慎用;噻托溴铵不能用作支气管痉挛急性发作的抢救治疗药物,对于窄角型青光眼、前列腺增生、膀胱颈梗阻及中重度肾功能不全的患者应谨慎使用。

第十三节　发　绀

发绀(cyanosis)是指血液中还原血红蛋白增多使皮肤和黏膜呈青紫色改变的一种表现,也可称紫绀。这种改变常发生在口唇、指(趾)、甲床等毛细血管较丰富的部位。

一、诊断要点

(一)临床表现

1.发绀在临床上分为两大类,真性发绀和血红蛋白异常。真性发绀指还原血红蛋白增加,包括中心性发绀、周围性发绀和混合性发绀,中心性发绀常见于肺炎、慢性阻塞性肺疾病等肺部疾病和法洛四联征、艾森曼格综合征等心脏疾病;周围性发绀常见于右心衰竭、缩窄性心包炎和严重休克、雷诺病等缺血性发绀;混合性发绀主要见于心力衰竭。异常血红蛋白衍生物引起发绀,如高铁血红蛋白血症、硫化血红蛋白血症等。

2.发绀急性起病提示各种心肺疾病,如急性呼吸道梗阻、心功能衰竭等,以及药物或毒物中毒。自出生或幼年即出现发绀者,提示先天性心脏病或先天性高铁血红蛋白血症。育龄妇女发绀与月经周期有关,提示特发性阵发性高铁血红蛋白血症。

发绀伴呼吸困难,提示重症心肺疾病及急性呼吸道梗阻、气胸等。伴意识障碍,提示中毒、休克、急性肺部感染或急性心力衰竭等。

(二)体格检查

1.对发绀患者,首先测血压、脉搏、呼吸等重要生命体征。血压显著降低提示休克;呼吸困难及脉搏加快,提示心脏病或慢性肺部疾病;发绀伴意识障碍,提示中毒、休克、急性肺部感染或急性心力衰竭等。

2.发绀伴杵状指(趾),提示先天性心脏病或慢性肺部疾病。胸部触诊有拍击音,肺部听诊音有喘鸣音,甚至单侧肺部呼吸音消失,提示有气管支气管异物或支气管哮喘等肺部疾病。

3.红细胞计数及血红蛋白浓度降低,提示血容量不足所致发绀;血红蛋白正常,提示心脏疾病或肺部疾病,或药物、化学物品中毒;红细胞形态异常,提示遗传性血液系统疾病或溶血性疾病。

4.动脉血气分析如有低氧血症、呼吸衰竭,提示呼吸系统疾病,如慢性阻塞性肺疾病、支气管哮喘等。

5.影像学检查胸片对呼吸系统疾病诊断意义重大,必要时可进一步 CT 检查。

6.心脏超声检查对感染性心内膜炎、胸膜炎、胸腔积液等具有诊断价值。

二、药物治疗方案

发绀的治疗原则为查明病因,针对不同的原发疾病进行治疗。发绀的一般治疗,包括卧床休息,氧疗,注意保温,避免体力劳动或剧烈运动。

处方一:适用于心功能不全患者

1.50%葡萄糖(Glucose)20ml+西地兰(Lanatoside c)0.4mg(首剂)

静脉缓慢推注

50%葡萄糖(Glucose)10ml+西地兰(Lanatoside c)0.2mg(追加)

静脉缓慢推注

2.地高辛(Digoxin):0.25mg/次(负荷量),0.125mg/次(维持量),口服 1 次/日

处方二:适用于呼吸系统疾病治疗

1.0.9%氯化钠注射液(Sodium Chloride)100ml+甲泼尼龙(Methylprednisolone) 40mg,静脉滴注,1 次/日。

2.0.9%氯化钠注射液(Sodium Chloride)100ml+多索茶碱(Doxofylline)

静脉滴注,300mg,1 次/日

处方三:适合于苯胺、亚硝酸盐、磺胺类等中毒的治疗

亚甲蓝(Methylthioninium Chloride),静脉注射。

对于亚硝酸盐中毒,一次按体重 1~2mg/kg;

对于氰化物中毒,一次按体重 5~10mg/kg,最大剂量为 20mg/kg。

三、用药说明及注意事项

(一)处方一为强心药,易导致恶性心律失常,故不宜长期用药,用药过程中需监测心率、神志等变化,若出现昏睡、精神错乱或视觉异常等症状,为药物中毒先兆,可作为停药指征。

(二)处方二中甲泼尼龙为激素,用药时易出现胃肠道不适,故在用药前可适当予以护胃等处理;另外该药长期使用易出现电解质紊乱、肌无力、骨质疏松、高血压等副作用,故不宜长期使用,疗程一般为 3~5 天。

(三)处方三中为化学物品中毒解救方法,一旦发生上述中毒,需立即静脉注射。

(四)以上处方只列举少许治疗方案,临床上引起发绀的情况复杂,应尽量找出原发疾病,针对原发疾病进行相应的治疗。

第十四节　心　悸

心悸(palpitation)是一种自觉心脏跳动的不适感或心慌感,心悸时,心率可快、可慢,也可有心律失常,心率和心律正常者亦可有心悸。

一、诊断要点

(一)临床表现

1.心悸的病因临床上主要分为三类:心脏搏动增强所致,如高血压、主动脉瓣关闭不全、动脉导管未闭等所致心室肥大,或甲状腺功能亢进、贫血、发热等;心律失常所致,如心动过速、心动过缓、期前收缩、心房扑动或颤动等;心脏神经症,如自主神经功能紊乱。

2.心悸伴心前区疼痛,提示冠心病如心绞痛、心肌梗死,或心肌炎、心包炎以及心脏神经症等;伴发热,提示急性传染病、风湿热、感染性心内膜炎等;伴晕厥或抽搐,提示高度房室传导阻滞、心室颤动或室性心动过速、病态窦房结综合征等;伴贫血,提示急性失血;伴虚汗、脉搏微弱、血压下降等提示慢性贫血;伴呼吸困难,提示心功能不全、急性心肌梗死、心包炎等;伴消瘦及出汗,提示甲状腺功能亢进。

(二)体格检查

1.对于心悸患者,应首先测量血压、脉搏、心率、呼吸、体温等生命体征;心悸为突然发作,多见于阵发性心动过速;逐步加速提示心功能不全;偶尔发作见于期前收缩;经常发生则见于心脏疾患;若为过性发作提示急性感染;持续发作则提示慢性疾病。

2.心悸时,重点检查心脏有无病理性体征,如叩诊心脏扩大,瓣膜区可闻及杂音等,提示存在心脏瓣膜疾病;听诊时有心律不齐表现如心音强弱不等,提示心律失常。同时需注意患者的全身情况,面色苍白提示贫血;消瘦、眼突伴甲状腺肿大,提示甲状腺功能亢进。

3.红细胞计数及血红蛋白浓度下降,提示贫血;血沉增快、白细胞计数及中性粒细胞比例增高提示感染。

4. 血清学检查,心肌酶、肌钙蛋白、脑钠肽等增高提示心肌损害及心功能不全,注意有无心绞痛、心肌梗死、心衰等;甲状腺激素升高、促甲状腺激素下降,提示甲状腺功能亢进。血糖水平低提示低血糖症。

5.心电图检查可迅速帮助判断心肌缺血、心肌梗死、心律失常等;24 小时动态心电图对心律失常等具有较高诊断价值。

6.影像学胸片检查对呼吸系统疾病诊断意义重大,也可判断有无心脏扩大等。

7.超声检查对心包炎、感染性心内膜炎、心包积液等具有诊断价值。

二、药物治疗方案

心悸患者应合理安排生活及工作,避免劳累、精神紧张和情绪激动,保持乐观的情绪,规律作息,适当运动锻炼;另外,须戒烟、戒酒及停止咖啡因的摄入,心悸的治疗原则是积极查明病因,针对不同的原发疾病进行针对性治疗。

处方一:适用于快速型心律失常的治疗

1.美托洛尔(Metoprolol):12.5~25mg/次,口服 2~3 次/日。

2.普萘洛尔(Propranolol):10mg/次,口服 3 次/日。

3.胺碘酮(Amiodarone):20mg/次,口服 3 次/日(负荷量),一周后口服 2 次/日,再一周后口服 1 次/日。

处方二:适用于心功能不全治疗

1.50%葡萄糖(Glucose)20ml+毛花苷 c(Lanatoside c)0.4mg(首剂),静脉缓慢推注 50%葡萄糖(Glucose)10ml+毛花苷 c(Lanatoside c)0.2mg(追加),静脉缓慢推注。

2.地高辛(Digoxin):0.25mg/次(负荷量),0.125mg/次(维持量),口服 1 次/日。

三、用药说明及注意事项

(一)处方一中美托洛尔和普萘洛尔为 β 肾上腺素能受体阻滞剂,缓慢型心律失常、心力衰竭患者禁用;会掩盖低血糖的症状,使用过程中应予警惕。胺碘酮可致甲状腺功能异常,用药过程中注意监测;胺碘酮还可导致肺纤维化,长期使用应定期复查胸片。

(二)处方二为洋地黄类药,洋地黄中毒可致恶性心律失常,用药过程中需监测心率、神志等变化,若出现昏睡、精神错乱或视觉异常等症状,为药物中毒先兆,必要时监测血药浓度。出现洋地黄中毒后,注意补钾,可予利多卡因,禁电复律。

第十五节　恶心与呕吐

恶心(nausea)为上腹部不适和紧迫欲吐的感觉。呕吐(vomiting)是通过胃的强烈收缩迫使胃或部分小肠的内容物经食管、口腔而排出体外的现象。

一、诊断要点

(一)临床表现

1.恶心、呕吐常见的病因可分为四类:反射性呕吐、中枢性呕吐、前庭障碍性呕吐、神经症性呕吐。反射性呕吐,包括咽部刺激,如吸烟、剧咳、鼻咽部炎症;胃、十二指肠疾病,如胃肠炎、消化性溃疡、功能性消化不良、幽门梗阻等;肠道疾病,如急性阑尾炎、肠梗阻、过敏性紫癜等;肝胆胰疾病,如肝炎、肝硬化、胆囊炎、胰腺炎等;腹膜及肠系膜疾病如急性腹膜炎;其他疾病,如肾结石、输尿管结石、急性肾盂肾炎、异位妊娠破裂、急性心肌梗死、心力衰竭、青光眼等。中枢性呕吐,包括神经系统疾病,如颅内感染、损伤、癫痫等;全身性疾病,如尿毒症、肝昏迷、糖尿病酮症酸中毒、甲亢危象、甲状旁腺危象、肾上腺皮质功能不全、低血糖、低钠血症及早孕等;药物作用,如某些抗生素、抗肿瘤药物、洋地黄、吗啡等;中毒,如乙醇、重金属、一氧化碳、有机磷农药、鼠药等;精神因素,如神经性厌食等。前庭障碍性呕吐,包括迷路炎、化脓性中耳炎、梅尼埃病、晕动病等。神经症性呕吐,如抑郁、焦虑、癔症周期性呕吐等。

2.伴腹痛、腹泻,提示急性胃肠炎、各种原因的急性中毒、霍乱或副霍乱;伴左上腹痛及发热、寒战或黄疸,提示胆囊炎或胆石症;伴头痛及喷射性呕吐,提示颅内高压症或青光眼;伴眩晕、眼球震颤,提示前庭器官疾病;伴有排尿异常者,提示急慢性肾衰竭、急性肾小球肾炎、高血压肾动脉硬化、急性肾盂肾炎、肾结石绞痛发作等。

(二)体格检查

1.对剧烈而大量呕吐的患者,应特别注意患者生命体征。发热提示感染或中枢神经受累。血压偏低,提示大量失血或脱水,如低血容量、食管贲门线形撕裂、食管破裂等。呼吸急促困难,提示呕吐物误吸。心率加快,提示心力衰竭、甲亢危象等。

2.体查皮肤巩膜黄染,提示急性黄疸性肝炎、胆囊炎、胆石症、急性胰腺炎、胆道蛔虫、钩端螺旋体病等。腹部可见胃肠型及蠕动波者,提示幽门或肠梗阻;脐周有紫斑者,提示急性胰腺炎。莫菲氏征阳性提示胆囊炎、胆石症,右上腹压痛伴肝大提示急性肝炎,麦氏点压痛、反跳痛提示阑尾炎,输尿管压痛提示泌尿系感染或结石。腹部包块提示腹部肿瘤,揉面感伴压痛提示腹腔结核。叩鼓音提示麻痹性肠梗阻、低血钾,振水音提示幽门梗阻。肠鸣音消失或减弱提示麻痹性肠梗阻、急性胰腺炎;肠鸣音活跃提示急性胃肠炎;金属高调肠鸣音提示机械性肠梗阻。

3.血常规红细胞计数及血红蛋白降低提示贫血、异位妊娠破裂等;白细胞计数及中性粒细胞升高提示各种感染。

4.低钙血症提示急性胰腺炎,高钙血症提示甲状旁腺危象等,低钾血症提示肠麻痹等。胆红素升高和酶学改变提示肝胆疾病,如肝炎、肝硬化、肝昏迷等。肌酐、尿素氮升高提示肾功能不全、尿毒症等。甲状腺激素水平显著升高,提示甲亢危象。心肌同工酶、肌钙蛋白升高提示急性心肌梗死。淀粉酶升高提示急性胰腺炎等。疑似毒物或药物中毒,可进行定量分析。

5.感染性食物中毒者应取呕吐物做细菌培养;疑有毒物或药物中毒者,应将呕吐物进行毒物或药物分析。

6.中枢性呕吐者应做眼底检查以及头颅 CT、脑电图、脑血管造影及 MRI、颅底 X 线片等;耳源性呕吐可作内耳功能检查及前庭功能测定;反射性呕吐多系消化系统疾病引起,可酌情行 X 线、内镜、腹部 B 超、肝肾功能等检查以确定病因;妊娠呕吐应做妊娠试验及妇科 B 超。

二、药物治疗方案

恶心、呕吐的治疗原则是针对病因治疗,用药物阻断呕吐反射,并加强支持治疗,纠正水电解质失衡。

处方一:适用于呕吐的对症处理

1.甲氧氯普胺(Metoclopramide):10mg/次,立即肌内注射。

2.多潘立酮(Domperidone):10~20mg/次,口服 3 次/日。

3.氯丙嗪(Chlorpromazine):25~50mg/次,立即肌内注射。

4.生理盐水 20ml+恩丹司琼 4mg,立即静脉注射。

以上任选一项

处方二:适用于痉挛性腹痛引起的呕吐

1.消旋山莨菪碱(Raceanisodamine,654~2):10mg/次,立即肌内注射。

2.丁溴东莨菪碱(Scopolamine Butylbromide):10~20mg/次,口服 3 次/日。

3.氯丙嗪(Chlorpromazine):25~50mg,立即肌内注射。

以上任选一项

三、用药说明及注意事项

(一)处方一中,由于甲氧氯普胺可通过血脑屏障,所以常有瞌睡、乏力等副作用。氯丙嗪具有 α~肾上腺素能受体阻滞作用,可引起血管扩张和体位性低血压,应予以注意。恩丹司琼常见的不良反应为头痛、倦怠、发热、便秘、偶有短暂性无症状肝脏氨基转移酶增加,上述反应轻微,无须特殊处理。

(二)处方二中,两者均为外周抗胆碱能药,对平滑肌有解痉作用,能选择地缓解胃肠道、胆道、泌尿道平滑肌痉挛,解除由于痉挛性腹痛引起的呕吐。青光眼、前列腺肥大患者忌用。

第十六节　腹　泻

腹泻（diarrhea）是指排便次数明显超过平日习惯的频率(>3 次/日),粪便量增加(>200g/d),粪质稀薄或含未消化食物、脓血、黏液。腹泻常伴有排便急迫感、肛门不适、失禁等症状。

一、诊断要点

(一)临床表现

1.临床上根据病程将腹泻分为急性腹泻和慢性腹泻。急性腹泻主要包括肠道疾病,如细菌感染、克力恩病、溃疡性结肠炎等;食物中毒,如金黄色葡萄球菌、重金属等;全身性疾病反应如败血症、伤寒、螺旋体病;药物作用,如泻药、化疗药等。慢性腹泻主要包括肠道疾病,如慢性菌痢、肠结核、慢性阿米巴肠炎、肠易激惹综合征、肠道肿瘤等;胃部疾病,如肿瘤、萎缩性胃炎、胃肠瘘管形成等;肝胆胰疾病,如慢性肝炎、肝癌、慢性胆囊炎、慢性胰腺炎、胰腺癌等;全身性疾病,如甲状腺功能亢进、糖尿病、尿毒症、肾上腺皮质功能减退等。

2.大便性状有助于腹泻鉴别诊断,黏液脓血便提示溃疡性结肠炎、结直肠癌、肠道感染等;糊状或水样便提示肠易激综合征、肠道菌群失调、克力恩病等;脂肪泻提示慢性胰腺炎、胆汁酸分泌不足等。

腹泻伴里急后重常提示病变以结肠为主;伴有发热提示感染性疾病如急性菌痢、伤寒、副伤寒、肠结核等;伴消瘦提示病变位于小肠,如肠道肿瘤,吸收不良综合征等。

(二)体格检查

1.对于腹泻患者,应监测血压、心率、呼吸等体征,尽快作出诊断,如腹泻出现血压下降、心率增快、尿少,考虑脱水引起低血容量性休克或感染性腹泻所致休克可能。

2.腹泻患者常可闻及肠鸣音活跃,腹部触及包块提示胃肠道肿瘤、增生性肠结核;肠道瘘管形成提示克罗恩病;肠型提示重型溃疡性结肠炎。

3.粪便检查非常重要,镜检白细胞提示感染性腹泻,隐血及镜检红细胞提示炎症性肠病如溃疡性结肠炎,涂片脂肪滴提示慢性胰腺炎,虫卵提示寄生虫感染。

4.影像学检查CT下胃肠钡剂造影见肠腔狭窄,肠壁增厚,形成"木梳征",考虑为克罗恩病;溃疡性结肠炎X线钡剂灌肠可见小龛影;结肠癌X线灌肠则可发现充盈缺损、肠腔狭窄、黏膜破坏等。

5.内镜下直接看到肿块,或在内镜下行黏膜染色,可分辨微小型或平坦型癌;内镜下见黏膜血管纹理模糊,充血水肿,可见多发性溃疡,考虑为溃疡性结肠炎;内镜下见阿弗他溃疡或纵行溃疡、黏膜鹅卵石样改变,考虑为克力恩病。

二、药物治疗方案

感染性腹泻需根据病原体选择用药,需常规行大便培养+药敏,根据药敏结果选择合适的抗生素治疗,在确定病原体之前,可予相应对症治疗。非感染性腹泻可使用止泻剂。

处方一:适用于感染性急性腹泻

1.蒙脱石散(Montmorillonite):3g/次,口服 2~3 次/日。

2.双歧杆菌三联活菌胶囊(Bifid~triple Viable Capsule):2~4 粒/次,口服 2~3 次/日。

3.诺氟沙星(Norfloxacin):300~400mg/次,口服 2 次/日。

处方二:适用于非感染性急性腹泻

1.洛哌丁胺(Loperamide):4mg/次,口服 2~3 次/日。

2.消旋卡多曲(Racecadotril):60mg/次,口服 3 次/日。

三、用药说明及注意事项

(一)对于腹泻病因不明的患者,不要滥用止泻药物。以免加重感染性腹泻,影响疾病预后。

(二)对于感染性腹泻的患者,治疗上应针对病因使用相应药物治疗,一般情况下禁用止泻药物,因其减慢肠道蠕动,抑制肠道内感染粪便排出,进一步加重肠道感染。

(三)使用止泻药发生便秘、腹胀和肠梗阻时应立即停用。

(四)处方一中抗生素使用时,应积极留取标本行培养,参考药敏结果选药,尽量减少耐药。

(五)处方二中洛哌丁胺是强效止泻剂,在感染性腹泻时应禁用,且在症状改善后需及时减量或停药;消旋卡多曲在使用时需视情况补充水分,且用药疗程不宜超过 7 天。

第十七节 腹 痛

腹痛(abdominal pain)多由腹腔内组织或器官受刺激或损伤所致,也可由胸部疾病及全身性疾病所致。腹痛是一种主观感觉,腹痛的性质和强度,不仅受病变和刺激程度影响,还受心理因素影响。

一、诊断要点

(一)临床表现

1.腹痛在临床上分为急性腹痛和慢性腹痛。急性腹痛病因分为腹腔器官疾病、腹壁疾病、胸腔器官疾病、全身性疾病。腹腔器官疾病包括急性炎症如胃炎、肠炎、胰腺炎、胆囊炎、阑尾炎等;空腔脏器阻塞或扩张如肠梗阻、肠套叠、肠道蛔虫症、泌尿系结石等;脏器扭转或破裂如肠扭转、肠梗阻、卵巢扭转、脾破裂、异位妊娠等。腹壁疾病如腹壁挫伤、脓肿、带状疱疹等。胸腔器官疾病如心绞痛、心肌梗死、心包炎、大叶性肺炎等。全身性疾病如过敏性紫癜、糖尿病酸中毒、重金属中毒等。

慢性腹痛病因分为腹腔器官疾病、中毒与代谢障碍以及肿瘤等。腹腔器官疾病包括慢性炎症如慢性胃炎、慢性胆囊炎、胆道感染、慢性胰腺炎、结核性腹膜炎、溃疡性结肠炎、克力恩病等;消化道运动障碍如功能性消化不良,肠易激惹综合征等;胃、十二指肠溃疡;腹腔脏器扭转或梗阻如慢性胃扭转、慢性肠梗阻;脏器包膜牵张如肝淤血、肝炎、肝脓肿及肝癌等。中毒与代谢障碍包括重金属中毒、尿毒症等。肿瘤以恶性肿瘤居多。

2.腹痛可为阵发性疼痛、持续性疼痛或轻度隐痛。突然发生刀割样痛提示内脏穿孔等。阵发性绞痛提示空腔脏器痉挛或梗阻,如胆绞痛、肾绞痛、肠绞痛及胆道、输尿管结石、机械性肠梗阻等。持续性剧痛多提示炎症性病变、肿瘤晚期等。持续性钝痛多提示实质性脏器肿胀,如肝瘀血、肠寄生虫症等。慢性隐痛或烧灼痛常提示消化道溃疡等。

腹痛伴高热或驰张热,提示腹腔内脏器急性化脓性病变;伴低热或不规则热,提示结核或肿瘤等。急性腹痛伴黄疸提示肝炎、胆道炎症、胆石症、胰头癌、急性溶血等。腹痛伴呕吐提示食物中毒、肠梗阻、急性胰腺炎等。腹痛伴腹泻提示肠炎、过敏性疾病、肠结核、结肠肿瘤等。腹痛伴血便提示阿米巴痢疾、肠癌、肠套叠、急性出血性坏死性肠炎等。伴血尿提示泌尿道结石等。

(二)体格检查

1.对于急性腹痛患者,除测体温、脉搏、呼吸、血压外,应注意观察患者的面色、表情、体位和精神状态,须仔细进行全身体格检查,尤以腹部检查对诊断更有帮助。血压下降,心率增快等休克表现,提示急性内出血如内脏破裂,宫外孕,中毒性痢疾,急性心肌梗死等。

2.腹痛伴腹部手术瘢痕提示粘连性肠梗阻。腹式呼吸受限提示弥漫性腹膜炎。伴有明显腹胀者,提示肠炎、机械性或麻痹性肠梗阻等。腹部凹陷,成"舟状腹"提示急性胃穿孔。明显肠型或蠕动波者提示肠道梗阻可能。肠鸣音减少或消失,可能为肠麻痹;肠鸣音不规则的亢进,提示有肠道感染可能;肠鸣音高亢、气过水声、金属音则常表示肠梗阻的存在。右下明显压痛,同时有反跳痛、肌紧张提示阑尾炎;全腹肌紧张伴压痛及反跳痛者,提示有腹膜炎存在或腹内空腔脏器有穿孔。右上腹或脐上方触及腊肠样肿物提示肠套叠;脐周触及不规则的条索状物提示蛔虫性肠梗阻;右下腹触及肿大的淋巴结提示急性肠系膜淋巴结炎;肋下缘与右腹直肌间触及橄榄样肿块提示先天性肥大性幽门狭窄。腹部包块提示阑尾脓肿、腹腔结核、蛔虫性肠梗阻、肠扭转、腹腔内肿瘤等;腹部出现不对称的膨隆或包块提示急性肠扭转。移动性浊音提示腹腔脏器破裂、出血,鼓音明显者提示肠腔充气,有梗阻可能,肝浊音区消失提示穿孔。

3.血红蛋白及红细胞计数逐渐下降,须警惕内出血的存在。白细胞计数及中性粒细胞比例升高常提示炎症性病变。

4.小便常规较多红细胞或脓细胞提示尿路感染。胰淀粉酶增高提示急性胰腺炎。

5.血性腹水提示腹腔内脏或异位妊娠破裂、恶性肿瘤、结核性渗出性腹膜炎等;脓性腹水提示化脓性腹膜炎等。

6.影像学腹部透视如发现膈下游离气体,提示胃肠穿孔;肠内有梯形液体平面,肠腔内充气较多,提示肠梗阻。静脉肾盂造影阳性提示尿路病变。

7.腹部超声局部特异性声像可提示胆石症、肝脓肿、膈下脓肿等。超声引导下腹腔穿刺,可吸取积液进行常规生化及细胞学检查,明确病变性质。

二、药物治疗方案

腹痛的治疗应准确、全面询问病史与体格检查,抓住主要矛盾,进行诊断与治疗。对伴有休克等危重征象者,应先进行抗休克等抢救措施。

处方一:适用于中空脏器痉挛性腹痛,如肠痉挛、胆绞痛等。

1.丙胺太林(Propantheline):15mg/次,口服 3~4 次/日。

2.丁溴东莨菪碱(Scopolamine Butylbromide):10mg/次,口服 3 次/日。

3.溴甲乙胺痉平(胃乐康):10~20mg/次,口服 3 次/日。

4.阿托品(Atropine):0.5mg 皮下注射或 2 片(0.6mg)口服。

5.山莨菪碱 (654-2,Anisodamine):5~10mg/次,肌内注射或静脉注射;

以上任选一项

处方二:适用于溃疡病、糜烂性胃炎

1.复方氢氧化铝 (Aluminium Hydroxide):2~4 片/次,口服 3 次/日(饭前半小时或胃痛发作时嚼碎后服)

2.雷尼替丁(Ranitidine):150mg/次,口服 2 次/日(于清晨和睡前服用)

处方三:适用于饮食不洁,导致消化不良所致腹部疼痛

1.胃蛋白酶(Pepsase):0.5g/次,口服 1~2 次/日。

2.淀粉酶(Amylase):0.1~0.5g/次,口服 2~3 次/日。

3.多酶片(Multienzyme Tablets):1~2 片/次,口服 1~3 次/日。

以上任选一项

处方四:适用于胆囊、胆道疾病所致的腹痛

1.苯丙醇(Phenylpropanol):0.1~0.2g/次,口服 3 次/日。

2.非布丙醇(Febuprol):100~200/次,饭后口服 3 次/日。

3.去氢胆酸(Dehydrocholic Acid):0.25~0.5g/次,口服 3 次/日。

三、用药说明及注意事项

(一)腹痛病因未明,慎用止痛剂,尤其是麻醉性镇痛剂,以免掩盖病情,延误诊断。

(二)针对病因和腹痛机制治疗。急性胃肠炎的腹痛应抗炎,有肠痉挛时应解痉止痛。急性肠梗阻、穿孔时应禁食、胃肠减压、及时手术和积极抗炎。肝脓肿或急性充血性肝肿大时应低肝包膜的张力,前者穿刺引流脓液,后者应强心利尿。

(三)纠正水电解质和代谢紊乱。急性腹痛患者常伴有呕吐、腹泻、高热等,丢失水、盐应予补充;需行紧急手术者,应在术前纠正水电解质平衡。

(四)对非外科性腹痛又伴有明显精神因素患者,除治疗原发病外,必要时结合暗示治疗,避免用镇痛药,以免成瘾。

(五)处方一中的药物均为解痉挛药物。应用这些药物时,防止用量过太或用药间隔时间过短,如果出现口渴等不良反应时,应及时给予对症处理。

(六)处方二对消化性溃疡病导致的腹部疼痛很有必要。

(七)处方三对于饮食不洁,导致消化不良腹部疼痛所致的腹部疼痛很有必要。胃蛋白酶常用于因食蛋白性食物过多所致消化不良。淀粉酶用于淀粉性食物过多所致消化不良。

(八)处方四对于胆囊、胆道疾病所引起的腹部疼痛很有必要。怀疑为胆囊、胆道疾病时,除了应用抗生素外,还应配合使用利胆药物。

第十八节　便　秘

便秘(constipation)主要表现为排便次数减少、粪便干硬和(或)排便困难。排便次数减少指每周排便少于 3 次。排便困难包括排便费力、排出困难、排便不尽感、排便费时及需手法辅助排便。

一、诊断要点

(一)临床表现

1.临床上将便秘病因分为三类,功能性疾病、器质性疾病和药物作用。功能性疾病如功能性便秘、肠易激综合征等。器质性疾病包括肠道疾病,如结肠肿瘤、憩室、肠腔狭窄或梗阻、巨结肠、结直肠术后、肠扭转、直肠膨出、直肠脱垂、痔、肛裂、肛周脓肿和瘘管、肛提肌综合征、痉挛性肛门直肠痛等;内分泌和代谢性疾病,如严重脱水、糖尿病、甲状腺功能减退、甲状旁腺功能亢进、多发内分泌腺瘤、重金属中毒、高钙血症、低镁血症、低钾血症、卟啉病、慢性肾病、尿毒症等;神经系统疾病,如自主神经病变、脑血管疾病、认知障碍或痴呆、多发性硬化、帕金森病、脊髓损伤等;肌肉疾病,如淀粉样变性、皮肌炎、硬皮病、系统性硬化等。药物作用包括抗抑郁药、抗癫痫药、抗组胺药、抗震颤麻痹药、抗精神病药、解痉药、钙拮抗药、利尿药、单胺氧化酶抑制剂、阿片类药、拟交感神经药、含铝或钙的抗酸药、钙剂、铁剂、止泻药、非甾体抗炎药等。

2.便秘伴呕吐、腹胀、腹痛等,提示各种原因引起的肠梗阻。伴腹部包块,提示结肠肿瘤、肠结核及克力恩病等。伴腹泻交替,提示肠结核、溃疡性结肠炎、肠易激综合征等。伴精神紧张提示功能性便秘。

(二)体格检查

1.对便秘患者体查腹部压痛、触及包块,应警惕肿瘤。模拟排便动作肛门指检被夹紧,提示肛门括约肌不协调收缩。肛门直肠疼痛肛门指检可区分肛提肌综合征与非特异性功能性肛门直肠疼痛。

2.粪常规隐血试验阳性提示肠道炎症、结核、肿瘤等。

3.促甲状腺激素升高或降低,提示甲状腺功能减退或亢进。肌酐、尿素氮升高提示慢性肾病、尿毒症等。

4.影像学检查结肠传输试验判断结肠传输延缓和排便障碍。排粪造影可诊断肛门直肠疾病,如直肠黏膜脱垂、内套叠、肠疝等。

二、药物治疗方案

治疗的目的是缓解症状,恢复正常肠道动力和排便生理功能。因此,总的原则是个体化的综合治疗,包括推荐合理的膳食结构,建立正确的排便习惯,调整患者的精神心理状态;对有明确病因者进行病因治疗;需长期应用通便药维持治疗者,应避免滥用泻药。

处方一:适用于慢性便秘的一般对症治疗

1.聚卡波非钙(Calcium Polycarbophil):口服,1g/次,口服 3 次/日,不超过 2 周。

2.聚乙二醇(Polyethylene Glycol):1 袋/次,口服 1~2 次/日。

3.乳果糖(Lactulose):口服 30 毫升/日。

4.硫酸镁(Magnesium Sulphate):10~40ml/次,清晨空腹口服。

5.比沙可啶(Bisacodyl):5~10mg/次,口服 1 次/日。

6.酚酞(Phenolphthalein):0.5~2 片/次,口服 1 次/日。

三、用药说明及注意事项

(一)聚卡波非钙适用于限盐患者的便秘,如水肿、高血压、心衰的慢性便秘,孕妇、老人、康复期患者的便秘。聚卡波非钙禁用下列患者:

1.急性腹部疾病(阑尾炎、肠出血、溃疡性结肠炎)的患者;

2.手术后有可能发生肠梗阻的患者;

3.高钙血症患者;

4.肾结石患者;

5.肾功能不全(轻度肾功能不全和透析中的患者除外)的患者;

6.对本品有既往过敏患史的患者。

聚卡波非钙使用2周无效需使用,本品长期用药的安全性和疗效尚未确认。

(二)聚乙二醇主要用于成人及8岁以上儿童,其可导致肠功能紊乱,患者发生腹痛,偶有腹胀和恶心,罕见过敏。

(三)乳果糖可以用于婴幼儿,但哺乳期产妇使用乳果糖可进入乳汁,造成婴儿腹泻。因含有乳糖,半乳糖血症禁用,乳糖酶缺乏患者慎用。

(四)酚酞禁用于阑尾炎、直肠出血未明确诊断、充血性心力衰竭、高血压、粪块阻塞、肠梗阻的便秘患者,孕妇、幼儿慎用,哺乳期妇女及婴儿禁用。

第十九节　呕血与黑便

呕血(hematemesis)是上消化道疾病(包括食管、胃、十二指肠、肝、胆、胰疾病)或全身性疾病所致的上消化道出血,血液经口腔呕出。当血液经消化道作用后呈黑色,由肛门排出时,即为黑便(melena)。

一、诊断要点

(一)临床表现

1.呕血与黑便的病因在临床上主要分为消化系统疾病和全身性疾病。消化系统疾病主要包括食管疾病,如反流性食管炎、食管癌、食管贲门黏膜撕裂(Mallory~Weiss综合征)等;胃及十二指肠疾病如消化性溃疡、胃癌、食管胃底静脉曲张破裂;上消化道邻近器官疾病如胆道结石、胆管癌、壶腹癌、胰腺炎、胰腺癌等;下消化道疾病如肠结核、克力恩病、肠套叠、肠癌、肠息肉等。全身性疾病主要包括血液疾病如血小板减少性紫癜、过敏性紫癜、白血病等;感染性疾病如流行性出血热、钩端螺旋体病等;结缔组织病如系统性红斑狼疮、结节性动脉炎等;其他疾病如尿毒症、肺心病、呼吸功能衰竭等。

2.呕血时,食管病变出血、出血量大或出血速度快者多为鲜红或暗红色血液;胃内病变、出血量小或出血速度慢者多呈咖啡色样呕吐物。呕血的同时,血液经肠道排出体外,则为黑便;便血多为下消化道出血,量多、速度快呈鲜红色;量小、速度慢,血液在肠道内停留时间较长,则可为暗红色。

伴慢性反复发作的上腹痛,具有一定周期性与节律性,提示消化性溃疡;中老年人,伴慢性上腹痛,疼痛无明显规律并伴有厌食、消瘦等提示胃癌;上腹绞痛或有黄疸伴便血者,提示胆道出血;腹痛时排血便或脓血便提示细菌性痢疾、溃疡性结肠炎等。伴头晕、黑矇、口渴、冷汗,提示血容量不足。

(二)体格检查

1.对于大量呕血或便血的患者,立即监测血压、心率、呼吸等体征,并做好生命支持等准备,且需正确估测出血量;若出现血压下降、心率增快、烦躁、四肢冷,考虑失血性休克;呕血时,如出血量大、出血速度快,且为鲜红或暗红色,提示食道病变。

2.呕血或黑便患者出现发绀伴皮肤黏膜出血,提示血液疾病及凝血功能障碍性疾病;伴脾大,皮肤有蜘蛛痣、肝掌、腹壁静脉曲张或有腹水,提示肝硬化门脉高压;伴肠鸣、黑便者,提示有活动性出血。便血伴腹部肿块者,提示肠道恶性淋巴瘤、结肠癌、肠结核、肠套叠及克力恩病等。

3.血常规白细胞计数及中性粒细胞比例增高,提示存在感染,如细菌性痢疾、溃疡性结肠炎等。白细胞计数下降时,提示某些自身免疫性疾病,肿瘤化疗反应等。

4.大便常规隐血可明确少量下消化道出血,并动态观察,以估计失血速度及失血量;寄生虫相关检查可明确是否存在寄生虫感染。

5.影像学检查消化道钡餐、腹部 CT 或 MRI 对提示腹部病变有很高的诊断价值。

6.超声检查对腹腔占位病变、肝脓肿、肝胆结石等具有定位诊断价值。

7.胃镜及肠镜可以直接观察出血病变,并有机会进行止血治疗。

二、药物治疗方案

呕血与便血的治疗原则为积极寻找出血点并进行止血等处理。失血速度快、失血量大时,需要同时做好保持体温、加快补液等基础支持治疗,必要时进行输血治疗。

处方一:适用于一般止血治疗

1.5%葡萄糖(Glucose)500ml+垂体后叶素(Pituitrin)10U~20U,静脉缓慢滴注。

2.5%葡萄糖(Glucose)20ml+奥曲肽(Acrtate) 0.1~0.2mg,静脉缓慢滴注,25μg/小时。

处方二:适用于胃、十二指肠等出血治疗

3.0.9%氯化钠注射液(Sodium Chloride)100ml +奥美拉唑(Omeprazole) 40mg,静脉滴注,1 次/日。

3.5%葡萄糖(Glucose)500ml+法莫替丁(Famotidine) 20mg,静脉滴注,2 次/日。

三、用药说明及注意事项

(一)对于失血量较大、速度较快的患者,嘱其绝对卧床休息,密切监测生命体征,如出现神志改变、血压下降等休克表现时,应立即予以监护、氧疗,建立静脉通路及呼吸支持等治疗;必要时输血维持,行内镜下治疗或外科手术治疗。

(二)处方一中垂体后叶素使用时应注意滴速,一般为每分钟 20 滴,滴速过快易引起腹痛或腹泻;给药时应注意患者的血压,高血压、冠心病、心力衰竭患者忌用。奥曲肽用于肝硬化的患者可增加剂量至 50μg/小时,最多治疗 5 天,老年患者不需要减量。

(三)处方二中奥美拉唑静脉滴注时间应在 20~30 分钟或更长。Zollinger-Ellison 综合征推荐静脉滴注 60mg/次,每日 1 次,当每日剂量超过 60mg 时分两次给药。奥美拉唑不影响驾驶和操作机器。法莫替丁主要是通过肾脏排泄,老年及肾功能不全患者要减量或延长给药间隔。

第二十节 黄 疸

黄疸(jaundice)是由于胆红素代谢障碍所致血清内胆红素浓度升高,致使皮肤、黏膜和巩膜发黄的症状和体征。当血清总胆红素在 17.1~34.2μmol/L,肉眼看不出黄疸时,称隐性黄疸或亚临床黄疸;当血清总胆红素浓度超过 34.2μmol/L 时,为显性黄疸。

一、诊断要点

(一)临床表现

1.黄疸在临床上分为溶血性黄疸、肝细胞性黄疸、胆汁淤积性黄疸、先天性非溶血性黄疸四大类。溶血性黄疸包括先天性溶血性贫血,如地中海贫血、遗传性球形红细胞增多症等;后天获得性溶血性贫血,如自身免疫性溶血性贫血、新生儿溶血、蚕豆病、阵发性睡眠性血红蛋白尿、输血后溶血等。肝细胞性黄疸包括病毒性肝炎、肝硬化、中毒性肝炎、酒精性肝病、营养代谢性疾病、肿瘤、钩端螺旋体病、败血症等。胆汁淤积性黄疸包括肝内胆汁淤积,如淤胆型病毒性肝炎、药物性胆汁淤积、原发性胆汁性肝硬化、妊娠期黄疸等;肝内阻塞性胆汁淤积如肝内泥沙样结石、癌栓、寄生虫病等;肝外性胆汁淤积性黄疸如胆总管结石、狭窄、炎症水肿、肿瘤及蛔虫阻塞等。先天性非溶血性黄疸如 Gilbert 综合征、Crigler-Najiar 综合征、Rotor 综合征、Dubin-Johnson 综合征等。

2.黄疸急骤出现提示急性肝炎、胆囊炎、胆石症及大量溶血等。缓慢发生或呈波动性提示癌性黄疸,特发性黄疸等。急性肝细胞性黄疸一般在数周内消退,胆汁性肝硬化可持续数年以上,进行性加重提示胰头癌。

黄疸出现前低热,提示病毒性肝炎,少数为高热;黄疸同时发热、寒战,提示肝胆化脓性感染;晚期发热提示癌性黄疸。黄疸伴腹部持续性隐痛或胀痛提示病毒性肝炎、肝癌等;阵发性绞痛提示胆道结石、胆道蛔虫病;无痛性进行性黄疸提示胰头癌。伴贫血提示溶血性黄疸、癌性黄疸等。伴皮肤瘙痒提示阻塞性黄疸、肝细胞性黄疸,溶血性黄疸瘙痒较少见。

(二)鉴别诊断

1.体格检查(见表 16-1)

表 16-1 体格检查鉴别诊断要点

项目	溶血性	肝细胞性	结石梗阻性	肿瘤梗阻性
肝脏	稍大无痛	肝大压痛	多无肝大	肝大
胆囊	无	无	肿大	偶有肿大
腹水	无	肝坏死时	无	血性
发热	急性发作时	低热	伴感染时	低热

2.实验室检查(见表 16-2)

表 16-2　实验室检查鉴别诊断

项目	溶血性	肝细胞性	胆汁淤积性
总胆红素	增加	增加	增加
结合胆红素	正常	增加	明显增加
结合胆红素/总胆红素	<15%~20%	>30%~40%	>50%~60%
尿胆红素	~	+	++
尿胆原	增加	轻度增加	减少或消失
转氨酶	正常	明显增高	可增高
碱性磷酸酶	正常	增高	明显增高
γ~谷氨酰转肽酶	正常	增高	明显增高
凝血酶原时间	正常	延长	延长
对维生素 K 反应	无	差	好
胆固醇	正常	轻度增加或降低	明显增加
血浆蛋白	正常	白蛋白降低,球蛋白升高	正常

二、药物治疗方案

黄疸的治疗原则是在明确原发病的基础上针对病因治疗、对症治疗。一般治疗:卧床休息,低脂、低糖、清淡易消化饮食,补充脂溶性维生素等。

处方一:适用于一般退黄疸

1.苯巴比妥(Phenobarbital):30~60mg/次,口服 3 次/日。

2.熊去氧胆酸(Ursodeoxycholic Acid):每日 13~15mg/kg,口服。

3.5% 葡萄糖注射液 250ml + S-腺苷蛋氨酸(S-Adenosyl Methionine)500~1000mg,肌内注射或静脉注射,1 次/日,共 2 周(初始治疗)。

S-腺苷蛋氨酸肠溶片:1000~2000 mg/次,口服 1 次/日(维持治疗)。

处方二:适用于严重瘙痒者

1.苯海拉明(Diphenhydramine):25mg/次,口服 2~3 次/日。

2.昂丹司琼(Ondansetron):8mg/次,口服 3 次/日(一周后起效)或 4~8mg/次,静推(30~60分钟后瘙痒显著减轻,持续时间 2~6 小时)。

以上任选一项

三、用药说明及注意事项

(一)苯巴比妥为长效巴比妥类,严重肝肾功能不全、支气管哮喘、呼吸抑制及卟啉病患者禁用。

（二）熊去氧胆酸可促进内源性胆汁酸的分泌，减少重吸收，禁用于急性胆囊感染、胆道梗阻的患者，该药需服用较长时期（至少 6 个月以上）。若 6 个月后超声波检查或胆囊造影无改善者即应停药。

（三）S~腺苷蛋氨酸只有在酸性片剂中才能保持活性，部分患者服药后感烧心和上腹痛，该作用均表现轻微，不需中断治疗。对有血氨增高的肝硬化前及肝硬化患者应注意监测血氨水平。

（四）苯海拉明为抗组胺药，缓解瘙痒作用可能与镇静有关，可作为夜间瘙痒患者的辅助用药。支气管哮喘患者服苯海拉明后可能使痰液黏稠，不易咳出而加重呼吸困难，应予重视。低血压、高血压、其他心血管病、甲状腺功能亢进、青光眼患者慎用。

（五）昂丹司琼为选择性 5-羟色胺拮抗剂（5-HT），中枢 5~HT 可能参与诱发胆汁淤积瘙痒。胃肠道梗阻者禁用。

第二十一节　腹　水

正常腹腔内液体一般不超过 200ml，腹腔内积聚过量液体称为腹水（ascites）。

一、诊断要点

（一）临床表现

1.临床上主要分为肝源性和非肝源性腹水。肝源性腹水包括硬化性肝病如病毒性肝炎、药物性肝炎、自身免疫性肝炎等；非硬化性肝病包括肝细胞性肝癌，布加氏综合征，暴发性肝衰竭等。非肝源性腹水包括心源性腹水如充血性心衰、限制型心肌病、缩窄性心包炎等；肿瘤性腹水如卵巢肿瘤、腹腔转移性肿瘤、恶性淋巴瘤等；感染性腹水如结核、自发性细菌性腹膜炎、胃肠道穿孔等；肾源性腹水如肾病综合征、尿毒症等；胆胰源性腹水如重症胰腺炎、胆道梗阻或消化道穿孔等。

2.腹水伴全身水肿提示心源性腹水、肾源性腹水等；不伴全身水肿，提示肝源性腹水、胆胰源性腹水、肿瘤性腹水等。伴呕血与黑便提示肝硬化门脉高压症、恶性肿瘤等。伴腹痛提示腹腔脏器炎症、穿孔或肿瘤等。伴出血倾向提示肝病晚期及尿毒症等伴恶病质提示肿瘤、结核或重度营养不良等。

（二）体格检查

1.对于腹水的患者，应监测患者血压、脉搏及神志状况等，若合并有血压降低、心率增快，应考虑合并有低血容量性休克可能；若合并有蜘蛛痣、脾大、腹壁和背部静脉曲张，提示肝源性腹水。

2.伴胸腔积液提示多发性浆膜炎、全身性结核、恶性肿瘤，如为右侧胸腔积液提示充血性心衰或肝硬化。伴轻度黄疸提示门脉性肝硬化、充血性心力衰竭、肝静脉阻塞等；伴重度黄疸提示重症急性肝炎、肝癌或肝脏转移癌等。伴肝肿大提示肝硬化、肝癌、充血性心衰、缩窄性心包炎、下腔静脉阻塞等。伴腹部肿块提示结核性腹膜炎、腹腔恶性肿瘤等。

3.腹水检查:若腹水多形核细胞计数>$250×10^6$,提示感染性腹水;腹水培养细菌阳性提示消化道穿孔可能,腹水 ADA 升高提示结核性腹膜炎;腹水肿瘤标志物及病理细胞检查则有助于肿瘤的诊断;若为乳糜性腹水,提示腹腔内肿瘤、腹腔内炎症(包括结核、肠系膜淋巴结炎等)、腹膜后肿瘤、胸导管阻塞等;血性腹水含大量红细胞,见于肝癌结节破裂、肝外伤性破裂及肝外疾病如宫外孕、黄体破裂、自发性或创伤性脾破裂腹腔内肿瘤、结核性腹膜炎等。

4.血清-腹水白蛋白梯度(SAAG):高 SAAG 腹水常见于门脉高压性腹水如肝硬化、酒精性肝炎、心源性腹水、肝细胞癌、门静脉血栓等;低 SAAG 腹水常见于腹腔肿瘤、结核、肾病综合征、胰、胆源性腹水、结缔组织病等。

5.超声检查有助于心源性腹水如缩窄性心包炎、限制性心肌病及肝脏疾病如肝癌、胃肠道穿孔等的诊断。

二、药物治疗方案

腹水的治疗原则是查明腹水的病因,根据病因选择不同的方法,合理使用利尿药物,同时通过限制钠入量,减少水钠潴留,促进尿液排出,减轻水肿。必要时通过腹腔穿刺引流。对合并有严重消耗性营养不良的患者需积极加强营养支持。

处方一:适用于一般腹水患者

1.呋塞米(Furosemide):20~40mg/次,口服 2~3 次/日,每日不超过 100mg。

螺内酯(Spirolactone):20mg/次,口服 3 次/日。

2.呋塞米(Furosemide):20~40mg/次,静脉注射 2~3 次/日,每日不超过 100mg。

托拉塞米(Torasemide):5~10mg/次,静脉注射 2~4 次/日,每日不超过 40mg。

处方二:适用于严重低蛋白血症腹水患者

静脉注射白蛋白:对于严重低蛋白血症患者,需静脉输注白蛋白尽快缓解低蛋白血症,缓解全身症状,对需放腹水治疗的患者,一般每放 1L 腹水,可输注 6~8g 白蛋白。

三、用药说明及注意事项

(一)在使用利尿剂时需密切监测电解质,避免引起电解质紊乱如低钾血症等。应从小剂量开始用药,以减少副作用的发生。口服无效时,可用静脉注射。

(二)对无尿或肾功能减退者,应慎用利尿药,避免引起药物蓄积、毒性增加。

(三)处方一中呋塞米起始剂量为 20~40mg,必要时可于 6~8 小时后追加,每日最大量不超过 600mg,但一般应控制在 100mg 以内。口服疗效不好时,也可选用注射剂静脉使用。也可选择疗效强的静脉注射剂托拉塞米:初始剂量为 5~10mg 静脉使用,可根据尿量调整,每日最大剂量可达 40mg。

第二十二节　腰　痛

　　腰痛(osphyalgia)是指腰部一侧或双侧疼痛的一种症状。许多疾病可引起腰痛,其中局部病变占多数,邻近器官病变累及或放射性疼痛也极为常见。

一、诊断要点

　　(一)临床表现

　　1.腰痛病因临床上根据解剖部位分为四类。脊柱疾病如脊椎骨折、椎间盘突出、增生性脊椎炎、脊椎肿瘤等。脊柱旁软组织疾病如腰肌劳损、腰肌纤维组织炎、风湿性腰肌炎等。脊神经根病变如脊髓压迫症、急性脊髓炎、腰骶神经炎等。内脏疾病如肾输尿管结石、炎症,盆腔、直肠、前列腺及子宫附件炎症等。

　　2.外伤感染患者可以准确指出疼痛时间;慢性累积性腰部损伤,仅能述说大概时间。肾结石、胆道胰腺疾病起病急骤;腰椎结核,腰肌劳损等起病缓慢。脊椎及其软组织病变引起的腰痛多在病变部位。中腰部放射痛提示胃肠、胰腺及泌尿系统疾病;腰骶痛提示前列腺炎、子宫、附件等病变。月经期下腰部痛加重提示妇科盆腔疾病。咳嗽喷嚏和用力大小便时加重提示腰椎间盘突出。

　　3. 腰痛伴脊柱畸形、外伤后畸形提示脊柱骨折、错位等。伴活动受限提示脊椎外伤、强直性脊柱炎、急性扭挫伤等。伴长期低热提示腰椎结核、类风湿性关节炎等;伴高热提示化脓性脊椎炎和椎旁脓肿等。伴血尿、尿急、尿不尽,提示泌尿系感染、前列腺炎或前列腺肥大等;腰痛剧烈伴血尿,提示肾或输尿管结石等。伴嗳气、反酸、上腹胀痛,提示胃十二指肠溃疡或胰腺病变等。伴腹泻或便秘提示溃疡性结肠炎或克力恩病等。伴月经异常、痛经、白带过多,提示宫颈炎、盆腔炎、卵巢及附件炎症或肿瘤等。

　　(二)体格检查

　　1.检查脊柱弯曲度异常提示先天性畸形、强直性脊柱炎、椎体结核、外伤等。腰椎活动受限常见于腰椎椎管狭窄、椎间盘突出、结核或肿瘤、骨折或脱位。行脊柱压痛与叩击痛、拾物实验、直腿抬高试验、摇摆试验阳性者,提示椎间盘突出。腹部触诊注意有无压痛、反跳痛及包块,提示内脏疾病所致腰痛,如输尿管点压痛提示输尿管结石,肾区叩痛考虑泌尿系感染。

　　2.影像学检查对寻找椎体、椎间盘病变所致腰痛有很大诊断意义。例如:X线检查见骨质破坏、椎间隙变窄或消失、后凸畸形、冷脓肿、死骨形成等特征性变化,提示椎体结核;CT中见骶髂关节炎、骨质破坏甚至完全强直,提示强制性脊柱炎。

　　3.白细胞及中性粒细胞计数升高,提示感染性病变所致腰痛,如化脓性脊椎炎和椎旁脓肿、泌尿系感染、妇科炎症等。

　　4.尿常规白细胞、红细胞计数升高,甚至可见脓球,说明存在泌尿系感染或结石。

二、药物治疗方案

脊柱病变所致腰痛多数需外科手术治疗及物理治疗。内科疾病所致腰痛,因病因不同,药物种类繁多。对病因明确的病例如泌尿系感染需及时抗感染治疗,外伤后畸形应及时手术,及早去除病因。疼痛剧烈时亦需明确病因后才能使用止痛药物。

处方一:适用于一般腰痛止痛

1.布洛芬(Ibuprophen):0.3~0.6g/次,口服2次/日。

2.哌替啶(Meperidine):50~100mg/次,肌内注射2次/日。

3.塞来昔布(Celecoxib):200mg/次,口服2次/日。

以上任选一项

处方二:适用急性肾盂肾炎

1.头孢呋辛片(Cefuroxime):0.25g/次,口服2次/日,持续2周。

2.氧氟沙星(Ofloxacin),0.2g/次,2次/日,持续2周。

3.0.9%氯化钠注射夜100ml+氨苄西林注射液(Ampicillin)1.0~2.0g/次,静脉滴注,4次/日,退热后继续3天,用药前皮试。

以上任选一项

三、用药说明及注意事项

(一)非甾体类抗炎止痛药常见胃肠道系统、心血管系统、全身性副作用。活动性消化性溃疡及出血、重度心力衰竭患者禁用。长期使用可能引起严重心血管血栓性不良事件,心肌梗死和中风的风险增加。

(二)泌尿系感染一般选用喹诺酮类、半合成青霉素类、头孢菌素类等对革兰阴性杆菌有效的药物。患者需在用药前留取尿培养,72小时显效者无需换药,否则应按药敏结果更改抗生素。氨基糖苷类药物肾毒性大,应慎用。停药后2周、6周复查尿菌阴性才算治愈。

第二十三节 血 尿

血尿(hematuria)包括镜下血尿和肉眼血尿,前者是指尿色正常,需经显微镜检查方能确定,通常尿液镜检每高倍视野有红细胞3个以上;后者是指尿呈洗肉水色或血色,肉眼即可见的血尿。

一、诊断要点

(一)临床表现

1. 血尿常见病因分为泌尿系统疾病、全身性疾病、尿路邻近器官疾病、化学物品或药品损害和功能性血尿五大类。泌尿系统疾病主要有肾小球疾病,如肾小球肾炎、IgA肾病、遗传性肾炎、薄基膜肾病,各种间质性肾炎,尿路感染,泌尿系统结石、结核、肿瘤、血管异常等,多囊肾,尿路憩室、息肉和先天性畸形等。全身性疾病主要为感染性疾病、血液病、免疫和自身免疫性疾病和心血管疾病。尿路邻近器官疾病有急性、慢性前列腺炎、精囊炎、急性盆腔炎或脓肿等。化学物品或药品损害主要见于磺胺类、环磷酰胺、抗凝剂或重金属过量。此外,青少年可出现运动性血尿。

2.伴有肾区钝痛或绞痛提示肾或输尿管结石;伴尿流中断提示膀胱和尿道结石;伴尿流细和排尿困难提示前列腺炎、前列腺癌;伴尿频、尿急、尿痛提示膀胱炎和尿道炎,同时伴有腰痛、高热畏寒提示肾盂肾炎;伴有水肿、高血压、蛋白尿提示肾小球肾炎。

(二)体格检查

1.对于血尿的患者,应测量体温、血压、心率、呼吸等体征。发热提示感染性疾病如尿路感染、全身性感染等。血压升高提示慢性肾功能不全,如肾小球疾病、间质性肾炎、多囊肾等。

2.查体有脱发、面部蝶形红斑、雷诺征等提示系统性红斑狼疮等结缔组织疾病;皮肤黏膜出血提示血液病和某些感染性疾病。触及肾肿块,单侧提示肿瘤、肾积水和肾囊肿,双侧肿大提示先天性多囊肾;触及移动性肾脏提示肾下垂或游走肾。肾区、输尿管区和膀胱区压痛及叩痛提示泌尿系统疾病如感染、结石等。

3.血常规红细胞计数及血红蛋白持续下降,提示进行性血尿;白细胞计数和中性粒细胞比例增高,提示泌尿系统感染。

4.小便常规尿呈暗红色,提示肾脏出血;鲜红色有血凝块,提示膀胱或前列腺出血;暗红色或酱油色,不混浊无沉淀,镜检无或仅有少量红细胞,提示血红蛋白尿;棕红色或葡萄酒色,不混浊,镜检无红细胞提示卟啉尿;红色尿,镜检无红细胞,也可由于服用某些药物如大黄、利福平,或进食某些红色蔬菜。全程血尿提示上尿路及膀胱出血;初始血尿提示尿道出血;终末血尿则提示膀胱颈部、三角区和后尿道出血。

5.肌酐、尿素氮增高提示为肾脏损害。

6.影像学检查X线平片可发现泌尿系统结石、肾钙化;CT对肾脏占位性病变和钙化敏感性高;静脉肾盂造影可发现结石、结核、肿瘤、畸形;肾血管造影有助于肾血管疾病的诊断。

7.超声检查对肾脏大小、肾盂积水及泌尿系结石的诊断有帮助。

二、药物治疗方案

血尿患者应卧床休息,尽量减少剧烈活动,大量饮水,饮食应清淡,戒烟、戒酒,并积极寻找病因,及时治疗。

处方一:止血治疗

5%葡萄糖注射液(Glucose)500ml + 酚磺乙胺(Etamsylate)4g+维生素K_1(Vitamin K_1)10mg,静脉滴注,2次/日。

处方二:适合泌尿道感染的治疗

左氧氟沙星(Levofloxacin):600mg,静脉滴注,1次/日。

三、用药说明及注意事项

(一)血尿患者应卧床休息,尽量减少剧烈的活动,必要时可服用苯巴比妥、安定等镇静安眠药;对于失血量较大的患者,还需密切监测生命体征,必要时予以监护、氧疗。

(二)大量饮水,减少尿中盐类结晶,加快药物和结石排泄,已发生浮肿者应少饮水;若为结石症患者,病情较重时可考虑外科手术治疗。

(三)立即停用可能导致血尿的药物,尽量避免进行泌尿道的有创器械检查,以免造成二次损害;慎用对肾功能有害的药物,尤其是已明确有肾功能疾病的患者。

(四)酚磺乙胺可与维生素 K 注射液混合使用,但不可与氨基己酸注射液混合使用。

(五)左氧氟沙星主要经肾排泄,高龄患者和肾功能减退者需减量。

第二十四节　心搏骤停

心搏骤停(cardiac arrest)是指心脏射血功能的突然终止,大动脉搏动与心音消失,重要器官严重缺血、缺氧,导致生命终止。这种出乎意料的突然死亡,又称猝死(sudden death)。

一、诊断要点

(一)临床表现

1.心脏骤停临床上分为心源性和非心源性两大类,一般而言,心源性心搏骤停患者有器质性心脏病史,但不少患者心脏病的首发症状即表现为心搏骤停,如急性心肌梗死、变异型心绞痛、心脏压塞、肺栓塞、恶性心律失常、心肌病、心肌炎、心瓣膜病、先天性心脏病等。非心源性包括各种机体急性应激以及慢性疾病急性加重,包括气胸、哮喘、缺氧、电解质异常(低钾血症/高钾血症)、体温异常(低温/体温过高)、低血容量、低血糖/高血糖、药物、电击等。

2.心搏骤停发作迅速,首先应立即进行心肺复苏,患者基础病史有助于对原发病的诊断。猝死前有心绞痛发作频繁和加重,提示冠心病;有发热、呼吸道症状、全身酸痛等病毒感染的全身表现,提示病毒性心肌炎;患者有猝死家族史,提示遗传性心律失常或心肌病;急腹症患者,应考虑急性胰腺炎;手术后或久病卧床的患者,突然发生呼吸困难、咳嗽、烦躁并迅速转入休克、昏迷、呼吸停止而死亡,多为肺栓塞所致。

(二)体格检查

1.心脏搏停时意识丧失,心音消失,大动脉搏动摸不到,为避免延误心肺复苏抢救,无须进行体格检查,而应立即开始胸外按压。

2.心电图或心电监测在可以表现为心脏静止、心室颤动、室性心动过速等。

二、药物治疗方案

心脏骤停时应立即行心肺复苏,可根据心律失常类型给予相应药物治疗。

处方一:适用于心脏停搏

1.肾上腺素(Epinephrine):1mg/次,静脉推注 3 分钟~5 分钟可再追加。

2.血管加压素(Vasopressin):40μg/次,静脉推注,必要时可追加。

肾上腺素可单独使用,或联合血管加压素使用。

处方二:适用于心室颤动

5%葡萄糖(Glucose)200ml+胺碘酮(Amiodarone)300mg(负荷剂量),静脉滴注,10min。

5%葡萄糖(Glucose)500ml+胺碘酮(Amiodarone)900mg(维持剂量),静脉滴注,1mg/min,6 小时后减至 0.5mg/min,每日不超过 2g。

处方三:适用尖端扭转型室性心动过速

0.9%氯化钠注射液(Sodium chloride)20ml + 25%硫酸镁(Magnesium sulfate)20ml,静脉推注 15 分钟,必要时可追加。

三、用药说明及注意事项

(一)处方一,高剂量的肾上腺素并不能改善患者存活率,仅用于 β 肾上腺素能受体阻滞剂过量时;血管加压素联合肾上腺素较单用一种药物时效果可能更好。对无脉性室速或心室颤动,肾上腺素、血管加压素均无效。

(二)处方二,对顽固性心室颤动,胺碘酮优于利多卡因,利多卡因有效性的依据不足,建议首选胺碘酮;胺碘酮在治疗心室颤动时的剂量高于治疗其他非致死性心律失常时,抢救时应充分给药。

(三)处方三,硫酸镁可终止尖端扭转型室性心动过速,抢救成功后注意电解质平衡,必要时继续补充钾镁。

(吴尚洁)

第十七章　急性中毒与意外伤害

第一节　急性一氧化碳中毒

一氧化碳中毒是含碳物质燃烧不完全时的产物经呼吸道吸入引起中毒。中毒机理是一氧化碳与血红蛋白的亲合力比氧与血红蛋白的亲合力高 200~300 倍,极易与血红蛋白结合,形成碳氧血红蛋白,使血红蛋白丧失携氧的能力和作用,造成组织窒息。对全身的组织细胞均有毒性作用,尤其对大脑皮质的影响最为严重。

一、诊断要点

（一）临床表现

主要为缺氧,轻者有头痛、无力、眩晕、劳动时呼吸困难,碳氧血红蛋白饱和度达 10%~20%。症状加重,患者口唇呈樱桃红色,可有恶心、呕吐、意识模糊、虚脱或昏迷,碳氧血红蛋白饱和度达 30%~40%。重者呈深昏迷,伴有高热、四肢肌张力增强和阵发性或强直性痉挛。

（二）检查

轻度一氧化碳中毒者血中碳氧血红蛋白可高于 10%,中度中毒者可高于 30%,严重中毒时可高于 50%。但血中碳氧血红蛋白测定必须及时,脱离一氧化碳接触 8 小时后碳氧血红蛋白即可降至正常且与临床症状可不呈平行关系。

二、药物治疗方案

（一）纠正缺氧

吸入氧气可加速 COHb 解离,增加 CO 的排出。高压氧舱治疗能增加血液中溶解氧,提高动脉血氧分压,使毛细血管内的氧容易向细胞内弥散,可迅速纠正组织缺氧。呼吸停止时,应及早进行人工呼吸,或用呼吸机维持呼吸。

（二）防治脑水肿

可选择甘露醇、呋塞米和地塞米松联用或单用。如有频繁抽搐,首选药是地西泮,但应注意呼吸状况,以免发生呼吸抑制。

处方一　1.甘露醇(Mannitol):100ml,静脉滴注,每日 1 次。

2.呋塞米(Furosemide):20mg,静脉滴注,立即。

3.地塞米松(Deramethasone):10mg,入液静滴,每日 1次。

4.地西泮(Diazepam):10mg,静脉注射,立即。

治疗感染和控制高热　应作咽拭子、血、尿培养,选择广谱抗生素。高热能影响脑功能,可采用物理降温方法,如头部用冰帽,体表用冰袋,使体温保持在 32℃左右。如降温过程中出现寒战或体温下降困难时,可用冬眠药物。

促进脑细胞代谢 常用药物有奥拉西坦、维生素 C 等。

处方二 1.维生素 C(vitaminc):0.2,入液静滴,每日 1 次。

2.奥拉西坦(Oxiracetam):4.0,入液静滴,每日 1 次。

三、用药说明及注意事项

(一)部分急性一氧化碳中毒患者于昏迷苏醒后,经 2~30 天的假愈期,会再度昏迷,并出现痴呆木僵型精神病、震颤麻痹综合征、感觉运动障碍或周围神经病等精神神经后发症,又称急性一氧化碳中毒迟发脑病,应引起注意。

(二)高压氧治疗为急性一氧化碳中毒首选治疗方案,无高压氧设备的基层医院可将患者转送至有相应条件的上级医院治疗。转送途中注意给予相应的生命支持,如高浓度吸氧、保持呼吸道通畅、止惊、维持静脉通路等。

第二节 有机磷酸酯类农药中毒

有机磷酸酯类农药(OPS)是我国使用广泛、用量最大的杀虫剂。主要包括敌敌畏、对硫磷(1605)、甲拌磷(3911)、内吸磷(1059)、乐果、敌百虫、马拉硫磷(4049)等。有机磷农药中毒是指有机磷农药短时大量进入人体后造成的以神经系统损害为主的一系列伤害。

有机磷农药进入人体的主要途径:经口进入——误服或主动口服(见于轻生者)、经皮肤及黏膜进入、经呼吸道吸入三种途径。口服农药物多在 10 分钟至 2 小时内发病。经皮肤吸收发生的中毒,一般在接触有机磷农药后数小时至 6 天内发病。

一、诊断要点

(一)临床表现

1.胆碱能神经兴奋及危象

(1)毒蕈碱样症状。主要是副交感神经末梢兴奋所致的平滑肌痉挛和腺体分泌增加。临床表现为恶心、呕吐、腹痛、多汗、流泪、流涕、流涎、腹泻、尿频、大小便失禁、心跳减慢和瞳孔缩小、支气管痉挛和分泌物增加、咳嗽、气急,严重患者出现肺水肿。

(2)烟碱样症状。乙酰胆碱在横纹肌神经肌肉接头处过度蓄积和刺激,使面、眼睑、舌、四肢和全身横纹肌发生肌纤维颤动,甚至全身肌肉强直性痉挛。患者常有全身紧束和压迫感,而后发生肌力减退和瘫痪。由于交感神经节受乙酰胆碱刺激,引起血压增高、心跳加快和心律失常。

(3)中枢神经系统症状。中枢神经系统受乙酰胆碱刺激后有头晕、头痛、疲乏、共济失调、烦躁不安、谵妄、抽搐和昏迷等症状。

2.中间综合征:中间综合征(IMS)是指有机磷毒物排出延迟、在体内再分布或用药不足等原因,使胆碱酯酶长时间受到抑制,蓄积于突触间隙内,高浓度乙酰胆碱持续刺激突触后膜上烟碱受体并使之失敏,导致冲动在神经肌肉接头处传递受阻所产生的一系列症状。一般在急性中毒后1~4天急性中毒症状缓解后,患者突然出现以呼吸肌、脑神经运动支配的肌肉以及肢体近端肌肉无力为特征的临床表现。

3.有机磷迟发性神经病:有机磷农药急性中毒一般无后遗症。个别患者在急性中毒症状消失后2~3周可发生迟发性神经病,主要累及肢体末端,且可发生下肢瘫痪、四肢肌肉萎缩等神经系统症状。

4.敌敌畏、敌百虫、对硫磷、内吸磷等接触皮肤后可引起过敏性皮炎,出现水疱和脱皮,严重者可出现皮肤化学性烧伤。有机磷农药滴入眼部可引起结膜充血和瞳孔缩小。

(二)检查

1.胆碱酯酶活性测定　是有机磷农药中毒的特异性标志酶,但酶的活性下降程度与病情及预后不完全一致。

2.肌酸激酶(CK)及肌钙蛋白(cTnI)测定　可反应急性有机磷酸酯类农药中毒时心肌损害程度。

二、药物治疗方案

1.现场急救:尽快清除毒物是挽救患者生命的关键。对于皮肤染毒者应立即及时去除被污染的衣服,并在现场用大量清水反复冲洗,对于意识清醒的口服毒物者,应立即在现场反复实施催吐。绝不能不做任何处理就直接拉患者去医院,否则会增加毒物的吸收而加重病情。

2.清除体内毒物

(1)洗胃。彻底洗胃是切断毒物继续吸收的最有效方法,口服中毒用清水、2%碳酸氢钠溶液(敌百虫忌用)或1:5000高锰酸钾溶液(对硫磷忌用)反复洗胃,直至洗清为止。由于毒物不易排净,故应保留胃管,定时反复洗胃。

(2)灌肠。有机磷农药重度中毒,呼吸受到抑制时,不能用硫酸镁导泄,避免镁离子大量吸收加重了呼吸抑制。

(3)吸附剂。洗胃后让患者口服或胃管内注入活性炭,活性炭在胃肠道内不会被分解和吸收,可减少毒物吸收,并能降低毒物的代谢半衰期,增加其排泄率。

(4)血液净化。治疗重度中毒中具有显著效果,包括血液灌流、血液透析及血浆置换等,可有效清除血液中和组织中释放入血的有机磷农药,提高治愈率。

3.联合应用解毒剂和复能剂

(1)轻度中毒

处方一　阿托品(Atropine):1mg,静脉注射,每1小时1次。

(2)中度中毒

处方二　1.阿托品(Atropine):2mg,静脉注射,每30分钟1次。

2.解磷定(Pralidoxime):1.0g,入液静滴,每2小时1次。

（3）重度中毒

处方三　1.阿托品（Atropine）：5mg，静脉注射，每30分钟1次。

　　　　2.解磷定（Pralidoxime）：2.0g，入液静滴，每2小时一次。

4.保持呼吸道通畅；给氧或应用人工呼吸器；对于休克患者可应用升压药；对脑水肿应用脱水药和肾上腺糖皮质激素；对局部和全身的肌肉震颤及抽搐的患者可用巴比妥；对于呼吸衰竭患者除使用呼吸机外可应用纳洛酮；对于危重患者可采用输血和换血疗法。

三、用药说明及注意事项

（一）阿托品原则是及时、足量、重复给药，直至达到阿托品化。有条件最好采用微量泵持续静注阿托品可避免间断静脉给药血药浓度的峰、谷现象。达到阿托品化后，应逐渐减少药量或延长用药间隔时间，防止阿托品中毒或病情反复。如患者出现瞳孔扩大、神志模糊、狂躁不安、抽搐、昏迷和尿潴留等，提示阿托品中毒，应停用阿托品。

（二）酸戊已奎醚注射液（长托宁）是新型安全、高效、低毒的长效抗胆碱药物，其量按轻度中毒、中度中毒、重度中毒给予。30分钟后依症状可再给首剂的半量应用。中毒后期或胆碱酯酶老化后可用长托宁维持阿托品化，每次间隔8~12小时。长托宁治疗有机磷农药中毒在许多方面优于阿托品，是阿托品的理想取代剂，是救治重度有机磷农药中毒或合并阿托品中毒时的首选剂。

（三）中毒早期不宜输入大量葡萄糖、CoA、ATP，因它们能使乙酰胆碱合成增加而影响胆碱酯酶活力。维生素C注射液不利于毒物分解，破坏而影响胆碱酯酶活力上升，早期也不宜用。50%硫酸镁，利胆药口服后可刺激十二指肠黏膜，反射性引起胆囊收缩，胆囊内潴留有机磷农药随胆汁排出，引起2次中毒。胃复安、西沙必利、吗啡、冬眠灵、喹诺酮类、胞二磷胆碱、维生素B$_5$、氨茶碱、利血平均可使中毒症状加重，应禁用。

第三节　氨基甲酸酯类农药中毒

氨基甲酸酯类农药中毒是指摄入该类农药后抑制机体胆碱酯酶的活性，而出现以胆碱能神经兴奋为主要症状的中毒性疾病。可经消化道、呼吸道、皮肤吸收。吸收后发布于肝、肾、脂肪和肌肉中，其他组织中含量极低。在肝脏中进行代谢，一部分经水解、氧化或与葡萄糖醛酸结合而解毒，一部分以原形或其代谢产物迅速由肾脏排泄，24小时排泄量可达90%以上。

一、诊断要点

（一）临床表现

1.轻度中毒　有头晕、头痛、恶心、呕吐、多汗、流涎、胸闷、视力模糊、无力、瞳孔缩小症状。

2.中度中毒　除上述症状外，尚有肌纤维颤动。

3.重度中毒　除上述症状外，出现昏迷、肺水肿、呼吸衰竭、心肌损害和肝肾功能损害。

（二）检查

一次接触氨基甲酸酯类农药后，血胆碱酯酶活性在 15 分钟下降到最低水平,30~40 分钟后已恢复 50%~60%,60~120 分钟后胆碱酯酶基本恢复正常。

二、药物治疗方案

（一）清除毒物

皮肤污染用肥皂水彻底清洗,洗胃用 2%小苏打溶液。

（二）药物治疗

1.轻度中毒

处方一　阿托品(Atropine):1mg,静注,每 1 小时 1 次。

2.中度中毒

处方二　阿托品(Atropine):2mg,静注,每 30 分钟 1 次。

3.重度中毒

处方三　阿托品(Atropine):5mg,静注,每 30 分钟 1 次。

三、用药说明及注意事项

阿托品为治疗氨基甲酸酯类农药中毒首选药物,疗效极佳,能迅速控制由胆碱酯酶受抑制所引起的症状和体征,但要防止过量。由于氨基甲酸酯类农药在体内代谢迅速,胆碱酯酶活性恢复很快,胆碱酯酶复能剂需要性不大。有些氨基甲酸酯类农药如急性西维因中毒,使用胆碱酯酶复能剂反会增强毒性和抑制胆碱酯酶活性,影响阿托品治疗效果,故氨基甲酸酯类农药中毒一般不使用肟类胆碱酯酶复能剂治疗。

第四节　拟除虫菊酯类农药中毒

拟除虫菊酯类农药是模拟天然除虫菊素由人工合成的一类杀虫剂,因其使用面积大,应用范围广、数量大,接触人群多,所以中毒病例屡有发生。拟除虫菊酯类农药毒性主要是通过影响神经轴突的传导而导致肌肉痉挛等,此外还对皮肤黏膜有一定刺激作用。

一、诊断要点

（一）临床表现

1.急性中毒的潜伏期长短不一,经皮吸收短者 1 小时,长者可达 24 小时,平均 6 小时左右;经口中毒多在 1 小时左右发病。

2.急性毒性表现为畏光、流泪、结膜充血、水肿、呼吸道刺激、皮肤瘙痒、丘疹;头痛、头晕、恶心、食欲不振、乏力、精神萎靡,轻者呕吐、视物模糊、肌束颤动,瞳孔缩小、发热;重者因呼吸循环衰竭死亡。

（二）检查

血胆碱酯酶活力正常,尿液中毒物测定有助于诊断。

二、药物治疗方案

（一）清除毒物

皮肤污染用清水或肥皂水彻底清洗,洗胃用2%小苏打溶液。

（二）对症处理

有抽搐、惊厥可用地西泮止惊,流涎、恶心等可予皮下注射阿托品。静脉输液、利尿以加速毒物排出,糖皮质激素、维生素C、B₆等可选用,维持重要脏器功能及水电解质平衡。

处方一　1.呋塞米(Furosemide):20mg,静脉注射,立即。

　　　　2.地塞米松(Dexamethasome):10mg,入液静滴,每日1次。

　　　　3.地西泮(Diazepam):10mg,静脉注射,立即。

　　　　4.维生素C(Vitamin C):2.0g,入液静滴,每日1次。

（三）重症患者可考虑血液透析或血液灌流治疗。

三、用药说明及注意事项

（一）禁用胆碱酯酶复能剂和肾上腺素。

（二）不能排除有机磷杀虫剂中毒时,可用适量阿托品试验治疗,密切观察治疗反应。对重度拟除虫菊酯中毒出现肺水肿者,可用少量阿托品治疗,但应注意避免过量造成阿托品中毒。控制抽搐对急救该类杀虫剂中毒至关重要,目前国内较多用地西泮或巴比安类药肌内或静脉注射。抽搐未发作前可预防性使用,抽搐控制后应维持用药,防止再抽搐。剂量视病情而定,抽搐时用量较大,以用地西泮10~20mg静脉缓慢注射为好,但应注意抑制呼吸的不利作用,维持和预防用药则剂量相对较小,可作肌内注射或静脉滴注。

第五节　溴敌隆灭鼠剂中毒

灭鼠剂是指一类可杀死啮齿类动物的化合物。根据毒性作用机制不同可分为:抗凝血类灭鼠剂,如敌鼠钠、溴敌隆等;中枢神经系统兴奋性灭鼠剂,如毒鼠强、氟乙酰胺等;其他,如无机化合物类(磷化锌)等。

一、诊断要点

（一）灭鼠剂接触史

可为职业性接触或生活性接触。没有明确接触史不能排除中毒诊断。

1.既往无出血性疾病病史,突发以多部位、多脏器出血。

2.凝血酶原时间、凝血时间延长。一般接触后每天测定一次,持续4~5天。

3.在可疑污染物、患者胃内容物、患者血尿等生物材料中分析相应的灭鼠剂或其代谢物。

（二）诊断性治疗试验

维生素K₁ 5~10mg用葡萄糖液稀释后缓慢静脉注射, 如为抗凝血性灭鼠剂中毒凝血酶原时间在24~48小时可明显改善。另外尚需与重症肝炎血友病、血小板减少性紫癜、流行性出血热等疾病鉴别。

二、药物治疗方案

（一）口服中毒者（中毒后 3~6 小时）给催吐，彻底洗胃及导泻，后再给活性炭 50~100g 灌胃。

（二）污染皮肤用清水或肥皂水彻底清洗。眼污染用清水冲洗 10 分钟。

（三）口服量较大或已有出血症状者给维生素 K_1 5~10mg 肌内注射，每 6 小时一次。维生素 K_1 的用量要参考凝血时间测定结果，一日用量可达 300mg。对服用量较大的患者，可在出血症状出现前预防性的应用维生素 K_1。出血严重者也可给输鲜血或冷冻新鲜血浆；必要时给用凝血因子。同时需吸氧及应用维生素 C 等。

处方一　1.维生素 K_1（Vitamin K_1）:10mg,肌内注射,立即。

　　　　2.维生素 C（Vitamin C）:2.0g,入液静滴,每日一次。

三、用药说明及注意事项

对于维生素 K_1 使用时间上，尚无统一报道。多数认为在停用维生素 K_1 后 48 小时再复检凝血酶原时间，以观察有无复发现象。对于服用量较大患者，应用时间应进一步延长。停用后第三天、第七天复查凝血常规，观察有无复发。

第六节　毒鼠强中毒

一、诊断要点

（一）潜伏期

毒鼠强中毒潜伏期短，发作快。毒鼠强可由口咽黏膜及胃吸收，且无须经代谢即有直接致惊厥毒效，故毒鼠强经口服后一般 0.5~1.0 小时发病，因此发作迅速且抽搐者，首先应怀疑毒鼠强中毒。

（二）毒鼠强中毒后可累及多个系统

神经系统表现为头痛头昏，无力，多为首发症状，口唇麻木，醉酒感；重者神志模糊、躁动不安，四肢抽搐，继而阵发性强直性惊厥，伴有口吐白沫、两眼向上凝视、鼻腔出血、二便失禁等。每次持续约 3~5 分钟，抽搐多自行停止，间隔数分钟后再次发作。消化系统表现为恶心呕吐伴上腹部烧灼感和腹痛，严重者有呕血，中毒后部分病例有肝脏肿大及触痛。循环系统表现为窦性心动过缓，心率可慢至 30 次/分；少数呈窦性心动过速；部分心电图有心肌损伤或缺血表现。

二、药物治疗方案

（一）清除体内毒物

包括洗胃，立即洗胃是胃肠道途径中毒的基本原则，对于生命体征平稳，无昏迷，持续抽搐的患者均应彻底洗胃，但洗胃时要注意插管可诱发惊厥，须谨慎。再就是毒鼠强为无色、无味，微容于水的有机氮化合物，洗胃时不易准确判断是否彻底洗干净。因此，导泻、利尿、大量输液(2500~3000ml)也是清除毒物的方法。对于重症患者目前国内已广泛应用血液净化清除体内毒物,且多以选择血液透析加血液灌流合适。

处方一　呋塞米(Furosemide):20mg,静脉注射,立即。

(二)控制癫痫发作。

处方二　1.地西泮(Diazepam):10mg,静脉注射,立即。

2.苯巴比妥钠(Phenobarbital):0.1g,肌内注射,立即。

处方三　1.谷胱甘肽(Glutathione):1.2 g,入液静脉滴注,每日1次。

2.辅酶 A(CoenzymeA):100u,入液静脉滴注,每日1次。

3.地塞米松(Dexamethasone):10mg,入液静脉滴注,每日1次。

4.维生素 C(Vitamin C):2.0g,入液静脉滴注,每日1次。

三、用药说明及注意事项

毒鼠强中毒患者需大剂量使用镇静药物,但大剂量使用镇静催眠药可致患者昏睡,不利于观察病情;尚可抑制咳嗽反射增加肺感染,还能抑制呼吸危及生命。因此,建议需在气管插管,建立机器通气时使用。

第七节　氟乙酰胺灭鼠剂中毒

一、诊断要点

(一)潜伏期

一般为10~15小时,严重中毒病例可在30分钟至1小时内发病。

(二)氟乙酰胺中毒后可累及多个系统

神经系统是氟乙酰胺中毒最早也是最主要表现,有头痛、头晕、无力、四肢麻木、易激动、肌束震颤等。随着病情发展,出现不同程度意识障碍及全身阵发性、强直性抽搐,反复发作,常导致呼吸衰竭而死。部分患者可有谵妄、语无伦次。消化系统:口服中毒者常有恶心、呕吐、可出现血性呕吐物、食欲不振、流涎、口渴、上腹部烧灼感。循环系统表现为早期表现心慌、心动过速。严重者有心肌损害、心律紊乱、甚至心室颤动、血压下降。心电图显示 Q-T 间期延长、ST-T 改变。

二、药物治疗方案

(一)皮肤污染者,用清水彻底清洗,更换受污染衣服。

(二)口服中毒者立即催吐

用1:5000高锰酸钾溶液或清水彻底洗胃,再用硫酸镁或硫酸钠20~30g导泻。为保护消化道黏膜,洗胃后给予牛乳或生鸡蛋清或氢氧化铝凝胶。

(三)乙酰胺是氟乙酰胺中毒的特效解毒剂。成人每次用 0.5~5.0g,每日 2~4 次肌注,首次量为全日量的一半。重症患者一次可给 5~10g,一般给药 5~7 日。

处方一　乙酰胺:1.0g,肌内注射,每日 2 次。

1.乙醇治疗

在没有乙酰胺的情况下,可考虑选用无水乙醇 5ml 溶于 100ml 葡萄糖液中、静脉滴入,每天 2~4 次。

2.对症与支持疗法

重点是控制抽搐发作,可选用地西泮或苯巴比妥钠等止痉药物。昏迷患者应注意防治脑水肿。心肌损害者静滴三磷酸腺苷、辅酶 Q10 等。

处方二　1.谷胱甘肽(Glutathione):1.2g,入液静脉滴注,每日 1 次。

2.辅酶 A(Coenzyme A):100u,入液静脉滴注,每日 1 次。

3.地塞米松(Dexamethasone):10mg,入液静脉滴注,每日 1 次。

4.维生素 C(Viramin C):2.0g,入液静脉滴注,每日 1 次。

5.地西泮(Diazepam):10mg,静脉滴注,立即。

6.苯巴比妥钠(Phenobarbital):0.1g,肌内注射,立即。

三、用药说明及注意事项

对于有抽搐症状的鼠药中毒患者可以试用乙酰胺,以判断是否为氟乙酰胺中毒。

第八节　镇静催眠药物中毒

镇静催眠药通常分为三类:苯二氮䓬类(地西泮、硝西泮、艾司唑仑、阿普唑仑等)、巴比妥类(巴比妥、苯巴比妥、异戊巴比妥、速可眠、硫喷妥钠等)、其他类。镇静催眠药对中枢神经系统有抑制作用,具有安定、松弛横纹肌及抗惊厥效应,过量则可致中毒,抑制呼吸中枢与血管运动中枢,导致呼吸衰竭和循环衰竭。

一、诊断要点

(一)病因

误服、有意自杀或投药过量引起中毒

(二)临床表现

镇静催眠药的急性中毒症状因药物的种类、剂量、作用时间的长短、是否空腹以及个体体质差异而轻重各异。

1.神经系统症状　表现为嗜睡、神志恍惚甚至昏迷、言语不清、瞳孔缩小、共济失调、腱反射减弱或消失。

2.呼吸与循环系统　表现为呼吸减慢或不规则,严重时呼吸浅慢甚至停止、皮肤湿冷、脉搏细速、发绀、尿少、血压下降、休克。

3.其他　表现为恶心、呕吐、便秘,肝功能异常,白细胞和血小板计数减少,部分发生溶血或全血细胞减少等。

（三）检查

血、尿或胃内容物检出镇静催眠药。

二、药物治疗方案

（一）意识清醒者立即催吐，尽快用清水洗胃。洗胃后胃内灌入药用活性炭，吸附残存药物，30~60 分钟后给予硫酸钠导泻。

（二）保持呼吸道通畅，吸氧；酌情使用呼吸兴奋剂，维持呼吸功能；必要时应用呼吸机辅助呼吸。

（三）纳络酮与内啡肽竞争阿片受体，可对抗巴比妥类和苯二氮卓类药物中枢抑制。必要时可重复使用。

处方一　纳洛酮（Naloxone）：2mg，入液静滴，每日 1 次。

（四）氟马西尼是苯二氮卓类受体特异性拮抗剂，对苯二氮卓类药有解毒作用。

处方二　氟马西尼（Flumazenil）：0.5mg，静内注射，立即。

（五）输液、利尿、促进药物排泄。必要时行血液净化治疗。

（六）对症支持治疗。

三、用药说明与注意事项

氟马西尼半衰期短，治疗有效后宜重复给药，以防复发。但氟马西尼剂量过大可发生抽搐。

第九节　毒品中毒

毒品（narcotics）是指国家规定管制的能使人成瘾的麻醉（镇痛）药（narcotic analgesics）和精神药（psychotropic drugs），该类物质具有成瘾（或依赖）性、危害性和非法性。短时间内滥用、误用或故意使用大量毒品超过个体耐受量产生相应临床表现时称为急性毒品中毒（acute narcotics intoxication）。

一、诊断要点

（一）用药或吸食史

麻醉类药用于治疗药中毒者病史相对清楚；非法滥用中毒者往往不易询问出病史，但查体可发现用毒品的痕迹，如经口鼻烫吸者，常见鼻黏膜充血、鼻中隔溃疡或穿孔；经皮肤或静脉吸食者可见注射部位皮肤有多处注射痕迹，静脉血管穿刺困难。精神药品滥用常见于经常出入特殊社交和娱乐场所的青年人。

（二）急性中毒临床表现

1.阿片类中毒症状：阿片类过量常出现特征性"三联征"，即昏迷、针尖样瞳孔、呼吸抑制（2~4 次/分钟）；此外，还可见肺水肿、发绀、颅压增高等表现。

2.可卡因中毒症状：患者表现为焦虑不安、言语增多、面色苍白、反射增强、头痛、出汗、心悸、胸闷，而后可发生寒战、恶心、呕吐、腹痛、排尿困难、瞳孔散大、眼球突出、震颤甚至肌肉强直性抽搐,心率增快,血压先升高后下降;严重者可出现心肌损害、心力衰竭,呼吸抑制、颅内出血、脑栓塞、横纹肌溶解、急性肾衰竭、急性肝功能不全、弥散性血管内凝血等表现。过量可卡因还会作用于体温调节中枢使体温升高出现高热,是可卡因中毒的重要指征。

3.大麻中毒症状:吸食量过大时会引起"中毒性谵妄",患者意识不清、烦躁不安,并伴发错觉、幻觉及思维障碍,有时可陷入抑郁状态,悲观失望,伴灾难感或濒死感,有自杀意愿;有的可发生"中毒性精神病",产生严重焦虑、恐惧、被害妄想,并可能发生破坏或攻击行为,造成自伤或伤人。

4.苯丙胺类中毒症状:较大剂量苯丙胺使用一两次后,即可发生急性"中毒性精神病",伴有幻视、焦虑、发抖、心动过速、血压升高、出汗、瞳孔散大、激动不安、肌肉过度抽动,并伴有代谢性酸中毒;严重中毒者可出现癫痫样发作、高热,持续或严重的高血压还会造成颅内出血、主动脉破裂、心肌梗死。

5.致幻剂类中毒症状:剂量过大时会出现恐怖幻境,可导致"中毒性精神病",并产生被害妄想,患者极度紧张、恐惧、焦虑、抑郁,出现攻击或自杀行为,病程可持续数日甚至数月,牵延较久者则难与精神分裂症鉴别。麦角酰二乙胺(LSD)等致幻剂在撤药后亦易产生症状"回闪(flashback)",重现幻境,多为瞬间体验,但也有持续数日以上者,从而引起焦虑、恐惧,甚至自杀。

(三)实验室检查

1.尿液检查:怀疑海洛因中毒时,可在4小时后留尿检查毒物。应用高效液相色谱法可以对尿液苯丙胺及其代谢产物检测。尿液中检测出氯胺酮及其代谢产物也可协助诊断。

2.动脉血气分析:严重麻醉药类中毒者表现为低氧血症和呼吸性酸中毒。

3.血液生化检查:血糖、电解质和肝肾功能检查。

(四)诊断性治疗

如怀疑某种毒品中毒时,给予相应解毒药后观察疗效有助于诊断。如怀疑吗啡中毒,静脉给予纳洛酮后可迅速缓解。

二、药物治疗方案

(一)对症支持治疗

1.呼吸支持　呼吸衰竭者应采取以下措施:①保持呼吸道通畅,必要时行气管内插管或气管造口;②应用阿托品兴奋呼吸中枢,或应用中枢兴奋药安钠咖、尼可刹米。③呼吸机辅助呼吸,采用呼气末正压(PEEP)可有效纠正海洛因和美沙酮中毒引起的非心源性肺水肿,同时给予高浓度吸氧、血管扩张药和祥利尿药,禁用氨茶碱。

2.循环支持　血流动力学不稳定者,取头低脚高位,同时静脉输液,必要时应用血管升压药。丙氧芬诱发的心律失常避免用Ⅰa类抗心律失常药。可卡因中毒引起的室性心律失常应用拉贝洛尔或苯妥英钠治疗。

3.纠正代谢紊乱　伴有低血糖、酸中毒和电解质平衡失常者应给予相应处理。

(二)清除毒物

1.催吐 神志清楚者禁用阿扑吗啡催吐,以防加重毒性。

2.洗胃导泻。

3.活性炭(Mmdicinal Charcoal)吸附,多次给予活性炭疗效较好。

(三)区别治疗

1.阿片类

一旦疑为阿片类中毒,纳洛酮(naloxone)可静脉、肌内注射、皮下或气管内给药。应尽早投用小剂量纳洛酮(0.4mg)缓慢静脉注射,阿片类中毒伴呼吸衰竭者,立即静注纳洛酮2mg;

处方一 纳洛酮(Naloxone):0.4mg,静脉推注,立即。

处方二 纳洛酮(Naloxone):2mg,静脉推注,立即。

必要时重复,阿片成瘾中毒者3~l0分钟重复,非成瘾中毒者2~3分钟重复应用,总剂量达20mg仍无效时应注意合并非阿片类毒品(如巴比妥等)中毒、头部外伤、其他中枢神经系统疾病和严重缺氧性脑损害。

2.可卡因类

急性可卡因中毒无特殊解毒治疗方法,主要为对症支持措施,其处置要点主要是防治癫痫样发作、维持呼吸、保护各重要脏器功能,并注意降温。

3.大麻类

无特殊解毒治疗方法。对中毒性谵妄患者,可在安慰解释基础上给予安定口服或静脉注射;对中毒性精神病患者,可置单人房间,专人守护,并适当投用抗精神病药物;

处方四 安定(Diazepam):10mg,肌内注射,立即。

处方五 氟哌啶醇(Haloperidol):10mg,肌内注射,立即。

病情仍不缓解者应转精神病院作鉴别诊断。

4.苯丙胺类

本品中毒无特殊解毒治疗方法,主要采用对症支持治疗。如急性大量口服者应立即给予充分洗胃,而后灌服活性碳(20%甘露醇稀释);注意维持呼吸道通畅,必要时给予辅助通气;有条件可应用血液净化疗法以利排泄等。

5.致幻剂类

无特殊解毒治疗方法,以对症支持治疗为主。中毒或"回闪"症状引起的烦躁不安、激动、惊恐及精神异常状态可用苯并二氮䓬类(如地西泮10~15mg口服或5~10mg静脉注射)或氟哌啶醇(2~5mg口服或静脉注射)治疗,但急性期应避免使用氯丙嗪,因二者的抗胆碱能作用相加有诱发谵妄的危险。

四、用药说明及注意事项

因为毒品中毒患者本身存在有社会及治安问题,处理原则是镇静狂躁的患者,兴奋抑制的患者,做好医务人员的保护。

第十节　毒蕈中毒

毒蕈又称毒蘑菇,属真菌植物。我国野生蘑菇资源丰富,分布广泛,约有300多种,其中毒蘑约80种,对人危害大的不过20~30种,常由于不能正确辨别有毒蘑菇而致误食中毒。毒蘑菇含有的毒素成分尚不完全清楚。毒性较强的毒素有:毒肽主要损害肝脏;毒伞肽引起肝肾损害;毒蝇碱作用类似于乙酰胆碱;光盖伞素引起幻觉和精神症状;鹿花毒素导致红细胞破坏。

一、诊断要点

根据患者食用野生毒蕈史,同餐者同时发病,出现急性胃肠炎症状,伴神经精神症状、肝肾损害或溶血表现者可高度怀疑毒蕈中毒。对毒蕈进行形态学鉴定,毒蕈毒素化验分析或动物毒性实验是临床确诊的客观依据。

(一)临床表现

1.肝损害型:主要由白毒伞、毒伞、鳞柄白毒伞、秋生盔孢伞和褐鳞小伞等十多种毒蘑引起。发病潜伏期长,6小时到数日,甚至十余日。发病初期出现恶心、呕吐、腹痛和腹泻等急性胃肠炎症状,持续 1~2 日好转,疾病进入假愈期。此时患者仅感到乏力、不思饮食等。数日后逐渐出现肝、肾、心、脑等内脏损害表现,特别是肝损害更突出,表现为肝肿大、压痛和黄疸,肝功能异常,重者表现为急性肝坏死,出现全身广泛性出血、少尿、无尿、谵妄、烦躁、抽搐和昏迷等,可因肝性脑病或肾衰竭死亡,也可由于中毒性脑病或心肌病致死。死亡率可达90%,多发生于中毒后第4~7日。

2.神经精神型主要由毒蝇伞、豹斑毒伞、角鳞灰毒伞、白霜杯伞、毒杯伞、裂丝盖伞、黄丝盖伞、大花褶伞和红网牛杆菌等所致。发病潜伏期30分钟至6小时,除胃肠炎表现可见副交感神经兴奋症状,如流涎、大汗、流泪、瞳孔缩小、脉缓、血压下降、呼吸困难和肺水肿等。精神症状十分常见,如幻视、幻听、妄想、精神错乱、无故哭笑、谵语、淡漠、惊厥和昏迷等。

3.溶血型因食用鹿花蕈、褐鹿花蕈和赭鹿花蕈引起,潜伏期6~12小时,除胃肠炎表现可出现酱油色尿、黄疸和肝、脾大,急性肾衰竭出现少尿或无尿等。

4.胃肠炎型表现为急性胃肠炎,其中常见毒粉褶蕈、黄粘盖牛肝草、毛头乳菇、毒红菇、虎斑蘑、毛头鬼伞和墨汁鬼伞等。潜伏期10分钟至6小时,表现为恶心、呕吐、腹痛和腹泻等,重者出现脱水、血压低、尿少或尿闭,一般不发热,病程短,很少引起死亡。

(二)检查

1.化验血、尿常规,肝、肾功能,电解质,心电图等。

2.检测毒蕈的毒物成分。

二、药物治疗方案

（一）适用于一般中毒病例的治疗

处方一　（1）1:5000 高锰酸钾溶液,2000ml,立即彻底洗胃。

（2）洗胃后,立即用温淡盐水 2000ml 高位灌肠;或蓖麻油 15~30ml 口服导泻或高位灌肠。

处方二　（1）0.5% 鞣酸溶液,2000ml,立即彻底洗胃。

（2）洗胃后,立即用温淡盐水 2000ml 高位灌肠;或蓖麻油 15~30ml 口服导泻或高位灌肠。

（二）适用于补液生命支持治疗

处方一　1.10%葡萄糖(10%gLucose):1000ml,静脉滴注,每日 2 次。

　　　　2.维生素 C(Vitamin C):2.0g,静脉滴注,每日 2 次。

处方二　维生素 B_1(Vitamin B_1):50mg,肌内注射,每日 2 次。

处方三　1.0.9%氯化钠(0.9% Sodium chloride):20ml,静脉注射,每日 2~3 次。

　　　　2.地塞米松(Dexamethasone):10mg,静脉注射,每日 2~3 次。

（三）适用于毒蕈碱类毒蕈中毒具有神经症状者。

处方一　阿托品(Atropine):0.5~1mg,静脉注入,立即。

处方二　阿托品(Atropine):1~2mg,静脉注入,立即。

（四）适用于肝、肾等内脏损害型毒蕈中毒者,药物中的巯基与毒蕈毒素结合,使其活力减弱,并保护体内巯基酶的活力。

处方一　葡萄糖氯化钠(Gllcose and Sodiam Chloride):40ml,静脉注射,每 6 小时 1 次。

处方二　二巯丙磺酸钠液(Sodium Dimercaptopropane Sulfanate):5ml,肌内注射,每 6 小时一次。

处方三　1.10%葡萄糖(Glucose):1000ml,静脉滴注,每日 3 次。

　　　　2.二巯丙磺酸钠液(Sodium Dimercaptopropane Sulfanate):5ml,静脉滴注,每日 3 次。

（五）肾上腺皮质类固醇适用于严重中毒病例,特别是溶血型毒蕈中毒;中毒伴有中毒性心肌炎、中毒性脑病、严重肝肾损害及出血倾向者,也应使用。

（六）对症治疗如处理肝、肾及心肌损伤,防止脑水肿、肺水肿、休克和肾衰竭等,纠正贫血,对有精神症状者给予镇静药。

（七）血液净化治疗:可用于清除毒物,对于肝损害型可行人工肝治疗。

（八）中药灵芝是特效解毒药物,紫灵芝:每天干粉 50 克,水煎两次,混合浓缩至 150ml,分三次服用。

处方一　灵芝:50g,煎服,每日 1 次。

三、用药说明及注意事项

（一）毒蕈中毒的治疗原则是立即采取催吐、洗胃、导泻或灌肠治疗等方法促进毒物排泄。同时对症支持治疗,呕吐、腹泻严重纠正水和电解质紊乱。使用解毒药物解救。

（二）催吐、洗胃、导泻等促进毒素排泄的方法对中毒的治疗至关重要,但腹泻频繁或发生神经系统抑制的病例不能使用硫酸镁导泻。

（三）毒蕈中毒易产生全身重要脏器损害,如溶血性贫血、肝脏损害、神经精神症状、中毒性心肌炎、中毒性脑炎、颅内压增高、脑水肿、呼吸和循环衰竭等,应引起高度重视。

（四）有少数患者出血迟发性毒蕈中毒,在出现吐泻症状而缓解之后也可产生一个假愈期,须提高警惕。

第十一节　钩吻中毒

钩吻又叫断肠草,马钱科多年生常绿缠绕性木质藤本植物。钩吻全株有毒,其根、叶或全草有毒,春夏季时叶之嫩芽极毒。一般用其根 3g 或嫩草 7 枚煎水服下即可致死,含毒成份为钩吻碱。钩吻碱 0.15~0.3g 便可使人致死,钩吻流浸膏 3.5ml 为中毒致死量。此草入口即钩人喉吻,故名钩吻。

一、诊断要点

（一）毒理作用

钩吻为极强之神经毒,误服中毒的主要表现是呼吸麻痹,呼吸麻痹的原因可能是抑制了脊髓中与呼吸有关的运动神经元。动物试验表明钩吻与乙酰胆碱有拮抗作用,因而抑制小肠的活动,中毒者表现出口渴、心悸、心率快、视物模糊、两腿无力等,类似颠茄类中毒的症状,提示毒素具有抗乙酰胆碱的作用。

（二）临床表现

最初出现消化道刺激症状,口腔、咽喉及腹部烧灼感或疼痛,有些患者表现恶心、呕吐、腹泻或便秘,神经系统及肌肉症状表现为吞咽困难,言语不清或不能言语,肌肉无力,共济失调,眼睑下垂,瞳孔散大,视力减退或复视,甚至嗜睡、半昏迷、震颤,呼吸循环系统症状表现心跳早期缓慢以后加快,呼吸初为快而深,继而慢且浅,呼吸不整及呼吸困难,最后因呼吸麻痹窒息而死亡。死亡前有肌肉震颤、痉挛、角弓反张的表现。

二、药物治疗方案

（一）气道管理呼吸支持:有条件尽早给予气管插管,呼吸机辅助呼吸。

（二）洗胃,药用炭吸收毒素,导泻。

（三）对症治疗:补液,运用升压药维持血压。监测心率,必要时使用异丙肾上腺素维持心率,或使用阿托品对抗迷走神经兴奋作用。

处方一　阿托品(Aerpine):1mg,必要时静脉注入　　。

（四）新鲜羊血 300ml 趁热灌服,或以新鲜之白鸭、白鹅血灌服。一次或二次。

（五）血液净化治疗有利于吸收入血的毒素清除。

三、用药说明及注意事项

(一)钩吻中毒在实际生活中,把"断肠草"误看成金银花,断肠草花冠黄色,花形呈漏斗状,是合瓣花,长1~1.6cm。而金银花的花冠呈唇形,花朵呈喇叭状,是离瓣花,花筒较细长,花也比断肠草的花小,并且金银花初开时花朵为白色,一两天后才变为金黄,新旧相参,黄白衬映,故名"金银花"。

(二)钩吻花毒素有显著的镇痛作用和加强催眠的作用。钩吻花的药用价值已在我国许多领域广泛应用。因此存在过量中毒或加入药酒中毒的可能。

(三)关键治疗在呼吸支持,尽早气管插管。

第十二节　乙醇中毒

大量饮酒引起的乙醇中毒主要是酒中的主要成分乙醇导致的代谢紊乱所致。乙醇代谢产生大量的自由基,超过机体的清除能力时,就会造成机体组织损伤。

一、诊断要点

乙醇中毒的临床表现主要为消化系统和精神系统症状,如恶心、呕吐、消化道出血、腹痛、神志异常兴奋或抑制、共济失调、昏睡、昏迷等。

急性中毒临床上分为三期。

兴奋期:即感头痛、欣快、兴奋、健谈、饶舌、情绪不稳定、自负、易激怒,可有粗鲁行为或攻击行动,也可能沉默、孤僻。

共济失调期:肌肉运动不协调,行动笨拙,言语含糊不清,眼球震颤,视力模糊,复视,步态不稳,出现明显共济失调。

昏迷期:患者进入昏迷期,表现昏睡、瞳孔散大、体温降低。患者陷入深昏迷,心率快、血压下降,呼吸慢而有鼾音,可出现呼吸、循环麻痹而危及生命。酒醉醒后可有头痛、头晕、无力、恶心、震颤等症状。上述临床表现见于对酒精尚无耐受性者。如已有耐受性,症状可能较轻。此外,重症患者可发生并发症,如轻度酸碱平衡失常、电解质紊乱、低血糖症、肺炎和急性肌病等。个别人在酒醒后发现肌肉突然肿胀、疼痛,可伴有肌球蛋白尿,甚至出现急性肾衰竭。

伴随症状:恶心呕吐,可以因为剧烈呕吐,呕吐血性液体或咖啡样液体。

二、药物治疗方案

轻者无须特殊治疗,给予白开水、柠檬果汁、热糖茶、卧床休息,注意保暖等可自行恢复。重症昏睡者需进行对症治疗和解酒治疗,包括催吐、洗胃、静脉滴注能量合剂,抗脑水肿,促苏醒。醉酒2小时内应予洗胃。

(一)适用于促进乙醇毒素排出

处方一　1%碳酸氢钠溶液(1% Sodium Bicarbonaee):5000~15000ml,洗胃

　　　　10%葡萄糖液(10% Glucose):200~250ml,静脉滴注。

ATP（Ademosine Triphosphatee）：40mg，静脉滴注。

维生素 B_6（Vitamin B_6）：100mg，静脉滴注。

辅酶 A（Coenzyme A）：100U，静脉滴注。

胰岛素（Insulin）：8U，静脉滴注。

（二）适用于轻度和中度乙醇中毒

处方二　10%葡萄糖氯化钠（10% Glucose Sodium Chloride）：500ml，静脉滴注。

50%葡萄糖注射液（50%Glucose）：60ml，静脉滴注。

纳洛酮（Naloxone）：0.4~0.8mg，静脉滴注。

三磷酸腺苷（Adenosine Triphosphate）：40mg，静脉滴注。

辅酶 A（Coenzyme A）：100U，静脉滴注。

肌苷（Inosine）：0.4g，静脉滴注。

维生素 C（Vitamin C）：0.2g，静脉滴注。

（三）适用于急性重度乙醇中毒

处方三　纳洛酮注射液（Naloxone）：0.8mg，静脉注射。

5%葡萄糖注射液（5% Glucose）：1000ml，静脉滴注。

纳洛酮（Naloxone）：4mg，静脉滴注。

处方四　5%葡萄糖注射液（5% Glucose）：250ml，静脉滴注。

醒脑静：20ml，静脉滴注。

（四）适用于呕吐剧烈者止吐

处方五　甲氧氯普胺注射液（Metoclopramide）：10mg，肌内注射。

处方六　0.9%氯化钠注射液（Sodium Chloride）：100ml，静脉滴注。

奥美拉唑（Omeprazole）：40mg，静脉滴注。

（五）适用于慢性酒精中毒及急性中毒抢救成功后的恢复期

常以绿豆 50g、红豆 25g、白扁豆 30g、粳米 50g，共煮粥，空腹，早晚 2 次分服。

三、用药说明及注意事项

（一）急性乙醇中毒的治疗原则是保持呼吸道通畅，避免呕吐物阻塞呼吸道或误吸呕吐物导致窒息；对于深昏迷无呕吐者，建议采取洗胃。大量补液，补充维生素及电解质，加用利尿药，促进乙醇分解代谢，维持水、电解质、酸碱平衡，根据症状积极对症支持治疗。

（二）轻症不需洗胃，重症在 2 小时内可洗胃；禁用阿扑吗啡催吐；能量合剂对急性乙醇中毒有一定的治疗作用，有时亦可在使用能量合剂前先静脉推 50%葡萄糖 40~50ml，必要时 3 小时后再重复使用 1 次。

（三）纳洛酮对有高血压、心功能不全慎用；使用期间偶有一过性、短暂性恶心、呕吐。

（四）部分乙醇中毒患者可出现舌根后坠，或剧烈呕吐引起误吸，有危及生命的窒息或低氧症，应引起充分注意。

第十一节　细菌性食物中毒

细菌性食物中毒是指患者摄入被细菌或其毒素污染的食物或水所引起的急性中毒性非传染性疾病,根据病原体不同可有不同的临床表现。一般包括细菌感染与细菌毒素的中毒过程,故本病又称为"食物中毒感染"。细菌性食物中毒是一种常见的疾病,多表现为一个家庭或一个集体中多人发病,但也可单个人发病,由患者所进食物或水被细菌和/或其毒素污染引起本病。

一、诊断要点

（一）典型临床表现

细菌性食物中毒以急性胃肠炎为主要特征,如恶心、呕吐、腹痛严重者可以引起水和电解质紊乱以及酸中毒。肉毒杆菌食物中毒是以某些中枢神经系统症状,如眼肌和咽肌瘫痪等表现为特征;葡萄球菌食物中毒有剧烈的腹部疼痛、呕吐和腹泻,常呕出胆汁和血液;副溶血弧菌食物中毒的腹痛、腹泻常较严重,腹泻次数多,常有失水,重症者很象像乱,腹泻物如洗肉水,内有大量红细胞;沙门氏菌属食物中毒起病急骤,有畏寒及发热,多为高热,多有头痛、头晕、腹痛、腹泻较明显。

（二）检查

1.血常规,大便常规

血象升高提示细菌感染,大便常规中较多白细胞提示感染较重。

2.电解质酸碱检查

对于严重脱水,或需大剂量补液患者需完善电解质酸碱检查。

3.细菌培养

对于治疗效果不佳的患者,应取可疑食物、呕吐物和粪便作细菌培养。对于病情危重患者,发热（例如体温>38.4℃）,且有脓毒症征象（心动过速、低血压、毛细血管充盈差、呼吸急促、急性意识障碍、少尿）,应做血培养。

二、药物治疗方案

本病常有自限性,仅需卧床休息,早期饮食应为易消化的流质或半流质饮食,病情好转后可恢复正常饮食。沙门菌食物中毒应床边隔离。呕吐、腹痛明显者,注意与其它急腹症鉴别,可使用解痉止痛,止呕药物。能进食者应给予口服补液。剧烈呕吐不能进食或腹泻频繁者,给予糖盐水静滴。出现酸中毒酌情补充5%碳酸氢钠注射液或11.2%乳酸钠溶液。脱水严重甚至休克者,应积极补液,保持电解质平衡及给予抗休克处理。

处方一　适用于细菌性食物中毒伴高热及毒血症

1.诺氟沙星（Norfloxacin）:0.4g,口服,每日2次。

2.左氧氟沙星（Levofloxacin）:0.2g,口服,每日3次。

处方二　适用于细菌性食物中毒伴脱水

  1. 5%葡萄糖生理盐水(5% Glucose and Sodium Chloride):500ml。

   10%氯化钾(10Potassium Chloride):10ml。

   维生素 B₆(Vitamin B₆):0.2g,静脉滴注,立即。

  2. 复方氯化钠注射液(Compound Sodium Chloride):500ml,静脉滴注,立即。

处方三　适用于细菌性食物中毒伴严重失水、血压偏低及伴有酸中毒者

  1. 0.9%氯化钠注射液(0.9% Sodium Chloride):500ml,静脉滴注,立即。

  2. 5%碳酸氢钠(5% Sodium Bicarbonate):100~250ml,静脉滴注,立即。

处方四　适用于细菌性食物中毒抗休克治疗:较重的患者可能出现周围循环衰竭现象,若在补充液体及纠正酸中毒后,血压仍偏低者则要应用升压药阿拉明 10mg 和多巴胺 20mg 加入 5%葡萄糖溶液 250~500ml 内静脉滴注,

  1.阿拉明(Metaraminol):10mg,入液静滴,立即。

  2.多巴胺(dopamine):20mg,入液静滴,立即。

若效果不明显可适当加大浓度或加用去甲肾上腺素 1~2mg,对中毒症状明显的患者,可加用氢化可地松 100~200mg 或地塞米松 5~10mg 加入 5%葡萄糖 250~500ml 中静脉滴,此药可减轻中毒症状,增强升压药作用,收到较好的效果。

  地塞米松(地塞米松):10mg,入液静滴,立即。

三、用药说明及注意事项

(一)细菌性食物中毒的治疗原则是及时针对病原菌选用抗菌药(通常选用喹诺酮类抗菌药),并做支持治疗。注意观察病情变化,如果效果不明显或恶化,及时转上级医院诊治。

(二)要排除非细菌性食物中毒(砷、汞、有机磷)和生物中毒(毒蕈、河豚鱼、生鱼胆),并能排除神经型食物中毒(肉毒杆菌或其个毒素)。夏季呕吐腹泻应注意排除霍乱或 O157:H7 感染的可能。要留取患者的呕吐物、粪便标本送检。

(三)对所有发生腹泻的患者,特别伴休克倾向者,老年人及尿量偏少者应慎用或禁用氯基糖苷类抗生素。对所有脱水者应及时、积极补液,补液量依脱水程度而定,同时应注意纠正酸碱中毒及保持电解质平衡。

第十四节　砒霜中毒

砒霜,化学名叫三氧化二砷,是白色粉末,没有特殊气味,毒性很强,中毒量为 5~10mg,致死量 100~200mg,个别敏感者 1mg 即可中毒,20mg 可致死。砒霜进入人体后,由于砷酸盐与体内的磷酸盐间的拮抗作用,从而抑制了呼吸链的氧化磷酸化,破坏了细胞呼吸酶,使组织细胞不能获得氧气而死亡。

一、诊断要点

(一)临床表现

急性中毒:口服砒霜中毒后,数分钟到数小时发病(一般为 30~60 分钟),症状像急性胃肠炎,口中有金属味,咽喉部烧灼感、发干口渴,上腹部不适、恶心、呕吐、腹痛、腹泻、大便呈水样,有时混有血液,伴有里急后重的感觉、四肢痛性痉挛、抽搐症状,可发生急性肾衰竭,中毒性心肌炎、肝炎,甚至休克、死亡。大量吸入亦可引起急性中毒。

慢性中毒:表现为乏力、肢体麻木、贫血、肝肾功能减退、皮肤色素沉着、角化过度或疣状增生,以及多发性周围神经病,经常有头痛,手足尖部疼痛等症状。亦可致肺癌、皮肤癌等。

(二)检查

尿砷:急性中毒者尿砷与中毒后 12 小时起明显增高,停止接触 2 天,即可下降 19%~42%。我国正常人群的尿砷均值为 1.73umol/L(0.13mg/L)。发砷:可作为慢性砷接触指标,正常值为 0.685ug/g,高于 1ug/g 应视为异常。血砷:急性中毒时可升高,其正常水平为 0.13~8.54umol/L。

二、药物治疗方案

(一)立即脱离与砒霜的接触,减少毒物吸收。服毒不超过 4 小时、神智清醒者,要尽快催吐、洗胃并导泻,以尽快排出毒物。

(二)洗胃:经口中毒者宜迅速用温水、生理盐水或 1%碳酸氢钠溶液洗胃,随后可给蛋白水(4 个鸡蛋清加水 1 杯拌匀)、牛乳或活性炭 30g、氧化镁 20~40g,以除去胃内残余的三氧化二砷。必要时可给予硫酸钠 20~30g 导泻。经皮肤吸收中毒者应立即脱去污染的衣服,用大量流动清水冲洗 20~30 分钟。

(三)特效解毒剂的应用;二巯基丙磺酸钠肌内注射

1.二巯丙磺钠(Sodium Dimercaptopropane Sulfonate)

肌注 每次 5 mg/kg,第 1 日 3~4 次,第二日 2~3 次,7 天为一疗程。慢性中毒,肌注,每次 2.5 mg/kg,qd 或 bid,用药 3 天停 4 天为一疗程,用 3~5 个疗程。

注意事项 可有头晕、头痛、恶心、食欲减退、无力等,偶而出现腹痛或低血钾,少数患者出现皮疹,个别发生全身过敏性反应或剥脱性皮炎。

2.二巯丙醇(Dimercaprol)

其药理作用与二巯丙磺钠相似。肌注,2.5~4mg/kg。最初 2 日每 4~6 小时注射 1 次,第三日每 6~12 小时注射 1 次,以后每日注射 1 次,1 疗程为 7~14 日。

注意事项 常见副作用有头痛、恶心、咽喉烧灼感、流泪、鼻塞、出汗、腹痛、肌肉痉挛、心动过速、血压升高、皮疹和肾功能损害等。小儿易发生过敏反应和发热。

(四)加强利尿促进排泄。

(五)有条件应用血液灌流,出现肾功能障碍时,尽早使用血液透析。

(六)对症处理:注意纠正水和电解质平衡,防治休克及急性肾功能衰竭,对肌肉痛性痉挛,可使 10%葡萄糖酸钙溶液 10 毫升静脉注射。

三、用药说明及注意事项

(一)砒霜可致多系统损害、代谢紊乱,应早诊断、早驱砷及综合治疗,从而提高治愈率。特别是亚急性或慢性砷中毒患者建议可转至职业病防治医疗机构治疗。

(二)二巯丙磺钠可有头晕、头痛、恶心、食欲减退、无力等,偶尔出现腹痛或低血钾,少数患者出现皮疹,个别发生全身过敏性反应或剥脱性皮炎。

(三)二巯丙醇常见副作用有头痛、恶心、咽喉烧灼感、流泪、鼻塞、出汗、腹痛、肌肉痉挛、心动过速、血压升高、皮疹和肾功能损害等。小儿易发生过敏反应和发热。

第十三节　毒蛇中毒

毒蛇咬伤后引起发病的原因是由于毒腺中所分泌的蛇毒,主要为蛋白质,系多肽和多种酶组成。蛇毒可分为神经毒素和血液毒素:前者阻断神经肌肉传导,引起横纹肌麻痹瘫痪,可引起惊厥、瘫痪和呼吸麻痹;后者对心血管和血液系统造成损害,引起心律失常、循环衰竭、溶血和出血。

一、诊断要点

(一)临床表现

1.神经毒损害主要为眼镜蛇、金环蛇和银环蛇。局部伤口反应较轻,仅有微痒和轻微麻木、疼痛或感觉消失。1~6 小时后出现全身中毒症状。首先感到全身不适、四肢无力、头晕、眼花,继则胸闷、呼吸困难、恶心和晕厥。接着出现神经症状并迅速加剧,主要为眼睑下垂、视力模糊、斜视、语言障碍、咽下困难、流涎、眼球固定和瞳孔散大。重症患者呼吸由浅而快且不规则,最终出现中枢性或周围性呼吸衰竭。

2.心脏毒和凝血障碍毒损害主要为蝮蛇、五步蛇、烙铁头蛇和竹叶青蛇。局部有红肿,疼痛,常伴有水疱、出血和坏死。肿胀迅速向肢体上端扩展,并引起局部淋巴结肿痛。全身中毒症状有恶心、呕吐、口干、出汗,少数患者尚有发热。可引起全身广泛出血,包括颅内和消化道出血。大量溶血引起血红蛋白尿,出现血压下降、心律失常、循环衰竭和急性肾衰竭。

3.肌毒损害局部仅有轻微疼痛,甚至无症状。约 30 分钟至数小时后,患者感觉肌肉疼痛、僵硬和进行性无力;腱反射消失、眼睑下垂和牙关紧闭。横纹肌大量坏死,释放钾离子引起严重心律失常;产生肌红蛋白可堵塞肾小管,引起少尿、无尿、导致急性肾衰竭。

(二)检查

有被蛇咬伤史的诊断一般并不困难,可用酶联免疫吸附(ELISA)方法测定伤口渗液、血清、脑脊液和其他体液中的特异蛇毒抗原,即可测得系何种蛇毒。

二、药物治疗方案

被蛇咬伤,如不能确切排除毒蛇咬伤者,应按毒蛇咬伤观察和处理。密切注意患者的神志、血压、脉搏、呼吸、尿量和局部伤口等情况。要分秒必争抢救,被咬伤者要保持安静,不要惊慌奔走,以免加速毒液吸收和扩散。

(一)局部处理

绷扎:被毒蛇咬伤的肢体应限制活动。在伤口上方的近心端肢体,伤口肿胀部位上方用绷带压迫,阻断淋巴回流,可延迟蛇毒扩散。避免用止血带,以免影响结扎远端肢体的血液供应,引起组织缺血性坏死。直至注射抗蛇毒血清或采取有效伤口局部清创措施后,方可停止绷扎。

伤口清创:为预防蛇毒吸收,将肢体放在低位。在伤口近心端有效绷扎后,局部伤口消毒,将留在组织中的残牙用刀尖或针细心剔除。常用 1:5000 高锰酸钾溶液(Potassii Permanganatis),净水或盐水彻底清洗伤口。毒蛇咬伤 15 分钟内,在伤口处用吸引器持续吸引 1 小时,能吸出 30%~50%毒液。咬伤 30 分钟后,伤口切开和吸引有害物质。不要因绷扎和清创而延迟应用抗蛇毒血清。

(二)适用于一般病例的中成药治疗

处方一 上海蛇药,10~20ml/次,立即,口服,每 6 小时 1 次;并立即将南通蛇药打碎后外用。

处方二 南通蛇药,10~20 片/次,立即,口服,每 6 小时 1 次;并立即将南通蛇药打碎后外用。

处方三 季德胜蛇药,初次给予 20 片,立即,口服,每隔 6 小时续服 10~20 片,直至患者的蛇毒症状明显消失。

(三)单方验方

1.败毒煎:适用于轻症蛇咬伤

常以败酱草 20g、七叶一枝花 9g、半支莲 25~50g,煎汤分早晚 2 次饮服。

2.七叶一枝花(全草):适用于蛇咬伤局部红肿

常以新鲜七叶一枝花(全草)2 株,捣烂,外敷于伤口,亦可以干品 6g,研末开水冲服,每日 2~3 次,或加青木香 50g 共研细末,每次服 12g。

3.绿豆粥:适用于毒蛇咬伤恢复期

常以绿豆 50g、梗米 50g,煮粥,空腹食用,连服 7~10 日

(四)可以选用的抗蛇毒素血清治疗

处方一 0.9%氯化钠注射液 20ml+抗腹蛇血清 10ml,静脉注射,皮试阴性者时用。

处方二 0.9%氯化钠注射液 20ml+五步蛇抗毒血清 10ml,静脉滴注,皮试阴性者时用。

(五)适用于蝮蛇咬伤的抗毒血清治疗

处方 5%葡萄糖注射液 500ml+精制蝮蛇抗毒血清 8000U,静脉滴注,皮试阴性者时用。

(六)适用于尖吻蛇、眼睛蛇、银环蛇咬伤的血清治疗

处方 5%葡萄糖注射液 500ml+精制海–印镜蛇抗蛇毒素 100ml,静脉注射,皮试阴性者时用

三、用药说明及注意事项

（一）毒蛇咬伤要救治及时、得力，如救治不及时或救治不当可引起死亡，即使抢救成功，还可能留有后遗症。

（二）呼吸衰竭在毒蛇咬伤中出现早，发生率高，常需要数周到 10 周以上才能恢复。因此，治疗过程中应禁用中枢抑制性肌肉松弛药物，如吗啡、氯丙嗪等；慎用抗凝药物，如肝素、枸橼酸钠等药物。

（三）抗蛇毒血清是中和蛇毒的解毒药，应尽早使用，在 20~30 分钟内使用更好。在应用各种抗蛇毒血清前，一定要进行皮肤过敏试验，试验阴性者才予使用。如确知何种毒蛇咬伤，首先选用单价抗蛇毒血清。不能确定时，选用多价抗蛇毒血清。一般用静脉注射，肌注疗效差。

（四）蛇毒的半衰期为 26~95 小时，因此抗蛇毒血清需用 3~4 天。约有 3%~54%患者注射抗蛇毒血清 10 分钟到 3 小时后出现过敏反应。轻者有皮肤瘙痒、荨麻疹、咳嗽、恶心、呕吐、发热、心跳加快和自主神经功能紊乱；重者出现血压下降、气管痉挛、血管神经性水肿或休克。在应用抗蛇毒血清前必须准备好肾上腺素、氢化可的松或地塞米松和抗组胺药物。一旦发生抗蛇毒血清过敏反应时，应立即停止抗蛇毒血清的注射，并肌内注射 0.1%肾上腺素 0.5ml 或 0.5ml 加入葡萄糖溶液 20ml 内，静脉缓慢注射，10 分钟注射完毕。同时用琥珀酰氢化可的松 200mg 或地塞米松 10mg 静脉滴注；亦可肌注异丙嗪 25mg。

第十六节　毒虫咬伤

常见有毒昆虫和节肢动物有马蜂、大黄蜂及节肢动物蝎、蜈蚣等，它们对人体的伤害多局限于叮咬部位。毒虫毒液中含有如激肽、蜂毒肽等多肽类物质，透明质酸酶、磷脂酶 A 等酶类，和 5-羟色胺、组胺等胺类物质。可产生神经毒性、血液毒性和细胞毒性等，引起患者伤口局部剧痛、水肿、瘀斑，甚至坏死，严重者可出现全身过敏反应，休克，溶血，肌损伤，神经麻痹，意识丧失，抽搐等。

一、诊断要点

（一）毒虫叮咬及接触史。

（二）叮咬部位的咬痕、毒刺等。

（三）临床表现

局部表现：受伤部位刺痛，随后出现触痛、痒感和红肿。若伤口内遗留有蜂刺，则易引起感染，一般情况下，局部症状可于数小时内自行消失。如蛰伤头、颈、胸部和上肢，症状多严重。

全身症状：全身不适、乏力、头昏、发热、恶心、呕吐、烦躁不安、全身震颤、痉挛或瘫痪，对蜂毒过敏者还可出现皮肤荨麻疹、气喘、呼吸困难、喉头水肿、过敏性休克。黄蜂马蜂蛰伤比蜜蜂更严重，常有溶血、血红蛋白尿，因急性心、肝、肾等器官功能衰竭而死亡。

（四）辅助检查

凡多处蛰伤，或疑有全身过敏反应的患者，应安排血常规、凝血常规、尿常规、肝肾功能及电解质、心肌标志物、心电图等检查评估脏器功能。对于有呼吸系统症状或低氧表现者，应行胸部影像学及血气分析。

二、药物治疗方案

（一）局部治疗包括

1.尽快拔除肉眼可见的毒刺。

2.局部冲洗：蜜蜂、土蜂等蛰伤可选择弱碱性液体，如3%氨水、2%~3%碳酸氢钠水、肥皂水、淡石灰水等；胡蜂科类蛰伤，包括黄蜂、大黄蜂、虎头蜂、竹蜂等，可选择弱酸性液体，如食醋、0.1%稀盐酸等。也可直接用清水或生理盐水进行冲洗。

3.可酌情使用蛇药片碾碎调成糊状外敷于伤处。

4.肿胀明显者可以抬高患肢，24~48小时内给予局部冰敷。

5.疼痛明显者可考虑使用非甾体抗炎药局部外用或口服。多数患者仅需局部治疗，但需密切观察。

（二）抗过敏治疗

凡出现全身过敏反应表现或曾经对蜂毒发生过敏反应者，均应尽快给予抗过敏治疗。

1.肾上腺素：出现严重过敏反应者应立即给予肾上腺素。用法：肾上腺素0.3~0.5mg（儿童0.01mg/kg，不超过0.3mg）皮下或肌内注射，严重者可每5~10分钟重复使用。

处方一　肾上腺素（Epinephrine）：0.5mg，肌内注射，立即。

2.抗组胺类药物：如氯雷他定、异丙嗪、赛庚啶等口服，苯海拉明20mg或非那根25mg，肌内注射。

处方二　非那根（Promethazine）：25mg，肌内注射，立即。

3.糖皮质激素：中度全身过敏反应者，可给予泼尼松口服，首日20~30mg顿服，逐日递减5mg至停药。重度全身过敏反应者常需要静脉用药，可给予氢化可的松100~400mg，或地塞米松5~20mg，或甲泼尼龙40~160mg等，每日分为1~2次静脉滴注，必要时可考虑激素冲击治疗。

处方三　地塞米松（Dexamethasone）：10mg，入液静滴，每日一次。

4.其他：如葡萄糖酸钙注射液（Calcium Gluconate）：10~20ml，静脉缓慢推注。

三、用药说明及注意事项

（一）严密监测脏器功能

如出现脏器功能受损表现，给予相应对症支持治疗。如出现急性中毒性肝炎者可用保肝药物；出现中毒性心肌炎者要加强营养心肌，及时处理严重心律失常和心肌缺血；对消化道出血者可用质子泵抑制剂、H2受体拮抗药等；对溶血性贫血较重者予输血处理，弥散性血管内凝血患者采用抗凝剂治疗，必要时输注新鲜血浆及浓缩血小板；对脑功能障碍者可应用脱水剂、脑细胞激活剂及糖皮质激素等;出现喉头水肿及 ARDS 患者应及早行气管插管或气管切开,必要时给予机械通气呼吸支持。由于肾脏是蜂毒损伤的重要靶器官,应注意严密监测肾脏功能及每小时尿量情况。治疗过程中注意适当碱化尿液,充分补液,同时注意选用肾毒性小的药物。对已出现肾功能不全的患者,应予改善肾功能药物、利尿、限水限钠等治疗,必要时血液透析治疗。

(二)对疼痛明显的患者考虑给予镇痛处理

首选 NSAID,可局部外用或口服。有支气管痉挛表现者,给予吸氧及支气管解痉剂,首选短效 β2 受体激动剂吸入,或静脉使用解痉剂。对于低血压或休克患者,在经过积极肾上腺素及液体复苏等治疗后血压仍低于正常水平者, 可考虑给予血管活性药物, 包括多巴胺(Dopamine)或去甲肾上腺素(Norepinephrine)。维持水、电解质及酸碱平衡,尤其注意防治高钾血症。

(三)血液净化治疗被认为是治疗蜂毒所致急性肾损害(AKI)或 MODS 的重要手段。

(四)大部分毒虫叮咬、虫咬皮炎的症状是轻的,只需要局部处理。少数情况下,局部症状严重,以及有全身症状时,需要重视,及时治疗。无需常规使用抗生素,有确切继发感染征象者可使用抗生素,同时取局部分泌物涂片或血培养送检行细菌培养。

第十七节　电击伤

一定电流或电能量(静电)通过人体引起损伤、功能障碍甚至死亡,称为电击伤,俗称触电。雷击也是一种电击伤。轻度电击者可出现短暂的面色苍白、呆滞、对周围失去反应,自觉精神紧张,四肢软弱,全身无力。昏倒者多由于极度惊恐所至。严重者可出现昏迷、心室纤颤、瞳孔扩大、呼吸心跳停止而死亡。

一、诊断要点

(一)临床表现

1.全身表现　当人体接触电流时,轻者立刻出现惊慌,呆滞,面色苍白,接触部位肌肉收缩,且有头晕,心动过速和全身乏力,重者出现昏迷,持续抽搐,心室纤维颤动,心跳和呼吸停止。

2.局部表现　电流在皮肤入口处灼伤程度比出口处重,灼伤皮肤呈灰黄色焦皮,中心部位低陷,周围无肿、痛等炎症反应,但电流通路上软组织的灼伤常较为严重,肢体软组织大块被电灼伤后,其远端组织常出现缺血和坏死。

3.并发症　大量组织的损伤和溶血可引起高钾血症。血浆肌球蛋白增高和红细胞膜损伤引起血浆游离血红蛋白增高,均可引起急性肾小管坏死性肾病。肌肉强烈收缩和抽搐可使四肢关节脱位和骨折。神经系统后遗症有失明,耳聋,周围神经病变。少数受高压电损伤患者可发生胃肠道功能紊乱,白内障和性格改变。

(二)检查

应密切注意血容量、尿量和尿液常规、心电图和血细胞分析等。所有电击伤的基本检查应包括:心电图、心肌酶、全血细胞计数、尿液分析,特别是肌球蛋白测定.若有任何心肌受损的征象,心律不齐或胸痛则应作 12 小时心脏监护,普通心电图只能简单观察描记心电图当时短暂的心电活动情况。而心电监护则是通过显示屏连续观察监测心脏电活动情况的一种是无创的监测方法,可适时观察病情,提供可靠的有价值的心电活动指标,并指导实时处理,因此对于有心电活动异常的患者,如急性心肌梗塞,各种心律失常等有重要使用价值。

二、药物治疗方案

(一)在抢救过程中,进行心脏、呼吸、血压监护,纠正水、电解质、酸碱平衡,并及时供氧。

(二)心肺复苏刻不容缓,心脏停搏或呼吸停止者必须立即进行心脏按压和气管插管,此举不但能挽救患者生命,而且能减少和减轻并发症和后遗症。有条件可使用呼吸机。已发生心室纤维颤动者立即电除颤。

(三)早期救治电击伤患者,早期使用维生素 B 族及神经营养药,对改善受损神经元功能有一定作用。

处方一　1.甲钴胺针(Meeobalamin):0.5mg,肌内注射,每日 1 次。

2.维生素 B_1(Vitamin B_1)针:0.1g,肌内注射,每日 1 次。

(四)因深部组织坏死供氧障碍,应特别警惕厌氧菌感染,局部应暴露,过氧化氢溶液冲洗、湿敷,并早期全身应用较大剂量的抗生素。

处方二　头孢唑啉针(Cefazolin):2.0g,静脉滴注,每 12 小时 1 次。

(五)注射破伤风抗毒素。

处方三　TAT,1500U,肌内注射,1 次。

三、用药说明及注意事项

(一)要立即将受伤者脱离电源,立即切断电源。用干木棍或其他绝缘物将电源拨开,切忌用手拉触电者,不能因救人心切而忘了自身安全。

(二)有些患者触电后,心跳和呼吸极其微弱,甚至暂时停止,处于"假死状态",要认真鉴别,不可轻易放弃对触电患者的抢救。

第十八节　中　暑

中暑是在暑热天气、湿度大和无风的环境条件下,表现以体温调节中枢功能障碍、汗腺功能衰竭和水电解质丧失过多为特征的疾病。根据其主要发病机制和临床表现常分为三型:热射病是因高温引起体温调节中枢功能障碍,热平衡失调使体内热蓄积,临床以高热、意识障碍、无汗为主要症状。由于头部受日光直接曝晒的热射病,又称日射病;热痉挛是由于失水、失盐引起肌肉痉挛;热衰竭主要因周围循环容量不足,引起虚脱或短暂晕厥,后者又称热昏厥。

一、诊断要点

(一)根据在高温环境中劳动和生活时出现体温升高、肌肉痉挛和(或)晕厥,并应排除其他疾病后方可诊断。在诊断中暑前,应与脑炎、脑膜炎、脑血管意外、脓毒病、甲状腺危象、伤寒及抗胆碱能药物中毒相鉴别。

(二)临床表现

1.先兆中暑,是患者在高温环境中劳动一定时间后,出现头昏、头痛、口渴、多汗、全身疲乏、心悸、注意力不集中、动作不协调等症状、体温正常或略有升高。

2.轻症中暑,除有先兆中暑的症状外,出现面色潮红、大量出汗、脉搏快速等表现,体温升高至38.5℃以上。

3.重症中暑,包括热痉挛、热衰竭和热射病三型。

(1)热痉挛。在高温环境下进行剧烈运动大量出汗,活动停止后常发生肌肉痉挛,主要累及骨骼肌,持续约数分钟后缓解,无明显体温升高。肌肉痉挛可能与严重体钠缺失(大量出汗和饮用低张液体)和过度通气有关。热痉挛也可为热射病的早期表现。

(2)热衰竭。常发生于老年人、儿童和慢性疾病患者。严重热应激时,由于体液和体钠丢失过多引起循环容量不足所致。表现为多汗、疲乏、无力、头晕、头痛、恶心、呕吐和肌痉挛,可有明显脱水征:心动过速、直立性低血压或晕厥。体温轻度升高,无明显中枢神经系统损伤表现。根据病情轻重不同,检查可见血细胞比容增高、高钠血症、轻度氮质血症和肝功能异常。热衰竭可以是热痉挛和热射病的中介过程,治疗不及时,可发展为热射病。

(3)热射病。是一种致命性急症,主要表现为高热(直肠温度≥41℃)和神志障碍。早期受影响的器官依次为脑、肝、肾和心脏。根据发病时患者所处的状态和发病机制,临床上分为两种类型:劳力性和非劳力性(或典型性)热射病。劳力性主要是在高温环境下内源性产热过多;非劳力性主要是在高温环境下体温调节功能障碍引起散热减少。

二、药物治疗方案

立即移患者至凉爽通风处,采取物理降温措施,能口服者多喝口服补盐液(ORS),及时处理脑水肿、肺水肿、心力衰竭、休克等并发症。

处方一　适用于轻症患者

口服补液盐（ORS)Ⅰ号　每包溶于1000ml 冷开水中饮用（儿童每日每千克体重50~150ml,可在4~6小时内饮完)

藿香正气软胶囊:2~4 粒,口服,每日 2 次。

或藿香正气水:成人:5~10ml,口服,每日 2 次。儿童 3~7 岁:3.5ml,口服,每日 2 次。7 岁以上:5~7ml,口服,每日 2 次。

或十滴水软胶囊:每次 2 次,口服,每日 2~3 次。

警示:注意观察病情变化,效果不好时,立即转外院。

三、用药说明及注意事项

（一）中暑的治疗原则是立即把患者转移至阴凉通风处休息，多饮用含盐的清凉饮料。进行物理性降温，冷敷降温处理、药物降温处理等。采用对症支持治疗，保持呼吸道通畅，纠正酸中毒和电解质紊乱，维持生命体征的平稳。

（二）在物理降温的过程中，若皮肤冷却很快，仍可引发周围血管收缩、血液缓慢，在进行按摩治疗时宜自四肢朝向躯干进行，观察促进血流和加速皮肤散热。

（三）密切观察患者的体温、血压、脉搏、呼吸等各项生命体征，当收缩压已下降至90mmHg（12kPa）以下时，须进一步提高葡萄糖氯化钠注射液静脉输注或适当选用升血压药物。倘若出现急性肺水肿时，要暂停或减慢静脉输液速度，给予强心、利尿作用的药物。

（四）在严重的中暑患者，经常伴有水、电解质与酸碱平衡失调，要视病情实施积极有效的调整。

第十九节　淹　溺

人体溺水后数秒钟内，本能地屏气，引起潜水反射（呼吸暂停、心动过缓和外周血管剧烈收缩），保证心脏和大脑血液供应。继而，出现高碳酸血症和低氧血症，刺激呼吸中枢，进入非自发性吸气期，随着吸气水进入呼吸道和肺泡，充塞气道导致严重缺氧、高碳酸血症和代谢性酸中毒。吸收到血液循环的水引起血液渗透压改变、电解质紊乱和组织损害。最后造成呼吸停止和心脏停搏而死亡者，称溺死。如心脏未停搏则称近乎溺死。

人体溺水吸入淡水或海水后，尽管血容量、血电解质浓度和心血管功能变化不同，但都可引起肺顺应性降低、肺水肿、肺内分流、低氧血症和混合性酸中毒。发生严重脑缺氧者，还可促使神经源性肺水肿发生。大多数淹溺者猝死的原因是严重心律失常。冰水淹没迅速致死原因常为寒冷刺激迷走神经，引起心动过缓或心搏停止和神志丧失。

一、诊断要点

（一）临床表现

淹溺患者出现神志丧失、呼吸停止或大动脉搏动消失，处于临床死亡状态。近乎淹溺患者临床表现个体差异较大，与溺水持续时间长短、吸入水量多少、吸入介质的性质和器官损伤严重程度有关。

近乎淹溺者可有头痛或视觉障碍、剧烈咳嗽、胸痛、呼吸困难和咯粉红色泡沫样痰。溺入海水者，口渴感明显，最初数小时可有寒战和发热。

淹溺者口腔和鼻腔内充满泡沫或泥污、皮肤发绀、颜面肿胀、球结膜充血和肌张力增加；精神和神志状态改变包括烦躁不安、抽搐、昏睡和昏迷；呼吸表浅、急促或停止，肺部可闻及干、湿罗音；心律失常、心音微弱或心搏停止；腹部膨隆，四肢厥冷。跳水或潜水发生淹溺者可伴有头部或颈椎损伤。

(二)检查

血和尿液检查:外周血白细胞轻度增高。淡水淹溺者,血和尿液中能检测出游离血红蛋白,血钾升高。海水淹溺者,轻度高钠血症或高氯血症。淹溺者罕见致命性电解质平衡失常。严重者,出现 DIC 的实验室表现。

动脉血气分析:有明显低氧血症及代谢性酸中毒。

心电图检查:心电图常见有窦性心动过速、非特异性 ST 段和 T 波改变。出现室性心律失常或完全性心脏传导阻滞时,提示病情严重。

动脉血气检查:约 75%病例有严重混合性酸中毒;几乎所有患者都有不同程度的低氧血症。

X 线检查:胸片常显示斑片状浸润,有时出现典型肺水肿征象。疑有颈椎损伤时,应进行颈椎 X 线检查。

二、药物治疗方案

(一)现场急救与初期复苏

立即清除口、鼻中的污泥、杂草,保持呼吸道通畅。迅速将患者置于抢救者屈膝的大腿上,头朝下,按压背部迫使呼吸道和胃内的水倒出(俗称"倒水"),有条件立即吸氧。对呼吸、心跳停止者应立即进行心肺复苏,尽快进行体外心脏按压,口对口人工呼吸,吹气量要大,吹气时用双手按压肺部,加大呼吸通气量和克服肺泡阻力。

溺水者经上述一般救治,心肺复苏后仍无效果,及早进行气管插管,使用呼吸机,间断加压呼吸或呼气末正压吸氧呼吸,使塌陷的肺泡重新张开,改善供氧和气体交换;处理心力衰竭、心律失常、防治脑水肿、纠正电解质紊乱,治疗急性肾衰竭和弥散性血管内凝血(DIC)等。

处方一　尼可利米(可拉明)(Nikethamide):0.375g,肌内注射,立即。

洛贝林(lobeline):3mg,肌内注射,常与可拉明交替使用。

毛花苷 C(西地兰)(Deslanoside):0.4mg,缓慢静脉注射。

50%葡萄糖液:20ml,(10 分钟以上注完)。

处方二　对心跳呼吸停止的患者立即进行心肺复苏。

肾上腺素(Epinephrine):1mg,静脉推注。

阿托品(Atropine):0.5~1mg,静脉推注。

4%碳酸氢钠(4% Sodinm Bicarbonre):200ml,静脉推注。

处方三　对呼吸恢复后,但呼吸仍不正常的患者,可用呼吸兴奋剂。

洛贝林(lobeline):3mg,静脉推注。

尼可刹米(可拉明)(Nikethamide):0.375mg,静脉推注。

二甲弗林(回苏灵)(Dimefline):8mg,静脉推注。

三、用药说明及注意事项

(一)溺水如挽救及时预后良好,但如落入粪坑、污水池、化学品贮池中,即使抢救成功,仍会留有后遗症;如溺水时间过长,常难以复苏。溺水抢救必须坚持 3 小时以上。

(二)对于在浅水中游泳或跳水姿势不当的淹溺者,应注意有无颈椎损伤和颅脑损伤、闭合性腹腔内脏器损伤以及骨折的可能,并进行相关体格检查和 X 线、B 超和头颅 CT 等辅助检查。必要时请相关专科医师会诊,以免漏诊。

第二十节　烧伤

烧伤主要指热力、化学物质、电能、放射线等引起的皮肤、黏膜、甚至深部组织的损害。其中皮肤热力烧伤(如火焰、开水等)最为多见。据统计,每年因意外伤害的死亡人数,烧伤仅次于交通事故,排在第二位,而且在交通事故伤害中也有大量伤员合并烧伤。

一、诊断要点

(一)临床表现

烧伤的严重程度取决于受伤组织的范围和深度,烧伤深度可分为 I 度、II 度和 III 度。 I 度烧伤损伤最轻。烧伤皮肤发红、疼痛、明显触痛、有渗出或水肿。轻压受伤部位时局部变白,但没有水疱。II 度烧伤损伤较深。皮肤水疱。水疱底部呈红色或白色,充满了清澈、黏稠的液体。触痛敏感,压迫时变白。III 度烧伤损伤最深。烧伤表面可以发白、变软或者呈黑色、炭化皮革状。由于被烧皮肤变得苍白,在白皮肤人中常被误认为正常皮肤,但压迫时不再变色。破坏的红细胞可使烧伤局部皮肤呈鲜红色,偶尔有水疱,烧伤区的毛发很容易拔出,感觉减退。III 度烧伤区域一般没有痛觉。因为皮肤的神经末梢被破坏。烧伤后常常要经过几天,才能区分深 II 度与 III 度烧伤。

(二)检查

烧伤按一般常规检查,无特殊。创面大、烧伤程度深时需行输血前常规检查,因分泌出的体液是具有传染性,传染几率大。另外,此类患者多因治疗需要输注血液制品,故需行输血前检查。

二、药物治疗方案

(一)若被热力烧伤后应立即用冷水或冰水湿敷或浸泡伤区,可以减轻烧伤创面深度并有明显止痛效果。在寒冷环境中进行冷疗时须注意伤病员保暖和防冻。

(二)当化学物质接触皮肤后(常见的有酸、碱、磷等),其致伤作用与这些化学物质的浓度和作用时间成正比关系。故受伤后应首先将浸有化学物质的衣服迅速脱去,并用大量水冲洗,以达到稀释和清除创面上的化学物质。禁用含油质敷料包扎,以免增加磷的溶解和吸收。

(三)有污染时应用肥皂和水仔细清洁创面,去掉所有的残留物。创面清洁后,才能涂敷相关药物。对浅度烧伤的水疱一般不予清除,大水泡仅作低位剪破引流,保留泡皮的完整性,起到保护创面的作用。常用纱布绷带来保护创面免受污染和进一步创伤。保持创面清洁非常重要,因为一旦表皮损伤就可能开始感染并很容易扩散。

处方一　1.湿润烫伤膏:涂敷,每日 4~6 次。

2.磺胺嘧啶银软膏(Sulfadiazine):涂敷,每日2次。

(四)烧伤患者在伤后2天内,由于毛细血管渗出的加剧,导致血容量不足。烧伤面积超过一半的患者,应立即输液治疗,因为休克很快就会发生。无条件输液治疗时应口服含盐饮料,不宜单纯喝大量白开水,以免发生水中毒。有条件可输注白蛋白或血浆。

处方二　1.复方氯化钠液(Compound Sodium Chloride Solution):500ml,静脉滴注,每日1~2次。

2.羟乙基淀粉液(Hydroxyethyl Starch):250ml,静脉滴注,每日1至2次。

(五)面部烧伤或喉头水肿影响呼吸需要插管。有时在封闭空间或爆炸引起的火灾中,烧伤的人鼻和口内发现烟灰或鼻毛烧焦,怀疑有呼吸道灼伤时,也需要插管。呼吸正常时,用氧气面罩给氧。

(六)抗生素可能有助于预防感染,轻度烧伤不一定需要,可根据情况口服抗生素。深度烧伤很容易引起严重感染,应静脉输入抗生素。

处方三　1.阿莫西林胶囊(Amoxicillin):0.5g,口服,每8小时一次。

2.头孢唑啉针(Cafazolin):2.0g,静脉滴注,每12小时一次。

(七)注射破伤风抗毒素。

处方四　TAT:1500U,肌注,立即。

(八)烧伤后伤病员多有不同程度的疼痛和躁动,应给予适当的镇静、止痛药物。

处方五　1.曲马多针(Tramadol):0.1g,肌脉内注,立即。

2.地西泮针(Diazepam):10mg,静脉滴注,立即。

三、用药说明及注意事项

(一)威胁生命的严重烧伤需要立即治疗,最好到有烧伤专科的医院治疗。

(二)无论何种原因使烧伤合并其他损伤,如严重车祸、爆炸事故时烧伤同时合并有骨折、脑外伤、气胸或腹部脏器损伤,均应按外伤急救原则作相应的紧急处理。医护人员应保持伤员呼吸通畅,检查是否另外有威胁生命的创伤,并开始补充液体和预防感染。

(三)严重烧伤需要很长时间才能愈合,有的甚至需要几年时间。此外,烧伤早期的巨大创伤将使患者变得非常沮丧。医务人员应给早期这类患者提供心理支持。

第二十一节　烫　伤

烫伤是指由高温液体(沸水、热油)、高温固体(烧热的金属等)或高温蒸气等所导致的损伤。可被认为是烧伤的一种。

一、诊断要点

(一)临床表现

一般情况下,皮肤与低温热源短时间接触,仅造成真皮浅层的水疱型烫伤,但如果低温热源持续作用,就会逐渐发展为真皮深层及皮下各层组织烫伤。低温烫伤和高温引起的烫伤不同,创面疼痛感不十分明显,仅在皮肤上出现红肿、水泡、脱皮或者发白的现象,面积也不大,烫伤皮肤表面看上去烫伤不太严重,但创面深严重者,甚至会造成深部组织坏死,如果处理不当,严重会发生溃烂,长时间都无法愈合。

(二)检查

按一般常规检查,无特殊。注意勿过多移动创面以防再次损失。

二、药物治疗方案

(一)处理原则

首先除去热源,迅速离开现场,用各种灭火方法,如水浸、水淋、就地卧倒翻滚、立即将湿衣服脱去或剪破、淋水,将肢体浸泡在冷水中,直到疼痛消失为止。还可用湿毛巾或床单盖在伤处,再往上喷洒冷水。不要弄破水泡。

(二)根据烫伤程度对症处理

1.一度烫伤:只伤及表皮层,受伤的皮肤发红、肿胀,觉得火辣辣地痛,但无水泡出现。冷水浸泡 20~30 分钟后可外涂药物。

处方一　1.芦荟汁涂敷:每天 2~4 次。

　　　　2.湿润烫伤膏:涂敷,每天 2~4 次。

2.二度烫伤:伤及真皮层,局部红肿、发热,疼痛难忍,有明显水泡。大水泡可用注射空针抽出血泡液。涂上烫伤膏后包扎,松紧要适度。

处方二　湿润烫伤膏:涂敷,2 至 4 次每天。

3.三度烫伤:全层皮肤包括皮肤下面的脂肪、骨和肌肉都受到伤害,皮肤焦黑、坏死。创面周围健康皮肤用肥皂水及清水洗净,再用 0.1%新洁尔灭液或 75%酒精擦洗消毒。创面用等渗盐水清洗,去除创面上的异物、污垢等。保护小水泡勿损破,大水泡可用注射空针抽出血泡液。已破的水泡或污染较重者,应剪除泡皮,创面用纱布轻轻辗开,上面覆盖一层液体石蜡纱布或薄层凡士林油纱布,外加多层脱脂纱布及棉垫,用绷带均匀加压包扎。

处方三　1.磺胺嘧啶银软膏(Sulfadiazine):涂敷,每日 2 次。

　　　　2.复方氯化钠液(Compound Sodium Chloride Solution):500ml,静滴,每日 1 至 2 次。

　　　　3.羟乙基淀粉液(Hydroxyethyl Starch):250ml,静滴,每日 1 至 2 次。

　　　　4.头孢唑啉针(Cafazolin):2.0g,静滴,每 12 小时 1 次。

　　　　5.TAT:1500U,肌注,1 次。

三、用药说明及注意事项

(一)人们会错误地在烫伤的伤口涂牙膏、鸡蛋清乃至食盐、酱油、红药水等,不仅没有治疗烧烫伤的作用,有时还会掩盖创面,使医生无法立即确定创面的大小和深度,且必须要先清洗再施救。此外,牙膏有许多种,有酸性和碱性,还有些含有很浓的刺激性。不分青红皂白地将牙膏、酱油等涂在创面上,还可能侵蚀创面、增加损伤。可以向患者及家属进行宣教。

(二)不要揉搓、按摩、挤压烫伤的皮肤,也不要急着用毛巾擦拭,伤处的衣裤应剪开取下,以免表皮剥脱使皮肤的烫伤变重。切忌用冰水,以免冻伤。

第二十节　冻　伤

冻伤是在一定条件下由于寒冷作用于人体,引起局部的乃至全身的损伤。冻伤的发生除了与寒冷的强度、风速、湿度、受冻时间有关,还与潮湿、局部血液循环不良和抗寒能力下降有关。一般将冻伤分为冻疮、局部冻伤和冻僵三种。

一、诊断要点

(一)临床表现

1.冻疮　常在不知不觉中发生,部位多在耳廓、手、足等处。表现为局部发红或发紫、肿胀、发痒或刺痛,有些可起水泡,尔后发生糜烂或结痂。

2.局部冻伤　可分为三期:①反应前期系指冻伤后至复温融化前的一个阶段,其主要临床表现有受冻部位冰凉、苍白、坚硬、感觉麻木或丧失。②反应期包括复温融化和复温融化后的阶段。表现为受冻部位皮肤红肿充血;伤后除红肿外,伴有水泡,泡内可为血性液,深部可出现水肿,剧痛,皮肤感觉迟钝;伤及皮肤全层,出现黑色或紫褐色,痛感觉丧失,除遗有瘢痕外长期感觉过敏或疼痛;伤及皮肤、皮下组织、肌肉甚至骨头,可出现坏死,感觉丧失,愈后可有疤痕形成。③反应后期表现为皮肤局部发冷,感觉减退或敏感;对冷敏感,寒冷季节皮肤出现苍白或青紫;痛觉敏感,肢体不能持重等。

3.冻僵　伤员皮肤苍白,冰凉,有时面部和周围组织有水肿,神志模糊或昏迷,肌肉强直,瞳孔对光反射迟钝或消失,心动过缓,心律不齐,血压降低中测不到,可出现心房和心室纤颤,严重时心跳停止。呼吸慢而浅,严重者偶尔可见一、二次微弱呼吸。

(二)检查

如有受冻病史只要测量肛温和作心电图使可确定诊断。但应注意,普通的体温计不适用(只能测到35℃)。可用水温计插入肛门,最少5厘米以上。冻僵患者肌电图和心电图可见细微震颤,心电图还可出现心动过缓、房颤和室颤。回暖后,微波测温,激光多普勒流量测定,血管造影或核磁共振检查可用于检查周围循环,以指导治疗,改善预后。

二、药物治疗方案

(一)冻疮好发部位,多在手指、手背、足趾、足跟、耳廓等处。局部出现红斑,弥漫性水肿,并出现大小不等的结节,感觉异常,灼痒,胀痛,有时出现水疱。每日可用42℃温水浸泡,每次20分钟,用毛巾擦干;亦可用按摩或透热疗法。如有破溃感染,局部涂敷冻伤膏。

处方一　朴安堂姜味暖暖冻疮膏:涂敷,每日2~4次。

(二)急救的关键是迅速恢复患者中心体温,防止并发症。迅速而稳妥地将患者移入温暖环境,脱掉衣服、鞋袜,采取全身保暖措施,盖以棉被或毛毯,并用热水袋,水壶加热放腋下及腹股沟,有条件用电毯包裹躯干,红外线和短波透热等。可采用全身浸浴法,浴水温度保持35~42℃。如患者意识存在,可给予温热饮料口服,并静脉输注葡萄糖水改善循环。

处方二　加温 10%葡萄糖液(10% Glucose):500ml,静脉注射,立即。

(三)水疱可在消毒后刺透,使液体流出再包扎,伤口已破溃者按感染伤口处理。创面使用包扎或暴露疗法。

(四)冻伤常导致肢体血管的改变,可使用改善局部微循环药物。

处方三　1.低分子右旋糖酐液(Dextran Aprstadil):500ml,静滴,每天 1 次。

　　　　2.前列地尔针:40ug,入液静脉滴注,每天 2 次。

(五)口服活血化淤等类药物

处方四　活络消痛胶囊:1.2g,口服,每天 3 次。

(六)湿性坏疽或创面感染时需使用抗生素

处方五　头孢唑啉针(Cafazoline):2.0g,入液静脉滴注,每 12 小时 1 次。

(七)注射破伤风抗毒素。

处方六　TAT:1500U,肌内注射,1 次。

三、用药说明及注意事项

(一)急救复温时勿用火炉烘烤,使用热水袋,水壶加热时注意用垫子,衣服或毯子隔开,不要直接放在皮肤上以防烫伤。

(二)下肢受累但需步行一定距离去接受医疗时,不要解冻。外伤(如行走)可进一步加重解冻组织的损害,若再冷冻肯定会严重受损,但被冻的时间越长,对以后组织的损害越大。

(郦　俊)

第十八章　传染病

第一节　流行性感冒

流行性感冒(influenza)简称流感,是由流感病毒引起的急性呼吸道传染病,潜伏期短,传染性强,传播速度快,主要表现为发热、畏寒、四肢酸痛等,全身中毒症状重,呼吸道症状轻。临床上分为四型:单纯型、肺炎型、中毒型、其他类型。

一、诊断要点

(一)流行病学史

流行期间本地或周边地区有类似症状的患者。

(二)临床表现

潜伏期 1–3 天。在潜伏期,患者全身症状明显而呼吸道症状较轻。

1.单纯型:本型最常见,主要表现头痛、发热、畏寒、四肢酸痛乏力等,开始时呼吸道症状不明显,发热 2~3 天后体温下降时,呼吸症状明显,各种症状持续一周左右消失。

2.肺炎型:主要发生在婴幼儿、老年和体质差患者。初始如单纯型流感,1~2 日后症状明显加重,高热持续不退,咳嗽剧烈、发绀、咳血性痰、可闻湿性啰音,胸部 X 线检查可见双肺野散在型絮状阴影,本型病死率较高。

3.中毒型:主要表现为循环系统障碍,血压下降,休克等。

4.其他类型:如脑炎型流感以中枢神经系统损害为主,表现为持续高热、昏迷,儿童可出现抽搐,成人有谵妄,并出现脑膜刺激征。胃肠型流感,以恶心、呕吐、腹痛等消化道症状为主。

(三)实验室检查

血象:外周血白细胞总数减少,淋巴细胞相对增多,嗜酸粒细胞消失,如继发染时,白细胞计数及中性粒细胞增多。

抗体检测:早期及恢复期(2~4 周)2 份血清,补体结合试验或血凝抑制试验,抗体效价 4 倍及以上为阳性。

病毒分离:病程 3 日内患者咽喉洗漱液或咽拭子接种于鸡胚囊膜腔内,进行病毒分离。

二、药物治疗方案

治疗主要给予抗病毒、解热镇痛、止咳与防治继发性细菌感染等综合治疗,积极防治并发症。

(一)抗病毒治疗

处方一　1.金刚烷胺(Amantadine):100mg,每日 2 次×10~14 天。

2.奥司他韦(oseltamivir):75mg,每日 2 次×7 天。

(二)对症治疗

处方二　1.复方阿司匹林(APC):0.42,每日 3 次。

2.复方甘草合剂(Brown Mixtum):10ml,每日 3 次。

3.磷酸可待因片(Codeine Phosphate):15~30mg,每日 3 次。

4.生理盐水(Sodium Chlorid):100ml,地塞米松(Dexamethasone):50mg,庆大霉素(Gentarmycin):8 万 u,α-糜蛋白酶(α-Chymotrypsin):2000u,雾化吸入,8 小时 1 次。

三、用药说明及注意事项

(一)一般治疗

患者需卧床休息,多饮水。高热与症状重者可吸氧治疗并补充液体,维持水、电解质和酸碱平衡。

(二)抗病毒治疗

早期抗病毒治疗可以减少病毒的排出量,抑制病毒复制,缩短病程,减少并发症的发生。金刚烷胺只对甲型流感有一定的作用,老年患者肾功能减退应酌情减量使用,孕妇、有癫痫史者禁用。奥司他韦能特异性抑制甲、乙型流感病毒的神经氨酸酶,从而抑制病毒的释放,减少病毒传播,应及早使用。两种口服药一般为单用,也可以两药联用。

(三)对症治疗

1.根据患者表现给予解热、镇痛、止咳及祛痰等治疗,干咳者可用可待因片,痰黏稠者予以 α-糜蛋白酶等雾化吸入。

2.阿司匹林可导致儿童 Reye's 综合征的发生,故儿童禁用。

3.如并发细菌感染,根据感染部位及药敏实验结果规范使用抗菌药。

4.接种疫苗是预防感染的最有效方法,药物预防流感不能取代流感疫苗接种。

(四)预防措施

流感是一种急性病毒性感染,容易在人际间传播,是一个严重的公共卫生问题,可在高危人群中造成严重疾病和死亡,要做到早发现、早报告,早治疗及呼吸道隔离。

(五)以下情况转上级医院治疗

1.对继发并发症者,应积极转上级医院进行相关治疗,降低病死率。

2.经过抗病毒及对症处理病情没有好转,或者出现高热不退、中毒症状较严重者应及时转上级医院治疗。

第二节　人禽流感

人感染高致病性禽流行性感冒(简称人禽流感)是至人感染高致病性禽流感病毒后引起

的急性呼吸道传染病。感染人的高致病性禽流感病毒亚型主要为 H5N1、H9N2、H7N7、H7N9，其中 H5、H7 被认为具有高致病性,被感染的患者病情重,病死率高。1997 年 5 月,我国香港特别行政区 1 例 3 岁儿童死于不明原因的多脏器功能衰竭,同年 8 月经美国疾病预防和控制中心以及世界卫生组织(WHO)荷兰鹿特丹国家流感中心鉴定为禽甲型流感病毒 H5N1 引起的人类流感,之后相继有 H9N2、H7N7、H7N9 亚型感染人类和 H5N1 再次感染人类的报道。不同亚型的禽流感病毒感染人类后可引起不同的临床症状。感染 H9N2 亚型的患者通常仅有轻微的上呼吸道感染症状,部分患者甚至没有任何症状;感染 H7N7 亚型的患者主要表现为结膜炎;重症患者为感染 H5N1、H7N9 亚型的患者,呈急性起病,早期表现类似普通型流感。主要为发热,体温大多持续在 39℃以上,可伴有流涕、鼻塞、咳嗽、咽痛、头痛、肌肉酸痛和全身不适。部分患者可由恶心、腹痛、腹泻、稀水样便等消化道症状。少数重症患者可出现头痛、谵语、躁动等神经精神异常。

一、诊断要点

(一)流行病学史

发病前 1 周内曾到过禽流感暴发的疫点,或与被感染的禽类及其分泌物、排泄物等有密切接触者,或从事禽流感病毒实验室工作人员。或者与人禽流感病例有流行病学联系。

(二)临床表现

潜伏期一般为 1~3 天,通常在 7 天以内。急性起病,早期表现类似普通型流感。主要为发热,体温大多持续在 39℃以上,热程 1~7 天,一般为 3~4 天,可伴有流涕、鼻塞、咳嗽、咽痛、头痛和全身不适。重症患者病情发展迅速,可出现肺炎、急性呼吸窘迫综合征、肺出血、胸腔积液、全血细胞减少、肾功能衰竭、败血症、休克及 Reye 综合征等多种并发症,重症患者可有肺部实变体征,相当部分病例演变为"白肺"样改变等。

(三)实验室检查

外周血白细胞总数一般不高或降低。重症患者多有白细胞总数及淋巴细胞下降。采用免疫荧光法(或酶联免疫法)检测到甲型流感病毒核蛋白抗原(NP)或禽流感病毒 H 亚型抗原,或采用 RT-PCR 法检测禽流感病毒亚型特异性 H 抗原基因,或从患者呼吸道标本(如鼻咽分泌物、口腔含漱液、气管吸出物或呼吸道上皮细胞)中分离到禽流感病毒即可确诊。血清学检查发病初期和恢复期双份血清抗禽流感病毒抗体滴度有 4 倍或以上升高,有助于回顾性诊断。重症患者胸部 X 线检查可显示单侧或双侧肺炎,少数可伴有胸腔积液等。

二、药物治疗方案

(一)抗病毒治疗

处方一

1.金刚烷胺(Amantadine):100mg,每日 2 次×(10~14)天。

儿童 5mg/kg/日,分两次口服,疗程 5 天。

2.金刚乙胺(Rimantadine):100~150mg,每日 2 次×5 日。

儿童 5mg/kg/日分两次口服,总量<150mg,疗程 5 天。

3.奥司他韦(Oseltamivir):75mg,每日 2 次×7 天,

儿童 3mg/kg/天,分两次口服,5 天为 1 疗程。

4.帕拉米韦氯化钠注射液(Peramivir and Sodium Chloride Injection):成人用量为 300~600mg,静脉滴注,每日 1 次×1~5 天,重症病例疗程可适当延长。

(二)对症治疗

处方二　咳嗽咳痰严重者(以下药物任选一种)

1.复方甘草片(Compound Liquorice Tablets):4 片,每日 3 次,口服或含化。

2.盐酸氨溴索片(Ambroxol):30mg,每日 3 次。

3.乙酰半胱氨酸片(Acetylcysteine):200mg,每日 3 次。

患急性结膜炎者可给予氧氟沙星滴眼液(Ofloxacin Eys Drops):2 滴,每日 5 次。

(三)中医治疗

处方三

1.桑叶 30g(先煎)菊花 15g,连翘 15g,荆芥 15g,知母 15g,石膏 30g(炒),大青叶 10g,杏仁 10g,薄荷 6g(后下)

2.马齿苋 30g,葛根 15g,黄芩 15g,柴胡 15g,黄连 10g,藿香 10g,苍术 10g,茯苓 10g,制半夏 9g,木香 6g,砂仁 3g(后下)上述两症候随症加减。

三、用药说明及注意事项

(一)对曾到过疫区,或与禽类及其排泄物、分泌物有密切接触史,1 周内出现流感样症状者。或与人禽流感患者有密切接触史,在 1 周内出现流感样症状者进行医学观察。

(二)对疑似和确诊患者应采取隔离治疗,防止传染。

(三)尽早休息和住院治疗,多喝水,增加营养,给予易消化食物。高热者进行物理降温,或应用解热药物。但儿童忌用阿司匹林或含阿司匹林以及其他水杨酸制剂的药物,

(四)在使用抗病毒药物之前应留取呼吸道标本。抗病毒药物使用越早越好,应尽量在发病 48 小时内使用。奥司他韦对高危患者早期使用可改善生存期,因此,对部分患者采用经验性治疗是合理的,无须等到实验结果出来后再用药,重症病例奥司他韦剂量可加倍,疗程可延长至 10 天,对于吞咽胶囊有困难的儿童,可选用奥司他韦混悬液。重症病例或无法口服者可用帕拉米韦氯化钠注射液。

(五)金刚烷胺和金刚乙胺副作用较大,有明显头晕、嗜睡、易激动现象,甚至可致其共济失调等,肾功能受损害者酌减,有癫痫病史者禁用。重症患者可以联用奥司他韦。

(六)抗菌药物应在明确或有充分证据提示继发细菌感染时使用,并根据感染部位及药敏实验结果规范使用抗菌药。

(七)对初起发热、恶心或有恶寒、流涕、鼻塞、咳嗽及咽痛、口干、舌苔白或黄、脉浮数、头痛、全身不适。辩证属于邪犯肺表者应用处方三 1 以清热解毒,宣肺解表法施治。

（八）对发热、恶心或有恶寒、恶心，或有呕吐、腹泻、稀水样便、舌苔白腻或黄、脉滑数。辩证属邪犯胃肠者，应用处方三2以清热解毒，化湿和中法施治。

（九）患者一旦被怀疑为 H5N1、H7N9 亚型病毒感染，应立即报告疫情，并送指定的病区进行住院隔离治疗，防止病情恶化和传染扩散。加强支持治疗，合理对症治疗，密切观察和监测并发症的发生，及早使用抗病毒药物及中医治疗进行清热、解毒、化湿、扶正祛邪药，合理使用抗菌药物，患者活动场所加强通风和空气消毒。

（十）患者经过抗病毒及对症处理病情没有好转，出现高热不退、出现低氧血症、或中毒症状严重者应及时转上级医院治疗

（十一）重症患者的治疗：重症患者应当送入指定的 ICU 病房进行隔离救治。严重呼吸衰竭的患者应按照 ARDS 的治疗原则进行机械通气治疗，加强呼吸道的管理和患者的护理。

第三节 传染性非典型肺炎

严重急性呼吸呼吸综合征(SARS)是由 SARS 冠状病毒引起的呼吸道传播为主的急性传染病，是一种可累及多个脏器的特殊肺炎。作为一种新发的传染病累计发病 8000 余例，平均死亡率为 9.3%。传染性强，患者是最主要的传染源。经呼吸道飞沫传播、气溶胶传播及接触传播。

一、诊断要点

（一）流行病学史

冬春季节发病，人群普遍易感。潜伏期 2 周以内，一般 2~10 天。

（二）典型临床表现

起病急，常以发热为首发症状，体温一般高于 38℃，呈持续性高热，可伴有畏寒、肌肉酸痛、关节酸痛、乏力、头痛，干咳、咽痛，胸闷不适，严重者呼吸加速，明显气促甚至呼吸窘迫。部分患者可闻及少许湿性啰音、肺实变，偶有少量胸腔积液。

（三）影像学检查

胸片在病变早期出现不同程度的片状、斑片状阴影，少数实变影，每随疾病进展迅速，部分病例短期内可融合大片状阴影。

（四）实验室检查

外周血白细胞计数正常或降低，常有淋巴细胞减少，低于 $0.9 \times 10^9/L$ 有提示意义；T 淋巴细胞亚群，常于发病早期即 CD4+、CD8+T 细胞计数降低；特异性抗体 IFA 法在发病 10 天可测，ELISA 法在发病 21 天可测。

临床诊断：对于有 SARS 流行病学依据，有症状，肺部 X 线改变并排除其他疾病者，可临床诊断。若分泌物 SARS-Cov RNA 检测阳性，或血清 SARS-Cov 抗体阳转，或抗体滴度 4 倍以上升高，可确诊。

疑似病例:对于缺乏明确流行病学依据,但具备其他 SARS 支持证据者,可以作为疑似病例,需进一步流行病学追访,并安排病原学检查。

医学隔离观察病例:对于近 2 周内与疑似 SARS 患者接触史、但无临床表现者,应自与前者脱离接触之日计,隔离观察 2 周。

二、药物治疗方案

(一)一般治疗

卧床休息,保持室内空气流通,避免剧烈咳嗽,不能进食者,适当补液。

(二)对症治疗

退热、止咳、解痉。

(三)抗病毒治疗

5%葡萄糖注射液(Glucose):250ml

利巴韦林注射液(Ribavirin):500mg,静脉滴注,每日 3 次;

(四)氧疗及机械通气

(五)激素治疗

5%葡萄糖注射液(Glucose):250ml

甲泼尼龙(Methg Lprednisolone):80mg,静脉滴注,每日 2 次

(六)增强免疫可应用胸腺肽或胸腺素 a1 胸腺素 a1 1.6mg 皮下注射隔日一次

(七)合并细菌感染应用抗生素。

三、用药说明及注意事项

(一)本病传染性强,所有患者应集中隔离治疗,对确诊的重症 SARS 患者有条件应转入 ICU 救治。

(二)加强口腔、皮肤护理,排痰不畅者加强翻身、拍背、辅助排痰,密切监测血氧饱和度和血气分析、白细胞计数、出凝血功能、电解质、胸片及心肺肾功能的变化。及时进行氧疗或无创/有创正压人工通气。

(三)营养代谢及支持治疗 及早给予高蛋白饮食,必要时胃肠内高营养液体,保持足量的维生素和蛋白供给。

(四)糖皮质激素应用指征:1.严重中毒症状,持续高热不退;2.X 线胸片示多发或大片阴影,进展迅速,48 小时内病灶面积增大>50%且在正常胸片上占双肺面积 1/4 以上;3. 达到 ALI 或 ARDS 诊断标准。达到以上之一即可,一般静脉 1~2 周后改为口服,疗程不超过 4 周。

(五)合并细菌感染的治疗:1.具有抗绿脓杆菌的 3 代头孢、亚胺培南/西司他丁、广谱青霉素单用或与氨基糖苷类联用;2.氨曲南与克林霉素联用;3.喹诺酮类与氨苄西林联用。

(六)中医中药治疗,本病属于瘟疫、热病的范畴,原则是早治疗、重祛邪、早扶正、防传变。

第四节　中东呼吸综合征(MERS)

2012 年 9 月首次报告了 2 例临床表现类似于 SARS 的新型冠状病毒感染病例，2013 年 5 月 23 日，世界卫生组织将这种新型冠状病毒感染疾病命名为"中东呼吸综合征"（Middle East Respiratory Syndrome, MERS）。MERS-CoV 属冠状病毒科、β 类冠状病毒的 2C 亚群，是一种具有包膜、基因组为线性非节段单股正链的 RNA 病毒。该病毒具有持续人传人能力。MERS 的发病机制可能与 SARS 有相似之处，可发生 ARDS 和急性肾功能衰竭等多器官功能衰竭。病理主要表现为：肺充血和炎性渗出、双肺散在分布结节和间质性肺炎。

一、诊断要点

潜伏期 2~14 天。

（一）临床表现

急性呼吸道感染为主要表现。起病急，高热，体温可达 39~40℃，有畏寒、寒战、咳嗽、胸痛、头痛、全身肌肉关节酸痛、乏力、食欲减退等症状。在肺炎基础上，临床病变进展迅速，很快发展为呼吸衰竭、急性呼吸窘迫综合征（ARDS）或多器官功能衰竭（MODS），特别是肾衰竭，甚至危及生命。少数病例病情相对较轻。个别病例（如免疫缺陷病例）可能有腹泻等非典型临床表现。

（二）影像学表现

发生肺炎者影像学改变，主要特点为胸膜下和基底部分布，磨玻璃影为主，可出现实质影。

（三）实验室检查

1.血常规：白细胞总数一般不高，可伴有淋巴细胞减少。

2.血生化：部分患者肌酸激酶、AST、ALT、乳酸脱氢酶、肌酐等升高。

3.病原学检查：主要包括病毒分离、病毒核酸检测。病毒分离为实验室检测的"金标准"，病毒核酸检测可以用于早期诊断。

（四）临床诊断

1.疑似病例：患者符合临床表现和流行病学史，但尚无实验室确认依据。

临床表现：难以用其他病原感染解释的急性呼吸道感染：体温≥38℃、咳嗽，有胸部影像学改变等。

流行病学史：发病前 14 天内在中东呼吸综合征病例报告或流行地区旅游或居住；或与疑似/临床诊断/确诊病例有密切接触史。

2.临床诊断病例

满足疑似病例标准，仅有实验室阳性筛查结果（如仅呈单靶标 PCR 或单份血清抗体阳性）的患者。

满足疑似病例标准，因仅有单份采集或处理不当的标本而导致实验室检测结果阴性或无法判断结果的患者。

3.确诊病例　具备下述 4 项之一：

（1）至少双靶标 PCR 检测阳性。

（2）单个靶标 PCR 阳性产物，经基因测序确认。

（3）从呼吸道标本中分离出中东呼吸综合征冠状病毒。

（4）恢复期血清中东呼吸综合征冠状病毒抗体较急性期血清抗体水平呈 4 倍以上升高。

二、药物治疗方案

处方一　对症支持治疗：卧床休息，维持水、电解质平衡，密切监测病情变化。

处方二　定期复查血常规、尿常规、血气分析、血生化及胸部影像。

处方三　抗病毒治疗　目前尚无明确有效的抗 MERS-CoV 药物。体外试验表明利巴韦林(Ribavirin)、干扰素-α(Interferon-α)具有一定抗病毒作用；临床上可试用奥司他韦抗病毒治疗。

处方四　抗菌药物治疗：仅在继发细菌感染时应用。避免盲目或不恰当使用抗菌药物。

处方五　氧疗：根据血氧饱和度给予鼻导管、面罩给氧，必要时应进行无创或有创通气等。

处方六　中医中药治疗

邪犯肺卫：银翘散合参苏饮；

邪毒壅肺：麻杏石甘汤、宣白承气汤合人参白虎汤；

正虚邪陷：生脉散合参附汤加服安宫牛黄丸。

三、用药说明及注意事项

（一）根据中东呼吸综合征的流行病学特点，结合医疗机构的实际情况，制订医院感染防控预案和工作流程。

（二）加强对医务人员的培训，提高医务人员对中东呼吸综合征医院感染预防与控制的意识，做到早发现、早隔离、早诊断、早报告、早治疗。

（三）加强中东呼吸综合征的早期筛查和医院感染监测工作，发现疑似、临床诊断或确诊患者时，应当按照卫生（卫生计生）行政部门的要求，做好相应处置工作。

（四）重视和加强消毒隔离和防护工作，为医务人员提供充足的防护用品，保护医护人员安全救治患者。严格按照《医疗机构消毒技术规范》和《医院空气净化管理规范》，做好清洁与消毒工作。医疗机构应当合理安排医务人员的工作，监测医务人员的体温和呼吸系统的症状。在诊疗感染患者过程中产生的医疗废物，应根据《医疗废物处理条例》和《医疗卫生机构医疗废物管理办法》的有关规定进行处置和管理。

第五节 手足口病

手足口病是由肠道病毒(以柯萨奇 A 组 16 型(CoxA16)、肠道病毒 71 型(EV71)多见)引起的急性传染病,多发生于学龄前儿童,尤以 3 岁以下年龄组发病率最高。患者和隐性感染者均为传染源,主要通过消化道、呼吸道和密切接触等途径传播。潜伏期 2~10 天,平均 3~5 天。主要症状为手、足、口腔等部位的斑丘疹、疱疹,少数病例可出现脑膜炎、脑炎、脑脊髓炎、肺水肿、循环障碍等,多由 EV71 感染引起,致死原因主要为脑干脑炎及神经源性肺水肿。

一、诊断要点

(一)临床诊断病例

1.流行季节发病,常见于学龄前儿童,尤以婴幼儿多见;

2.发热伴手、足、口、臀部皮疹,部分病例可无发热。

极少数重症病例皮疹不典型,临床诊断困难,需结合病原学或血清学检查做出诊断。

无皮疹病例,临床不宜诊断为手足口病。

(二)确诊病例

临床诊断病例,具有下列之一者即可确诊

1.肠道病毒(CoxA16 、EV71 等)特异性病毒核酸检测阳性;

2.分离出肠道病毒,并鉴定为 CoxA16、EV71 或其他可引起手足口病的肠道病毒;

3.急性期与恢复期血清 CoxA16、EV71 或其他可引起手足口病的肠道病毒中和抗体有 4 倍以上的升高。

(三)临床分类。

1.普通病例:手、足、口、臀部皮疹,伴或不伴发热。

2.重症病例

(1)重型:出现神经系统受累表现,如:精神差、嗜睡、易惊、谵妄、头痛、呕吐、肢体抖动、肌阵挛、眼球震颤、共济失调、眼球运动障碍、无力或急性弛缓性麻痹、惊厥等。体征可见脑膜刺激征、腱反射减弱或消失。

(2)危重型:出现下列情况之一者

①频繁抽搐、昏迷、脑疝;

②呼吸困难、发绀、血性泡沫痰、肺部啰音等;

③休克等循环功能不全表现。

二、药物治疗方案

(一)普通病例

1.一般治疗:注意隔离,避免交叉感染,适当休息,清淡饮食,做好口腔和皮肤护理。

2.对症治疗:发热等症状可采用中西医结合治疗,以下中成药可以选用:

处方一　①蓝芩口服液:5~10ml/次,每天 3 次口服。

　　　　②小儿豉翘清热颗粒:半包~1 包/次,每天 3 次口服。

　　　　③蒲地蓝消炎口服液:半支~1 支/次,每天 3 次口服。

(二)重症病例

1.神经系统受累治疗

(1)控制颅内高压:限制入量,积极给予甘露醇降颅压治疗

处方二　20%甘露醇注射液(Mannitot):0.5~1.0g/(kg·次),每 4~8 小时一次,20~30 分钟快速静脉注射。根据病情调整给药间隔时间及剂量。必要时加用呋塞米。

(2)酌情应用糖皮质激素治疗,可选择以下一种:

处方三　①甲基泼尼松龙(Methylprednisolone):1~2mg/(kg·d);

　　　　②氢化可的松(Hydrocortisone):3~5mg/kg·d;

　　　　③地塞米松(Dexamethasone):0.2~0.5mg/kg·d。

病情稳定后尽早减量或停用。个别病例进展快、病情凶险可考虑短时间大剂量冲击疗法,如在 2~3 天内给予甲基泼尼松龙 15~30mg/(kg·d)或地塞米松 0.5~1.0mg/(kg·d),2~3 天后减为小剂量。

(3)酌情应用静脉注射免疫球蛋白:

处方四　静脉用丙种球蛋白(IVIG)(总量)2g/kg,分 2~5 天静脉输注

(4)其他对症治疗:降温、镇静、止惊。

(5)严密观察病情变化,密切监护。

2.呼吸、循环衰竭治疗

(1)保持呼吸道通畅,吸氧;

(2)确保两条静脉通道通畅,监测呼吸、心率、血压和血氧饱和度;

(3)呼吸功能障碍时,及时气管插管使用正压机械通气,建议呼吸机初调参数:吸入氧浓度 80%~100%,PIP 20~30cm H_2O,PEEP 4~8cm H_2O,f 20~40 次/分,潮气量 6~8ml/kg 左右。根据血气、X 线胸片结果随时调整呼吸机参数。适当给予镇静、镇痛。如有肺水肿、肺出血表现,应增加 PEEP,不宜进行频繁吸痰等降低呼吸道压力的护理操作。

(4)在维持血压稳定的情况下,限制液体入量(有条件者根据中心静脉压、心功能、有创动脉压监测调整液量)。

(5)头肩抬高 15~30°,保持中立位;留置胃管、导尿管。

(6)药物应用:根据血压、循环的变化可酌情选用米力农、多巴胺、多巴酚丁胺等药物;酌情应用利尿药物治疗。

(7)保护重要脏器功能,维持内环境的稳定。

(8)监测血糖变化,严重高血糖时可应用胰岛素。

（9）抑制胃酸分泌：可应用胃黏膜保护剂及抑酸剂等。

（10）继发感染时给予抗生素治疗。

三、用药说明及注意事项

（一）手足口病多数预后良好，如果仅有轻度发热、典型皮疹，一般情况良好者，可以门诊治疗，居家观察，病情变化时随诊。

门诊治疗原则为：1.注意隔离，不要去人多的公共场所，避免交叉感染；2.搞好个人卫生，注意洗手及居家通风；3.适当休息，清淡饮食，多饮水；4.有咽峡炎者用淡盐水漱口，手足疱疹可外用碘伏擦拭皮肤；5.对症治疗：发热给予物理降温、布洛芬制剂等，慎用阿司匹林！6.目前无有效的抗病毒药物，以中西医结合服用中药治疗为主；7.可以口服维生素 C、维生素 B_6、维生素 B_{12} 等；8.病情出现变化随时到医院复诊；9.就诊后 2~3 天内基层医院医生应电话随访，了解病情、指导康复治疗。

（二）收住院标准（应收入具备救治条件的定点医院）：1.发热 38 度及以上，伴有精神弱，或伴有呕吐者；2.神经系统症状：头痛、呕吐、精神萎靡、烦躁/嗜睡、易激惹、无力、抽搐、持物/站立不稳、震颤等；3.心肺症状：呼吸困难、胸闷、心慌、呼吸急促、面色苍白、灰暗、发绀、四肢末梢发凉等；4.持续高热、血白细胞明显增高、病情进展迅速；5.血压升高或降低、血氧饱和度降低、血糖升高、呼吸急促或节律不整、心率明显增快或减慢、颅内压增高等的患者应转入 ICU；6.小于 3 岁的婴幼儿应高度警惕重症倾向。

（三）并发症的处理：1.肺炎：可根据病情加用敏感抗生素治疗；2.心肌损害：加用维生素 C、肌苷、果糖二磷酸钠、磷酸肌酸钠等药物治疗；3.心衰：加用强心药物；4.呼衰：机械通气、呼吸支持；5.脑炎：降颅压脱水，止痉；6.休克：监测血压，必要时应用血管活性药物；7.DIC：如有依据，及早应用肝素。

（四）重症病例的早期识别：具有以下特征，尤其 3 岁以下的患者，有可能在短期内发展为危重病例，应密切观察病情变化，进行必要的辅助检查，有针对性地做好救治工作。1.持续高热不退；2.精神差、呕吐、易惊、肢体抖动、无力；3.呼吸、心率增快；4.出冷汗、末梢循环不良；5.高血压；6.外周血白细胞计数明显增高；7.高血糖。

（五）转诊指针

以下情况需转上级医院治疗：

1.经常规治疗效果不佳的患儿可考虑转上级定点医院。

2.有短时间内发展为危重病例可能的早期病例须及时转上级定点医院治疗。

3.重症病例在病情允许情况下应及时转往具备条件的上级定点医院积极抢救治疗。

第六节　埃博拉病

埃博拉病（Ebola hemorrhagic fever，EHF）是由埃博拉病毒（Ebola virus，EBV）引起的一

种急性传染病,人主要通过接触患者或感染动物的体液、分泌物和排泄物等而感染发病,埃博拉出血热病死率高,可达 50%~90%。本病于 1976 年在非洲首次发现,目前主要在乌干达、刚果、加蓬、苏丹、科特迪瓦、南非、几内亚、利比里亚、塞拉利昂等非洲国家流行。

一、诊断要点

(一)流行病学史

感染埃博拉病毒的人和非人灵长类,可为本病传染源。接触传播是本病最主要的传播途径,医护人员在接触患者,或处理患者尸体过程中,如果没有严格的防护措施,容易受到感染。医院内传播是导致埃博拉出血热暴发流行的重要因素。人类对埃博拉病毒普遍易感。发病无明显的季节性。

(二)临床表现

潜伏期 2~21 天,一般为 5~12 天。急性起病,表现为高热、畏寒、头痛、肌痛、结膜充血及相对缓脉。随后可出现恶心、呕吐、腹痛、腹泻、黏液便或血便、皮疹等表现。重症患者可出现神志改变,如嗜睡、谵妄等症状,并可出现不同程度的出血表现。

(三)实验室检查

1.血常规　早期白细胞减少,第 7 病日后上升,并出现异型淋巴细胞,血小板可减少。

2.尿常规　早期可有蛋白尿。

3.生化检查　AST 和 ALT 升高,且 AST 升高大于 ALT。

4.血清学检查　血清特异性 IgM 抗体检测:多采用 IgM 捕捉 ELISA 法检测。血清特异性 IgG 抗体:采用 ELISA、免疫荧光等方法检测。

(四)病原学检查

1.病毒抗原检测　采用 ELISA 等方法检测血清中病毒抗原。

2.核酸检测　采用 RT-PCR 等核酸扩增方法检测。

3.病毒分离　采集发病一周内患者血清标本,用 Vero、Hela 等细胞进行病毒分离。

(五)诊断

本病的诊断依据流行病学史、临床表现和实验室检查。

1.疑似病例　具有上述流行病学史和临床表现。

2.确诊病例　疑似病例基础上具备诊断依据中实验室检查任一项检测阳性者。

二、药物治疗方案

(一)一般支持对症治疗

首先需要隔离患者。卧床休息,少渣易消化半流质饮食,保证充分热量。

(二)病原学治疗

抗病毒治疗尚无定论。

(三)补液治疗

充分补液,维持水电解质和酸碱平衡,使用平衡盐液,维持有效血容量,加强胶体液补充如白蛋白、低分子右旋糖酐等,预防和治疗低血压休克。

处方一　复方氯化钠注射液(Sodium Chloride Injection):500ml,静脉滴注,每日 1 次。

处方二　10%葡萄糖(Glucose Injection):500ml,

　　　　50%葡萄糖(Glucose Injection):40ml,

　　　　辅酶 A(Coenzyme A):100u,

　　　　三磷酸腺苷(Adenosine Triphosphate):20mg,

　　　　10%氯化钾(Potassium Chloride Injection):10ml,

　　　　静脉滴注,每日 1 次。

处方三　1.20%白蛋白(Human Albumin):50ml,静脉滴注,每日 1 次。

或/和　2.低分子右旋糖酐(Dextran-40 Injection):500ml,静脉滴注,每日 1 次。

(四)保肝抗感染治疗

处方四　5%葡萄糖注射液(Glucose Injection):250ml,

　　　　甘草酸二铵注射液 (Diammonium Glycyrrhizinate Infusion):150mg　静脉滴注,每日 1 次。

(五)出血的治疗

止血和输血,新鲜冰冻血浆补充凝血因子,及时补充损失的血小板,预防 DIC。

处方五　5%葡萄糖注射液(Glucose Injection):250ml,

　　　　凝血酶原复合物(Prothrombin Complex):400u,静脉滴注,每日 1 次。

(六)控制感染

及时发现继发感染,根据细菌培养和药敏结果应用抗生素。

(七)肾功能衰竭的治疗

及时行血液透析等。

(八)中医药方剂

清热凉血、益气解毒,辨证论治,合理组方,改善高热、全身炎症综合征、脓毒血症等症状。

三、用药说明及注意事项

(一)严重的患者需要强化支持性治疗,患者易出现脱水,需要静脉或者口服补液进行电解质补充,保持血液中氧元素含量,以及对并发症的治疗。目前没有特异性的治疗方法。

(二)抗病毒药物对埃博拉病毒无效,包括利巴韦林和干扰素。凝固干扰素在人体的效果如何尚未确定。

(三)目前埃博拉病疫苗尚在研制中,埃博拉出血热的康复者的血清也没有太大的作用,甚至可能带来较坏的影响。单克隆抗体 ZMapp 为实验性药物,已进行的两例埃博拉出血热已治愈,但对人类的安全性尚未得到评估。

(四)隔离控制传染源和加强个人防护是防控埃博拉出血热最重要的措施。发现符合该病的留观病例、疑似病例和确诊病例应当在 2 小时之内通过传染病报告信息管理系统进行网络直报。采取严格的隔离措施,以控制传染源,防止疫情扩散。死于埃博拉出血热的人应立即火化。

(五)加强个人防护,在标准防护的基础上,要做好接触防护和呼吸道防护。对患者的分泌物、排泄物及其污染物品均严格消毒。静脉输液以及处理、分泌物、导尿管以及吸痰管等高危险的操作应该在严格隔离保护条件下进行。

第七节　流行性腮腺炎

流行性腮腺炎是由腮腺炎病毒引起的急性呼吸道传染病。以腮腺非化脓性炎症、腮腺区肿痛为临床特征。主要发生于儿童和青少年。腮腺炎病毒除侵犯腮腺外,尚能侵犯神经系统及各种腺体组织,引起脑膜炎、脑膜脑炎、睾丸炎、卵巢炎和胰腺炎等。

一、诊断要点

(一)流行病学史　冬春为主,潜伏期一般在 8~30 天,平均 18 天,一般可获持久免疫。

(二)典型临床表现　耳下部肿大,部分可有发热、头痛、纳差、乏力等症状,1~2 天后出现腮腺肿大。腮腺肿胀自单侧开始,也有双侧者,耳垂为中心向前、下、后发展。腮腺管口红肿,可有脑膜炎、睾丸炎或卵巢炎、胰腺炎等并发症。

(三)实验室检查　血白细胞正常或稍减,淋巴细胞增多;出现并发症时白细胞及中性粒细胞增多。90%患者病程早期血清淀粉酶及尿淀粉酶含量均明显增高。

二、药物治疗方案

流行性腮腺炎可试用抗病原治疗,以对症治疗及处理并发症为主,主要处理发热、口腔腮腺炎症、感染等,尽量减少后遗症发生。

(一)抗病毒

处方一　1.10%葡萄糖注射液(Glucose):250ml,

利巴韦林注射液(Ribavirin Injection):500mg,静脉滴注,每日 1 次。

2.0.9%氯化钠注射液(Sodium Chloride Injection):20ml,

重组人干扰素 a1-b(Recombinant Human Interferon a1-b):20ug,雾化,20 分钟/次,每日 2 次。

(二)减轻外渗

处方二　5%葡萄糖氯化钠注射液 (Glucose and Sodium Chloride Injection):1000ml,维生素 C 针(Vitamin C):3.0g,静脉滴注,每日 1 次。

或处方三　20%甘露醇注射液(Mannitou):125ml,静脉滴注,每日 2 次。

(三)改善中毒症状及降温

处方四　柴胡注射液(Bupleurum Falcatuml):4ml,肌内注射。

处方五　安乃近注射液(Metumizole Sodium):0.25g,滴鼻。

处方六　5%葡萄糖注射液(Glucose)：500ml。

氢化可的松针(Hydrocortisone)：200mg,静脉滴注,每日 1 次。

儿童氢化可的松用量,5~10mg/kg。

（四）呕吐者

处方七　甲氧氯普胺注射液(Pacpertin)：10mg,肌内注射。

处方八　维生素 B₆ 注射液(Vitamin B₆)：0.1g,静脉推注。

三、用药说明及注意事项

（一）预后大多良好,病死率为 0.5%~2.3%。

（二）抗病毒可试用利巴韦林或干扰素,疗程一般 3~5 天,合并精神病、甲亢或过敏者禁用干扰素。利巴韦林小儿 10~15mg/(Kg·天)。

（三）全身及对症治疗：卧床休息,呼吸道隔离至腮腺肿胀完全消退。加强口腔护理,饮食以流质为主,避免酸性食物,高热患者给予物理降温或退热剂。呕吐者按以上处方二选一。

（四）并发症的治疗：脑膜炎或脑膜脑炎者按病毒性脑炎处理,头痛剧烈者可予 20%甘露醇脱水或适当盐酸布桂嗪止痛, 男性成人患者疾病早期可予乙烯雌酚 1mg Tid 预防睾丸炎发生。

（五）中毒症状明显者可选用氢化可的松或地塞米松,疗程不超过 7 天。

（六）中医中药治疗：银花 10g,黄柏 10g,黄芩 10g,生地 15g,蒲公英 15g,甘草 5g,牛膝 15g,薄荷 5g,每日 1 剂,连服 5 天。紫金锭或青黛散醋调局部外敷,每日数次减轻局部肿胀。

（七）氦氖激光局部照射,对止痛、消肿有一定疗效。

第八节　麻　疹

麻疹是由麻疹病毒引起的急性呼吸道感染病。临床主要以发热、上呼吸道炎、眼结膜炎及皮肤出现红色斑丘疹和颊黏膜上有麻疹黏膜斑为其特征。麻疹病毒属于副黏液病毒,与其他副黏液病毒不同点为不含神经氨酸酶。麻疹病毒只有一个型,在患者出疹时,血内可测出特异性抗体。传染性很强,男女之间无差别。

一、诊断要点

（一）流行病学史

冬春为流行季节,潜伏期一般在 6~21 天,平均 10 天；可获持久免疫。

（二）典型临床表现

该病典型临床表现分为三期：①前驱期：发病到出疹的 3~5 天,主要有上呼吸道卡他症状及眼睑水肿、结膜充血等,口腔颊黏膜近第一臼齿处可见柯氏斑,持续 16~18 小时,出疹后 1~2 天消失；②出疹期：起病 3~5 日后出疹,起于耳后、发际额面颈并延及全身,为浅红色斑丘疹,压之褪色,疹间皮肤正常。毒血症状重,可有高热、嗜睡、烦躁、抽搐,浅表淋巴结及肝脾肿大,出现心肺并发症;③恢复期,出疹 3~5 天后麻疹出齐,按序消退,留有色素沉着、脱屑,1~2 周消失好转,病程 10~14 天。

（三）实验室检查

外周血象出疹期白细胞计数下降,中性下降为主,血清特异性抗体 IgM 和 IgG,敏感性、特异性均高。尿沉渣可见脱落上皮多核细胞,利于早期诊断。

二、药物治疗方案

麻疹无特异性抗病毒药物,因此治疗的重点是对症治疗,加强护理和防治并发症的发生。

处方一　1.10%葡萄糖注射液（Glucose）:250ml。

利巴韦林注射液（Ribavirin）:500mg,静脉滴注,每日 1 次。

2.0.9%氯化钠注射液（Sodium Chloride）:20ml。

重组人干扰素 a1-b（Recombinant Human Interferon a1-b）:20ug　雾化 20 分钟/次,每日 2 次。

处方二　0.9%氯化钠（Sodium Cchloride）:10ml。

地塞米松（Dexamethasone）:5~10mg,静注。

处方三　0.9%氯化钠（Sodium Chloride）:100ml。

头孢他啶（Ceftazidime）:2.0,静滴,q8h,3~5 日。

三、用药说明及注意事项

（一）呼吸道隔离,卧床休息至体温正常或出疹后 5 天,保持室内空气流通,补充维生素 A 减少并发症和病死率。

（二）抽搐者采取解痉、输氧处理,维持水、电解质和酸碱平衡。

（三）喉炎　给予 a-糜蛋白酶等蒸汽吸入化痰,配合应用抗生素,水肿者可予激素,梗阻严重者及时切开气管。合并细菌感染者使用抗生素。

（四）心肌炎　出现心力衰竭时及早应用强心药物,同时应用利尿剂,重者予肾上腺皮质激素,循环衰竭者按休克处理。同时立即转上级医院治疗。

第九节　水　痘

水痘是由水痘带状疱疹引起的急性感染病, 以较轻的全身症状和皮肤黏膜上分批出现的斑疹、丘疹、水疱、结痂为特征,多见于小儿。属于 DNA 病毒,仅有一个血清型,人为唯一的宿主,通过飞沫和接触传播,传染性较强。

一、诊断要点

（一）流行病学史

冬春多发,潜伏期一般在 10~24 天,平均 13~17 天。感染后可获持久免疫。

（二）典型临床表现

该病典型临床表现分为两期:前驱期:成人于皮疹出现前 1~2 日可有发热、头痛、乏力、咽痛、四肢酸痛、恶心、腹痛等,小儿则皮疹和全身症状同时出现而无前驱表现。发疹期:皮疹先见于躯干、头部,逐渐延及面部,最后达四肢,向心性分布。皮疹从斑疹-丘疹-水疱-结痂,短者仅 6~8 小时,皮疹发展快是特征之一。

(三)实验室检查

外周血白细胞计数正常或增高,血清学检查常用补体结合试验。疱液接种羊膜细胞组织培养可分离出病毒。

二、药物治疗方案

处方一　10%炉甘石洗剂,外用涂患处;

处方二　1.阿昔洛韦(Acyclovir):0.2g,口服,3 次/天。

　　　　2.5%葡萄糖注射液(Glucose):250ml

　　　　　利巴韦林注射液(Ribavirin):500mg,静脉滴注,每日 1 次。

或　　　3.阿糖腺苷(Vidarabine):10mg/kg·d。

处方三　20%甘露醇(Mannitol):125ml,静注,每日 2 次。

三、用药说明及注意事项

(一)一般治疗和对症治疗:患者应隔离,发热期卧床休息,进食易消化食物,加强护理,避免挠抓,破溃后可予抗生素软膏外涂。

(二)抗病毒治疗:早期应用可控制皮疹发展,促进病情恢复,一般疗程 7 天。

(三)防治并发症,继发细菌感染时及时应用抗生素,并发脑炎脑水肿时采取脱水治疗。

(四)水痘不宜使用肾上腺皮质激素。合并脑炎或严重感染时转上级医院治疗。

(五)患者应行呼吸道隔离至全部疱疹结痂。

第十节　风　疹

风疹是由风疹病毒引起的一种常见急性感染病。以发热、全身皮疹为特征,常伴有耳后、枕部淋巴结肿大。由于全身症状一般较轻,病程较短,往往容易忽视。如果孕妇感染风疹,将严重损害胎儿。风疹病毒是 RNA 病毒,经呼吸道传播,密切接触也可传染。

一、诊断要点

(一)流行病学史

冬春季节高发,潜伏期一般在 14~21 天,平均 16 天。

(二)典型临床表现

该病典型临床表现以发热、全身浅表淋巴结肿大为特征,可有低热、头痛、乏力、咽痛、纳差等,咽部可见玫瑰色或出血性斑疹。通常于发热 1~2 天后进入出疹期,初发于颜面部及颈部,迅速向躯干、四肢蔓延,呈淡红色斑丘疹,持续 3 天左右消失;疹退时体温下降,肿大淋巴结恢复。

(三)实验室检查

外周血白细胞计数下降,淋巴细胞增多,并出现异型淋巴细胞。特异性风疹病毒抗体有诊断意义。

二、药物治疗方案

本病一般无需特殊治疗,早期可试用干扰素或利巴韦林。症状显著者应卧床休息、加强营养,同时积极处理并发症。

处方一　1.5%葡萄糖注射液(Glucose):250ml。

利巴韦林注射液(Ribavirin):500mg,静脉滴注,每日 1 次。

2.0.9%氯化钠注射液(Sodium Chloride):20ml。

重组人干扰素 a1-b(Recombinant Human Interferon a1-b):20ug,雾化,20 分钟/次,每日 2 次。

处方二　5%葡萄糖注射液(Glucose):250ml。

黄芪注射液(Astragalus):20ml,静脉滴注,每日 1 次。

三、用药说明及注意事项

(一)对风疹目前以对症支持治疗为主。

(二)呼吸道隔离,隔离期为出疹后 5 天。妊娠 3 个月避免与风疹患者接触,接触者 5 天内注射免疫球蛋白,早期确诊孕妇应考虑终止妊娠。

(三)抗病毒治疗可试用利巴韦林,小儿 10~15mg/(Kg·天)。

(四)并发脑炎、心肌炎、关节炎等进行相应处理。

(五)先天性风疹注重加强后天护理、培养,矫正畸形。

第十一节　脊髓灰质炎

脊髓灰质炎(poliomyelitis)是由脊髓灰质炎病毒引起的急性传染病,通过粪-口及呼吸道飞沫传播。感染后绝大多数无症状。部分患者可出现发热、上呼吸道感染、肢体疼痛、头痛或无菌性脑膜炎,少数出现肢体瘫痪。严重者可因呼吸麻痹而死亡。本病多发生于小儿,故又称为"小儿麻痹症"。自采取疫苗预防本病以来,发病率显著下降。

一、诊断要点

(一)流行病学史

当地有脊髓灰质炎流行,多见于小儿,是否服过脊髓灰质炎疫苗史可作为本病临床诊断的参考。

(二)临床表现

发热、多汗、烦躁、肌肉疼痛及肢体感觉过敏者,应考虑本病的诊断,如出现分布不对称的肢体弛缓性麻痹, 则本病的临床诊断可成立。确诊则须做病毒分离或血清特异性抗体检测。对无症状型、顿挫型及无瘫痪型患者,则须依据流行病学史。实验室病毒分离或血清特异性抗体检测可以确诊。

(三)实验室检查

1.血常规多正常,急性期血沉可增快。

2.脑脊液检查前驱期脑脊液一般正常,瘫痪前期即可有异常改变:压力增高,白细胞轻度增多,在(50~500)×10⁶/L 之间,早期中性粒细胞可增多,以后以淋巴细胞为主。蛋白轻度增加,细胞数于瘫痪后 3 周时多恢复正常,蛋白量则在 4~10 周后才恢复正常,呈现蛋白质-细胞分离现象,糖和氯化物基本正常,培养无菌生长。

3.病毒分离在病程第 1 周内,可从咽部、血液及粪便中分离出病毒,瘫痪前期可从脑脊液中分离。

4.血清免疫学检查　中和试验可检测血清中特异抗体,恢复期比急性期抗体效价 4 倍以上增高有诊断意义。补体结合试验亦可采用,但特异性较低。用 ELISA 法检测血和脑脊液中特异性 IgM 抗体,阳性率高,第 1~2 周即可出现阳性,4 周内阳性率为 93.5%,可作早期及现症患者的诊断。RT-PCR 检测病毒 RNA 可快速诊断,且特异性及敏感性高。

二、药物治疗方案

(一)前驱期与瘫痪前期治疗

目前尚无特效抗病毒治疗,以对症处理为主。消化道隔离,卧床休息,尽量避免肌内注射、手术等刺激及损伤,以减少瘫痪的发生。发热较高、病情进展迅速者,可短期应用肾上腺皮质激素治疗,如泼尼松或地塞米松等。

1.高热的处理(以下药物任选一组,儿童酌减)

处方一　1.布洛芬混悬液(Ibuprofen Suspension):10ml,口服。

　　　　2.安乃近注射液(Metamizole Sodium Injection):0.25g,滴鼻。

　　　　3.柴胡注射液(Bupleurum Injection):4ml,肌注。

处方二　1.氯丙嗪注射液(Chlorpromazine):50mg　或

　　　　2.异丙嗪注射液(Promethazine):50mg,肌注,6 小时一次。

处方三　5%葡萄糖注射液(Glucose):500ml,

　　　　氢化可的松注射液(Hydrocortisone):200mg,静脉滴注,每日 1 次,

　　　　儿童氢化可的松用量 5~10mg/kg。

2.恶心、呕吐消化道反应的处理(以下药物任选一组)

处方四　1.0.9%氯化钠注射液(Sodium Chloride):100ml,

　　　　奥美拉唑(Omeprazole):40mg,静脉滴注,每日 1 次。

　　　　2.0.9%氯化钠注射液(Sodium Chloride):100ml,

泮托拉唑(Pantoprazole):40mg,静脉滴注,每日 1 次。

3.0.9%氯化钠注射液(Sodium Chloride):100ml,

雷尼替丁注射液(Ranitidine):50mg,静脉滴注,每日 2 次。

小儿:每次 1~2mg/kg,静脉滴注,每 8~12 小时 1 次。

3.免疫治疗:中和病毒,减轻病情。

处方五　丙种球蛋白:3~6ml,肌注,每日 1 次,连用 2~3 天。

4.中医药治疗　前驱期及瘫痪前期常用方剂:根、勾藤各 12g,黄芪、银花、连翘、玄参、郁金、桑寄生 9g,仙灵、滑石各 6g。2 岁以下减半量煎服。

(二)瘫痪期治疗

应将瘫痪肢体置于功能位置,避免刺激及受压。此外还可应用一些促进神经细胞传导功能的药物及促进神经细胞代谢的药物。对脑干型麻痹患者,应注意清除咽喉部分泌物,保持呼吸道通畅,必要时可做气管切开。呼吸肌麻痹或有中枢性呼吸衰竭者,应使用人工呼吸机。继发细菌感染时,采用有效抗菌药物。

1.促进神经细胞传导功能

处方一　1.地巴唑(Bendazol)

成人:10mg,口服,每日 1 次,疗程 10 天。

儿童:0.1~0.2mg/kg,口服,每日 1 次,疗程 10 天。

2.新斯的明(Neostigmine)

成人:0.5~1mg,皮下或肌注,每日 1 次,疗程 7~10 天。

儿童:0.02~0.04mg/kg,皮下或肌注,每日 1 次,疗程 7~10 天。

3.加兰他敏(Galanthamine Base)

成人：2.5~5mg,肌注,每日 1 次。

儿童：0.05~0.lmg/kg,肌注,每日 1 次。

从小剂量开始,逐渐加大,20~30 天为一疗程。

2.促进神经细胞的代谢

处方二　维生素 B_1(Vitamin B_1):10mg,口服,每日 3 次。

处方三　维生素 B_{12}(Vitamin B_{12}):成人:50~200ug,肌注,隔日 1 次。

儿童:25~100ug,肌注,隔日 1 次。

或25ug,口服,每日 3 次(儿童酌减)。

3.高热的处理(同上)

4.惊厥的处理

处方四　(1)氯丙嗪注射液(Chlorpromazine Injection):50mg,肌注,立即,儿童每次 1mg/kg。

(2)地西泮注射液(Diazepam Injection):10mg,肌注,立即,儿童每次 0.1~0.3mg/kg。

(3)苯巴比妥钠注射液(Phenobarbitol Sodium):0.2g,肌注,立即,儿童每次 5~8mg/kg。

（4）10%水合氯醛溶液（Chlorine Hydrate）：10ml~20ml,灌肠,立即,儿童每次60~80mg/kg 最大剂量不超过 1.0g。

5.脑脊髓水肿的处理

处方五　20%甘露醇注射液（Mannitol Injection）：125ml,静脉滴注,每 6 小时 1 次。

处方六　50%葡萄糖注射液（Glucose）：40ml, 呋塞米注射液（Furosemide Injection）：40mg,静脉滴注,每 6 小时 1 次。

6.呼吸衰竭的处理

（1）保持呼吸道通畅

处方七　5%氯化钠注射液（Sodium Chloride Injection）：30ml,α 糜蛋白酶针　　　：5mg,超声雾化,每次 20 分钟,每日 3 次。

（2）呼吸兴奋剂

处方八　洛贝林注射液（Lobeline Injection）：3mg,静脉滴注,立即,儿童每次 0.15~0.2mg/kg。

处方九　尼可刹米注射液（Nikethamide Injection）：0.375g,静脉滴注,立即,儿童每次 5~10mg/kg。

7.循环衰竭的处理

（1）强心剂

处方十　50%葡萄糖注射液（Glucose Injection）：20ml

　　　　乙酰毛花苷注射液（DesLanatoside Injection）：0.4mg,静脉滴注,立即,儿童每次 0.02~0.03mg/kg。

（2）扩容剂

处方十一　低分子右旋糖酐注射液（Dextran 40）：500ml,静脉滴注,立即。

处方十二　复方氯化钠注射液（复方氯化钠注射液）：500ml,静脉滴注,立即。

8.肾上腺皮质激素治疗

处方十三　5%葡萄糖注射液（Glucose Injection）：500ml,

　　　　　氢化可的松注射液（Hydrocortisone Injection）：200mg,静脉滴注,每日 1 次,儿童 5~10mg/kg。或地塞米松注射液（Dexamethasone Injection）：10mg,静脉滴注,每日 2 次

9.中医药治疗:瘫痪期早期采用独活寄生汤加减,有疏通经络、调和气血作用。独活 9g,桑寄生 12g,秦(酒炒)6g,当归、芍药、茯苓、地黄、杜仲、牛膝各 9g。

（三）恢复期治疗

体温恢复正常、瘫痪停止进展后,即采用按摩、推拿、针灸及理疗等,以促进瘫痪肌肉的恢复。如因严重后遗症造成畸形,可采用矫形手术治疗。

1.针刺治疗:开始时用中度和重度刺激,出现疗效改为弱刺激,以巩固疗效。每日或隔日针刺 1 次,每次针对瘫痪肌群的分布,选穴 3~5 个,可多至 10 个,10~15 次为一疗程,两个疗

程间休息 3~5 日。上肢瘫取上肢穴,多选夹脊穴、肩贞、肩骨俞、穴,曲池、手三里、月需上、少海、合谷、后溪等;下肢瘫取腰部及下肢穴,如肾俞、大肠俞、跳跃、环跳、承扶、秩边、伏兔、四强、殷门、委中、血海、足三里、阳陵泉、承山、阴陵泉、三阴交、太溪等。也可在选定穴位外进行电脉冲刺激疗法(电针)或穴位注射活血化瘀中药如当归、红花、川弓注射液、维生素 B_1、加兰他敏、胎盘组织液。

2.推拿及按摩疗法:每日或隔日推拿 1 次,可持续长期进行。在瘫痪肢体上以滚法来回滚 5~10 分钟;按揉松弛关节 3~5 分钟,局部可用搓法搓热,并可在相应的脊柱部分滚搓 5~10 分钟。

3.功能锻炼:在恢复早期,肌肉疼痛消失后,即可进行功能锻炼。肌力甚差不能活动的肢体,可先进行按摩推拿,稍能活动时即助其作外展、伸屈、内收等被动动作。肢体已能活动但肌力仍差时,可鼓励其做各种自主动作,或在浅水处练习游泳。

4.理疗:各种物理疗法包括电疗、蜡疗、光疗以及水疗(水浴)皆可使病肌松弛,促进炎症消散。

5.拔罐疗法可在局部进行火罐、水罐、气罐等,促进瘫痪肌群的恢复。

6.手术矫正肢体畸形、功能障碍者,可用手术移植肌腱,以代替萎缩肌腱功能。对顽固性后遗症及畸形肢体可采用不同的夹板、矫形鞋等进行矫治。

三、用药说明及注意事项

(一)脊髓灰质炎是我国乙类传染病,诊断后需要报告疫情

自起病日起至少隔离 40 天。第 1 周应同时强调呼吸道和肠道隔离。排泄物以 20%漂白粉拦和消毒,食具浸泡于 0.1%漂白粉澄清液内或煮沸消毒,或日光下曝晒 2 天,地面用石灰水消毒,接触者双手浸泡 0.1%漂白粉澄清液内,或用 0.1%过氧乙酸消毒。对密切接触的易感者应隔离观察 20 天。

(二)本病病死率一般为 5%左右,多死于延髓和呼吸肌麻痹

高热持续不退、烦躁不安,预示瘫痪危险性大。瘫痪影响呼吸功能及心血管调节,预后较差。病后最初几周瘫痪恢复较快,随后减慢,2~3 个月后可出现肌萎缩,肢体畸形。面肌、咽肌、软腭肌、肠肌及膀胱肌的瘫痪恢复较快,不留后遗症。延髓麻痹如能在 2 周内不出现危险,一般可完全恢复。

(三)治疗原则

1.卧床休息,消化道隔离。

2.瘫痪前期尽量避免肌内注射药物或手术,以免诱发瘫痪。

3.瘫痪期应把瘫痪肢体放于功能位,以免发生关节畸形。

4.应用促进神经肌肉传导的药物,以促进瘫痪的恢复。

5.对症处理。

(四)前驱期及瘫痪前期的治疗

1.严格卧床休息,至少到热退后1周;避免劳累和剧烈活动2周,尽量不接受肌内注射或进行任何手术。细致地护理及密切观察病情发展十分重要。

2.有肌痛和四肢颈背强直者可局部给予温湿热敷,一日数次。可口服镇静剂减轻疼痛。

3.静注50%葡萄糖液,内加维生素C 1~3g,每日1~2次,可减轻神经组织水肿。(4)一般症状较重者尚可给予肾上腺皮质激素如强的松等2~5日,其疗效未定。早期应用丙种球蛋白3~6ml/日肌注,连用2~3天,可中和病毒,有减轻病情作用。

(五)瘫痪期加用以下治疗措施,促进瘫痪的恢复

促进神经肌肉传导的药物,可任选1~2种:地巴唑(dibazole)可舒张血管、兴奋脊髓,儿童0.1~0.2mg/kg/日,成人5~10mg,每日口服1次,共服10日。②加兰他敏(galanthamine)对阻碱酶有明显的可逆性抑制作用,使乙酰胆碱作用增强,因而增加肌肉的张力,毒性很小,对脊髓灰质炎急性期及后遗症期均有一定疗效。儿童用量为0.05~0.1mg/kg/次,成人2.5~5mg,每日肌注1次,从小剂量开始,逐渐加大,20~40天为一疗程,间歇2~4周后可重复2~3个疗程。也可口服或皮下注射新斯的明,口服每日0.15g,连用8~10日为一疗程。注射时幼儿每日用0.01%溶液0.3ml,1~5岁用0.05%溶液0.3ml,10岁用0.05%溶液1ml,10天为一疗程。有肌痛时可用溴剂、可待因及匹拉米洞等镇静、镇痛剂,使病儿多得休息。维生素B_{12}能促进神经细胞的代谢,与维生素B_1、维生素B_6可同时长期应用。

(六)瘫痪肢体应注意护理

避免外伤受压,置于舒适的功能位置。如下肢瘫痪时,关节应略屈曲,下垫气袋或小枕头。为防止脊柱弯曲、手足下垂、足内翻或外翻,可用支架将手足置于功能体位。

(七)呼吸障碍的处理

必须及时区分其发作原因,并积极进行抢救。呼吸障碍的主要原因有呼吸肌(肋间肌、膈肌)瘫痪影响胸廓的呼吸运动;延髓型麻痹导致吞、吐痰困难,使咽部痰液潴留,阻塞呼吸道;呼吸中枢麻痹,呼吸控制失调。必须针对病情采取措施;①延髓麻痹引起吞咽困难,咽喉部分泌物潴留,但呼吸运动正常,呼吸节律无异常:要采取措施为去除咽喉位部分泌物,使呼吸道通畅。常用方法如下:a.采用体引流,使患者右侧卧或俯卧,抬高床脚10°~20°,或将腰胸部垫高,使头处于低位,转向一侧,以利于口咽分泌物的引流。b.随时用吸痰管吸出口咽部分泌物。c.必要时行气管切开术,气管导管外套有气囊以堵塞气管导管四周空隙,可防止口咽部分泌物向下流入气管内。d.单纯吞咽困难引起的呼吸障碍忌用人工呼吸器。e.采用抗菌药物防治肺部感染。②呼吸肌瘫痪可使患者呼吸浅速但节律无改变,鼻翼扇动,表情惊恐不安,但无吞咽困难,应及早采用人工呼吸器辅助呼吸。③呼吸中枢麻痹,较少见。患者呼吸节律不规则,可先试用呼吸中枢兴奋剂如洛贝林、尼可刹米等,严重者应及早采用人工呼吸器。上述三种情况可同时存在,常见的为吞咽困难与呼吸肌麻痹同时发生,则病情更为复杂,宜及早考虑气管切开及采用人工呼吸器。④呼吸障碍患者常发生缺氧及二氧化碳潴留,以及酸碱平衡失调和电解质紊乱,应经常测定pH、动脉血氧分压及二氧化碳分压,以及血清钾、钠、氯,发

现异常随时予以纠正。⑤呼吸障碍时常引起心血管功能失常,应及时发现,积极处理。呼吸中枢麻痹常伴循环中枢麻痹,可发生休克,应同时进行抢救。

(八)冬眠疗法

惊厥可加重脑缺氧、高热及诱发呼吸衰竭,应积极镇静或亚冬眠疗法尽快控制其发作,控制体温38℃左右,无明显抽搐为宜。氯丙嗪较大剂量时能抑制呼吸中枢及咳嗽反射,导致气管分泌物排出障碍,加重缺氧,要密切观察患者的呼吸、血压及咳嗽反射等。惊厥与高热、颅内压增高、脑实质炎症、痰阻缺氧、低钠性脑病、低钙等有关,应针对病因处理。颅内压增高者,应使用甘露醇脱水剂,但注意心脏负荷、水电解质平衡及肾功能损害。为减少甘露醇毒副反应及颅内压反跳,可用50%葡萄糖注射液及呋塞米、20%甘露醇交替使用,严重脑水肿患者20%甘露醇注射液可增加至250~500ml静注,每4小时1次,儿童剂量为每次0.5~1g/kg,严重者增至2g/kg。止痉药物氯丙嗪与地西泮可交替使用,以减少药物毒性。苯巴比妥钠有蓄积作用,不宜久用。

(九)肾上腺皮质激素的应用

肾上腺皮质激素(地塞米松、氢化可的松)具有抗炎、退热、减轻脑水肿、保护血脑屏障等作用,对早期和重症患者具有使用价值。

(十)重症患者肺部易继发细菌感染,可酌情应用抗生素。

(十一)疾病预防

脊髓灰质炎疫苗的免疫效果良好。自动免疫:最早采用的为灭活脊髓灰质炎疫苗(Salk疫苗),肌注后保护易感者的效果肯定,且因不含活疫苗,故对免疫缺陷者也十分安全。被动免疫:未服过疫苗的年幼儿、孕妇、医务人员、免疫低下者、扁桃体摘除等局部手术后,若与患者密切接触,应及早肌注丙种球蛋白,小儿剂量为0.2~0.5ml/kg,或胎盘球蛋白6~9ml,每天1次,连续2天。免疫力可维持3~6周。搞好环境卫生,消灭苍蝇,培养卫生习惯等十分重要。本病流行期间,儿童应少去人群众多场所,避免过分疲劳和受凉,推迟各种预防注射和不急需的手术等,以免促使顿挫型感染变成瘫痪型。

第十二节　病毒性肝炎

病毒性肝炎是由肝炎病毒所致的全身性传染病,主要累积肝脏,其他病毒如EB病毒、巨细胞病毒、单纯疱疹病毒、风疹病毒等虽也能引起肝炎,但各有其临床特点,均不包括在本病范围之内。1989年在东京召开的国际会议上正式将病毒性肝炎分为甲、乙、丙、丁、戊(A、B、C、D及E)5型。

甲型病毒性肝炎(viral hepatitis A,HA)旧称流行性黄疸或传染性肝炎,目前全世界约40亿人口受到该病威胁。近年对其病原学和诊断技术等方面的研究进展较大,并已成功研制出甲型肝炎病毒减毒活疫苗和灭活疫苗,将有效控制甲型肝炎的流行。

一、诊断要点

甲型病毒性肝炎病原体为甲型肝炎病毒。潜伏期为2~6周。

（一）临床分型

1.急性黄疸型：起病急，伴畏寒、发热，体温38℃左右，以全身乏力，食欲不振等消化道症状起病，热退黄疸出现，尿色加深。

2.急性无黄疸型：起病较慢，除无黄疸外，其他临床表现与黄疸型相似，症状一般较轻。多在3个月内恢复。

3.亚临床型：部分患者无明显临床症状，但肝功能有轻度异常。

（二）实验室检查

1.血常规：外周血白细胞总数正常或偏低，淋巴细胞相对增多，偶见异型淋巴细胞，一般不超过10%。

2.尿常规：黄疸前期末尿胆原及尿胆红素开始呈阳性反应，是早期诊断的重要依据。

3.肝功能：血清谷丙转氨酶（ALT）升高和（或）血清胆红素升高。

4.特异性血清学检查：血清抗-HAVIgM（+）。血清抗-HAVIgM于发病数日即可检出，一般持续2~4个月，以后逐渐下降乃至消失。血清抗-HAVIgM可作为早期诊断甲型肝炎的特异性指标。

二、药物治疗方案

甲型肝炎的治疗原则，以适当休息，合理营养为主，药物疗法为辅，避免饮酒及使用对肝脏有害的药物，用药宜简不宜繁，给予清淡而营养丰富的饮食，注意维生素B族及C的补充。

处方　1.维生素 B_1（VitaminB_1），每次20mg，每日3次。

　　　2.10%葡萄糖（10% Glucose injection）250ml+甘利欣（Diammonium Glycyrrihizinate）150mg，静脉静滴，每日1次。

　　　3.10%葡萄糖（10%Glucose Injection）500ml+辅酶A（Coenzyme A）100U+维生素C（Vitamin C）2.0g+10%氯化钾（Potassium Chloride）10ml，静脉滴注，每日1次。

　　　（注：以上三种处方全选）

三、用药说明及注意事项

（一）甲型病毒性肝炎预后良好，多数患者在1个月左右基本恢复正常，无慢性化倾向。

（二）急性无黄疸型和亚临床病例肝功能改变以单项ALT轻度升高为特点。淤胆型病例血清胆红素升高与ALT不成平行关系，两者形成明显反差，同时伴有血清碱性磷酸酶（ALP）及谷丙转肽酶（r-GT）明显升高。

（三）黄疸病例可以加用茵栀黄，有淤胆者可考虑腺苷蛋氨酸（思美泰）治疗。进食过少及呕吐者，应每日静滴10%葡萄糖1000~1500ml，酌情补充10%氯化钾。

（四）可据病情酌情使用中药治疗。热重者可服用茵陈蒿汤、栀子柏皮汤加减；湿重者可服茵陈胃苓汤加减；湿热并重者宜用茵陈蒿汤和胃苓汤合并加减；黄疸深而不退者用赤芍。

(五)本病从发病之日起隔离 3 周。密切接触者应进行医学观察 45 天。甲肝疫苗接种后 100%出现中和抗体,是预防本病的根本措施。

(六)抗 HAVIgG 型抗体存在时间长,一般用于流行病学调查。

第十三节　乙型病毒性肝炎

乙型病毒性肝炎(viral hepatitis B)原称血清性肝炎。全世界约 20 亿人感染过 HBV,慢性 HBV 感染者达 3~3.5 亿,其中 20%~40%最终死于肝衰竭、肝硬化或肝癌,年病死人数约 100 万;男女性患者的病死率分别约 50%和 15%。我国是乙型病毒性肝炎的高发区,约 6 亿人感染过 HBV。

一、诊断要点

乙型病毒性肝炎潜伏期 28~160 天,平均 70~80 天。

(一)临床分型

1.急性乙型肝炎

分为急性黄疸型、急性无黄疸型和急性淤胆型,临床表现与甲型肝炎相似,以急性消化道症状起病,多数呈自限性。

2.慢性乙型肝炎

依肝功能损害程度又分为轻、中、重度。

(1)慢性乙型肝炎轻度:病程超过半年,症状较轻,有消化道症状,无黄疸或黄疸较轻微。肝脏轻度肿大,脾脏一般不可触及。肝功能:ALT≤正常 3 倍,胆红素 17.1~34.2umol/L,白蛋白≥35g/L,凝血酶原活动度 71%~79%。

(2)慢性乙型肝炎中度:病程超过半年,症状较重,除消化道症状外,还可出现肝外多脏器损害的症状,如关节炎、肾炎、结肠炎、甲状腺炎及眼口干燥综合征等。其中以关节炎及慢性肾炎多见。肝脾多肿大,常有压痛和质地改变,肝功能持续异常或明显波动,部分患者有蜘蛛痣、肝掌等表现。肝功能:3 倍正常值≤ALT≤10 倍正常值,胆红素 34.2~85.5umol/L,白蛋白 34~33g/L,凝血酶原活动度 61%~70%。

(3)慢性乙型肝炎重度:病史半年以上,消化道症状明显,伴明显黄疸,肝功能损害较重。肝功能:ALT>10 倍,胆红素>85.5umol/L,凝血酶原活动度 40%~60%。

3.重型乙型肝炎

(1)急性重型肝炎:又称暴发性肝炎。以急性黄疸肝炎起病,2 周内出现极度乏力,消化道症状明显,迅速出现Ⅱ度以上肝性脑病,凝血酶原活动度≤40%并排除其他原因,肝浊音界进行性缩小,黄疸急剧加深,或黄疸很浅,甚至尚未出现黄疸。出血倾向明显,一般无腹水。常在 3 周内死于脑水肿或脑疝等并发症。

(2)亚急性重型肝炎:以急性黄疸肝炎起病,15 日至 24 周内出现极度乏力,消化道症状明显,凝血酶原活动度≤40%并排除其他原因,黄疸迅速加深,每日上升≥17.1 umol/L 或血清胆红素大于正常值10倍。首先出现Ⅱ度以上肝性脑病者,称脑病型;非脑病型中首先出现腹水者,称腹水型。

(3)慢性重型肝炎:其发病基础有:1)慢性肝炎或肝硬化病史;2)慢性 HBV 携带史;3)无肝病史及无 HBV 携带史,但有慢性肝病体征,影像学改变及生化检测改变者;4)肝穿刺检查支持慢性肝炎。临床表现似亚急性重型肝炎(凝血酶原活动度≤40%,血清总胆红素大于正常值10倍)。也分脑病型和非脑病型。

4.淤胆型肝炎　临床上以梗阻性黄疸为主要表现,有乏力、皮肤瘙痒、肝肿大、大便呈灰白色,但消化道症状较轻。肝功能示直接胆红素、AKP、r-GT、固醇增高,血清转氨酶轻度升高或近于正常,黄疸可持续至1年以上,大多数患者可恢复,仅少数发展为胆汁性肝硬化。

5.无症状慢性 HBsAg 携带者　HBsAg 持续阳性半年以上,无明显的肝炎相关症状、体征及肝功能改变。

(二)实验室检查

1.血象:白细胞总数正常或偏低,淋巴细胞相对增多,偶有异型淋巴细胞出现。重型肝炎患者合并感染时白细胞中性粒细胞均增高,血小板在部分慢性肝炎患者中可减少。

2.血清免疫学检查:乙型肝炎标志物(HBsAg、抗 HBs、HBeAg、抗 HBe、抗 HBC)一项或多项阳性。

3.肝组织病理检查:通过肝组织电镜、免疫组化检测以及以 KnodellHAI 计分系统观察,对慢性肝炎炎症活动度以及纤维化程度等的判定非常重要。

二、药物治疗方案

本病采取综合治疗。治疗原则以适当休息、合理营养为主、药物疗法为辅。避免饮酒及使用对肝脏有损害的药物。

(一)急性肝炎的治疗

处方一　1.10% 葡萄糖 (10% Glucose Injection)250ml + 甘利欣(diammonium glycyrrihizinate)150mg + 门冬氨酸钾镁 (Potassium Magnesium Aspartate)20ml,静脉静滴,1日1次。

2.10%葡萄糖(10%Glucose Injection)500ml+辅酶 A(Coenzyme A)100U+维生素 C(Vitamin C)2.0+10%氯化钾(Potassium Chloride)10ml,静脉滴注,1日1次。

3.10%葡萄糖(10%Glucose Injection)250ml+茵栀黄(Yinzhihuang)30ml,静脉滴注,1日1次。

(注:黄疸型者以上三种处方全选,无黄疸型者选前两种处方)

处方二　中药治疗:热重者可服茵陈蒿汤,栀子柏皮汤加减。

湿重者可服用茵陈胃苓汤加减。

(二)慢性肝炎治疗

处方一　护肝治疗

　　1.10% 葡 萄 糖 （10% Glucose Injection)250ml + 甘 利 欣（diammonium Glycyrrihizinate)150mg +门冬氨酸钾镁（Potassium Magnesium Aspartate）20ml 静脉静滴,1 日 1 次。

　　2.易善复胶囊(Yishanfu Capsnle)500mg,每日 3 次。

（注:以上两种处方选一种）

处方二　免疫调节药物

　　1.胸腺肽 α1(Thymosin α1)（商品名日达仙）1.6mg,皮下注射,每周 2 次,疗程 6 个月。

　　2.特异性免疫 RNA(specific Immunity RNA),1mg,皮下注射,每周 2 次,疗程 4~6 周。

　　（注:以上两种处方选一种）

处方三　抗病毒药物。

　　干扰素(IFN)α(Interferon α) 300~500 万 U,皮下或肌注,每日 1 次,2~4 周后改为每周 3 次,疗程 6~12 个月。

　　核苷类似物

　　1.拉米夫定(Lamivudine),0.1g,每日 1 次。

　　2.替比夫定(Telbivudime),600mg, 每日 1 次。

　　3.阿德福韦酯(Adefovir Dipivoxil)10mg,每日 1 次。

　　4.恩替卡韦(Entercavir),0.5mg, 每日 1 次。

　　5.替诺福韦(Tenofovir),300mg,每日 1 次。

　　（注:以上处方酌情选一种）

（三)重型肝炎的治疗

重型肝炎病死率高,尚无满意的特殊治疗,或采取综合性治疗措施。患者应绝对卧床休息,防止交叉及继发感染,对于有意识障碍的患者应注意皮肤、口腔护理,避免褥疮及呼吸道感染,有肝昏迷前期症状者应严格限制蛋白质摄入,可进食少量植物蛋白等优质蛋白饮食。有腹水者宜记 24 小时液体出入量,补液量应适当控制。

处方一　一般支持疗法

　　1.10%葡萄糖(10%Glucose Injection)500ml+辅酶(Coenzyme A)A 100U+维生素 C（Vitamin C)2.0g +10%氯化钾(Potassium Chloride)10ml,静脉滴注,1 日 1 次。

　　2.20%白蛋白(Albumin):50ml,静脉滴注,每日或隔日 1 次。

　　3.新鲜血浆:200~300ml,静脉滴注,每日或隔日 1 次。

　　（注:以上三种处方全选）

处方二　抗病毒药物的应用

1.恩替卡韦(Entecavir):0.5mg,1日1次。

2.拉米夫定(Camivudine):0.1,1日1次。

3.胸腺肽 α1(Thymosin α-1)(商品名日达仙):1.6mg,皮下注射,每日1次或隔日1次。

（注:以上处方恩替卡韦、拉米夫定选一种）

处方三　护肝治疗

1.10%葡萄糖(10%Glucose Injection)250ml+还原型谷胱甘肽(Reduced Glutathione)1.5g,静脉滴注,1日1次。

2.10%葡萄糖（10%Glucose Injection)250ml+促肝细胞生长素（Hepatocyte Growth-promoting Factors)100mg,静脉滴注,1日1次。

3.生理盐水(Normal Solution)100ml+前列地尔(Prostaglandin)10~20ug,静脉滴注,1日1次。

（注:以上三种处方全选）

处方四　腹水的治疗

1.螺内酯(Spironolactone):20~40mg,每日3次。

2.双氢克尿噻(Hydrochlorothiazide):25mg,每日2次。

3.20%白蛋白(Albumin):50ml,静脉滴注,每日或隔日1次。

（注:以上三种处方全选）

处方五　肝性脑病的治疗

1.10%葡萄糖(10%Glucose Injection)250ml+门冬氨酸鸟氨酸(L-ornithine-L-Aspartate(LOLA))(首剂20g,其后10g每12小时1次)静脉滴注。

2.复方氨基酸(Compound Amino Acids)3AA 250ml,静滴,1日1次。

3.生理盐水(Normal Saline)100ml+乳果糖(lactulose)30ml+食醋20ml,保留灌肠,每日1-2次。

4.20%甘露醇(Mannitol)250ml,静脉注射,每6~8小时一次。

（注:以上四种处方全选）

处方六　出血的治疗

1.输新鲜血浆、血小板、冷沉淀,补充凝血因子。

2.10%葡萄糖（10%Glucose Injection)250ml+凝血酶原复合物（Prothrombin Complex)400^U,静脉滴注,1日1次。

3.生理盐水(Normal Saline)100ml+雷尼替丁(Ranitidine)50mg,静脉滴注,1日2次。

4.首剂生长抑素(Somatostatin)250ug 静脉注射,其后生长抑素每小时250ug持续静脉滴注。

（注:以上四种处方全选）

处方七　自发性腹膜炎的治疗

　　1.生理盐水（Normal　Saline）100ml+头孢吡肟（Cefepime）1~2g,静脉滴注,每 12 小时或每 8 小时一次。

　　2.生理盐水（Normal　Saline）100ml+美罗培南（Meropenem）1g,每 8 小时一次。

　　（注:以上两种处方中选一种）

处方八　肝肾综合征的治疗

　　10%葡萄糖（10%Glucose Injection）250ml+特利加压素（Terlipressin）1mg,静脉滴注,1 日 1 次。

处方九　人工肝治疗。

处方十　肝移植。

（四）瘀胆型肝炎的治疗

处方一　泼尼松（Prednison）15mg,每日 1 次;硫唑嘌呤（Azathioprine）100mg,每日 1 次（注:以上两种处方全选）

处方二　熊去氧胆酸（Ursodesoxycholic　Acid）100mg,每日 3 次

处方三　10%葡萄糖（10%Glucose Injection）250ml 加思美泰（Transmetil）1.0g,静脉滴注,每日 1 次

（五）无症状慢性 HBsAg 携带者的治疗

定期复查,不需要治疗包括抗病毒治疗。

三、用药说明及注意事项

（一）同类药物有多个处方,可酌情选用 1 个或多个联用。

（二）甘草酸类药随病情好转逐渐减量,可防止转氨酶的反跳。治疗过程中定期检测血压和血清钾、钠浓度。

（三）胸腺肽 α1 一般不单独使用,而与抗病毒药物联合应用。

（四）干扰素治疗对象:1.HBV 高复制状态;2.ALT 升高≥正常值 2 倍;3.最好无黄疸或 TB<34.2umol/L;4.无禁忌证。用药期间定期检测肝功能及血象。干扰素禁忌证:1.孕妇;2.精神病者史;3.有症状的心脏病;4.未能控制的癫痫、自身免疫性疾病、未戒掉的酗酒或吸毒;5.失代偿期肝硬化。

（五）核苷类药物用药期间定期检测肝功能及 HBVDNA,若出现肝功能损害加重,病毒复阳,应加强护肝治疗,同时监测 YMDD。

（六）高血钾、高血镁、肾功能不全及房室传导阻滞者慎用门冬氨酸钾镁。

（七）孕妇、哺乳期妇女慎用双氢克尿噻及安体舒通;糖尿病患者、有痛风史者、严重肾功能损害者慎用双氢克尿噻;少尿或有严重肾功能障碍者,一般在较大剂量用后的 24 小时内无明显利尿作用时应停用双氢克尿噻,应用安体舒通期间注意监测血钾水平。

（八）有出血倾向的患者慎用或禁用丹参及前列腺素类药。

（九）利尿药与血浆、白蛋白配合使用可提高利尿效果。

（十）对于肝昏迷患者可应用血浆置换、体外肝灌流、吸附剂灌流及血液透析或滤过，能暂时使患者意识清醒。

（十一）抗感染药物的应用可根据感染部位，致病菌种类(有血培养及药敏结果最好)以及有无肾功能损害选用β-内酰胺类以及新喹诺酮类、氨基糖苷类抗生素。

（十二）对于重型肝炎肝衰竭，病情危重者可考虑转上级医院救治。

第十四节　丙型病毒性肝炎

丙型病毒性肝炎(viral hepatitis C)原称肠道外传播性非甲非乙型病毒性肝炎。1985年推断病原体是一种RNA病毒。1989年美国Chiron公司应用逆转录随机引物从受染黑猩猩血清中成功的克隆出与丙型肝炎病毒(HCV)RNA互补的cDNA。据估计，目前全世界约有1亿7千万人感染本病病毒，至少有70%发展成慢性丙型肝炎，在10~20年中又有20%~50%进展成肝硬化，1%~2%发展成肝细胞肝癌，所以丙型肝炎为一全球性严重危害人民健康的疾病。

一、诊断要点

（一）临床分型

1.急性肝炎

40%~75%的急性HCV感染患者是无症状的，临床表现除急性肝炎相关的临床症状外，肝功能异常主要是血清ALT升高，但峰值较乙型肝炎低。输血后丙型肝炎2/3以上为无黄疸型，多无明显症状或症状很轻，非输血后散发性丙型肝炎无黄疸型病例更多。即使急性黄疸型病例，临床症状也较轻，前驱期发热不常见，黄疸型肝肿大占1/3，血清胆红素一般不超过52umol/L，血清ALT轻中度升高，仅少数病例临床症状明显，肝功能改变较重，也可表现为淤胆型肝炎。

2.慢性肝炎

主要表现为乏力，其程度与病情轻重无明显关系。其他非特异症状包括抑郁、恶心、纳差、腹部不适、注意力不集中等。慢性者黄疸少见。

3.重型肝炎

国内研究提示，乙型肝炎或慢性HBV携带者重叠HCV感染后，颇易重型化。

4.无症状慢性HCV携带者

正常人及健康献血人员抗HCV阳性率2%~3.4%。

（二）实验室检查

抗HCV阳性或(和)HCVRNA阳性可确诊丙型肝炎病毒感染，其中检测血清HCV RNA已成为早期诊断HCV病毒血症的"金标准"。

二、药物治疗方案

处方一　一般治疗同乙型病毒性肝炎。

处方二　抗病毒治疗

(一)基因 1 型或 6 型者

1.长效干扰素(Pegylated Inferferon)(PEG-IFN)135 ug 或 180ug,皮下注射,每周 1 次×48 周;或普通干扰素(Interferon)300 万 u~500 万 u,肌内注射或皮下注射,隔日一次×48 周;

2.联合利巴韦林(Ribavirin)800~1000mg/日×48 周,口服。不能耐受利巴韦林者可酌情用直接抗病毒药物。

(二)基因 2、3 型者

1.长效干扰素(Pegylated Inferferon)(PEG-IFN)135 ug 或 180ug,皮下注射,每周 1 次×24~48 周;或普通干扰素(Interferon)300 万 u~500 万 u,肌内注射或皮下注射,隔日一次×24~48 周。

2.联合利巴韦林(Ribavirin)800~1000mg/日×48 周,口服。不能耐受利巴韦林者可酌情用直接抗病毒药物。

三、用药说明及注意事项

(一)慢性丙型肝炎治疗前应进行 HCVRNA 基因分型(I 型和非 I 型)和血中 HCVRNA 定量,以决定抗病毒治疗的疗程和利巴韦林的剂量。

(二)长效干扰素较普通干扰素效果好,为慢性丙型肝炎抗病毒治疗首选。a-干扰素联合利巴韦林疗效优于单用干扰素治疗,但联合用药毒副作用较单用大,病毒唑易致患者贫血,须注意:1.血红蛋白下降超过 20% 或 Hb<100g/L 时使用量减半;Hb<85g/L 宜停药;2.出现下列情况时,干扰素减半。a:WBC<$1.5×10^9$/L,N<$0.75×10^9$/L;b.Pt<$50×10^9$/L。3.出现下列情况时,应中止干扰素与病毒唑联合治疗。a.WBC<$1.0×10^9$/L,N<$0.5×10^9$/L;b.Pt<$25×10^9$/L。

(三)丙型肝炎 RNA 阴转率与 HCV 基因型和治疗前病毒负荷有关。

(四)丙型肝炎病毒较乙型肝炎病毒更易变异,故其慢性化及肝硬化、肝癌的比例较乙型肝炎高。

第十五节　丁型病毒性肝炎

丁型病毒性肝炎(viral hepatitis D)是由于丁型肝炎病毒(hepatitis D virus,HDV)与 HBV 等嗜肝 DNA 病毒共同感染引起的以肝细胞损害为主的传染病,HDV 不能独自侵入人体,也被称为"缺陷病毒"。与 HBV 共同感染或重叠感染后,容易导致肝炎慢性化和重型化。

一、诊断要点

(一)临床分型

1.HDV 与 HBV 同时感染,即急性丁型肝炎临床表现与急性自限性乙型肝炎类似,多为急性黄疸型肝炎。病程中可先后发生两次肝功能损害,即血清胆红素和转氨酶出现两个高峰,病程较短,HDV 感染常伴随 HBV 终止而终止,预后良好,很少向重型肝炎、慢性肝炎或无症状慢性 HDV 及 HBV 携带者发展。

2.HDV 与 HBV 重叠感染

(1)急性肝炎样丁型肝炎

在无症状慢性 HBsAg 携带者基础上重叠感染 HDV 后,最常见的临床表现形式是急性肝炎样发作,有时病情较重,转氨酶持续升高数月之久或血清胆红素及转氨酶升高呈双峰曲线。HDV 感染期间,血清 HBsAg 常下降,甚至转阴。

(2)慢性丁型肝炎

乙型肝炎患者重叠感染 HDV 后更易发展为慢性肝炎,主要是慢性活动性肝炎。慢性化后发展为肝硬化的进程较快,丁型肝炎与原发性肝癌的关系亦不容忽视。

(3)重型丁型肝炎

乙型肝炎患者重叠感染 HDV 时,颇易发展为急性或亚急性重型肝炎。

(二)实验室检查

从受检者肝脏和血清中检测到 HDVAg 或 HDV RNA,或从血清中检测到抗 HD,均为确诊依据。

二、药物治疗方案

丁型肝炎的治疗以护肝、对症、支持等综合治疗为主。干扰素-a 可抑制 HDV-RNA 复制,治疗后,部分病例血清 HDV-RNA 转阴。具体方法参见乙型肝炎的治疗。

第十六节　戊型病毒性肝炎

戊型病毒性肝炎(viral hepatitis E)原称肠道传播的非甲非乙型肝炎或流行性非甲非乙型肝炎,其流行病学特点及临床表现颇像甲型肝炎,但两者的病因完全不同。

一、诊断要点

(一)临床分型

本病潜伏期 15~75 天,平均约 6 周,临床分为急性黄疸型、急性无黄疸型。

1.急性黄疸型

(1)黄疸前期:急性起病,多有畏寒发热、乏力纳差等消化道症状,小便色加深,本期持续 5~7 日。

(2)黄疸型:热退黄疸出,可见皮肤巩膜黄染,肝大,肝区叩痛,尿色进一步加深,本期约持续 2~6 周。

(3)恢复期:黄疸逐渐消退,症状逐渐消失,肝脏回缩正常,肝功能恢复正常,本期约持续 2~4 周。

2.急性无黄疸型

起病较缓,除无黄疸外,余临床表现与急性黄疸型相似。

(二)实验室检查

1.急性淤胆型病例血清胆红素显著升高,而 ALT 仅轻度升高,同时伴有 AKP 及 r-GT 明显升高。

2.特异性血清学检查

抗 HEV IgM 或 IgG 的检出是确诊戊型病毒性肝炎的主要指标。

二、药物治疗方案

综合治疗,强调卧床休息,予清淡而营养丰富的饮食,补充充足的维生素 B 族和维生素 C。余参见甲型肝炎和乙型肝炎。

三、用药说明及注意事项

(一)戊型肝炎相对甲型肝炎病情较重,黄疸期长,症状重,故支持治疗需加强。

(二)孕妇患戊型肝炎时病情严重,容易发生肝功能衰竭。病情危重者可考虑转上级医院救治。

(三)戊型肝炎淤胆者较重,故大多黄疸较深,消退慢,需参照淤胆型肝炎治疗。

第十七节 流行性乙型脑炎

流行性乙型脑炎(epidemic encephalitis B)是由乙脑病毒引起的虫媒传染病,经蚊子传播,猪是病毒的主要传染源,临床上急起发病,有高热、意识障碍、惊厥、强直性痉挛和脑膜刺激征等,我国夏季为发病高峰,10 岁以下儿童发病率最高。

一、诊断要点

(一)流行病学史

夏秋季节、10 岁以下儿童多发。

(二)典型临床表现

急性起病,高热(体温 39℃以上,持续不退)头痛、呕吐、嗜睡等;重者出现昏迷、抽搐、呼吸衰竭、脑疝等;体检有脑膜刺激征、浅反射消失、深反射亢进、强直性瘫痪和病理征阳性等。

(三)实验室检查

血白细胞增加,多为(10~20)×10⁹/L,中性粒细胞在 80% 以上;脑脊液压力轻度增高,无色透明,细胞数为(50~500)×10⁶/L,以单核细胞为主,糖、氯化物大多正常,蛋白质轻度增高。

(四)怀疑乙脑患者,可采集血样送有条件机构进行病毒抗原抗体检测,协助诊断。

二、药物治疗方案

乙脑缺乏有效的病原治疗,以对症治疗为主,主要处理高热、呼吸衰竭、抽搐等,尽量减少患者脑组织损害,减少后遗症发生。

(一)高热的处理

处方一 布洛芬颗粒(Ibuprofen):0.1g,口服。

处方二 安乃近注射液(Metamizole Sodium Injection):1~2滴,滴鼻。

或处方三 柴胡注射液(Chai Hu Zhu She Ye):4ml,肌注。

处方四 氯丙嗪针(Chlorpromazine):50mg 及异丙嗪针(Promethazine)50mg,肌注,每6小时一次。

处方五 应用糖皮质激素(Hydrocortisone)氢化可的松针 200mg 加入 5%葡萄糖注射液(Glucose)500ml,静脉滴注,每日 1 次,儿童氢化可的松用量 5~10mg/kg。

(二)惊厥的处理

处方一 氯丙嗪针(Chcorprorazine):50mg,肌注,立即。
      儿童剂量为每次,1mg/kg。

处方二 地西泮注射液(Diazepam):10mg,肌注,立即。
      儿童剂量为每次,0.1~0.3mg/kg

处方三 苯巴比妥钠注射液(Phenobarbitol):0.2g,肌注,立即。
      儿童剂量为每次,5~8mg/kg

处方四 10%水合氯醛溶液(Chloral Hydrate):10ml~20ml,灌肠,立即。
      儿童剂量为每次,60~80mg/kg,最大剂量不超过 1.0g。

(三)脱水剂

处方一 20%甘露醇注射液(Mannitol Injection):125ml,静推,每6小时1次。

处方二 呋塞米针(Furosemide)40mg 加入 50%葡萄糖注射液(Glucose)40ml,静推,每6小时1次。

(四)呼吸衰竭的处理

1.保持呼吸道通畅

处方一 庆大霉素针(Genfamicin)8 万 U 及 α糜蛋白酶针(α–Chymotrypsin)5mg 加入生理盐水 30ml,超声雾化,每次 20 分钟,每日三次。

或处方二 0.25%~0.5%异丙肾上腺素注射液(Isopropyl Adrenaline):10ml,超声雾化,每次 20 分钟。

2.呼吸兴奋剂(以下药物任选一组)

处方一 洛贝林针(Losbelin):3mg,静注,立即。
      儿童剂量为每次,0.15~0.2mg/kg。

处方二 尼可刹米注射液(Nike Thamide):0.375,静注,立即。
      儿童剂量为每次,5~10mg/kg。

3.改善微循环

处方一 东莨菪碱针(Scopolamine)0.3mg加入 50%葡萄糖注射液 20ml,静注。

东莨菪碱儿童剂量为每次 0.02~0.03mg/kg

或处方二　山莨菪碱针（Arisodeimine）20mg 加入 50%葡萄糖注射液 20ml,静注。

山莨菪碱儿童剂量为每次 0.5~1mg/kg

（五）循环衰竭的处理

1.强心剂

处方一　去乙酰毛花苷针（Deslanoside）0.4mg 加入 50%葡萄糖注射液 20ml 静注。

去乙酰毛花苷儿童剂量为每次 0.02~0.03mg/kg

2.扩容剂

处方一　右旋糖酐40 葡萄糖注射液（Dextran 40 Glucose Injection）:500ml，静脉滴注,立即。

处方二　复方氯化钠注射液（Compound Sodium Chloride Injection）:500ml　静脉滴注,立即。

处方三　5%碳酸氢钠注射液（Sodium Bicarbonate）:250ml,静脉滴注,立即。

（六）抗病毒治疗

处方一　利巴韦林注射液（Ribavirin）0.6g 加入 5%葡萄糖注射液 250ml,静脉滴注,每日一次。

利巴韦林儿童剂量为每日 5~10mg/kg,分两次用。

（七）肾上腺皮质激素治疗

处方一　氢化可的松针（Hydrocortisone）200mg 加入 5%葡萄糖注射液 500ml，静脉滴注,每日 1 次。

儿童氢化可的松用量 5~10mg/kg

或处方二　地塞米松注射液（Dexamethasone）:10mg,静注,每日 2 次。

（八）恢复期及后遗症的中医处理

新针疗法

（1）神志不清、抽搐、躁动不安者取穴大椎、安眠、人中、合谷、足三里。

（2）上肢瘫痪者取穴安眠、曲池透少海,合谷透劳宫；下肢瘫痪者取穴大椎、环跳、阳陵泉透阴陵泉。

（3）失语取穴大椎、哑门、增音。

（4）震颤取穴大椎、手三里、间使、合谷、阳陵泉。

三、用药说明及注意事项

（一）乙脑是我国乙类传染病,诊断后需要报告疫情。该病通过蚊虫传播,患者需要置于具有防蚊设施的病室。

（二）高热可通过物理与药物降温,使患者体温保持在 38℃左右为佳,可用安乃近肌内注射或灌肠,也可用氯丙嗪(0.5~1mg/kg)+异丙嗪(0.5~1mg/kg)肌内注射,并配合冰敷降温；降低病室温度,对控制体温非常有益。安乃近应避免大剂量,以免大量出汗引起虚脱。

(三)乙脑患者起病急,病情短时间内迅速加重,应积极采取对症治疗和支持治疗,昏迷者宜用鼻饲补充流质饮食。要保证液体、电解质、酸碱平衡及足够的热卡。液体尤其是含钠液不宜过多,以免加重脑水肿。液体量成人 1500~2000ml/日,儿童 50~80ml/(kg·d)。

(四)惊厥可加重脑缺氧、高热及诱发呼吸衰竭,应积极镇静或亚冬眠疗法尽快控制其发作,控制体温 38℃左右,无明显抽搐为宜。氯丙嗪较大剂量时能抑制呼吸中枢及咳嗽反射,导致气管分泌物排出障碍,加重缺氧,要密切观察患者的呼吸、血压及咳嗽反射等。惊厥与高热、颅内压增高、脑实质炎症、痰阻缺氧、低钠性脑病、低钙等有关,应针对病因处理。颅内压增高者,应使用甘露醇脱水剂,但注意心脏负荷、水电解质平衡及肾功能损害。为减少甘露醇毒副反应及颅内压反跳,可用 50%葡萄糖注射液及呋塞米、20%甘露醇交替使用,严重脑水肿患者 20%甘露醇注射液可增加至 250~500ml 静推,每 4 小时一次,儿童剂量为每次 0.5~1g/kg,严重者增至 2g/kg。止痉药物氯丙嗪与地西泮可交替使用,以减少药物毒性。苯巴比妥钠有蓄积作用,不宜久用。

(五)呼吸衰竭应针对不同的表现分别给予治疗,如呼吸道堵塞,换气不足,引起脑细胞缺氧而发生惊厥及呼吸衰竭者,应以吸痰、给氧为主,吸氧常用鼻导管连续给氧,氧流量为每分钟 1~3 升,浓度 26%~32%。注意吸除咽喉分泌物,必要时气管切开及使用机械呼吸机。中枢性呼吸抑制时,几种呼吸兴奋剂可交替使用,东莨菪碱及山莨菪碱具有活跃微循环、减轻脑水肿、解痉和兴奋呼吸中枢作用,对部分呼吸衰竭患者有效,可 10~30 分钟重复一次,也可与洛贝林交替应用。

(六)肾上腺皮质激素 肾上腺皮质激素(地塞米松、氢化可的松)具有抗炎、退热、减轻脑水肿、保护血脑屏障等作用,对早期和重症患者具有使用价值,但必须有强效抗病毒药物,以免感染加重,一般可用至退热后 3~5 日。

(七)重症乙脑患者肺部易继发细菌感染,可酌情应用抗生素。

(八)中医药治疗,急性期清热解毒为主,用石膏、大青叶、板蓝根、银花等,高热伴惊厥可用安宫牛黄丸、羚羊角粉等,昏迷患者可加用石菖蒲。

(九)恢复期加强营养,精心护理,防止褥疮,避免继发感染。

(十)乙脑需要与中毒性痢疾、化脓性脑膜炎、脑型疟疾等相鉴别。

(十一)乙脑病情多较重,为避免危及患者生命安全以及减少后遗症发生,基层医疗机构诊断后应尽量将患者转入指定传染病医院(科)或有条件抢救的医疗机构进一步救治。

第十八节 肾综合征出血热

肾综合征出血热(Hemorrhagic fever with renal syndrome)由病毒引起以鼠类为主要传染源的自然疫源性传染病,以发热、出血、肾损害为主要表现的疾病,病毒通过多种途径传染给易感人群,导致全身毛细血管和小血管损害,造成全身多器官病变。

一、诊断要点

(一)流行病学史

冬春与初夏为流行季节,潜伏期一般在 2 周之内。

(二)典型临床表现

该病典型临床表现分为发热期、低血压休克期、少尿期、多尿期和恢复期等五期,各期表现为:

1.发热期:急性起病,畏寒、发热、头痛、腰痛、眼眶疼痛、恶心、呕吐;颜面、上胸部、眼眶充血潮红,球结合膜水肿,腋下、软腭出血点;一般持续一周以内;

2.低血压休克期:发热期症状减退或持续存在,患者出现血压下降甚至休克表现,一般持续 1~3 天时间;

3.少尿期:一般在休克后(也可能发热后)出现尿少,表现出肾功能衰竭症状,有时伴有皮下、消化道或内脏出血;一般持续 1~4 天;

4.多尿期:继少尿或休克之后,患者肾功能逐渐恢复,出现多尿症状,每日尿量 3000~6000ml;持续数天至数周不等;

5.恢复期:器官功能逐渐恢复,症状消退。

(三)实验室检查

1.常规检查

(1)血常规　早期白细胞总数正常或偏低,3~4 日后即明显增高,多在 $(15~30) \times 10^9$/L,异型淋巴细胞在 1~2 日即可出现,且逐日增多,一般为 10%~20%,部分达 30%以上;血小板明显减少,低血压及少尿期最低,并有异型、巨核血小板出现,多尿后期始恢复。红细胞和血红蛋白在发热期开始上升,低血压期逐渐增高,休克期患者明显上升,至少尿期下降,其动态变化可作为判断血液浓缩与血液稀释的重要指标。

(2)尿常规　显著的尿蛋白是本病的重要特点,也是肾损害的最早表现。尿中还可有红细胞、管型或膜状物(是凝血块、蛋白质与坏死脱落上皮细胞的混合凝聚物)。

2.血液生化检查

(1)尿素氮及肌酐　低血压休克期轻、中度增高。少尿期至多尿期达高峰,以后逐渐下降,升高程度及幅度与病情成正比。

(2)电解质血钾　在发热期可有降低,休克期仍低,少尿期上升为高血钾,多尿期又降低。但少尿期亦有呈低血钾者。血钠及氯在全病程均降低,以休克及少尿期最显著。血钙在全病程中亦多降低。

(3)二氧化碳结合力发热后期即下降,低血压休克期明显,少尿期亦有下降,多尿期逐渐恢复至正常。

3.凝血功能检查

凝血因子大量消耗,血小板下降,凝血酶原和部分凝血活酶时间延长,纤维蛋白原降低。继发性纤溶亢进表现为凝血酶凝固时间延长，纤维蛋白降解物增加及优球蛋白溶解时间缩短。血浆鱼精蛋白副凝试验(3P 试验)阳性。

(四)病原检查

早期用免疫荧光试验、酶联免疫吸附试验(ELISA)、胶体金法在血清、尿沉渣细胞可查特异性抗原。检测血清特异性抗体 IgM1:20 以上和 IgG 抗体 1:40 为阳性,恢复期血清特异性 IgG 抗体比急性期有 4 倍以上增高者也可诊断。

二、药物治疗方案

流行性出血热缺乏特异性抗病毒治疗，主要治疗手段为对症治疗；一般患者应卧床休息,就地治疗。

(一)发热期的处理

1.抗病毒

处方　利巴韦林(Ribnririn)注射液 500mg 加入 10%葡萄糖注射液 250ml 静脉滴注　每日 2 次,疗程 3~4 天。

2.减轻外渗

处方一　维生素 C(Vifamin C)针 3.0g 及辅酶 A(Coerzyme A)针 200U 5%葡萄糖氯化钠注射液 1000ml,静脉滴注,每日 1 次。

或处方二　20%甘露醇注射液(Mannitol):250ml,静脉滴注,每日 1 次。

3.改善中毒症状及降温(以下药物酌情选二、三组)

处方一　柴胡注射液(Chai Hu Zhu Che Ye),4ml,肌注。

处方二　安乃近注射液(Metamizole Sodium Injection))1~2 滴,滴鼻。

处方三　氢化可的松针(Hydrocortrsone)200mg 加入 5%葡萄糖注射液 500ml,静脉滴注,每日 1 次。

4.呕吐严重者

处方一　甲氧氯普胺注射液(Metocloprumide):10mg,肌内注射。

处方二　维生素 B_6 注射液(Vitamin B_6):0.1g,静脉推注。

5.预防 DIC

处方　右旋糖酐 40 葡萄糖注射液(Dextran 40 Glucose Injection):500ml,静脉注射,每日 1 次。

6.高凝状态给予

处方　肝素钠注射液(Heparin Sodium Injectiom):5000U+10%葡萄糖(Glucose)注射液 250ml,静脉滴注,每 8 小时 1 次。

(二)低血压休克期　抗休克治疗为主,积极补充血容量。

1.补充血容量(以下药物均选)

处方一　右旋糖酐 40 葡萄糖注射液(Dextran 40 Glucose Injection):500ml ,静脉滴注,

立即。

处方二　复方氯化钠注射液（Compound Sodium Chloride Injection）:500ml,静脉滴注,立即。

处方三　5%碳酸氢钠注射液（Sodium Bbicarbonate）:200ml,静脉滴注,立即。

处方四　20%白蛋白（Atbumin）:50ml,静滴,立即。

2.血管活性物质的应用

处方一　多巴胺针（Dopamine）80mg 及间羟胺针（Metaradrine）20mg 5%葡萄糖注射液250ml,静脉滴注。

处方二　山莨菪碱注射液（Anisodamine）:10mg,静推,立即。

（三）少尿期

1.利尿剂的应用

（1）少尿初期

处方一　20%甘露醇注射液（Mannitol）:125ml,静推,立即。

（2）少尿期

处方一　利尿合剂:咖啡因针（Caffeine）0.25g、氨茶碱针（Aminophylinne）0.25g、普鲁卡因针（Prolaine）0.25g、氢化可的松针（Hydrocortisone）25mg、维生素 C 针（Vitamin C）2.0g 加入 10%葡萄糖注射液 500ml,静脉滴注,每日 1 次。

处方二　呋塞米针（Frusemide）100mg 加入 50%葡萄糖注射液 20ml,静推,每4小时1次。

处方三　酚妥拉明针（Phertolamine）:10mg,静推,每4小时1次。

处方四　普萘洛尔片（Propranolol）:10mg,口服,每日3次。

2.导泻治疗

处方一　20%甘露醇注射液（Mannitol）:250ml,口服,每日2次。

或处方二　50%硫酸镁针（Magnesinm Sulfate Injection）:40ml,口服,每日2次。

或处方三　大黄30克,芒硝15克,泡水后冲服　每日2次。

3.透析治疗

（四）其他并发症的处理

1.出血的治疗

处方一　单采血小板 1 治疗量,静滴,立即。

处方二　6-氨基己酸注射液（Aminocaproic Acaid）6.0g 加入 05%葡萄糖注射液 250ml,静滴,每日2次。

处方三　酚磺乙胺针（Etamsylate）:0.5,静推,每日2次。

2.消化性溃疡出血

处方一　雷尼替丁针（Ranitidine）50mg 加入生理盐水 10ml,静推,每日2次。

处方二　奥美拉唑钠针（Omeprazole）:40mg,静推,每日2次。

3.中枢神经系统并发症

（1）抽搐的处理

处方一　地西泮注射液（Diazepan）：10mg，静推，立即。

处方二　苯巴比妥针（Phenobarbital）0.2g 加入生理盐水针：20ml，静推，立即。

处方三　氯丙嗪针（Chlorpromazine）、异丙嗪针（Phomethazine）、哌替啶针（Meperdine）各25mg 5%葡萄糖注射液，250ml，静滴。

（2）ARDS 的处理

处方一　地塞米松注射液（Dexamethasone）：10mg，静推，每日 3 次。

或处方二　氢化可的松注射液（Hydrocortisone）200mg 加入 5%葡萄糖注射液 100ml，静滴，每日 3 次。

三、用药说明及注意事项

（一）肾综合征出血热属于我国法定乙类传染病，需要报告疫情。

（二）发热期的治疗原则是抗病毒，减轻外渗，改善中毒症状，预防 DIC。20%甘露醇注射液应用于外渗时只有在发热后期使用。对发热的处理应采取综合措施，物理降温无效时才应用药物降温，中毒症状严重者可给予肾上腺皮质激素治疗，疗程约 3 天。抗病毒治疗必须早期应用，疗程 3~5 天。

（三）低血压休克期补充血容量，早期快速和适量，争取 4 小时内血压稳定，应注意补液量及心功能，防止出现高血容量综合征、肺水肿、ARDS。血管活性药物应在补液后血压仍未升时给予。对低血压休克持续存在合并心功能不全时，可用强心剂，常用 50%葡萄糖注射液 20ml 加去乙酰毛花苷（西地兰 0.4mg 缓慢静推，6 小时后可重复用，24 小时总量不超过 0.8mg。

（四）高凝状态下应用肝素，需注意监测凝血指标，如试管法凝血时间测定和凝血酶原时间，试管法凝血时间测定大于 25 分钟应暂停，如出现纤溶状态，必须停用肝素，并加用鱼精蛋白及 6 氨基己酸静滴。

（五）少尿期的治疗应根据尿量补液，补液量为前一日尿量和呕吐量再加 500ml，根据水电解质及血气分析维持内环境稳定，如发生少尿或无尿时，液体入量要严格控制，24 小时进液量不宜超过 1000ml，并以口服为主。应用呋塞米利尿，可逐渐加大剂量，至每次 200~300mg，每 4 小时一次。在肾实质严重损害时，往往无效，不宜盲目加大剂量。导泻疗法时，重度恶心、呕吐、消化道大出血者，甘露醇或中药大黄、芒硝等禁用。

（六）放血疗法宜严格掌握指征，由高血容量引起的急性心衰肺水肿，其他疗法效果不佳时可用之，每次放血 300ml 左右。

（七）透析疗法：有助于排除血中尿素氮及过多的水分，纠正电解质及酸碱平衡，缓解尿毒症，为肾脏修复和再生争取时间。适应证：1.少尿超过 5 天或无尿 2 天以上，经利尿等治疗无效，尿毒症日趋严重，血尿素氮大于 80~100mg/dl；2.高血容量综合征经保守治疗无效，伴肺水肿、脑水肿及腔道大出血者;3.合并高血钾,血钾大于 6.0mmol/L,心电图出现高钾图像,用一般方法不能缓解者;4.凡进入少尿期后,病情发展迅速,早期出现意识障碍,持续性呕吐、大出血、尿素氮上升速度快,每日超过 30ml/dl,可不拘泥少尿天数及血生化指标,尽早透析。下列情况应视为血液透析的相对禁忌:1.低血压休克未纠正;2.严重出血倾向;3.严重感染;4.身体极度衰竭的患者。

(八)应用氯丙嗪和异丙嗪时要防止体位性低血压,镇静剂可交替、重复使用,但苯巴比妥有蓄积作用,不宜久用。

(九)移行期及多尿早期的治疗同少尿期,多尿后期主要以维持水电解质平衡,防治继发感染,每日应补充足量的液体和钾盐,以口服为主,静脉补充为辅。

(十)恢复期的治疗:补充营养,适当休息,根据身体状况逐步恢复工作,如有异常情况及时治疗。

(十一)继发感染多为肺炎及肾盂肾炎,应根据病情及致病菌种类及药敏试验而定,必须选择无肾毒性或者肾毒性低的药物。包括青霉素类、头孢菌素类(尤其是头孢三代、四代头孢菌素)和喹诺酮类药物,应避免使用氨基糖苷类等肾毒性药物。

(十二)患者强调就地治疗,卧床休息;但对重症患者需要专业医师抢救,部分治疗药物与手段在基本药物之外,如输血、透析等。

第十九节　登革热和登革出血热

登革热(dengue fever)和登革出血热(dengue hemor rhagic fever)是由登革病毒(dengue virus)经蚊媒传播引起的急性虫媒传染病。此病传播迅速,有严格的季节性,多从 5 月开始到 10 月末或 11 月终止,潜伏期 5~10 天。登革病毒会引起登革热和登革出血热两种不同临床型的疾病。登革热主要表现为高热、头痛、肌肉、骨关节剧烈酸痛、皮疹、淋巴结肿大、白细胞减少等,病死率低,也被称为"断骨热",死亡率低。登革出血热以高热、休克、出血、皮疹、血液浓缩、血小板减少等为主要特征,不及时治疗会造成死亡。近年来我国广东、台湾等沿海地区呈季节性流行。

一、诊断要点

(一)登革热的诊断

1.流行病学资料:在伊蚊滋生的季节,发病前 15d 内在流行地区有居住或逗留史,对诊断有一定价值。至于是否有伊蚊叮咬史,并不是肯定或否定诊断的依据。

2.临床表现:

(1)发热几乎是必有的症状,但热度高低不一(38~40℃者居多),热程 5~7 日不等。如有马鞍型体温曲线,有助于本病的诊断,可是有此热型者不足三分之一。

(2)全身各部位均可疼痛,但以四肢与腰背肌肉、关节和骨骼疼痛较为特殊,可因剧烈疼痛而被迫卧床不起、不愿站立,或勉强行走,步态蹒跚,这些表现对临床诊断有帮助。

(3)病程第 3~6 日,部分患者出皮疹,以麻疹样斑丘疹、猩红热样皮疹为主,且往往有针尖大小出血点混杂其间,多对称分布在躯干与四肢,可持续 3~4 日隐退。要注意的是,无皮疹并不能否定诊断。

(4)全身浅表淋巴结肿大较常见,特点是肿大的淋巴结有压痛,但局部皮肤并不发红。

(5)多数患者可有出血倾向,如束臂试验阳性、鼻出血、皮肤瘀点等。

3.实验室检查:白细胞总数轻度减少,中性粒细胞多在 70% 以内,而淋巴细胞与单核细胞相对增多。血小板总数先正常,稍后可有减少。

4.病原检查:血清学资料对本病确诊,尤其是对轻型病例的确诊甚为重要。

(二)登革出血热的诊断

1.流行病学资料:多见于流行区居民,尤其是小于 15 岁的儿童。

2.临床资料:与登革热相比,发热较高,全身中毒症状较重,但肌肉与骨、关节疼痛不一定非常突出;肝脏肿大(右季肋下 2~4cm),有压痛,但无黄疸;出血现象明显,早期不仅束臂试验阳性、面部、四肢与腋下有散在出血点,后期有瘀点、瘀斑,静脉穿刺部出血,甚至有胃肠道、泌尿道、阴道出血。

3.实验室检查:血小板计数常在 $<100 \times 10^9$/L,有血液浓缩现象,即红细胞压积增加 20% 以上。登革休克综合征的诊断,除具备上述诸点外,可在发热数日后病情突然恶化,体温骤降,随即出现低血压–休克过程,如脉快而弱,脉压小于 20mmHg 等。

4.病原检查:病毒分离和血清学检测为确诊的主要依据。以往未患过本组病毒疾病,血清学试验抗体效价较高,或恢复期抗体效价有 4 倍以上升高者,均有助于诊断。

(三)重症登革热的诊断

有下列情况之一者:

1.严重出血包括皮下血肿、呕血、黑便、阴道流血、肉眼血尿、颅内出血等;

2.休克;

3.重要脏器功能障碍或衰竭:肝脏损伤(ALT 和/或 AST> 1000^U/L)、ARDS、急性心功能衰竭、急性肾衰竭、脑病(脑炎、脑膜脑炎)等。

(四)鉴别诊断

登革热的临床表现多样,注意与下列疾病相鉴别。与发热伴出血疾病如基孔肯雅热、肾综合征出血热、发热伴血小板减少综合征等鉴别;与发热伴皮疹疾病如麻疹、荨麻疹、猩红热、流脑、斑疹伤寒、恙虫病等鉴别;有脑病表现的病例需与其他中枢神经系统感染相鉴别;白细胞及血小板减低明显者,需与血液系统疾病鉴别。鉴别主要有赖于病毒分离和血清学试验。

二、药物治疗方案

(一)发热的处理

处方一　布洛芬颗粒(Ibuprofen Granules):0.1g,口服。

或处方二　安乃近注射液(Metamizole Sodium Injection):1~2滴,滴鼻。

或处方三　柴胡注射液(Chai Hu Zhu She ye):4ml,肌注。

或处方四　氢化可的松针(Hydrocortisone)200mg加入5%葡萄糖注射液500ml,静脉滴注,立即。

(二)有出血倾向的处理

处方一　维生素K_1针(Vitamin K_1):10mg,肌注,立即。

处方二　酚磺乙胺注射液(Etamsylate):0.5g,静推,每日2次。

(三)大量出血者的处理

处方一　新鲜全血:300ml,静滴,立即。

处方二　单采血小板:1,治疗量,静滴,立即。

处方三　酚磺乙胺注射液(Etamsylate):0.5g,静推,每日2次。

(四)严重消化道出血的处理

处方一　禁食。

处方二　凝血酶(Thrombin)1KU加入0.9%氯化钠注射液100ml,分次口服。

处方三　雷尼替丁针(Ranitidine)50mg加入生理盐水10ml,静推,每日2次。

处方四　奥美拉唑钠注射针(Omeprazole)40mg加入0.9%氯化钠注射液10ml,静滴,每日两次。

(五)脑型病例的处理

处方一　20%甘露醇注射液(Mannitol):125ml,静推,每4~6小时一次。

处方二　氢化可的松针(Hydrocortisone)200mg加入5%葡萄糖注射液500ml,静脉滴注,每日1次。儿童氢化可的松用量5~10mg/kg。

或处方三　地塞米松注射液(Deyamethasone):10mg,静注,每日2次。

(六)呼吸中枢受抑制的治疗

处方一　1.洛贝林注射液(Lobeline):3mg,静脉推注,立即。

　　　　2.尼可刹米注射液(Nicethamide):0.375g,静脉推注,立即。

(七)烦躁不安者的处理

处方一　地西泮注射液(Diuiepam):10mg,肌内注射。

处方二　苯巴比妥钠注射液(Pnenobarbital):0.1g,肌内注射。

处方三　氯丙嗪注射液(chlorideInjectton)50mg,肌内注射。

(八)全身疼痛较剧者的处理

处方　哌替啶注射液(Meperidine)50mg,肌内注射,立即。

(九)登革热出血热或登革热休克综合征的处理

处方一　右旋糖酐40葡萄糖注射液(Dextran 40 Glucose Injection):500ml,静脉滴注,

立即。

处方二 复方氯化钠注射液（Compourd Sodium Chloride Injection）：500ml，静脉滴注，立即。

处方三 5%碳酸氢钠注射液（Sodium Bicarbonate）：250ml，静脉滴注，立即。

处方四 同型血浆：200ml，静脉滴注，立即。

处方五 20%白蛋白注射液（Albumin），50ml，静脉滴注，立即。

（十）辨证选择口服中成药或静脉滴注中药注射液。可选择清热解毒、凉血化瘀、益气固脱、醒脑开窍类制剂。

三、用药说明及注意事项

（一）登革热是我国乙类传染病，预防灭蚊、防蚊是预防登革热和登革出血热的主要措施。疫苗接种是预防登革热最有效的措施，但目前尚无安全、有效的疫苗供临床使用。

（二）登革热重症者尤其是脑膜炎型，切忌滥用静脉补液，在休克病例扩容时，要进行必要的监测，防止出现心力衰竭及脑水肿。

（三）登革热的抗病毒药物的应用，各家报道疗效不一，有待进一步的观察，必要时可使用α-干扰素（α-Interferon）或利巴韦林抗病毒治疗。

（四）高热患者以物理降温为主，解热镇痛药宜慎用，因此类药物易引起患者大量出汗，加重血液浓缩及诱发休克，对 G6PD 缺乏患者可诱发溶血。高热不退和中毒症状严重者，可短期适量使用肾上腺皮质激素或加用亚冬眠疗法，也可酌情静脉输液，每日 1000~1500ml，但需注意防止脑水肿。中毒症状严重者可予以短期肾上腺糖皮质激素治疗，疗程 3~5 日。

（五）颅内压增高者，应使用甘露醇脱水剂，但注意心脏负荷、水电解质平衡及肾功能损害。为减少甘露醇毒副反应及颅内压反跳，可用 50%葡萄糖注射液及呋塞米、20%甘露醇交替使用。

（六）止痉药物苯巴比妥与地西泮可交替使用，以减少药物毒性。苯巴比妥钠有蓄积作用，不宜久用。应用氯丙嗪时，防止体位性低血压。

（七）继发细菌感染者，可酌情应用抗生素，应用肾毒性低的药物，且剂量宜偏小。

（八）呼吸中枢受抑制者必须输氧，药物治疗无效时尽早加用人工呼吸机辅助呼吸。

（九）恢复期加强营养，精心护理，防止褥疮，避免继发感染。

（十）登革热出血热或登革热休克综合征要早期识别，处理除积极对症支持治疗外，注意维持水电解质平衡，纠正酸中毒，休克病例尽早输液扩容，加用血浆或代血浆用品，有 DIC 者，按 DIC 治疗。

（十一）急性期患者宜卧床休息，恢复期时不宜过早活动，饮食以流质或半流质为宜，食物应富于营养并容易消化。

第二十节　新疆出血热

新疆出血热（Xinjiang hemorrhagic fever；XHF）是发生在我国新疆地区是由病毒引起、蜱传播的自然疫源性传染病。该病起病急，病死率高，临床上以发热、头痛、出血、低血压休克等为特征。可导致患者肾衰竭，肺部感染，低血糖，高血压等多种并发症。发病与放牧有关。本病流行季节为3~6月份，4~5月份为高峰，呈散发流行。

一、诊断要点

（一）主要依靠流行病学资料，包括在流行地区、流行季节有放牧或野外工作史，有与羊、兔、牛等或急性期患者接触史、蜱类叮咬史等。

（二）临床表现

有急骤起病、寒战、高热、头痛、腰痛、口渴、呕吐、黏膜和皮肤有出血点，病程中有明显出血现象和（或）低血压休克等。

（三）实验室检查

1.血液检查：血象中白细胞和血小板数减少，分类中淋巴细胞增多，有异常淋巴细胞。早期患者血液可分离到病毒。出血、凝血时间延长，血块收缩不良。

2.尿液检查：尿有蛋白。

3.粪便检查：粪便隐血试验大多呈阳性。

4.其他血清学试验有：补体结合试验、中和试验等。补体结合试验，中和试验等双份血清抗体效价递增4倍以上者可以确诊。

二、药物治疗方案

（一）轻症患者处理

处方一　利巴韦林注射（Ribarivin）500mg加入10%葡萄糖注射液250ml，静脉滴注，每日2次，疗程3~4天；

处方二　维生素C针（Vitamin C）3.0g及辅酶A针（Coenzyme A）加入200Ulk5%葡萄糖氯化钠注射液1000ml，静脉滴注，每日1次；

处方三　氢化可的松针（Hydrocortisone）200mg加入5%葡萄糖注射液500ml，静脉滴注，每日1次。

处方四　羊新疆出血热冻干血清，10ml，肌注，皮试阴性后。

（二）重症患者（休克、腔道出血、肺水肿等）的处理

处方一　右旋糖酐40葡萄糖注射液（Dextran 40 Glucose Injection）：500ml，静脉滴注，立即。

处方二　复方氯化钠注射液（Compound Sodiun Chloride Injection）：500ml，静脉滴注，立即。

处方三　5%碳酸氢钠注射液(Sodium Ricarbonate):200ml,静脉滴注,立即。

处方四　单采血小板 1 治疗量 静滴 立即

处方五　维生素 K_1(Vitamin K_1):注射液:10mg,肌注,立即。

处方六　同型新鲜血浆:200ml,静脉滴注,立即。

处方七　奥美拉唑钠针(Omepratde):40mg,静推,每日 2 次。

处方八　羊新疆出血热冻干血清:10ml,肌注,皮试阴性后。

三、用药说明及注意事项

(一)根据患者的病理生理变化采用综合疗法,早期诊断,早期治疗可减轻病情发展。发热早期患者给予静脉输液,补充足量液体和电解质,并应用肾上腺皮质激素有一定疗效。

(二)应用被感染的羊血清制备成冻干治疗血清,早期治疗获得良好的效果。用法:皮肤过敏试验阴性者,应用治疗血清 10~15ml,一次肌内注射。

(三)病毒唑,因对本病毒有明显的抑制作用,早期治疗可能有一定的效果。

(四)为防止出血可输入血小板、血浆,并用止血剂。阿司匹林以及有抗血小板或抗凝血的药物均应禁忌。

(五)对易于引起继发感染的处理措施要加强监控,尽量避免采取静脉内途径、导管及类似的损害性措施。注意保护心、肺,预防并发症,需要时给予输氧。对脱水、低血压和休克应采取得力措施。

(六)适当的补充液体和电解质,以免因心肌损害和肺血管通透性增高而发生水肿。多巴胺是抗休克有效药物,但应慎重使用。应恰当地使用洋地黄、毒毛花苷 K 等强心剂。

(七)控制感染源,减少传播媒介的出现概率。防蜱、灭蜱是预防本病的主要措施。并隔离已感染该病的患者。

第二十一节　黄热病

黄热病(yellow fever)是黄热病毒所致的急性传染病,主要经伊蚊传播。重型患者有发热,黄疸和蛋白尿等,本病在非洲和南美洲的热带和亚热带呈地方性流行。亚洲尚无本病的报告。

一、诊断要点

(一)感染期(病毒血症期):急起高热,伴有寒战、剧烈头痛及全身不适,潜伏期 3~7 天。多数受染者症状较轻,可仅表现为发热、头痛、轻度蛋白尿等,持续数日即恢复。

(二)中毒期(器官损伤期):病毒血症期后,病程第 4 日左右,患者症状可短暂缓解,体温下降,症状改善。几小时至 24 小时后症状再次出现并加重,表现为热度上升、心率减慢、心音低钝、血压下降、黄疸加深和尿蛋白增多。持续存在的蛋白尿是黄热病与其他病毒性肝炎鉴别的要点之一。频繁呕吐、上腹痛更明显。各种出血征象相继出现,如牙龈出血、鼻出血、皮肤黏膜瘀点瘀斑、呕血、黑便、血尿等。该期一般 3~4 日,少数可延长至 2 周以上。

(三)恢复期:体温下降至正常,症状和蛋白尿逐渐消失,黄疸消退,但乏力可持续 1~2 周或更久。此期由于抵抗力低下,容易继发细菌感染。另外需密切观察心脏情况,个别病例可因心律不齐或心功能衰竭死亡。存活病例一般无后遗症。

二、药物治疗方案

(一)一般治疗

应卧床休息直至完全恢复,加强皮肤及口腔护理,保持大便通畅。给予流质或半流质饮食,频繁呕吐者可禁食,给予静脉补液,注意水、电解质和酸碱平衡。

处方一　1.5%~10%葡萄糖氯化钠水 (Glucose and Sodium Chloride)250ml +维生素 C (Vitamin C) 2.0g+维生素 B_6(Vitamin B_6)0.2g 静脉滴注,1 次/日。

2.新鲜冰冻血浆:200ml,静脉滴注,1 次/日。

3.林格氏液(Ringer's Solution)500ml+10%氯化钾 10ml,静脉滴注,1 次/日。

(二)对症治疗

高热时黄热病的治疗宜采用物理降温为主,禁用阿司匹林退热,因可诱发或加重出血。频繁呕吐可口服或肌注胃复安。有继发细菌感染或并发疟疾者给予合适的抗生素或抗疟药。心肌损害者可试用肾上腺皮质激素。对重症病例应严密观察病情变化,如发生休克、急性肾功能衰竭,消化道出血等即予以相应处理。

处方二　1.止吐可用胃复安 5~10mg 口服或肌注,1~2 次/日。

2.高热时黄热病的治疗宜采用物理降温为主,柴胡注射液,4ml,肌内注射,1~2 次/日。

3.有继发细菌感染或并发疟疾者给予合适抗菌药物或抗疟药。

4.肾上腺皮质激素可试用于有心肌损害者,生理盐水 100ml+地塞米松注射液 10mg,静脉滴注,1 次/日。

(三)预防,关键是防蚊、灭蚊及保护易感人群。

处方三　17D 株黄热病病毒减毒活疫苗。一次皮内接种 0.5ml,7~9 天即可产生有效的免疫力并可持续达 10 年以上。

三、用药说明及注意事项

(一)处方一补钾一般用法将 10%氯化钾注射液 10~15ml 加入 5%葡萄糖注射液 500ml 中滴注。静脉补钾时,钾浓度不宜超过 40mmol/L (即 0.3%氯化钾),补钾速度不宜超过 13.4mmol/h(即氯化钾 1g/h),一般每日补钾量为 3~6g(40~80mmol)。在体内缺钾引起严重快速室性异位心律失常时,如尖端扭转型心室性心动过速、短阵或反复发作多行性室性心动过速、心室扑动等威胁生命的严重心率失常时,钾盐浓度要高(0.5%.甚至 1%),滴速要快,1.5g/小时(20mmol/小时),补钾量可达每日 10g 或以上,如病情危急,补钾浓度和速度可超过上述规定,但需严密动态观察血钾及心电图等,防止高钾血症发生。

(二)处方三接种黄热病疫苗注意事项：有发热、急性病、严重慢性器质性疾病、神经系统疾病、蛋制品过敏、过敏史及孕妇、哺乳期母亲及月经期禁用。

第二十二节　狂犬病

狂犬病(rabies)是由狂犬病毒引起的以侵犯中枢神经系统为主的人畜共患传染病。人和所有温血动物对狂犬病毒均易感。主要由带病毒唾液来传播，人狂犬病通常由病犬咬伤所致，狂犬病毒自接触部位侵入后，首先在伤处的横纹肌内注射繁殖，然后侵入周围神经组织，病毒沿周围神经作向心运动至背根神经节，在此大量繁殖，随后进入中枢神经系统并大量繁殖。最后再次离心运动沿神经扩散至其他组织器官。神经系统各部位的功能改变产生相应症状。该病一旦发病目前尚无法医治,病死率几近 100%。

一、诊断要点

(一)流行病学史

狂犬病毒具有感染一切温血动物的能力,带毒病犬是人狂犬病的主要传染源,其次为猫科动物,吸血蝙蝠作为宿主和传染源具有重要的流行病学意义。

狂犬病毒主要通过伤口或者黏膜感染。主要途径有:1.通过感染动物咬伤、抓伤的伤口感染;2.通过黏膜污染感染;3.未愈合的伤口被带病毒的唾液污染;4.通过器官移植感染 。

人对狂犬病毒是普遍易感的。狂犬病全年均可发生,但呈明显的夏秋高峰。

(二)典型临床表现

本病潜伏期短则 3~4 日,亦可长达十几年,一般为 1~2 月。有报道可长达三十余年。临床表现可分为脑炎型和麻痹型。

脑炎型患者恐风、恐水为突出表现,可有发热、头痛、乏力、全身不适等,有协助诊断意义的是咬伤部位或其附近的感觉异常,如:麻木、疼痛、痒及蚁走感等。继而处于高度兴奋,出现多动、狂躁、失眠和极度恐惧、谵妄。对风、光、声刺激异常敏感,极渴而不敢饮,血压升高,大汗淋漓、大量唾液、甚至流涎,有的可有性欲增强等。

麻痹型患者多无兴奋表现,可出现迟缓性瘫痪,自下肢发展至全身。

(三)实验室检查

白细胞总数轻至中度升高,可达$(20~30)\times10^9$/L,分类以中性粒细胞为主。脑脊液检查少数患者脑脊液呈病毒性脑炎改变。血生化检查多数患者见 CK 升高。

(四)病原学检查

能从患者唾液、脑脊液、脑组织和角膜压片中分离出病毒或取死亡患者脑组织检出含病毒的内基小体可确诊。对来接种过疫苗者,中和抗体的检出有诊断价值。

二、药物治疗方案

(一)一般治疗

单室严密隔离,患者分泌物排泄物及其污染物均应严格消毒处理。医护人员需戴手套、口罩及穿隔离衣。防止一切声、光、风的刺激,同时禁食禁水。装好护栏,防摔伤、防止在痉挛发作中受伤。

(二)病原治疗

目前尚无特异药物可进入神经细胞内灭活病毒并防止其扩散,人狂犬病免疫球蛋白及狂犬疫苗不能改变疾病预后。

(三)对症处理

1.镇静

处方一　地西泮注射液(Diazepam):10~20mg,肌注,每隔2~4小时可重复使用。

处方二　氯丙嗪注射液(Clomipramine):50mg

异丙嗪注射液(Promethazine):50mg,肌注,每隔4小时可重复使用。

2.高热处理　在使用镇静剂的情况下可使用物理降温,如醇浴、冰枕、冰敷。

处方三　1.柴胡注射液:4ml,肌注。

2.安乃近注射液(Metamizloe Sodium Injection):2ml,肌注。

3.营养支持治疗

处方四　10%葡萄糖注射液(Glucose Injection):500ml

维生素C注射液(Vitamin C):2.0g

辅酶A注射液(Coenzyme A):100U

10%氯化钾注射液(Potassium Chloride Injection):10ml,静脉滴注,每日1次。

处方五　复方氯化钠注射液(Ringevs Solution):500ml,静脉滴注,每日1次。

处方六　复方氨基酸注射液(Compound Amino And Injection)(18AA):500ml,静脉滴注,每日1次,滴速40~50滴/分。

4.脑水肿的处理

处方七　1.20%甘露醇注射液(Mannitol Injection):150ml,静脉滴注,6小时1次。或2.50%葡萄糖注射液(Glucose Injection):4060ml,静注,每6小时1次。

5.消化道出血

处方八　1.奥美拉唑注射液(Oneprazole):40ml

0.9%氯化钠注射液(Sodium Ehloride Injection):100ml

静脉滴注,每日1次,或

2.雷尼替丁注射液(Runitidine):50mg

0.9%氯化钠注射液(Sodium Ehloride Injection):100ml,

静脉滴注,每日1次

6.窦性或室上性心动过速

处方九　普萘洛尔注射液(Propranolol Injection):2.5~5mg

5%葡萄糖注射液(Glucose Injection):100ml,静脉滴注,每日 1 次

三、用药说明及注意事项

(一)用药忌口服,以静脉、肌注给药为主。防止呛咳、窒息,要维持水、电解质平衡。

(二)镇静后患者安静时应给予吸氧,吸气困难者可作气管切开,给予人工呼吸支持。

(三)合并脑水肿者应脱水,高渗葡萄糖与甘露醇可交替间隔推注,应注意心脏负荷、水电解质的平衡及功能损害。心动过速可用β-受体阻滞剂(如:普奈洛尔)或强心剂(地西泮)。

(四)使用镇静剂的应注意其对呼吸的抑制作用,其中氯丙嗪、异丙嗪均可致肝、肾功能损害、体位性低血压等。氯丙嗪、异丙嗪应作深部肌注。

(五)本病重在预防

1.管理传染源:管理并免疫家养犬、猫及其他动物,病死动物应予焚烧或深埋。人一旦被可疑带毒动物致伤应尽早进行预防性治疗。

2.保护易感人群

(1)暴露前预防。对高危人群予以人用狂犬疫苗 2.5U,于 0、7、21 日各一剂三角肌注,2岁以下婴幼儿可在大腿前外侧肌内注射。

(2)暴露后预防

1)按照接种方或暴露程度将狂犬病暴露分为三级。

Ⅰ级:接种或者喂养动物,或者完好的皮肤被舔为Ⅰ级

Ⅱ级:裸露的皮肤被轻咬,或者无出血的轻微抓伤、擦伤为Ⅱ级。

Ⅲ级:单处或者多处贯穿性皮肤咬伤或者抓伤,或者破损皮肤被舔,或者开放性伤口、黏膜被污染为Ⅲ级。Ⅱ级暴露者且免疫功能低下的,或者为头面部的Ⅱ级暴露者,且致伤动物不能确定健康时,按照Ⅲ级暴露处置。

2)Ⅰ级暴露:除对局部进行清洗,无需作特殊处置。

3)Ⅱ级暴露:立即伤口处理并接种狂犬病疫苗。确认为Ⅱ级暴露者且免疫功能低下的,或者Ⅱ级暴露位于头面部且致伤动物不能确定健康时,按照Ⅲ级暴露处理。

4)Ⅲ级暴露:应立即伤口处理,注射狂犬病被动免疫制剂,同时接种狂犬病疫苗。

5)伤口处理包括彻底冲洗和消毒处理。及时清创,伤口处理越早越好。

伤口冲洗:用 20%的软皂液(条件不允许时可用肥皂水)和一定压力的流动清水交替冲洗伤口,时间至少 15 分钟。较深伤口用注射器或高压脉冲器伸入伤口深部进行灌注清洗。

伤口受伤较轻时应尽量避免缝合,可不包扎,或可用透气性敷料覆盖创面。当伤口较大或面部伤口影响美容或功能时,确需缝合的,在清创消毒,予以狂犬病免疫球蛋白或抗狂犬病血清作伤口周围的浸润注射后数小时(不少于 2 小时)再行缝合。

6)狂犬疫苗接种

人用狂犬疫苗〔Rabie Vaccine (verocell) fo Human Use〕 每支 2.5U 于 0 日、3、7、14、28日各 1 支,三角肌内注射。2 岁以内婴幼儿大腿前外侧肌内注射。

现在国外有 2-1-1 程序接种法,我国辽宁成大公司生产的 vero 细胞人用狂犬疫苗可用于该程序法:

人用狂犬疫苗(Rabies Vaccine(Verocell) fo Human Use) 每支 2.5U 于 0 日 2 支,左右三角肌各 1 支注射,于 7、21 日各 1 支三角肌注射。

7)被动免疫制剂。对于Ⅲ级暴露者,或确认为Ⅱ级暴露者且免疫功能低下的,或者Ⅱ级暴露位于头面部且致伤动物不能确定健康时均应使用被动免疫制剂。

被动免疫制剂包括狂犬病免疫球蛋白、抗狂犬病血清,其使用严格按照体重计算使用剂量。

狂犬患者免疫球蛋白(Human Rabies Immunoglobulin) 按照 20IU/kg,抗狂犬病血清按 40IU/kg 计算。如计算剂量不足以浸润注射全部伤口,可用生理盐水适当稀释到足够体积再进行浸润注射。

在浸润注射被动免疫制剂时,只要解剖结构可行,应尽量将其全部注射到伤口周围。暴露部位位于头面部、上肢及胸部以上躯干时,剩余被动免疫制剂可注射于肩、背部肌肉群。

8)干扰素和干扰素诱导剂。多项试验证明干扰素有增强狂犬病疫苗接种后的抗体水平和免疫效果的作用。可用干扰素 200 万~500 万 U,肌注或在伤口周围做浸润注射,但应注意干扰素的用药禁忌。

第二十三节 急性出血性结膜炎

急性出血性结膜炎(简称 AHC)又称流行性急性出血性结膜炎,国内称流行性红眼病。本病病原呈多样性,常由肠道病毒 70 型、柯萨奇病毒 A 组、腺病毒等引起。现已波及世界各地,成为目前人类最常见的眼病之一。人类对本病普遍易感,无性别差异。多发生于夏秋季节,主要通过直接或间接接触眼分泌物而感染。本病具有发病快、传染性强并可并有结膜下出血和角膜上皮损害等特点。多数病例在发病时可有耳前颌下淋巴结肿大,并有压痛,该症状随结膜炎的消退而消失。极少数病例尚可出现虹膜炎的改变。

一、诊断要点

夏秋季节一个地区、单位集中出现多数急性结膜炎患者或医院门诊、医务室骤然出现众多潜伏期极短、急剧发病、接触传播很快的急性结膜炎患者,须高度警惕急性出血性结膜炎的流行。临床诊断要点:①潜伏期短,多数于 24 小时内双眼急性发病;②眼部剧烈疼痛、灼热、异物感及畏光流泪等症状,但视力一般不受影响;③分泌物初为水样,以后变为黏液性;④眼睑红肿、结膜水肿,睑结膜滤泡增生,球结膜下大量点状或片状出血;⑤角膜上皮散在性点状剥脱、荧光素染色阳性。多数患者炎症消退后角膜不留浑浊;⑥常伴有耳前或颌下淋巴结肿大。急性出血性结膜炎确切诊断须待实验室病原学证实:

(一)结膜拭子涂擦或结膜刮取物培养分离出 EV70 或 CA24v 。

(二)结膜刮片间接免疫荧光技术、酶联免疫吸附试验检测出病毒抗原。

(三)双相血清学检查。患者恢复期血清抗 EV70 或抗 CA24v 抗体比急性期血清抗体滴度升高 4 倍或以上。

(四)逆转录多聚酶链反应法测出结膜标本 EV70。

临床诊断加以上实验室病原检查任何一项阳性者为确诊病例。

二、药物治疗方案

抗生素和磺胺药对于本病基本无效,皮质类固醇减轻炎症反应。

处方一　羟苄苯(HBB)并咪唑:别名羟苄唑滴眼液点眼:1~2 滴/次,4~6 次/日,或遵医嘱。

处方二　4%吗啉双胍(biguanine hydrochloride,ABOB)、0.1% 羟苄唑(HBB)、0.1% 三氮唑核苷(Virazole)滴眼剂。滴眼液点眼:1~2 滴/次,4~6 次/日,或遵医嘱。

处方三　中药金银花、野菊花、板蓝根、桑叶、薄荷等热熏敷或提取液滴眼可缓解症状。

三、用药说明及注意事项

(一)处方一　羟苄苯并咪唑(2-Hydroxybenybenzimidazole,HBB)在组织培养系统中,50 微克/毫升能有效地抑制肠道病毒 70 型柯萨奇 A24 型,为今后开展防治本病,提供了实验依据。国内报告有采用冷盐水洗眼或汞剂滴眼治疗取得一定疗效者。 羟苄苯并咪唑别名:羟苄唑,羟苄苯并咪唑。外文名:Hydrobenzole,HydroxybenzylBenzimidazole,HBB,药理作用:抗微小 RNA 病毒药。抑制人类肠道病毒、柯萨奇病毒、脊髓灰质炎病毒和"红眼病毒"。适应证:主要用于治疗急性流行性出血性角结膜炎,不良反应:局部有轻微刺激感。

（二）处方二　抗生素滴眼剂仅用为预防细菌感染。4%吗啉双胍(Biguanine Hydrochloride,ABOB)、0.1% 羟苄唑(HBB)、0.1% 三氮唑核苷(Virazole)滴眼剂等对有些病毒株有抑制作用

(三)处方三　中药金银花、野菊花、板蓝根、桑叶、薄荷等热熏敷或提取液滴眼可缓解症状。忌食生冷、油腻、酸辣食品。

(四)多数病例在发病时可有耳前颌下淋巴结肿大,并有压痛。该症状随结膜炎的消退而消失。极少数病例尚可出现虹膜炎的改变。有时候虹膜后面的睫状体也会一起发炎。虹膜发炎时,发炎区的微小白色细胞及眼内小血管漏出得过多蛋白质,飘浮在虹膜与角膜间的房水中。如果房水中飘浮的细胞太多,它们会攻击角膜的后面,也会在房水中沉淀。造成虹膜炎的原因不明,一只眼或双眼都可能受影响。虹膜炎的初期症状是眼睛发红、觉得不适或疼痛,伴随而来的症状是视力略微减退。

第二十四节　猩红热

猩红热(scarlet fever)为 A 群乙型溶血性链球菌引起的急性呼吸道传染病,临床特征为发热、咽峡炎、全身弥漫性红疹、疹后脱皮,少数患者恢复期出现变态反应性风湿病及急性

肾小球肾炎。

一、诊疗要点

（一）临床分型

本病潜伏期 2~5 天。临床分为普通型、轻型、脓毒型、中毒型、外科型

1.普通型　起病较急，发热、畏寒、偶有寒战、咽痛，可伴头痛、头晕。检查可咽部及扁桃体充血明显、草莓舌或杨梅舌、皮疹（全身皮肤充血潮红基础上，密集大头针大小均匀的充血性皮疹，多在发热第 2 天出现）、口周苍白圈等。

2.轻型　比普通型轻，发热不高甚至不发热，咽峡炎轻，皮疹仅见于颈、胸、腹消退快。

3.脓毒型　见于营养及卫生较差的患儿，高热、头痛、咽痛、呕吐、咽部及扁桃体水肿明显，可出现临近组织感染、败血症等。

4.中毒型　毒血症明显，超高热、头痛及呕吐严重、可出现意识障碍、皮疹多而重、出现低血压及中毒性休克。

5.外科型　经损伤皮肤或产道侵入、无咽峡炎，皮疹首先出现于伤口附近。

（二）实验室检查

1.血常规：白细胞升高达（10~20）×10^9/L，中性粒细胞 80% 以上，严重者出现中毒颗粒。

2.尿常规：肾脏出现变态反应时可出现尿蛋白、红细胞、白细胞及管型。

3.细菌培养：咽拭子或其他病灶的分泌物培养溶血性链球菌阳性。

二、药物治疗方案

病原治疗为主，青霉素较敏感。

处方一　（轻型者）生理盐水 100ml+青霉素 80 万 U（Penicillin G），每日 2~4 次×10 日，静脉滴注。

处方二　（重症者型者）生理盐水 100ml+青霉素 240 万 U（Penicillin G），每日 2~4 次×10 日，静脉滴注。

三、用药说明及注意事项

（一）重型患者青霉素疗程 7~10 日，或热退后 3 天；小儿：2 万~4 万 U/(kg·d)，分 2~4 次。对青霉素过敏者除用红霉素外，亦可选用螺旋霉素、林可霉素以及头孢菌素类抗生素，剂量可视病情而定。

（二）对中毒型伴休克者，应在静脉滴注足量的青霉素的同时，依据治疗中毒性休克的原则，积极进行补充血容量、纠正酸中毒、给氧、输新鲜血浆、肌内注射丙种球蛋白等治疗，输入恢复期患者血清可减轻患者的中毒症状。

（三）并发风湿病的患者，可给予阿司匹林抗风湿治疗，成人 3~5g/d，小儿 0.1g/(kg·d)，分 3~4 次口服，症状控制后药量减半，发生肾炎的患者可按肾炎的方法处理。与此同时抗病原的抗生素治疗是不可忽视的。

（四）已化脓的病灶，必要时给予切开引流或手术治疗。

第二十五节 流行性脑脊髓膜炎

流行性脑脊髓膜炎简称流脑。是由脑膜炎奈瑟菌引起的化脓性脑膜炎。临床表现为发热、头痛、呕吐、皮肤黏膜瘀点、瘀斑及颈项强直等脑膜刺激征,严重者可有败血症休克和脑实质损害,常可危及生命。

一、诊断要点

(一)流行病学资料

本病在冬春季节流行;1周内有流脑患者密切接触史,或当地有本病发生或流行;多见于儿童,大流行时成人亦不少见。

(二)临床表现

突起高热、头痛、呕吐、皮肤黏膜瘀点、瘀斑、脑膜刺激征。

(三)实验室检查

血象:白细胞总数及中性粒细胞明显增加,有DIC者,血小板减少。脑脊液检查:脑脊液在病初仅压力升高、外观仍清亮,稍后则浑浊似米汤样。细胞数常达1×10^9/L,以中性粒细胞为主。蛋白显著增高,糖含量降低。暴发型败血症者脑脊液往往清亮,细胞数、蛋白、糖量亦无改变。

(四)病原学检查

涂片检查 包括皮肤瘀点和脑脊液沉淀涂片检查。细菌培养:①血培养脑膜炎双球菌的阳性率较低,但对慢性脑膜炎双球菌败血症的诊断非常重要。②脑脊液培养。血清学检查:是近年来开展的流脑快速诊断方法。包括测定夹膜多糖抗原及抗体。

二、药物治疗方案

(一)普通型流脑的治疗

1.一般治疗:卧床休息,保持病室安静、空气流通。给予流质饮食,昏迷者宜鼻饲,保证足够液体量、热量及电解质。密切观察病情。保持口腔、皮肤清洁,防止角膜溃疡形成。经常变换体位以防压疮发生。防止呕吐物吸入。必要时给氧。

2.对症治疗:高热时可用酒精擦浴和药物降温,头痛剧烈者可予镇痛或高渗葡萄糖、脱水剂脱水。惊厥时可用10%水化氯醛灌肠,成人20mg/次,儿童60~80mg/(kg·次)。或用冬眠灵、安定等镇静剂。

3.病原治疗

处方一 青霉素(Penicillin):成人800万U,静脉滴注,每8小时一次×(5~7)天,儿童20万~40万U/(kg·d)分3次静脉滴注×(5~7)天。

或处方二 头孢噻肟钠(Cefotaxine):成人2.0g,静脉滴注,每6小时一次×7天,儿童50mg/kg,每6小时一次×7天。

或处方三　头孢曲松钠(Ceftriaxone):成人 2.0,静脉滴注,每 12 小时一次×7 天,儿童 50~100mg/kg,静脉滴注,每 12 小时一次×7 天。

(二)暴发型流脑的治疗

1.休克型治疗

(1)抗菌治疗:大剂量青霉素钠盐静脉滴注或第三代头孢菌素,用法同前,亦可应用氯霉素,但不宜应用磺胺。

(2)抗休克治疗

①扩充血容量原则:"先晶后胶、先盐后糖、先快后慢、纠酸与保护心功能并兼"。

②纠正酸中毒:休克时常伴有酸中毒,合并高热更为严重。成人患者可首先补充 5%碳酸氢钠 200~250ml,小儿 5ml/(kg·次),然后根据血气分析结果再酌情补充。

③血管活性药物的应用　:在扩容和纠酸基础上,可应用血管活性药物。常用血管活性药物有:

山莨菪碱(654-2)10~20mg/次静推。儿童 0.5~1mg/kg/次,每 10~30 分钟一次,直至血压上升,面色红润,四肢转暖后可延长至半小时至 1 小时一次。若血压稳定,病情好转可改为 1~4 小时一次。

阿托品 0.03~0.05mg/kg/次(不超过 2mg)以生理盐水稀释静脉推注,每 10~30 分钟一次,减量同上。同时可辅以冬眠疗法。

如上述药物效果不佳时,可改用异丙肾上腺素或多巴胺,或二者联合应用。通常用 0.2mg 加入 100ml 葡萄糖中静滴。使用以上药物治疗后,动脉痉挛有所缓解,但血压仍维持较低水平或不稳定,可考虑应用阿拉明 20~30mg 静脉滴注或与多巴胺联合应用。

④强心药物:心功能不全时,除注意控制输液速度和量外,可给予快速毛地黄类强心剂如毛花强心甙丙(西地兰)或毒毛旋花子甙 K 等。

(3)肾上腺皮质激素:适应证为毒血症状明显的患者。氢化可的松 5~10mg/kg,分次静滴。或地塞米松,成人每日 10~20mg,儿童 0.2~0.5mg/kg,休克纠正后迅速减量停药。用药一般不超过 3 日。早期应用效果更好。

(4)DIC 治疗:凡疑有 DIC,应尽早用肝素治疗。成人首剂 0.5~1mg/kg(1mg=125U),加入 10%葡萄糖液内推注。根据情况每 4~6 小时重复一次,多数 1~2 次即可见效,重者 3~4 次。用肝素时应作试管法凝血时间测定,使凝血时间控制在正常二倍左右(15~30 分钟)。用肝素后可输新鲜血液以补充被消耗的凝血因子。如果有继发纤溶征象,可试用 6-氨基己酸,剂量为 4~6g 加入 10%葡萄糖液 100ml 滴注,或抗纤溶芳酸 0.1~0.2g 加入葡萄糖液内静滴或静推。

2.脑膜脑炎型的治疗

抗生素的应用同暴发型休克的治疗。此外,应以减轻脑水肿,防止脑疝和呼吸衰竭为重点。

(1)脱水剂的应用:下列药物应交替或反复应用:1)20%甘露醇 1~2g/(kg·次)。2)25%山梨醇 1~2g/(kg·次)。3)50%葡萄糖 40~60ml/次。4)30%尿素 0.5~1.0g/(kg·次)。以上药物按具体情况每隔 4~6 小时静脉快速滴注或静推一次,至血压恢复正常,两侧瞳孔大小相等,呼吸平稳。用脱水剂后适当补液,使患者维持轻度脱水状态。肾上腺皮质激素亦可同时应用,以减轻毒血症,降低颅内压。白蛋白、甘油果糖也可以使用。

（2）亚冬眠疗法：主要用于高热,频繁惊厥及有明显脑水肿者。氯丙嗪和异丙嗪各 1~2mg/kg,肌内注射或静脉推注,以后每 4~6 小时再肌内注射一次,共 3~4 次。安静后置冰袋于枕后,颈部、腋下或腹股沟。

（3）呼吸衰竭的处理：应以预防脑水肿为主。如已发生呼吸衰竭,除脱水外应给予洛贝林、可拉明、回苏灵等中枢神经兴奋剂。亦可用氢溴酸东莨菪碱,0.02~0.04mg/kg/次,每 20~30 分钟静注一次。必要时做气管插管,吸出痰液和分泌物,辅以人工辅助呼吸,直至患者恢复自主呼吸。

三、用药说明及注意事项

流脑病原治疗的比较

1.青霉素 青霉素是对于脑膜炎球菌高度敏感的杀菌药,特别是在败血症阶段,能迅速达到高浓度,很快杀菌,作用明显优于磺胺药。但青霉素不易透过血脑屏障,即使脑膜炎时也只有 10%~30% 药物透过,所以使用时必须加大剂量,以保证脑脊液中达到有效浓度。青霉素高效、低毒、价廉,目前已取代磺胺药成为治疗流脑的首选药物。

2.磺胺药 磺胺药在 1932 年问世后就用于流脑,是最早用于治疗流脑的特效药。治疗流脑多选用磺胺嘧啶(SD)或磺胺甲噁唑(SMZ),其优点是在脑脊液中浓度高,可达血浓度的 50%~80%,疗效也较理想。但磺胺药对败血症期疗效欠佳,急性期颅内压高呕吐时难以口服,并有可能在输尿管等处沉淀形成结石,所以实际应用时受到一定限制。特别应当指出的是,我国 60 年代已报告耐药菌株出现,现在至少达 10%~20%,甚至更高,提示临床选用时应慎重。有人主张,只有磺胺嘧啶耐药菌株 10% 以下时临床才可选用。

3.氯霉素 氯霉素有良好抗菌活性,易透过血脑屏障,脑脊液浓度为血液浓度的 30%~50%,对流脑及其他化脓性脑膜炎均有较好疗效。但氯霉素毒副作用较大,特别是对骨髓造血功能有抑制作用,甚至引起再生障碍性贫血,故选用时要非常慎重,一般不首选,新生儿不宜使用。

4.头孢菌素 主要是第三代头孢菌素,如头孢噻肟、头孢曲松等,近年来成为流脑病原治疗药物的新秀。头孢菌素抗菌活性强,易透过血脑屏障,毒副作用小、高效、安全,具有良好的应用前景。自 1989 年以来,国外推荐把头孢噻肟作为治疗流脑的首选药物。

5.诊断暴发型流脑时,考虑转上级医院治疗。

第二十六节 白 喉

白喉(diphtheria)是由革兰染色阳性白喉杆菌引起的急性呼吸道传染病。人群普遍易感,主要通过呼吸道、接触传播。白喉杆菌侵袭力较弱,仅在上呼吸道黏膜表层繁殖,其分泌的外毒素是主要致病物质。白喉分为四种类型:咽白喉、喉白喉、鼻白喉及其他部位白喉,咽白喉居多。临床特征为咽喉部灰白色假膜和全身毒血症状,严重者可并发心肌炎和周围神经麻痹。

一、诊断要点

(一)流行病学史

秋冬季节,当地有本病流行或散发;或一周内与白喉患者有直接或间接接触。

(二)临床表现

潜伏期 1~7 天,多数为 2~4 天。

1.咽白喉:最常见,约占 80%。在扁桃体、咽部或腭垂、鼻咽部或口腔黏膜可见灰色或暗黑色致密、片状假膜,边缘较整齐,不易剥去,若用力拭去,可引起出血。严重者可见咽部水肿,充血明显,假膜广泛而厚,呈大片状,伴有腐败口臭味。颈部软组织水肿如"牛颈",高热、全身中毒症状明显,甚至出现周围循环衰竭、心肌炎等并发症。

2.喉白喉:较少见,常见于 1~5 岁小儿,多由咽白喉向下扩展所致。有"犬吠样"咳嗽,声音嘶哑或失声,其假膜可向气管、支气管、甚至细支气管内延伸,引起呼吸道阻塞症状严重者出现"三凹症"。

3.鼻白喉:可单独存在或与喉白喉、咽白喉同时存在,多见于婴幼儿,鼻前庭或中隔上可见白色假膜,有鼻塞、流浆液血性鼻涕,一般全身症状较轻,有张口呼吸。

4.其他:偶见皮肤伤口、外阴、脐、食管、中耳、眼结膜等处患白喉,局部有炎症和假膜,全身症状轻,病程迁延,易传播。

(三)实验室检查

1.血象 外周血白细胞总数增高(10~20)×10⁹/L,中性粒细胞增高。

2.细菌学检查 患处拭子涂片,革兰染色查找白喉杆菌,亦可细菌培养获白喉杆菌,毒素试验呈阳性。

二、药物治疗方案

按呼吸道传染病隔离,以病原治疗为主,辅以对症支持治疗。

(一)抗毒素

处方一 1.白喉抗毒素(Diphtheria Autitoxin,DAT):5 万 U,肌内注射,立即。

2.白喉抗毒素(Diphtheria Autitoxin,DAT):10 万 U,

0.9%氯化钠(0.9%Sodium Chloride):100ml,静脉滴注。

(二)抗生素

处方二 1.青霉素 G 注射液(Penicillin G):160 万 U,

0.9%氯化钠(0.9%Sodium Chloride):100ml,静脉滴注

每日 2 次,7~10 天。

2.红霉素(Ergthromycin):10~15mg/kg/日,分 4 次口服。

3.阿奇霉素(Azithromycin):0.5g,每日 1 次,7 天。

以上可任选一种。

三、用药说明及注意事项

(一)白喉抗毒素是本病的特异性治疗手段,可以中和局部和血液中游离的毒素,但不能中细胞内的外毒素,因此宜早期一次足量使用白喉抗毒素,病后三日内应用效果明显,其剂量是根据假膜部位,病变范围大小,中毒症状轻重及治疗开始之早晚而定,与年龄、体重无关。早期(病后三天内),轻型或中型可用 3 万~5 万 U 肌注,晚期或重症患者 6 万~10 万 U 缓慢静滴,30~60 分钟内滴完,也可半量肌注、半量静滴,喉白喉需适当减量,并密切观察防止假膜脱落堵塞气道引起窒息,必要时需做气管切开取膜,用药 24 小时后假膜继续扩大者,可再以同量肌内注射一次。

(二)白喉抗毒素为马血清制剂,属异种蛋白,注射前应询问过敏史,必须做皮肤过敏试验,阴性者方可应用,阳性者按脱敏法肌内注射给药,不可静脉给药。

(三)抗菌治疗主要是抑制或杀灭白喉杆菌,缩短病程和带菌时间。首选的青霉素 G 为广谱抗生素、毒性小,能抑制繁殖期细菌细胞壁的合成而杀菌,对白喉杆菌有强大的杀灭作用。青霉素应用一周后拭子培养喉杆菌仍阳性者,可改用红霉素,每日 40~50mg/kg,分 3~4 次口服或每日二次静脉滴注。

红霉素局部刺激作用明显,不宜肌内注射,静脉滴注时浓度<0.1%,滴入速度不宜过快,防止静脉炎的发生。

(四)中毒症状严重或并发心肌炎者,需绝对卧床休息 4~6 周,防止便秘。可应用氢化可的松 100~200mg 加入 10%葡萄糖注射液 250ml 中,静脉滴注或者泼尼松每日 20~40mg 口服;三磷酸腺苷 (ATP)20~40mg、辅酶 A50u~100u、维生素 C2~3g 加入 10%葡萄糖注射液 100~250ml 静脉滴注。

(五)若出现神经麻痹,尤其是呼吸肌麻痹需及时给予呼吸机辅助治疗。基层医院如无条件应及早转上级医院治疗。

(六)对顽固带菌者,可考虑扁桃体摘除。白喉恢复期带菌者,如需做扁桃体摘除,必须在病后 3 个月,心脏功能正常时进行。白喉患者需临床症状消失、假膜脱落、咽拭子培养三次阴性,方可解除隔离。

第二十七节　百日咳

百日咳(pertussis)是由革兰染色阴性百日咳杆菌引起的急性呼吸道传染病。人群普遍易感,5 岁以下儿童易感性最高;患者或隐性感染者为本病传染源,主要由呼吸道传播。临床特点为阵发性、痉挛性咳嗽,咳嗽终末伴鸡鸣样吸气吼声,外周淋巴细胞增多。病程长,咳嗽可持续 2~3 个月,故得名"百日咳"。

一、诊断要点

（一）流行病学史

四季均可发病，但冬春两季居多。当地有本病流行或散发，有与百日咳患者密切接触史，无"百白破"疫苗接种史。

（二）临床表现

潜伏期 2~21 天，平均 7~10 天。临床经过分三期。（1）卡他期：从发病至阵咳出现，约 7~10 日，有低热、流涕、喷嚏、单声咳嗽，3~4 日后症状减轻，唯咳嗽加剧，渐呈痉挛性咳嗽。（2）痉咳期：一般持续 2~6 周，也可长达"百日"之久，以阵发性痉挛性咳嗽以及咳嗽末伴有高音调鸡鸣样吸气吼声为主要特征。痉咳时，双手握拳，屈肘，双眼圆睁，张口伸舌，面红耳赤，涕泪交加，头向前倾，嘴唇发绀，表情极为痛苦，似有求助之意，重者甚至大小便失禁，直至咳出黏稠痰液或呕吐后，方可缓解，其后可玩耍如常，如此反复发作，一日数次，甚至数十次，以夜间更为明显。痉咳时间较长者可出现舌系带溃疡、鼻出血、眼结合膜下出血等。

婴幼儿和新生儿常无典型痉咳，多为突然、阵发性闭气，唇发绀，四肢肌张力增强，甚至抽搐、窒息、呼吸动作停止在呼气状态，如不及时抢救，可窒息死亡。

（三）实验室检查

1.血象　白细胞计数和淋巴细胞分类计数增高，淋巴细胞分类在 60%以上。

2.细菌学检查　鼻咽拭子培养百日咳杆菌，卡他期阳性率可高达 90%。

3.血清学检查　百日咳特异性 IgM 阳性。

二、药物治疗方案

处方一　1.红霉素注射液（Erythromgcin）：0.5g，

　　　　5%葡萄糖注射液（5%Glucose）：250ml，静脉滴注，每日 1 次，应用 10 天。

　　　　2.罗红霉素（Roxithromycim）：儿童每日 2.5~5mg/kg，分 2 次口服，成人 150mg，每日 2 次，疗程不少于 10 天。

　　　　3.克林霉素注射液（Clindamycin）：0.6g，

　　　　0.9%氯化钠（0.9%Sodium Chloride）：100ml，静脉滴注，每日 2 次。

儿童：15~25mg/（kg·日），静脉滴注，每 8 小时 1 次

以上可任选其一。

处方二　氢化可的松注射液（Hydrocortisone）：100mg，

　　　　0.9%氯化钠（0.9%Sodium Chloride）：250ml，静脉滴注，每日 1 次。

处方三　舒喘灵（Salbutamal）：2mg，每日 3 次。

处方四　枇杷叶、矮地茶各 10g，银花、陈皮各 6g，野菊花、杏仁、甘草各 5g，黄柏 4g，黄连须 2g，每日一剂，水煎服。

三、用药说明及注意事项

（一）宜早期选用抗菌药物，可减低传染性，减轻症状，预防继发感染。首选红霉素，主要

作用于细菌细胞核糖体 SOS 亚单位,抑制细菌蛋白质合成达到抑菌效果,为生长期抑菌剂。抗菌谱广,对百日咳杆菌作用强,静脉给药,不宜用生理盐水稀释,以免发生沉淀。口服时与碳酸氢钠同服。婴幼儿每日 30~50mg/kg,分 2~3 次口服或静脉给药,一般应用 7~10 日,必要时可加至 14 天。用药期间注意监测肝功能。

(二)卡那霉素、庆大霉素、复方新诺明亦可选用,但要注意观察尿常规、肾功能变化。

(三)严重阵咳痉咳者,可给予镇静剂,安定每次 0.25mg/kg,苯巴比妥每次 3~5mg/kg。

(四)婴幼儿痉咳、屏气,本院采用硫酸镁注射液,获得满意效果,未发现一例中毒反应,硫酸镁针剂每次 50mg/kg,用 10%葡萄糖液稀释成 5%浓度缓慢静注或滴注。镁离子对中枢神经系统有抑制作用,注射时注意血压、呼吸、脉搏的变化,若出现中毒反应,可用 5%氯化钙 10ml 或 10%葡萄糖酸钙 10ml 静脉注射解救。

(五)并发百日咳脑病者静脉注射甘露醇每次 1~2g/kg 和氢化可的松或地塞米松,据其病情确定每日用药次数及药量的调整。

(六)重症患者可用百日咳免疫球蛋白 2.5ml(400mg/ml),肌注,每天一次,连续 3~5 日,婴幼儿剂量减半。

第二十八节　伤寒、副伤寒

伤寒、副伤寒是一组临床表现相似的感染性疾病,分别为伤寒沙门菌和副伤寒沙门菌经消化道入侵人体感染而致;病原菌经食物进入人体后,先在肠系膜淋巴组织中繁殖,释放入血,进入肝、脾、骨髓等大量繁殖,再次入血,引起人体感染发病。

一、诊断要点

(一)流行病学史

夏秋季节、不洁食物、与患者接触等。

(二)典型临床表现

持续发热为伤寒与副伤寒最主要临床表现,体温逐步上升,极期表现为稽留高热;体检发现典型皮肤玫瑰疹、肝脾大、相对缓脉、表情淡漠等,消化道症状不明显;重者可发生肠穿孔、肠出血。

(三)实验室检查

血白细胞正常或降低,中性粒细胞不增加,嗜酸性粒细胞减少或消失。

(四)病原学检查

怀疑伤寒与副伤寒患者需要及时进行血和骨髓培养,阳性培养结果可以确认本病;肥达反应对伤寒与副伤寒诊断有辅助价值。

二、药物治疗方案

(一)一般治疗

患者适当休息,进食流质或半流质食物,避免多渣与产气食物,以免诱发肠出血或肠穿孔;高热患者可适当补液,物理降温为主。

(二)病原治疗

处方一　　左旋氧氟沙星(Levofloxacin):0.2~0.4g,分 1~2 次×2 周

或处方二　氧氟沙星(Ofloxacin):0.3g,每日 2 次×2 周。

或处方三　生理盐水:100ml+头孢噻肟(Cefotaxime):2.0g,静脉点滴,每日 2 次×14 日。

(三)对症治疗

1.高热处理

处方一　　半流饮食

处方二　　醇浴或冰敷

处方三　　柴胡注射液,4ml,肌内注射

或对乙酰氨基酚(Pavacetamol):500mg/次,口服,物理降温无效时使用。

2.肠出血

处方一　　暂禁食或进少量流食

处方二　　维生素 K_1(Vitamin K_1):10mg,静脉滴注,每日 2 次。

　　　　　或/和　酚磺乙胺(Etamsylate):0.5g,静脉滴注,每日 2 次。

处方三　　补充血容量,维持水、电解质和酸碱平衡;按照出血情况,必要时给予输血。

处方四　　内科止血治疗无效,应考虑手术治疗

3.肠穿孔

处方一　　禁食

处方二　　胃肠减压

处方三　　联合氨基糖苷类、第三代头孢菌素或碳青霉烯等抗菌药物控制腹膜炎

处方四　　外科手术治疗

三、用药说明及注意事项

(一)病原治疗:首选氟喹诺酮类药物,口服困难者可先静脉滴注,继后改为口服给药;18 岁以下儿童慎用;慢性病原携带者需要治疗至少 4 周;以往用氯霉素治疗伤寒,近年由于耐药菌株的不断出现,且氯霉素有降低血白细胞的副作用,故现已少用。

(二)副伤寒:临床表现与伤寒大致相同,但局部消化道症状更为严重。确诊依赖于血培养或骨髓培养。治疗与伤寒相同。

(三)肠出血:止血药一般用至出血完全停止后 2~3 天。

(四)伤寒、副伤寒为我国法定乙类传染病,需要报告疫情。

(五)患者需要隔离,排泄物需要进行消毒处理。

(六)治疗期间需要注意患者病情变化,特别是疾病的 2~3 周是并发症多发阶段,需要加以注意,发生严重并发症无处理条件的,考虑转上级医院。

第二十九节　细菌性痢疾

细菌性痢疾是由志贺菌属(又称痢疾杆菌)引起的以溃疡性结肠炎为主要病变的肠道传染病。夏秋季为本病的高发季节,人群普遍易感,潜伏期为数小时至 7 天,多数为 1~2 天。起病前多有进食不洁食物或与痢疾患者有密切接触史。主要临床表现为腹痛、腹泻、里急后重等,可同时伴有发热等全身症状。临床主要分为急性和慢性两大类。前者又可分为普通型、轻型、中毒型菌痢三型。

一、诊断要点

急性和慢性菌痢的临床诊断要点如下:

(一)急性细菌性痢疾:白细胞和中性粒细胞升高。大便常见可见脓细胞等,大便培养出痢疾杆菌可确诊。

1.普通型(典型):起病急,高热可伴寒战,伴有恶心、呕吐、食欲下降等消化道症状。继之出现腹痛、腹泻和里急后重,大便每日数十次,量少,为黏液脓血便或稀水样便,腹痛以左下腹为明显,肠鸣音亢进。病程一般为 1 周左右。

2.轻型(非典型):全身毒血症症状和肠道症状均较轻,腹泻每日数次,稀便,有黏液但无脓血,轻微腹痛而无里急后重;病程 3~7 日,也可转为慢性。

3.中毒型:多见于 2~7 岁体质较好儿童,起病急、病情重。高热伴全身严重毒血症状,可迅速发生循环衰竭及呼吸衰竭,而肠道症状较轻,甚至开始无腹痛、腹泻症状,临床表现为严重毒血症状、中毒性脑病以及休克等。

1)休克型:主要表现为感染性休克。早期全身微血管痉挛,出现面色苍白、皮肤花斑、四肢肢端厥冷及发绀、脉细速甚至测不到、血压低,亦可正常而脉压小。也可有少尿或无尿及轻重不等的意识障碍。

2)脑型:以严重中枢神经功能紊乱为主。由于脑血管痉挛引起脑缺血、缺氧、脑水肿及颅内压升高,表现为烦躁不安、嗜睡、昏迷及抽搐,严重者可发生脑疝,瞳孔大小不等,对光反应迟钝或消失,也可出现呼吸异常及呼吸衰竭。

3)混合型:同时具有以上两型的临床表现,病情最为凶险。

(二)慢性细菌性痢疾:指急性菌痢病程迁延或反复发作超过 2 个月者。

1.慢性迁延型:主要表现为长期反复出现的腹痛、腹泻,大便常有黏液及脓血。可伴有营养不良及贫血等症状。

2.急性发作型:有慢性菌痢史,可因进食生冷食物、劳累或受凉等诱因引起急性发作,出现腹痛腹泻及脓血便。

3.慢性隐匿型:1 年内有急性菌痢史,临床无明显腹痛、腹泻等症状,大便培养有痢疾杆菌,乙状结肠镜检查可见肠黏膜有炎症、溃疡等病变。

二、药物治疗方案

(一)一般对症支持治疗

消化道隔离至临床症状消失,粪便培养连续 2 次阴性。饮食以流质为主,忌油腻、生冷、辛辣及不易消化的食物。痉挛性腹痛可酌情予以阿托品及腹部热敷,忌用止泻剂。使用止泻剂或反复使用解痉剂可延长病程和排菌时间,特别对伴高热、毒血症或黏液脓血便患者和婴幼儿应予避免,否则可加重病情。高热者可用退热药或物理降温。

(二)电解质及酸碱平衡的处理

处方一　口服补液盐(ORS):13.95g,加入温开水 500ml,分次口服。

如腹泻次数少或呕吐症状不明显的患者首先使用该处方。

处方二　林格液(Ringer solution):500ml,静滴。

有高热、呕吐明显及腹泻次数多的患者应静脉补液。

(三)病原治疗:以下抗菌药物的一般疗程为 3~5 天,必要时延长至 7 天。抗生素选择可以根据当地流行菌群及药敏实验加以选择。

儿童及婴幼儿:

处方一　头孢曲松钠 (Ceftriaxone Sodium) 或头孢噻肟钠 (Cefotaxime Sodium),每日 50~100mg/kg,分 2 次静脉滴注。

处方二　氨苄西林(Ampicillin)或阿莫西林(Amoxicillin),每日 80mg/kg,分 4 次,每 6h 1 次,口服。

处方三　磷霉素钙(Fosfomycin):每日 50~100mg/kg,每 6h 1 次,口服。

成人:

处方一　黄连素(Berberine):0.3g,每天 3~4 次,口服。

处方二　左氧氟沙星(levofloxacine):0.4g,每天一次,口服。成人中毒型菌痢患者可以考虑改用静脉滴注。

处方三　丁胺卡那霉素(Amikacin):0.4g/次,2 次/d,成人中毒型菌痢则可以考虑静脉滴注,剂量同前。

处方四　头孢曲松(Ceftriaxone Sodium):每日 1~2g,分 1~2 次静脉滴注。

(四)中毒性菌痢的治疗

1.吸氧、保持呼吸道通畅;

2.抗菌治疗:应采用静脉给药,可选用氟喹诺酮类,3 代头孢菌素,丁胺卡那霉素及磷霉素钠等药物,选用两种联合用药。

3.休克型治疗

①扩充血容量,纠正酸中毒,维持水和电解质平衡:扩容纠酸,先快后慢,胶晶结合,先盐后糖,强心利尿,尿多补钾。

a.0.9%氯化钠(Sodium chloride):500ml,静滴。

b.5%碳酸氢钠(Sodium Bicarbonate):250ml,静滴。

c.低分子右旋糖酐(Dextran 40):500ml,静滴。

②解除血管痉挛。

处方一 山莨胆碱(Anisodamine):成人 20~40mg/次,儿童 0.5~2.0kg/次,肌注,3 次/天。

此处方多用于一般腹痛患者。

处方二 阿托品(Atropine):成人 0.5~1mg/次,儿童 0.03~0.05mg/kg/次,肌注。

此处方多用于严重腹痛的患者。

③肾上腺皮质激素:氢化可的松(Hydrocortisone):成人每日 200~400mg,小儿每日 5~10mg/kg,分两次稀释静滴。地塞米松(Dexamethasone),成人每日 10~20mg,小儿每日 0.25~0.5mg/kg,分两次稀释静滴。

4.脑型治疗

①高热 采用物理降温、酒精擦浴,头部冷敷或冰枕,腋窝腹股沟放冰袋,必要时予以退热药。

②减轻脑水肿及防止脑疝

处方一 20%甘露醇(Mannitol),1~2g/kg,快速静脉推入,每 4~6 小时 1 次。

患者如果出现头痛、呕吐、血压升高等颅内压升高的表现可以使用该处方。

处方二 5%葡萄糖(Glucose):100ml。

纳洛酮(Naloxone):0.8mg,静滴,每日 2 次。

③脑水肿者床头抬高 30°,面罩吸氧。

四、用药说明及注意事项

(一)喹诺酮类药物可能会影响婴幼儿骨骺发育,故不宜用于儿童、孕妇及哺乳期患者,此时可选用第三代头孢菌素。

(二)中毒型痢疾患者出现休克或少尿时氨基甙类抗生素须慎用,以免诱发或加重肾功能不全。

(三)中毒型菌痢疾躁动不安、反复惊厥者可采用冬眠治疗法,氯丙嗪、异丙嗪各 1~2mg/kg 肌注,2~4 小时重复一次,共 2~3 次,必要时静脉滴注,可加用苯巴比妥钠盐 5mg/kg 肌注和(或)水合氯醛 40~60mg/kg 灌肠,安乃近 0.3mg/kg 分次肌注或静推。DXM 0.5~1.0mg/(kg·次),4~6 小时静注 1 次。

(四)在治疗中毒型细菌性痢疾并发休克应用山莨胆碱或阿托品时,需待患者面色转红、四肢转暖、血压回升稳定后方可减少用药次数或停药,一般用 5~7 次。

(五)急性菌痢治疗不彻底或患者感染福氏痢疾杆菌或原有营养不良、胃肠道疾病、肠道寄生虫病等易发展成为慢性。慢性痢疾除加强抗菌治疗外可选用一种敏感的氨基甙类抗生素加用温生理盐水 200ml、0.25%普鲁卡因 10mg、锡类散 1 支及泼尼松 20mg 保留灌肠,每日 1 次;同时使用微生态制剂如丽珠肠乐调节肠道功能。抗菌治疗需联合用药 2~3 个疗程。

（五）出现以下情况考虑转上级医院

1.老年或既往体弱患者出现休克或合并其他器官损伤时可以考虑转上级医院。

2.如果出现呼吸衰竭、肝肾功能严重受损必须转上级医院。

3.儿童患儿出现反复高热、抽搐及休克时必须转上级医院。

（七）预防

1.管理传染源：早期发现、诊断、隔离及治疗患者及带菌者；从事饮食、自来水厂工人及托幼工作人员应定期粪检，如发现带菌者应调离工作及彻底治疗。

2.切断传播途径：搞好饮食、饮水卫生；搞好个人及环境卫生；做好"三管一灭"（管水、管饮食、管大便和灭蝇）。

3.保护易感人群：可口服依链株活菌苗，该菌无致病力，但有保护效果。

第三十节　霍　乱

霍乱（cholera）是由霍乱弧菌引起的烈性肠道传染病，属国际检疫传染病，在我国属于甲类传染病。霍乱弧菌为革兰染色阴性。本病的传染源为患者及带菌者，水、食物、日常生活接触和苍蝇均可传播本病。人类普遍易感，夏秋季为流行季节。典型临床表现为急性起病，剧烈腹泻、呕吐，继之出现脱水、肌肉痉挛，严重者出现循环衰竭和急性肾功能衰竭。

一、诊断要点

根据患者流行病学史、临床表现及实验室检查结果进行综合判断。

（一）流行病学史

生活在霍乱流行区，或起病前5天内到过霍乱流行区，或起病前5天内有饮用生水或进食海（水）产品或其他不洁食物和饮料等饮食史。与霍乱患者或带菌者有密切接触史或共同暴露史。

（二）临床表现

潜伏期数小时~5天，根据临床症状分三型。

1.轻型病例　多为无痛性腹泻，可伴有呕吐，无发热和里急后重表现。少数病例可出现低热、腹部隐痛或饱胀感，个别病例有阵发性绞痛。

2.中重型病例　腹泻次数频繁或剧烈，粪便性状为黄色水样便或"米泔水"样便，伴有呕吐，迅速出现脱水或严重脱水，循环衰竭及肌肉痉挛（特别是腓肠肌）等休克表现。

3.中毒型病例　又称干性霍乱，较罕见。起病急骤，发展迅猛，尚未出现明显吐泻症状即可进修中毒性休克而死亡。

（三）实验室检测

1.粪便涂片染色　可见革兰染色阴性、呈鱼群样排列的弧菌。

2.新鲜粪便悬滴试验阳性。

3.呕吐物或肛拭子标本霍乱弧菌快速辅助检测试验阳性。

4.粪便、呕吐物或肛拭子培养分离到 O1 群和(或)O139 群霍乱弧菌。

5.抗凝集素抗体双份血清滴度呈 4 倍以上升高。

二、药物治疗方案

(一)补液疗法

处方一　口服补液盐(ORS):1 包,温开水,1000ml,分次口服。

处方二　0.9%氯化钠(0.9%Sodium Chloride):1000ml,快速静脉滴注。

处方三　5%碳酸氢钠(Sodium Bicarbonate):250ml,静脉滴注。

处方四　5%葡萄糖盐液(Glucose Ns):500mlm,

　　　　10%氯化钾(Potassium Chloride):10ml,

　　　　维生素 C(Vitamin C):2.0g,静脉滴注。

(二)病原治疗

处方五　1.氟哌酸胶囊(Norfloxacin):0.2~0.4g,每日 2 次。

　　　　2.氧氟沙星注射液(Ofloxacin):0.2g,静脉滴注,每日 2 次。

　　　　　可任选其一。

处方六　1.四环素(Tetracycline):0.5g,每日 4 次。

　　　　2.多西环素(Doxycycline):0.2g,每日 2 次,小儿 6mg/kg/d,分 2 次口服。

　　　　3.复方磺胺甲噁唑(SMZ-CO):2 片,每日 2 次,小儿按 SMZ50mg/kg 及 TMP80mg/kg 计算,分 2 次口服。

　　　　以上可任选其一。

(三)对症治疗

处方七　氯丙嗪(Chlorpromazine):1~4mg/kg,口服或肌注,每日 2~3 次。

处方八　黄连素(Berberine):0.3g,每日 3 次,小儿 50mg/kg,分 3 次口服。

处方九　神经节苷脂活性炭:0.2g,每 2~4h 一次

三、用药说明及注意事项

(一)补液应遵循"先盐后糖,先快后慢,纠酸补钙,见尿补钾"的原则。

(二)补液量的计算

1.轻度失水:补液量为 3000~4000ml,儿童 120~150ml/kg,其中含钠液量为 60~80ml/kg,以口服补液为主。最初 6 小时成人 750ml/h,小儿 250ml/h,以后口服量约为患者腹泻量的 1.5 倍。伴有呕吐者,给予静脉补液,以生理盐水为主。

2.中度失水:补液量为 4000~8000ml,儿童 150~200ml/kg,含钠液量为 80~100ml/kg。最初 2 小时内应快速输液 2000~3000ml, 常用生理盐水或 2:1 液(生理盐水 2 份和等渗碱液 1 份),双管或多管输液,以保证输入量(每分钟 1ml/kg),待血压恢复正常后酌情减慢输液速度,并改用 541 溶液或 2:1 溶液、3:2:1 溶液(生理盐水 3 份,5%葡萄糖 2 份,1.4%碳酸氢钠

或 11.2%乳酸钠 1 份)。以上三种溶液中均含有碱液,能够照顾到普遍存在的代谢性酸中毒,但在严重酸中毒患者中,则应根据血清二氧化碳结合率测定的结果计算应补碱的需要量。

541 溶液的配制:生理盐水 550ml+1.4%碳酸氢钠 300ml+10%氯化钾 10ml+10%葡萄糖 140ml。

3.重度失水:补液量为 8000~12000ml,儿童 200~250ml/kg,含钙液量为 100~120ml/kg。

(三)抗生素 3~5 天一个疗程。但近年来已发现霍乱弧菌对四环素有耐药现象,也有对磺胺甲噁唑和红霉素耐药的报告,故应根据药敏试验结果选择用药。

(四)O139 型霍乱弧菌对四环素、氨苄青霉素、氯霉素、环丙沙星敏感,而对磺胺甲噁唑、链霉素、呋喃唑酮耐药。

(五)一旦出现并发症要积极给予相应的治疗。中毒性休克:重症患者在充分补液后低血压仍不能纠正者,可加用多巴胺及激素治疗。急性肺水肿及心力衰竭:减慢输液速度,给予强心利尿治疗。急性肾功能衰竭:控制补液量在每日 700ml 以内,如仍有吐泻,可按丢失量追加。早期应用利尿剂,出现尿闭及严重氮质血症时应作血液透析。

第三十一节 感染性腹泻

感染性腹泻呈高流行性和高发病率,是值得关注的全球性公共卫生问题。据世界卫生组织不完全估计,每年发生腹泻约 17 亿人次。在我国感染性腹泻的发病率居传染病之首,为丙类传染病。

一、诊断要点

(一)临床诊断

1.流行病学史

感染性腹泻病的季节特征和地区特征比较明显,夏季多见细菌性感染,秋季多见诺和病毒、轮状病毒性腹泻。近期旅行史是诊断感染性腹泻的重要线索。

2.临床表现

不同病原体感染或不同个体感染后的临床表现差异甚大,轻者为自限性过程,重者可因严重脱水、中毒和休克等并发症致死。

腹泻为感染性腹泻病的主要特征。病毒性腹泻一开始表现为黏液便,继之为水样便,一般无脓血,次数较多,量多。细菌性痢疾多表现为黏液脓血便,如果细菌侵犯直肠,可出现里急后重的症状。某些急性细菌性腹泻病可有特征性的腹泻症状,如副溶血弧菌感染表现为洗肉水样便,霍乱可先出现米泔水样便,后为水样便。

腹痛是仅次于腹泻的另一症状。根据感染肠道部位和病原体的不同,腹痛的部位和轻重有所不同。病毒性腹泻者,病原体多侵犯小肠,多有中上腹或脐周痛,严重者表现为剧烈的绞痛,局部可有压痛,但无反跳痛;侵犯结直肠者,多有左下腹痛和里急后重;侵犯至结肠浆膜层者,可有局部肌紧张和反跳痛;并发肠穿孔者,表现为急腹症。呕吐的表现多见于细菌性食物中毒,系细菌毒素所致。

除局部症状外,感染性腹泻亦常见全身症状。病毒血症和细菌毒素可干扰体温调节中枢,因此腹泻伴发热很常见,而中毒性菌痢患者可能仅有高热而无腹泻。乏力、倦怠等表现可以与发热同时出现,也可以与发热无关,系全身中毒症状的一部分。成人急性感染性腹泻病一般无严重的脱水症状。一旦出现严重脱水表现,多提示病情严重,或有基础疾病,或未及时就诊、未及时有效补液。

(二)实验室诊断

1.粪便常规检查:粪便可为稀便、水样便、黏液便、血便或脓血便。镜检可有多量红细胞、白细胞,也可仅有少量或无细胞。

2.病原学检查:粪便中可检出霍乱、痢疾、伤寒、副伤寒以外的致病微生物,如肠致病性大肠杆菌、沙门氏菌、轮状病毒或蓝氏贾第鞭毛虫等,或检出特异性抗原、核酸,或从血清检出特异性抗体。

3.血常规检查:白细胞轻度增高。

(三)临床分型

1.炎症性腹泻:病原体侵袭肠上皮细胞引起炎症,导致腹泻,常伴有发热,粪便多为黏液便或脓血便,镜检有较多红细胞、白细胞。如侵袭性大肠杆菌肠炎。

2.分泌性腹泻:病原体刺激肠上皮细胞,肠液分泌增多或吸收障碍导致腹泻,常不伴有发热,大便多为稀水便,镜检红细胞、白细胞不多。如轮状病毒肠炎。

(四)临床分期

1.急性感染性腹泻:每天排便 3 次或 3 次以上,总量超过 250g,持续时间不超过 2 周的腹泻;粪便性状可为稀便、水样便、黏液便、脓血便或血样便,可伴有恶心、呕吐、腹痛或发热等全身症状。

2.迁延性感染性腹泻:病程连续 2 周至 2 个月。慢性感染性腹泻:病程连续超过 2 个月。

二、药物治疗方案

(一)止泻治疗

1.蒙脱石散:口服,3.0g/次,3 次/天。

2.益生菌:成人剂量一般为 $1 \times 10^{10} \sim 20 \times 10^{10}$ CFU/天。常见不良反应包括胃肠胀气和轻度腹部不适;免疫低下者、短肠综合征患者禁忌用药。其严重不良反应的总体发生率极低,益生菌能有效减少抗菌药物相关性腹泻(AAD)的发生,显著降低艰难梭菌感染(CDI)的发生率。

3.消旋卡多曲:餐前口服,100mg,3 次/天,不超过 7 天。

4.抑制肠道分泌:使用次水杨酸铋、脑啡肽酶抑制剂。

(二)抗感染治疗

1.应用原则:急性水样泻患者,排除霍乱后,考虑病毒性或产肠毒素性细菌感染,不应常规使用抗菌药物;轻中度腹泻患者一般不用抗菌药。以下情况考虑使用抗感染药物:①发热伴有黏液脓血便的急性腹泻;②持续的志贺菌、沙门菌、弯曲菌感染或原虫感染;③感染发生在老年人、免疫功能低下者、败血症或有假体者,及中重度旅行者。

2.抗菌药物的选择:应首先行粪便标本的细菌培养,依据分离出的病原体及药物敏感试验结果选用和调整抗菌药物。如暂无培养和药物敏感试验结果,则应根据流行病学史和临床表现,经验性地推断可能的感染菌,同时按照所在地域公布的细菌药物敏感数据选择抗菌药物。

(三)补液治疗

水、电解质和酸碱平衡的评估是成人急性感染性腹泻病诊断的重要组成部分,其中脱水的评估尤为重要。脱水程度主要通过以下体征判断:皮肤是否干燥、皮肤弹性减退,是否有无泪、眼球凹陷、脉搏加快,是否有体位性低血压或低血压,并结合体质量下降程度及意识状况进行综合判断。据此将脱水分型如下:①无脱水:意识正常,无眼球凹陷,皮肤弹性好,无口干;②轻度脱水:脉搏加快,烦躁,眼球凹陷,皮肤弹性差,口干;③严重脱水:血压下降或休克,嗜睡或倦怠,眼球凹陷,少尿或无尿。

一般饮食治疗:腹泻尤其是水样泻患者的理想饮食以含盐的淀粉类熟食为主,补充能量和电解质。部分患者因腹泻可能发生一过性乳糖酶缺乏,最好避免牛奶摄入。

水样泻患者和已发生临床脱水的患者,尤其在霍乱流行地区,应积极给予补液治疗。口服补盐液(ORS)的使用应间断、少量、多次,不宜短时间内大量饮用。ORS的剂量应是累计丢失量加继续丢失量之和的1.5~2倍。

标准ORS的配方为氯化钠3.5g、枸橼酸钠2.9g或碳酸氢钠2.5g、氯化钾1.5g、蔗糖40g或葡萄糖20g,加水至1L。其中含Na^+90mmol/L、K^+20mmol/L、Cl^-80mmol/L、HCO_3^-30mmol/L、无水葡萄糖111mmol/L,电解质渗透压为220mmol/L,总渗透压为311mmol/L。

近年来研制成功一种更加有效的低渗透压ORS(Na^+75mmol/L、Cl^-65mmol/L、无水葡萄糖75mmol/L、K^+20mmol/L、柠檬酸盐10mmol/L,总渗透压为245mmol/L)。

有下述情况应采取静脉补液治疗:①频繁呕吐,不能进食或饮水者;②高热等全身症状严重,尤其是伴意识障碍者;③严重脱水,循环衰竭伴严重电解质紊乱和酸碱失衡者;④其他不适于口服补液治疗的情况。静脉补液量、液体成分和补液时间应根据患者的病情决定。脱水引起休克者的补液应遵循"先快后慢、先盐后糖、先晶体后胶体、见尿补钾"的原则。

四、用药说明及注意事项

1.易蒙停不宜用于发热或痢疾所致腹泻。

2.喹诺酮类抗生素不宜用于儿童患者。

3.轻度失水者不宜静脉补液。

第三十二节 肺结核病

肺结核病(pulmonary tuberculosis)是结核分枝杆菌(mycobacterium tuberculosis)(简称结核杆菌)引起的慢性肺部感染性疾病,占各器官结核病总数的80%~90%,其中痰中排菌者称为传染性肺结核病。

一、诊断要点

(一)菌阳肺结核

痰涂片和(或)培养阳性,并具有相应临床表现和胸部X线表现。

(二)菌阴肺结核

三次痰涂片及一次培养阴性的肺结核,其诊断标准为:①典型肺结核临床症状和胸部X线表现;②抗结核治疗有效;③临床可排除其他非结核性肺部疾病;④PPD(5IU)强阳性,血清抗结核抗体阳性;⑤痰结核菌PCR和探针检测呈阳性;⑥肺外组织病理证实结核病变;⑦支气管肺泡灌洗(BAL)液中检出抗酸分枝杆菌;⑧支气管或肺部组织病理证实结核病变。具备①~⑥中3项或⑦~⑧中任何一项均可诊断。

(三)痰菌检查记录格式

以涂(+),涂(-),培(+),培(-)表示。当患者无痰或未查痰时,则注明(无痰)或(未查)。

(四)治疗状况记录

1.初治:有下列情况之一者为初治:①尚未开始抗结核治疗的患者;②正进行标准化疗方案用药而未满疗程的患者;③不规则化疗未满1个月的患者。

2.复治:有下列情况之一者为复治:①初治失败的患者;②规则用药满疗程后痰菌又复阳的患者;③不规则化疗超过1个月的患者;④慢性排菌患者。

(五)肺结核病诊断记录方式

按肺结核病分类、病变部位、范围、痰菌情况、化疗史程序书写。如:原发型肺结核右中涂(-)初治,继发型肺结核 双上涂(+)复治。

二、药物治疗方案

(一)化疗原则:肺结核化学治疗的原则是早期、规律、全程、适量、联合。整个治疗方案分强化期和巩固期两个阶段。

1.早期:对所有检出和确诊患者均应立即给予化学治疗。早期化学治疗有利于迅速发挥早期杀菌作用,促使病变吸收和减少传染性。

2.规律:严格遵守医嘱要求规律用药,不漏服,不停服,以避免耐药性产生。

3.全程:保证完成规定的治疗期是提高治愈率和减少复发率的重要措施。

4.适量:严格遵照适当的药物剂量用药,药物剂量过低不能达到有效的血浓度,影响疗效和易产生耐药性,剂量过大易发生药物毒副反应。

5.联合:联合用药系指同时采用多种抗结核药物治疗,可提高疗效,同时通过交叉杀菌减少或防止耐药性的产生。

(二)常用抗结核药物

处方一　适应于原发性肺结核

处方　异烟肼(lisoniazid.INH.H):每次 0.6g,每日 1 次。或

利福平(Rifampicin, RFP, R):每次 0.6g,每日 1 次。

吡嗪酰胺(Pyrazinamide,PZA Z):每次 0.5g,每日 3 次。

乙胺丁醇(Ethambutol, EMB, E):每次 0.5g,每日 2 次。

处方二　对原发性肺结核化疗的基本方案是强化期三联 2 个月,巩固期二联 4 个月。具体方案如下:

1.方案一:强化期　异烟肼+利福平+吡嗪酰胺　治疗 2 个月

巩固期　异烟肼+利福平　治疗 4 个月

2.方案二:强化期　异烟肼+利福平+乙胺丁醇　治疗 2 个月

巩固期　异烟肼+利福平(每周 3 次)　治疗 2 个月

处方三　对复治性肺结核化疗的基本方案是强化期五期 3 个月,巩固期三联 5 个月。具体方案如下:

1.强化期　异烟肼+链霉素+利福平+吡嗪酰胺+乙胺丁醇

2.巩固期　异烟肼+利福平+吡嗪酰胺(每周用 3 日,连续 5 个月)

处方四　对耐多药结核病的治疗,目前主张每日用药,疗程延长至 20 个月为宜,最理想的就是根据药敏试验结果选择用药。

三、用药说明及注意事项

(一)抗结核治疗因联合用药、疗程较长等因素,在治疗期间应严密监测药物不良反应。常见的不良反应有胃肠道反应、药物性皮炎、药物性肝损害、药物性肾损害、骨髓抑制导致的白细胞、血小板减少、溶血性贫血及继发性高尿酸血症等。治疗期间,开始时每 1~2 周应复查肝功能、肾功能及血尿常规等,如无异常,以后每月复查一次;出现不适症状,应及时复诊,由专科医师确定是否为药物不良反应,及是否需要调整治疗方案。

(二)以下情况建议转上级医院结核专科

1.婴幼儿、儿童及 60 岁以上老年肺结核患者;

2.合并糖尿病肺结核患者;

3.合并慢性肝炎患者;

4.合并结核性胸膜炎等肺外结核患者。

5.血行播散型肺结核;

6.妊娠期肺结核;

7.合并严重基础疾病;

8.并发咯血、气胸等严重并发症患者;

9.并发药物性肝损伤、肾损伤患者;

10.耐药肺结核患者。

第三十三节 流行性斑疹伤寒

流行性斑疹伤寒又称虱传斑疹伤寒。是由普氏立克次体通过体虱传播的急性传染病,临床上急性起病,有稽留型高热、剧烈头痛、瘀点样皮疹、心血管功能紊乱及中枢神经系统症状。病程2~3周,40岁以上患者病情更为严重。

一、诊断要点

(一)流行病学史

冬春季到过流行区,发病前1个月曾有虱叮咬史及与带虱者接触史。

(二)临床表现

(1)发热。呈稽留型或弛张型,持续两周左右,伴全身酸疼,面部和眼结合膜充血。

(2)皮疹。常于5病日左右开始出疹,多呈鲜红色充血性斑丘疹,皮疹大小、形态不一,多散在,偶尔融合成片,第2周初,皮疹发展极盛,后体温下降,皮疹亦逐渐消退。

(3)中枢神经精神系统症状。常有兴奋、失眠、剧烈头痛、烦躁不安;极期可有重听、耳聋、谵妄、幻觉、精神异常,甚至神志不清;可出现脑膜刺激征,但脑脊液无明显改变。

(4)心血管系统症状。早期可有相对缓脉,极期脉搏速而弱,心律不齐,心音低钝,有时出现齐马律;血压下降以致休克。重症可发生肢端坏疽。

(5)呼吸系统症状。可并发支气管炎或支气管肺炎。

(6)脾大。见于90%的患者。

(三)实验室检查

(1)血象。白细胞计数多正常,少数偏低或稍高,中性粒细胞常增高,嗜酸粒细胞减少。

(2)血清学检查。①外一斐反应:患者血清对变型杆菌OXl9呈1:160以上的凝集反应者为阳性。双份血清效价呈4倍以上增长者诊断意义更大。②补体结合试验:效价≥1:40为阳性,第2周阳性率达100%。③普氏立克次体颗粒凝集试验:效价≥1:40为阳性,特异性强。④斑点酶染色法、葡萄球菌A蛋白(SPA)玻片协同凝集试验:可用以鉴定斑疹伤寒立克次体。⑤间接免疫荧光法:特异性好,有助于早期诊断和鉴别初发的流行性斑疹伤寒与复发型斑疹伤寒。如采用微量法,操作更简捷。

(四)病原学检查

①聚合酶链反应(PCR):取患者血清标本在体外进行特异性DNA扩增,可早期、快速地检出普氏立克次体DNA,灵敏度高,特异性及重复性均较好。②病原体分离一般不用于临床诊断。

二、药物治疗方案

（一）一般治疗

给患者灭虱、更衣、卧床休息、注意口腔清洁、定时翻身、防止肺部并发症及褥疮。高热量半流质饮食。多饮水，每日入水量应在 3000ml 左右，必要时可静脉补液。

（二）病原治疗

处方一　多西环素(强力霉素)(Doxycycline)：2~4mg/kg·d，分 1~2 次口服×3 天。

或处方二　四环素(Tetracycline)：25mg/kg/d，分 4 次口服，不能口服者可静脉给药，通常于 24~48 小时可退热，体温正常后继续给药 2~3 天。

或处方三　氯霉素(Chloramphenicol)：25~50mg/kg·d，分 4 次口服。持续到热退 2~3 天，最少连服 7 天，注意其毒副作用。

（三）对症治疗

高热予以物理降温或小剂量退热药。剧烈头痛等神经系统症状明显时，可用止痛镇静药。毒血症症状严重者，可应用肾上腺皮质激素。心功能不全可静脉注射毒毛花子甙(Strophanthink)K 0.25mg 或西地兰(Cedilanid D) 0.4mg。

三、用药说明及注意事项

四环素类药物为治疗首选，但应注意：有四环素类药物过敏史者禁用；宜空腹口服，即餐前 1 小时或餐后 2 小时服用；下列情况存在时须慎用或避免应用：(1)原有肝病者不宜用此类药物；(2)肾功能损害的患者不宜应用此类药物；妊娠期妇女不宜应用，哺乳期妇女应用时应暂停授乳；8 岁以下小儿不宜用本品；老年患者应用本品，易引起肝毒性，需慎用。

第三十四节　钩端螺旋体病

钩端螺旋体病(leptospirosis)简称钩体病，是一种由致病性钩端螺旋体引起的急性全身感染性疾病。在临床上可分为早期的钩端螺旋体败血症，中期的各器官损害及功能紊乱，以及病程后期的各种变态反应性后发症。重症患者可发生严重肝肾功能衰竭和肺弥漫性出血，常危及患者生命。

一、诊疗要点

夏秋季节尤其是洪涝灾害后流行；患者有疫水接触史；潜伏期为 7~14 天。

（一）临床分型

1.流感伤寒型：此型即钩体病早期的败血症，其临床症状有急性发热、头痛、肌痛、全身乏力、结膜充血、浅表淋巴结肿大触痛等。钩体病的眼结膜充血，不伴有明显畏光及分泌物。尤其肌肉疼痛以腓肠肌特别明显。

2.肺弥漫性出血型：起病初期与流感伤寒型相似，但 3~4 天后迅速发展为广肺弥漫性出血。患者有气紧、心慌、呼吸脉搏加快，双肺可闻及散在湿啰音，X 线检查可见肺部散在点片状阴影。重症者 X 线胸部显示肺部阴影融合成片,双肺满布粗大的湿啰音,最终因肺泡迅速充满血液而窒息死亡。

3.黄疸出血型:早期表现同流感伤寒型,于病 4~8 日出现进行性加重的黄疸出血倾向和肾功能损害。严重病例可迅速因肾功能、肝衰竭、大出血而死亡。

4.肾衰竭型:钩体病发生肾损害十分普遍,主要表现蛋白尿及少量细胞和管型。

仅严重病例可出现氮质血症、少尿或无尿,甚至肾功能衰竭。此型常与黄疸出血型合并出现,单独肾功能衰竭者少见。

5.脑膜脑炎型:患者发热 3~4 天后,出现头痛、呕吐、颈项强直等脑膜脑炎症状,或有神志障碍、瘫痪、昏迷等脑炎的临床表现。脑脊液检查时,约 70%的比例有轻度蛋白增加及少量白细胞。

(二)实验室检查

1.血常规:白细胞总数及中性粒细胞常轻度增高或正常。

2.尿常规:有轻度蛋白尿。

3.特异性抗体阳性:可确诊。

二、药物治疗方案

处方一　病原治疗

1.青霉素(Penicillin G):40 万 U,肌注,每 6~8 小时 1 次,疗程 5~7 天。

2.庆大霉素(Gentamicin):8 万~12 万 U,肌注,每日 2 次×(5~7)天。

　　(注:以上两种处方选一种)

处方二　对症治疗　主要针对各种类型的重型钩体病患者。

(一)肺弥漫性出血型

处方一　镇静　氯丙嗪(CHlorpromazine):25mg,肌注或静滴;或异丙嗪(Promethazine):50mg,肌注或静滴;或盐酸哌替啶(Pethidine Hydrochloride):50mg,肌注。

处方二　激素应用　10%葡萄糖 20ml+ 氢化可的松(Hydrocortisone)100~200mg,静注,然后5%葡萄糖 100–200ml+氢化可的松(Hydrocortisone)200mg 静滴。

处方三　强心　10%葡萄糖 10~20ml+西地兰 0.4mg　缓慢静注。

处方四　止血　维生素 K₁(Vitamin K₁):40mg/d,分次肌注。

(二)黄疸出血型的治疗

处方一　出血倾向　维生素 K₁(Vitamin K₁):40mg/d,分次肌注。

处方二　激素应用　强的松(Prednisone):10mg,口服,每日 3~4 次。

(三)肾衰竭型的治疗参阅流行性出血热的治疗。

(四)脑膜脑炎型的治疗参阅流行性乙型脑炎的治疗。

三、用药说明及注意事项

(一)钩体对青霉素高度敏感,迄今尚无耐药株出现,故青霉素为首选。但其治疗使用首剂青霉素或其他抗菌药物后,可因短时间内大量钩体被杀死而释放毒素,引起临床症状的加重反应。一般在首剂青霉素注射后 2~4 小时发生。常见为高热、寒战、血压下降,称为赫克斯海默尔反应。特别是少数患者可诱发致命的弥漫性出血,故首剂抗菌药物注射后应加强监护数小时,为尽可能避免诱发赫克斯海默尔反应而加重病情,如青霉素皮试阴性首剂量 20 万 U 肌注,以后改为 40 万 U 肌注。一旦出现赫氏反应立即给予地塞米松 10mg 加 10% 葡萄糖溶液 20ml 静推,并给予镇静剂、给氧及对症处理,密切监护血压、脉搏及心率情况。

(二)如青霉素过敏者可选用庆大霉素。但庆大霉素对肾脏有毒性作用,故在患者有肾功能损害是应慎用。必要时可选用四环素、头孢噻吩等。

(三)肺弥漫出血型首次静脉推注氢化可的松后病情无改善,半小时至 1 小时内重复注射,直至患者面色转红,全身出汗,逐渐安静,肺部啰音减少不再扩散。用至热退后或主要症状明显改善立即减量,逐渐停药。

(四)镇静剂氯丙嗪和异丙嗪,视病情可联合或重复应用。应用派替啶应注意对患者呼吸的抑制作用。

(五)重型钩体病患者常出现血压偏低,但切忌应用升压药,以免促进肺出血。黄疸出血型应用泼尼松疗程为 2~4 周,逐渐撤停。早期诊断、早期治疗、就地治疗。早期卧床休息、给予易消化饮食,保持体液与水、电解质平衡。体温过高者,可物理降温。

(六)保持呼吸道通畅,及时吸出呼吸道分泌物和血凝块,如血块堵塞气管须气管插或气管切开,加压或高速给氧。

(七)肾功能不全者及时采用腹膜透析或血液透析。

(八)重症患者可考虑转上级医院救治。

第三十五节　莱姆病

莱姆病又称蜱媒螺旋体病或莱姆疏螺旋体病,是一种自然疫源性疾病,由伯氏疏螺旋体感染所致。主要经蜱叮咬人、兽而传染,感染莱姆螺旋体可以出现人体多系统、多器官功能损害,严重者终生致残甚至死亡。

一、诊断要点

(一)流行病学史

发病前 30 天内曾到潜在性的蜱栖息地。曾去过流行区,或有蜱叮咬史者显示有蜱传播伯氏疏螺旋体感染的血清学证据。

(二)临床表现

本病的潜伏期为 3~32 天。临床上根据典型的临床表现可分为三期。

局部皮肤损害期,皮肤损害的三大特征是移行性红斑、慢性萎缩性肢端皮炎和淋巴细胞瘤。多数患者伴有疲劳、发热、头痛、淋巴结肿大、颈部轻度强直、关节痛、肌痛等症状。

播散感染期，即可出现神经和心血管系统损害。本病早期可出现轻微的脑膜刺激症状，而晚期可出现明显的神经系统症状，循环系统症状。急性发病，主要表现为心音低钝、心动过速和房室传导阻滞，严重者可发生完全性房室传导阻滞。

持续感染期，此期的特点为关节损害，表现为关节肿胀、疼痛和活动受限。多数患者表现为反复发作的对称性多关节炎，此外，慢性萎缩性肢端皮炎也是莱姆病晚期的主要表现。

（三）实验室检查

一般检查：急性期部分患者有轻度贫血、白细胞增多、核左移，血沉增高。

病原学检查：从莱姆病患者的皮肤、血液、脑脊液、关节滑液、组织可进行伯氏疏螺旋体分离培养。

血清学检查：酶联免疫吸附试验（ELISA）血清特异性抗体效价大于1:200有诊断价值。

基因诊断：多聚酶链反应（PCR）检测到病原DNA，适用于早期诊断。

二、药物治疗方案

（一）一般治疗

在治疗期和恢复期应注意饮食调节，供给足够的蛋白质、维生素；有神经系统症状的患者药给予大量B族维生素以及维生素E和维生素C；对因关节炎和神经系统损害疼痛较为剧烈的患者，一般止痛效果不好时，也可采用针灸疗法止痛。

（二）病原治疗

治疗慢性移行性红斑或伴面神经炎：

处方一　多西环素（Hydrochloride）：100mg，口服，每日2次，14天~21天。

或处方二　阿莫西林（Amoxicillin）：500mg，口服，每日3次，14天~21天。

或处方三　头孢呋辛（Cafuroxime）：500mg，口服，每日2次，14天~21天。

或处方四　红霉素（Erythromycin）：250mg，口服，每日4次，14天~21天。

治疗慢性移行性红斑伴心脏传导阻滞或伴脑膜炎：

处方一　头孢曲松（Cefteriaxone）：2g，用生盐盐水100ml稀释，静注，每日一次，14天~21天。

或处方二　头孢噻肟（Cefotaxime），2g用生盐盐水100ml稀释，静注，每8小时一次，14天~21天。

三、用药说明及注意事项

（一）皮肤损害时，一般采用口服药物治疗，在出现严重的心脏病、神经囊、关节损害时才使用大剂量抗生素。

（二）少数患者可发生赫克斯海默尔反应，故抗生素应从小剂量开始，亦可用肾上腺皮质激素预防。

（三）出现脑膜刺激征时才使用脱水剂。

（四）肾上腺皮质激素不可作为关节腔内注射。严重的关节炎对抗生素治疗无反应者，可考虑切除滑膜。

（五）对患病的孕妇,在疾病早期可用阿莫西林(Amoxicillin)500mg,口服,每日 3 次,疾病晚期以青霉素(Benzylpenicillin)每日 2000 万 U,分次静脉点滴,14~21 天为一个疗程。

（六）对无症状的血清抗体阳性者不需要治疗。

第三十六节　阿米巴病

阿米巴病是指由溶组织阿米巴及其他阿米巴经消化道入侵人体感染所致的一类疾病。病原体经实物进入人体后,先在肠黏膜繁殖,释放入血,进入肝、肺、脑等大量繁殖,引起人体感染发病。

一、诊断要点

（一）流行病学史

主要通过包囊污染的食物、水、蔬菜等经口感染。热带与亚热带地区为高发区,水源传染可致局部地区暴发流行。

（二）典型临床表现

腹痛、腹泻、排脓血便为主要表现。可有中等到剧烈腹痛,常从右下腹开始逐渐扩展至全腹,便后有所缓解。可有里急后重,常因肛门括约肌的疼痛性收缩而有便意,但常常无大便排出。腹泻可达 5~15 次/天,排暗红色果酱样便,常有特殊腥臭脓血黏液便。体查发现右下腹和乙状结肠区触痛和肠痉挛,肝区可叩痛,直肠指检肠壶腹部空虚,指套染血性黏液。轻型可症状不明显,重型可严重脱水,出现休克及肾功能衰竭。

（三）并发症

肠内:肠出血:溃疡累及血管引起出血,一般量不大;肠穿孔:多见于深溃疡或暴发型;慢性者穿孔多见;常无剧烈腹痛,肠鸣音消失,出现局限性腹膜炎或腹腔脓肿;穿孔部位多在盲肠、升结肠和阑尾;阑尾炎:阿米巴阑尾炎与一般阑尾炎相似,易穿孔或形成脓肿;

肠外:阿米巴滋养体可经过肠壁静脉或淋巴管或直接蔓延播散至肝脏、腹腔、肺、胸膜心包、泌尿生殖道等,形成脓肿或溃疡,以阿米巴肝脓肿最常见。

（四）实验室检查

1.血象:无特异性;暴发型可有白细胞总数和中性粒细胞增高;慢性患者贫血。

2.大便常规:内含血液及黏液,镜检可见大量红细胞。

3.病原学检查:

粪便病原学检查:急性期找到滋养体是确诊的直接依据;慢性期直接涂片查找包囊。

特异性抗原检测:采用 ELISA 等检测患者粪便、血清、肝脓汁中溶组织阿米巴滋养体的可溶性抗原;采用 DNA 斑点杂交技术和聚合酶链反应(PCR)技术检测粪便、肝脓肿和血清中阿米巴原虫的基因片段,特异性高。特异性抗体检测:采用 ELISA 等检测血清中抗滋养体

IgM、IgG,感染后90%人可产生特异性抗体。抗滋养体IgM阳性提示近期感染。

(四)结肠镜检查

有利于快速诊断。可直接观察肠黏膜状况,溃疡状态。多数患者肠黏膜可见大小不等散在性溃疡,溃疡间黏膜正常。取溃疡边缘处渗出物涂片可发现滋养体。

三、药物治疗方案

(一)一般治疗

患者适当休息,进食流质或半流质,避免多渣或产气实物,以免诱发肠出血及肠穿孔;腹泻严重者可适当补液,纠正水电解质紊乱;

(二)病原治疗

处方一　甲硝唑(Metronidazole):0.4g/次,口服,每日3次,10天。

处方二　替硝唑(Tinidazole):2g/次,口服,每日1次,5天。

处方三　奥硝唑(Ornidazole):0.5g/次,口服,每日2次,10天。

处方四　二氯尼特(Diloxanide):0.5g/次,口服,每天3次,10天。

处方五　巴龙霉素(Paromomycin):0.5g/次,口服,每天3次,7天。

(三)并发症治疗

肠出血:

处方一　暂禁食或进少量流质

处方二　生理盐水,20ml

　　　　氨基己酸(Aminocaprois Acid):4.0g,静脉滴注,每日2次。

或/和　生理盐水,20ml

　　　　酚磺己胺(Etamsylate):3.0g,静脉滴注,每日2次。

肠穿孔:

处方　　禁食

　　　　胃肠减压

　　　　外科手术治疗

四、用药说明及注意事项

(一)病原治疗:急性感染者首先选用硝基咪唑类药物,口服困难者可先静脉滴注,继后改为口服用药;重型病例可静脉点滴0.5g,每8小时1次;病情好转后改为每12小时1次,或改口服,10天1疗程。病情好转后加用有效杀包囊药物二氯尼特或巴龙霉素。慢性感染者可选用二氯尼特或巴龙霉素,疗程结束后连续复查3个月,以彻底清除病原。

(二)肠出血:止血药物一般用至出血完全停止2~3天。

(三)阿米巴病为我国法定乙类传染病,需要报告疫情。

(四)患者需要隔离,排泄物需要进行消毒处理。

(五)治疗期间需注意病情变化,特别是并发症需要早期干预。

第三十七节　疟　疾

疟疾是目前全世界最为严重的传染病之一，每年新发感染人数多达数亿，死亡人数100万~200万。疟疾是由雌性按蚊叮咬人体时，将其体内寄生的疟原虫传入人体所致的原虫病。人类疟疾有4种即间日疟、三日疟、卵形疟和恶性疟，分别由间日疟原虫、三日疟原虫、卵形疟原虫和恶性疟原虫所致。传染源为现症患者和无症状带虫者。唾液中含有孢子的雌性按蚊叮咬人是其传染途径。患者起病前有在疟疾流行地区居住或旅行史，曾有疟疾发作史，或有近期输血史。4种疟疾有相同的临床症状如典型的周期性发作、周期性畏寒、寒战、高热等，且经多次发作后症状减轻。本病治疗以病原治疗结合对症治疗和并发症的防治为主。

一、诊断要点

（一）流行病学史

是否到过疟疾流行区，是否被蚊虫叮咬及近期输血史。

（二）临床表现

典型表现为间隙性寒战、高热、大量出汗、贫血和脾肿大。间日疟隔天发作一次，三日疟隔2天发作一次。脑型疟在发作时多出现神志不清、抽搐和昏迷。

（三）实验室检查

外周血白细胞正常，血小板明显减少。必要时骨髓穿刺、血培养等进一步明确。血液的厚、薄涂片，查找疟原原虫可以确诊。寒战、高热时抽血可提高检出率。

此外，各型疟疾的临床特点各有不同。

1.间日疟：感染后5~7日典型的隔日发作，发作常于中午前后或傍晚，症状先轻后重，口唇周围常见疱疹；

2.三日疟：相隔72小时发作一次，周期规律明显；

3.卵型疟：临床表现酷似间日疟，症状轻，无明显寒战。

4.恶性疟：常见有脑型、超高热型等。具备发冷、发热和出汗的表现。少有寒战，退热缓慢，极少有大汗淋漓，伴剧烈头痛、极度衰弱、肌肉酸痛等，易演变为凶险发作。其中脑型疟疾多因疟原虫感染中枢神经系统引起的意识状态的改变，可见不同程度的嗜睡、昏迷、谵妄、抽搐、烦躁等意识障碍，临床应当排除其他中枢神经系统病变。脑型疟疾在临床上有2种表现形式：一是伴随发热突然出现的惊厥抽搐，多见于儿童患者；另一种常见的神智改变是逐渐出现的嗜睡或昏睡，行动异常或认知障碍，继而出现持续数小时至几天的昏迷，约有15%的重症疟疾患者可能出现这类症状。昏迷程度可能会出现波动，因此在确诊疟疾后任何的神志改变均应高度警惕是否并发脑型疟。

二、药物治疗方法

疟疾治疗的关键是杀灭红细胞内的疟原虫，恶性疟疾建议联合用药，以免耐药。

(一)间日疟、三日疟、卵形疟

1.处方一 磷酸氯喹片(Chloroguine):1g,立即口服;0.5g 于 6 小时后及第 2、3 日各 1 次;伯氨喹林 22.5mg(3 片),每日 1 次×(7~8)日。

2.处方二 青蒿素片(Artemisinin):1g,立即口服;0.5g 于 6 小时后及第 2、3 日各 1 次。

(二)恶性疟疾的治疗方案：

1. 双氢青蒿素哌喹片剂：口服总剂量为 8 片（每片含双氢青蒿素 40mg,磷酸哌喹 320mg),首剂 2 片,首剂后 6~8 小时、24 小时、32 小时各 2 片。

2.复方磷酸萘酚喹片：口服总剂量 8 片（每片含萘酚喹 50mg,青蒿素 125mg）,1 次顿服。

3.复方青蒿素片：口服总剂量为 4 片（每片含青蒿素 62.5mg,哌喹 375mg),首剂 2 片,24 小时后 2 片。

4.青蒿琥酯片加阿莫地喹片：口服总剂量为青蒿琥酯和阿莫地喹各 12 片（青蒿琥酯每片 50mg,阿莫地喹每片 150mg),每日服青蒿琥酯片和阿莫地喹片各 4 片,连服 3 日。其中处方 1、2、3 方案需加服药物伯喹,口服总剂量 45mg,分 2 日服,每次 22.5mg。

5.青蒿琥酯(Qrtesunate)：每日静脉注射 1 次,每次 60mg,连续 3~5 日,首剂加倍,若原虫密度>15 万/L,首剂给药后 4~6 小时再给予 60mg 静脉注射。

6.蒿甲醚(Artemether)：每日肌内注射 1 次,每次 80mg,连续 3~5 日,首剂加倍,若原虫密度>15 万/L,首剂给药后 4~6 小时,再给予 80mg 肌内注射注。对重症疟疾患者应首选应用包括青蒿琥酯及蒿甲醚在内的青蒿素类药物的衍生物进行治疗,能快速清除疟原虫,临床症状常在 24~36 小时后得到改善。在病情缓解并且能够进食后,改用口服剂型再治疗 1 个疗程。对于惊厥或者癫痫发作的患者应当立即首选苯二氮卓类药物给予镇静治疗，如给予地西泮静脉注射治疗(成人 10mg,儿童 0.15mg/kg)。

(三)脑型疟或凶险发作的治疗

1.处方一 青蒿琥酯(Artesunate)：60mg,将 0.5%碳酸氢钠注射液 1ml 注入青蒿琥酯粉剂中反复振荡 3 分钟,待溶解后加入 5ml 葡萄糖注射液充分溶解后缓慢静注(不宜滴注),连续 3~5 天,首剂加倍。配置后的溶液如发生混浊,则不能使用。待患者病情缓解后,应改用口服剂型完成疗程。

2.处方二 磷酸咯萘啶(Malaridine)：160~320mg,加入 5%葡萄糖 200~500ml,静滴,于 2~3 小时滴完,每 4~6 小时各 1 次×2 日。

3.处方三 青蒿素(Artemisinin)：0.6g,深部肌注,0.15g 于第 2、第 3 日各 1 次。

4.处方四 蒿甲醚胶囊(Artemether)：80mg,每日 1 次×(5~7)日,首剂加倍。

5.处方五 蒿甲醚针(Artemtherin)：100mg,肌注,每日 1 次×4 日,首剂加倍。

6.处方六 奎宁(Guinine)：250~500mg 加入 5%葡糖糖注射液 500ml 静滴,4 小时滴完,12 小时重复一次,次日仍可重复一次,病情好转后改口服(静滴最高不超过 500mg)。

7.处方七 伯氨喹林(基质 7.5mg)(Primaquine)：15mg,每日 1 次×3 日;乙胺嘧啶(基质

6.25mg)（Pyrimethamine）25~50mg，每日 1 次×2 日。

无论选用任何一种药物均应加伯氨喹林。严重病例应联合应用上述药物中的 2 种，且均应加用伯氨喹林和乙胺嘧啶。

（四）休止期治疗

对于 1~2 年内有疟疾发作史者或血清中查到疟原虫而临床症状不显著者，应用以下处方。

1.处方一　乙胺嘧啶（基质 6.25mg）（Pyrimethamine）：25~50mg，每日 1 次×2 日；伯氨喹林（基质 7.5mg）（Primaquine）15mg，每日 1 次×14 日。

2.处方二　氯喹（基质 0.6g）：4 片，顿服；伯氨喹林（基质 7.5mg）（Primaquine）4 片，每日 1 次×4 日。

（五）孕妇疟疾治疗

孕妇患间日疟可采用氯喹治疗。孕期 3 个月以内的恶性疟患者可选用磷酸哌喹，孕期 3 个月以上的恶性疟患者采用以青蒿素类药物为基础的联合治疗策略。孕妇患重症疟疾应选用蒿甲醚或青蒿琥酯注射剂治疗。

三、用药说明及注意事项

世界卫生组织建议不采用单一的青蒿素疗法，以免产生寄生虫的抗药性。

（一）治疗性诊断

临床上疑似疟疾，但未能找到疟原虫者，可使用氯喹或蒿甲醚治疗 3 日，如用药 24~48 小时发热被控制且未再发者，可能为疟疾。

（二）抗疟药的用药原则

1.根据原虫种类；2.根据药物的作用机制及对抗疟药的敏感性与耐药性；3.宿主的免疫状态；4.给药途径以口服为主，凶险发作时必须注射给药。

（三）根据用药的作用机制选择用药：1.作用于红细胞内期杀灭裂殖体，控制症状类的药有：氯喹、哌喹、咯萘啶、青蒿素类、喹宁等；2.作用于红细胞外期及配子体的药物：伯氨喹宁；3.二氢叶酸还原酶抑制剂：乙胺嘧啶；4.间日疟仍以磷酸氯喹与伯胺喹啉联合应用为首选药物。

（四）注意各种抗疟药的不良反应与禁忌证：1.氯喹常见不良反应有食欲减退、恶心、呕吐、头痛等，少数患者可出现精神症状，停药后可自行好转。少数可出现心率失常，严重者可出现阿斯综合征以及药物性精神病。静脉滴注应慢速，不宜肌注，禁止静脉推注。可导致胎儿脑积水及畸形，孕妇禁用。2.奎宁：大剂量应用时可直接损害神经组织并收缩视网膜血管，出现复视、弱视、抑制心肌、抑制呼吸等；对其高度敏感者，可发生急性溶血（黑尿热），常致金鸡纳反应。3.伯氨喹啉：对于红细胞缺乏葡糖糖-6-磷酸脱氢酶者，可发生急性溶血性贫血。4.乙胺嘧啶：排泄慢，误服过量或长期服用可致骨髓抑制，引起巨幼红细胞贫血和白细胞减少；因具有甜味，小儿误当糖果大量口服后常出现急性严重中毒症状，可抽搐、昏迷、死亡，应注意保管。

（五）甲氟喹、盐酸咯萘啶、青蒿素均适用于耐氯喹恶性疟的治疗，但此类药必须防止滥用,一般应限制在耐氯喹恶性疟流行区使用。青蒿素可作抢救凶险型疟疾的首选药物。

(六)对症治疗:高热、抽搐、贫血、脑水肿、循环衰竭等应分别给予降温、镇静、纠正贫血、抗休克等相应治疗。如发生黑尿热则应停用抗疟药,改用蒿甲醚等药,加用地塞米松、维生素C。血小板严重减低者给予输注输血小板,警惕颅内出血。

(七)脑型疟出现脑水肿与昏迷,及时脱水治疗。低分子右旋糖酐对改善微血管堵塞有帮助。超高热可应用肾上腺皮质激素。

(八)出现以下并发症时转上级医院

1.肾功能衰竭经常规治疗无缓解者;

2.脑水肿和肺水肿;

3.有明显的出血倾向;

4.多脏器功能衰竭。

(九)预防

对进入高传播地区的流动人口,根据需要可采取预防性服药,一般自进入疟区前 2 周开始服药,持续到离开疟区 6~8 周。处方如下:

1.乙胺嘧啶(Pyrimethamine):25mg,每周 1 次,顿服;

2.乙胺嘧啶(Pyrimethamine):50mg,每月 1 次,顿服;

3.氯喹:150mg,每周 1 次;

4.氯喹:300mg,每半月 1 次。

以上 4 种方案可根据情况选择其中 1 种使用。

针对耐药虫株,另有乙胺嘧啶与其他药物联合应用:

1.抗疟片 1 号,每 7 日服用 1 次,每次 1 片,连续 3 个月。

2.抗疟片 2 号,每 10~15 日服用 1 次,每次 2 片,连用不宜超过 3 个月。

3.抗疟片 3 号,每月 1 次,每次 4 片,连用 3~4 个月。

4.氨苯砜加乙胺嘧啶,每周前者 100mg,后者 25mg,用药可长达 1 年。

第三十八节　血吸虫病

血吸虫病是由血吸虫寄生于人体所导致的疾病。血吸虫主要有日本血吸虫、曼氏血吸虫等五种,在我国流行的是日本血吸虫。虫卵入水后孵出毛蚴,后者侵入中间宿主钉螺,发育成尾蚴,尾蚴从螺体逸出后随水流漂浮。当人畜接触含有尾蚴的疫水后,尾蚴从皮肤或黏膜侵入,随血液循环经肺最后到达肝脏。急性期患者主要表现为发热、腹痛腹泻或脓血便等,慢性期主要表现为肝脾肿大或慢性腹泻,晚期则发展为肝硬化、巨脾或腹水等。

一、诊断要点

(一)急性血吸虫病

1.有疫水接触史,多在发病前 2 周至 3 个月,多在夏秋季发病;

2.临床表现:出现尾蚴性皮炎,并可见畏寒、发热和肝区疼痛及腹胀、腹泻;

3.实验室检查:嗜酸性粒细胞异常增多,粪便可采用直接涂片、尼龙袋集卵孵化等查找虫卵,进一步检查包括:直肠黏膜活检、免疫学检查等。

(二)慢性血吸虫病

1.流行病史:有疫水接触史;

2.症状和体征:早期慢性患者可无明显表现,也可有腹痛、腹泻或脓血便及肝大(左肝为主)。

3.实验室检查查到虫卵;

4.B 超具有典型图像。

(三)晚期血吸虫病

在慢性血吸虫基础上出现有巨脾、腹水等门脉高压征。

二、药物治疗方案

以抗虫治疗和对症处理为主。

(一)急性血吸虫病

1.口服吡喹酮(Praziquantel),总剂量为 120mg/kg(儿童为 140mg/kg),超过 60 kg 按 60 kg 计算,每日 3 次,6 日疗法,其中一半剂量在前 2 日服用,其余剂量在其后 4 日服用。

2.对症治疗:对有明显腹泻及消化系统症状者,注意补充能量,保持水、电解质平衡;对有明显发热者,可使用糖皮质激素,特别是病原治疗期间,可减轻赫氏反应;对并发细菌感染者,及时使用抗生素。

(二)慢性血吸虫病　口服吡喹酮,总剂量为 60mg/kg,分 2 日 4~6 次餐间服用。成人以体重 60kg,儿童以体重 30kg 为限,超过重不增加剂量。

(三)晚期血吸虫病

1.休息、控制水和钠盐的摄入,注意维持水、电解质和酸碱平衡,适当卧床休息;钠盐摄入限制在 90mmol/d,可以降低利尿剂的用量,加快腹水的消退和缩短住院时间。

2.利尿剂的使用原则:螺内酯(安体舒通)开始剂量 100mg/d,逐渐递增螺内酯剂量,每 7 天增加 100mg/d,最大量达 400mg/d。无效时才加用呋塞米(速尿,强促尿钠排泄药),以 40mg/d 为一增加量,最大量达 160mg/d,分次口服。

3.护肝、营养支持、纠正凝血机制紊乱。

4.腹水型患者的杀虫治疗要特别慎重,腹水基本消退后应继续调养 3~6 个月,腹水不复发或轻度腹水,而且近 3 个月无上消化道出血史者,方可杀虫治疗。口服吡喹酮(Praziquantel),总剂量为 40~60mg/kg,2 日或 3 日疗法。病重者可延长疗程,有明显夹杂症的患者可采用总剂量 90mg/kg,9 日疗法。血吸虫病伴有活动性肝炎、肺结核或有严重心肝肾等器质性病变,均应暂缓行吡喹酮杀虫治疗,基础病变经治疗好转后再酌情杀虫。

5.门脉高压、脾功能亢进的治疗:手术切除或介入治疗。

三、用药说明及注意事项

（一）成人和儿童按体重用药，分别以 60kg 和 30kg 为限。

（二）脑型有局部炎症水肿、颅高压症状者，先给予甘露醇脱水等其他急救措施，使用吡喹酮 20mg/kg，每日 3 次，连服 3 日，总剂量为 180mg。

（三）晚期血吸虫病患者吡喹酮总量酌情减少。

（四）吡喹酮可引起神经系统不良反应，如头晕、头痛、嗜睡、头重脚轻、视力模糊等。因本品有神经损害，在用药期间不可从事需要精神高度集中的活动（如操作机器、驾驶车辆等）。少数出现过敏反应，如荨麻疹、皮疹、瘙痒等，也可出现心悸、胸闷、早搏及胃肠道反应，对本品过敏者禁用。

（五）眼球内囊尾蚴病和脊髓的囊尾蚴病禁用。

（六）哺乳期妇女服药期间和停药后 72 小时内不宜授乳。

（七）严重心、肝、肾功能损害者禁用。

（八）安体舒通可引起男性乳房肿大胀痛，大剂量可引起高钾血症；大剂量的呋塞米可引起严重的电解质紊乱和代谢性碱中毒。

（九）预防血吸虫感染：接触疫水前皮肤涂搽 1‰浓度吡喹酮，12 小时内对血吸虫尾蚴有可靠的保护作用。

（十）出现以下情况考虑转上级医院进一步治疗

1.上消化道出血经降门脉压、止血等不能控制者必须转上级医院；

2.肝性脑病经治疗神志无恢复者必须转上级医院。

3.大量腹水使用利尿剂无效者；

4.严重的门静脉高压经药物无法控制以及严重的脾功能亢进者。

第三十九节　蛔虫病

蛔虫病是由似蚓蛔线虫寄生于人体小肠或其他器官所引起的寄生虫病。流行广泛，儿童发病率高。临床表现依寄生或侵入部位、感染程度不同而异。临床上多数患者无明显自觉症状或仅有轻度消化道症状如腹痛、食欲改变，儿童可有发育迟缓、智力迟钝等。短期内吞食大量蛔虫卵后，可因蛔蚴的新陈代谢产物及幼虫移行造成肠、肝、肺等处组织损伤和炎症反应，引起急性症状，患者有不同程度发热、咳嗽，偶见痰中带血。

一、诊断要点

（一）流行病学史

不注意手卫生经手或生食食物吞入感染期蛔虫卵史。

（二）临床表现

1.蛔蚴移行症

蛔虫幼虫经肺移行可引起低热、咳嗽或哮喘样发作,嗜酸性粒细胞增多。肺部可闻及干啰音,胸片示肺门阴影增粗、肺纹增多与点状、絮状浸润影。病程持续 7~10 天。

2.肠蛔虫症

多无症状,少数患者出现腹痛与脐周压痛,有时呈绞痛,不定时发作。个别严重者出现食欲减退和体重下降、贫血等营养不良表现。可出现肠梗阻表现。部分患者以大便中排出蛔虫或呕吐出蛔虫而就诊。

3.异位蛔虫症

蛔虫离开其主要寄生部位而致其他脏器引起相应病变及临床表现者称为异位蛔虫症。常见的有胆道蛔虫症、胰管蛔虫症及阑尾蛔虫症。其中脑蛔虫症可引起头痛、失眠、智力发育障碍,严重时可出现癫痫、脑膜刺激征,甚至昏迷。

4.过敏反应

蛔虫的代谢产物可引起宿主肺、皮肤、结膜和肠黏膜的过敏反应,表现为哮喘、荨麻疹、结膜炎和腹泻等。

(三)实验室检查

1.血象　白细胞和嗜酸性粒细胞增多。

2.影像学检查　胆道蛔虫病腹部彩超可见扩张胆总管及一至数条 2~5mm 宽的双线状强回声带。胃蛔虫病 X 线钡餐可见胃内可变性圆条状影。十二指肠蛔虫病 X 线可见弧形、环型等影像。CT 或 MRI 对胰管内微小蛔虫有诊断帮助。

(四)病原学检查

粪涂片或饱和盐水漂浮法可查到虫卵。超声检查及逆行胰胆管造影有助于胆、胰、阑尾蛔虫病的诊断。

二、药物治疗方案

蛔虫病的治疗可分为驱蛔虫治疗及并发症处理,但最根本的是驱虫治疗。

(一)驱虫治疗

处方一　甲苯达唑(Mebendazole):200mg/次,1~2 次/d×1~2 天。

或处方二　阿苯达唑(Albendazole):400mg,顿服。

或处方三　伊维菌素(Lvermectin):100μg/kg,1 次/d×2 天。

(二)异位蛔虫症及并发症的治疗

①胆道蛔虫症主要采用内科治疗,应予镇静、解痉止痛、控制合并感染。内科治疗无效者则需手术治疗;②阑尾蛔虫病应及早给予手术治疗;③蛔虫性肠梗阻应服用适量豆油或花生油,可使蛔虫团松解,再给予驱虫治疗。上述治疗措施无效时,及早给予手术治疗,无手术条件的,考虑转上级医院治疗。

三、用药说明及注意事项

苯咪唑类药物是广谱、高效、低毒的抗虫药物,一般无不良反应,偶有轻泻或轻度腹痛。

此外,有时可见服药后引起蛔虫骚动和游走,发生呕吐蛔虫现象等。对严重感染者往往需多次治疗才能治愈。治疗中偶可出现蛔虫躁动现象,有可能发生胆道蛔虫症。

第四十节　钩虫病

钩虫病是由十二指肠钩虫和(或)美洲钩虫寄生于人体小肠所致的疾病。临床主要表现为贫血、营养不良、胃肠功能失调,劳动力下降。轻者可无症状,称钩虫感染,严重者可致心功能不全,儿童营养不良、发育障碍等。

一、诊断要点

（一）流行病学史

在流行区有赤足下田和"粪毒"史。

（二）典型临床表现

主要是钩蚴性皮炎和呼吸系统症状及成虫寄生引起的临床表现:1. 患者大多数于感染后 1~2 个月出现上腹隐痛或不适,食欲减退、消化不良、腹泻、消瘦、乏力等。重度感染者常有异嗜癖。偶有发生消化道出血者。2.贫血是钩虫病的主要症状。重度感染后 3~5 个月后逐渐出现进行性贫血,重症贫血常伴低白蛋白血症。3.婴儿钩虫病大多见于 1 岁以内,贫血严重。患者面色苍白,精神萎靡,食欲不振,哭闹不安。可有腹泻与黑粪,或血性水样便。并有显著浮肿,如不及时诊断与治疗,可引起死亡。4.孕妇钩虫病易并发妊娠高血压综合征。更易发生缺铁性贫血,引起流产、早产或死胎。新生儿死亡率也增高。

（三）实验室及影像学检查

常有不同程度小细胞低色素性贫血, 血清铁浓度显著降低。网织红细胞正常或轻度增高,血白细胞正常或降低,严重贫血患者嗜酸性粒细胞减少或消失。胃肠道钡餐 X 线检查常可见十二指肠下段和空肠上段黏膜纹理紊乱、增厚、蠕动增加,被激惹而呈节段性收缩现象等。

（四）病原学检查

粪便中检出钩虫卵或孵化出钩蚴是确诊的依据;粪便饱和盐水漂浮法较直接镜检的阳性率明显增高。当有咳嗽时,痰中找到钩蚴也可确诊。还可采用培养法检查钩蚴,但需 5~6 天才能出结果。

二、药物治疗方案

包括病原学治疗与对症治疗。

（一）钩蚴皮炎

在感染后 24 小时内局部皮肤可用左旋咪唑涂肤剂或 15%阿苯达唑软膏 1 日 2~3 次, 重者连续 2 天。皮炎广泛者口服阿苯达唑,每日 10~15mg/kg,分 2 次服 x3 天。

（二）驱虫治疗

1.苯咪唑类药物

处方一　阿苯达唑(Albendazole):剂量为 400mg,每日一次×2~3 天。

或处方二　甲苯达唑(Mebendazole):为 200mg,每日 1 次×3 天,儿童与成人剂量相同。感染较重者需多次反复治疗。

或处方三　复方甲苯达唑(每片含甲苯达唑 100mg,盐酸左旋咪唑 25mg),成人每日 2 片×2 天。4 岁以下儿童的剂量减半。孕妇忌用。

或处方四　复方阿苯达唑(每片含阿苯达唑 67mg,噻嘧啶 250mg),每日 10~15mg /kg,分 2 次服×3 天。

2.噻嘧啶（Pyrantel):成人剂量每次 500mg,儿童按 10mg/kg 基质计算,每日 1 次×2~3 天。

(三)对症治疗

补充铁剂可改善贫血。口服硫酸亚铁 0.3g,3 次/d,儿童可用 10%枸橼酸铁铵溶液,3 次/d。为促进铁剂吸收,可加服维生素 C;贫血一般在两个月左右得以纠正。血象恢复正常后,应继续服用小剂量铁剂 2~3 个月。孕妇和婴儿钩虫患者如果严重贫血,急需纠正时,可予小量多次输成分血。此外,严重钩虫病贫血患者在饮食中应补充高蛋白及维生素等。

三、用药说明及注意事项

苯咪唑类药物具有杀死成虫和虫卵的作用。但其驱虫作用缓慢,于治疗后 3~4 天才排出钩虫。药物不良反应轻而短暂,仅少数患者有头昏、腹痛、恶心等。

噻嘧啶驱虫作用快,但作用较阿苯达唑和甲苯达唑略差。副作用轻微短暂,少数患者有恶心、腹痛、腹泻等反应。早孕者忌用。

第四十一节　功能性低热

功能性低热是由于自主神经功能紊乱,影响正常的体温调节过程,使产热大于散热,体温升高,多为低热,常伴有自主神经功能紊乱的其他表现。是在排除结核、风湿、感染等因素外,患者体温升高,常在 38℃以下,到医院检查,经过病史、体检、实验室均排除器质性病变,找不出明确的病因。对于这种长期低热,中医称为"虚热",西医称为"功能性低热"。本病病程较长,治疗棘手。

一、诊断要点

当患者经过长期观察和多种检查不能发现器质性病变证据而有下列情况者，可考虑功能性低热的诊断:

(一)低热可持续数年,但患者一般情况不差,甚至体重也无减轻。

(二)自主神经功能检查多呈交感神经不稳定或亢进。

(三)口温、腋温和肛温反常,腋温>口温,口温>肛温或腋温>肛温。

(四)上下午体温接近,有时甚至上午比下午体温高。

(五)两侧腋温相差>1℃。

（六）轻度活动即引起体温很大变化或日温差<0.5℃者也与自主神经功能紊乱有关。

（七）氨基比林试验的解热效果不显著。

（八）经抗感染、抗结核、抗风湿等治疗无效。

二、药物治疗方案

应用调节植物神经系统的药物：可选用谷维素、异丙嗪、利血平、安定、帕罗西汀和柏子养心丸等内服调节植物神经功能。

试用小剂量解热剂：有明显发热感觉者可试用降温药，如阿司匹林、水杨酸钠或扑热息痛等，但用药时间不宜过长，剂量不宜过大，以免产生不良反应。解热退烧剂对功能性低热无效，如有效，则说明低热可能不是功能性的。

功能性低热在临床上多见，但是原因多无法明确，无法对病症进行确诊，因此，西医难以施治，用抗生素进行抗感染治疗往往是收效甚少，而中医则可以根据患者的症状表现而追溯病机，依据病机进行辨证施治，故有时候收效良好[3]。

中医中药治疗：中医认为功能性低热是脾气虚弱和肾阴不足造成。自疗采用补气、养阴二法。

自治疗法

（一）中成药疗法

1.藿香正气片，每次 4 片，每日 3 次。用于头沉肢乏、胃口不佳、舌苔厚而腻者。

2.大补阴丸，每次 9 克，每日 2 次。用于口干不欲饮、手心烫者。

3.清身饮冲剂，每次 1 包，每日 3 次。开水冲服。

（二）验方自疗法

1.太子参 30 克、地骨皮 30 克、红枣 15 克，每日 1 剂，分 2 次煎服。

2.黄芪 30 克、焦白术 10 克、陈皮 8 克、炙升麻 5 克、柴胡 3 克、党参 10 克、当归 10 克。每日 1 帖，分 2 次，煎服。用于体乏无力，稍劳即喘的气虚型患者。

3.西洋参 5 克、生甘草 6 克、石斛 12 克、西瓜翠皮 30 克、川连 3 克、知母 10 克、麦冬 10 克、荷梗 10 克、粳米 15 克、竹叶 6 克。每日 1 剂，分 2 次煎服。用于夏季低热者。

（三）饮疗法

1.乌龟、鳖甲各 1 只，洗净小火炖服，每周 1 次。

2.西洋参 5 克、银耳 10 克，同煮至稠食用，每周 2 次。

3.淮山药 30 克、糯米 50 克、杞子 10 克，烧粥食用。

4.蛤士蟆油加糖蒸食。

（四）外治疗

1.按摩：取大椎穴、足三里穴按摩，每穴 5 分钟，每日 2 次。大椎穴：低头，后颈最突出的脊柱骨下。足三里穴：外膝眼下四横指、胫骨外一横指处。

2.刮痧：取边缘光滑的器具，蘸食油，刮背部脊柱两侧，自上而下反复刮动至皮肤红赤。

动态观察：功能性低热如无症状，也可不用药物治疗，可动态观察变化，定期随访。

三、用药说明及注意事项

功能性低热虽然都表现为体温升高,但是却有着许多不同的临床证候,因此必须对临床证候进行细致分析,必要时需要进行心理治疗,解除心理负担,缓解患者情绪紧张,要经常保持愉悦舒畅的心情,不要老是测体温(有的人怀疑自己发热,一天测十数次),以免形成"疑病症"和"条件反射"。在进行中医自疗时,需要注意:(1)自疗主要取中医药调理机体功能。(2)参加体育锻炼和气功练习,持之以恒,从根本上改善体质。(3)凡夏季气温升高即出现低热者,应该在入夏前提早服药调理。(4)为保护脾胃功能,辛辣、煎炸、油腻、生冷(包括水果)食品不宜一次多量食用。平时可多食些健脾补气和养阴的食品。健脾补气的食品有:鸡、牛肉、塘鲤鱼、黄鳝、鲫鱼、淮山、蜂蜜、扁豆、红枣等。滋阴的食品有:甲鱼、银耳、榛子、杞子、牡蛎、生梨、桑树果等。(5)忌烟酒。(6)减少房事。生活要有规律,要保证充足的睡眠时间。

第四十二节　传染性单核细胞增多症

传染性单核细胞增多症是一种由 EB 病毒感染引起的急性单核细胞增生性传染病。主要侵犯儿童和青少年。以密切接触为主要传播途径。潜伏期为 5~15 天,平均 10 天。

一、诊断要点

(一)流行病学史

隐性感染者和患者是本病主要传染源,病毒大量存在于唾液腺及唾液中,可持续或间断排毒达数周,数月甚至数年之久。

(二)典型临床表现:

1.发热　一般以中等度发热,热程 1~2 周,部分患者可持续低热 1 至数月,中毒症状多不严重。

2.咽峡炎　常见咽部,扁桃体,及悬雍垂充血肿胀,伴有咽痛,严重可致呼吸困难和吞咽困难,扁桃体可有渗出物,或有假膜形成。

3.淋巴结肿大　约 70% 的患者有浅表淋巴结肿大,全身淋巴结可受累,以颈部常见,腋下,腹股沟次之,肿大淋巴结中等硬度,无粘连。无压痛,无化脓。

4.肝脾肿大　本病肝肿大者占 20%~62%,大多在肋下 2cm 以内,可有 ALT 升高,部分患者有黄疸,半数以上患者轻度脾肿大,有疼痛和压痛,偶可引起脾破裂。

5.皮肤、黏膜皮疹　约 1/3 的病例发生多形性皮疹,如丘疹、斑丘疹、荨麻疹、猩红热样红斑疹、出血性皮疹等,多见于躯干,皮疹在 4~6 日出现,持续 1 周左右消退。

6.神经系统症状　重症患者可出现神经症状,如急性浆膜炎性脑膜炎,脑膜脑炎,脑干脑炎及多发性神经根炎等,虽病情重,但预后良好。很少有后遗症。

(三)并发症

有咽峡部继发感染(溶血性链球菌,金葡菌),脾破裂,胃肠道出血,自身免疫溶血性贫血,再生障碍性贫血,粒细胞缺乏症及血小板减少症等。

(四)实验室检查

1.血象:病程早期白细胞计数可正常,发病 10~12 天白细胞总数增高,高者达(30~60)× 10^9/L 并可出现异常淋巴细胞,一般低于 10%,血小板可减少。

2.骨髓象可有异常淋巴细胞出现,中型粒细胞核左移,网状细胞增生。

3.病毒抗体测定,人体感染病毒后,可产生早期抗体,中和抗体等多种抗体。

4.采用原位杂交法和多聚酶链反应检测 EBV-DNA。

三、药物治疗方案

本病无特殊治疗,静脉注射丙种球蛋白 400mg/(kg·d)连用 4~5 天,可使临床症状改善,病程缩短,且早期给药效果好。

处方一　阿昔洛韦(Acycloviv):0.2g,每日 4 次或者干扰素 100 万 U,肌注,每日 1 次,连续 5 天。

处方二　地塞米松(Dexamethasome):5mg,静注,必要时或泼尼松 10mg,口服,每天 3 次。

四、用药说明及注意事项

(一)本病预后良好,病死率低,死因为脾破裂、心肌炎、脑干脑炎、继发感染。特别是由先天性免疫缺陷者一旦感染本病,病死率极高

(二)急性期特别是出现肝炎症状时应卧床休息,并按病毒性肝炎对症治疗,有明显脾大者严禁剧烈运动,以防脾破裂。

(三)对声门水肿,特别是喉头水肿、心肌炎、溶血性贫血、脑炎、神经根炎患者给予肾上腺素,以减轻高热和促进淋巴组织增生消退,肾上腺皮质激素可选用泼尼松和地塞米松。疗程不超过 7 天。

(四)抗病毒治疗:于疾病早期口服阿昔洛韦,每天 800mg,疗程 5 天,此外,阿糖腺苷,干扰素等抗病毒药物有一定治疗作用。

(五)抗生素对本病无效,在咽或扁桃体合并细菌性感染时给予红霉素或者青霉素 G 治疗,氨苄西林或阿莫西林忌用,以免引起皮疹加重病情。

(六)对严重并发症如咽喉部阻塞,脾破裂,肠系膜淋巴结坏死大出血,溶血性贫血,血小板减少等应积极抢救,必要时手术切除脾脏。

第四十三节　社区获得性肺炎

社区获得性肺炎(community acquired pneumonia,CAP)是指在医院外罹患的感染性肺实质(含肺泡壁,即广义上的肺间质)炎症,包括具有明确潜伏期的病原体感染而在入院后潜伏期内发病的肺炎。社区获得性肺炎的症状变化较大,可轻可重,决定于病原体和宿主的状

态,CAP 常见的病原体为肺炎链球菌、支原体、衣原体、流感嗜血杆菌和呼吸道病毒等。

一、诊断要点

（一）症状

新近出现的咳嗽、咳痰或原有呼吸道疾病症状加重,并出现脓性痰,伴或不伴胸痛。多数患者有发热,肺炎病变范围大者可有呼吸困难,呼吸窘迫。

（二）体征

早期可无明显异常,肺实变时可有典型体征(如叩诊浊音、语颤增强等),和(或)闻及湿性啰音。

（三）检查

WBC>10×10⁹/L 或<4×10⁹/L,伴或不伴细胞核左移。胸部 X 线检查显示片状、斑片状浸润性阴影或间质性改变,伴或不伴胸腔积液。

二、药物说明与治疗方案

（一）青壮年、无基础疾病

1.青霉素类(青霉素、阿莫西林等)

2.第一代或第二代头孢菌素

3.喹诺酮类(如左氧氟沙星、莫西沙星等)

①左氧氟沙星(Levofloxacin):0.4g,Qd×7 天;

②莫西沙星(Moxifloxacim):0.4g,Qd×7 天。

（二）老年人或有基础疾病

1.第二代、三代头孢菌素(头孢西丁、头孢他啶等)单用或联用大环内酯类(如阿奇霉素);

①头孢西丁(Cefoxitin):2.0g,Q8h×7 天;

②头孢他啶(Ceftazidime):2.0g,Q8h×7 天;

③阿奇霉素(Azithromycin):0.5g,Qd×3 天。

2.β-内酰胺类/β-内酰胺酶抑制剂(如阿莫西林/克拉维酸钾、氨苄西林/舒巴坦)单用或联合大环内酯类(如阿奇霉素);

①阿莫西林/克拉维酸钾(Amoxicillin/Potassium):1.2g,Q8h×7 天;

②阿奇霉素(Azithromycim):0.5g,每日 1 次×3 天。

3.喹诺酮类(如左氧氟沙星、莫西沙星等)

①左氧氟沙星(Levofloxacin):0.4g,Qd×7 天;

②莫西沙星(Moxofloxacin):0.4g,Qd×7 天。

三、用药说明注意事项

（一）对于既往健康的轻症且胃肠道功能正常的患者应尽量推荐用生物利用度良好的口服抗感染药物治疗。

（二）我国成人 CAP 致病肺炎链球菌对青霉素的不敏感率（包括中介与耐药）在 20%左右,高水平耐药或存在耐药高危险因素时应选择头孢曲松、美罗培南、呼吸喹诺酮类或万古霉素。

（三）我国肺炎链球菌对大环内酯类耐药率普遍在 60%以上,且多呈高水平耐药,因此,在怀疑为肺炎链球菌所致 CAP 时不宜单独应用大环内酯类,但大环内酯类对非典型致病原仍有良好疗效。

（四）支气管扩张症并发肺炎,铜绿假单胞菌是常见病原体,经验性治疗药物选择应兼顾及此。

（五）疑有吸入因素时应优先选择氨苄西林/舒巴坦钠、阿莫西林/克拉维酸钾等有抗厌氧菌作用的药物,或联合应用甲硝唑、克林霉素等,也可选用莫西沙星等对厌氧菌有效的呼吸喹诺酮类。

（六）抗生素治疗要尽早开始,首剂抗生素治疗争取在诊断 CAP 后 4 小时内使用,以提高疗效,降低病死率,缩短住院时间。

（七）抗感染治疗一般可于热退和主要呼吸道症状明显改善后 3~5 天停药,但疗程视不同病原体、病情严重程度而异,不宜将肺部阴影完全吸收作为停用抗菌药物的指征。

四、治疗效果评价

抗菌药物治疗后 2~3 天应对病情进行评价,治疗有效表现为体温下降、症状改善、临床状态稳定、白细胞逐渐降低或恢复正常,如治疗 72 小时后症状无改善,甚至进一步加重,建议转上级医院进一步治疗。

第四十四节　脓毒症

脓毒症(sepsis)是指明确或可疑的感染引起的全身炎症反应综合征(SIRS),可发展为严重脓毒症(severe sepsis)和脓毒性休克(septic shock)。严重脓毒症是指脓毒症伴由其导致的器官功能障碍和/或组织灌注不足。脓毒性休克是指脓毒症伴由其所致的持续低血压,虽经充分的液体复苏治疗后仍无法逆转。

一、诊断要点

（一）脓毒症诊断标准

明确或可疑的感染,具备以下临床特点:

1.一般临床特征

（1）发热(体温>38.3℃);

（2）低体温(体温<36℃);

（3）心率>90 次/min,或大于不同年龄正常值的 2 个标准差;

（4）气促;

(5)精神状态的改变;

(6)明显水肿或液体正平衡(24 小时超过 20ml/kg);

(7)高血糖症〔血糖>7.7 mmol/L(>140mg/dL)〕且无糖尿病史。

2.炎症反应指标

(1)白细胞增多〔WBC 计数>12×10^9/L(>12000/μL)〕;

(2)白细胞减少〔WBC 计数<4×10^9/L(<4 000/μL)〕;

(3)WBC 计数正常但幼稚白细胞总数超过 10%;

(4)血浆 C 反应蛋白大于正常值的 2 个标准差;

(5)血浆降钙素原大于正常值的 2 个标准差。

3.血流动力学变量

低血压〔SBP<90mmHg(1mmHg=0.133kPa),MAP<70mmHg 或成人 SBP 下降超过 40mmHg 或低于年龄段正常值的 2 个标准差〕。

4.器官功能障碍指标

(1)动脉低氧血症(PaO_2/FiO_2<300mmHg);

(2)急性少尿(即使给予足够的液体复苏,尿量仍然<0.5ml/(kg·h)且至少持续 2 小时以上);

(3)血肌酐上升>44.2μmol/L(>0.5mg/dL);

(4)凝血功能异常(INR>1.5 或 APTT>60 秒);

(5)肠梗阻(肠鸣音消失);

(6)血小板减少〔血小板计数<100×10^9/L(<100 000/μL)〕;

(7)高胆红素血症〔血浆总胆红素>70μmol/L(>4mg/dL)〕。

5.组织灌注指标:

(1)高乳酸血症(>1mmol/L);

(2)毛细血管再灌注能力降低或瘀斑形成。

注:WBC 为白细胞,SBP 为收缩压,MAP 为平均动脉压,PaO_2/FiO_2 为氧合指数,INR 为国际标准化比值,APTT 为部分凝血活时间。

(二)脓毒性休克诊断标准

是指脓毒症伴由其所致的持续低血压,虽经充分的液体复苏治疗后仍无法逆转,且不能被其他原因所解释。

休克的早期快速判定:一看、二摸、三测压、四尿量:

1.看:神志障碍或淡漠、唇淡、皮肤四肢苍白或淤紫、表浅静脉萎陷、毛细血管充盈时间延长(>2 秒);

2.摸:脉搏快、细、弱,皮肤四肢湿冷;

3.血压:国内定为动脉收缩压<90mmHg 或低于基本血压 40mmHg;脉压<20mmHg;高血

压患者收缩压较原水平下降 30%以上；

4.尿量：<30ml/h。

(三)严重脓毒症诊断标准

严重脓毒症是脓毒症伴由其导致的器官功能障碍和/或组织灌注不足(以下任意一项)：

1.脓毒症所致低血压；

2.乳酸水平超过实验室检测正常水平上限；

3.即使给予足够的液体复苏,尿量仍<0.5ml/kg/h,至少 2 小时；

4.非肺炎所致的急性肺损伤,且 PaO_2/FiO_2<250mmHg；

5.肺炎所致急性肺损伤,且 PaO_2/FiO_2<200mmHg；

6.血肌酐水平>176.8μmol/L(2.0mg/dL)；

7.胆红素>34.2μmol/L(2mg/dL)；

8.血小板计数<100×10⁹/L(100000μL)；

8.血小板计数<$100×10^9$/L(100000μL)；

9.凝血障碍(INR>1.5)。

二、药物治疗方案

(一)初始早期液体复苏治疗

1.液体复苏的方案：补液的速度和量应根据血液动力学指标、心功能状况、微循环灌注的改善以及患者对扩容治疗的反应来决定。休克治疗初期,强调快速补液和足量补液同样重要。达到目标后再根据患者的反应调节补液速度,应在减慢输液后,以动脉压、脉率、脉压、末梢循环状态、皮肤色泽、尿量、中心静脉压等大部分指标恢复正常平稳为度。

(1)3 小时内：出现低血压或乳酸高于 4mmol/L 时快速输注晶体液(平衡液),总量可达 30ml/kg;输液种类也可以部分为胶体液(白蛋白或代血浆)。

(2)6 小时达到以下复苏目标

1)中心静脉压 8~12 mmHg；

2)平均动脉压(MAP)≥65 mmHg；

3)尿量≥0.5ml/kg/h；

4)上腔静脉血氧饱和度或混合静脉血氧饱和度≥ 0.70 或 0.65。

处方一 ①生理盐水 (Ns)/林格液 (Ringer)：500ml, 快速静脉滴注,500ml~1000ml/h(首选)。

②代血浆(Hydroxymethylstarch)：500ml,静脉滴注,300ml~500ml/h

2.液体治疗的监测与评估

(1)监测项目

1)心率、血压、尿量、皮肤温度、色泽；

2)中心静脉压(CVP)；

3)血清乳酸测定(Lac)；

4)上腔静脉或混合静脉血氧饱和度(SCVO2/SVO2)。

(2)评估方法

1)被动抬腿试验:患者取平卧位或头部呈 45°半平卧位,腿部平放,两位医护人员分别在两侧抬高患者下肢,使之与臀部和膝部呈 90°,使患者呈类似坐姿状态,同时观察患者心率、血压变化,有条件者观察其有创动脉搏动情况。如果患者心率下降 10 次、血压上升 10mmHg,或在自主呼吸或机械通气时动脉波形波幅变化>12%~15%,则被动抬腿试验阳性,预示补液可使患者受益。

2)补液试验:生理盐水 500ml 于 30 分钟内快速滴完,同时记录每小时尿量,如出现心率下降、血压上升,尿量>30ml/h,则提示患者存在容量反应性,继续维持快速补液。

3)补液试验 CVP5-2 法则(必须留置上腔中心静脉导管):

根据初次测得的 CVP 值(按以下 3 种情况),快速输入一定量晶体液后观察,

当 CVP<5mmHg,可在 10 分钟内输液 200ml;

当 5mmHg≤CVP≤12mmHg,可在 10 分钟内输液 100ml;

当 CVP>12mmHg,可在 10 分钟内输液 50ml;

判定:

CVP 上升>5mmHg,则停止输液;

CVP 上升幅度在 2~5mmHg,则暂停输液 10 分钟后再测定 CVP,如果仍上升>2mmHg,则停止输液,如果上升≤2mmHg,则继续输液;

CVP 上升≤2mmHg,则继续输液。

(二)血制品治疗

1.对无组织灌注不足,且无心肌缺血、重度低氧血症或急性出血的患者,可在血红蛋白(Hb<70g/L 时输注红细胞,使 Hb 维持在目标值 70~90g/L;

2.对无出血或无计划进行有创操作的脓毒症患者,不建议预防性输注新鲜冰冻血浆;

3.当严重脓毒症患者血小板计数(PLT)≤10×10⁹/L 且不存在明显出血,以及当 PLT≤20×10⁹/L 并有明显出血风险时,建议预防性输注血小板;当存在活动性出血或需进行手术、有创操作的患者需要达到 PLT≥50×10⁹/L;

(三)缩血管药物治疗

缩血管药物治疗的初始目标是 MAP 达到 65mmHg。

1.去甲肾上腺素作为首选缩血管药物;

2.对快速性心律失常风险低或心动过缓的患者,可用多巴胺作为去甲肾上腺素的替代缩血管药物;

3.当需要使用更多的缩血管药物来维持足够的血压时,建议选用肾上腺素(加用或替代去甲肾上腺素)。

处方二　1)去甲肾上腺素(Norepinephrine):20mg 以 5%葡萄糖注射液 50ml 稀释以 0.2~

$2\mu g/kg/min$ 的速度维持静脉泵注(首选)。

　　2)多巴胺(Dopamine):20mg 以 5% 葡萄糖注射液 50ml 稀释以 5~20μg/kg/min 的速度维持静脉泵注。

　　(四)正性肌力药物治疗

　　存在下述情况时,建议以 2~20μg/kg/min 的速度输注多巴酚丁胺:

　　(1)心脏充盈压升高、CO 降低提示心肌功能障碍;

　　(2)尽管已取得了充足的血容量和足够的 MAP 仍出现灌注不足征象;

　　处方三　多巴酚丁胺(Dobutamine):200mg 以 5% 葡萄糖注射液 50ml 稀释以 2~20μg/min 的速度静脉泵注。

　　(五)抗感染治疗

　　1.在抗菌药物应用前,均需留取恰当的标本进行需氧瓶、厌氧瓶的培养或其他特殊的培养;

　　2.对可能有特定感染源(如坏死性软组织感染、腹腔感染、导管相关性血流感染)的脓毒症患者,应尽快明确其感染源,并尽快采取恰当的感染源控制措施,特别是脓肿引流、感染坏死组织清创、处理可能感染的装置等;

　　3.1 小时内开始有效的静脉抗菌药物治疗,初始经验性抗感染治疗方案采用覆盖所有可能致病菌(细菌和/或真菌),且在疑似感染源组织内能达到有效浓度的单药或多药联合治疗;

　　处方四

　　(1)中枢神经系统:头孢曲松(Ceftriaxone):2g,静脉滴注,q12h+甲硝唑(Metronidazole)15mg/kg,静脉滴注 q12h(联合使用)。

　　(2)皮肤软组织感染:哌拉西林他唑巴坦(Piperacillin and Tazobactam):静脉滴注,2.25g,q6h+万古霉素(Vancomycin)1g,静脉滴注,q12h 或去甲万古霉素(Norvancomycin)0.4g,静脉滴注,q8h(联合使用)。

　　(3)社区获得性肺炎:头孢曲松(Ceftriaxone)1g,静脉滴注,qd+阿奇霉素(Azithromycin)0.5g,静脉滴注,qd(联合使用)。

　　(4)医院获得性肺炎:亚胺培南/西司他丁(Imipenem Cilastatin)0.5g,静脉滴注,q6h+左氧氟沙星(Levofloxacin)0.5g,静脉滴注,qd(联合使用)。

　　(5)胆道系统、腹腔内感染:哌拉西林他唑巴坦(Piperacillin and tazobactam)4.5g,静脉滴注,q8h 或亚胺培南/西司他丁(Imipernem Cilastatin),0.5g,静脉滴注,q6h。

　　(6)胃肠道感染:环丙沙星(Ciprofloxacin)0.5g,静脉滴注,q12h 或左氧氟沙星(Levofloxacin)0.5g,静脉滴注,qd。

　　(7)泌尿系感染:左氧氟沙星(Levofloxacm)0.5g,静脉滴注,qd。

　　(8)血行性感染:美罗培南(Meropenem),0.5g,静脉滴注,q6h,如考虑合并导管源性因素,拔除导管,可联合使用万古霉素(Vancomycin)1g,静脉滴注,q12h。

4.一旦有明确病原学依据,应考虑降阶梯治疗策略,脓毒症患者的抗菌药物的疗程一般为7~10天;

5.如考虑合并真菌感染,应予以抗真菌治疗;

处方五　氟康唑注射液(Fluconazole),400mg,静脉滴注,每日1次。

6. 对流感病毒引起的严重脓毒症/脓毒性休克尽早开始抗病毒治疗（以下药物任选一种）。

处方六　(1)奥司他韦胶囊(Oseltamivir):每次75mg,每日2次。

　　　　(2)阿昔洛韦注射液(Acyclovir):0.25g,静脉滴注,q8h。

(六)机械通气治疗

1.治疗指征

(1)经无创呼吸机治疗后患者病情无改善或仍继续恶化;

(2)意识障碍,气道保护能力差;

(3)呼吸形式严重异常,如呼吸频率>35~40次/分或<6~8次/分,呼吸节律异常,自主呼吸微弱或消失;

(4)血气分析提示严重通气和氧合障碍:PaO_2<50mmHg,尤其是充分氧疗后仍<50mmHg;$PaCO_2$进行性升高,pH动态下降。

2.对脓毒症诱发急性呼吸窘迫综合征(ARDS)患者进行机械通气时设定小VT(6ml/kg);

3.测量ARDS患者的机械通气平台压,平台压的初始上限设定为30cmH_2O以达到肺保护的目的;

4.对脓毒症诱发ARDS的患者应使用PEEP防止肺泡塌陷;

5.对脓毒症诱发的中重度ARDS患者使用俯卧位通气,尤其适用于PaO_2/FiO_2<100mmHg患者。

(七)镇静与肌松治疗

1.在脓毒症患者使用机械通气时,使用程序化镇痛镇静,治疗目标达到RASS镇静评分-2至-3分(以下两种药物联合使用);

处方七　(1)吗啡(Morphine):负荷量0.03~0.2mg静脉推注后以1~3mg/h维持静脉泵注。

　　　　(2)丙泊酚(Propofol):以0.5~3mg/kg/h维持静脉泵注。

2.脓毒症所致严重ARDS可早期短疗程(≤48小时)应用神经肌肉阻滞剂;

处方八　阿曲库铵(Atracurium):负荷量0.03mg/kg静脉推注后以1~2ug/(kg·min)速度维持静脉泵注。

(八)免疫调理治疗

处方九　胸腺肽α1(Thymosin α1):1.6mg,皮下注射,每周2次,连续4周

(九)深静脉血栓预防治疗

处方十　1.低分子肝素注射液(Lowmolecalar Weight Heparin):0.4ml,皮下注射,每日1

次/连续 7 天。

2.如无禁忌进行下肢气压泵物理防栓塞治疗,每日 2 次。

(十)血糖管理治疗

伴有高血糖〔连续两次血糖>10mmol/L(>180mg/dL)〕的严重脓毒症患者,应控制血糖≤10mmol/L(≤180mg/dL),并建议采用规范化(程序化)血糖管理方案;

处方十一 胰岛素注射液(Insulin)50u 以生理盐水注射液 50ml 稀释后持续静脉泵注,控制血糖维持在 8~10mmol/L。

(十一)连续性肾脏替代治疗(CRRT)

脓毒症合并肾衰竭的患者,如需 RRT,应采用 CRRT。

(十二)糖皮质激素治疗

处方十二 氢化可的松注射液(Hydrocortisone):200mg,24 小时连续静脉泵注。

(十三)预防应急性溃疡治疗

处方十三 奥美拉唑注射液(Omeprazole):40mg,静脉滴注,每日 2 次。

三、用药说明及注意事项

(一)处方一中推荐晶体液作为严重脓毒症及脓毒性休克的首选复苏液体,严重脓毒症及脓毒性休克患者液体复苏时可考虑使用白蛋白;反对使用羟乙基淀粉进行液体复苏,脓毒症患者在液体复苏时选用羟乙基淀粉不能改善近期和远期生存率,且羟乙基淀粉与晶体液相比,前者可增加脓毒症患者的 AKI 发生率及 RRT 的需求。

(二)处方二中与多巴胺相比,去甲肾上腺素对心率和每搏输出量的影响较小,却能更有效地改善脓毒性休克患者的低血压状态,推荐去甲肾上腺素作为脓毒症休克治疗的首选缩血管药物;不推荐将低剂量多巴胺作为肾脏保护药物。

(三)处方五中使用万古霉素或去甲万古霉素过程中应注意监测尿蛋白、肾功能、尿量,警惕药物性肾损害,有条件的医院应监测该药物血药浓度,如出现肾损伤,应立即停药,必要时给予血液净化治疗。

(四)处方七中急慢性肾功能不全患者不宜使用阿昔洛韦。

(五)处方十二中应积极预防低血糖的发生,每 1~2 小时监测一次血糖,直至血糖和胰岛素用量稳定后可每 4 小时监测一次。

(六)应用降钙素原对可疑感染的重症患者进行脓毒症的早期诊断,当感染病原菌的鉴别诊断涉及侵袭性真菌病时,建议采用 1,3-β-D 葡聚糖检测(G 试验)和/或甘露聚糖(GM 试验)和抗甘露聚糖抗体检测。

(七)处方十三中氢化可的松应持续泵注给药,不推荐常规使用糖皮质激素治疗脓毒性休克,不伴有休克的脓毒症不给予皮质激素。

(八)不建议使用高容量血液滤过治疗脓毒症合并 AKI。

(九)以下情况需转上级医院治疗:

1.感染部位和/或感染病原学不明确的混合、重症感染患者,建议转诊上一级医院;

2.需要使用糖皮质激素治疗的患者,建议转诊上一级医院;

3.出现 1 个或多个脏器功能损害,需要器官功能支持如循环监测、机械通气、连续性血液净化等治疗的患者需转上级医院治疗;

4.具有传染性的特殊感染性疾病患者,必须转有隔离救治条件的上级医院。

（谢元林　黎晓武　杜　杰　王香云　易长庚　蒋芳清　鲁学明　周国强　张雪红　李向军　袁　鲲　肖　钢　潘慧琼　汤渝玲　吕爱莲）

第十九章　循环系统疾病

第一节　高血压病

高血压病是以体循环动脉压升高为主要临床表现的心血管综合征,通常简称为高血压。它是最常见的慢性病,也是心脑血管病最主要的危险因素,可损伤重要脏器,如心、脑、肾的结构和功能,最终导致这些器官的功能衰竭。

一、诊断要点

(一)按照 2010 版中国高血压指南分级

成人静息时,一般非同日 3 次以上血压测量值收缩压均≥140mmHg 和(或)舒张压均≥90mmHg(未服用降压药)可诊断高血压。分级标准见表 19-1:

表 19-1　高血压的分级

	1 级	2 级	3 级
血压（mmHg）	160 > 收缩压 ≥ 140 和(或) 100 > 舒张压 ≥ 90	180 > 收缩压 ≥ 160 和(或) 110 > 舒张压 ≥ 100	收缩压 ≥ 180 和(或) 舒张压 ≥ 110

(二)高血压急症和亚急症

高血压急症指在某些诱因作用下,血压突然和显著升高(一般超过 180/120mmHg),同时伴有进行性心、脑、肾等重要靶器官功能不全的表现,包括高血压脑病、颅内出血、脑梗死、急性心力衰竭、肺水肿、急性冠脉综合征、主动脉夹层、子痫等。高血压亚急症指血压明显升高,但不伴有严重临床症状及进行性靶器官损害。

(三)顽固性高血压

指使用了三种以上合适剂量降压药物联合治疗(一般包括利尿剂),血压仍未能达到目标水平。

二、药物治疗方案

降血压药物治疗应遵循小剂量开始,优先选择长效制剂,联合用药及个体化原则。

(一)轻度高血压

处方一　1.氨氯地平片(Amlodipine):2.5~5mg,每日 1 次。

　　　　2.依那普利片(Enalapril):5~10mg,每日 2 次。

　　　　3.硝苯地平缓释片(Felodipine):5~10mg,每日 2 次。

　　　　4.吲达帕胺片(Lndapamide):1.25~2.5mg,每日 1 次。

以上药物任选一种。

(二)中度高血压

处方二　1.氨氯地平片(Amlodipine):2.5~5mg,每日 1 次。

　　　　2.依那普利片（Enalapril）:5~10mg,每日 2 次。

处方三　1.氨氯地平片(Amlodipine):2.5~5mg,每日 1 次。

　　　　2.吲达帕胺片（Lndapamide）:1.25~2.5mg,每日 1 次。

处方四　1.贝那普利片（Benazepril）:5~10mg,每日 1 次。

　　　　2.吲达帕胺片（Lndapamide）:1.25~2.5mg,每日 1 次。

处方五　1.厄贝沙坦片（Lrbesartan）:150mg,每日 1 次。

　　　　2.硝苯地平缓释片（Felodipine）:5~10mg,每日 2 次。

以上处方任选一组

(三)重度高血压

处方六　1.硝苯地平控释片（Nifedipine）:30mg,每日 1~2 次。

　　　　2.贝那普利片（Benazepril）:10mg,每日 1 次。

　　　　3.双氢克尿噻片（Hydrochlorothiazide）:25~50mg,每日 2 次。

处方七　1.氨氯地平片（Amlodipiru）:5mg,每日 1 次。

　　　　2.厄贝沙坦片（Irbesartan）:150mg,每日 1 次。

　　　　3.双氢克尿噻片（Hydrochlorothiazide）:25~50mg,每日 2 次。

处方八　1.非洛地平缓释片（Felodipine）:5mg,每日 1 次。

　　　　2.吲达帕胺片（Lndapamide）:1.25~2.5mg,每日 1 次。

　　　　3.贝那普利片（Benazepril）:10mg,每日 1 次。

以上处方任选一组

(四)高血压急症

高血压急症的治疗原则是及时降低血压、控制性降压,注意同时保护靶器官的功能,一般采用静脉给药。

处方九　1.硝普钠(Sodim Nitroprusside):25~50mg 开始以 10~25ug/min 静脉泵入,根据血压情况每 5~10 分钟增加一次剂量,直到血压满意为止。一般不宜长期使用。

　　　　2.硝酸甘油(Nitroglycerin):开始时以 5~10ug/min 静脉泵入,根据血压情况逐渐增加剂量至 100~200ug/min,停药数分钟内作用消失。

　　　　3.地尔硫卓(Diltiazem):通常以 5~15μg/kg/min 速度静脉泵入盐酸地尔硫草。当血压降至目标值以后,边监测血压边调节速度。

　　　　4.呋塞米注射液(Furosemide):20~80mg 静脉注入。

　　　　5.尼群地平片(Nitredipine):10~20mg,舌下含服。

上述药物中,一般选择 1 种静脉药物,另加尼群地平片舌下含服,必要时使用呋塞米静脉注射。

三、用药说明及注意事项

（一）轻度高血压的药物治疗基本方案是选择作用温和、不良反应少的 1 种一线降压药物，钙通道阻滞剂及血管紧张素转化酶抑制药物降压作用可靠，不良反应少，且有同时扩张冠脉、抗动脉粥样硬化和逆转心血管重构的作用；但钙通道阻滞剂治疗时有反射性交感活性增强，引起心率增快、面部潮红、头痛、下肢水肿等；血管紧张素转化酶抑制药物有刺激性干咳，致高钾血症等副作用。

（二）中度高血压的基本药物治疗方案是选择两种降压机制不同的药物联合治疗，常用联合治疗方案如下：血管紧张素转化酶抑制药物+钙通道阻滞剂；血管紧张素转化酶抑制药物+利尿剂；β 受体阻滞剂+钙通道阻滞剂；钙通道阻滞剂+利尿剂。如果应用血管紧张素转化酶抑制药物出现咳嗽等不良反应，不能耐受者可改为血管紧张素 Ⅱ 受体阻断药。利尿药常引起糖、脂代谢紊乱、电解质紊乱，可通过减少药物使用剂量、定期复查血糖、血脂、电解质予以处理。

（三）重度高血压的治疗通常选用 3 种及以上不同类型的强效降压药物。一般必须包含利尿剂。常用方案有：血管紧张素转化酶抑制药物+钙通道阻滞剂+利尿剂；血管紧张素转化酶抑制药物+β 受体阻滞剂+利尿剂；β 受体阻滞剂+钙通道阻滞剂+利尿剂。不同药物联合降压治疗，以协同疗效，减少副作用，必要时可采用四联方案。对于 80 岁以上高龄老年人降压的目标值为 < 150/90mmHg，降压过程应缓慢、平稳、最好不减少脑血流量。对于心肌梗死和心力衰竭合并高血压患者，首先使用血管紧张素转化酶抑制药物、利尿剂和 β 受体阻滞剂；高血压合并冠心病患者首选 β 受体阻滞剂和钙通道阻滞剂。高血压并发糖尿病可选用血管紧张素转化酶抑制药物，避免利尿剂。降血压不宜过快过猛，除非发生高血压危象、高血压脑病等急症，宜逐渐于数日或数周内下降为好，以免发生心、脑、肾缺血，加重损害。

（四）高血压急症及亚急症。高血压急症需要迅速降低血压，采用静脉途径给药，后者需要在 24~48 小时内降低血压。

（五）高血压治疗不止是口服药物治疗，低盐低脂饮食、良好的日常生活习惯、心理健康同样重要。

（六）出现以下情况需要转上级医院处理：

1.高血压急症、顽固性高血压治疗效果差。

2.临床上诊断考虑继发性高血压，需要明确诊断的患者。

3.合并症或并发症多，临床处理十分棘手时应转上级医院。

4.血压控制不良可转上级医院进一步调整治疗。

第二节　冠心病

冠状动脉粥样硬化性心脏病是冠状动脉血管发生动脉粥样硬化病变而引起血管腔狭窄或阻塞，造成心肌缺血、缺氧或坏死而导致的心脏病，常常被称为"冠心病"。世界卫生组织将冠心病分为五型:无症状心肌缺血(隐匿性冠心病)、心绞痛、心肌梗死、缺血性心力衰竭(缺血性心脏病)和猝死5种临床类型。临床中根据发病特点和治疗原则不同常常分为慢性心肌缺血综合征和急性冠状动脉综合征两大类。

一、诊断要点

(一)症状

心前区或胸骨后疼痛,多为发作性绞痛或压榨痛,也可为憋闷感。疼痛从胸骨后或心前区开始,向上放射至左肩、臂,甚至小指和无名指,休息或含服硝酸甘油可缓解。胸痛放射的部位也可涉及颈部、下颌、牙齿、腹部等。

(二)体征

冠心病早期症状一般没有明确的阳性体征,但是严重的就会有第一心音减弱、心界向左下扩大、有时候在心律失常时可出现心律不规则,脉搏短促、第一心音强弱不等,心律绝对不齐等心房纤颤的表现。并发室间隔穿孔、乳头肌功能不全者,可于相应部位听到杂音。

(三)检查

心电图是诊断冠心病最简便、常用的方法。尤其是患者症状发作时是最重要的检查手段,还能够发现心律失常。不发作时多数无特异性。心绞痛发作时S-T段异常压低,变异型心绞痛患者出现一过性S-T段抬高。不稳定型心绞痛多有明显的S-T段压低和T波倒置。心肌梗死时的心电图表现:①急性期有异常Q波、S-T段抬高。②亚急性期仅有异常Q波和T波倒置(梗死后数天至数星期)。③慢性或陈旧性期(3~6个月)仅有异常Q波。若S-T段抬高持续6个月以上,则有可能并发室壁瘤。若T波持久倒置,则称陈旧性心肌梗死伴冠脉缺血。超声心动图有左心室壁节段性运动异常,左心室顺应性下降,射血分数降低等。实验室检查常可见血糖、血脂异常。

二、药物治疗方案

稳定性心绞痛的治疗原则是改善冠脉血供和降低心肌氧耗以改善患者症状,提高生活质量,同时治疗冠脉粥样硬化,预防心肌梗死和死亡,以延长生存期。急性冠脉综合征是具有潜在危险的严重疾病,应以即刻缓解缺血和预防严重不良反应后果为主,详见急性心肌梗死章节。

(一)改善缺血、减轻症状治疗

处方一 1.美托洛尔片(Metoprolol):12.5~25mg,每日2次。

2.美托洛尔缓释片(Metoprolol Sustainde-release):11.875~47.5mg,每日1次。

3.比索洛尔片(Bisoprolol Tablets):2.5~5mg,每日1次。

以上三种任选一种

处方二 1.硝酸甘油片(Nitroglycerin):0.5~1mg,舌下含服,按情况而定。

2.单硝酸异山梨酯分散片(Lsosorbide Mononitrate Dispersible Talblets):20mg,每日2次。

3. 单硝酸异山梨酯缓释胶囊（Lsosorbide monnitrate sustained release capsules）：50mg,每日 1 次。

1 为心绞痛发作时急救用,2、3 两种任选一种

处方三　1.氨氯地平片（Amlodipine）：5~10mg,每日 1 次。

2.硝苯地平片（Nifedipine）：10mg,每日 3 次。

3.地尔硫卓片（Diltiazem）：30mg,每日 3 次。

4.维拉帕米片（Varapamil）：40mg,每日 3 次。

以上四种任选一种适合用于同时合并有高血压的患者

(二)预防心肌梗死,改善预后治疗

处方四　1.阿司匹林肠溶片（Aspirin）：100mg,每日 1 次。

2.氯吡格雷片（Clopidogrel）：75mg,每日 1 次,睡前服。

以上两种任选一种

处方五　同处方一

处方六　1.辛伐他汀片（Simvastatin）：20~40mg,每日 1 次,睡前服。

2.阿托伐他汀片（Atrovastatin）：10~20mg,每日 1 次,睡前服。

3.瑞舒伐他汀钙片（Rosuvastatin）：10~20mg,每日 1 次,睡前服。

以上三种任选一种

处方七　1.依那普利片（Enalapril）：5~10mg,每日 1 次。

2.贝那普利片（Benazepril）：10mg,每日 1 次。

3.厄贝沙坦片（Lrbesartan）：75~150mg,每日 1 次。

4.氯沙坦片（Losartan）：50–100mg,每日 1 次。

以上四种任选一种

(三)中医治疗

处方一　1.复方丹参滴丸:5~10 粒,每日 3 次。

2.麝香保心丸:2 粒,每日 3 次。

3.速效救心丸（Quick Acting Heat Reliever）:10 粒,每日 3 次。

三、用药说明及注意事项

(一)β 受体阻滞剂主要作用机制是通过抑制肾上腺素能受体,减慢心率,减弱心肌收缩力,降低血压,减少心肌耗氧量,防止儿茶酚胺对心脏的损害。β 受体阻滞剂的使用应个体化,从较小剂量开始,逐级增加剂量,以能缓解症状,心率不低于 50 次/分为宜。有严重心动过缓和高度房室传导阻滞、窦房结功能紊乱、外周血管病、有明显支气管痉挛或支气管哮喘的患者禁用。

(二)硝酸酯类药物是内皮依赖性血管扩张药,通过减少左心室容量和前负荷减少心肌氧耗和增加心肌灌注。不良反应有头痛、面色潮红、心率增快和低血压。连续使用硝酸类药

物,药效有可能逐渐减弱,其原因是与药效有关的体内巯基物质消耗过多,一时"供不应求"。为了避免药物的耐受性,服药间隔应在8~12小时以上。

(三)钙通道阻滞剂通过抑制心肌收缩,减少心肌氧耗,扩张冠脉,解除冠脉痉挛,改善心内膜下的心肌血供,更适用于合并有高血压的患者,常见副作用有颜面潮红、头痛、眩晕、恶心、便秘、浮肿等。与β受体阻滞剂合用比单一药物更有效。

(四)阿司匹林通过抑制环氧化酶和血栓烷A2的合成达到抗血小板聚集的作用,所有患者只要没有用药禁忌都应该服用。其注意的不良反应为胃肠道出血或过敏,不能耐受者可改用氯吡格雷片作为替代治疗。

(五)他汀类药物能有效降低总胆固醇及低密度脂蛋白胆固醇的水平,有延缓斑块进展、稳定斑块及抗炎调脂的作用,所以冠心病患者,无论其血脂水平如何,均应给与他汀类药物。他汀类药物总体安全性很高,但应用期间仍应注意监测转氨酶及肌酸肌酶等生化指标。

2016年,中国成人血脂异常防治指南:

1.将降低LDL-C水平作为防控ASCVD危险的首要干预靶点,非LDL-C可作为次要干预靶点。

2.调脂治疗需要设定目标值:极高危组LDL-C<1.8mmol/L,高危者LDL-C<2.6mmol/L,中危和低危者LDL-C<3.4mmol/L。

(六)ACEI或ARB能有效使冠心病患者的心血管死亡、非致死性心肌梗死等主要终点事件的相对危险显著降低。冠心病合并高血压、糖尿病、心力衰竭或左心室收缩功能不全的高危患者建议使用ACEI,不能耐受ACEI类药物者可使用ARB类药物。

(七)对心绞痛症状不能药物控制,或无创检查提示较大面积心肌缺血且冠状动脉病变适合经皮冠状动脉介入治疗(PCI)者,可行冠状动脉内支架术(包括药物洗脱支架)治疗。对相对高危患者和多支血管病变的患者,PCI缓解临床症状更为显著,但生存率获益还不明确。对于低危患者,药物治疗在减少缺血事件和改善生存率方面与PCI一样有效。

(八)冠心病是心律失常常见的基础病因之一,应给与相应的抗心律失常治疗,有高度房室传导阻滞及阿-斯综合征发作的患者,应及时予以安置临时起搏器。

(九)以下情况应转上级医院治疗

1.治疗后胸闷胸痛症状不能缓解或进行性加重,需要特殊治疗者转院。

2.出现了高度房室传导阻滞或影响血流动力学的快速性心律失常,需转院使用临时或永久起搏器,需要射频消融治疗。

3.诊断不明确,需要行冠脉造影或心电生理检查者可转上级医院。

第三节　急性心肌梗死

急性心肌梗死(acute myocardial infarction,AMI)是在冠状动脉病变基础上,发生冠状动脉血供急剧减少或中断,使相应的心肌严重而持久地急性缺血所致部分心肌急性坏死。急性心肌梗死包括急性非 ST 段抬高型心肌梗死（non–ST–segment elevation myocardial infarction,NSTEMI）和急性 ST 段抬高型心肌梗死（ST–segment elevation myocardial infarction,STEMI）。

临床表现为胸痛、急性循环功能障碍,反映急性心肌缺血、损伤和坏死一系列特征性心电图演变以及血清心肌坏死标记物的变化。

一、诊断要点

急性心肌梗死的诊断必须具备下列三条标准中的两条。

（一）缺血性胸痛的临床病史。

（二）心电图的动态演变(T 波高耸、ST 段抬高并与 T 波融和成单相曲线、Q 波形成)。

（三）心肌坏死的血清心肌标志物(CTnT、CK、CKMB、AST、LDH、LDH$_1$)浓度的动态改变。

非 ST 段抬高性急性心肌梗死与不稳定性心绞痛诊断不同点是非 ST 段抬高性急性心肌梗死有反映心肌坏死的肌酸磷酸激酶同工酶（CK–MB）超过正常上限 2 倍或心肌标记物（cTn）标准水平升高超过参考值上限(URL)99%分位值。

二、药物治疗方案

治疗原则

急性心肌梗死治疗的原则是保护和维持心脏功能,挽救濒死的心肌,防止梗死扩大,缩小心肌缺血范围,及时处理严重心律失常、泵衰竭和各种并发症,防止猝死,使患者度过急性期,为康复后保持尽可能多的有功能的心肌。

一般治疗　包括休息、吸氧、戒烟、严密监护、止痛、镇静、开放静脉、保持水、电解质平衡,避免患者情绪激动,吃清淡易消化饮食,保持大便通畅。

处方一　适用于院前急救

　　　　硝酸甘油(Nitroglycerin):0.5mg,舌下含服,立即。

　或　速效救心丸:5~10 粒,舌下含服,立即。

　或　麝香保心丸:1~2 粒,舌下含服,立即。

　或　硝酸甘油(Nitroglycerin):10mg。

　　　　5%葡萄糖注射液:250ml,静脉滴注,立即。

处方二　适用于抗心肌缺血和心绞痛治疗

　　　　5%葡萄糖注射液:250ml。

　　　　硝酸甘油(Nitroglycerin):10mg,静脉滴注,立即。

　或　5%葡萄糖注射液:250ml。

　　　　硝酸异山梨酯:20mg,静脉滴注,1~5mg/min。

　或　比索洛尔(Bisoprolol):2.5mg,口服,每日 1 次。

　或　美托洛尔缓释片(Metoprolol):47.5mg,口服,每日 1 次。

或　盐酸吗啡注射液(Morphine)：5mg，肌内注射，立即。

或　哌替啶(杜冷丁)(Pethidine)：50~100mg，肌内注射，立即(基层医院要慎用)。

处方三　适用于非 ST 段抬高型心肌梗死的抗栓治疗

阿司匹林(Aspirin)：300mg，顿服。

或　接阿司匹林(Aspirin)：100mg，口服，每日 1 次。

或　氯吡格雷(Clopidogrel)：300mg，顿服。

或　接氯吡格雷(Clopidogrel)：75mg，口服，每日 1 次。

处方四　适用于 ST 段抬高型心肌梗死的溶栓治疗

0.9%氯化钠注射液：100ml

尿激酶(Urokinase)：150 万 U，静脉滴注(30 分钟内滴注完毕)。

或　链激酶(Streptokinase)：150 万 U。

5%葡萄糖注射液：100ml，静脉滴注(1 小时内滴完)。

或　肝素(Heparin)：7500~10000U，皮下注射(每 12 小时 1 次)。

三、用药说明及注意事项

(一)急性心肌梗死是一种严重而危及生命的心脏病，加强预防，早期诊断和治疗，严格监护和积极治疗合并症是改善预后的几个重要方面。死亡的主要原因是心源性休克、心室破裂、严重心力衰竭、严重心律失常。

(二)基层医院以负责入院前急救为主，疑是或确诊 AMI，如有条件，应尽快送患者去上级医院进一步诊治。

(三)警示：含服硝酸甘油可 5 分钟重复 1 次，若无硝酸甘油，也可予速效救心丸或麝香保心丸替代；使用硝酸甘油要注意以下几点：

1.青光眼患者忌用。

2.用药后有时出现头胀、头内跳痛、心跳加快，甚至晕厥。初次用药可先含半片，以避免和减轻不良反应。

3.心绞痛发作频繁的患者，在大便前含服，可预防发作。

4.本药不可吞服。

5.长期连续服用可产生耐受性。

6.与普萘洛尔联合应用，可有协同作用，并互相抵消各自缺点。但后者可引起血压下降，从而导致冠状动脉流量减少，有一定危险，须加注意。

(四) 所有无禁的 STEMI 患者均应立即口服水溶性阿司匹林或嚼服肠溶阿司匹林肠溶片300mg，继以 75~100mg/d 长期维持。阿司匹林在下列情况时禁用：

1.活动性溃疡病或其他原因引起的消化道出血。

2.血友病或血小板减少症。

3.有阿司匹林或其他非甾体抗炎药过敏史者，尤其是出现哮喘、神经血管性水肿或休克者。长期大量用药时应定期检查红细胞比积、肝功能及血清水杨酸含量。

（五）溶栓治疗快速，简便，在不具备 PCI 条件的医院或因各种原因使 FMC（首次医疗接触 First medical contact）至 PCI（经皮冠状动脉介入 percutaneous coronary intervention）时间明显延迟时，对有适应证的 STEMI 患者，静脉内溶栓仍是最好的选择，院前溶栓效果优于入院后溶栓，对发病 3 小时内的患者，溶栓治疗的即刻疗效与直接 PCI 基本相似。无冠脉动脉造影和（或）PCI 条件的医院，在溶栓治疗后应将患者转运到有 PCI 条件的医院。

1.一般不在基层医院使用。

2.对肝素钠过敏、有出血倾向、血小板减少症、血友病、消化性溃疡、严重高血压、颅内出血、细菌性心内膜炎、活动性结核、先兆流产或产后、骨脏肿瘤、外伤及手术后均禁用。

3.妊娠妇女仅在有明确适应证时，方可使用。

（六）使用尿激酶、链激酶注意以下几点：

1.以下情况不宜使用：活动性出血、出血性疾病、近期内手术、外伤、活动性溃疡病、脑卒中史、重度高血压未控制者。

2.哺乳期妇女应慎用。

3.使用时以监测出血时间（PT）或活化部分凝血活酶时间（APTT），有出血倾向时停药，必要时输新鲜全血或血浆。

4.不良反应：可发生程度不同的出血，偶见轻度血压下降、头晕及一般性过敏反应。急性心肌梗死溶栓后可发生再灌注心律失常。

（七）β 受体阻滞剂通过减慢心率，降低体循环血压和减弱心肌收缩力来减少心肌耗氧量，对改善缺血区的氧供需失衡，缩小心肌梗死面积，降低急性期病死率有肯定的疗效。在无该药禁忌证的情况下应及早常规应用。用药需严密观察，使用剂量必须个体化。

第四节　窦性心动过速

窦性心动过速是指窦房结发出的激动超过了 100 次/分以上。窦性心动过速是最常见的一种心动过速，其发生常与交感神经兴奋及迷走神经张力降低有关。它不是一种原发性心律失常，可由多种原因引起。生理状态下可因运动、焦虑、情绪激动引起，也可发生在应用肾上腺素、异丙肾上腺素等药物之后。在发热、血容量不足、贫血、甲亢、呼吸功能不全、低氧血症、低钾血症、心衰及其他心脏疾患时极易发生。该病在控制原发病或诱发因素后便可治愈，但易复发。

一、诊断要点

（一）症状　患者常主诉心悸。

（二）体征　心率大于 100 次/分。

（三）心电图　频率在 100~180 次/分，P 波形态、激动顺序与窦性 P 波相同或相似。

二、药物治疗方案

窦性心动过速治疗的基本方案是对症治疗。根据不同病因选择不同药物。

（一）对症治疗

处方一　1.美托洛尔（Metoprolol）：25~100mg/次，口服，2 次/日。

2.普萘洛尔（Propranolol）：10~60mg/次，口服，3 次/日。

3.地尔硫草（Diltiazem）：60~180mg/次，口服，2 次/日。

4.维拉帕米（Verapamil）：40mg/次，口服，3 次/日。

5.地高辛片（Digoxin）：0.125~0.25mg/次，口服，1 次/日。

6.西地兰（Cedilanid）注射液 0.2~0.4mg+5%葡萄糖注射液 20ml，静脉缓慢推注（大于 10 分钟）。此后 2~4 小时可再给 0.2~0.4mg，每日总量一般为 1mg。

三、用药说明及注意事项

（一）窦性心动过速治疗的前提基础是消除诱因，治疗原发病。大部分患者在消除病因或诱因后，症状可消失。有明确的原发性疾病时应积极治疗。症状明显时才给予对症处理。

（二）由充血性心力衰竭引起的窦性心动过速，首选应用洋地黄制剂，慎用地尔硫草。

（三）非心力衰竭所致的窦性心动过速如甲状腺功能亢进症所引起的窦性心动过速，应用洋地黄不能使心率减慢。以交感神经兴奋和儿茶酚胺增高为主所致的窦性心动过速患者，常选用 β 受体阻滞药等。

（四）以下情况需要转上级医院

积极治疗原发病及消除诱因，是窦性心动过速治疗的关键，如不能有效治疗原发病的情况下，建议转诊。

第五节　窦性心动过缓

窦性心动过缓是窦房结自律性降低所致的窦性心律失常，其频率在 60 次/分以下。窦性心动过缓常伴有窦性心律不齐。常见于健康成人，尤其是老年人、运动员和睡眠时。心率在 40 次/分以上者，主要由于迷走神经张力增高所致。药物如 β 受体阻滞剂、钙离子通道阻滞药、洋地黄、胺碘酮以及镇静药、拟胆碱能药物等也可引起心动过缓，其他原因包括自主神经功能紊乱、颅内疾患、严重缺氧、低温、高血钾和甲状腺机能减退等病理状态。窦房结病变如病态窦房结综合征、下壁心肌梗死亦常发生窦性心动过缓。

一、诊断要点

（一）症状

窦性心动过缓心率不低于 50 次/分时，患者通常无症状。心率过低可因心搏出量减少而导致血压降低，有头晕、乏力眼花甚至晕厥症状，严重者可诱发心绞痛或心力衰竭。

（二）体征

心率小于 60 次/分。

(三)心电图

窦性心律,P 波形态与正常窦性 P 波一致,心率小于 60 次/分,常伴有窦性心律不齐,严重者可有逸搏。

二、药物治疗方案

窦性心动过缓药物治疗主要是对症治疗。

（一)对症治疗

处方　1.阿托品片(Atmopine):0.3~0.6mg/次,3~4 次/日,或阿托品注射液 0.5mg,静脉注射(每 3 到 5 分钟可重复,最大剂量 3mg)

2.异丙肾上腺素(Isoproterenol):1mg+5%葡萄糖液 250 毫升,静脉点滴(根据心率快慢而调整滴速)

3.参松养心胶囊(Shensonggangxin Capsule):2~3 粒/次,口服,3 次/日。

三、用药说明及注意事项

（一)对窦性心动过缓者病因治疗才是关键,对症状明显或紧急情况下可暂时给予提高心率的药物,对不能纠正的窦性心动过缓需植入永久起搏器。

（二)异丙肾上腺素静脉滴注或静脉泵入治疗,需要警惕出现室性心动过速和心室颤动的风险。急性心肌梗死引起的缓慢性心律失常患者应用异丙肾上腺素治疗可加重缺血,是临床禁忌。药物治疗无效或不能应用药物治疗纠正严重的缓慢性心律失常时,需考虑临时心脏起搏器治疗。

（三)对窦房结功能受损所致的严重窦性心动过缓的患者　心率很慢、症状明显,甚至有晕厥发生、药物治疗效果欠佳者,需要安装永久性人工心脏起搏器以防突然出现窦性停搏。

（四)对器质心脏病伴发窦性心动过缓又合并窦性停搏或较持久反复发作窦房阻滞而又不出现逸搏心律发生过晕厥或阿-斯综合征、药物治疗无效者,应安装永久性人工心脏起搏器。

（五)由颅内压增高、药物、胆管阻塞伤害等所致的窦性心动过缓　应首先治疗病因,结合心率缓慢程度以及是否引起心排血量的减少等情况。适当采用提高心率的药物。

（六)以下情况需要转上级医院

1.症状明显,使用药物治疗效果不佳或需要植入起搏器的患者。

2.器质性疾病引起窦性心动过缓,不能有效处理病因的患者。

第六节　病态窦房结综合征

病态窦房结综合征(SSS),简称病窦综合征,是由于窦房结或其周围组织病变导致功能减退,使窦房结冲动形成或向心房传导障碍,产生多种心律失常和多种症状的临床综合征。包括窦性心动过缓、窦性停搏、窦房阻滞和慢快综合征。病窦综合征常同时合并心房自律性异常和房室传导阻滞。冠心病、胶原病、心包炎淀粉样变性、纤维化和脂肪浸润、退行性病变、心脏手术等均可损害窦房结,使窦房结与心房的连接中断。迷走神经张力增高、蛛网膜下隙出血、药物毒性(洋地黄、奎尼丁、β受体阻滞剂等)以及高血钾均可引起病态窦房结综合征。

一、诊断要点

（一）症状

以心跳慢、心悸、晕厥、黑蒙和头晕、乏力为主。

（二）体征

心动过缓。

（三）检查

心电图和动态心电图表现为:严重的窦性心动过缓(心率<50次/分);窦性停搏和/或窦房阻滞;慢快综合征:阵发性心动过速(心房颤动、心房扑动、室上性心动过速)和心动过缓交替出现;持续心房颤动在电复律后无可维持的窦性心律;持久、缓慢的房室交界性逸搏节律,部分患者可合并房室阻滞和室内阻滞;活动后心率不提高或提高不足。

二、药物治疗方案

病态窦房结药物治疗方案主要是病因治疗、对症治疗、急救治疗。

（一）对症治疗

处方　　1. 阿托品片（Atropine):0.3~0.6mg/次,口服,3~4次/日或阿托品（Atropine）注射液0.5mg,静脉注射(每3~5分钟可重复,最大剂量3mg)。

2.异丙肾上腺素(Isopnotemenol):1mg+5%葡萄糖液250毫升,静脉点滴(根据心率调整滴速)。

3.参松养心胶囊(Shensongyangxin Capsule):2~3粒/次,口服,每日3次。

（二）急救治疗

1.出现心脏骤停时,需要紧急心肺复苏。

2.并发快速心律失常,可出现心力衰竭或心源性休克,按常规心力衰竭处理,但禁用洋地黄类药物,需在起搏器支持下使用抗心律失常药物。

三、用药说明及注意事项

（一）许多病窦患者多有因可循,如急性心肌梗死累及窦房结动脉、某些药物的影响、电解质失衡、甲状腺功能减低,这些情况都可以通过纠正病因使窦房结功能恢复正常。

（二）对于轻度心动过缓或窦房结功能异常而次级起搏点逸搏功能良好、症状不明显的患者,可以定期随诊观察,不需特殊治疗,仅在患者头晕等症状明显,或伴心绞痛、心功能不全或中枢神经系统功能障碍且心率低于40次/分等情况下给予提升心率治疗。

（三）在快-慢综合征这组人群中,栓塞的发生率较高,可能导致脑卒中等严重后果,因而必须考虑抗凝治疗。

(四)慢快综合征患者,在使用提升心率药物时可能会诱发快速心律失常。

(五)有症状的病态窦房结综合征患者应接受起搏治疗。

(六)异丙肾上腺为 β 受体激动剂,对窦房结有显著兴奋作用,可加速传导,加快心率,但有致心律失常之险,冠心病、心肌炎、甲亢等禁用,所以只能临时应用;阿托品为 M 受体阻断剂,治疗量能解除迷走神经对心脏的抑制,使心跳加快,副作用有口干、视力模糊、腹胀等,青光眼、前列腺肥大者禁用,长期应用受限。

(七)以下情况需要转上级医院治疗

1.有临时起搏器或永久起搏器植入治疗指征的患者;

2.伴有心功能不全、心绞痛、中枢神经系统功能障碍、心脏骤停等情况的患者。

(八)并发快速心律失常时,需在起搏器支持下使用抗心律失常药物。

(九)轻症患者可使用口服药物,急重症患者需要静脉给药。

第七节 心房颤动

心房颤动(简称房颤)是指规则有序的心房电活动丧失,代之以快速无序的颤动波,是最严重的心房电活动紊乱。心房无序的颤动失去了有效的收缩与舒张,心房泵血功能恶化或丧失,加之房室结对快速心房激动的递减传导,引起心室极不规则的反应。因此,心室律(率)紊乱、心功能受损和心房附壁血栓形成是房颤患者的主要病理生理特点。分为:房颤分为首次诊断的房颤、阵发性房颤、持续性房颤、永久性房颤、孤立性房颤。

一、诊断要点

(一)症状

可有症状,也可无症状。大多数患者感觉有心悸、气促、胸痛、疲乏、头晕、黑矇等症状。

(二)体征

心律绝对不齐,第一心音强弱不等。

(三)心电图

P波消失代之以大小、形态及时限均不规则的颤动波(f波),频率在 350-600 次/分,R-R 间期绝对不规则。

二、药物治疗方案

房颤药物治疗的基本方案包括药物复律、控制心室率及抗凝。

(一)药物复律

处方一

1. 5%葡萄糖注射液 20ml+胺碘酮(Amiodarone)注射液 0.15g 缓慢静脉推注,随后 5%葡萄糖注射液 250ml+胺碘酮(Amiodarone)注射液 0.3g 静脉滴注(前 6 小时以 1mg/min 的速度滴注,随后以 0.5mg/分钟的速度滴注)(总量达 10g 后改为胺碘酮片(Amiodarone)0.2 每日 1~2 次)。

或 胺碘酮片(Amiodarone):0.2~0.6g/次,口服,3 次/日(总量达 10g 后改为 0.2,每日 1~2 次)。

2.普罗帕酮片(Propafenone):150~300mg/次,口服,3 次/日。

或普罗帕酮(Propafenone)注射液 1.5~2mg/kg+5%葡萄糖注射液 20ml 静脉推注(10~20 分钟输完)

3.多菲利特(Dofetilide):250μg/次,口服,2 次/日。

4.氟卡尼片(Flecainide):100mg/次,口服,2~3 次/日。

5.伊布利特(Lbutilide)1mg+5%葡萄糖注射液 20ml,静脉推注(10 分钟输完)。

(二)控制心室率

处方二

1.美托洛尔(Metoprolol): 25~100mg/次,口服,2 次/日。

2.普萘洛尔(Propranolol):10~60mg/次,口服,3 次/日。

3.地尔硫卓(Diltiazem):60~180mg/次,口服,2 次/日。

4.维拉帕米(Verapamil):40mg/次,口服,3 次/日。

5.地高辛片(Digoxin):0.125~0.25mg/次,口服,1 次/日。

6.西地兰(Cedilanid)注射液 0.2~0.4mg+5%葡萄糖注射液 20ml,静脉缓慢推注(大于 10 分钟)。

(三)抗血小板聚集和抗凝治疗

处方三

1.阿司匹林肠溶片(Aspirin):75~150mg/次,口服,1 次/日。

2.华法林(Warfarin):首次给予 2.5mg,口服,1 次/日(根据 INR 值调整,INR 目标值 2.0~3.0)。

3.达比加群酯(Dabigatran):110~150mg/次,口服,2 次/日。

三、用药说明及注意事项

(一)房颤患者进行复律还是控制心室率,应遵循个体化原则,没有一个适合所有情况的原则。鉴于窦性节律的恢复及维持有助于缓解症状、预防栓塞并减少心动过速性心肌病的发生,故对于孤立性房颤患者必须复律。对于年轻的房颤患者、速率控制良好仍有症状者、丧失心房对心排血量的贡献影响血流动力学的患者(如左室舒张功能减低)、快速房颤出现心绞痛加重或心力衰竭的患者,处理应尽可能地转复并维持窦性心律。

(二)复律的条件或要求:

1.超声心动图检测心房内无血栓,左房内径<50mm。

2.心功能 I~II级,如因房颤发生、心功能恶化应予复律,但应在控制心室率、心功能好转后进行。

3.无风湿活动,无感染。

4.复律当日无低血钾、无酸中毒等。

5.持续性房颤少于 1 年。

6.产妇生产后半年以上。

7.急性左心衰竭好转后 3 个月以上。

8.二尖瓣外科换瓣或成形术或经皮导管球囊扩张术后 3 个月以上。

9.对新近发生栓塞并发症者,不宜复律。

10.洋地黄中毒为复律禁忌症。

(三)持续性房颤或永久性房颤患者复律后,需要继续应用抗凝药至少 4 周,复律前至少需要应用抗凝药物 3 周。

(四)复律药物选择遵循以下原则:

1.无器质性心脏病的阵发性心房颤动及有器质性心脏病(但非冠心病亦不伴有左室肥厚)的阵发性房颤患者,可首选 IC 类药物如普罗帕酮,亦可首选胺碘酮。

2.有器质性心脏病或心力衰竭的患者,首选胺碘酮。

3.冠心病合并心房颤动者,首选胺碘酮。

4.迷走神经介导性心房颤动,选用胺碘酮,或胺碘酮与氟卡尼联合使用。

(五)伴有心肌缺血的房颤,避免使用 I 类抗心律失常药物;伴有心力衰竭,应慎用抗心律失常药物,必要时考虑使用胺碘酮;合并预激综合征,应避免使用洋地黄类药物。

(六)以下情况可以考虑电复律:心房颤动伴心肌缺血、症状性低血压、心绞痛或心力衰竭的患者,快速心室率药物治疗无效时。心房颤动伴预激的患者,快速心动过速或血流动力学状态不稳定时。血流动力学状态稳定的患者,心房颤动症状难以耐受时。心脏复律后早期复发时,抗心律失常药物治疗后可以重复施行直流电复律,但洋地黄中毒的患者禁用。

(七)以下患者需转上级医院治疗

1.患者药物治疗无效,或有明显症状的阵发性房颤患者及心室率不易控制的持续房颤患者。

2.有射频消融或外科治疗、起搏器治疗指证的患者。

(八)紧急状态下可静脉给予β-受体阻滞剂或钙通道阻滞剂减慢心房颤动的心室率。

(九)心房颤动发作时的心率控制标准:症状性房颤患者:严格控制心室率,静息时心室率<80 次/分;左室功能正常的无症状性房颤患者:宽松的心室率控制策略——静息时心室率<110 次/分。

(十)静脉应用胺碘酮可用于无预激房颤重症患者控制心室率;当其他药物治疗不成功或禁忌时,口服胺碘酮可用于控制房颤患者心室率;合并预激的房颤患者,不能静脉应用胺碘酮控制心室率。

（十一）关于窦性心律的维护药物选择：1.无器质性心脏病和无心肌肥厚（室间隔厚度<1.4cm）的高血压房颤患者维持窦性心律首选普罗帕酮、氟卡胺和索他洛尔；2.具有心肌肥厚的高血压房颤患者首选胺碘酮维持窦性心律；3.合并冠心病的房颤患者首选多菲利特和索他洛尔；4.合并心衰的房颤患者首选多菲利特和胺碘酮。

（十二）初发的心房颤动：自限性心房颤动的患者，通常无需应用抗心律失常药物预防复发。在有血栓栓塞危险因素的患者诊断心房颤动以后，需要考虑长期抗凝。持续性心房颤动时，如果决定复律并且维持窦性心律治疗，在此之前抗凝治疗及控制心室率非常重要。对于心力衰竭患者，可以安全选择胺碘酮或多菲利特维持窦性心律。冠状动脉疾病患者通常选用β-受体阻滞剂和索他洛尔。没有左心室肥厚的高血压患者，常选不延长复极及 QT 间期的较安全的药物，例如氟卡胺和普罗帕酮。对左心室肥厚的患者，胺碘酮较其他药物更安全。因此作为一线药物。持续性心房颤动复发的治疗：控制心室率及预防栓塞的治疗，抗心律失常药物的选择同阵发心房颤动复发的治疗。抗心律失常药物治疗不能耐受或者无效，可以考虑非药物治疗。永久性心房颤动治疗：控制心室率和抗血栓治疗。

第八节　室性早搏

室性早搏简称室早，是指在窦性激动尚未到达心室之前，心室异位起搏点提前发生激动，引起心室除级。室早是临床上最常见的心律失常之一，其发生人群相当广泛，包括正常健康人群和各种心脏病患者均可见到。临床症状变异性很大，从无症状、轻微心悸不适到早搏触发恶性室性心律失常致黑蒙甚至晕厥。正常健康人群以及各种不同心脏病患者的室性早搏，其临床预后各不相同。

一、诊断要点

（一）症状

常无明显症状，亦可引起心悸、胸闷、咽部不适、心搏增强感。重者可出现黑蒙甚至晕厥。

（二）体征

心脏听诊：室性早搏第一心音增强，第二心音减弱或消失，其后有一较长间歇，同时桡动脉搏动减弱或消失。颈动脉可见正常或巨大 a 波。

（三）检查

心电图可见：1.提前发生的 QRS 波群，时限常>0.12s，宽大畸形，ST 段与 T 波方向与主波方向相反，有完全性代偿间歇。2.P 波可出现在 ST 段上或埋在 QRS、T 波内，R-P 时间常在0.12~0.20s，P 波与提前的 QRS 波无关。

二、药物治疗方案

室性早搏治疗的目的是改善症状和改善患者的长期预后。治疗要点：治疗病因和祛除诱因。无器质性心脏病者：偶发室性早搏或无明显症状者，可不予治疗；症状明显者可予以 β 受体阻滞剂、美西律、普罗帕酮或莫雷西嗪等治疗。有器质性心脏病者:可选用β受体阻滞剂或(和)胺碘酮治疗,但两者合用易致心动过缓,应注意监测心率。β受体阻滞剂能降低心肌梗死后和心力衰竭患者的猝死发生率,常作为室性早搏的基础用药,而不宜选用Ⅰ类抗心律失常药物。

(一)一般治疗

耐心恰当的解释,打消顾虑,减轻患者的焦虑与紧张情绪。避免诱发因素如吸烟、浓茶、咖啡应急等。心衰患者注意有无洋地黄中毒,积极纠正低钾、低镁、高钾等电解质紊乱。

(二)缓解症状,抗心律失常治疗

处方一　1.阿替洛尔(Atenolol):每次25~50mg/次,口服,2次。

或美托洛尔(Metoprolol):每次12.5~100mg/次,口服,每日2次。

或美托洛尔缓释片:0.2g/次,口服,每日1次。

或比索洛尔(Bisoprolol):1.25~10mg/次,口服,1次。

2.美西律(Mexiletine):150~200mg/次,口服,3次/日。

3.普罗帕酮(Propafenone):150~200mg/次,口服,3次/日。

4.胺碘酮(Amidodarone):0.2g/次,3次/日,5~7天后减量至0.2g/次

2次/日,再5~7天后改维持量,0.1~0.2g/次,1次/日。

5.索他洛尔(Sotalol):40~80mg/次,口服,2次/日。

以上5种任选一种。

处方二　胺碘酮(Amidodarone)150mg+5%葡萄糖20~40ml缓慢静注,然后以1~1.5mg/min速度静滴或静注泵入维持,6小时后减量至0.5mg/min,总量1200~2000mg/d,最好不超过3~4日。可在静脉用药的同时口服胺碘酮,用法同上。

处方三　利多卡因(Lidocaine)50~100mg(1.5mg/kg)稀释后静注,5~10min后可重复1次,有效后1~4mg/min维持。

处方四　抗心律失常中成药

1.稳心颗粒:5g/次,口服,3次/日。

2.参松养心胶囊:3粒/次,口服,3次/日。

3.黄杨宁:3片/次,口服,3次。

以上3种任选一种

(三)预防复发

1.治疗病因及诱因:积极治疗充血性心力衰竭、心肌病、冠心病心绞痛及心肌梗死;2.有适应症者建议行射频消融治疗;3. 心肌梗死后40天以上,NYHA心功能Ⅱ~Ⅲ级,LVEF≤35%或NYHA心功能Ⅰ级,LVEF≤30%,建议植入ICD。

三、用药说明及注意事项

(一)首先要明确和处理基础心脏病及诱发因素如心肌梗死再灌注治疗、急、慢性心衰的

纠正,纠正水电解质酸碱失衡、低氧等内环境紊乱。

(二)室性早搏若非血流动力学影响,不诱发严重心律失常,可以观察不处理。

(三)经基础疾病的处理后早搏仍较多,且有复杂性室性早搏(成对或成串室早、RonT型室早、极短联律间期型室早)或造成血流动力学改变,可使用胺碘酮治疗。对伴心衰的患者不推荐使用ⅠA、ⅠC及口服ⅠB类抗心律失常药物。

(四)使用抗心律失常药物治疗室早的目标并非使室性早搏消失,只要血流动力学变为可以耐受或室早改善即达目的。在纠正了基础疾病和诱因后,及时减量至停用。不伴有器质性心脏病的室早,不建议常规抗心律失常药物治疗,更不应静脉应用抗心律失常药物。

(五)使用胺碘酮注意事项

1.属于Ⅲ类抗心律失常药物。具有轻度非竞争性的α及β受体阻滞剂作用,同时具有轻度Ⅰ及Ⅳ类抗心律失常药作用。

2.不良反应有胃肠不适,长期服用可致甲状腺功能紊乱、角膜微粒沉积、皮肤光敏感及石板蓝样沉着、肝功能损害、肺间质或肺泡纤维性肺炎及肺纤维化;还可引起窦性心动过缓、窦性停搏或窦房阻滞、房室阻滞,偶有QT间期延长伴扭转型室速。

3.病态窦房结综合征、严重房室阻滞、QT间期明显延长及碘过敏者禁用。

4.多数不良反应与剂量有关,故需长期服药者尽可能用最小剂量,并定期随诊,应每3~6个月复查1次肝功能、甲状腺功能、胸部X线片及肺功能。胺碘酮半衰期(13~30日)长,停药后改用其他抗心律失常药时应注意相互作用。

(六)对低钾血症(需补钾)、Q-T间期延长基础上的频发、多源、多形室性早搏,建议使用利多卡因50~100mg静注,可每5~10分钟加用50mg,总量不超过250mg,再以1~4mg/min静滴维持。

(七)以下情况需转上级医院治疗

1.复杂性室性早搏或出现影响血流动力学的严重心律失常,在给予基本治疗后症状缓解不明显者。

2.对伴有室性早搏、成对室早或短阵室性心动过速的急性冠脉综合征患者予以β受体阻滞剂、血管紧张素转化酶抑制剂后可转上级医院行PCI治疗。

3.对室早伴器质性心脏病严重心衰、低血压状态或休克患者,在予以基本治疗病情稍平稳后可转上级医院。

4.有以下情况建议转上级医院行心内电生理检查及射频消融术:(1)对频发的单型性室早,24小时动态心电图室性早搏占10%以上或室早大于10000次,症状明显,经药物治疗无效或不愿接受长期药物治疗的患者(Ⅱa类适应证);(2)频发的单型性室早引起心功能障碍者(Ⅱa类适应证);(3)室性早搏诱发形态相同的室性心律失常风暴者(Ⅱb类适应证);(4)频发的无症状性室早可考虑消融以避免进展为心动过速性心肌病(Ⅱb类适应证)。非频发的无症状性室性早搏不适合导管消融(Ⅲ类适应证)。

5. 对心肌梗死 40 天以上,NYHA Ⅰ级,LVEF≤30%或 NYHA Ⅱ级或Ⅲ级 LVEF≤35% 猝死高危患者,建议转上级医院植入心脏复律除颤器(ICD)。

第九节　急性心力衰竭

急性心力衰竭是由于突然发生心脏结构和功能的异常,导致短期内心排血量显著、急剧降低,组织器官灌注不足和受累心室后向的静脉急性瘀血。心力衰竭是由于任何原因的初始心肌损伤(心肌梗死、血液动力负荷过重、炎症),引起心肌结构和功能的变化,最后导致心室射血/充盈功能低下。

一、诊断要点

(一)症状

端坐位、面色苍白、大汗淋漓;

呼吸困难(混合型,心源性哮喘时呼气型)(R↑> 30 次/分);

咳嗽、喘,咳白色或粉红色泡沫痰;

皮肤湿、冷、可发绀,尿少或无尿,烦躁不安。

(二)体征

1.生命体征:R ↑、HR ↑,BP ↑;

2.两肺:干、湿罗音或水泡音(吸气时为主);

3.心音低、心杂音(±)、脉细弱;

4.交替脉、室性奔马律。

(三)检查

1.X 线胸片:肺部淤血/水肿、感染、肺气肿、胸腔积液等;

2.心电图:心肌梗死、心肌缺血、房室肥大、心律失常等;

3.超声心动图:显示心脏结构改变和功能改变的特点;

4.动脉血气分析:PO_2↓　PCO_2↓(过度通气)or　PCO_2↑(呼衰)

代酸合并呼碱、代酸合并呼酸 ;

5.常规实验室检查:血常规、尿常规、生化指标、甲功等;

6.心肌坏死标志物:cTnT 或 cTnI、肌红蛋白、CK-MB;

7.心衰生物标志物:BNP 和 NT-proBNP。

二、药物治疗方案

纠正缺 O_2,维持 BP 和组织灌注,降低 PCWP、减轻肺水肿,增加 SV,改善动脉供血。

紧急处理:

1.让患者取坐位或半卧位,两腿下垂。

2.高流量吸氧,并使氧气通过 70%酒精湿化瓶,使泡沫破裂,有利于通气。

3.利尿

①呋塞米注射液(Furosemide):20~40mg,静脉注射 或

②托拉塞米注射液(Torasemin):10~20mg,静脉注射

4.镇静

①吗啡(Morphine):3~5mg,静脉注射或皮下注射 或

②安定(Diazepam):5~10mg,静脉注射或肌内注射 或

③哌替啶(Pethidine):50~100mg,肌内注射

5.扩血管

①硝普钠(Sodium Nitroprusside):25mg+5%GS50ml,静脉泵入,2~4ml/h 或

②硝普钠(Sodium Nitroprusside):25mg+5%GS500ml,静脉滴入,6~8gtt/min.

③硝酸甘油(Isosorbide Mononitrate):0.5mg,舌下含服, 或

④单硝酸异山梨酯注射液 40mg+5%GS50ml,静脉泵入,2~4ml/h 或

⑤单硝酸异山梨酯注射液 40mg+5%GS250ml,静脉滴入,6~8gtt/min。

6.用氨茶碱(Aminophylline)0.25mg 加入 50%葡萄糖 40ml 缓慢静注。

7.增强心肌收缩力

西地兰(Cedilanid):0.2–0.4mg+5%GS20ml,缓慢静脉注射。

三、用药说明及注意事项

(一)一般治疗

1.坐位可减少下肢静脉回流,减轻肺淤血;严重者,下肢下垂于床旁,可轮流结扎四肢;

2.吸氧:鼻导管;面罩(血气分析示 $PaCO_2$ 低者);给 O_2 要足:PO_2>100mmHg,否则肺水肿重,很难救治;及时查血气。验证吸 O_2 疗效,估测心衰程度,PO_2<60mmHg,PCO_2>50mmHg(吸纯 O_2 时)应机械通气,及时复查胸片观察肺水肿吸收、不变或加重过程,为治疗提供客观依据。

(一)急性心力衰竭药物治疗说明及注意事项

1.镇静剂:适用于呼吸急促伴精神紧张或烦躁者、意识清醒且血气分析无 CO_2 潴留。

2.支气管解痉剂:氨茶碱、二羟丙茶碱。适用于有支气管痉挛表现者,如肺部哮鸣音。不宜用于冠心病 ACS 伴急性左心衰者。

3.利尿剂:是消除肺循环淤血/水肿、减轻容量负荷的最快速有效的方法。初始剂量:依据肺淤血/水肿程度、既往利尿剂的用量和效果、血压等决定;注意补充电解质如钾、钠、镁、钙;纠正影响利尿效果的因素:低氧、低钠、低氯、低白蛋白、酸中毒、贫血等。必须排尿 500~1000ml 才有效,否则易反复,应追加呋塞米或采取其他措施。

4.血管扩张药物:密切观察病情变化,严防血压下降(NP、NTG、ACEI 都是降压药)。

5.硝酸酯类药物:扩张静脉血管为主,扩张冠状动脉,大剂量时扩张外周动脉,降低心脏的前负荷和后负荷,在不减少每搏心输出量和不增加心肌氧耗情况下能减轻肺瘀血。适用于

血压不低的急性左心衰患者,特别是急性冠状动脉综合征伴左心衰的患者。禁用于重度主动脉瓣狭窄和梗阻性肥厚型心肌病患者。主要副作用是低血压、头痛等。

6.硝普钠:均衡扩张动脉和静脉血管,快速有效降低血压,降低心脏的前后负荷,减轻肺瘀血/水肿。适用于血压不低的急性左心衰患者,特别适合于高血压者。禁用于重度主动脉瓣狭窄和梗阻性肥厚型心肌病患者。主要副作用是低血压、长期应用注意氰化物中毒。注意事项是避光、注意监测血压和及时调整剂量。

7.乌拉地尔(亚宁定)(Urapldie):α受体阻滞剂,具有外周和中枢双重扩血管作用。

8.ACEI:急性心衰病情尚未稳定者不宜应用。急性心肌梗死后的急性心衰可以试用,但须避免静脉应用,口服起始剂量宜小。在急性期病情稳定48h后逐渐加量,疗程至少6周,不能耐受ACEI者可以应用ARB。

9.重组人B型利钠肽(rhBNP):人工合成的BNP(商品名:新活素,奈西立肽)。药理作用:①扩张静脉和动脉(包括冠状动脉),从而降低前、后负荷,在无正性肌力作用的情况下增加心输出量;②有一定的利尿作用;③还可抑制RAAS和交感神经系统,阻滞急性心衰演变中的恶性循环。应用方法:先予负荷剂量1.5μg/kg,静脉缓慢推注,继以0.0075~0.015μg/(kg·min)静脉滴注;也可以不用负荷剂量而直接静脉滴注。疗程一般3天,不超过7天。

10.正性肌力药物

(1)洋地黄类:地高辛、西地兰,不影响血压;能轻度增加心输出量、降低左心室充盈压;在EF＜40%或合并快速房颤者有应用指征。

(2)多巴胺:具有升压作用的正性肌力药。此药应用个体差异较大,一般从小剂量起始,逐渐增加剂量,短期应用。

(3)多巴酚丁胺(Dobutamine):短期应用可以缓解症状,但并无临床证据表明对降低病死率有益。

(4)磷酸二酯酶抑制剂

米力农(Milrinone):主要用于EF显著减低的心衰,常见不良反应有低血压和心律失常。

(5)左西孟旦(Simendan):在心衰患者中,左西孟旦的正性肌力和扩血管作用可以使心肌收缩力增强,降低前后负荷,而不影响其舒张功能。可用于正接受β受体阻滞剂治疗的患者。由于左西孟旦有引起低血压的风险,与其他血管活性药物同时输注时应谨慎。

(三)以下情况需转上级医院治疗

经上述药物治疗,患者的心衰仍不能控制,呼吸困难不缓解,肺部啰音不消失,对伴利尿剂反应差,利尿困难;血压偏低,≤90/60mmHg,甚至休克;心率快,≥100~90次/分,不能降至70次/分左右;血气:PO_2低(≤60mmHg),CO_2潴留(PCO_2≥50mmHg);胸片提示肺水肿不好转,大白肺等、需要转院。

第十节　慢性心力衰竭

心力衰竭是各种心脏疾病导致心功能不全的一种综合征，绝大多数情况下是指心肌收缩力下降，使心排血量不能满足机体代谢需要，器官、组织血液灌注不足，同时出现肺循环和（或）体循环淤血的表现。

一、诊断要点

（一）症状

肺循环瘀血的表现：进行性劳力性呼吸困难、夜间阵发性呼吸困难、端坐呼吸、急性肺水肿；咳嗽、咳痰、咯血；心输出量下降：疲劳、乏力、神志异常；少尿、肾功能损害等。

体循环瘀血的表现：纳差、恶心、呕吐、腹胀、上腹胀痛、黄疸、夜尿增多，颈静脉充盈、肝脏肿大、肝颈静脉回流征阳性、水肿（下肢、全身、胸水、腹水）、发绀等。

（二）体征

原心脏病体征：HR 增快，奔马律，P_2 亢进，两肺底湿啰音（下垂部位），哮鸣音等。

（三）检查

1.胸片：心脏大小、形态异常，肺瘀血；

2.UCG：心脏扩大，EF 下降（收缩性）；心房扩大而 EF 不下降（舒张性），E/A>1.2；

3.血流动力学：PCWP>12mmHg；

4.右心衰：周围静脉压升高>15cm H_2O。

（四）心力衰竭分期

A 期：心力衰竭高危期，尚无器质性心脏（心肌）病或心力衰竭症状，如患有高血压、心绞痛、代谢综合征、使用心肌毒性药物等，可发展为心脏病的高危因素。

B 期：已有器质性心脏病变，如左室肥厚、LVEF 降低，但无心力衰竭症状。

C 期：器质性心脏病，既往或目前有心力衰竭症状。

D 期：需要特殊干预治疗的难治性心力衰竭。

二、药物治疗方案

缓解症状、改善生活质量、延长寿命。

（一）一般治疗

1.病因治疗

2.去除诱发因素

3.监测体重

4.改善生活方式

5.心理和精神治疗

（二）药物治疗

1.利尿药

祥利尿药：

①呋塞米片（Furosemide）：20~40mg/次，口服，1 次/日。或

②托拉塞米片（Torasemi）：10~20mg/次，口服，1 次/日。

噻嗪类利尿药：

氢氯噻嗪片（Hydrochlorothiazide）：25~50mg/次，口服，1 次/日。

保钾利尿药：

①螺内酯片（Spironolactone）：10~20mg/次，口服，1 次/日。　　　或

②氨苯蝶啶片（Triamterene）：50~100mg/次，口服，2 次/日。　　　或

③阿米洛利片（Amiloride）：5~10mg/次，口服，2 次/日。

2.醛固酮受体拮抗药

①螺内酯片（Spironolactone）：10~20mg/次，口服，1 次/日。

②依普利酮片（Eplerenone）：12.5~50mg/次，口服，1 次/日。

3.血管紧张素转化酶抑制剂

①卡托普利片（Captoprit）：6.25~50mg/次，口服，3 次/日。　　　或

②依那普利片（Enalaprit）：2.5~10mg/次，口服，2 次/日。　　　或

③福辛普利片（Fosinoprie）：5~30mg/次，口服，1 次/日。　　　或

④赖诺普利片（Lisinoprie）：5~30mg/次，口服，1 次/日。　　　或

⑤培哚普利片（Perindoprie）：2~8mg/次，口服，1 次/日。　　　或

⑥雷米普利片（Ramiprie）：2.5~10mg/次，口服，1 次/日。　　　或

⑦贝那普利片（Benazeprie）：2.5~20mg/次，口服，1 次/日。

4.血管紧张素受体拮抗药（ARB）

①坎地沙坦酯片（Candersartan）：4~32mg/次，口服，1 次/日。　　　或

②氯沙坦片（Losartan）：20~160mg/次，口服，1 次/日。　　　或

③缬沙坦片（Valsartan）：20~   100mg/次，口服，1 次/日。　　　或

④厄贝沙坦片（Irbesartan）：150~300mg/次，口服，1 次/日。　　　或

⑤替米沙坦片（Telmisartan）：40~80mg/次，口服，1 次/日。　　　或

⑥奥美沙坦片（Olmesartan）：10~20mg/次，口服，1 次/日。

5.β 受体阻滞药

①酒石酸美托洛尔片（Metoprolol）：6.25~50mg/次，口服，2~3 次/日。　　　或

②琥珀酸美托洛尔缓释片：1.875~190mg/次，口服，1 次/日。　　　或

③比索洛尔片（Bisoprolol）：1.25~10mg/次，口服，1 次/日。　　　或

④卡维地洛片（Carvedilol）：3.125~25mg/次，口服，2 次/日。　　　或

6.地高辛（Digoxin）：0.125~0.25mg/次，口服，1 次/日。

7.伊伐布雷定（Ivabradine）：2.5~7.5mg/次，口服，1 次/日。

三、用药说明及注意事项

（一）一般治疗

1.病因治疗　针对病因的治疗,如冠心病所致心力衰竭须进行冠心病的常规治疗,高血压所致慢性心力衰竭须控制血压。

2.去除诱发因素　需预防和治疗可致心衰发生和加重的因素,尤其是感染、心律失常(特别是快速心室率的房颤)、电解质紊乱和酸碱失衡、贫血、肾功能损害等。

3.监测体重　在清晨排便、空腹状态下称重。若在3天内体重增加2kg以上,提示已有隐性水肿,需要添加利尿药或加大利尿药剂量。

4.改善生活方式　应限制钠盐摄入,轻度心衰患者控制在每日2~3g,中到重度心衰应每日<2g。需限制水摄入,伴严重低钠血症者(血钠<130mmol/L),液体摄入量应每日<2L。宜低脂饮食,肥胖者应减轻体重,需戒烟。严重心衰伴明显消瘦者(心脏性恶病质),应给予营养支持。失代偿期需卧床休息,多做被动运动以预防深部静脉血栓形成。临床状况改善后可在不引起症状情况下,进行适量体力活动。一般的患者可步行每日多次,每次5~10分钟,酌情逐步延长步行时间。

5.心理和精神治疗　焦虑、压抑和孤独可引起心衰恶化,也是死亡的主要预测因素,需做好心理疏导,必要时可酌情应用抗抑郁药物。

(二)利尿药的应用注意事项

NYHA心功能Ⅰ级患者一般不需应用利尿药。所有心衰患者只要有液体潴留的证据或原先有过液体潴留,均应给予利尿药,且必须最早应用,因其缓解症状最为迅速,数小时或数天内即可发挥作用。而血管紧张素转化酶抑制药(ACEI)或β受体阻滞药需数周或数月。利尿药应与ACEI、β受体阻滞药联合应用,以保证它们的疗效和减少不良反应。

1.袢利尿药应作为首选,噻嗪类利尿药仅适用于轻度液体潴留者伴高血压和肾功能正常的心衰患者。根据患者病情轻重,可在袢利尿药或噻嗪类利药中选择一种与醛固酮拮抗药合用。通常从小剂量起始,如氢氯噻嗪每日25mg、呋塞米每日20mg中选一种与螺内酯每日20mg联合应用,逐渐加量。氢氯噻嗪每日100mg已达最大效应,而呋塞米剂量不受限制。一旦病情控制,如肺部啰音消失、水肿消退、体重稳定,即以最小有效量长期维持。在长期维持期间仍应根据液体潴留情况随时调整剂量。每日体重变化是检测利尿药效和调整利尿药剂量的最可靠的指标。

2.长期应用利尿药应严密观察不良反应的出现,主要有电解质紊乱(血钾宜控制在4.0~5.0mmol/L)、症状性低血压,以及肾功能不全,特别在服用剂量大和联合用药时。如出现低血压和氮质血症而患者已无液体潴留,可能是利尿药过量、血容量减少所致,应减少利尿药剂量;如患者仍有持续液体潴留,则低血压很可能是心衰恶化,终末器官灌注不足的表现,应持续利尿,并可短期应用能够增加肾灌注的药物如多巴胺。如果利尿药的效果不佳,又无其他原因可解释,可能为利尿药抵抗,此时常伴心衰症状恶化。

3.醛固酮受体拮抗药　螺内酯起始剂量10mg/d,最大剂量20mg/d,根据情况也可隔日给予。螺内酯的利尿作用很弱,慢性心力衰竭使用螺内酯主要是为了改善长期预后,也可以预防使用袢利尿药或噻嗪类利尿药后出现的低钾血症。醛固酮受体拮抗药的适应证为EF≤35、NYHAⅡ~Ⅳ级的心力衰竭患者;急性心肌梗死后并发的心衰,且LVEF<40%的患者,也

可应用，应在已经使用合适剂量 ACEI 或 ARB、β 受体阻滞药基础上加用醛固酮受体拮抗药，确定无禁忌证(血清肌酐清除率<30mg/dl,血钾<5mmol/d)；应用后定期监测血钾、肌酐水平,评估肾功能,注意不良反应。

(三)血管紧张素转化酶抑制剂应用注意事项

1.ACEI 是证实能降低心衰患者死亡率的第一类药物,公认为治疗心衰的基石。全部慢性心衰患者必须应用 ACEI。有以下情况的患者须禁用:对 ACEI 曾有过威胁生命的严重不良反应(如严重血管神经性水肿或声带水肿)。无尿性肾衰竭;以及妊娠妇女等。有以下情况的患者须慎用:(1)双侧肾动脉狭窄;(2)血肌酐水平显著升高(>3mg/dL,或 225.3pmol/L);(3)高钾血症(>5.6mmol/L);(4)持续性低血压;(5)左室流出道梗死如主动脉瓣狭窄、梗死性肥厚性心肌病等。

2.从极小量开始,每 1~2 周剂量加倍,一旦达到最大耐受量即可长期维持。起始治疗 1~2 周内应监测血压、血钾和肾功能,以后应定期复查,如血肌酐增高<30%,为预期反应,无需特殊处理。如血肌酐增高 30%~50%,为异常反应量或停用。包括阶段 A、B 无症状性心衰和 LVEF 小于 40%~50%者,除非有禁忌证或不能耐受,ACEI 需终生应用。不宜合用钾盐或保钾利尿药。ACEI 一般与利尿药合用,如无液体潴留也可单独应用,ACEI 和 β 受体阻滞药协同作用;与阿司匹林合用并无相互不良作用,对冠心病患者利大于弊。并用醛固酮时 ACEI 应减量,并立即应用祥利尿药以避免高钾血症的发生。

3.血管紧张素受体拮抗药(ARB) ARB 可应用于阶段 A 患者,以预防心衰的发生。应从小剂量起始,在患者耐受的基础上逐步将剂量增至推荐剂量或最大量。用于不能耐受 ACEI 的阶段 B、C 和 D 患者;还可替代 ACEI 作为一线治疗。ARB 应用的注意事项同 ACEI,需监测低血压,高血钾,肾功能等。但不良反应较少,发生率较低。

(三)使用 β 受体阻滞药注意事项

1.已证实能够降低心衰患者死亡率的又一种药,其独特之处在于能显著减低猝死率。该药应用初期有明显的抑制心功能作用,并使用 LVEF 降低。如果长期(>3 个月)应用则改善心功能,LVEF 增加,治疗 4~12 个月可产生延缓和逆转心肌重构的有益作用。所有慢性收缩性心衰,NYHA Ⅱ、Ⅲ级病情稳定患者,以及阶段 B,无症状性心衰或 NYHA Ⅰ级,且 LVEF<40% 的患者,均必须应用 β 受体阻滞药,并需终身使用,除非有禁忌证或不能耐受,NYHA Ⅳ级患者需待病情稳定(4 天内未静脉用药,已无液体潴留,且体重恒定)后,在严密观察和专科医生指导下应用。

2.推荐应用琥珀酸美托洛尔,比索洛尔和卡维地洛,也可应用酒石酸美托洛尔片。应从小剂量起始,采用"滴定法"逐渐增量,每 2~4 周剂量加倍。清晨静息心率 55~60 次/min,即为 β 受体阻滞药达到目标剂量或最大耐受剂量的客观指标,不宜低于 55 次/min,也不按照患者的治疗反应来确定剂量。应在利尿药和低或中等剂量 ACEI 的基础上加用 β 受体阻滞药。

3.β 受体阻滞药禁用于伴支气管痉挛性疾病,心动过缓(心率低于 55 次/min)、Ⅱ度及以上房室阻滞(除非已安装起搏器)等患者。起始治疗前患者须无明显液体潴留,体重恒定(干体重),利尿剂已维持在最合适剂量。有明显液体潴留需大量利尿者,暂时不能应用。

4.β受体阻滞药应用时应注意监测以下情况:

(1)低血压:一般在首剂或加量的 24~48 小时内发生,此时应先停用不必要的扩血管药物。

(2)液体潴留和心衰恶化:起始治疗前应确认患者已达到干体重状态,如在 3 天内体重增加>2Kg,应立即加大利尿药用量,如病情恶化,可将 β 受体阻滞药暂时减量或停用,但应避免突然撤药。减量过程也应缓慢,每 2~4 天减一次量,2 周内减完病情稳定后需再加量或继续应用 β 受体阻滞药,否则将增加死亡率。

(3)心动过缓或房室阻滞:如心率<55/min,或伴眩晕等症状,或出现Ⅱ至Ⅲ度房室阻滞,应减量或停药。

(四)地高辛

1.洋地黄类并非只是正性肌力药物,也是一种神经内分泌活动的调节药,地高辛可以改善症状但不能降低死亡率。

2.适应证:已用金三角药物但仍持续有症状,LVEF≤45%,伴有快速心室率的房颤患者尤为适合。应用方法:①0.25mg/d,老年或肾功能受损者剂量减半;②0.375mg/d,伴房颤;房颤静息心室率>80bpm,或运动心室率>110~120bpm;③已应用不宜轻易停用;④NYHA Ⅰ级不应用。

3.急性心肌梗死后尤其是有进行性心肌缺血患者,应慎用或不用地辛高,有窦房阻滞,Ⅱ度或高度房室阻滞患者,排除已安置永久性心脏起搏器,不能用地高辛;与能抑制窦房结或房室结的药物(如胺碘酮,β 受体阻滞药等)合用时,必须十分谨慎。

(五)伊伐布雷定(Ivabradine)

适应证包括:(1)应用金三角后仍有症状,窦性节律,心率仍≥70 次/分的患者。(2)心率≥70 次/分,不耐受 β 受体阻滞剂的患者。患者静息心率宜控制在 60 次/分左右,不宜低于 55 次/分。不良反应:心动过缓、视物模糊、光幻症、心悸、胃肠道反应等。

(六)以下情况需转上级医院治疗

1.慢性心力衰竭急性加重,如容量负荷增加,有肺、体循环瘀血伴慢性高血压急性升高;心排血量降低致低血压、肾功能不全和(或)休克等需要转院。

2.收缩压<85mmHg,有肺瘀血,应在血流动力学检测下补充血容量;应用正性肌力药、多巴胺或去甲肾上腺素等血压仍不升等需要转院。

3.重度心衰患者已行以下处理后效果仍不理想时需要转院:1)襻利尿与噻嗪类利尿药联合使用;2)连续静滴襻利尿药:呋塞米静脉注射 40mg,继以持续静脉滴注 10~40mg/h;3)利尿药加用小剂量改善肾血流的药物如多巴胺 100~250μg/min。

4. 对于 NYHA Ⅲ–Ⅳ 级+LVEF≤35%,LBBB,QRS≥150 ms 或 LBBB,QRS≥130 ms 或非 LBBB 但 QRS≥150 ms;NYHA Ⅱ 级+LVEF≤35%,LBBB,QRS≥150 ms 或 LBBB 且

QRS≥130 ms、<150 ms 的人群,需要安装 CRT。对于顽固性或终末期心力衰竭,需要非药物治疗时需要转院。

第十一节　心肌炎

心肌炎是由各种感染因素引起的心肌细胞、心内膜、血管以及心包脏层的炎症反应,是引起扩张性心肌病最常见病因。病毒性心肌炎由嗜心性病毒引起,为伴有心肌细胞变性坏死的心肌间质炎症,病变可累及心脏起搏与传导系统。我国常见病原为柯萨奇病毒、埃可病毒(ECHO)、脊髓灰质炎病毒流行性腮腺炎病毒和流感病毒等,在北美和欧洲国家,细小病毒 B19 和 HHV6 则是最常见的病原。

一、诊断要点

(一)症状

在上呼吸道感染、腹泻等病毒感染的基础上,多在其后 2~3 周内出现心脏症状,以胸闷、心悸、气短、乏力多见。

(二)体征

窦性心动过速或心律不齐,第一心音低钝。

(三)检查

可出现多种心律失常的表现,以窦性心动过速、房室传导阻滞、窦房阻滞、束支阻滞或多源、成对室性期前收缩多见。两个以上导联 ST 段呈水平型或下斜型下移≥0.05mV 或 ST 段异常抬高或出现异常 Q 波。

(四)心肌损伤的参考指标

血清肌钙蛋白 I 或 T 及心肌酶谱 LDH、AST、CK、CK-MB 明显升高。评价心功能状态的指标 BNP/PRO-BNP 可能升高。

(五) 超声心动图示心脏扩大或室壁运动异常和/或核素心功能检查证实左室收缩或舒张功能减弱。心脏 MRI 提示心外膜或透壁水肿、坏死、微血管阻塞、纤维化,左右心室功能下降。

二、药物治疗方案

心肌炎药物治疗的基本方案是保护心肌,促进心肌代谢,对症治疗。

(一)保护心肌治疗

1.门冬氨酸钾镁(Potassium Aspartate and Magnesium Aspartate):20ml,入液静脉滴注,1 次/日。

泛癸利酮胶囊(Coenzyme Q_{10}):40mg/次,口服,3 次/日。

维生素 C:0.2g/次,口服,3 次/日。

2.维生素 C:0.1~0.3/次,口服,3 次/日。

复合维生素 B:/次,口服,3 次/日。

辅酶 Q10：10mg/次，口服。

3.维生素 C 5g+5%葡萄糖注射液 250ml，静脉滴注，Qd，1~2 周。

4.极化液治疗：10%葡萄糖液 500ml 加普通胰岛素 8 单位，15%氯化钾 10ml 静脉滴注，Qd，7~10 天为一疗程。

5.人白细胞干扰素（Interferon，IFN）：1.5~2.5 万 U 肌内注射，Qd，7~10 天为一疗程。

（以上任选一种）

（二）抗病毒治疗

1.抗病毒金刚烷胺（Amantadine）：成人 200mg/次，口服，1 次/日。

2.吗啉胍（Moroxydine）：0.1g/次，口服，3 次/日。

3.利巴韦林（Ribavirin）：0.1g/次，口服，3 次/日。

（以上三种任选一种）

（三）糖皮质激素的应用

地塞米松磷酸钠（Dexamethasone Sodium Phosphate）10mg 以 5%葡萄糖注射液稀释静脉注射或静滴，Qd，3~7 天。

（四）抗菌药物

治疗初期应用青霉素（Penicillin）1 日 400 万~800 万单位或克林霉素（Clindamycin）1200mg，分为 2~4 次静脉滴注。

（五）中医治疗

处方五　黄芪 60g，丹参、苦参、酸枣仁各 30g，川芎、当归、赤芍、五味子各 10g，桂枝、沉香各 6g，柏子仁 15g，制香附 15g。每日一剂，水煎服。

加减：急性期加板蓝根、连翘、蒲公英、薏苡仁；恢复期加玄参、生地黄、党参；慢性期加红花、郁金；胸痛加蒲黄、五灵脂。

（六）对症治疗

1.出现心力衰竭时，按常规心力衰竭治疗，但洋地黄用量要偏小。

2.出现心律失常时选择抗心律失常药物治疗。

三、用药说明及注意事项

（一）门冬氨酸钾镁中的门冬氨酸与细胞有很强的亲和力，可作为钾离子的载体，使钾离子进入细胞内，维持细胞的正常功能。门冬氨酸钾镁加葡萄糖注射液静脉给药一般疗程 2 周左右。泛癸利酮可改善心肌代谢，增加心排血量，降低周围血管阻力，防止急性缺血时的心肌收缩力减弱。可有恶心、胃部不适、食欲缺乏等不良反应，但较轻。

（二）抗病毒药除金刚烷胺外，临床还常有利巴韦林，本品为广谱抗病毒药，对多种 RNA 和 DNA 病毒均有抑制作用，能阻止其复制，但无直接杀灭作用。新近认为病毒性心肌炎已造成心肌损害，用抗病毒药已于事无补。

（三）心肌炎一般不主张使用肾上腺皮质激素，尤其是在起病 10 日或 2 周以内，对重症患者,如发生心功能衰竭、严重心律失常,尤其是高度房室传导阻滞、阿-斯综合征及全身中毒症状显著患者,除对症处理外科应用地塞米松 10~30mg/d,分次静脉滴注,连用 3~7 日,病情改善后改为口服并迅速减量至停药,疗程不超过 2 周。若用药 1 周无效,则停用。

(四)对于心律失常、心衰及休克的患者,给予积极对症治疗,有高度房室传导阻滞或阿-斯综合征发作的患者,应及时安置临时心脏起搏器。

(五)处方五中黄芪补益中气,能有效地提高机体免疫力,抗病毒,是主药,故用量重;当归、川芎、赤芍、制香附活血化瘀;桂枝、苦参温阳利水;沉香行气止痛;柏子仁、五味子、酸枣仁养心安神。

(六)心肌炎急性期需卧床休息,等心脏恢复正常大小、血沉正常、心电图好转后,可逐渐起床及增加活动量,一般患者需要卧床休息至体温下降后 3~4 周,有心力衰竭或心脏扩大者必须休息 6~12 个月。如心肌炎病情稳定,心功能正常,且无明显心律失常患者,可适当参加体育锻炼,如散步、打太极拳等。

(七)以下情况需转上级医院治疗

1.心衰急性加重或出现影响血流动力学的严重心律失常,在给予基本治疗后症状缓解不明显;需要特殊检查治疗(如血流动力学监测、主动脉内球囊反搏 IABP、机械辅助装置及体外膜肺氧合 ECMO 等)患者需要转院。

2.Ⅱ度Ⅱ型、高度或完全性房室传导阻滞者,需转院安装临时或永久外起搏器。

3.需要明确心肌炎诊断(需要做心肌标志物、病毒学检查、心脏 MRI、心内膜心肌活检)以及心功能状态评估者可转上级医院。

4.需要使用免疫抑制剂或激素治疗的患者,建议转诊上一级医院确定治疗方案。

5.需要排除冠心病的患者,建议转上级医院进行冠脉造影检查。

第十二节　　扩张性性心肌病

扩张性心肌病 DCM 是一类既有遗传又有非遗传原因造成的复合型心肌病,以左室、右室或双心腔扩大和收缩功能障碍等为特征,通常经二维 UCG 诊断。DCM 导致左室收缩功能降低、进行性心力衰竭、室性和室上性心律失常、传导系统异常、血栓栓塞和猝死。

一、诊断要点

(一)症状

1.心力衰竭的表现　以气短和水肿最为常见。

2.心律失常的表现　因各种心律失常而出现心悸、头晕、黑蒙等症状,严重者可有晕厥发作。

3.血栓栓塞的表现　如发生脑栓塞、肠系膜动脉栓塞、心肌梗死、下肢静脉血栓、肺动脉栓塞等。

(二)体征

1.心脏体征　心率加速,心尖冲动向左下移位,可有抬举性搏动,心浊音界向左扩大,常可听得第三音或第四音、舒张期奔马律。由于心腔扩大,可有相对性二尖瓣或三尖瓣关闭不全所致的收缩期吹风样杂音。交替脉的出现提示左心衰竭。脉搏常较弱。

2.心力衰竭时的体征　气短不能平卧、端坐呼吸、呼吸急促、大汗、两肺可有干湿性啰音、心尖部舒张期奔马律等。右心衰竭时肝脏肿大,水肿的出现从下肢开始,晚期可有胸、腹腔积液,出现各种心律失常,高度房室传导阻滞、心室颤动、窦房阻滞可导致阿-斯综合征,成为致死原因之一。严重者出现心源性休克的表现。

3.各种合并症的体征　合并低氧血症时出现口唇发绀;合并高胆红素血症时可出现黄疸;合并脑栓塞时出现神经系统体征。

(三)检查

1.X线检查　以左心室扩大为主,心胸比大于0.5。伴以右心室扩大,也可有左心房及右心房扩大。可有肺瘀血、胸腔积液等征象。

2.心电图　不同程度的房室传导阻滞,右束支传导阻滞常见。广泛 ST-T 改变,左心室高电压,左房肥大,由于心肌纤维化可出现病理性 Q 波,各导联低电压。

3.超声心动图　左心室明显扩大,左心室流出道扩张,弥漫性室壁运动减退,左室 EF 降低,常小于45%。常见左心房扩大,二尖瓣轻中度关闭不全。有些患者右心室和右心房亦扩大。部分患者可见左心室附壁血栓。有些患者合并心肌致密化不全。

4.同位素检查　同位素心肌灌注显影,主要表现有心腔扩大,尤其两侧心室扩大,心肌显影呈弥漫性稀疏。

5.心脏磁共振成像检查　以左心室扩大为主的心脏扩大,左室壁变薄,左室 EF 降低。

6.核素心肌显像　对于有明确病理性 Q 波的患者,静息核素心肌显像有助于区分是否为心肌梗死。

7.冠状动脉 CT 或造影　对于那些有冠心病危险因素,如 40 岁以上男性或绝经后女性、吸烟史、高血压、糖尿病、高脂血症等的患者,ECG 上有病理性 Q 波的患者,冠状动脉 CT 或造影有助于明确是否为冠心病或合并冠脉病变。

8.心内膜心肌活检　诊断本病敏感性较高,特异性较低。

二、药物治疗方案

(一)病因治疗

对于不明原因的 DCM 要积极寻找病因,排除任何引起心肌疾病的可能病因并给予积极的治疗,如控制感染、严格限酒或戒烟、改变不良的生活方式等。

(二)药物治疗

抗心衰治疗

1.早期阶段

（1）β受体阻滞药

①酒石酸美托洛尔片（Metoprolol）:6.25~50mg/次,口服,2~3次/日。

②琥珀酸美托洛尔缓释片:11.875~190mg/次,口服,1次/日。

③卡维地洛片（Carvedilol）:2.5~50mg/次,口服,2次/日。

④比索洛尔片（Bisoprolol）:2.5~10mg/次,口服,1次/日。

以上任选一种。

（2）ACEI

①依那普利片（Enalapril）:2.5~7.5mg/次,口服,2次/日。

②雷米普利片（Ramipril）:2.5~5mg/次,口服,1次/日。

③培哚普利片（Perindopril）:2~8mg/次,口服,1次/日。

④贝那普利片（Benazepril）:5~10mg/次,口服,1次/日。

⑤咪哒普利片（Imidapril）:2.5~10mg/次,口服,1次/日。

⑥福辛普利片（Fosinopril）:10~40mg/次,口服,1次/日。

以上任选一种。

2.中期阶段

（1）利尿药

　①呋塞米片（Furosemide）:20mg/次,口服,1次/日。

　②氢氯噻嗪片（Hydrochlorothiazide）:25mg/次,口服,1次/日。

　③螺内酯每日（Spironolactone）:20mg/次,口服,1次/日。

　④丁尿胺片（Bumetanide）:0.25~1mg/次,（呋塞米无效时）,口服,1次/日。

（2）ACEI或（和）ARB

　①依那普利片（Enalapril）:2.5~7.5mg/次,口服,2次/日。

　②雷米普利片（Ramipril）:2.5~5mg/次,口服,1次/日。

　③贝那普利片（Benazepril）:5~10mg/次,口服,1次/日。

　④咪哒普利片（Imidaprie）:2.5~10mg/次,口服,1次/日。

　⑤福辛普利片（Fosinopril）:10~40mg/次,口服,1次/日。

　⑥氯沙坦片（Losartan）:25~50mg/次,口服,1~2次/日。

　⑦缬沙坦片（Valsartan）:80mg/次,口服,1~2次/日。

　⑧替米沙坦片（Telmisartan）:80mg/次,口服,1次/日。

　以上任选一种。

（3）β受体阻滞药

　①普萘洛尔片（Propranolol）:10~200mg/次,口服,3次/日。

②酒石酸美托洛尔片(Metoprolol):6.25~50mg/次,口服,2 次/日。

③卡维地洛片(Carvedilol):2.5~50mg/次,口服,2 次/日。

④比索洛尔片(Bisoprolol):2.5~10mg/次,口服,1 次/日。

⑤阿替洛尔片(Atenolol):6.25~200mg/次,口服,2 次/日。

　　任选一种

（4）其他

①螺内酯(Spironlactone):每日 20mg/次,口服,1 次/日。

②地高辛(Digoxin):每日 0.125~0.25mg/次,口服,1 次/日。

③胺碘酮片(Amidodarone):0.2/次,口服,1 次/日。

3.晚期阶段

（1）正性肌力和改善血液动力学药物

①多巴酚丁胺(Dobutamine):2~5ug/(kg.min)

②米力农(Milrinone):50ug/kg 负荷量,继以 0.735~0.75ug(kg.min)

③奈西立肽(Ivesiritde 人类重组 BNP)0.015ug（kg.min)或 0.03ug（kg.min)静注

药物不能改善症状者建议考虑 CRT、心脏移植等非药物治疗方案。

（2）栓塞的预防

①阿司匹林(Aspirin):100mg/次,口服,1 次/日。

②华法林(Warfarin):2.5~3mg/次,口服,1 次/日。

根据不同情况任选一种。

（3）改善心肌能量代谢

①辅酶 Q_{10}(Coenzyme Q_{10}):10mg/次,口服,3 次/日。

②曲美他嗪(Trimetazidine):20mg/次。

③磷酸肌酸注射液(Phosphocreatine Sodium):1.0g+5%GS250ml,静脉滴入,1 次/日。

④二磷酸果糖注射液:10g+5%GS250ml,静脉滴入,1 次/日。

⑤10%氯化钾注射液 7ml+25%硫酸镁注射液+10%GS250ml,静脉滴入,Qd。

三、用药说明及注意事项

（一）抗心衰治疗

1.早期阶段:仅有心脏结构的改变,超声心动图显示心脏扩大、收缩功能损害但无心力衰竭的临床表现。积极早期药物(包括 β 受体阻滞药、ACEI)干预治疗,可改善左室重构,减少心肌损害和延缓病变发展。在 DCM 早期,针对病因和发展机制的治疗更为重要。

2.中期阶段:超声心动图显示心脏扩大,射血分数减低,并有心力衰竭的临床表现,治疗包括:

（1）利尿药:液体潴留的患者应限制盐的摄入并合理使用利尿药,利尿药常从小剂量开始,逐渐增加剂量直至尿量增加,体重每日减轻 0.5~1.0Kg。

（2）ACEI 或（和）ARB:所有无禁忌者应积极使用 ACEI,不能耐受者使用 ARB。ACEI 治疗前应注意利尿药已维持在最合适的剂量,从小剂量开始,逐渐递增,直至达到目标剂量,滴定剂量和过程需个体化。

（3）β 受体阻滞药:所有病情稳定、LVEF<40%的患者应使用 β 受体阻滞药,应在 ACEI 和利尿药的基础上加用 β 受体阻滞药（无液体潴留,体重恒定）,从小剂量开始,能耐受者则每 2~4 周剂量加倍,以期达到静息心率不低于 55 次/分为目标剂量或最大耐受量。

（4）其他：有中、重度心力衰竭表现又无肾功能严重受损的患者可使用螺内酯每日 20mg,地高辛每日 0.125~0.25mg,有心律失常导致心源性猝死发生风险的患者可针对性选择抗心律失常药物治疗（如胺碘酮等）。

3.晚期阶段:超声心动图显示心脏扩大,射血分数明显降低,并有顽固性终末期心力衰竭的表现。此阶段在上述利尿药、ACEI/ARB、地高辛等药物治疗基础上，可考虑短期应用 cAMP 依赖性正性肌力药物 3~5 天。药物不能改善症状者建议考虑 CRT、心脏移植等非药物治疗方案。

（二）栓塞的预防

DCM 患者的心房,心室内常可形成附壁血栓,栓塞是本病的常见并发症。对于有心房颤动或深静脉血栓形成等发生栓塞性疾病风险且无禁忌证者可口服阿司匹林预防附壁血栓的形成。已有附壁血栓形成和发生血栓栓塞的患者须长期抗凝治疗,华法林口服,调节剂量使国际化标准比值（INR）保持在 1.8~2.5。使用抗凝药期间,应注意出血表现,定期复查出凝血时间、凝血酶原时间及 INR。

（三）改善心肌能量代谢

家族性 DCM 由于存在与心肌能量代谢相关酶的缺陷,可应用能量代谢药以改善心肌代谢紊乱。辅酶 Q10 参与氧化磷酸化及能量的生成过程,并有抗氧自由基及膜稳定作用。曲美他嗪通过抑制游离脂肪酸 β 氧化,促进葡萄糖氧化和更多 ATP 生成,优化缺血心肌能量代谢作用,有助于心肌功能的改善。

（四）猝死的预防

室性心律失常和猝死是 DCM 常见症状,预防猝死主要是控制诱发室性心律失常的可逆性因素:纠正心力衰竭,降低室壁张力,纠正低钾低镁,改善神经激素功能紊乱,选用 ACEI 和 β 受体阻滞药。避免药物因素如洋地黄、利尿药的毒副作用;胺碘酮有效控制心律失常,对预防猝死有一定作用。

（五）非药物治疗

1.永久性起搏器　少数 DCM 患者心率缓慢,有必要置入永久性起搏器,对有严重的心律失常,危及生命,药物治疗不能控制,LVEF<30%,伴轻至中度心力衰竭症状,预期临床状

态预后良好的患者建议置入心脏电复律除颤器(ICD),预防猝死的发生,但 ICD 在 DCM 一级预防中的作用还存在争议。

2.心脏在同步化治疗(CRT) 大约 30%LVEF 降低和 NYHA 心功能量 II~IV 级的心力衰竭患者,QRS 曾宽>120ms,提示心室收缩不同步。有证据表明,心室收缩不同步导致心力衰竭死亡率增加,通过双腔起搏器同步刺激左,右心室即 CRT,可纠正不同步收缩,改善心脏功能和血流动力学而不增加氧耗,改善衰竭心肌的生化特征, 能改善严重心力衰竭患者的症状、提高 6 分钟步行能力和显著改善生活质量。

(六)以下情况需转上级医院治疗

1.心肌病变时对洋地黄类药物敏感,应用剂量宜较小,并注意毒性反应,如出现毒性反应需转上级医院。

2.应用利尿剂期间必须注意电解质平衡;如出现难以纠正的低钾低钠低氯等需转上级医院。

3.使用抑制心率的药物或电转复快速型心律失常时,如出现病窦综合征、合并慢性完全性房室传导阻滞、病窦综合征时需要安装起搏器需转上级医院。

4.出现难治性心衰需转上级医院。

第十三节 肥厚性心肌病

肥厚型心肌病(HCM)是以心肌非对称性肥厚、心室内腔变小为特征,以左心室血液充盈受阻、舒张期顺应性下降为基本病变的心肌病。

一、诊断要点

(一)症状

1.呼吸困难 90%患者出现呼吸困难。多在劳累后出现,严重呈端坐呼吸或夜间阵发性呼吸困难。

2.心前区疼痛 大约 3/4 的患者出现心前区疼痛。常于劳累后出现,类似心绞痛,可典型或不典型,含化硝酸甘油后症状加重。

3.头晕与晕厥 多在活动时发生。

4.乏力、心悸 患者感心跳剧烈,可能由于心功能减退或心律失常所致。

5.心力衰竭及猝死 多见于晚期患者,由于心肌顺应性减低,心室舒张末期压力显著增高,继而心房压增高,且常合并心房颤动,晚期患者心肌纤维化广泛,心室收缩功能减弱易发生心力衰竭与猝死。

(二)体征

在无压力阶差的无症状患者,或心肌轻度肥厚,或心尖肥厚者可无异常体征。

临床常见的异常体征包括:

1.心浊音界向左扩大。心尖冲动向左下移位,有抬举性搏动,或有心尖双搏动。

2.胸骨左缘下段心尖内侧可闻及收缩中期或晚期喷射性杂音。向心尖而不向心底传导,可伴有收缩期震颤,见于有心室流出道梗阻的患者。凡增强心肌收缩力或减轻心脏负荷时,如给洋地黄类、异丙肾上腺素、亚硝酸异戊酯、硝酸甘油做 Valsalva 动作、体力劳动后或期前收缩后均可使杂音增强;凡减弱心肌收缩力或增加心脏负荷时,如给血管收缩药、β 受体阻断药、下蹲时均可使杂音减弱,约半数患者同时可听到二尖瓣关闭不全的杂音。

3.第二音可呈反常分裂,是由于左心室射血受阻,主动脉瓣延迟关闭所致。第三心音常见于伴有二尖瓣关闭不全的患者。

(三)检查

1.X 线检查　普通胸片大小正常或增大,心脏大小与心脏及左心室流出道之间的压力阶差成正比。心脏以左心室肥厚为主,主动脉不增宽,肺动脉段多无明显突出,肺瘀血大多较轻,常见二尖瓣钙化。

2. 心电图　有 15%~25% 的患者心电图完全正常。80% 以上患者出现非特异性 ST-T 改变,少数心尖局限性心肌肥厚者常有巨大倒置的 T 波。左心室肥厚或双室肥厚及左束支传导阻滞也较常见。20%~50% 的患者有深而窄的异常 Q 波,常涉及 V2-6 或 II,III、aVF 导联,或两者均有。也常有各种类型心律失常、包括房颤、房扑、多发性室性期前收缩。

3.超声心动图

(1)典型肥厚型梗阻性心肌病。1)室间隔呈不对称性肥厚,厚度与左室后壁厚度之比>(1.3~1.5):1;室间隔厚度至少>15mm。2)二尖瓣前叶在收缩期前移及主动脉收缩中期关闭现象。CD 段呈"驼峰"样改变。3)左心室腔缩小,左室流出道狭窄<2.0cm。4)左心室舒张功能障碍,包括顺应性减低,快速充盈时间延长,等容舒张时间延长。

(2)肥厚型非梗阻型心肌病。室间隔明显增厚,也可有前侧游离壁增厚。

(3)心尖肥厚型心肌病。心尖肥厚型心肌病是本病的亚型,约占肥厚型心肌病的 25%,左心室舒张末期呈"黑桃"样改变心尖部肥厚>12mm。

4.核素心肌扫描　可直接确定室间隔额和游离壁的相对厚度。

5.心脏磁共振(MRI)　可明确显示流出道梗阻和收缩期二尖瓣前向运动。对于诊断特殊部位的肥厚和不典型的肥厚最为灵敏。还可以发现心肌纤维化组织。

6.心导管检查　当合并冠心病,或需安装起搏器,经皮室间隔消融及外科手术治疗时,则需心导管检查。

7.心室造影　当有流出道压力阶差存在时,左心室造影显示心室肥厚,二尖瓣反流,左心室腔常较小,乳头肌增粗肥大,并在收缩晚期可充填左心室腔。有心尖受累者,广泛性肥厚使心脏外形呈"铲型"。

8.心内膜下心肌活检　免疫性荧光可发现肥厚心肌内注射儿茶酚胺含量增高,组织学可见心肌排列紊乱和肥大的心肌细胞。

二、药物治疗方案

降低左室流出道压力阶差,改善左室舒张期充盈,晚期患者需同时改善心脏收缩功能。避免劳累、激动、突然用力等剧烈运动,特别是竞技性运动及情绪紧张。避免使用增强心肌收缩力或减轻心脏负荷的药物。

(一)β 受体阻滞药

1.普萘洛尔片(Propranolol):10~200mg/次,口服,3 次/日。

2.酒石酸美托洛尔片(Metoprolol):6.25~50mg/次,口服,2 次/日。

3.卡维地洛片(Carvedilol):2.5~50mg/次,口服,2 次/日。

4.比索洛尔片(Bisoprolol):2.5~10mg/次,口服,1 次/日。

5.阿替洛尔片(Atenolol):6.25~200mg/次,口服,2 次/日。

以上任选一种

(二)非二氢吡啶类钙拮抗药

1.维拉帕米片(Verapamil):240~280mg/次,口服,3 次/日。

2.地尔硫䓬片(Diltiazem):30~90mg/次,口服,3 次/日。

以上任选一种

(三)抗心律失常药

1.丙吡胺(Disopyramide):100~150mg/次,口服,4 次/日。

2.胺碘酮片(Amidodarone):0.2/次,口服,1 次/日。

3.电复律

以上任选一种

(四)抗心衰治疗(终末期)

(五)其他:抗凝、纠正贫血和低血压。

三、用药说明及注意事项

(一)β 受体阻滞药

β 受体阻滞药对症状缓解及运动耐量的改善主要是通过减慢心率而延长舒张期,增加被动心室充盈,改善心室舒张功能;通过减弱心肌收缩力而减少心肌耗氧,并降低运动过程中的流出道压差。β 受体阻滞药宜从小剂量开始,依据心室率及 LVOT 压差下降水平,逐渐增至最大耐受量。目前认为 β 受体阻滞药仅能改善临床症状,不能减少心律失常与猝死率,也不改善预后。

(二)非二氢吡啶类钙拮抗药

常用于不能耐受 β 受体阻滞药治疗的患者,能通过增加心室舒张和充盈改善症状(尤其胸痛),同时可降低室壁张力、改善心肌缺血,其不良反应是可发生血管扩张引起流出道梗阻、肺水肿、心原性休克。因此对静息左室流出道梗阻的患者给药应谨慎。对有严重肺动脉高压和重度 LVOT 梗阻的患者也应慎用维拉帕米,这是由于其扩血管作用可导致严重的血流动力学紊乱。目前研究显示钙拮抗药仅能缓解梗阻性肥厚型心肌病(HOCM)患者的症状,对预防猝死并无良效。

(三)抗心律失常药物

抗心律失常药物主要用于控制快速室性心律失常与心房颤动;常用药物有胺碘酮。当药物无效时可考虑电复律。对已出现呼吸困难、运动受限的患者, 建议使用丙吡胺。丙吡胺(Disopyramide)是ⅠA类抗心律失常药,有负性变力作用,用于左室流出道梗阻。不良反应包括口眼干燥、消化不良、排尿障碍、便秘。HCM 患者伴前列腺肥大者不用或慎用。

(四)抗心衰治疗

以往认为利尿药可加重流出道压差,应禁忌使用,但新近研究显示:谨慎使用利尿剂有助于减轻肺淤血症状。出现明显心功能不全、心脏扩张的终末阶段疾病时可适当应用 ACEI,不用硝酸酯类及其他扩血管及利尿药等降低前后负荷药物。

(五)其他

HCM 伴心房颤动患者易发生栓子脱落,推荐用华法林抗凝。HCM 患者二尖瓣最易患心内膜炎,此类患者在手术前应预防性应用抗生素。急性梗阻由二维超声心动图确定后,应紧急卧位,抬高双腿,如有贫血,应纠正贫血;如血压低,静脉给予去甲肾上腺素升高血压。

(六)以下情况需转上级医院治疗

1.有心跳骤停史,经复苏成功的患者;持续性或非持续性室性心律失常;有猝死家族史;难以解释的晕厥史、心绞痛、呼吸困难;左室壁厚度≥30mm、流出道压差超过 30mmHg;运动时血压异常。需要转上级医院。

2.合并心脏其他病变,比如严重冠心病,二尖瓣和乳头肌形态改变而引起压力阶差或瓣膜严重反流;需要转上级医院。

3.妊娠妇女和儿童患者;需要转上级医院。

第十四节　心尖肥厚型心肌病

心尖肥厚型心肌病(AHCM)属于原发性肥厚型心肌病中的特殊类型,首先由日本学者 Yamaguchi 等于 1976 年报告。它与经典的肥厚型心肌病不同,常不伴有左心室流出道动力性梗阻和压力阶差。肥厚的心肌主要位于前侧壁心尖处,而室间隔基底部却多无肥厚。

一、诊断要点

(一)症状

约 54%的患者有症状,可有胸痛,心悸,胸闷呼吸困难和晕厥等症状。胸痛可酷似冠心病心绞痛,但一般持续时间长,舌下含服硝酸甘油往往无效。此外,可有头晕、乏力等,晚期可出现心力衰竭的表现,偶尔可猝死。

（二）体征

心脏大小正常,可无杂音,也有患者可闻及明显第四心音,新出现的杂音常见。晚期患者可有心脏扩大,出现心力衰竭体征。

（三）检查

1.X 线检查

多数病例心脏比例正常,心脏无明显增大,约 1/3 的患者心胸比例>50%。

2.心电图

①左心室高电压并右胸导联(V4-V6 导联)ST 段压低;②93%的患者可见胸前导联 T 波倒置,随诊发现 65%具有左心室肥厚,并且 47%的 AHCM 患者倒置的 T 波(深度>10mm)。③80%的患者室间隔除极 Q 波消失,半数患者可呈二尖瓣型 P 波,而 aVL 导联偶有深窄的 Q 波。

3.超声心动图

二维超声心动图的特征性改变是,左室长轴观切面可见心尖部室间隔和左室后下壁明显增厚,最厚处可达 20~35mm,心尖部心室腔狭小,实时下观察,在收缩期可见肥厚心肌呈瘤状突起,导致心尖部左室腔闭塞和心室腔明显缩小。

4.心脏磁共振 对超声心动图,核素心肌显像不能明确的患者更具诊断价值。

5.心肌声学造影心动图 心尖肥厚型心肌病的影像学特点是心尖部呈"铲形"。

6.心血管造影　左室造影特征性改变是右前斜位左室舒张末期造影呈"黑桃"样改变,收缩期左室心尖部有强力的对称性收缩,左前斜位双心室造影可见室间隔下部明显增厚可呈"三角"状表现。

二、药物治疗方案

心尖肥厚性心肌病的治疗主要是改善舒张期充盈,改善收缩功能。轻症无自觉症状,可不必治疗,应定期随访。

（一）β 受体阻滞药

1.普萘洛尔片(Propranolol):10~200mg/次,口服,3 次/日。

2.酒石酸美托洛尔片(Metoprolol):6.25~50mg/次,口服,2 次/日。

3.卡维地洛片(Carvedilol):2.5~50mg/次,口服,2 次/日。

4.比索洛尔片(Bisoprolol):2.5~10mg/次,口服,1 次/日。

5.阿替洛尔片(Atenolol):6.25~200mg/次,口服,2 次/日。

6.琥珀酸美托洛尔缓释片:11.875~190mg,qd。

以上任选一种

（二）非二氢吡啶类钙拮抗药:

1.维拉帕米片(Verapamil)：240~280mg/次，口服，3 次/日。

2.地尔硫䓬片(Diltiazem)：30~90mg/次，口服，3 次/日。

以上任选一种

（三）血管紧张素转换酶抑制剂

1.依那普利片(Enalapril)：2.5~7.5mg/次，口服，2 次/日。

2.雷米普利片(Ramipril)：2.5~5mg/次，口服，1 次/日。

3.培哚普利片(Perindoprie)：2~8mg/次，口服，1 次/日。

4.贝那普利片(Benazeprie)：5~10mg/次，口服，1 次/日。

5.咪哒普利片(Imidapril)：2.5~10mg/次，口服，1 次/日。

6.福新普利片(Fosinopril)：10~40mg/次，口服，1 次/日。

以上任选一种。

（四）伴有室性心律失常者

胺碘酮片(Amidodarone)：0.2g/次，口服，1 次/日。

（五）对有心力衰竭表现者，可应用利尿剂等。（详见心力衰竭章）

1.呋塞米片(Furosemide)：20~40mg/次，口服，1 次/日。

2.托拉塞米片(Torasemi)：10~20mg/次，口服，1 次/日。

三、用药说明及注意事项

（一）轻症无自觉症状，24 小时动态心电图监测未发现有心律失常，家族中也无猝死者，则可不必治疗，但应作定期随访。

（二）临床症状但无心律失常和心功能不全征象者，可首选 β 受体阻滞剂治疗，视病情酌情增减剂量。中国人对 β 受体阻滞药的耐受性较差，故剂量应相应减少，无效者可改用维拉帕米等钙拮抗剂。ACEI 早期可提高心脏泵血效率，改善左室重塑，可能对舒张功能的改善也有好处。

（三）有临床症状特别是同时伴有室性心律失常者；可联合应用胺碘酮和 β 受体阻滞剂。

（四）对有心力衰竭表现者，可应用利尿剂等。

（五）对高危的心尖肥厚型心肌病患者，如既往有心脏停搏或持续性心动过速、晕厥、有猝死家族史、动态心电图记录有非持续性室速，均应置入心脏自动除颤仪。

（六）以下情况需转上级医院治疗

1.有临床症状且伴有室性心律失常者；既往有心脏停搏或持续性心动过速、晕厥、有猝死家族史、动态心电图记录有非持续性室速。需转上级医院治疗。

2.难治性心力衰竭，一般药物效果差，需转上级医院治疗。

第十五节　限制性心肌病

限制性心肌病是以舒张功能异常为特征,表现为限制性充盈障碍的心肌病。WHO 的定义为以单或双心室充盈受限,舒张期容积缩小为特征,但心室收缩功能及室壁厚度正常或接近正常。可出现间质的纤维增生。可单独出现,也可与其他疾病(淀粉样变性、伴或不伴嗜酸粒细胞增多的心内膜疾病)同时存在。

一、诊断要点

(一)症状

乏力、呼吸困难和运动耐力下降。严重的患者还会出现水肿、端坐呼吸、肝脏肿大、少尿、腹水及消化道淤血的症状。

(二)体征

血压偏低、脉压小、颈静脉怒张、Kussmaul 征阳性(吸气时静脉压升高),心脏浊音界扩大、心律失常、可闻第三心音、第四心音。当合并二、三尖瓣膜关闭不全时,常会听到二、三尖瓣膜收缩期反流性杂音,双肺可闻湿啰音,肝脏肿大,有时会有腹水,双下肢水肿。

(三)检查

1.胸部 X 线 心影扩大,并可显示肺淤血和胸腔积液的情况。

2.心电图 可见电压异常、ST-T 改变、异常 Q 波等。各种心律失常包括:窦性心动过速、心房颤动、心房扑动、室性期前收缩、束支传导阻滞等改变。

3.超声心动图 常见双心房明显扩大,心室壁厚度增厚,室壁运动幅度明显降低,有时可见左心室心尖部内膜回声增强,甚至血栓使心尖部心腔闭塞。

4.放射性核素检查 可进行心血池显像,测定心脏色学分数、心室容积及心搏量等。

5.CT 扫描 能够准确测定心包厚度,是鉴别 RCM 和缩窄性心包炎最准确的无创伤性检查手段。RCM 者心包不增厚,心包厚度≤4mm 时可排除缩窄性心包炎;而心包增厚支持缩窄性心包炎的诊断。

6.心脏磁共振成像(MRI) 能够提供有关心肌和心包结构的较为精确的空间分析率,提供了更为全面准确的解剖和组织学信息,是诊断 RCM 中非常有用的无创检查方法。

7. 心导管检查 心导管检查是鉴别限制性心肌病和缩窄性心包炎的重要方法,大约 50% 的 RCM 患者能够和缩窄性心包炎患者一样出现典型"平方根"的心室压力波形和右心房压升高及 Y 谷深陷。

8.心内膜心肌活检 经皮穿刺心内膜心肌活检对诊断和鉴别诊断缩窄性心包炎、心脏淀粉样变性和血色素沉着病等有重要价值。

二、药物治疗方案

原发性限制性心肌病无特异性治疗手段,对于继发性限制性心肌病,部分疾病有针对病因的特异性治疗。

(一)对因治疗

强的松片（Prednisone） 从小剂量开始 0.5mg/(kg·d)，逐渐减量至 5~10mg/d 维持，可能抑制内膜增生的作用。

(二)对症治疗

1.硝酸酯类

（1）硝酸甘油(Nitroglycerin)：0.5mg/次，舌下含服。

（2）单硝酸异山梨酯(Isosorbide Mononitrate)注射液 40mg+5%GS50ml，静脉泵入，2~4ml/h。或

（3）单硝酸异山梨酯注射液 40mg+5%GS250ml，静脉滴入，6~8gtt/min

（4）硝酸异山梨酯片：5~10mg/次，口服，3 次/日。

2.β 受体阻滞药

（1）酒石酸美托洛尔片(Metoprolol)：6.25~50mg/次，口服，2 次/日。

（2）琥珀酸美托洛尔缓释片：11.875~190mg/次，口服，1 次/日。

（3）卡维地洛片(Carvedilol)：2.5~50mg/次，口服，2 次/日。

（4）比索洛尔片(Bisoprolol)：2.5~10mg/次，口服，1 次/日。

3.利尿剂

（1）呋塞米片(Furosemide)：20mg/次，口服，1 次/日。

（2）托拉塞米片(Torasemi)：20mg/次，口服，1 次/日。

（3）螺内酯(Spironolactone)：20mg/次，口服，1 次/日。

4.血管紧张素转换酶抑制剂

（1）依那普利片(Enalapril)：2.5mg/次，口服，2 次/日。

（2）雷米普利片(Ramipril)：2.5mg/次，口服，1 次/日。

（3）培哚普利片(Perndopril)：2mg/次，口服，1 次/日。

（4）贝那普利片(Benazeprie)：5mg/次，口服，1 次/日。

（5）咪哒普利片(Imidapril)：2.5mg/次，口服，1 次/日。

以上任选一种。

5.洋地黄

地高辛(Digoxin)：0.125~0.25mg/次，口服，1 次/日。

6.抗凝治疗

（1）阿司匹林(Aspirin)：100mg/次，口服，1 次/日。

（2）华法林(Warfarin)：2.5~3mg/次，口服，1 次/日。

以上任选一种。

7.ICD 治疗

8.外科治疗

三、用药说明及注意事项

（一）对因治疗

本病早期阶段有炎症表现时，可考虑肾上腺皮质激素治疗，对控制炎症有一定作用，但是否阻止本病的进展，尚待长期随访观察和需更多病例验证，如有嗜酸性粒细胞增多症表现，可试用肾上腺激素和免疫抑制药，一般选择口服可的松或泼尼松或氢化可的松对改善病情有帮助，羟基脲及长春新碱对嗜酸性粒增多综合征有作用。

（二）对症治疗

1.硝酸酯类药物、利尿剂可以有效地降低前负荷，减轻肺循环和体循环淤血，降低心室充盈压，减轻症状，改善患者生活质量和活动耐量，但不能改善患者的长期预后。但应当注意，限制型心肌病患者的心肌僵硬度增加，血压变化受心室充盈压的变化影响较大，过度的减轻前负荷会造成心排出量下降，血压下降，病情恶化，故硝酸酯类药物和利尿剂应根据患者情况，酌情使用。β受体阻滞剂能够减慢心率，延长心室充盈时间，降低心肌耗氧量，有利于改善心室舒张功能，可以作为辅助治疗药物，但在限制型心肌病治疗中的作用并不肯定。小剂量 ACEI 可能有抑制内膜增生作用，在血压不低时考虑使用。

2.洋地黄类药物无明显疗效，但房颤时，可以用来控制心室率。对于房颤亦可以使用胺碘酮转复，并口服预防。但抗心律失常药物对于预防限制型心肌病患者的猝死无效，亦可置入 ICD 治疗。

3.本病易发生附壁血栓和栓塞，可给予抗凝或抗血小板治疗。

（三）外科治疗

严重的心内膜心肌纤维化可行心内膜剥脱术，切除纤维性心内膜。伴有瓣膜反流者可行人工瓣膜置换术。对于有附壁血栓者行血栓切除术。对于特发性或家族性限制性心肌病伴有顽固性心力衰竭者可考虑行心脏移植。

（四）以下情况需要转上级医院治疗

1.儿童限制型心肌病患者即使没有明显的心衰症状，仍有较大的猝死风险，需转上级医院。

2.有严重的心内膜心肌纤维化者；有瓣膜反流者；有附壁血栓者；伴有顽固性心力衰竭者，需转上级医院。

第十六节　右心室心肌病

右心室心肌病又称致心律失常性右室心肌病（arrhythrnogenic right ventricular cardiomyopathy），是一种原因未明的，以右室受累为主的心肌疾病，病理上以右心室心肌被纤维或脂肪组织替代为特征，临床主要表现为各种室性心律失常，特别是恶性室性心律失常、心源性猝死、心力衰竭。猝死多见于年轻患者，30%患者呈家族性发病，多为常染色体显性遗传。

一、诊断要点

（一）症状

主要表现为充血性心力衰竭和（或）心律失常。

1.心律失常型　以右心室折返性室性心动过速多见，反复晕厥或猝死为首发征象。由于发生室性心律失常，患者可出现心悸、胸闷、头晕、乏力，甚至晕厥及猝死。

2.心力衰竭型　临床表现为劳力性呼吸困难等肺淤血症状和颈静脉怒张，肝颈静脉回流征阳性，淤血性肝肿大，下垂性浮肿和浆膜腔积液等体循环淤血症状。

（二）体征

早期常无任何体征。部分病例为右心室增大，肺动脉瓣听诊区 S2 固定性分裂、相对性三尖瓣关闭不全收缩期杂音、右室性 S3、S4。

（三）检查

1.心电图　大多数病例呈左束支传导阻滞型室速或频发室早，部分病例表现为多形性室速，房性心律失常、病窦、房室传导阻滞。

2.超声心动图　可发现右心室扩大、收缩活动减弱和局限性反常运动、室壁变薄、室壁瘤样膨出，可有附壁血栓形成。

3.电生理检查　电生理检查不仅可以确定室速部位，也为药物选择或消融室速病灶提供参数。

4.心脏磁共振显像　可以提供右心室心外膜脂肪组织的证据，但特异性较低。

5.心导管及右心室造影　右心室造影显示右心室腔扩大、右心室收缩减弱和局限性运动障碍，三尖瓣下与漏斗部膨出合并肌小梁肥大对诊断 ARVC 的特异性为 96%、敏感性为 87.5%，但极度扩大的右心室显影结果欠佳。

6.心内膜心肌活检　可发现右室局部或全部心肌缺血或减少，被纤维或脂肪组织替代，偶有心肌细胞变形、少量单核细胞或炎性细胞浸润。

二、药物治疗方案

右心室心肌病的治疗主要是针对恶性心律失常和猝死。

（一）心力衰竭的治疗（详见慢性心力衰竭）

（二）心律失常的治疗

1.Ⅲ类抗心律失常药：

（1）胺碘酮（Amidodarone）：0.2g/次，3 次/日，5~7 天后减量至 0.2g/次，2 次/日，5~7 天后改维持量 0.1~0.2g/次，口服，1 次/日。或

（2）索他洛尔（Sotalol）：40~80mg/次，口服，2 次/日。

2.Ic 类抗心律失常药：

①普罗帕酮（Propafenone）：150~200mg/次，口服，3 次/日+β 受体阻滞药

②胺碘酮（Amidodarone）：0.2g/次，口服，1 次/日+β 受体阻滞药

（三）抗凝治疗

三、用药说明及注意事项

1.β 受体阻滞剂如无效，可以应用或加用胺碘酮。索他洛尔对于治疗室性心律失常的效果也较好，可能优于胺碘酮及 β 受体阻滞剂。少数患者可考虑应用 I 类抗心律失常药物或几种抗心律失常药物联用，如出现房颤、明显的心室扩张或室壁瘤时应抗凝治疗，抗凝治疗有助于预防附壁血栓形成。

2.射频消融：可以用于治疗 ARVC 室速，但成功率多数不到 50%，不作为首选治疗措施。

3.ICD 治疗：可以增加生存率，是目前惟一明确有效预防心源性猝死的治疗措施。建议在高危患者，特别是存在室速或晕厥证据患者中安装 ICD。

4.外科心脏移植治疗。

（五）以下情况需转上级医院治疗

一旦发现临床主要表现以各种室性心律失常，特别是恶性室性心律失常、心源性猝死和心力衰竭的年轻患者，建议转院明确诊断及治疗。

第十七节　酒精性心肌病

酒精性心肌病的发病与长期大量的酒精摄入有密切关系，多发生于 30~55 岁的男性，通常有 10 年以上过度嗜酒史，临床表现多样化，主要表现为心功能不全和心律失常。戒酒后病情可自行缓解或痊愈。

一、诊断要点

符合 DCM 的诊断标准；长期过量饮酒（WHO 标准：女性>40g/d，男性>80g/d，饮酒 5 年以上）；既往无其他心脏病史；早期发现戒酒 6 个月后 DCM 临床状态得到缓解。饮酒是导致心功能损害的独立原因，建议戒酒 6 个月后再作临床状态评价。

（一）症状

常有心悸、胸闷、胸痛、疲乏、无力、呼吸困难、端坐呼吸及夜间阵发性呼吸困难等。

（二）体征

心脏扩大、窦性心动过速、舒张压升高、脉压减小，常伴有房性、室性奔马律。当心腔有明显扩大时可伴有相对性瓣膜关闭不全性杂音。可有颈静脉怒张、肝淤血、下肢水肿及胸腔积液等。

(三)检查

1.X 线检查 心影普遍增大,心胸比例>0.55,合并心力衰竭时可有肺淤血、肺水肿甚至胸腔积液。

2.心电图 最常见为左室肥厚伴 ST-T 异常,亦可见低电压、心房颤动、室性期前收缩、房性期前收缩、房室传导阻滞和室内传导阻滞等心电图改变,部分患者可见病理性 Q 波。

3.超声心动图 主要为左室重量增加,早期室间隔及左室后壁轻度增厚,不伴有收缩功能减退,左室舒张内径正常。出现充血性心力衰竭时,各房室收缩和舒张内径均增加,室壁运动减弱,左室射血分数减低。

4.心导管检查和心血管造影 心室造影可见左心室扩大,弥漫性室壁运动减弱,心室射血分数下降。

5.放射性核素检查 用 111 铟标记的单克隆抗心肌抗体检查发现,扩张型心肌病和酒精性心肌病患者在心功能恶化时放射性核素摄取量增加,而临床症状改善时摄取减少,其摄取量与饮酒量密切相关,并可根据摄取量进行预后判断。

6.心肌心内膜活检

其线粒体与冠状动脉内壁的水肿出现率高对诊断有一定的帮助。

二、药物治疗方案

酒精性心肌病的治疗主要是说服或强制性戒酒;卧床休息;治疗心力衰竭;处理心律失常;补充维生素,加强营养支持治疗。

(一)停止饮酒

(二)抗心力衰竭治疗(详见慢性心力衰竭章)

(三)改善代谢

1.维生素 B_1 片:20~30mg/次。

2.维生素 B_1 注射液:100mg,im,qd。

3.磷酸肌酸注射液(FDP,Esafosfina)2.0~3.0g +5%GS250ml,ivgtt,qd。

4.卡尼汀(Carnitine)(贝康亭)3.0g +5%GS100ml,ivgtt,qd。

三、用药说明及注意事项

(一)治疗的关键是早诊断、早戒酒及对症治疗,以期延续或逆转病情。卧床休息,限制摄水量。

(二)合并心力衰竭时应卧床休息,进食高营养、高蛋白、低盐饮食,可使用血管紧张素转化酶抑制剂、小剂量洋地黄强心,间断利尿,同时扩血管,心功能的改善与能否戒酒关系较大。不论血镁是否降低,均应长期补充镁。

(三)补充因酒精消耗的硫胺素。维生素 B_1 需要长期应用。磷酸肌酸注射液、卡尼汀(贝康亭)等住院期间各用 10~14 天。

(四)乙醇可干扰心肌细胞膜钙离子的转运,钙离子拮抗剂可试用,早期有明显心律失常者,可首选地尔硫卓或维拉帕米。酒精性心肌病多伴有高脂血症及高铁血红蛋白血症,易致血栓形成,更易猝死。

(五)酒精性心肌病的发生与长期大量摄入酒精有密切关系,其治疗的关键是戒酒。无论病情严重到何种程度,多数病例戒酒后可望获得病情的缓解。药物治疗本身则仅为一种权宜之计,如不彻底戒酒,该病的治疗将归于失败。

(六)以下情况需转上级医院治疗

出现严重心力衰竭、心律失常、神经系统症状,一般药物效果差,需要转上级医院治疗。

（李　迎　傅　广　黄树斌）

第二十章　呼吸系统疾病

第一节　急性上呼吸道感染

急性上呼吸道感染,简称上感,为鼻、咽、喉部急性炎症的总称。常见病原体为病毒,仅少数由细菌引起。常见病原体为鼻病毒、冠状病毒、腺病毒、流感和副流感病毒等。

一、诊断要点

(一)临床表现

1.普通感冒　俗称伤风,以鼻咽部卡他症状为主,起病较急,初期有咽干、咽痒、烧灼感,可有喷嚏、鼻塞、流清水样鼻涕,2~3天后变稠。一般无发热及全身症状,或仅有低热,轻度不适、畏寒。

体征:鼻腔黏膜充血水肿、有分泌物,咽部轻度充血。

2.急性病毒性咽炎和喉炎　咽部发痒、烧灼感,咽痛不明显,咳嗽少。急性喉炎为声嘶、讲话困难、咳嗽时疼痛,常有发热、咳嗽。

体征:急性喉炎见喉部充血,水肿,局部淋巴结轻度肿大触痛,可闻及喘息声。

3.急性疱疹性咽峡炎　夏季多发,儿童多见。明显咽痛、发热,病程约1周。

体征:咽部充血,软腭、腭垂、咽及扁桃体表面有灰白色疱疹及浅表溃疡,周围有红晕。

4.急性咽结膜热　夏季儿童多发,游泳中传播。发热、咽痛、畏光、流泪,病程4~6天。

体征:咽及结合膜明显充血。

5.急性咽扁桃体炎　病原体多为溶血性链球菌,其次为流感嗜血杆菌。起病急,明显畏寒、咽痛、发热,体温可达39℃以上。

体征:咽部充血,扁桃体充血肿大,表面有黄色脓性分泌物,有时伴有颌下淋巴结肿大、压痛,而肺部查体无异常体征。

(二)辅助检查

1.血象:病毒感染时白细胞计数多正常或偏低,淋巴细胞比例增高;细菌感染有白细胞与中性粒细胞增多以及核左移现象。

2.病毒分离,细菌培养有助于病原诊断。

3.病原学检查。

三、药物治疗方案

由于目前尚无特效抗病毒药物,以对症治疗为主,同时戒烟、注意休息、多饮水、保持室内空气流通和防治继发性细菌感染。

（一）常用对症治疗方案

镇痛消炎：

1.对乙酰氨基酚片（Paracetamol）：1 片，可间隔 4~6 小时重复用药 1 次。

2.布洛芬混悬液（Ibuprofen）：10ml，可间隔 4~6 小时重复用药 1 次。

鼻塞：

1%麻黄碱滴鼻液（Ephedrine）：1 滴/鼻孔，每日 3~4 次。

咽痛：

1.喉咽清口服液：10ml，每日 3 次。

1.蓝芩口服液：10ml，每日 3 次。

（二）病因治疗

1.抗病毒：早期使用有一定效果。

①利巴韦林（Vibavirin）：0.15g/次，每日 3 次

②阿糖腺苷（Vidarabine）：5~10mg/（kg·d）。

2.抗生素：可根据病原菌及药敏试验选用抗菌药物治疗。

①青霉素（Penicillin）160 万~320 万 U，6~8 小时 1 次，红霉素（Erythromycin）0.5g，每日 4 次。还可选用

②氟喹诺酮（Fluoroquinolone）类药物。

（三）中药治疗

可辩证的给予清热解毒或辛温解表和有抗病毒作用的中药。

四、用药说明及注意事项

（一）儿童忌用阿司匹林或含阿司匹林药物以及其他水杨酸制剂，因为此类药物与呼吸道病毒感染的肝脏和神经系统并发症（Reye 综合征）相关。

（二）水杨酸类药物可能出现胃肠道反应，餐时或餐后服用，或同时服用抗溃疡药物可减少胃肠道反应。禁用于消化性溃疡、对非甾体抗炎药过敏者，慎用于高血压、肝肾疾患、心功能不全者。

（三）减充血剂连续使用不宜超过 1 周，老年人、儿童、孕妇，心血管疾病、甲亢患者或其他对拟交感药物敏感的患者，前列腺肥大、青光眼患者服用后可能出现明显的不良反应，因此慎用。

（四）驾驶机动车、操作机器和高空作业者在工作时间不宜服用氯苯那敏等 H1 类抗组胺药物，严重肝肾功能不全者禁用。

（五）18 岁以下的未成年以及妊娠期及哺乳期患者避免使用喹诺酮类药物，用药期间避免长时间光照。

（六）青霉素类药物使用前必须详细询问过敏史，并先做青霉素皮试，对于头孢类禁用于有头孢过敏史及青霉素过敏性休克患者，中度以上肾功能不全患者应根据肾功能调整

剂量,中度以上肝功能减退时,头孢曲松可能需要调整剂量。

（七）经综合治疗 2~3 天后症状无改善、甚至进一步加重出现嗜睡、昏迷等情况者,立即转上级医院进一步治疗。

第二节　急性气管—支气管炎

急性气管–支气管炎是由感染、物理、化学刺激或过敏等因素引起的气管、支气管黏膜的急性炎症。病毒感染是常见病因,临床主要表现为咳嗽和咳痰。在过度疲乏、受凉、气候突变时容易发病。

一、诊断要点

（一）症状

常先有急性上呼吸道感染症状如咳嗽、咳痰,先为干咳或咯少量痰,继而为黏液脓性痰,痰量增多,咳嗽加剧,偶见痰中带血。如支气管发生痉挛,可出现程度不等的气促。咳嗽和咳痰可延续 2~3 周,有时可延续数周。全身症状较轻,体温一般不超过 38℃。

（二）体征

两肺呼吸音粗,有时可闻及散在湿啰音,在咳嗽、咳痰后消失。

（三）检查

血常规:白细胞计数和分类多无明显改变。细菌性感染时白细胞总数和中性粒细胞比例增高。痰涂片或培养:可发现致病菌。胸片:大多数正常或肺纹理增粗。

二、药物治疗方案

（一）一般治疗

休息、保暖、多饮水、保证足够的热量和丰富的维生素。

（二）抗细菌感染

1.阿奇霉素（Azithromycin）:0.5g,每日 1 次×3 天。

2.克拉霉素（Clarithromycin）:0.25g,每日 2 次×7 天。

3.罗红霉素（Roxithromycin）:150mg,每日 2 次×7 天。

（三）对症治疗

1.镇咳

①右美沙芬片（Dextromethorphan）:10mg,每日 3 次。

②咳必清片（Carbetapentane citrate）:25mg,每日 3 次。

2.化痰

①盐酸氨溴索片（Ambroxol Hydrochloride）:30mg,每日 3 次。

②盐酸溴己新片（Bromhexine Hydrochloride）:16mg,每日 3 次。

③标准桃金娘油胶囊（Myrtol）:300mg,每日 3 次。

3.扩张支气管

①沙丁胺醇气雾剂（Albuterol）：2 喷，每 4 小时。

②氨茶碱片（Aminophylline）：0.2g，每天 3 次。

4.退热

①对乙酰氨基酚片（Paracetamol）：1 片，可间隔 4~6 小时重复用药 1 次。

②布洛芬混悬液（Ibuprofen）：10ml，可间隔 4~6 小时重复用药 1 次。

③柴胡注射液（Radix Bupleuri）：4ml，肌注。

三、用药说明及注意事项

一般患者无需住院治疗。有慢性心、肺基础疾病者，流感病毒引起的支气管炎导致严重缺氧或通气不足时，需住院接受呼吸支持和氧疗。

对症治疗主要是止咳祛痰，剧烈干咳患者可适当应用镇咳剂，对久咳不愈的患者，必要时可使用可待因 10~30mg，3 次/d，或苯佐那酯 100mg，3 次/d，可试用。痰量较多或较黏时，可应用祛痰剂，如盐酸氨溴索（沐舒坦）30mg，3 次/d，或溴己新 16mg，3 次/d。对有家族史的患者，如查体发现哮鸣音，可吸入支气管扩张药，如沙丁胺醇（喘乐宁）或特布他林等，每 4 小时 2 喷。伴支气管痉挛时可用氨茶碱或 β2-受体激动剂。全身不适及发热为主要症状者应卧床休息，注意保暖，多饮水，服用对乙酰氨基酚等退热剂。

对于未明确病原者，抗生素不宜作为常规使用。盲目应用抗生素会导致耐药菌的产生、二重感染等一些严重后果。但如果患者出现发热、脓性痰和重症咳嗽，则为应用抗生素的指征。对急性气管支气管炎的患者应用抗生素治疗，可应用针对肺炎衣原体和肺炎支原体的抗生素，如阿奇霉素，每天 0.5g，顿服，疗程 3 天，也可选用克拉霉素或罗红霉素。对于老年人、患有心肺基础疾病者可以应用大环内酯类、β-内酰胺类或喹诺酮类口服抗菌药物。肺炎支原体、衣原体和百日咳杆菌对红霉素和多西环素甚为敏感。

第三节　慢性支气管炎

慢性支气管炎（chronic bronchitis）是气管、支气管黏膜及其周围组织的慢性非特异性炎症。临床上以咳嗽、咳痰或伴有喘息等反复发作为主要症状，每年持续 3 个月，连续 2 年或两年以上。排除具有咳嗽、咳痰、喘息症状的其他疾病（如肺结核、矽肺、肺脓肿、哮喘、心功能不全等疾患）。急性加重指咳嗽、咳痰或喘息症状突然加重，其主要原因为呼吸道感染，病原体可以是细菌、病毒及非典型病原体。

一、诊断要点

（一）症状

缓慢起病，病程长，反复急性发作而病情加重。主要症状为咳嗽、咳痰或伴有气促不适。

（二）体征

早期多无异常,急性发作可在背部或双肺底闻及干湿性啰音。

(三)检查

急性期白细胞及中性粒细胞比率常升高。胸部 X 线检查早期常无异常。症状发作后可致气管管壁增厚或肺间质纤维化,表现为肺纹理增粗、紊乱,透亮度增加。

二、药物治疗方案

(一)急性加重期

1.控制感染:可选用喹诺酮类、大环内酯类、β-内酰胺类,病情严重时静脉给药,如:

　　①左氧氟沙星(Levofloxacin):0.4g,Qd×7 天。

　　②罗红霉素(Roxithromycin):0.3g,Bid×7 天。

2.止咳化痰:如盐酸溴己新、盐酸氨溴索

　　①盐酸氨溴索片(Ambroxol Hydrochloride):30mg,每日 3 次。

　　②盐酸溴己新片(Bromhexine Hydrochloride):16mg,每日 3 次。

3.解痉平喘:氨茶碱、多索茶碱,必要时予以长效 β2 激动剂加糖皮质激素吸入。

　　①氨茶碱片(Aminophylline):0.2g,每天 3 次。

　　②沙丁胺醇气雾剂(Albuterol):2 喷,每 4 小时。

(二)缓解期

1.戒烟及避免吸入二手烟,避免有害气体的吸入;

2.免疫力低下患者,可予以服用匹多莫德、细菌溶解产物等提高抵抗力。

三、用药说明及注意事项

经综合治疗 2~3 天后症状无改善、甚至进一步加重出现嗜睡、昏迷等情况,立即转上级医院进一步治疗。

第四节　感染性肺炎

感染性肺炎是指终末气道、肺泡和肺间质的炎症。可由细菌、病毒、真菌、寄生虫等致病微生物,以及放射线、吸入性异物等理化因素引起。临床主要症状为发热、咳嗽、咳痰、痰中带血,可伴胸痛或呼吸困难等。幼儿性肺炎,症状常不明显,可有轻微咳嗽。细菌性肺炎采用抗生素治疗,7~10 天多可治愈。病毒性肺炎的病情稍轻,抗生素治疗无效。

一、诊断要点

(一)新近出现的咳嗽、咳痰或原有呼吸道疾病加重,并出现脓性痰,伴或不伴胸痛。

(二)发热。

(三)肺实变体征和(或)闻及湿性啰音。

(四)白细胞总数>10×10⁹/L 或<4×10⁹/L,伴或不伴细胞核左移。

(五)胸部 X 线检查显示片状、斑片状浸润性阴影或间质性改变,伴或不伴胸腔积液。

（六）除外肺结核、肺部肿瘤、非感染性肺间质性疾病、肺水肿、肺不张、肺栓塞、肺血管炎等相关疾病。

二、药物治疗方案

感染性肺炎药物治疗的基本方案是抗感染、止咳化痰、对症治疗。

（一）抗感染治疗

处方一（选择一种）

1.青壮年、无基础疾病患者

①头孢呋辛（Cefuroxime）：每次 1.5g，静脉滴注，每 8 小时 1 次。

②阿奇霉素（Azithromycin）：每次 0.5g，口服或静脉滴注，每日 1 次。

③左氧氟沙星（Levofloxacin）：每次 0.5g，口服或静脉滴注，每日 1 次。

2.老年人或有基础疾病患者

①头孢呋辛（Cefuroxime）：每次 1.5g，静脉滴注，每 8 小时 1 次。

②阿莫西林克拉维酸钾（Amoxycillin/Clavulanate Potassium）：每次 1.2g，静脉滴注，每 8 小时 1 次。

③左氧氟沙星（Levofloxacin）：每次 0.5g，口服或静脉滴注，每日 1 次。

④莫西沙星（Moxifloxacin）：每次 0.4g，口服或静脉滴注，每日 1 次。

（二）止咳化痰治疗

处方二（选择一种）

1.盐酸氨溴索（Ambroxol Hydrochloride）：每次 30mg，口服或静脉滴注，每日 2 次。

2.细辛脑（Asarone）：每次 16mg，静脉滴注，每日 2 次。

（三）对症治疗

处方三（选择一种）

1.退热：①酚麻美敏（Compound Pseudoephedrine）：每次 1~2 片，口服，每 8 小时 1 次。

②布洛芬（Ibuprofen）：每次 0.3g，口服，每 8 小时 1 次。

2.应卧床休息，补充足够的蛋白质、热量及维生素，防止休克。

3.中重度患者应给氧气，发热患者应鼓励每日饮水 1~2L。

4.伴发胸腔积液患者应酌情取胸液检查确定性质，如发生脓胸应积极排脓引流。

三、用药说明及注意事项

（一）对于既往健康的轻症且胃肠道功能正常的患者应尽量推荐用生物利用度良好的口服抗感染药物治疗。

（二）我国成人肺炎治病肺炎链球菌对青霉素的不敏感率（包括中介和耐药）在 20% 左右，高水平耐药或存在耐药高危因素时应选择头孢曲松、头孢噻肟、呼吸喹诺酮类。

（三）我国肺炎链球菌对大环内酯类耐药率普遍>60%，且多呈高水平耐药，因此，在怀疑为肺炎链球菌所致肺炎时不宜单独应用大环内酯类，但大环内酯类对非典型致病菌仍有良好疗效。

(四)支气管扩张症并发肺炎,铜绿假单胞菌是常见病原体,经验性治疗药物选择应兼顾具有抗假单胞菌活性的抗生素(如头孢他啶、头孢吡肟、哌拉西林、他唑巴坦、头孢哌酮舒巴坦、左氧氟沙星、环丙沙星、美罗培南等)。对于并发大咯血患者应尽早转上级医院。

(五)疑有吸入因素时,应优先选择氨苄西林舒巴坦、阿莫西林克拉维酸钾等有抗厌氧菌作用的药物,或联合应用甲硝唑、克林霉素等,也可选用莫西沙星等对厌氧菌有效的呼吸喹诺酮药物。

(六)对怀疑感染流感病毒的患者一般并不推荐联合应用经验性抗病毒治疗。

(七)对于危及生命的重症肺炎,建议早期采用广谱强效的抗菌药物治疗,待病情稳定后可根据病原学进行针对性治疗或降阶梯治疗,病情允许应尽早转上级医院。

(八)重症肺炎除有效抗感染治疗外,营养支持治疗和呼吸道分泌物引流亦十分重要。

(九)抗感染治疗一般可于热退和主要呼吸道症状明显改善后 3~5 天停药,但疗程视不同病原体、病情严重程度而异,不宜将肺部阴影完全吸收作为停用抗菌药物的指征。

第五节　支气管哮喘

支气管哮喘是由多种细胞(如嗜酸性粒细胞、肥大细胞、T 细胞、中性粒细胞、气道上皮细胞等)和细胞组分参与的气道慢性炎症性疾病。这种慢性炎症导致气道反应性的增加,通常出现广泛多变的可逆性气流受限,并引起反复发作性的喘息、气急、胸闷或咳嗽等症状,常在夜间和(或)清晨发作、加剧,多数患者可自行缓解或经治疗缓解。

一、诊断要点

(一)反复发作喘息、气急、胸闷或咳嗽,多与接触变应原、冷空气、物理、化学性刺激、病毒性上呼吸道感染、运动有关。

(二)发作时在双肺可闻及散在或弥漫性、以呼气相为主的哮鸣音,呼气相延长。

(三)上述症状可经治疗缓解或自行缓解。

(四)除非其他疾病所引起的喘息、气急、胸闷和咳嗽。

(五)临床表现不典型者(如无明显喘息或体征)至少应有下列三项中的一项:1、支气管激发试验或运动试验阳性;2、支气管舒张试验阳性;3、昼夜 PEF 变异率≥20%。

二、药物治疗方案

支气管哮喘药物治疗的基本方案是缓解发作、控制发作、对症治疗。

(一)缓解哮喘发作

处方一(选择一种)

1.支气管舒张剂(β2 受体激动剂)

(1)沙丁胺醇(Albuterol):每次 1~2 喷,吸入,每天 3~4 次。

每次 5mg,雾化吸入,每天 2~3 次。

(2)特布他林(Terbutaline):每次 1~2 喷,吸入,每天 3~4 次。

每次 2.5mg,口服,每天 3 次。

(3)福莫特罗(Formoterol):每次 1 喷,吸入,每 12 小时 1 次。

2.支气管舒张剂(抗胆碱药)

(1)异丙托溴铵(Ipratropium Bromide):每次 1~2 喷,吸入,每日 3 次

每次 25~75ug,雾化吸入,每日 2~3 次。

(2)噻托溴铵(Tiotropium Bromide):每次 18ug,吸入,每日 1 次。

3.茶碱类

(1)茶碱缓释片(Theophylline Sustained Release Tablets):每次 0.1~0.2g,口服,每日 2 次。

(2)氨茶碱(Aminophylline):每次 0.25g,静脉滴注,每日 1~2 次。

(3)多索茶碱(Doxofylline):每次 0.3g,静脉滴注,每日 1 次。

(二)控制哮喘发作

处方二(选择一种)

1.糖皮质激素

(1)泼尼松(Prdenison):每次 20mg,口服,每日 1 次。

(2)甲泼尼龙(Methylprednisolon):每次 16mg,口服,每日 1 次。

每次 80~160mg,静脉滴注,每日 1 次。

(3)地塞米松(Dexamethasone):每次 10mg,静脉滴注,每日 1 次。

(4)布地奈德(Budesonide):每次 200~400ug,吸入,每日 2 次。

(5)倍氯米松(Beclomethasone):每次 50~200ug,吸入,每日 2~3 次。

2.抗白三烯类药物

(1)扎鲁司特(Zafirlukast):每次 20mg,口服,每日 2 次。

(2)孟鲁司特(Montelukast):每次 10mg,口服,每日 1 次。

(三)对症治疗

1.脱离过敏因素。

2.应卧床休息,补充足够的热量及维生素,注意维持水电解质酸碱平衡。

3.重症及危重症患者应积极氧疗,必要时机械通气,尽早转上级医院。

4.免疫疗法,又称脱敏疗法。

三、用药说明及注意事项

(一)支气管哮喘的转归和预后因人而异,与是否选用正确的防治方案关系密切。

(二)制定长期的治疗方案,必须个体化,联合应用,以最小的剂量、最简单的联合、最少的不良反应达到最佳控制症状为原则。每 3~6 个月对病情进行一次评估,再调整治疗方案。

(三)吸入型糖皮质激素+长效 β2 受体激动剂是 GINA 指南推荐的中、重度哮喘患者起

始治疗的首选方案。目前常用的复合制剂有沙美特罗氟替卡松和福莫特罗布地奈德。

（四）糖皮质激素吸入或者雾化吸入后要漱口，防止口腔霉菌感染。

（五）沙美特罗起效较慢，不能作为急救用药，而福莫特罗起效快，可以快速缓解症状。

（六）按照哮喘控制分级标准评估哮喘的控制状态分为完全控制、部分控制和未控制。按照不同的控制水平给予不同的治疗级别。

（七）哮喘教育可帮助患者早期识别哮喘症状，减少对治疗和疾病的误解，掌握正确的吸入技术，及时就医。

第六节　支气管扩张

支气管扩张是由于支气管及其周围肺组织慢性化脓性炎症和纤维化，使支气管壁的肌肉和弹性组织破坏，导致支气管变形及持久扩张。典型的症状有慢性咳嗽、咳大量脓痰和反复咯血。主要致病因素为支气管感染、阻塞和牵拉，部分有先天遗传因素、纤毛异常或免疫异常。患者多有麻疹、百日咳、异物吸入或支气管肺炎等病史。

一、诊断要点

（一）幼年有诱发支气管扩张的呼吸道感染史，如麻疹、百日咳或流感后肺炎病史或肺结核病史等。

（二）出现长期慢性咳嗽、咳脓痰或反复咯血症状。

（三）体检肺部听诊有固定性、持久不变的湿啰音，杵状指（趾）。

（四）X线检查示肺纹理增多、增粗，排列紊乱，其中可见到卷发状阴影，并发感染出现小液平，CT典型表现为"轨道征"或"戒指征"或"葡萄征"。确诊有赖于胸部HRCT。

（五）怀疑先天因素应作相关检查，如血清Ig浓度测定、血清γ-球蛋白测定、胰腺功能检查、鼻或支气管黏膜活检等。

二、药物治疗方案

支气管扩张药物治疗的基本方案是控制感染、保持引流通畅、增强免疫治疗。

（一）控制感染

处方一（选择一种）

1.左氧氟沙星（Levofloxacin）：每次0.5g，口服或静脉滴注，每日1次。

2.头孢他啶（Ceftazidime）：每次2.0g，静脉滴注，每8小时1次。

3.哌拉西林他唑巴坦（Piperacillin Sodium and Tazobactam）：每次4.5g，静脉滴注，每8小时1次。

4.头孢哌酮舒巴坦（Sulbactam and Cefopcrazone）：每次2.0g，静脉滴注，每8小时1次。

5.美罗培南（Meropenem）：每次0.5~1g，静脉滴注，每8小时1次。

6.环丙沙星（Ciprofloxacin）：每次0.4g，静脉滴注，每12小时1次。

（二）保持引流通畅

处方二（选择一种）

1.盐酸氨溴索片（Ambroxol Hydrochloride）：每次 30~60mg，口服或静脉滴注，每天 2~3 次。

2.标准桃金娘油胶囊（Myrtol）：每次 0.3g，口服，每天 3 次。

3.羧甲司坦片（Carbocisteine）：每次 0.25~0.5g，口服，每天 3 次。

4.乙酰半胱氨酸片（Acetylcysteine）：每次 0.2g，口服，每天 3 次。

（三）增强免疫治疗

处方三　匹多莫德口服液（Pidotimod）：每次 14ml，口服，每日 1 次。

三、用药说明及注意事项

（一）支气管扩张患者应慎用镇咳药，部分患者气道反应性增高或炎症的刺激可出现支气管痉挛，可用支气管舒张剂吸入或口服茶碱缓释片。

（二）重症支气管扩张患者药物治疗效果不佳，可经支气管镜吸痰和雾化吸入稀释痰液，以利于痰液引流，分泌物多且容易窒息患者应尽早转上级医院。

（三）长期反复发作的患者，如果合并黏液性绿脓杆菌的感染，可联合使用阿奇霉素有助于破坏细菌的生物膜。

（四）支气管扩张容易合并厌氧菌的混合感染，临床上应兼顾治疗。

（五）支气管扩张合并大咯血或者病变范围局限于一叶或一侧肺组织，药物治疗不能控制应及时行支气管动脉栓塞介入治疗或者手术肺段肺叶切除，尽早转上级医院。

第七节　胸腔积液

任何原因导致胸膜腔内出现过多的液体称胸腔积液，俗称胸水。胸腔积液，实际上是胸膜腔积液。正常人胸膜腔内有 3~15ml 液体，在呼吸运动时起润滑作用，但胸膜腔中的积液量并非固定不变。即使是正常人，每 24 小时亦有 500~1000ml 的液体形成与吸收。胸膜腔内液体自毛细血管的静脉端再吸收，其余的液体由淋巴系统回收至血液，滤过与吸收处于动态平衡。若由于全身或局部病变破坏了此种动态平衡，致使胸膜腔内液体形成过快或吸收过缓，临床产生胸腔积液。按照胸腔积液的特点分类，可以将胸腔积液分为漏出液、渗出液（浆液性或血性）、脓胸、血胸、乳糜胸。

一、诊断要点

（一）确定有无胸腔积液

临床表现为呼吸困难、胸痛、咳嗽、发热等。体征与积液量有关，可触及胸膜摩擦感及闻及胸膜摩擦音。患侧胸廓饱满，语颤减弱，叩诊浊音，呼吸音减低或消失，气管健侧移位。X 线检查、B 超和 CT 等可确定有无积液。

（二）区别漏出液和渗出液

根据 Light 标准符合以下任何 1 条诊断为漏出液:1.胸液/血清蛋白比值大于 0.5;2.胸液 LDH/血清 LDH 比值大于 0.6;3.胸液 LDH 水平大于血清正常高值的 2/3。

(三)寻找胸腔积液的原因

我国渗出液最常见的病因为结核性胸膜炎,多见于青壮年。恶性肿瘤侵犯胸膜引起的恶性胸水,常由肺癌、乳腺癌、淋巴瘤、胃肠道及泌尿生殖系肿瘤所致,以 45 岁以上中老年人多见。胸水脱落细胞学、胸膜活检、内科胸腔镜等检查有助于确诊。

二、药物治疗方案

胸腔积液治疗以病因治疗尤为重要,漏出液常在纠正病因后吸收。

(一)结核性胸膜炎的药物治疗

处方一(联合使用)

1.异烟肼(Isoniazide):每次 0.3g,口服,每日 1 次(清晨顿服)。

2.利福平(Rifampicin):每次 0.45g,口服,每日 1 次(清晨顿服)。

3.吡嗪酰胺(Pyrazinamide):每次 1.5g,口服,每日 1 次(清晨顿服)。

4.乙胺丁醇(Ethambutol):每次 0.75g,口服,每日 1 次(清晨顿服)。

(二)类肺炎性胸腔积液和脓胸

处方二(选择一种)

1.左氧氟沙星(Levofloxacin):每次 0.5g,口服或静脉滴注,每日 1 次。

2.头孢呋辛(Cefuroxime):每次 1.5g,静脉滴注,每 8 小时 1 次。

3.莫西沙星(Moxifloxacin):每次 0.4g,口服或静脉滴注,每日 1 次。

(三)恶性胸腔积液

处方三 全身化疗+局部化疗。

三、用药说明及注意事项

(一)一般情况下,结核性胸膜炎抽胸水后没必要胸腔内注入抗结核药物。

(二)结核性胸膜炎中全身毒性症状严重、大量胸水者,在抗结核药物治疗的同时,可尝试加用泼尼松 30mg/天,分 3 次口服,待体温正常、全身毒性症状减轻、胸水量明显减少时逐渐减量,但要慎重掌握适应证,注意不良反应及结核播散。

(三)脓胸的抗菌药物要足量,体温恢复正常后再持续用药 2 周以上,急性期联合应用抗厌氧菌的药物,全身及胸腔内给药。引流是脓胸最基本的方法,可用 2%碳酸氢钠或生理盐水反复冲洗胸腔,然后注入适量抗生素及链激酶。

(四)恶性胸腔积液可胸腔内注入博来霉素、顺铂、丝裂霉素等抗肿瘤药物,也可注入胸膜黏连剂,如滑石粉。

(五)抗结核药物可引起肝功能损害,周围神经炎、高尿酸血症、视神经炎、耳毒性及肾毒性等不良反应,需要监测及定期复查。

(六)大量胸水、脓胸以及恶性胸水需要行胸膜黏连术的患者应尽早转上级医院。

第八节　睡眠呼吸暂停综合征

阻塞性睡眠呼吸暂停低通气综合征(OSAHS)是一种病因不明的睡眠呼吸疾病,临床表现有夜间睡眠打鼾伴呼吸暂停和白天嗜睡。由于呼吸暂停引起反复发作的夜间低氧和高碳酸血症,可导致高血压,冠心病,糖尿病和脑血管疾病等并发症及交通事故,甚至出现夜间猝死。因此 OSAHS 是一种有潜在致死性的睡眠呼吸疾病。睡眠呼吸暂停综合征一般指阻塞性睡眠呼吸暂停低通气综合征。

一、诊断要点

(一)临床诊断

根据患者睡眠时打鼾伴呼吸暂停、憋醒、白天嗜睡、身体肥胖、颈围粗及其他临床症状,可做出初步诊断。

(二)多导睡眠图(PSG)监测是确诊 SAS 的金标准,并能确定其类型及病情轻重。

(三)病因诊断

对确诊的 SAS 作耳鼻咽喉及口腔检查,了解有无局部解剖和发育异常、增生和肿瘤。头颅、颈部 X 线照片、CT 和 MRI 测定口咽横断面积,可作明显狭窄的定位。

(四)需与原发性鼾症、上气道阻力综合征、发作性睡病相区分。

二、药物治疗方案

睡眠呼吸暂停综合征分为一般治疗、药物治疗、器械治疗、手术治疗。

(一)中枢性睡眠呼吸暂停综合征的药物治疗

处方一(选择一种)

1.阿米三嗪(Almitrine):每次 50mg,口服,每日 2~3 次。

2.乙酰唑胺(Acetazolamide):每次 125mg,口服,每日 2~3 次。

3.茶碱(Theophylline):每次 0.1g,口服,每日 2~3 次。

(二)阻塞性睡眠呼吸暂停综合征的药物治疗

处方二(选择一种)

1.乙酰唑胺(Acetazolamide):每次 125mg,口服,每日 2~3 次。

2.安宫黄体酮(Medroxyprogesterone Acetate):每次 20mg,口服,每日 3 次。

3.普罗替林(Protriptyline):每次 10mg,口服,每日 1~2 次。

三、用药说明及注意事项

(一)睡眠呼吸暂停综合征关键在于原发病的治疗,包括减肥、体位改变、戒烟酒,避免服用镇静药,药物治疗只是减轻临床症状,疗效不确定。

(二)治疗中、重度阻塞性睡眠呼吸暂停综合征的首选方法是经鼻持续气道正压治疗。

(三)对鼻中隔偏曲、鼻甲肥大、鼻息肉需外科手术治疗时,可转上级医院治疗。

（周志国）

第二十一章　消化系统疾病

第一节　胃食管反流病

胃食管反流病是指胃十二指肠内容物反流入食管引起的一系列损害，可有食管及食管以外的组织如咽喉、气道等损害。表现为烧心、咽部不适、慢性咳嗽等症状，内镜检查是诊断反流性食管炎的有效方法，但有相当一部分胃食管反流病患者内镜下可无食管炎的表现，这类胃食管反流病又称为内镜阴性胃食管反流病或称为非糜烂性反流病。

一、诊断要点

（一）有明显的反流症状，如反酸、嗳气、烧心，多在餐后明显，弯腰或腹压增高时加重。反流物刺激可引起胸骨后及剑下疼痛。

（二）食管以外的症状：咽部不适、反流物吸入引起咳嗽、哮喘等。

（三）内镜检查是诊断反流性食管炎的有效方法，以下是洛杉矶分级法：

A 级　一个或一个以上食管黏膜糜烂，长径小于 5mm。

B 级　一个或一个以上黏膜糜烂长径大于 5mm 但没有融合性病变。

C 级　黏膜糜烂有融合，但小于 75%的食管周径。

D 级　黏膜破损融合，至少达到 75%的食管周径。

内镜下无反流性食管炎，不能排除胃食管反流病。

（四）食管吞钡 X 线检查，对不愿接受或不能耐受内镜检查的患者行该检查，其目的是排除食管癌等食管其他疾病。重反流性食管炎患者可发现钡剂反流。

二、药物治疗方案

胃食管反流病的治疗原则是控制症状，减少复发和防止并发症。

抑酸药　1.奥镁拉唑（Omeprazole）：20mg，每日 2 次。

　　　　2.泮托拉唑（Pantoprazole）：40mg，每日 2 次。

　　　　3.兰索拉唑（Lansoprazole）：15mg，每日 2 次。

　　　　4.雷贝拉唑（Rabeprazole）：10mg，每日 2 次。

　　　　5.埃索美拉唑（Esomeprazole）：20mg，每日 2 次。

　　　　6.雷尼替丁（Ranitidine）：150mg，每日 2 次。

　　　　7.尼扎替丁（Nizatidine）：150mg，每日 2 次。

以上药物任选一种，疗程至少 8~12 周。

促动力药　1.胃复安（Metoclopramide）：10mg，每日 3 次。

2.吗丁啉(Dompendone):10mg,每日 3 次。

3.莫沙必利(Mosapride):5mg,每日 3 次。

4.伊托必利(Itopride):10mg,每日 3 次。

以上药物任选一种,疗程至少 8~12 周。

黏膜保护剂 1.铝碳酸镁(Hydrotalcite Tablets):10mg,每日 3 次。

2.铝镁加混悬液(Almagate Suspension):1.5g,每日 3 次。

3.硫糖铝混悬液(Sucralfate Suspension):1g,每日 3 次。

以上药物任选一种,疗程至少 8~12 周。

三、用药说明及注意事项

(一)有典型症状,如胸骨后烧灼感、反流的表现、无其他报警信号的患者可用质子泵抑制剂试验性治疗,即标准剂量 PPI,每天 2 次,共 7 天,治疗有效则可诊断胃食管反流病。该试验性治疗的敏感性和特异性高。

(二)糜烂性胃食管反流病可分为 A、B、C、D 级,根据程度不同,治疗的强度不同。A 级患者可单独选用质子泵抑制剂或有抑酸作用的黏膜保护剂,B 级患者同时使用质子泵抑制剂和黏膜保护剂,C 级和 D 级患者要使用质子泵抑制剂、黏膜保护剂和促动力药。同时在症状控制期只进流质或半流饮食。在维持治疗期间要避免刺激性食物及影响胃排空的药物,如抗胆碱药、三环类抗抑郁药、多巴受体激动剂、钙离子拮抗剂、茶碱类药物。

(三)质子泵抑制剂常规剂量是每天 1 次,在胃食管反流病的治疗中是每天 2 次(早晚各一次)减少夜间酸反流。

(四)胃食管反流病在停药 6 个月后复发率达 80%,因此有必要进行维持治疗(常规剂量的 PPI)或按需治疗(即出现症状后患者自行服药至症状消失)。

(五)吗丁啉、莫沙必利禁用于胃肠道出血、机械性梗阻、穿孔的患者。

(六)生活指导:抬高床头 15~20cm 可减少卧位及夜间反流。睡前不宜进食,白天进食后不宜立即卧床,餐后避免弯腰等升高腹压的动作。

(七)出现以下情况需转上级医院:

经过系统规范的内科治疗症状不缓解,甚至出现吞咽困难及进行性加重的情况。

第二节 急性胃炎

急性胃炎是由多种原因引起的急性胃黏膜炎症,有明显的上腹痛症状,内镜检查可见胃黏膜充血,水肿、糜烂、浅表溃疡出血等一系列过性急性病变。这些病变可同时累及食管和十二指肠黏膜。吞服腐蚀剂所致者称急性腐蚀性胃炎,胃壁细菌感染引起的化脓性病变时,称为化脓性胃炎。

一、诊断要点

（一）症状

主要表现为上腹痛,饱胀不适,恶心、呕吐和食欲不振,由急性应激或服用非甾体类抗炎药所致的急性糜烂出血性胃炎者,可以突然呕血或黑便。腐蚀性胃炎有吞服强酸、强碱的病史。

（二）体征

上腹部压痛是常见的体征。

（三）检查

急性出血性胃炎的胃镜检查一般应在出血后 24~48 小时内进行,可以见到多灶性糜烂、浅表溃疡和出血灶。

二、药物治疗方案

针对原发疾病和病因采取治疗措施,如由某些药物引起的急性出血性胃炎,则应先停用该药物。

（一）抑酸药

可用 H2 受体拮抗剂,如雷尼替丁、尼扎替丁。质子泵抑制剂,如奥美拉唑、兰索拉唑、雷贝拉唑等。以上药物任选一种口服,呕吐较重的患者可任选一种药物的注射剂溶于液体(如奥美拉唑 40mg 加生理盐水 100ml)静脉滴入。

（二）胃黏膜保护剂

1.磷酸铝凝胶(Aluminum Phosphate gel):20mg,每日 3 次。

2.铝镁加混悬液(Almagate Suspension):1.5g,每日 3 次。

3.硫糖铝混悬液(Susralfate Suspension):1g,每日 3 次。

以上药物任选一种,3~5 天症状控制后可停药。

（三）对症治疗

1.吗丁啉(Domperidone):10mg,每日 3 次。

2.胃复安(Metoclopramide):10mg,每日 3 次。

3.东莨菪碱(Scopolamine):10mg,每日 3 次。

恶心、呕吐明显的患者在前两种药中任选一种,有痉挛性腹痛的患者可选用第三种药。

（四）呕吐明显,伴有脱水者,要补充液体与电解质。

（五）发生消化道大出血,应采取综合措施进行抢救。

三、用药说明及注意事项

（一）恶心、呕吐明显的患者质子泵抑制剂可先静脉使用两天,待呕吐停止后再改口服用药。

（二）腐蚀性胃炎应了解口服的腐蚀剂种类,为减少毒物的吸收减轻黏膜损害,吞服强酸者可先饮清水,口服氢氧化铝凝胶或尽快口服牛乳、鸡蛋清、植物油。吞服强碱者,可给予食醋加温水口服(一般不宜服浓食醋,避免产生的热量加重胃黏膜损害)然后再服少量蛋清、牛乳或植物油。

（三）化脓性胃炎患者常有慢性胃部疾患，有身体其他部位感染或有不洁饮食史，畏寒发热与腹痛同时出现或早于腹痛出现，有腹膜炎的体征，呕吐物为脓性或脓血性。治疗是积极纠正水电解质及酸碱失衡，防止休克的发生，应用大剂量抗生素，大部分病例经保守治疗有望痊愈，小部分患者需手术治疗。

（四）出现以下情况需转上级医院

1.由于严重呕吐导致的难以纠正的水电解质酸碱失衡需及时转上级医院。

2.急性糜烂性胃炎导致的消化道出血需及时转上级医院。

第三节　慢性胃炎

慢性胃炎是由各种病因引起的胃黏膜慢性炎症，其中大部分与幽门螺杆菌感染有关，人群中幽门螺杆菌感染率随年龄增加而升高，因此人群中成人慢性胃炎患病率在50%以上。

一、诊断要点

（一）症状：70%~80%的患者无任何症状，有症状者表现为非特异性的消化不良，如上腹部不适、饱胀、钝痛、烧灼感、嗳气、反酸、食欲不振。

（二）体征：体征多不明显，有时可有上腹轻压痛。

（三）检查

1.幽门螺杆菌检查呈阳性，检测方法有侵入性：快速尿素酶试验、病理学检测；非侵入性的：碳C13或碳C14尿素呼气试验、血清抗体检测、粪便抗体检测。

2.内镜检查：国内2012年全国慢性胃炎研讨会上将其分为浅表（非萎缩）性胃炎和萎缩性胃炎，如同时存在糜烂或胆汁反流则诊断为浅表性或萎缩性胃炎伴糜烂或胆汁反流。内镜下浅表性胃炎依据是红斑、黏膜粗糙不平、出血点，萎缩性胃炎依据是黏膜颗粒状、血管显露、色泽灰暗、皱襞细小。

二、药物治疗方案

（一）根除幽门螺杆菌（疗程为10~14天）

处方一　1.奥美拉唑（Omeprazole）：20mg，每日2次。

　　　　2.克啦霉素（Clarithromycin）：500mg，每日2次。

　　　　3.阿莫西林（Amoxicillin）：1000mg，每日2次。

处方二　1.兰索拉唑（Lansoprazole）：30mg，每日2次。

　　　　2.呋喃唑酮（Furazolidone）：100mg，每日2次。

　　　　3.阿莫西林（Amoxicillin）：1000mg，每日2次。

处方三　1.泮托拉唑（Pantoprazole）：40mg，每日2次。

　　　　2.甲硝唑（Metroridazole）：400mg，每日2次。

3.克拉霉素(Clarthromycin):500mg,每日 2 次。

处方四　用于初治失败的患者

　　1.雷贝拉唑(Rabeprazole):10mg,每日 2 次。

　　2.胶体次枸橼酸铋(Collord Bismmth Subcitrate):240mg,每日 2 次。

　　加上上述抗生素中任意二种组成四联疗法。

(二)抑酸药

　　1.雷贝拉唑(Rabeprazole):10mg,每日 2 次。

　　2.奥镁拉唑(Omeprazole):20mg,每日 2 次。

　　3.兰索拉唑(Lansoprazole):15mg,每日 2 次。

　4.泮托拉唑(Pantoprazole):40mg,每日 2 次。

　5.埃索美拉唑(Esomeprazole):20mg,每日 2 次。

　6.雷尼替丁(Ranitidine):150mg,每日 2 次。

　7.尼扎替丁(Hizatidine):150mg,每日 2 次。

以上药物任选一种,疗程至少 2 周。

(三)胃黏膜保护剂

　　1.铝碳酸镁(Hydrotalcite Tablets):500mg,每日 3 次。

　　2.依卡倍特钠(Ecabetsodium):1.5g,每日 3 次。

　　3.磷酸铝凝胶(Aluminum Phosphate get):20mg,每日 3 次。

　　4.铝镁加混悬液(Almagate Suspension):1.5g,每日 3 次。

　　5.硫糖铝混悬液(Sucralfate Suspension):1g,每日 3 次。

以上药物任选一种,疗程至少 2 周。

(四)促动力药

适用于有上腹饱胀、早饱等症状为主的患者。

(五)中成药

　　1.健胃愈疡片:4 片,每日 4 次。

　　2.胃苏颗粒:15g,每日 3 次。

　　3.蒲元和胃胶囊:4 粒,每日 3 次。

以上药物任选一种,疗程至少 2 周。

(六)其他药

维生素 B_{12} 适用于 A 型萎缩性胃炎伴贫血的患者。

抗氧化剂:维生素 C、维生素 E 可清除氧自由基,对预防胃癌有一定作用。

三、用药说明及注意事项

(一)对于无反酸、无烧心的萎缩性胃炎在药物选择上可不用抑酸药而选择具有抗酸和吸附胆盐作用的铝碳酸镁或单纯黏膜保护作用的硫糖铝等药物。

（二）对于有便秘的患者避免使用有便秘附作用的磷酸铝凝胶。

（三）伴有焦虑或抑郁的患者可使用抗焦虑及抗抑郁药。

（四）对于部分慢性胃炎患者需长期用药,可选用中成药制剂,以上几种中药中有抑酸、保护胃黏膜和促动力作用,蒲元和胃胶囊兼有抗幽门螺杆菌作用。

（五）抗幽门螺杆菌治疗与慢性胃炎的其他用药最好不同时使用。

第四节　消化性溃疡

消化性溃疡指胃肠道黏膜在某种情况下被胃酸或胃蛋白酶消化而造成的溃疡。可发生于食管、胃或十二指肠,也可发生于胃空肠吻合口附近或含有胃黏膜的 Meckel 憩室内。

一、诊断要点

（一）症状

上腹疼痛,偏左或偏右,可有嗳气、烧心、饱胀痛。十二指肠后壁溃疡,特别是穿透性溃疡疼痛可放射至背部,十二指肠溃疡的疼痛常在两餐之间,进餐后缓解。胃溃疡的疼痛常在餐后发生,2 小时后缓解。

（二）体征

消化性溃疡缺乏特异体征,在溃疡活动期多数患者有上腹部局限性压痛。

（三）检查

1.幽门螺杆菌检测:见慢性胃炎章节。

2.胃镜检查　溃疡可分为三个病期

活动期（A 期）:溃疡底部有黄白色厚苔,周边黏膜充血、水肿。

愈合期（H 期）:溃疡缩小变浅、苔变薄、黏膜皱襞向溃疡集中。

疤痕期（S 期）:溃疡底部白苔消失呈现红色疤痕,后转为白疤痕。

3.X 线钡餐检查

直接征象:龛影,切线位突出于胃十二指肠之外,正位浓钡点。

间接征象:局部痉挛、激惹、球部畸形和局部压痛。

二、药物治疗方案

（一）根除幽门螺杆菌:见慢性胃炎章节。

（二）抑酸药

1.泮托拉唑（Pantoprazole）:40mg,每日 2 次。

2.兰索拉唑（Cansoprazole）:15mg,每日 2 次。

3.奥镁拉唑（Omeprazole）:20mg,每日 2 次。

4.雷贝拉唑（Rabeprazole）:10mg,每日 2 次。

5.埃索美拉唑（Esomeprazole）:20mg,每日 2 次。

6.尼扎替丁(Hizatidine):150mg,每日 2 次。

7.雷尼替丁(Ranitidine):150mg,每日 2 次。

以上药物任选一种,疗程至少 6~8 周:

(三)胃黏膜保护剂

1.铝镁加混悬液(Almagate Suspension):1.5g,每日 3 次。

2.硫糖铝混悬液(Susralfate Suspension):1g,每日 3 次。

3.铝碳酸镁(Hydrotalcite Tablets):500mg,每日 3 次。

4.磷酸铝凝胶(Aluminum Phosphate get):20mg,每日 3 次。

5.依卡倍特钠(Ecabet Sodium):1.5g,每日 3 次。

以上药物任选一种,疗程 6~8 周:

(四)促动力药

1.吗丁啉(Domperidone):10mg,每日 3 次。

2.莫沙必利(Mosapride):5mg,每日 3 次。

3.胃复安(Metoclopramide):10mg,每日 3 次。

4.伊托必利(Itopride):10mg,每日 3 次。

以上药物任选一种,疗程 6~8 周。适用于有上腹饱胀的胃溃疡患者。

(五)中成药

1.胃苏颗粒:1 包,每日 3 次。

2.健胃愈疡片:4 片,每日 3 次。

3.蒲元和胃胶囊:4 粒,每日 3 次。

以上药物任选一种:

三、用药说明及注意事项

(一)胃溃疡治疗　疗程较十二指肠溃疡长两周左右。由于有 1%~2% 的胃溃疡可发生癌变,对于有慢性胃溃疡病史,年龄在 45 岁以上,溃疡顽固不愈者,应提高警惕,并在积极治疗后复查胃镜,直到溃疡愈合。必要时定期随访。

(二)抗幽门螺杆菌的治疗　由于大多数抗生素在胃内低 pH 值的环境中活性降低和不能穿透黏液层作用于细菌,因此抗幽门螺杆菌要选择一种抑酸药和两种抗生素,疗程 7~14 天,初次治疗失败者,可用 PPI、胶体次枸橼酸铋合并两种抗生素组成四联疗法。

(三)由非甾体抗炎药相关性胃黏膜损害(溃疡)的防治已达成共识　使用质子泵抑制剂和/或加用能增加前列腺素 E2 含量的黏膜保护剂,如"膜固思达"。

(四)出现以下情况需转上级医院

1.消化性溃疡合并大出血,表现为呕血和便血以及失血过多所致的血液动力学改变。

2.消化性溃疡合并穿孔时患者突然出现剧烈腹痛,常起始于中上腹或右上腹呈持续性可蔓延到全腹。

3.胃溃疡经积极正规治疗仍未痊愈的。

4.幽门管或胃窦溃疡合并幽门梗阻。

第五节　溃疡性结肠炎

溃疡性结肠炎是一种多种病因引起的、异常免疫介导的肠道慢性及复发性炎症,有终生复发倾向。病变局限于大肠黏膜及黏膜下层,呈连续性弥漫性分布。病变多自直肠开始逆行向近端发展,可延伸至全结肠。并发肠穿孔、瘘管或肛周脓肿少见。少数重症患者病变累及结肠壁全层,可发生中毒性巨结肠,可致急性穿孔,主要由环境、遗传、感染和免疫因素相互作用所致。本病见于任何年龄,但 20~40 岁最多见。

一、诊断要点

（一）症状

腹痛,腹泻,黏液脓血便,发热,营养不良,肠外表现如关节炎、结节性红斑、口腔复发性溃疡和前葡萄膜炎等。

（二）体征

发热,体重减轻,腹部常有触痛,直肠指检感疼痛。中毒性巨结肠、肠穿孔可出现腹肌紧张、反跳痛、肠鸣音减弱等体征。

（三）检查

血常规、大便常规及培养、血沉、C 反应蛋白、自身抗体、结肠镜、钡灌肠等检查。

二、药物治疗方案

目的是控制急性发作,黏膜愈合,维持缓解,减少复发,防治并发症。

（一）轻-中度溃结

处方一（以下药物任选一种）

　　1.柳氮磺吡啶:每次 1.0g,每日 3 次。

　　2.美沙拉嗪:每次 1.0g,每日 3 次。

　　3.奥沙拉嗪:每次 0.5g,每日 3 次。

（二）急性发作期及对柳氮磺胺吡啶类效果不佳患者

处方二　泼尼松,0.75~1mg/kg/日。

（三）对激素无效或依赖慢性持续性患者

处方三　硫唑嘌呤,1.5~2.5mg/kg/日。

三、用药说明及注意事项

（一）在使用柳氮磺吡啶时,注意有无磺胺类药物过敏史。不良反应有两类,一类是剂量相关的如有恶心、呕吐、食欲减退、头痛等症状,餐后服药可减轻消化道反应。另一类反应属于过敏,有皮疹、粒细胞减少、自身免疫性溶血、再生障碍性贫血等症状,因此应定期复查血常规。同时在使用过程中补充小剂量叶酸。

（二）目前并不认为长期激素维持可防止复发,在急性发作期应用激素治疗的价值是肯定的,逐渐减量后还是要用柳氮磺吡啶类维持治疗。

（三）抗生素治疗对一般病例无指征,但对重症有继发感染者,应积极抗菌治疗,医院广谱抗生素,静脉给药,合用甲硝唑对厌氧菌有效。

（四）并发大出血、肠穿孔及合并中毒性巨结肠经积极内科治疗无效且伴严重毒血症者为紧急手术指征,建议立即转上级医院。

第六节　肠易激综合征

肠易激综合征(IBS)是一种以腹痛或腹部不适伴排便习惯改变为特征而无器质性疾病的常见功能性疾病。我国患病率为10%左右。患者以中青年居多,老年人初次发病者少见。

一、诊断要点

（一）症状

根据排便特点和粪便的性状可分为腹泻型、便秘型和混合型,我国以腹泻型为主。几乎所有IBS患者都有不同程度的腹痛或腹部不适,部位不定,以下腹和左下腹多见,常排便或排气后缓解。起病隐匿,症状反复发作或慢性迁延,病程可长达数年至数十年,但全身健康状况不受影响。腹泻型IBS排便较急,粪便呈糊状或稀水样,每日3~5次,少数严重发作期可达10余次,可带有粘液,但无脓血。部分患者腹泻与便秘交替。

（二）体征

一般无明显体征,可在相应体位有轻压痛,部分患者可触及腊肠样肠管,直肠指检可感到肛门痉挛、张力较高,可有触痛。

（三）检查

血常规、大便常规及培养、血生化(血糖、肌酐、甲功)、血沉、腹部B超、钡灌肠检查、电子肠镜检查。

二、药物治疗方案

治疗目的是消除患者顾虑,改善症状,提高生活质量。治疗策略主要是积极寻找并去除促发因素和对症治疗,强调综合治疗和个体化的治疗原则。

（一）解痉药

处方一　匹维溴铵(Pinaveriumbromide):50mg,每日3次。

（二）止泻药(腹泻型患者根据病情轻重选一,症状缓慢后停用)

处方二　1.洛哌丁胺(loperamide):2mg,每日3次。

　　　　2.蒙脱石散(montmorillonite Powder):3g,每日3次。

（三）泻药(便秘型患者用)

处方三　乳果糖(Lactulose):30ml,每日 1 次。

(四)抗抑郁药(腹痛症状重,精神症状明显者可试用)

处方四　帕罗西汀(Paroxetine):20mg,每日 1 次。

(五)肠道微生态制剂

处方五　双歧三联杆菌(Bifidobacterium):630mg,每日 2 次。疗程 1 月左右。

三、用药说明及注意事项

(一)处方二中腹泻较剧可用咯哌丁胺,轻症用蒙脱石散或药用炭。

(二)处方三除可用渗透性泻剂乳果糖、聚乙二醇或山梨醇外,还可用容积性泻剂如甲基纤维素。

(三)上述治疗欠佳,而精神症状明显才考虑试用抗抑郁药,宜从小剂量开始。

(四)症状严重而顽固,经一般治疗和药物治疗无效者应考虑予心理行为治疗。

(五)尚无一种方法或药物对所有症状有肯定的疗效,目前主要是个体化对症治疗。

第七节　急性阑尾炎

急性阑尾炎为外科常见急腹症,主要是阑尾腔堵塞或细菌入侵导致阑尾急性炎症反应,致病菌多为 G 菌和厌氧菌,临床上主要治疗方法是早期就医、早期确诊、早期手术。

一、诊断要点

(一)症状

转移性性右下腹痛或右下腹痛,常伴有恶心、呕吐等胃肠道症状。

(二)体征

1.右下腹麦氏点固定压痛。

2.反跳痛(Blumberg 征)。

3.右下腹包块(阑尾周围脓肿)。

4.结肠充气试验、腰大肌试验、闭孔内肌试验或直肠指检发现右前方有压痛。

(三)实验室检查

血象、中性比升高,B 超或 CT 可见肿大的阑尾或脓肿。

二、药物治疗方案

一般治疗:禁食、完善术前准备早期急诊手术

处方一　抗感染治疗

1.头孢他啶(Ceftazidime):2.0g,静脉点滴,每日 3 次。

2.奥硝唑(Ornidazole):0.5g,静脉点滴,每日 2 次。

处方二　护胃治疗

1.西咪替丁(Cimelidine):0.4g,静脉点滴,每日一次。

2.雷尼替丁(Ranilidine):1.0g,静脉点滴,每日一次。

处方三　维持水电解质平衡+营养支持

碳水化合物+氯化钾、氨基酸、脂肪乳根据体重身高满足生理需要量

三、用药说明及注意事项

(一)阑尾炎以早期手术为主,术前使用抗生素有利于防止术后感染。

(二)孕妇阑尾炎需要选择头孢、青霉素类对胎儿影响小的抗生素。

(三)糖尿病患者在使用碳水化合物时需要静脉使用胰岛素,控制血糖。

(四)小儿阑尾炎患者需要术前评估脱水程度,根据身高、体重计算静脉输液量。

第八节　肠梗阻

(一)定义:肠梗阻是指肠内容物在肠道中通过受阻。

(二)临床表现:腹痛腹胀呕吐伴肛门排气排便停止(痛、胀、呕、闭)。

(三)分类:临床上常按梗阻原因分机械性、动力性及缺血性。

一、诊断要点

(一)典型的痛、胀、呕、闭症状

(二)查体:腹部隆起+肠鸣音变化

(三)X 线可见液气平面

二、药物治疗方案

(一)机械性肠梗阻

常见原因为腹部外科手术后肠粘连或肠道占位,治疗重点是解除梗阻病因。

一般治疗:禁食+胃肠减压

处方一　维持水电解质平衡是治疗肠梗阻的首要重要措施。

碳水化合物+氯化钾、氨基酸、脂肪乳根据体重身高满足生理需要量

1.常规基本液体、药物治疗处方

10%CS 50ml+三磷腺苷(Coenzyme A)40mg+辅酶 A100U+肌苷(Inosine)+10%氯化钾(Polassium Chloride)10ml+胰岛素(Insulin)6U,静脉滴注,每日一次。

2.营养支持(TPN)治疗处方

10%CS 1000ml+20%脂肪乳剂 250ml+7%凡命 1000ml+50%CS 200ml+胰岛素 30U+水乐维他 1 支+安达美 1 支+维他利匹脱 1 支+10%氯化钠 40~60ml+10%氯化钾 30~40ml+25%硫酸美 20ml+维生素 C 2.0,静脉滴注,每日 1 次。

处方二　使用抗生素:

头孢哌酮(Foperazone):2.0g,静脉点滴,每日 2 次。

处方三　抑制胃肠道分泌:

NS50ml+生长抑素 3mg,2-4ml/h,静脉泵入。

处方四　解痉止痛

1.654₂ 针 10mg,肌内注射。 或

2.5%GS50ml+间苯三芬(Phloroglucinol)80mg,静脉滴入。

(二)动力性肠梗阻

常见原因为长期卧床或电解质失衡,治疗重点是维持电解质平衡、恢复胃肠动力。

一般治疗:禁食+胃肠减压

处方一　维持水电解质平衡+营养支持

碳水化合物+氯化钾、氨基酸、脂肪乳根据体重身高满足生理需要量

处方二　抗生素使用

头孢哌酮(Foperazone):2.0g,静脉点滴,每日 2 次。

(三)缺血性肠梗阻

常见原因为肠系膜血栓形成等血管性疾病,治疗重点是恢复肠道正常血供

一般治疗:禁食+胃肠减压

处方一　维持水电解质平衡+营养支持

碳水化合物+氯化钾、氨基酸、脂肪乳根据体重身高满足生理需要量

处方二　抗生素使用

头孢哌酮(Foperazone):2.0g,静脉点滴,每日 2 次。

处方三　抗凝处理

低分子肝素(Low Molecular Weight Heparin):4500U,皮下注射。

处方四　溶栓处理

三、用药说明及注意事项

(一)重视肠梗阻诱因

如腹部手术史、既往排便习惯改变等患者应考虑肠粘连、肠道肿瘤可能,若长期卧床或进食少患者考虑动力性肠梗阻可能,既往有房颤、心脏病患者应考虑肠系膜血栓可能;

(二)积极明确肠梗阻病因

肠梗阻仅仅为临床症状,重点是明确肠梗阻病因,才能对症处理,提高疗效;

(三)警惕绞窄性肠梗阻可能

若患者出现剧烈腹痛、血便等肠坏死的表现,建议急诊手术处理;

(四)合理使用生长抑素

生长抑素应用于肠梗阻主要是抑制胃肠道分泌,缓解肠壁水肿,但其同时减少肠壁血供应,易致肠坏死,建议机械性肠梗阻患者酌情使用,禁用于缺血性肠梗阻患者;

(五)重视转诊

粘连性肠梗阻如经非手术治疗不见好转甚至病情加重,或怀疑为绞窄性肠梗阻时,需及

时向上级医院转诊,尽早进行手术治疗。对频繁反复发作的粘连性肠梗阻也应考虑手术治疗。

第九节　急性胰腺炎

一、诊断要点

(一)病史

酗酒史或油腻饮食史,或胆石症急性发作史,或类似发作史。

(二)症状

急性上腹痛,或全腹痛,或向左肩或腰背部放射,常伴恶心、呕吐,但呕吐后腹痛不缓解,腹痛程度常与病情程度呈正比。

(三)体征

1.腹膜炎体征:全腹压痛、反跳痛、腹肌紧张,多以上腹肌明显,常伴有明显腹胀,移动性浊音阳性。

2.休克体征:皮肤呈现大理石斑样青紫,四肢湿冷,脉搏细弱,心率增快,血压下降,脉压缩小,尿量减少。

3.感染体征:多有中度以上发热,或有畏寒,胰腺坏死严重时可有脐周皮肤蓝色瘀斑(Culle 征)和两侧或左侧腰部皮肤蓝色–棕色大片不规则瘀斑(Grey–Tumer 征)。

4.胆道疾病体征:部分由胆道疾病引起可出现眼黄、尿黄和皮肤黄。

(四)辅助检查

1.血、尿淀粉酶:发病后 3~4 小时血淀酶升高超过 300 索氏单位(或 128 温氏单位)有意义,发病后 24 小时尿淀粉酶升高超 500 索氏单位(或 256 温氏单位)有意义,淀粉酶清除率与肌酐清除率比值升高大于 6%有意义(正常小于 5%),但胰腺坏死严重者血尿淀粉酶可不升高。

2.血脂肪酶:发病后 24 小时血脂防酶升高大于 1Cherry Crandall 单位有意义。

3.血电解质:血钙下降,血钾下降,广泛电解质紊乱。

4.血常规:白细胞计数大于 $15×10^9/L$,中性粒细胞比例在 90%以上,红细胞比积大于正常,血小板小于 $60×10^9/L$。

5.血生化:胆道疾病所致者多有总胆红素轻度升高,酗酒所致者多有丙氨酸氨基移换酶的轻度升高,伴肾脏损害者多有尿素氮和肌酐的升高,伴有弥散性血管内凝血时可有三 P 试验阳性。

6.X 线检查:腹部平片可见"结肠横断征",偶可见胰腺肿大、胰腺钙化、胰腺结石等;胸部平片可见肺膨胀不全、胸腹腔轻度积液、左膈抬高和活动减弱等;ERCP 应慎用,如行 ERCP,术中可见十二指肠乳头充血水肿明显;腹部 CT 可见胰弥漫性肿大、胰周脂肪间隙消失、胰腺轮廓模糊和腥腔内积液。

7.B 超检查:可见肠道大量积气、腹腔内积液、胰腺肿胀、胆囊结石、胆道轻度扩张和小网膜腔内积液等。

二、药物治疗方案

(一)一般治疗:禁食,注意观察腹部情况变化,至少留观 48 小时。密切监测各项检查:包括血尿淀粉酶、血脂脉酶、血象、血小板、电解质、血钙、血糖、血气分析、X 线胸片、X 线腹平片、心电图、腹部 B 超和腹部 CT 等。

处方一　1.5%~10%CS 2000~2500ml+10%氯化钠(Sodium Chloride)40~60ml+10%氯化钾(Polassium Chloride)30~40ml+维生素 C(Vilamine C),静脉滴注,每日一次。

2.NS 100ml+甲氰咪呱 0.8 或高舒达 20ml,静脉滴注,每日一次。

3.NS 100ml+阿莫西林(Amoxicillin)3.0 或强力阿莫仙,静脉滴注,每日一次。

(二)急性水肿性胰脉粝的治疗

1.派替啶(Pethidine)50mg+阿托品(Atropme)0.5mg 或 5%CS 500ml+1%普鲁卡因 50ml,静脉滴注,每日一次。

2.奥美拉唑(Omeprazole)40mg,静脉滴注,每日 1 次。

3.强力阿莫仙注射液 1.2~2.4,,静脉滴注,每日 1 次。

4.0.4%替硝唑(Tinidzole)100ml,静脉滴注,每日 1 次。

处方三　中医中药治疗,可使用清胰汤。

柴胡 15g、茵陈 10g、大黄 15g、黄连 10g、金银花 10g、蒲黄 10g、党参 10g、厚朴 10g、茯苓 10g、枳实 10g、甘草 10g,每日一剂,水煎服。

三、用药说明及注意事项

(一)急性胰腺炎的药物治疗应该实行个体化方案,因人施治。要密切监测各项检查:包括血尿淀粉酶、血脂防酶、血象、血小板、电解质、血钙、肌酐、血糖、血气分析、X 线胸片、X 线腹平片、心电图、腹部 B 超和腹部 CT 等。

(二)急性出血坏死性胰腺炎的治疗大水肿性胰腺炎的基本上可加用低分子左旋糖酐、复分丹参注射液、施他宁等抗休克,纠正内环境紊乱治疗可使用激素、补充血浆和白蛋白等。

(三)急性胰炎伴感染时的治疗在出血坏死性胰腺炎治疗的基础上可用亚胺培南、替硝唑等。

(四)出现下列症状者,考虑手术治疗,建议转上级医院继续治疗:不排除其他急腹症,胰腺继发感染,积极保守治疗病情持续恶化,爆发性胰腺炎经过 24 小时治疗多器官功能障碍不能纠正,胆源性胰腺炎,出现肠瘘或胰腺假性囊肿。

(五)胰腺炎合并高脂血症患者,不主张使用脂肪乳输入,胰腺炎症状严重者,考虑行血液滤过。

第十节　肝硬化

由一种或多种病因引起的、以肝组织弥漫性纤维化、假小叶和再生结节为组织学特征的慢性进行性肝病。在我国大多数为肝炎后肝硬化，少部分为酒精性肝硬化和血吸虫性肝硬化。早期可无明显症状，后期则以肝功能减退和门脉高压为主要表现，常并发上消化道出血、肝性脑病、继发感染等并发症而死亡。

一、诊断要点

（一）症状

代偿期可有肝炎临床表现，亦可隐匿起病。可有轻度乏力、腹胀、肝脾轻度肿大、轻度黄疸，肝掌、蜘蛛痣。失代偿期有肝功损害及门脉高压症候群，如乏力、消瘦、面色晦暗、尿少、下肢水肿、食欲减退、腹胀、齿龈出血、鼻出血、紫癜、贫血、女性月经失调、男性乳房发育、腹腔积液、胸腔积液、脾大、脾功能亢进、食管-胃底静脉曲张，腹壁静脉曲张等。

（二）体征

面色晦暗，黄疸，肝脏质地硬且肝脏的边缘和表面不光滑，脾脏肿大，腹壁静脉曲张，腹水和胸水，下肢水肿、男性乳房发育，肝掌，蜘蛛痣和毛细血管扩张等。

（三）检查

血常规、尿常规、肝功能、HBV 全套或 HCV、HDV 抗体检测、免疫球蛋白 IgA、IgG、IgM、自身抗体、腹腔积液检查、腹部 B 超、肝 CT、胃镜检查。

二、药物治疗方案

（一）退黄疸治疗

处方一　茵栀黄颗粒：每次 3g，每日 3 次。

（二）护肝治疗：

处方二　1.还原型谷胱甘肽（ReducedGlutahione）：每次 1.2g，每日 3 次。疗程 1 个月。

2.甘草酸二胺肠溶胶囊（Diammonium Glycyrrhizinate）：每次 150mg，每日 3 次。疗程 15 天 ~30 天。

（三）利尿治疗（全部选用，根据尿量加减）

处方三　1.螺内酯（Furosemide）：每次 100mg，每日 2 次。

2.呋塞米（Ronolactone）：每次 40mg，每日 2 次。

（四）脾功能亢进治疗：

处方四　利血生（Leucogen）：每次 20mg，每日 3 次。

（五）肝性脑病（可全部选用），症状缓解后停用

处方五　1.乳果糖：每次 30ml，每日 1 次。

2.30%稀醋溶液：每次 300ml，灌肠，每日 1 次。

（六）对症治疗

1.出现自发性腹膜炎时，加用头孢哌酮或喹诺酮类抗生素。

2.乙型肝炎、丙型肝炎病毒活跃时抗病毒治疗。

三、用药说明及注意事项

（一）注意低蛋白饮食，输入高渗糖，补充维生素。

（二）用茵栀黄退黄疸治疗疗效不佳时可考虑使用熊去氧胆酸或静滴腺苷蛋氨酸。

（三）在利尿剂使用过程中，注意出入水量及电解质情况。如利尿效果不明显，可逐渐加量。利尿治疗以每天减轻体重不超过 0.5 公斤为宜，以免诱发肝性脑病、肝肾综合征。腹水渐消退者，可将利尿剂逐渐减量。

（四）胸、腹腔积液较多时，利尿效果慢时可以穿刺抽液治疗，反复大量放腹腔积液加静脉输注白蛋白可用于治疗难治性腹腔积液。每日或每周 3 次放腹腔积液，同时静脉输注白蛋白。并送积液行常规生化检查要排除合并结核的可能。

（五）白细胞和血小板低，口服药不佳，必要时可转上级医院行脾切除术或脾动脉栓塞术治疗。

（六）在限制饮食、灌肠以及给予乳果糖治疗肝性脑病时，要补充支链氨基酸，防治脑水肿。

（七）并发症食管–胃底静脉曲张破裂出血严重危及患者的生命，先行三腔管压迫止血，扩容、止血、抑酸，尽快送上级医院行内镜治疗。

（八）普萘洛尔有降低门脉压及预防出血的作用，应从小剂量开始，递增给药，控制心率下降到基础心率的 75%，哮喘、过敏性疾病、低血压、心动过缓、心功能不全、肾功能不全等患者不可应用此药。

第十一节　脂肪肝

脂肪肝，是指由于各种原因引起的肝细胞内脂肪堆积过多的病变。脂肪性肝病正严重威胁国人的健康，成为仅次于病毒性肝炎的第二大肝病，已被公认为隐蔽性肝硬化的常见原因。脂肪肝是一种常见的临床现象，而非一种独立的疾病。其临床表现轻者无症状，重者病情凶猛。一般而言，脂肪肝属可逆性疾病，早期诊断并及时治疗常可恢复正常。主要包括酒精性及非酒精性脂肪肝。

一、诊断要点

（一）症状

脂肪肝的临床表现多样，轻度脂肪肝多无临床症状。仅有疲乏感，而多数脂肪肝患者较胖。脂肪肝患者多于体检时偶然发现。中、重度脂肪肝有类似慢性肝炎的表现，可有食欲不振、疲倦乏力、恶心、呕吐、肝区或右上腹隐痛等。

（二）体征

肝脏轻度肿大可有触痛,质地稍韧、边缘钝、表面光滑,少数患者可有脾肿大和肝掌。

（三）检查

血清转氨酶和谷氨酰转肽酶水平可由轻至中度增高，通常以丙氨酸氨基转移酶升高为主。肝脏影像学表现符合弥漫性脂肪肝的影像学诊断标准,或肝活检组织学改变符合脂肪性肝病的病理学诊断标准。

二、药物治疗方案

脂肪肝患者主要是找出病因有的放矢采取措施,调整饮食结构,适当增加运动。而西药尚无明确防治脂肪肝的有效药物。西药常选用抗氧化剂、保护肝细胞、降糖药物等,如维生素B、C、E、熊去氧胆酸、水飞蓟素、肌苷、辅酶 A、还原型谷胱甘肽以及某些降脂药物等。

（一）抗氧化剂

处方一　维生素 E(Vilamine E):200mg,每日 1 次。

（二）降糖药物(任选其一)

处方二　1.二甲双胍(Melfomin):0.5g,每日 2 次。

2.盐酸罗格列酮(Rosiglitazone):4mg,每日 1 次。

3.吡格列酮(Pioglitazone):30mg,每日 1 次。

（三）降脂药(任选其一)

处方三　1.非洛贝特(Fenofibrate):100mg,每日 3 次。

2.辛伐他汀(Simvastatin):10mg,每日 1 次。

（四）利胆药

处方四　熊去氧胆酸(UDCA):0.5g,每日 2 次。

（五）护肝药(任选其一,也可联用)

处方五　1.多烯磷脂酰胆碱(易善复)(Polyene Phosphatidyl Choline):456mg,每日 3 次。

2.水飞蓟制剂(水林佳)(Silybum Marianum Silibinin):70mg,每日3 次。

3.甘草酸二胺(甘平)(Diammouium Glycyrrhizinate):150mg,每日 3 次。

三、用药说明及注意事项

（一）并非所有脂肪肝患者均需要使用药物治疗,如长期大量饮酒者应戒酒。营养过剩、肥胖者应严格控制饮食,使体能恢复正常。有脂肪肝的糖尿患者应积极有效地控制血糖。营养不良性脂肪肝患者应适当增加营养,特别是蛋白质和维生素的摄入。

（二）有肝功能损害的患者尽量避免使用盐酸罗格列酮、吡格列酮等降糖药物。

第十二节　急性结石性胆囊炎

胆囊炎是胆道系统的常见病,按病程缓急可分为急性与慢性胆囊炎,依发病原因不同可分为结石性胆囊炎和无结石性胆囊炎,胆囊炎患者中 90%~95%合并胆囊结石。急性结石性胆囊炎是常见的外科急腹症,也是胆囊结石的常见并发症,80%~95%的患者伴发胆囊结石,60 岁以上的老年人患急性胆囊炎易发生胆囊化脓、坏疽、穿孔和急性胆源性胰腺炎,使病死率增高。其他急性胆囊炎还包括急性无结石性胆囊炎、术后急性胆囊炎。慢性胆囊炎常合并胆囊结石,与急性胆囊炎是同一疾病的不同阶段的表现。

一、诊断要点

(一)症状 多见于中年肥胖的女性,通常在进食油腻食物后,或半夜或凌晨发病。主要表现:右上腹剧烈绞痛,可放射至右肩或后背部,可伴恶心、呕吐。若病变发展至急性化脓性胆囊炎、胆囊坏疽或积脓阶段,腹痛则为持续性并阵发性加剧,深呼吸时疼痛加剧,并有畏寒、发热等全身症状。

(二)体征 部分患者体温升高,如果有胆道梗阻患者可出现黄疸,早期有右上腹压痛及叩击痛,如胆囊肿大、积脓及炎性渗出,右上腹可扪及肿大而触痛的胆囊或包块,Murphy 征阳性。约50%患者有右上腹肌紧张,并发腹膜炎可有反跳痛。

(三)检查 白细胞、中性粒细胞计数及 C- 反应蛋白升高,可有转氨酶升高,碱性磷酸酶和胆红素可轻度升高,若并发急性胰腺炎则淀粉酶明显升高。B 超或 CT 显示胆囊肿大、胆囊壁增厚甚至有"双边"影、可探及胆囊内结石影。

二、药物治疗方案

(一)一般治疗

处方一 禁食、胃肠减压、补液、纠正水电解质及酸碱失衡

(二)解痉止痛

1.解痉剂

处方二 (1)硝酸甘油酯(Nitroglycerin):0.6g,舌下含服,1 次 /3~4h。

　　　 或 (2)阿托品(Atropina):0.5mg,肌内注射,1 次 /4h。

　　　　　 可加用盐酸异丙嗪(Promethazine):25mg,肌内注射。

　　　 或 (3)生理盐水:250mg+5%葡萄糖注射液 250ml

　　　　　 间苯三酚注射液(Phloroglucin):80mg,静脉滴注,每日 1~2 次。

　　　 或 (4)25%硫酸镁溶液(Magnesium　Sulfate):50ml,口服,1 次 /8h。

2.镇痛剂

处方三 盐酸哌替啶(杜冷丁)50~100mg,肌内注射。

3.抗感染治疗

处方四 (1)生理盐水:100ml+0.9 氯化钠注射液 100ml

　　　　　 哌拉西林(Piperacillin)/ 他唑巴坦:4.5g,静脉点滴,1 次 /8h。

　　　 或 (2)生理盐水:100ml+0.9 氯化钠注射液 100ml

　　　　　 头孢哌酮(Cefoperazone)/ 舒巴坦:1~2g,静脉点滴,1 次 /12h。

或　（3）生理盐水：100ml+0.9 氯化钠注射液 100ml

　　甲硝唑（Metronidazde）：首次 15mg/kg,

　　维持 7.5mg/kg,静脉点滴,1 次 /6~8h。

4.中医药治疗

　　或　（2）阿托品（Atropina）：0.5mg,肌内注射,1 次 /4h。

　　可加用盐酸异丙嗪（Promethazine）：25mg,肌内注射。

　　或　（3）生理盐水：250mg+5%葡萄糖注射液 250ml

　　间苯三酚注射液（Phloroglucin）：80mg,静脉滴注,每日 1~2 次。

　　或　（4）25%硫酸镁溶液（Magnesium Sulfate）：50ml,口服,1 次 /8h。

2.镇痛剂

处方三　盐酸哌替啶（杜冷丁）（Dolantin）：50~100mg,肌内注射。

3.抗感染治疗

处方四　（1）生理盐水：100ml+0.9 氯化钠注射液 100ml

　　哌拉西林（Piperacillin）/ 他唑巴坦：4.5g,静脉点滴,1 次 /8h。

　　或　（2）生理盐水：100ml+0.9 氯化钠注射液 100ml

　　头孢哌酮（Cefoperazone）/ 舒巴坦：1~2g,静脉点滴,1 次 /12h。

　　或　（3）生理盐水：100ml+0.9 氯化钠注射液 100ml

　　甲硝唑（Metronidazde）：首次 15mg/kg,

　　维持 7.5mg/kg,静脉点滴,1 次 /6~8h。

4.中医药治疗

中成药治疗

处方五　茵栀黄注射液（Yinzhihuang Injection）：10~20ml,10%葡萄糖注射液,250ml,静脉滴注。

三、用药说明及注意事项

（一）处方二、三中,需要注意：硝酸甘油、阿托品、盐酸异丙嗪、盐酸哌替啶等药物并不改变疾病转归,且可能掩盖病情,因此一旦无效或疼痛复发,应及时停药,病情加重时需急诊手术治疗,无手术条件需转上级医院治疗。

（二）.处方五中茵栀黄注射液酌情使用,其主要成分：茵陈提取物,栀子提取物,黄芩甙,金银花提取物。功能主治：清热,解毒,利湿,退黄。用于肝胆湿热,面目悉黄,胸胁胀痛,恶心呕吐,小便黄赤。

手术治疗：1)以下情况需转上级医院急诊手术：非手术治疗后病情加重,全身中毒症状更加明显,局部压痛、肌紧张明显并有高张力性包块或出现胆囊积脓、坏疽、穿孔等并发症。注意：老年人因机体反应差,如无手术禁忌证应早期手术治疗。2)非手术治疗后胆囊管梗阻解除、胆囊充血水肿消退、症状缓解后,可嘱患者至上级医院手术治疗。

（三）非手术治疗时应严密监测患者生命体征，纠正水、电解质、酸碱失衡，病情加重及时转上级医院治疗。

（四）急性非结石性胆囊炎及术后急性胆囊炎患者，尽早转上级医院手术治疗。

第十三节　慢性胆囊炎

一、诊断要点

（一）症状　多不典型，间有厌油腻食物、腹胀、嗳气等消化道症状或反复发作右上腹隐痛，放射至右肩和背部。合并胆囊结石者常有胆绞痛发作病史。须与急性胆囊炎、功能性消化不良、消化性溃疡、肝脓肿、急性心肌梗死等可能出现右上腹痛的疾病相鉴别。

（二）体征　少数患者右上腹轻压痛，胆囊管梗阻致胆囊积水者右上腹可扪及随呼吸运动上下移动的肿大胆囊。

（三）检查　超声检查是诊断慢性胆囊炎最常用、最有价值的检查，可以显示出胆囊壁增厚、纤维化以及胆囊中的结石。CT 的敏感度为 79%，特异度为 99%，准确度为 89%。

二、药物治疗方案

（一）无症状的慢性胆囊炎

1.利胆溶石

处方六　规律、低脂、低热量膳食

处方七　消炎利胆片（Anti-inflammatory and cholagogic piece）：3 片，口服，每日 3 次。

2.以下人群行预防性胆囊切除

1）易患胆囊癌的高危人群；2）器官移植后免疫抑制的患者；3）体质量迅速下降的患者；4）"瓷化"胆囊导致胆囊癌风险增加者；5）对于期待治疗可能显著增加手术风险的老年患者可选择预防性胆囊切除；6）胆囊结石 > 2.5 cm，胆囊萎缩，合并糖尿病史，病史大于 5 年。

（一）有症状的慢性胆囊炎治疗

1.解痉镇痛

解痉剂：

处方八　（1）阿托品（Atropina）：0.5mg，肌内注射，1 次 /4h。

　或　　（2）生理盐水：250mg+5% 葡萄糖注射液 250ml，

　　　　　间苯三酚注射液（Phloroglucin）：80mg，静脉滴注，每日 1~2 次。

镇痛剂：

处方九　盐酸哌替啶（杜冷丁）（Dolantin）：50~100mg，肌内注射。

2.缓解胆源性消化不良症状

处方十　复方阿嗪米特肠溶片（Azintamide）：1~2 片，口服，每日 3 次（餐后服）。

3.中医药治疗

中成药治疗

处方十一　胆宁片(Blening Tablet):5 片,饭后口服,每日 3 次。

处方十二　胆舒胶囊(Bileshu Capsule):1 粒,口服,每日 3 次。

三、用药说明及注意事项

(一)处方七中消炎利胆分散片不需长期服用,因为此药物治标不治本。

(二)处方十中复方阿嗪米特肠溶片(泌特)含有胰酶、阿嗪米特、纤维素酶、二钾硅油。阿嗪米特为一种促进胆汁分泌药物,它可以增加胆汁的液体量,增加胆汁中固体成分的分泌。胰酶可以用于改善碳水化合物、脂肪、蛋白质的消化与吸收,恢复机体的正常消化机能。纤维素酶 4000 具有解聚和溶解或切断细胞壁作用, 使植物营养物质变为可利用的细胞能量,还具有改善胀气和肠道中菌丛混乱而引起的酶失调作用。二甲硅油有减少气体作用,可使胃肠道的气体减少到最低。从而消除因胃肠道中气胀引起的胃痛,也可以消除消化道中其他器官引起的气胀。注意:严重肝功能障碍患者、因胆石症引起胆绞痛、胆管阻塞患、急性肝炎者等禁用。

(三)处方十一、十二中,胆宁片功效主治：疏肝利胆,清热通下。用于肝郁气滞,湿热未清所致右上腹隐隐作痛、食入作胀、胃纳不香、嗳气、便秘,慢性胆囊炎见上述症候者。胆舒胶囊功效主治：舒肝解郁,利胆溶石。主要用于慢性结石性胆囊炎、慢性胆囊炎及胆结石。

(四)症状性慢性结石性胆囊炎唯一有效的根治方法是胆囊切除术。慢性无结石性胆囊炎主要表现为消化道症状,腹痛不明显时,抗酸利胆及抗感染治疗对控制症状有一定帮助,这类患者切除胆囊后消化道症状仍存在,治疗效果欠佳,手术切除胆囊应慎重。

第十四节　胆囊结石

胆囊结石是最常见的消化系统疾病之一,成人的发病率为 10%~15%,其发病率有逐年增加的趋势。胆囊切除术是治疗胆囊结石的金标准,长期以来存在着胆囊结石一切了之的倾向,尤其是腹腔镜技术的广泛应用使得胆囊切除术适应症扩大化的现象更加突出,由此造成的胆囊切除术后综合征、胆管损伤等并发症也有所增多,因此胆囊结石的药物治疗被研究者日益重视。

一、诊断要点

(一)症状

胆囊内存在结石时可以终生无临床症状,也能表现为胆绞痛或急、慢性胆囊炎或急性胰腺炎。症状性胆囊结石的常见临床表现有:1.胆绞痛:是胆囊结石最典型的表现,为突发右上腹剧痛,可放射至右肩背部,腹痛发生可与进食高脂、高蛋白饮食有关,多伴有恶心、呕吐。胆绞痛发生同时,约有 10%病例有急性胆囊炎、胆源性胰腺炎、继发性胆管结石伴胆管炎等并发症,可出现急性腹膜炎、黄疸及感染症状。2.胃肠道症状:大多仅表现为胃肠道功能紊乱和右上腹隐痛不适,进食后上腹饱胀感,进食后诱发隐痛,可伴有呃逆、嗳气、消化不良等。

(二)体征

合并慢性胆囊炎仅少数患者右上腹轻压痛,出现急性胆囊炎,可有墨菲氏征阳性,胆囊水肿严重时可触及肿大胆囊,严重时可有急性腹膜炎体征。

(三)影像学检查

1.B 型超声:公认的诊断胆囊结石的首选方法,诊断正确率 94%~98%。

2.腹部平片:仅 10%~15%含有钙的胆囊结石,腹部 X 线能确诊,侧位照片可与右肾结石区别。

3. CT、MRI 也可显示胆囊结石,但不作为常规检查。

二、药物治疗方案

(一)无症状的胆囊结石治疗

1.利胆溶石

处方一　规律、低脂、低热量膳食

处方二　鹅去氧胆酸(Chenodeoxgcholic Acid):12~15mg/kg,口服,每日 2 次。

处方三　复方阿嗪米特肠溶片(Azintamide):1~2 片,口服,每日 3 次(餐后服)。

处方四　茴三硫(Amethol Trithione):25mg,口服,每日 3 次。

2.以下人群行预防性胆囊切除

(1)易患胆囊癌的高危人群;(2)器官移植后免疫抑制的患者;(3)体质量迅速下降的患者;(4)"瓷化"胆囊导致胆囊癌风险增加者;(5)对于期待治疗可能显著增加手术风险的老年患者可选择预防性胆囊切除;(6)胆囊结石> 2.5 cm,胆囊萎缩,合并糖尿病史,病史大于 5 年。

(二)有症状的胆囊结石治疗

1.解痉镇痛

(1)解痉剂

处方五　①硝酸甘油酯(Nitroglycerin):0.6g,舌下含服,1 次/3~4h。

　或　②阿托品(Atropina):0.5mg,肌内注射,1 次/4h。

　　　可加用盐酸异丙嗪(Promethazine):25mg,肌内注射。

　或　①生理盐水:250mg　5%葡萄糖注射液 250ml

　　　间苯三酚(Phloroglucin):80mg,静脉滴注,每日 1~2 次。

　或　②25%硫酸镁溶液(Magnesium Sulfate):50ml,口服,1 次/8h。

(2)镇痛剂

处方六　盐酸哌替啶(杜冷丁)(Dolantin):50~100mg,肌内注射。

2.缓解胆源性消化不良症状

处方七　复方阿嗪米特肠溶片：1~2 片，口服，每日 3 次(餐后服)。

3.抗感染治疗

(1)胆囊结石伴急性胆囊炎

处方八　禁食、补液

处方九　①生理盐水：100ml　0.9%氯化钠注射液 100ml

哌拉西林(Piperacillin)/他唑巴坦，4.5g，静脉点滴，1 次/8h。

或　②生理盐水：100ml　0.9%氯化钠注射液 100ml

头孢哌酮(Cefoperazone)：/舒巴坦，1~2g，静脉点滴，1 次/12h。

和　③生理盐水：100ml　0.9%氯化钠注射液 100ml

甲硝唑(Metronidazole)：首次 15mg/kg，维持 7.5mg/kg，静脉点滴，

1 次/6~8h

(2)胆囊结石伴慢性胆囊炎

可以待胆汁培养及细菌药物敏感试验结果完善之后，再选择使用抗生素。

4.中医治疗

处方十　柴胡 10 克，茵陈 10 克，积实 10 克，木香 10 克，金钱草 10 克，白芍 15 克，厚朴 10 克，炙甘草 10 克，大黄 6 克，乌药 10 克，川芎 10 克，鸡内金 10 克

加减化裁：胁痛较甚者，加元胡、川谏子；呕吐嗳气甚者，加清半夏；消化不良者加焦三仙；恶寒发热加银花、连翘。

三、用药说明及注意事项

(一)处方二中鹅去氧胆酸或熊去氧胆酸通过降低胆汁胆固醇的分泌使胆汁去饱和，不饱和胆汁则具有溶解胆固醇的作用，使胆石表面的胆醇分子不断地被溶解，胆石体积逐渐缩小以至完全溶解。对于严重肝功能减退、胆道完全阻塞、孕妇、哺乳期妇女、慢性肝病、肝肾功能不正常、消化性溃疡、炎性肠道疾病、未控制的高血压、冠状动脉硬化症、病理性肥胖、对胆汁酸过敏者均应慎用。

(二)处方三中复方阿嗪米特肠溶片(泌特)含有胰酶、阿嗪米特、纤维素酶、二钾硅油。阿嗪米特为一种促进胆汁分泌药物，它可以增加胆汁的液体量，增加胆汁中固体成分的分泌。胰酶可以用于改善碳水化合物、脂肪、蛋白质的消化与吸收，恢复机体的正常消化机能。纤维素酶 4000 具有解聚和溶解或切断细胞壁作用，使植物营养物质变为可利用的细胞能量，还具有改善胀气和肠道中菌丛混乱而引起的酶失调作用。二甲硅油有减少气体作用，可使胃肠道的气体减少到最低。从而消除因胃肠道中气胀引起的胃痛，也可以消除消化道中其他器官引起的气胀。严重肝功能障碍患者、因胆石症引起胆绞痛、胆管阻塞患、急性肝炎者等禁用。

(三)处方四中茴三硫能促进胆汁、胆酸、胆色素的分泌、活化肝细胞，增加肝脏的解毒功能。胆道完全梗阻者禁用，甲状腺功能亢进者、孕妇或哺乳期妇女慎用。

（四）处方五、处方六中哌替啶与硝酸甘油酯、阿托品等联用可增强镇痛效果（因吗啡可能促使 Oddi 括约肌痉挛进而增加胆管内压力,故一般禁用吗啡）。间苯三酚可与口服硫酸镁同时应用解痉效果更佳。

（五）处方九中,推荐首选哌拉西林/他唑巴坦、头孢哌酮/舒巴坦治疗轻、中、重度急性胆囊炎;美罗培南、亚胺培南/西司他丁和甲硝唑作为重度急性胆囊炎的备选药物。弱推荐头孢他啶、头孢吡肟治疗重度急性胆囊炎;头孢替安、氨苄西林/舒巴坦、头孢呋辛治疗轻、中度急性胆囊炎;左氧氟沙星、环丙沙星治疗轻、重度急性胆囊炎;头孢曲松治疗轻、中、重度急性胆囊炎。不推荐头孢唑啉用于治疗急性胆囊炎。

（六）处方十中药治疗胆囊结石时应注意胆囊排石引起胆管继发结石可能引起的并发症,如梗阻性黄疸、急性胆源性胰腺炎等。

（七）出现以下情况需外科手术治疗,无手术条件医院转上级医院治疗:

(1)疼痛无缓解或反复发作,影响生活和工作者;

(2)胆囊壁逐渐增厚达 4 mm 及以上;

(3)胆囊结石逐年增多和增大,合并胆囊功能减退或障碍;

(4)胆囊壁呈陶瓷样改变;

(5)结石直径≥3cm;

(6)合并需要开腹的手术;

(7)伴有胆囊息肉>1cm;

(8)胆囊结石直径超过 2~3cm;

(9)有胰腺炎病史;

(10)儿童胆囊结石;

(11)合并糖尿病;

(12)老年人或(和)有心肺功能障碍;

(13)边远或交通不发达地区、野外工作人员;

(14)发现胆囊结石 8 年以上。

第十五节　胆道蛔虫症

胆道蛔虫症是肠道蛔虫病中最严重的一种并发症。多见于 6~8 岁学龄儿童、农民和晚期孕妇。它是由各种原因引起的肠道蛔虫运动活跃,并钻入胆道而出现的急性上腹痛或胆道感染。发作时患者疼痛难以忍受,大哭大叫,十分痛苦。若治疗措施跟不上,晚期患者可出现不同程度的脱水和酸中毒,甚至危及生命。

一、诊断要点
（一）症状

1.腹痛　为剑突下突发性剧烈绞痛、疼痛持续时间不等,呈间隙性,而疼痛过后可如常人。腹痛的程度和体征不相符,常常腹痛剧烈,但体征轻微。发病初期腹部喜按,如果合并胆道炎症则会出现拒按。

2.恶心呕吐　呕吐物多为胃内容物,可含胆汁,也有可能吐出蛔虫。

3.寒战高热　胆道蛔虫患者的体温多在正常范围之内,当合并感染时,患者可出现畏寒、发热,但体温的上升与腹痛的程度不成比例。

4.黄疸　单纯的胆道蛔虫因虫体表面光滑,不易形成完全性胆道梗阻。但蛔虫钻入胆道后,若蛔虫的数量多、蛔虫死在胆道内,或反复发作的胆道蛔虫引起胆管炎时,可引起胆道梗阻,在梗阻后24~48小时可出现黄疸,还可出现肝大。

(二)体征

早期虽然上腹绞痛,但腹软或仅上腹深在轻微压痛,并无肌紧张的"症征不符"的特点,与其他急腹症显著不同。晚期如出现肝、胆化脓性感染、腹膜炎,可有腹膜刺激征。或可触及肿大而有压痛的肝脏、胆囊等。由于胆道蛔虫堵塞或胆石并存,或肝脏中毒性损害,可有不同程度的黄疸。

(三)实验室检查

患者白细胞计数可轻度增高。嗜酸性粒细胞数增加。胃十二指肠液和粪便镜检可发现虫卵。

(四)影像学检查

1.B超检查　临床超声检查胆道蛔虫的诊断较有价值,准确率可达95.6%,胆道蛔虫B超的影像学特征有:(1)胆管有轻度或中度的扩张,管壁增厚;(2)胆管两边可见两条回声光带,蛔虫的体腔则在胆道的中间出现条状的无回声区;(3)可见卷曲、回缩,甚至正在蠕动的蛔虫。

2.X线静脉胆道造影　胆道在造影剂注射5分钟后就会显影,45分钟后为显影最佳状态,60分钟以后造影剂会逐渐的排出而影响显影的效果,因此最好选在造影剂注射1小时内拍片,蛔虫的发现率约为50%。

3.经内镜逆行胰胆管造影(ERCP)　ERCP可从十二指肠乳头内注入造影剂,可获得清晰的影像,可协助诊断,同时可以使用蛔虫的钳夹将蛔虫拉出胆道。

二、药物治疗方案

(一)利胆驱虫治疗

处方一(以下药物任选一种)

1.甲苯咪唑(Mebendazole):每次100mg,每日两次,口服。

2.左旋咪唑片(Levamisole):每次100~200mg,每日一次,口服。

3.阿苯达唑片(Albendazole):每次400mg,每日一次,口服。

(二)解痉镇痛治疗

处方二（解痉药可与镇痛药联合使用）

解痉药如：阿托品注射液（Atropina）：每次 0.5~1.0mg，肌内注射；盐酸消旋山莨菪碱（Anisodamine）注射液（654-2）：每次 5~10mg，肌内注射。

镇痛药如：盐酸哌替啶（Dolantin）注射液，每次 50~100mg，肌内注射。地佐辛（Dezocine）注射液：每次 5~10mg，肌内注射。

（三）预防和控制感染

处方三（以下药物可联合使用）

喹诺酮类抗生素如：盐酸左氧氟沙星（Levofloxacin）注射液，一次 0.5g，一日 1 次，静脉滴注。

抗厌氧菌感染如：甲硝唑（Metronidazole）注射液，每次 1g，每日 3 次，静脉滴注。

（四）中医治疗

处方四　乌梅汤：乌梅 15g，细辛 2.5g，干姜 5g，黄连 5g，当归 7.5g，附子 5g，川椒 2.5g，桂枝 1.5g，党参 15g，黄柏 5g，每天 1 剂，水煎服。

三、用药说明及注意事项

（一）处方一中：甲苯咪唑为人工合成的苯并咪唑类广谱高效驱虫剂，其作用机理系抑制线虫对葡萄糖的利用，导致 ATP 缺乏而被驱出，另外还有抑制虫卵发育的作用。口服吸收较少（仅为服药量的 0.3%），在肠道内保持高浓度，80% 以原形在 24~32 小时后从粪便排出。临床应用显示对蛔虫、钩虫、蛲虫、绦虫和鞭虫均有很好的疗效。治疗蛔虫病虫卵转阴率为 83%~100%。不良反应极轻，个别有轻微头晕、腹部不适，可自行消失，少数病例服药后蛔虫游走造成腹痛，可合并服用小剂量噻嘧啶，即可避免。左旋咪唑为广谱驱虫药。其抗虫原理是通过抑制琥珀酸脱氢酶的活性，影响虫体无氧代谢，阻断能量供应而使虫体肌肉麻痹，失去附着力而排出体外。口服吸收好，30 分钟后血药浓度达高峰。本药能驱除蛔虫、钩虫及蛲虫。不宜与亲脂性药品同服，肝、肾功能不全者忌用。阿苯达唑（肠虫清）为广谱高效驱虫药，干扰虫体对葡萄糖及多种营养物质的吸收，使虫体衰竭死亡。

（二）处方二中：阿托品为抗胆碱能药物，可解除平滑肌痉挛。阿托品可抑制腺体分泌，引起口干舌燥，能解除迷走神经对心脏的抑制，使心跳加速，瞳孔散大，眼压升高。用药过多可使皮肤潮红、精神兴奋、烦躁不安、谵语惊厥，重者则呈抑制状态。山莨菪碱（654-2）亦为抗胆碱能药，可使平滑肌松弛，解除胆管痉挛，并有镇痛作用，毒性较小，抑制腺体分泌及扩瞳作用较弱。哌替啶能抑制大脑皮质痛觉区，具有镇痛作用，但同时兴奋胆道平滑肌，使张力增强，Oddi 括约肌收缩，甚至痉挛，故须与阿托品合用，可收到较好的止痛解痉效果。但应注意哌替啶止痛可掩盖胆道穿孔、腹膜炎等急腹症，从而延误抢救时机。另吗啡、氯丙嗪亦须与阿托品等合用。

（三）处方四：乌梅汤其兼有酸、苦、甘、辛的各种成分，并补气血，有排虫扶正之效，本方主要为麻痹蛔虫，增加胆汁分泌，使胆汁趋于酸性，还能松弛 Oddi 括约肌，因此利于蛔虫的排出。

（五）出现药物治疗无明显好转或加重,可考虑转至上级医院治疗。出现严重并发症如:胆道大出血、胆道坏死、腹膜炎、肝内胆管蛔虫嵌塞、急性出血坏死性胰腺炎等,需转至上级医院治疗。

（刘　丽　王伟宁　杨运泉　胡立强）

第二十二章　泌尿系统疾病

第一节　尿路感染

尿路感染(urinary tract infection,UTI)是指各种病原体侵犯泌尿道黏膜或组织而引起的尿路炎症,多见于育龄期妇女、老年人、免疫力低下及尿路畸形者。

尿路感染根据有无临床症状(有症状尿路感染和无症状细菌尿)、感染的部位(上、下尿路感染)、有无尿路功能或解剖的异常(复杂性尿路感染和非复杂性尿路感染)初发还是再发而分类。再发尿路感染分为复发(原先的致病菌再次引起的尿路感染,常停药1个月以内发生)和重新(另外一种致病菌引起)感染。

尿路感染最常见的致病菌是肠道革兰氏阴性杆菌,其中以大肠杆菌最为常见。

一、诊断要点

(一)症状和体征

1.急性膀胱炎：主要表现是膀胱刺激症状,即尿频、尿急、尿痛,膀胱区可有不适。一般无明显的全身感染症状,但少数患者可有腰痛,低热(一般不超过38℃)。

2.急性肾盂肾炎：表现除了膀胱刺激征,还有腰痛和全身感染的症状:如寒战、发热、头痛,体查肋脊角及输尿管点压痛,肾区压痛和叩痛。

3.无症状细菌尿:完全无尿路感染的临床症状,有真性细菌尿。

4.慢性肾盂肾炎:临床表现复杂,全身及泌尿系统局部表现不典型。50%患者有急性肾盂肾炎病史,可有间歇性尿急、尿频、腰腹不适和(或)不同程度的低热、夜尿增加和低比重尿等肾小管功能损害的表现。

5.导管相关性尿路感染:留置导尿管或先前48小时内留置导尿管发生的感染。

(二)检查

1.尿细菌培养:凡是真性细菌尿均可诊断尿路感染。男性提示尿培养菌落数>10^3/ml。留置导尿的患者菌落数应>10^3/ml考虑导管相关性尿路感染,且尿菌落计数在>10^2/ml时,可诊断为尿路感染。

2.尿常规检查:凡每个高倍视野下超过5个(>5个/HP)白细胞称为脓尿,有时可伴镜下血尿或肉眼血尿,偶见微量蛋白尿,部分肾盂肾炎患者可见白细胞管型。

3.硝酸盐还原法:可相当准确地判断感染是否为大肠埃希杆菌所致,特异性90%以上。

4.白细胞排泄率:留取3小时尿量,计算白细胞计数在>$3×10^5$/h

5.尿沉渣镜检细菌:平均每个视野>20个细菌。

6.其他辅助检查:急性肾盂肾炎患者的尿 N–乙酰–β–D–氨基葡萄糖苷酶 NAG 增高。慢性肾盂肾炎尿比重和尿渗透压低。

7.影像血检查:尿路感染急性期不宜做静脉肾盂造影。反复发作的尿路感染以及急性尿路感染治疗 7~10 天无效的应行静脉肾盂造影(Intravenous Pyelography IVP)。

(三)慢性肾盂肾炎的诊断

除反复发作的尿路感染史,结合影像学及肾脏功能检查。如:

1.肾外形凹凸不平,且双肾大小不等;

2.即静脉肾盂造影可见肾盂、肾盏变形,缩窄;

3.持续性的肾小管功能损害。1 或 2+3 可诊断。

二、药物治疗方案

(一)一般治疗

休息、多饮水、勤排尿。

处方一　碳酸氢钠(Sodium Bicarbonate):1.0,每日 2 次。

(二)对症处理

处方二　泰诺林:10~15ml,必要时服用。

(三)抗感染治疗

急性膀胱炎

处方三　1.氧氟沙星(Ofloxacin):0.2g,每日 2 次。

　　　　或 2.左氧氟沙星(Levofloxacin):0.1g,每日 2 次。

　　　　或 3.环丙沙星美(Ciprofloxacin):0.25g,每日 2 次。

　　　　4.阿莫西林(Amoxicillin):0.5g,每日 3 次。

　　　　5.头孢克乌分散片(Cefixime):0.1g,每日 2 次。

　　　　6.复方新诺明(Sulfamethoxazole):2 片,每日 2 次。

以上四种任选一种,3 天疗法。

急性肾盂肾炎:

处方四　1.氧氟沙星(Ofloxacin):0.2g,每日 2 次。

　　　　或 2.左氧氟沙星(Levofloxacin):0.1g,每日 2 次。

　　　　或 3.环丙沙星美(Ciprofloxacin):0.25g,每日 2 次。

　　　　4.阿莫西林(Amoxicillin):0.5g,每日 3 次 。

　　　　5.头孢克乌分散片(Cefixime):0.1g,每日 2 次。

　　　　6.头孢呋辛(Cefuroxime):0.25g,每日 2 次。

　　　　7.复方新诺明(Sulfamethoxazole):2 片,每日 2 次。

以上五种任选一种,疗程 10~14 天。

处方五　1.氨苄西林(Ampicillin):1~2g+NS100ML,q4h。

2.头孢噻亏(Cefotaxime):2.0g+NS100ML,q8h。

3.头孢曲松(Ceftriaxone):1~2.0g+NS100ML,q24h。

4.左氧氟沙星(Levofloxacin):0.4g+NS250ml,Q24h。

5.氨曲南(Aztreonam):2.0g+NS100ML,q8h。

6.奈替米星(Netilmicin):2mg/kg+NS100ML,q12h。

7.美诺培南(Meropenem):0.5g,q8h 或亚胺培南(Imipenem):1.0g,q8h。

以上七种选择一种,疗程到热退后连续用药 3 天后改用口服药,完成总疗程 14 天。

再发性尿路感染:

重新感染:

处方六　治疗方法同首次

处方七　1.氧氟沙星(Ofloxacin):0.2g,睡前。

　　　　2.复方新诺明(Sulfamethoxazole):1~2 片,睡前。

　　　　3.呋喃妥因(Nitrofurantoin):50~100mg,睡前。

以上三种选择一种,疗程半年,每 7~10 天更换药物 1 次

复发:

处方八　1.头孢噻肟(Cefotaxime):2.0g+0.9%NS100ml,q8h。

　　　　2.头孢曲松(Ceftriaxone):1~2.0g+NS100ml,q24h。

　　　　3.头孢甲肟(Cefamandole):1.0g+0.9%NS100ml,q12h。

以上三种选择一种,疗程 6 周。

处方九　1.氧氟沙星(Ofloxacin):0.2g,睡前。

　　　　2.复方新诺明(Sulfamethoxazole):1~2 片,睡前。

　　　　3.呋喃妥因(Nitrofurantoin):50~100mg,睡前。

以上三种选择一种,疗程半年,每 7~10 天更换药物一次

无症状菌尿:

处方十　按处方三

　　　　治疗后复发按处方七

妊娠期尿路感染:

孕妇急性膀胱炎

处方十一　1.阿莫西林(Amoxicillin):0.5g,每日 3 次。

　　　　　2.头孢克乌分散片(Cefixime):0.1g,每日 2 次。

　　　　　3.呋喃妥因(Nitrofurantoin):50~100mg,每日 3 次。

以上三种选择一种,疗程 3~7 天。

孕妇急性肾盂肾炎:

处方十二　1.氨苄西林(Ampicillin):1~2g+0.9%NS100ml,q4h。

2.头孢噻亏（Cefotaxime）：2.0g+0.9%NS100ml，q8h。

3.头孢曲松（Ceftriaxone）：1~2.0g+0.9%NS100ml，q24h。

以上三种选择一种，疗程14天。

三、用药说明及注意事项

（一）处方一中碳酸氢钠具有碱化尿液、缓解膀胱刺激症状、抑制细菌生长、避免形成血凝块的作用，与磺胺类药物合用增加药物的抗菌活性并避免尿路结晶形成，但可降低呋喃妥因的疗效。

（二）抗感染治疗必须遵守以下用药原则：

1、选用致病菌敏感的抗生素。无病原学结果前，一般选择对革兰阴性杆菌有效的抗生素，尤其是首发尿感。治疗3天症状无改善，应按药敏结果调整用药。

2、抗生素在肾内和尿的浓度要高。

3、选用肾毒性小、副作用少的抗生素。单一药物治疗失败、严重感染、混合感染、耐药菌株出现时应联和用药。对于不同的尿路感染给予不同的治疗时间。

（三）处方三予3天疗法90%的患者可治愈，完毕后1周复查尿细菌定量培养，如有真性细菌尿应继续予2周抗生素治疗。此短程疗法不适合男性尿路感染、妊娠妇女、老年患者、糖尿病患者、机体抵抗力低下、肾盂肾炎、留置导尿管以及高度怀疑耐药菌感染的患者。

（四）处方四适合病情较轻者，疗效不佳可考虑使用处方五。

（五）处方五适合用于严重感染，全身中毒症状明显者。治疗好转者，于热退连续用药3天后可改为口服抗生素。治疗72小时无好转，应按药敏选择抗生素，疗程不少于2周。经此治疗仍持续发热，应考虑肾盂肾炎并发症，如肾盂积脓、肾周脓肿等。

（六）处方七为长程低剂量抑菌治疗，适用于半年内重新感染2次以上者。

（七）处方八应用时注意去除诱发因素（如结石、尿路梗阻、尿路异常），分析抗生素是否选用不当或剂量、疗程不足，病菌内抗菌药浓度不足等。

（八）处方九是经处方八治疗后仍有菌尿，则进行低剂量长程疗法。

（九）处方十应用于妊娠期无症状性菌尿、学龄前儿童、曾出现症状感染者和肾移植、尿路梗阻及尿路有复杂情况者。

（十）处方十一处方十二中的抗生素要求毒性弱、不宜致畸。

（十一）出现以下情况需转上级医院治疗

1.持续高热不退，剧烈腰痛，同时伴有败血症和急性肾功能衰竭。

2.原有症状加剧，B超或CT发现肾周脓肿需切开引流。

第二节　急性肾小球肾炎

急性肾小球肾炎（AGN），简称急性肾炎，是以急性肾炎综合征为主要表现的一组疾病。

其特点表现为:急性发作的血尿、蛋白尿、水肿和高血压,可以伴有一过性肾功能不全。多种病原微生物如细菌、病毒及寄生虫等均可致病,但大多数为链球菌感染后肾小球肾炎。急性链球菌感染后肾小球肾炎病理改变为弥漫性毛细血管内增生性肾小球肾炎。本病主要发生于儿童,高峰年龄为 2~6 岁,2 岁以下或 40 岁以上的患者仅占所有患者 15%。

一、诊断要点

(一)症状

发作前常有前驱感染,潜伏期为 7~21 天,一般为 10 天左右。皮肤感染引起者的潜伏期较呼吸道感染稍长。表现少尿、血尿、蛋白尿、水肿、高血压。部分患者表现为一过性氮质血症。严重时可因水钠潴留而引起充血性心力衰竭、肺水肿和脑水肿。

(二)体征

血压高,眼睑水肿,严重双下肢或全身凹陷性浮肿,部分移动性浊音阳性。

伴有心衰时可见颈静脉怒张、奔马律、呼吸困难、双肺大量干湿性罗音。

(三)检查

尿液检查发现镜下血尿或肉眼血尿、轻到中度的蛋白尿,尿沉渣还可见白细胞、小管上皮细胞,并可有红细胞管型、颗粒管型。白细胞计数可正常或升高,血沉在急性期常加快。疾病早期,补体 C3 和总补体(CH50)下降,8 周内逐渐恢复到正常水平。抗链球菌溶血素"0"抗体(ASO)阳性。可表现为——过性氮质血症。肾小管功能常不受影响,浓缩功能多正常。

二、药物治疗方案

AGN 以对症治疗为主,同时防治各种并发症、保护肾功能,以利于其自然病程的恢复。用药的基本方案是利尿药+抗生素+降血压药。

(一)一般治疗

急性期应休息,应限制饮食中水和钠的摄入,氮质血症时应适当减少蛋白的摄入。

(二)感染灶的治疗

处方一　1.青霉素(Benzylpenicillin):240 万 U+NS100ml,静脉滴注,每 8 小时 1 次 10~14 天。

　　　　或 2.罗红霉素(Rokitampcin):0.15g,每日 2 次,10~14 天。

(三)对症治疗

1.利尿

处方二　1.氢氯噻嗪(Hydrochlorothiazide):25mg,每日 2~3 次。

　　　　2.呋塞米(Furosemide):20mg,每日 1~3 次。

　　　　以上二选一

2.降压　见慢性肾小球肾炎

3.纠正心力衰竭

处方三　1.硝酸异酸梨醇酯 50mg,iv 泵入,每小时 8mg。

2.硝普钠 25mg+5%GS50ml,iv 泵入,据血压情况调整。

3.必要时洋地黄制剂。

(四)并发症的治疗

1.水肿的治疗

急性肾小球肾炎患者大多有程度不同的水肿,一般轻度水肿无需治疗,经限制钠盐及水的摄入和卧床休息即可消退。如经控制水、盐摄入后水肿仍明显者,应加用利尿药,先选用噻嗪类利尿药加氢氯噻嗪,效果不佳时应用呋塞米,每次 20~60mg,口服或肌内注射、静脉注射;如血钾偏低仍有水肿者,可加用保钾剂利尿药如螺内酯(安体舒通)、氨苯蝶啶。

2.感染的治疗

对急性肾小球肾炎患者控制感染可选用青霉素类,头孢菌素类抗生素,如青霉素、头孢拉定等;过敏者应用大环内酯类抗生素,如红霉素、罗红霉素,也可应用喹诺酮类如环丙沙星等药物。

3.降压治疗

积极而稳步地控制血压对于增加肾血流量,改善肾功能,预防心、脑并发症实属必要。常用噻嗪类利尿药(或)襻利尿药,利尿后即可达到控制血压的目的。必要时可用钙通道阻滞药如尼群地平、盐酸哌唑嗪以增强扩张血管效果。

4.严重并发症

1)急性心力衰竭的治疗,控制钠盐和水分往往可使肺淤血或急性心力衰竭好转。近年来,多数学者认为急性肾炎虽出现胸闷、气短、心界扩大、心率增强、肺淤血、肺底啰音等心力衰竭症状,但心排血量不降低,射血分数不减少,似乎与心力衰竭的病理生理基础不同,实质上是水、钠潴留,血容量增加所致的淤血状态;因此,控制心力衰竭主要措施为利尿降压,必要时可应用酚妥拉明或硝普钠静脉滴注,以减轻心脏前后负荷。

2)高钾血症的治疗,注意限制包含中钾的摄入量,应用排钾性利尿药均可防止高钾血症的发展。如尿量极少,导致严重高钾血症时,可用葡萄糖胰岛素静脉滴注以高渗碳酸氢钠静脉滴注,但以上措施均加重水、钠潴留和扩张血容量,故应慎重,必要时可用腹膜或血液透析治疗。

(五)中医处方

处方四　女贞子、墨旱莲、白花蛇舌草各20g,生侧柏、马鞭草各15g,小蓟、益母草、白茅根、石韦各30g。

处方是中医时振声治疗肾小球肾炎专方。功能滋肾养阴,活血化瘀,清热凉血,利湿止血。方中女贞子功专养阴盛精;墨旱莲功同女贞子,且能凉血。二者合用,源于《医方集解》的二至丸,为补益肝肾之药,药味虽少,但养阴而不腻滞,以滋肾养阴治其本。白花蛇舌草清热解毒,活血利水;生侧柏苦涩寒凉,专入肝肾,凉血散瘀,祛风利湿,马鞭草清热解毒、活血化瘀、利水消肿;大、小蓟凉血散瘀、利尿止血;石韦利水通淋、清热祛湿;益母草活血利水,且

"行血而不伤新血,养血而不滞瘀血";白茅根凉血清热、生津利尿。诸药合用,肾阴得复,湿热得清,瘀化水行,血气调和,共奏其功。

加减应:如外感风热,咽干咽痛,血尿加重者,宜合用疏风散热之剂,如加银蒲玄麦苦桔汤(金银花、蒲公英、玄参、麦冬、生甘草、桔梗、薄荷);如阴虚较重者,加生地黄、牡丹皮;如瘀血较著者,如丹参、赤芍;如下焦湿热明显者,加知母、黄柏、滑石、生甘草等。

(六)以下情况须转上级医院治疗

1.发生急性肾衰竭有透析指征者。

2.补体持续降低,8周不恢复,治疗效果不好,需要做肾穿刺活检查。

第三节　慢性肾小球肾炎

慢性肾小球肾炎简称慢性肾炎,是一组以血尿、蛋白尿、高血压、水肿为临床表现肾小球疾病。临床特点为病程长,病情迁延,病变缓慢持续进展,最终至慢性肾衰竭。病因仅少数慢性肾炎是由急性链球菌感染后肾小球肾炎发展所致(直接迁延或临床痊愈若干年后再现),大部分慢性肾炎由不同病因,不同病理类型的原发性肾小球疾病发展而来。

一、诊断要点

(一)症状

可发生于任何年龄,但以青、中年男性为主。有的起病隐匿、无任何症状;慢性起病者有乏力、疲倦、腰疼、纳差、眼睑和(或)下肢水肿;部分患者因劳累,感染,血压增高,水与电解质紊乱呈急性发作,或用肾毒性药物后病情急剧恶化。

(二)体征

不同程度水肿和(或)高血压、贫血貌。

(三)检查

尿检异常,尿蛋白常在1~3g/d,尿沉渣镜检为肾小球源性血尿、可见管型。B-型超声波检查早期肾脏大小正常,晚期可出现双侧对称性缩小,肾皮质变薄。肾功能正常或有不同程度减退。肾活检可表现为各种病理类型的肾小球疾病。

二、药物治疗方案

慢性肾炎的药物治疗目的是控制血压,消除水肿和蛋白尿,保护肾功能,防止和延缓肾功能进行性恶化、改善或缓解临床症状,以及防治心脑血管并发症的发生。

(一)积极控制高血压。

处方一　药物治疗

1.①厄贝沙坦(Irbesartan):150mg,每天1次。

　②缬沙坦(Valsartan):80mg,每天1次。

　③替米沙坦(Telmisartan):80mg,每天1次。

④氯沙坦(Losartan):50~100mg,每天 1 次。

四种药任选一种

2.①依那普利(Enalapril):5~10mg,每天 1 次。

②贝那普利(Benazepril):10~20mg,每天 1 次。

③咪达普利(Imidapril):5~10mg,每天 1 次。

④培哚普利(Perindopril):4mg,每天 1 次。

四种药任选一种

3.①硝苯地平片控释片(Nifedipine):30~60mg,每天 1 次。

②左旋氨氯地平(Levamlodipine):2.5~5mg,每天 1 次。

③拉西地平(Lacidipine):4mg,每天 1 次。

4.美托洛尔(Metoprolol):12.5~25mg,每天 2 次。

5.特拉唑嗪:1~2mg,每天 3 次。

1 和 2 类药任选一类

处方二　非药物治疗

限钠<3g/d,戒烟,限制饮酒,减肥,适当锻炼

(二)减少尿蛋白

处方三

1.①厄贝沙坦(Irbesartan):150mg,每天 1 次。

②缬沙坦(Valsartan):80mg,每天 1 次。

③替米沙坦(Telmlsartan):80mg,每天 1 次。

④氯沙坦(Losartan):50~100mg,每天 1 次。

四种药任选一种

2.①依那普利(Enalapril):5~10mg,每天 1 次。

②贝那普利(Benazepril):10~20mg,每天 1 次。

③咪达普利(Imidapril):5~10mg,每天 1 次。

④培哚普利(Perindopril):4mg,每天 1 次。

四种药任选一种

(三)避免加重肾损害的因素

如感染,劳累、妊娠、脱水、肾毒性药物使用。

(四)饮食治疗

肾功能异常患者应给予优质低蛋白低磷饮食 0.6~08g/(kg·d)和足够热量饮食,并同时采用必需氨基酸或复方 a-酮酸治疗。

(五)糖皮质激素和细胞毒药物

处方四　1.泼尼松(Prednisone):30~60mg,每天 1 次。

2.环磷酰胺（Cyclophosphamide）：0.8~1.0g+NS250ml，每月 1 次。

（六）抗血小板凝集和（或）抗凝药物治疗

处方五　1.双嘧达莫（Dipyridamole）：50mg，每天 3 次。

2.华发令（Wasfarin）：2.5~5mg，每天 1 次。

3.低分子肝素钠（Low Molecular Weght Haparin Sodium）：4250~5000iu，皮下
注射，每天 1 次。

（七）其他　对有高血脂和高尿酸对症处理。

（八）中医药治疗

处方六　1.雷公藤多甙（Triptexgium Wilfordi）：10~20mg，每天 3 次。

2.肾炎康复片：5 片，每天 3 次。

3.阿魏酸哌嗪片（Piperazine Ferulate Tablets）：0.1g，每天 3 次。

4.百令胶囊：5~15 片，每天 3 次。

5.生黄芪 30g，仙灵脾 20g，石韦、熟附子、川芎、红花、全当归、川续断、怀牛膝各
10g。

6.芡实 30g，白术、茯苓各 12g，山药 15g，菟丝子、金樱子、黄精？24g，百合 18g、
枇杷叶、党参各 9g。

三、用药说明及注意事项

（一）处方一中血管紧张素受体拮抗药（angiotensin II receptor blocker,ARB）和血管紧张
素转化酶抑制药（angiotension converting enzyme inhibitors,ACEI）除具有降低血压作用外，
还有减少尿蛋白及延缓肾功能恶化的肾脏保护作用。使用时要注意下列事项：

1.血压控制标准：24h 尿蛋白≥1.0g/d，血压控制在 125/75mmHg 以下；24h 尿蛋白<1.0g/
d，血压控制在 130/80mmHg 以下。

2.使用血管紧张素受体拮抗药（angiotensin II receptor blocker,ARB）或血管紧张素转化
酶抑制药（angiotension converting enzyme inhibitors,ACEI）时应定期监测血压、血钾及肾功
能。部分患者在首次应用血管紧张素转化酶抑制药（angiotension converting enzyme
inhibitors,ACEI）与血管紧张素受体拮抗药（angiotensin II receptor blocker,ARB）类药物两周
左右出现血肌酐升高，需检查有无危险因素，如果未超过基础水平的 30%，仍然可以继续应
用。有双侧肾动脉狭窄者禁用。肾功能不全患者应用血管紧张素转化酶抑制药（angiotension
converting enzyme inhibitors,ACEI）与血管紧张素受体拮抗药（angiotensin II receptor
blocker,ARB）要慎重，尤其防止高血钾。肌酐大于 264umol/L 时务必在严密观察下谨慎使用。
少数患者使用血管紧张素转化酶抑制药（angiotension converting enzyme inhibitors,ACEI）后
有持续性干咳，可换 ARB 类。

3.对于血压控制仍未达标者，可联合使用钙通道阻断药/β 受体阻滞剂或 α 受体阻滞药。

4. 钙通道阻断药具有与血管紧张素转化酶抑制药（angiotension converting enzyme

inhibitors,ACEI)和血管紧张素受体拮抗药(angiotensin II receptor nlocker,ARB)十分类似的延缓肾衰竭的作用,可以减少氧耗,抗血小板聚集,通过细胞膜效应减少钙离子在间质沉积和细胞膜过度氧化,达到减轻肾脏损伤及稳定肾功能作用。

5.β受体阻滞剂对肾素依赖性高血压有较好的疗效,可降低肾素作用,虽然该药降低心排血流量,但不影响肾血流量和肾小球滤过率。氨酰心安脂溶性低,自肾脏排泄,故肾功不全时应调整剂量,延长用药时间。

6.α受体阻滞药对小动脉和小静脉均有扩张作用。主要不良反应是直立性低血压,应从小剂量开始逐步增加至治疗剂量。

(二)处方三中减少尿蛋白,首选血管紧张素受体拮抗药(angiotensin II receptor blocker,ARB)或 ACEI。

(三)处方四中的糖皮质激素和细胞毒药物要根据肾活检病理类型,并结合临床表现,肾功能状况分析谨慎选择应用。

(四)处方五中抗血小板凝集和(或)抗凝药物对某些类型的肾炎具有良好的稳定肾功能,减轻肾脏病理损伤的作用。对有明确高凝状态和易发生高凝状态的病理类型如膜性肾病、系膜毛细血管增生性肾炎可长期使用。双嘧达莫常见的不良反应有头痛等,从小剂量开始试用。

(五)处方六中雷公藤多贰具有降低尿蛋白,配合激素应用,其具有抑制免疫、抑制肾小球系膜细胞增生的作用,并能改善肾小球滤过膜通透性。其副作用为抑制性腺、肝功能损害以及外周血细胞减少。百令胶囊为人工合成的虫草具有调节免疫系统功能、抗肿瘤、抗疲劳等多种功效。

(六)中医中药治疗处方

中医朱良春治疗慢性肾小球肾炎的益气化瘀补肾汤。功能益气化瘀,温阳利水,补肾培本。适宜于慢性肾炎忆久;肾气亏虚,终脉瘀滞,气化不行,水湿潴留。本方须用益母草90~120g,煎汤代水煎药。

加减应用:慢性肾炎急性发作,各型慢性肾炎合并上呼吸道感染,出现严重蛋白尿者,去黄芪、红花,加连翘、漏芦、菝葜各18g,地鳖虫9g,鱼腥草30g,白花蛇舌草30g;各型慢性肾炎以肾功能低下为主者,加炮山甲片(代)8g;临床辨证为阳虚者,加肉桂4g,鹿角霜10g,巴戟天10g;肾阴虚者,加生地黄15g,龟甲15g,枸杞子、女贞子、墨旱莲各12g;脾虚者,加党参15g,白术15g,怀山药……

(七)中医中药处方

中医岳美中治疗慢性肾炎蛋白尿专方。功能补肾健脾,益气利水。

本方证属脾肾两虎,脾精不足,故用白术,茯苓、党参益气健脾利水,使水气不得内停;芡实、菟丝子、怀山药脾肾两补;百合、黄精、金樱子补益脾肾;枇杷叶清热宣肺,以降肺气,使水道通调。

加减应:若咽喉疼痛者,加牛蒡子、连翘;若失眠少寐者,加首乌藤、合欢皮、酸枣仁;若用本方侧重消除蛋白尿,加山楂肉 9g.

(八)以下情况须转上级医院处理

(1)肾功能进行性恶化。

(2)顽固性高血压。

(3)治疗效果不好,须行肾穿刺活检。

第四节　肾病综合征

肾病综合征是指由不同病因、多种病理变化所致的具有类似表现的一组综合征。本病的基本特征是:大量蛋白尿(大于等于 3.5g/L)、低白蛋白血症(低于等于 30g/L)、水肿、高脂血症。肾病综合征的分类根据病因分为原发性和继发性,前者的诊断主要依靠排除继发性。其病理类型有多种,以微小病变肾病、肾小球局灶节段硬化、系膜增生性肾炎、膜性肾病、膜增生性肾小球性肾炎等常见,见表 22-1。

表 22-1　肾病综合征病因

原发性肾病综合征	继发性肾病综合征
微小病变性肾病	狼疮性肾炎
局灶节段性肾小球硬化	糖尿病肾病
非 IgA 型系膜增生性肾小球肾炎	肾淀粉样变性
IgA 肾病	过敏性紫癜肾炎
膜性肾病	乙型肝炎病毒相关性肾炎
膜增生性肾小球肾炎	骨髓瘤性肾病
	淋巴瘤或实体肿瘤性肾病
	药物或感染引起的肾病综合征

一、诊断要点

(一)症状

主要表现水肿,先是眼睑、颜面,然后出现下肢,严重发展到全身。部分有肉眼血尿。

(二)体征

测量部分患者血压高,大多数患者双下肢或全身指压凹陷性水肿。严重发现双下肺语音减弱,叩诊浊音,听诊呼吸音低,腹部移动性浊音阳性。

(三)检查

大量蛋白尿:持续 2 周以上,24 小时尿蛋白定量大于 3.5g。低蛋白血症:血浆白蛋白低于 30g/L。高胆固醇血症:胆固醇大于 5.7mmol/L(220mg/dl)。此外尿沉渣红细胞可增多,肾功能正常或受损,可伴有免疫指标、肿瘤标志物、病毒指标、骨髓穿刺活检异常。

（四）肾病综合征的主要并发症

感染、血栓栓塞、急性肾衰竭、代谢紊乱。

（五）诊断思路

明确是否为肾病综合征；然后确认病因，必须首先排除外继发性病因和遗传性疾病，才能诊断为原发性肾病综合征；接着最好能进行肾活检，做出病理诊断；最后判定有无并发症。

二、药物治疗方案

（一）病因治疗　有继发原因的应积极治疗原发病，如化疗、停用相关药物、抗肝炎病毒、治疗感染性疾病、自身免疫性病等。

（二）对症支持治疗

1.一般治疗：休息、病情稳定适当活动。低蛋白血症时，蛋白摄入 1.2~1.5g/（kg·d）。水肿高血压时，限制钠盐和水。

2.利尿消肿

处方一　（1）氢氯噻嗪（Hydrochlorthiazide）：25mg，每日 2~3 次。

（2）氨苯蝶啶（Triamterene）：50mg，每日 2~3 次或螺内酯，20mg，每日 2~3次。

（3）呋塞米（Furosemide）：20~120mg/d，分次服用或静脉注射，或布美他尼 1~5mg/d 静脉注射。

以上三种可以（1）+（2）或（2）+（3）。

处方二　（4）右旋糖酐（Dextran）40 或淀粉代血浆 250~500ml，静脉点滴，每日 1 次。之后呋塞米 20~100mg iv。

处方三　（5）提高血浆胶体渗透压：血浆或白蛋白，之后呋塞米 20~100mg iv。

（6）其它：短期血液超滤脱水等。

3.控制血压　一般控制在低于等于 130/80mmHg。

处方四　　CCB+β-阻滞剂

　　　　　ACEI 或 ARB

4.治疗高凝状态

处方五　①低分子肝素（Lowmolecular Weght Heparin Sodium）4000~5000U，皮下注射，每日 1~2 次。

　　　　②华法令（Warfarin）：1.25~2.5mg，每日 1 次。

　　　　③双嘧达莫（Dipyridamole）：100mg，每日 3 次。

5.降脂治疗：他汀类药

处方六　①辛伐他汀（Simvastatin）：20~40mg，每晚 1 次。

　　或　②瑞舒伐他丁钙（Rosuvastatin Calcium）：10mg，每晚 1 次。

（三）糖皮质激素

处方七　①起始足量：泼尼松 1mg/（kg·d），口服 8 周，必要时可延长至 12 周；

　　　　②缓慢减药：足量治疗 6~8 周后每 2~3 周减原用量的 10%，至 25~30mg/d 应更

加缓慢减量；

③长期维持:最后以最小有效剂量(10~15mg/d)再维持半年左右或更长。

(四)免疫抑制剂

处方八　1.环磷酰胺(CYX)(Cyclophosphamide):0.8~1.0g+5%GS250ml,每月1次,累积量达6~8g后停药。

2.环孢素(CNI)(Ciclosporin):3~5mg/(kg·d),服药6月后缓慢减量,疗程6~12月。

3.他克莫司(CNI)(Tacaolimus):0.05mg/(kg·d),诱导期治疗6个月,然后逐渐减量维持6~12个月,甚至更长。

(五)不同病理类型具体用药

1.微小病变性肾病(MCD):

泼尼松1mg/kg·d(最大剂量60mg/d),顿服,维持6~8周。

复发或效果差时　泼尼松1mg/(kg·d)(最大剂量60mg/d)+CTX或CNI。

激素有禁忌证或不能耐受的患者　单用CNI

2.局灶节段性肾小球硬化

泼尼松1mg/kg/d(最大剂量60mg/d),晨顿服,维持6~16周。

使用激素有禁忌证或不能耐受的患者或治疗效果不好CTX或CNI治疗

3.特发性膜性肾病

低危患者(尿蛋白定量≤4g/d):通常不用免疫抑制剂。

中危(尿蛋白仍在4~8g/d之间)和高危(蛋白尿持续≥8g/d)患者:激素+细胞毒药。

中危患者一般情况好,先保守治疗6个月,如蛋白尿持续不降或肾功能损害则用免疫抑制剂。

4.膜增生性肾小球肾炎:

(1)糖皮质激素+环磷酰胺(Cyclophospnamide)

(2)糖皮质激素+吗替麦考酚酯(Mycophenolute Mofetil)

(六)并发症防治

1.感染:应及时停用免疫抑制剂,激素减量;积极抗感染。

2.血栓及栓塞并发症

当ALB<20g/L时应予积极抗凝预防,予肝素、华法林及抗血小板药,开始低分子肝素4000~5000U,皮下注射,每日1~2次。

当发生血栓或栓塞:尿激酶或链激酶全身或局部溶栓,同时抗凝治疗。

3.急性肾损伤

(1)袢利尿剂。

(2)血液透析。

（3）原发病治疗。

4.蛋白质及脂肪代谢紊乱：ACEI 及 ARB 可减少蛋白尿，他汀类药物降低胆固醇。

（七）中药处方

黄芪 12g，党参、炒白术、炒山药、茯苓、石韦、野山楂、丹参、制？肉各 9g，甘草 4g。

三、用药说明及注意事项

（一）处方一中氢氯噻嗪为噻嗪类利尿剂，呋塞米和布美他尼为袢利尿剂，此两类不保钾。氨苯蝶啶和螺内酯为潴钾利尿剂。

（二）处方二为渗透性利尿剂，对少尿（<400ml/d）者应慎用。

（三）处方三提高血浆胶体渗透压。

（四）处方四要求血压一般控制在低于等于 130/80mmHg。肾病综合征部分缓解或稳定后才可予 ACEI 或 ARB 降低尿蛋白，在肾病综合征严重水肿，存在肾血流量严重不足时应避免使用。

（五）处方五建议当 ALB<20g/L 时常规使用。华法令主要不良反应是出血、血肿，一旦出血严重，予维生素 K10mg iv 对抗。双嘧达莫不良反应为头痛，胃肠道刺激，一般从小剂量试用。

（六）处方七长期应用激素的患者可出现感染、药物性糖尿病、骨质疏松、低钾血症等副作用，少数病例还可能发生股骨头无菌性缺血性坏死，需加强监测，可维持性使用钙尔奇及骨化三醇胶囊治疗，必要时予补钾治疗。

（七）处方八环磷酰胺主要副作用为骨髓抑制、中毒性肝损害、性腺抑制、脱发、胃肠道反应及出血性膀胱炎。使用时需注意水化、碱化。

（八）处方八环孢素能特异抑制辅助 T 细胞和细胞毒 T 细胞的活化和增殖，不影响 B 细胞和粒细胞，主要副作用为肝肾毒性、高血压、高尿酸血症、多毛及牙龈增生等，停药后易复发。他克莫司与 CsA 相似，具有良好的抗炎作用，常见的副作用有：震颤、头痛、失眠、知觉失常、视觉失常（例如白内障、弱视）、便秘、腹泻、恶心、高血压、肾功能异常、高血钙、高血糖、低血磷、白细胞增生等。初始治疗期间应定期监测 CNI 血药浓度，使血药谷浓度控制在他克莫司（5~10ng/ml），环孢素（100~150ng/ml）。

（九）中医马莲湘治疗肾病综合征专方。功能益肾健脾，化湿消肿。本方重用黄芪益气利水，助脾恢复其？化功能，水制而肿消矣。党参、白术、甘草补脾益气，与黄芪同为？正固本要药。石韦协助水利化湿以通络脉；丹参补血行瘀，因水能伤血，肾若伴贫血，常致迁延不易痊愈；萸肉益肾，利水而不伤阴；淮山药与野山楂能协助恢复脾之运化，促进病体早日康复。本方治疗肾病综合征疗效平稳，治本治标共进。

加减应用：肾阳偏虎，加仙灵脾、巴戟肉、淡附片；肾阴偏虚，加？旱莲、麦冬。

（十）以下情况需转上级医院治疗

1.出现并发症如栓塞病情凶险。

2.出现急性肾损伤时需积极治疗，否则可能导致不可逆的肾功能衰竭。

第五节　尿石症

尿石症是多种病理因素相互作用引起的泌尿系统任何部位的结石病,包括肾结石,输尿管结石,膀胱结石和尿道结石。

肾结石,按其所在具体部位可进一步划分为肾盂结石和肾上、中、下盏结石,肾结石约占上尿路结石的 35%,输尿管结石约占上尿路结石的 65%,输尿管分为三段、有三个狭窄部位,是结石易停留的位置,但实际上,结石最易停留或嵌顿的部位是上段输尿管的第三腰椎水平及其附近。膀胱结石占尿路结石的 5% 以下。

全球范围内,尿石病具有明显的地理分布特征,热带和亚热带是其好发地区。

一、诊断要点

(一)症状

疼痛,血尿,膀胱结石可有排尿中断现象

(二)影像学检查

B 超、腹部平片（plain film of kidney ureter bladder,KUB）、静脉尿路造影(Intravenous urography,IVU)、非增强 CT 扫描、CT 增强+三维重建、逆行或经皮肾穿刺造影、磁共振水成像、放射性核素。

二、药物治疗方案

对于尿石症:98%<5mm 的结石可自行排出。直径 5~10mm 的肾、输尿管结石可以采用观察自然排石或药物排石(medical expulsive thearapy,MET)作为初选的治疗。

大于 10mm 的肾、输尿管结石自然排出率较低，因此，不推荐进行观察自然排石或 MET 治疗,通常采用体外冲击波碎石(extracorporeal shock-wave lithotripsy,ESWL)或外科干预治疗。

(一)肾、输尿管、膀胱结石排石治疗的适应证

国内多数意见认为药物治疗结石时结石的直径以 6mm 左右为宜。

(二)排石治疗的药物及方法

1.常用药物

(1)α-受体阻滞剂。坦索罗辛缓释胶囊(Tamsulosin):0.4mg,每日 1 次。

(2)碱性枸橼酸盐。枸橼酸钾（Potassium Citrate):2.5~3.5g,每日 3 次。

(3)钙离子通道拮抗剂。硝苯地平（Nifedipine）

(4)别嘌呤醇

可选用其中一种或者联合用药均可。

2.中医中药

(1)中成药　琥珀消石颗粒,15g,每日 2 次。

（2）汤剂

金钱草 30g,鸡内金 15g,槟榔 30g,萹蓄 10g,木通 6g,海金沙 30g,车前子 15g,土牛膝 10g,瞿麦 10g,芒硝 6g(另包)每日 1 剂,水煎服

（三）症状治疗

肾、输尿管结石常有疼痛、血尿症状。有时伴有发热、畏寒。实验室检查示有感染存在,则需对此进行用药治疗。

1.抗感染治疗

（1）氟喹诺酮类。乳酸左氧氟沙星(Levofloxacin):100ml(0.3g),静脉滴注,每日两次,或者 200ml(0.6g),静脉滴注,每日 1 次。

（2）头孢类。头孢甲肟(Cefmenoxime):1.0~2.0g,静脉滴注,每日 2 次。

2.解痉镇痛治疗

（1）间苯三酚(Phloroglcinol):80mg 或 120mg,静脉滴注,每日 1 次。

（2）M 型胆碱受体阻滞剂

1）阿托品(Atropime):0.5mg,肌内注射,必要时。

2）654-2:10mg,肌内注射,必要时。

3）黄体酮(Progesterone):10~20mg,肌内注射,必要时。

选用其中一种即可。

（3）阿片类镇痛药

1）哌替啶(Pethidine):50~100mg,肌内注射。

2）吗啡(Morphine):5~10mg,肌内注射。

选用其中一种即可。

三、用药说明及注意事项

（一）α 受体阻滞剂　作用于输尿管平滑肌,比钙通道阻滞剂促进排石的效果更好,可作为 MET 的首选药物,但是存在体位性低血压的风险,建议睡觉前服用,或者用药后平卧休息 30 分钟后再站立活动,尤其对于合并高血压和体质虚弱的患者。

（二）碱性枸橼酸钾、钠等用于包括草酸钙成分在内的各种结石,尤其是推荐用于尿酸结石和胱氨酸结石的溶石治疗,其中,溶解尿酸结石时需要维持尿液 pH 在 6.5~6.8,溶解胱氨酸结石维持尿液 pH 在 7.0 以上,可以自行用随药配送的 pH 试纸检测 pH。

（三）以下情况需手术干预或转上级医院治疗

1.实施观察自然排石或者用 MET 治疗时,要确认患者得到良好的疼痛控制,没有尿脓毒血症的临床表现,同时具备足够的肾功能储备,如果患者疼痛持续不缓解,出现发热畏寒,或者无尿,出现休克表现,必须立即转上级医院治疗。

2.应定期进行影像检查以监测结石位置的改变、评估肾积水的变化情况,如果肾积水持续增加,结石位置无明显变化,则需要转上级医院治疗。

3.如果患者出现持续性的输尿管梗阻、排石过程无明显的进展,反复出现泌尿系感染,则考虑转上级医院进行外科干预取石治疗。

第六节　慢性肾衰竭

慢性肾衰竭(CRF)是指慢性肾脏病引起的肾小球滤过率(GFR)下降及与此相关的代谢紊乱和临床症状组成的综合征。它代表慢性肾脏疾病中 GFR 下降到失代偿期的那一部分群体,主要是为 CKD3~4 期。

所谓慢性肾脏病,是指各种原因引起的肾脏结构和功能障碍>=3 个月,包括 GFR 正常和不正常病理损伤、血液或尿液成分异常及影像学检查异常;或不明原因的 GFR(<60ml/min)下降超过 3 个月。

慢性肾衰竭可以分为以下 4 个阶段:肾功能代偿期;肾功能失代偿期;肾衰竭期;尿毒症期,见表 22-2。

表 22-2　我国慢性肾衰竭的分期方法

分期	特征	GFR[ml/(min·1.73m^2)]	防治目标 – 措施
1	GFR 正常或升高	>=90	CKD 诊治;缓解症状;保护肾功能
2	GFR 轻度降低	60 ~ 89	评估,延缓 CKD 进展;降低 CVD(心血管病)风险
3a	GFR 轻到中度降低	45 ~ 59	
3b	GFR 中到重度降低	30 ~ 44	延缓 CKD 进展;评估治疗并发症
4	GFR 重度降低	15 ~ 29	综合治疗;透析前准备
5	ESRD	<15 或透析	如出现尿毒症,需及时治疗

一、诊断要点

(一)症状和体征

在慢性肾脏病和慢性肾衰竭的不同阶段,其临床表现各异。在慢性衰竭代偿期和失代偿期(CKD1~3 期),患者可以无任何症状,或仅有乏力、腰酸、夜尿增多等轻度不适;少数患者可有食欲减退、代谢性酸中毒及轻度贫血。肾衰竭(CKD4 期)以后,上述症状更趋明显。在尿毒症期(CKD5 期),可出现急性左心衰、严重高血钾症、消化道出血、中枢神经系统障碍等,甚至有生命危险。

1.水、电解质酸碱平衡紊乱:低钠血症、低钙和高磷血症、低钾和高钾血症、高镁血症、水肿和体腔积液、代谢性酸中毒。

2.蛋白质、糖类、脂类和维生素代谢紊乱:白蛋白水平下降、糖耐量降低和低血糖、高脂血症(多数高甘油三酯血症,少数高胆固醇血症,或两者兼有)维生素 B$_6$、叶酸缺乏和维生素 A 水平升高。

3.心血管系统表现:高血压和左心室肥大、心力衰竭、尿毒症性心肌病、尿毒症性心包病变、血管钙化和动脉粥样硬化。

4.呼吸系统症状:气短、气促、呼吸深长、"尿毒症性肺水肿"。

5.胃肠道症状:食欲不振、恶心、呕吐、口腔有尿味、胃黏膜糜烂和消化道溃疡,严重消化道出血。

6.血液系统表现:肾性贫血和出血现象。

7.神经肌肉系统症状:早期疲乏、失眠、注意力不集中,其后记忆减退、四肢麻木,晚期嗜睡、谵妄、抽搐、昏迷。

8.内分泌功能紊乱:肾脏本身、下丘脑–垂体、外周的内分泌功能紊乱、糖耐量异常和胰岛素抵抗。

9.骨骼改变:慢性肾脏病患者存在钙磷等矿物质代谢及内分泌功能紊乱导致矿物质异常、骨病、血管钙化等临床综合征称之为慢性肾脏病–矿物质和代谢异常综合征（CKD–MBD）。

慢性肾衰出现的骨矿化和代谢异常称为肾性骨营养不良(肾性骨病),包括高转运(纤维囊性骨炎、骨质疏松)、低转运性(骨生成不良和骨软化症)、混合型骨病、透析相关性淀粉样变骨病(DRA)。

(二)检查

1.血常规:Hb<80g/L 或 40~60g/L、白细胞正常、血小板正常或偏低但功能下降。

2.尿常规:尿渗透压减低、低比重、尿量少、尿蛋白+~+++、尿沉渣可见红细胞、白细胞、上皮细胞及颗粒管型。

3.血生化检查:a<b<30g/L、血钙<2.0mmol/L、血磷>1.78 mmol/L。

4.肾功能:BUN、Cr 升高。

5.B 超:双肾缩小,皮质变薄,肾脏内结构紊乱。

SPECT:双肾分泌功能下降。

二、药物治疗方案

早期诊断、有效治疗原发病和去除肾功能恶化的因素,是治疗的关键。

(一)延缓或逆转早中期慢性肾衰竭进展的对策

1.及时有效的控制高血压。

处方一　(1)厄贝沙坦(Irbesartan):150~300mg,每日 1 次。

　　　　(2)贝那普利(Benazepril):10mg,每日 1 次。

　　　　(3)硝本地片控释片(Nifedipine):30~60mg,每日 1 次。

　　　　(4)美托洛尔缓释片(Metoprdol):23.75~47.5mg,每日 1 次。

　　　　(5)特拉唑嗪片:2~4mg,每天 1–2 次。

　　　　厄贝沙坦和贝那普利任选 1 种

2.严格控制血糖。

处方二　(1)糖适平(Gliquidone)：30mg，每日 2 次。

　　　　(2)胰岛素(Insulin)(据血糖调整)

　　两者选一。

3.降低蛋白尿，减少心肌重塑，调节免疫功能。

处方三　(1)厄贝沙坦(Irbesarban)：150~300mg，每天 1 次。

　　　　(2)贝那普利(Benazepril)：10mg，每天 1 次。

　　　　(3)百令胶囊　1.0，每天 3 次。

　　　　(4)金水宝胶囊　0.99，每天 3 次。

　　　　前两者二选一，后两者二选一。

4.营养治疗

处方四　复方 α 酮酸片(开同)(Compound α-Ketoacid Tablets)：2520mg，每天三次。

5.其他：对症如纠正贫血、排毒、降脂等

(二)早中期慢性肾衰竭的药物治疗

1.纠正酸中毒和水、电解质紊乱，防治高钾血症。

处方五　碳酸氢钠片，1.0g，每天 3 次

2.治疗高血压

参考处方一。

3.治疗贫血，应用重组人促红细胞生成素。

处方六　(1)促红素(Erythropoietin)：3000u，皮下注射，每周 2 次。

　　　或 (2)促红素：10000u，皮下注射，每周 1 次。

　　　或 (3)多糖铁复合物：150mg，每天 1 次。

4.治疗代谢性骨病(CKD-MBD)，治疗低钙血症、高磷血症和肾性骨营养不良。

处方七　(1)骨化三醇胶囊(Calcitriol)：0.25~0.5ug，每天 1 次。

　　　　(2)碳酸钙片(Calcium)：0.6，Qd。

5.防治感染。

6.口服吸附疗法和导泻。

处方八　(1)尿毒清：5g，每天 5 包。

　　　　(2)药用炭胶囊(Medicinal Charcoal)：3.0g，每日 3 次。

　　　　(3)包醛氧淀粉胶囊(Coated Aldedydeoxystarch)：5g，每日 3 次。

7.其他：如糖尿病患者相应调整胰岛素剂量，治疗高尿酸血症，控制高磷血症减轻皮肤瘙痒等。

(三)肾脏替代治疗

包括血液透析、腹膜透析和肾脏移植。

三、用药说明及注意事项

（一）处方一中厄贝沙坦和依那普利具有降低肾小球内血压,减少尿蛋白及保护肾功能的作用。血压应控制在理想水平,达标是关键,血压控制标准:透析前患者血压控制在 130/80mmHg 以下,透析患者不超过 140/90mmHg。但使用时应注意血清钾及血尿素氮、肌酐水平,血肌酐达 265umol/L 以上时,不宜使用。部分患者在首次应用 ACEI 与 ARB 类药物两周左右出现血肌酐升高,需检查有无危险因素,如果未超过基础水平的 30%,仍然可以继续应用。有双侧肾动脉狭窄者禁用。对于血压控制仍未达标者,可联合使用钙通道阻断药/β 受体阻滞药或 α 受体阻滞药。不良反应有高钾血症,少数患者使用 ACEI 后有持续性干咳,可换 ARB 类。

（二）处方三中减少尿蛋白首选 ARB 或 ACEI。ACEI 和 ARB 的独特作用可以降压、降肾小球高滤过、减少蛋白尿,同时可以抗氧化、减轻肾小球滤过膜损害、减少系膜基质沉积。金水宝、百令胶囊为人工合成的虫草具有调节免疫系统功能、抗肿瘤、抗疲劳等多种功效。

（三）处方四,限制蛋白饮食,从 CKD3 期起应该低蛋白饮食治疗,推荐蛋白入量 0.6g/(kg·d),有条件可同时补充必需氨基酸和(或)a 酮酸。

（四）处方六,补充促红素的剂量、频率要根据患者血红蛋白浓度调整,Hb 达标值为 120g/L。铁储备不足时,需补充铁剂。

（五）处方七,补钙时需注意指证,明显高磷血症 2.26mmol/L 以上,或者高钙血症者,不宜补钙,避免加重转移性钙化。可换司维拉姆、碳酸镧等不含钙的磷结合剂。

（六）以下情况需转上级医院处理

需要肾脏替代治疗,如血液透析、腹膜透析和肾脏移植的患者。

第七节 膀胱炎

膀胱炎包括放射性膀胱炎、药物性膀胱炎、间质性膀胱炎、细菌性膀胱炎等,本节主要讲述细菌性膀胱炎的诊断治疗。细菌性膀胱炎属于下尿路感染,可分为急性细菌性膀胱炎和慢性细菌性膀胱炎。急性细菌性膀胱炎,由于女性尿道解剖和生理学方面的特点,女性多发。而男性尿道较长,多继发于下尿路梗阻性疾病,如前列腺增生、尿道狭窄等。慢性膀胱炎多继发于下尿路梗阻性疾病,女性继发于尿道口处女膜融合,处女膜伞等,也可由尿路急性感染反复发作迁延引起。

一、诊断要求

（一）尿频、尿急、尿痛、尿道烧灼感。

（二）有时出现血尿,常见为终末血尿。

（三）中段尿液检查。

（四）中段尿细菌培养、菌落计数和抗生素敏感试验。

二、治疗方案

（一）根据致病菌种类和药物敏感试验结果选用抗生素。

（二）多饮水，每天 2000ml 以上。

（三）喹诺酮类抗菌药，左氧氟沙星注射(Levofloxacin Injection)0.6g，每日 1 次。

（四）碳酸氢钠(Sodium Bicarbonate)：0.5g，每日 2 次。

（五）中成药：三金片，3 片，每日 3 次。

以上药物可以联合用药。

三、用药说明及注意事项

（一）喹诺酮类抗菌药为广谱抗菌药，对多种革兰阴性、阳性菌有效，是目前治疗单纯膀胱炎的首选药物。

（二）单纯膀胱炎目前采用最多的治疗方案是 3 日短程疗法。

（三）对于慢性细菌性膀胱炎病程较长，抗菌药物一定要足量使用。一般交替使用 2~3 种抗生素，应用 2 周或更长时间。

（四）治疗期间保持排尿通畅，积极处理诱发感染的病因。

（五）急性膀胱炎需与急性肾盂肾炎区别，后者除有膀胱刺激症状外，还有寒战、高热和肾区叩痛。

（六）结核性膀胱炎发展缓慢，呈慢性膀胱炎症状对抗菌药物治疗的反应不佳，尿中可找到抗酸杆菌，尿路造影显示患者肾有结核所致改变。

（七）膀胱炎与间质性膀胱炎的区别，后者尿液清晰，极少部分患者有少量脓细胞，无细菌，膀胱充盈时有剧痛，耻骨上膀胱区可触及饱满而有压痛的膀胱。

（八）嗜酸性膀胱炎的表现与一般膀胱炎相似，区别在于前者尿中有嗜酸粒细胞，并大量浸润膀胱黏膜。

（九）膀胱炎与腺性膀胱炎的鉴别诊断，主要依靠膀胱镜检查和活体组织检查。

总之，对于抗菌药物治疗效果欠佳的细菌性膀胱炎患者，应考虑非细菌性因素所致的临床症状，需综合病情作进步诊治。

第八节 前列腺炎

前列腺炎是指前列腺受到致病菌感染和(或)某些非感染因素刺激而出现的骨盆区域疼痛或不适、排尿异常、性功能障碍等临床表现。目前认为前列腺炎不是单一的疾病，而是一组临床症候群，表现为尿频、尿急、尿痛、排尿困难、尿不尽感等排尿异常症状，会阴部、下腹部、阴茎、阴囊、腰骶部等部位不适或疼痛，具有多种独特形式的综合征。前列腺炎是成年男性的常见疾病之一。虽然它不是一种直接威胁生命的疾病，但严重影响患者的生活质量。

一、诊断要点

根据目前对前列腺炎的基础和临床研究情况,1995 年美国国立卫生研究院(NIH)提出新的分类方法,将前列腺炎分为四型:

Ⅰ型:相当于传统分类方法中的急性细菌性前列腺炎。起病急,可表现为突发的发热性疾病,伴有持续和明显的下尿路感染症状,尿液中白细胞数量升高,血液或(和)尿液中的细菌培养阳性。

Ⅱ型:相当于传统分类方法中的慢性细菌性前列腺炎,约占慢性前列腺炎的 5%~8%。有反复发作的下尿路感染症状,持续时间超过 3 个月,EPS、精液、VB3 中白细胞数量升高,细菌培养结果阳性。

Ⅲ型:慢性前列腺炎/慢性骨盆疼痛综合征,相当于传统分类方法中的慢性非细菌性前列腺炎和前列腺痛,是前列腺炎中最常见的类型,约占慢性前列腺炎的 90%以上。主要表现为长期、反复的骨盆区域疼痛或不适,持续时间超过 3 个月,可伴有不同程度的排尿症状和性功能障碍,严重影响患者的生活质量;EPS、精液、VB3 细菌培养结果阴性。

根据 EPS/精液/VB3 常规显微镜检结果,该型又可再分为ⅢA(炎症性)和ⅢB(非炎症性)两种亚型:ⅢA 型患者的 EPS、精液、VB3 中白细胞数量升高;ⅢB 型患者的 EPS、精液、VB3 中白细胞在正常范围。ⅢA 和ⅢB 两种亚型各占 50%左右。

Ⅳ型:无症状性前列腺炎。无主观症状,仅在有关前列腺方面的检查(EPS、精液、前列腺组织活检及前列腺切除标本的病理检查等)时发现炎症证据。

二、药物治疗方案

Ⅰ型前列腺炎

(一)对症处理

Ⅰ型前列腺炎患者,应给与全身支持疗法,补液利尿,退热止痛,卧床休息,润肠通便,热水坐浴等。若有急性尿潴留,应行耻骨上膀胱穿刺抽吸尿液;如需较长时间引流尿液,可行膀胱穿刺造瘘,定时开放引流,尽量避免器械导尿或经尿道留置导尿管,以防止并发症如尿道炎、附睾炎等。

(二)抗生素应用

若体温较高,下尿路症状重、血中白细胞增高,应以静脉给药为佳。

处方一（以下药物任选一种）

1.氨苄青霉素(Ampicillin):1.5~2g,1 次/6h。

2.头孢曲松钠(Ceftriaxone Sodium for Injection):2.0g,1 次/24h。

3.庆大霉素(Gentamycin Sulfate Tablets):8 万 U,1 次/12h(20~50 岁患者),或 4 万 U,1 次/12h(50 岁以上)。

4.左氧氟沙星(Levofloxacin Tablets):0.3g,1 次/12h。

5.环丙沙星(Ranbaxy Laboratories Limited):0.2g,1 次/12h。

患者体温正常后可改用口服药(如磺胺类,氟喹诺酮类药物),疗程至少4周。

处方二(以下药物任选一种)

1.复方新诺明(Paediatric Compound Sulfamethorazole Tablets):2片/次,2次/日。

2.左氧氟沙星片(可乐必妥)(Levofloxacin Tablets):0.5g/次,1次/日。

3.环丙沙星片(Ranbaxy Laboratories Limited):0.5g/次,2次/日。

Ⅱ型和Ⅲ型前列腺炎:

(一)一般治疗

健康教育、心理和行为辅导有积极作用。患者应戒酒,忌辛辣刺激食物;避免憋尿、久坐,注意保暖,加强体育锻炼。

(二)抗菌药物治疗

慢性前列腺炎(Ⅱ型和Ⅲ型)可选择的抗菌药物有氟喹诺酮类(如环丙沙星、左氧氟沙星、洛美沙星和莫西沙星等)、四环素类(如米诺环素等)和磺胺类(如复方新诺明),部分ⅢA型前列腺炎患者可能存在沙眼衣原体、溶脲脲原体或人型支原体等细胞内病原体感染,可以口服四环素类或大环内酯类等抗生素治疗。

处方三(以下药物任选一种)

1.环丙沙星片(Ranbaxy Laboratories Limited):0.5g/次,2次/日。

2.左氧氟沙星片(可乐必妥)(Levofloxacin Tablets):0.5g/次,1次/日。

3.洛美沙星片(Lomefloxacin Hydrochloride Tablets):0.4g/次,1次/日。

4.莫西沙星片(Moxifloxacin Aydrochloride Tablets):0.5g/次,1次/日。

5.米诺环素片(Minocin):0.4g/次,1次/日。

6.复方新诺明片(Paediatric Compound Sulfamethoxozole Tablets):2片/次,2次/日。

(三)对症治疗

处方四

1.α-受体阻滞剂:

①多沙唑嗪(Doxazosin):4mg/次,1次/日。

②坦索罗辛(Tamsulosin Hydrochloride Sustained Release Capsule):0.2mg/次,1次/日。

③特拉唑嗪(Terazosin Hydrahloride Hytrine Terazosin):2mg/次,1次/日。

2.非甾体抗炎镇痛药:

①塞来昔布(Celecoxib):200mg/次,1次/日。

②复方双氯芬酸钠栓(Diclofenac Sodium Suppostcories):50mg/次,1次/日(直肠给药)。

3.植物制剂

普适泰(Prostat):1片/次,2次/日。

4.M-受体阻滞剂

托特罗定(Tolterodine):2mg/次,2次/日。

5.抗抑郁药及抗焦虑药

舍曲林(Sertraline):50mg/次,1次/日。

(四)中药治疗

处方五:当归10克,白芍10克,川楝子15克,益母草15克,泽泻15克,车前子15克,山药15克,穿山甲10克,王不留行10克,金荞麦15克,沙苑子20克,乌药10克。每日1剂,水煎服,早晚分服。

加减:小便不畅者加通草6克,萹蓄10克,瞿麦10克;尿急尿痛者加赤小豆15克,泽泻10克,白花蛇舌草30克;小腹下坠疼痛者加香附12克,小茴香10克,荔枝核、橘核各15克;疼痛重者加白芍30克,甘草梢6克,阴囊潮湿者加龙胆草、山栀子各6克;大便不爽者加麻子仁6克,郁李仁10克;腰膝酸软乏力者加肉桂6克,川断15克;手足心热、耳鸣者加知母、黄柏各12克;阳痿不举者加淫羊藿20克,巴戟天10克。

三、用药说明及注意事项

(一)Ⅰ型前列腺炎。一旦得到临床诊断或血、尿培养结果后,应立即应用抗菌药物,在体温正常,症状消失后还应持续用药一段时间,以防迁延转为慢性或反复发作。选择抗菌药物的原则是那些脂溶性高、容易通过前列腺包膜、血清蛋白结合少、弱碱性、价廉药物。许多抗菌药物难以渗透到前列腺组织内而达到理想的抗菌浓度,但Ⅰ型前列腺炎患者通常对抗菌治疗反应良好,可能是因为急性弥漫性炎症反应提高了药物自血液渗入前列腺腺管和腺泡的浓度。开始时可经静脉应用抗生素,如:广谱青霉素、三代头孢菌素、氨基糖甙类或氟喹诺酮等。待患者的发热等症状改善后,改用口服药物(如氟喹诺酮),疗程至少4周。症状较轻的患者也应口服抗生素2~4周。处方一中氨苄青霉素为广谱半合成青霉素,尤对革兰氏阴性杆菌作用较强。庆大霉素为广谱抗生素,有较强杀菌和抑菌作用。头孢菌素是一类高效广谱抗生素,其肝、肾毒性低,过敏反应小,已被临床广泛应用。多数第三代头孢菌素如头孢三嗪(即头孢曲松钠或罗氏芬)能较好穿透进入前列腺组织及睾丸组织,常用控制男性生殖器感染,头孢菌素类对耐青霉素的淋球菌有效,但对衣原体及支原体感染无效。

(二)处方二中的复方新诺明是由磺胺甲基异恶唑(SMZ)与磺胺增效剂甲氧苄氨嘧啶(TMP)组成,其抗菌效能明显增强,成人剂量口服4片/日,其抗菌谱广,对大多数革兰氏阳性菌及阴性菌均有抑制作用。TMP透入前列腺液的浓度远较血浆浓度高3倍,故对前列腺内细菌的抗菌效果较好。主要副作用有结晶尿、血尿、皮疹、过敏反应、药物热等。严重者可发生剥脱性皮炎、大疱性表皮松解症等。应用时注意:

1.不能与酸性药物如维生素C等同服;

2.本品与碳酸氢钠并用可增加排泄、吸收、减少晶体排出及胃肠道刺激;

3.服药期间应多饮水(每日至少1500ml)以避免结晶尿及血尿。

(三)慢性前列腺炎的治疗目标主要是缓解疼痛、改善排尿症状和提高生活治疗,疗效评价应以症状改善为主。慢性前列腺炎与Ⅰ型前列腺炎不同,对抗菌药物的治疗有较强的耐受性,这就要求选择那些能够充分弥散入前列腺腺体的抗生素。目前研究表明,对前列腺渗透较好的药物包括氟喹诺酮类(如环丙沙星、左氧氟沙星、洛美沙星和莫西沙星等)、四环素类(如米诺环素等)和磺胺类(如复方新诺明)抗菌药物等。前列腺炎确诊后,抗生素治疗疗程为4~6周,其间应对患者进行阶段性的疗效评价。疗效不满意者,可改用其他敏感抗生素。ⅢB型:不推荐使用抗生素治疗。

(四)处方四中α-受体阻滞剂能松弛前列腺和膀胱等部位的平滑肌而改善下尿路症状和疼痛,因而成为治疗Ⅱ型/Ⅲ型前列腺炎的基本药物。可根据患者的个体差异选择不同的α-受体阻滞剂。推荐使用的α-受体阻滞剂主要有:阿夫唑嗪、多沙唑嗪、萘哌地尔、坦索罗辛和特拉唑嗪等,对照研究结果显示上述药物对患者的排尿症状、疼痛及生活质量指数等有不同程度的改善。治疗中应注意该类药物导致的眩晕和体位性低血压等不良反应。α-受体阻滞剂的疗程至少应在12周以上。α-受体阻滞剂可与抗生素合用治疗ⅢA型前列腺炎,合用疗程应在6周以上。

(五)处方五中当归、白芍活血化瘀;川楝子、乌药疏肝理气;益母草、泽泻、车前子利尿渗湿;金荞麦、沙苑子、山药益肾填精;王不留行、穿山甲行气通闭。

(六)前列腺炎的治疗宜中西医配合治疗。定期前列腺按摩,每周一次。有规律的性生活。忌酒、咖啡及辛辣食物。超短波理疗、热水坐浴可减少局部炎症,促进炎症吸收。局部药物离子透入治疗。射频、微波治疗。清热、利湿、泻火、活血化瘀等中药及中成药治疗。

(七)因为心理因素在前列腺炎的发病中可能是一个较重要的问题,所以在治疗中要注意患者的心理问题,向患者做详细的解释,消除不必要思想顾虑,增强战胜疾病信心。有规律生活和工作。提倡参加文娱体育活动。不宜长时间骑自行车或久坐。保持大便通畅,多饮水,注意勿受凉。治疗可能存在的慢性病灶。

第九节　良性前列腺增生

良性前列腺增生(benign prostatic hyperplasia,BPH)简称前列腺增生,是引起中老年男性排尿障碍最为常见的一种良性疾病。主要表现为组织学上的前列腺间质和腺体成分的增生,解剖学上前列腺增大(benign prostatic enlargement,BPE),尿动力学上的膀胱出口梗阻(bladder outlet obstruction,BOO)和以下尿路症状(lower urinary tract symptoms,LUTS)为主的临床症状。

一、诊断要点

(一)50岁以上男性,出现夜尿增多,或进行排尿困难时,须考虑前列腺增生的可能。

(二)老年患者反复发作下尿路感染,膀胱产生结石或出现肾功能不全时,考虑前列腺增生的可能。

(三)直肠指诊可触及前列腺。

（四）B超可以了解前列腺形态大小、有无异常回声、突入膀胱的程度以及残余尿量。

（五）尿流率测定。

（六）尿动力学检查　IPSS评分。

（七）血清前列腺特异性抗原（prostate specific antigen，PSA）。

二、药物治疗方案

处方一　5α-还原酶抑制剂：那雄胺（Finasteride）：5mg，每日1次。

处方二　1.α-受体阻滞剂：坦索罗辛胶囊（Tamsulosin）：0.2mg，每日1次。

2.M-受体拮抗剂：索利那新（Solifenacin）：5mg，每日1次。

3.植物制剂：前列康胶囊、普适泰等。

4.应用长生因子抑制剂：通尿灵50mg，每日2次。

5.应用花粉类药物：舍尼通0.375，每日2次。

以上药物视情况可以联合用药或单独用药。

三、用药说明及注意事项

（一）良性前列腺增生治疗的基本原则是解除梗阻，改善膀胱功能，保护肾功能。药物的原理主要是有两方面：

1.松弛膀胱劲部和前列腺的平滑肌张力，缓解BPH所致的功能性硬阻，以α受体阻滞剂为代表，其主要副作用是易发生体位性低血压，睡前服药可避免；

2.缩小前列腺体积，减轻或消除机械性梗阻，5α还原酶掏剂和生长因子抑制剂均有此作用。5α还原酶抑制剂能引起阳痿，选用时应加以注意。

（二）5α-还原酶抑制剂　适用于治疗前列腺体积增大同时伴有中~重度下尿路症状的BPH患者，可以缩小前列腺体积20%~30%，将BPH患者发生急性尿潴留和需要手术治疗的风险降低50%左右，同时还能减少低级别前列腺癌的发生率。

（三）α受体阻滞剂。主要通过阻滞分布在前列腺和膀胱颈部平滑肌表面的肾上腺素受体松弛平滑肌，达到缓解膀胱出口动力性梗阻的作用。坦索罗辛为高选择性α1-受体阻滞剂，其去除了许多副作用，因而作为治疗前列腺增生的α受体阻滞剂的主要用药。

（四）α1-受体阻滞剂与5α-还原酶抑制剂联合用药，根据MTOPS研究和CombAT研究，联合治疗在降低前列腺增生临床进展风险方面优于任何一种单独药物治疗，在下尿路症状及最大尿流率的改善方面有很好的疗效。

（五）α1-受体阻滞剂与5α-还原酶抑制剂长期使用的有效性，安全性已经得到广泛认可。

（六）植物制剂的作用机制复杂，难以判断具体成分的生物活性和疗效的相关性。以循环医学原理为基础的大规模随机对照的临床研究对进一步推动植物制剂在BPH治疗的临床应用有着积极的意义。

（七）以下情况需要手术治疗

1.反复尿潴留（至少在一次拔管后不能排尿或两次尿潴留）。

2.反复血尿、药物治疗无效。

3.反复泌尿系感染。

4.膀胱结石。

5.继发上尿路积水(伴或不伴肾功能损害)。

（黄映红　罗　恒　汪志民）

第二十三章 血液系统疾病

第一节 缺铁性贫血

缺铁性贫血是由于各种因素作用下,机体内铁储备耗竭,血红蛋白合成减少引起的贫血(iron deficiency anemia,IDA)。无论是发达国家还是发展中国家,IDA 都是临床上最常见的贫血类型,儿童和女性人群,尤其是育龄与妊娠妇女的发病率最高。

一、诊断要点

（一）症状

常见症状有头昏、乏力、头痛、心悸、耳鸣、眼花、食欲减退、记忆力与注意力下降、体能下降、易感冒等;特殊症状包括:异食癖、吞咽梗阻、毛发枯黄、幼儿生长发育迟缓等;伴基础疾病症状,如慢性消化道出血表现,有黑便、大便习惯改变、体重减轻等;妇科疾病表现,有月经量增多、经期长、痛经等。

（二）体征

常见体征有皮肤黏膜苍白、指甲变薄变脆、指甲扁平、反甲或匙状甲、舌乳头萎缩伴舌炎;长期严重贫血可导致贫血性心脏病及缺血性脑病等,可有相关临床表现。

（三）检查

1.血常规 IDA 为小细胞低色素性贫血,MCV<80fl,MCH<26pg,MCHC<32%,血片中红细胞大小不一,细胞中心淡染区扩大;网织红计数正常或轻度增加;白细胞、血小板计数正常。

2.生化检查 血清铁<8.95umol/L,铁结合力多>64.44umol/L,运铁蛋白饱和度<15%,血清铁蛋白<14ug/L。

3.骨髓细胞涂片 红系造血轻或中度活跃,以中晚幼红细胞增生为主;红细胞体积较小,外形不规则,胞质量少且发育滞后;粒细胞系和巨核细胞系无明显改变。骨髓铁染色示细胞内外铁均减少。

二、药物治疗方案

IDA 的治疗包括病因治疗与补铁治疗,其中病因治疗是关键,要及时处理原发病(如慢性消化道疾病,尤其是溃疡、肿瘤、肠炎;妇科疾病,如子宫肌瘤、科妇肿瘤、反复流产等);改善饮食习惯(偏食、素食等)、去除不良饮食习惯(嗜饮茶叶水和咖啡等)。

（一）口服补铁

处方一 1.无机铁剂 硫酸亚铁(Ferrous Sulfate):0.3g,口服,每日 3 次。

2.有机铁剂 (1)右旋糖酐铁(Iron Dextran):50mg,口服,每日 2次。

(2)琥珀酸亚铁(Ferrous Succinate):0.1g,口服,每日 3 次。

任选一种以上药品。

(二)注射补铁

处方二　1.山梨醇铁(Iron Sorbitex):50mg,深部肌注,每周不超过 3 次。

2.右旋糖酐铁(Iron Dextran):50mg,深部肌注,每隔日 1 次。

(三)中医中药治疗

处方三　黄芪、鸡血藤、山药各 30g,党参、熟地黄、枸杞子各 12g,白术、当归、菟丝子(包煎)各 10g,茯苓、阿胶(烊化)各 15g。

本方补气养血,健脾益肾。在临证中缺铁性贫血多见,头晕乏力、心悸、食欲缺乏,而色萎黄或苍白等症状,方中党参、黄芪、茯苓、白术、山药、菟丝补脾毅力气,使气旺可以生血,现代医学研究证明党参、白术、茯苓能促进红细胞生成;当归、鸡血藤、阿胶补血养成血;熟地黄、枸杞子益肾填精;山药平补肾气;菟丝子又温壮肾阳使阳生阴长。

加减应用:心悸、不寐、梦多者,加用炒枣仁、龙眼肉、远志;气短、腰短酸软者,加用桑寄生、山茱萸、五味子;腹胀、食欲缺乏者,加枳壳、陈皮、鸡内金、腹泻、便溏日久不愈者,加赤石脂,扁豆、五味子;月经过多者,加用煅龙牡、山茱萸等。

三、用药说明及注意事项

(一)口服铁剂不能与质子泵抑制剂同时服用;

(二)为了减轻消化道副反应,铁剂宜进餐同时或餐后服用;

(三)IDA 患者应忌饮茶叶水和咖啡等,以免影响铁的吸收;

(四)维生素 C 有助于铁的吸收,可配伍应用;

(五)注射用铁时,应注意总铁量控制,铁需要量按公式计算:(需达到的 Hb 浓度−患者 Hb 浓度)×0.33×患者体重(kg);

(六)过敏体质患者,注射用铁前需皮试;

(七)如有胃、十二指肠溃疡、溃疡性结肠炎、胃大部切除术等消化道疾病者,不推荐口服补铁;

(八)口服铁治疗半个月或注射补铁治疗后,无效者请及时转上级医院诊治。

第二节　再生障碍性贫血

再生障碍性贫血(aplastic anemia,AA)是一种获得性或先天性骨髓造血功能衰竭综合征,以全血细胞减少及其所致的贫血、出血与感染为特征。

一、诊断要点

(一)症状

非重型再障(NSAA 又称慢性再障)多呈慢性发病,重型再障(SAA 又称急性再障)发病较危急、病情重、进展快,也可由非重型再障进展而来。AA 常见症状包括不同程度贫血,轻、中、重度贫血的表现;不同部位、不同程度出血,有皮肤出血、鼻出血、牙龈出血、咯血、血尿、血便、月经增多等,危重时有脑溢血;不同部位、不同程度、不同病原菌感染,有发热畏寒、咽痛、口腔溃疡、咳嗽咳痰、腹痛腹泻、尿频尿急、头痛恶心呕吐等,严重时有败血症表现。

(二)体征

AA 的临床体征与受累细胞系的减少及程度有关,获得性 AA 除有贫血、出血、感染的临床体征外,还有基础病的相关表现;先天性 AA 可伴有体格畸形、生长发育及智力异常等变现。

(三)检查

1.血常规 特点是全血细胞减少,部分患者为 1~3 系血细胞减少;网织红计数降低,网织红绝对值减少;贫血一般为正细胞正色素性,少数为大细胞性;淋巴细胞比例常升高。

2.生化检查 主要是免疫学异常,流式细胞术发现 CD4 降低、CD8 增高;CD4/CD8 比例倒置;Th1/Th2 比例升高;γ-干扰素、α-肿瘤坏死因子、白介素-2 等水平升高。

3.骨髓细胞涂片 骨髓涂片的特点为脂肪颗粒增多,骨髓颗粒减少,多部位穿刺增生不良,三系造血有核细胞均减少,早期细胞少见,非造血细胞成分如淋巴细胞、浆细胞、组织细胞和网状细胞增多。

4.骨髓活检 骨髓病理检查一般无明显病态造血现象,主要是骨髓脂肪变性和有效造血面积减少,但无纤维化表现。

二、药物治疗方案

AA 治疗宜采用综合措施,强调早期、正规、分型治疗的原则。对获得性 AA 应仔细寻找病因并加以去除,避免与有害因素进一步接触;先天性 AA 以对症及支持治疗为主。

(一)免疫抑制剂治疗

处方一 1. 抗淋巴/胸腺细胞球蛋白（Antilymphocgte Globulin/Antithymolyte Globulin）（ALG/ATG）:马 ALG10~15mg/(kg·d)或兔 ATG 3~5mg/(kg·d),静脉滴注,连用 5 天。

2.环孢素(Cyclosporine):3~5mg/(kg·d),口服,疗程 1 年左右。

任选一种以上药品。

(二)促造血治疗

处方二(任选二种或三种):

1.雄激素

①司坦唑醇(康力龙)(Stanozolol):2mg,口服,每日 1 次。

②十一酸睾酮(安雄)(Testosterone Undecanoate):40~80mg,口服,每日 3 次。

③达那唑(Danazol):0.2g,口服,每日 3 次。

④丙酸睾酮(Testosterone Propoinate):100mg/d,肌注,每日 1 次。

2. 造血生长因子 粒-单系集落刺激因子（Granulocyte-macrophage Colonystimalating

Factor)(GM-CSF)或粒系集落刺激因子(Granulocytemac-rophage Colonystimulating factor)(G-CSF):5ug/(kg·d),皮下或肌内注射,连用数日。

3.重组人促红细胞生成素(Erythropoietin)(EPO):50~100U/(kg·d),皮下或静脉滴注,维持 3 个月为宜。

4.重组人促血小板生成素(Thrombopoietin)(TPO):300U/(kg·d),皮下注射,14 天为一疗程。

任选二种或三种以上药品。

(三)中医中药治疗

处方三　人参 3g,熟地黄、黄精、黄芪各 20g,天冬、女贞子、丹参、仙灵脾各 15g,阿胶、鹿角霜,羊蹄根各 10g。

本方是名中医何承志的三奇汤,功能益气养血,补肾填精,再生障碍性贫血在中医学属"虚劳""虚损""血证"的范畴。方中"人"参大补元气,熟"地"补血滋阴,"天"冬滋阴生津,以天冬、熟地黄、人参三味补气滋阴养血,并以黄芪补气升阳健脾,借补气之力还可生血。以女贞子补肾滋阴,以仙灵脾补肾助阳,二味合用,补肾之阴阳。丹参凉血养血,活血祛瘀,"一味丹参同,功同四物,能补血活血"。阿胶补血止血,鹿角霜温补肝肾。黄精补脾润肺,"补诸虚……堵精髓"。羊蹄根凉血止血,能增强毛细血管抵抗力及促进骨髓制血小板的作用。

加减应用:阴虚甚者加龟甲、生地黄;阳虎甚者加紫河车、巴戟肉;气虚甚者加党参、白术;血虚甚者加鸡血藤,制何首乌;发热加水牛角、山栀、黄芩;出血加仙鹤草、大小蓟;高热加安宫牛黄丸。

处方四　黄芪 60g,党参、白术、生地黄、熟地黄各 30g、山茱萸、当归、炙甘草、补骨脂各 12g,菟丝子、枸杞子各 15g,鹿解胶、何首乌各 20g。

本方健脾滋肝补肾,益气填精生血。方中当归、黄芪补气生血;党党、白术、炙甘草健脾益气;生地黄清热凉血;熟地黄、山茱萸、补骨脂、菟丝子、枸杞子、鹿角胶、何首乌滋补肝肾,益精生血。

加减应用:气虚加红参、紫河车;血虚加阿胶、鸡血藤;阴虚加龟甲、麦冬、墨旱莲;阳虚加肉桂、熟附子、巴戟天;发热加地骨皮、金银花、紫胡;出血加羚羊角、炒蒲黄、生地炭改生地黄。

三、用药说明及注意事项

(一)ALG/ATG 主要用于 SAA,使用前需皮试;用药过程中可用糖皮质激素防治过敏反应;静脉注射 ATG 不宜过快,每日维持 12~16 小时应用。

(二)应用 ALG/ATG 期间应给予强有力的支持治疗,包括隔离措施、积极成分输血(保持 Pt > 20×10⁹/L)和及时处理感染等。

(三)环孢素适用于全部 AA,应用时宜个体化;主要不良反应有:肝、肾功能损害、牙龈增生及消化道反应。

（四）雄激素适用于全部 AA,起效较慢,一般需用药 6 个月才能判断疗效;部分患者可产生药物依赖性,故病情缓解后不宜突然停药,应进行维持治疗,以减少复发;雄激素主要不良反应是雄性化和肝功能损害。

（五）造血生长因子适用于全部 AA,尤其是 SAA;由于 AA 患者造血干/祖细胞池显著萎缩,导致造血生长因子的刺激作用大打折扣,疗效可疑或不持久,因此不能单独用来治疗 AA。

（六）EPO 主要不良反应是血压升高,偶可诱发脑血管意外;其禁忌证包括:对本品过敏者、某些白血病、铅中毒者、孕妇及难以控制的高血压者。

（七）TPO 禁忌证包括:对其过敏者、严重心脑血管疾病者、高凝状态或近期有血栓形成者;合并严重感染者需控制感染后再使用本品。

（八）慢性再障药物治疗一个月无效或急性再障患者,及时转上级医院诊治。

第三节　霍奇金淋巴瘤

淋巴瘤是起源于淋巴结和淋巴组织的免疫系统恶性肿瘤,其发生大多与免疫应答过程中淋巴细胞增殖分化产生的某种免疫细胞恶化有关,按组织病理学分类为霍奇金淋巴瘤(Hodgkin,HL)和非霍奇金淋巴瘤(non Hodgkin,NHL)两大类。

一、诊断要点

（一）症状

HL 多见青年,主要症状有发热、盗汗和消瘦,其次有皮肤瘙痒、乏力等。

（二）体征

无痛性淋巴结肿大为 HL 的临床特点,最常见的是颈部或锁骨上淋巴结进行性肿大,其次为腋下淋巴结、腹股沟区淋巴结;部分患者仅有深部淋巴结肿大。肿大的淋巴结可压迫临近组织与器官,从而产生相应临床症状与体征;HL 患者结外受累较少见。

（三）检查

1.血常规　HL 可伴有轻度或中度贫血,少数白细胞轻度或明显增加,部分伴有嗜酸性粒细胞增多。

2.生化检查　可见血沉明显加快、乳酸脱氢酶活性增高、β-微球蛋白升高,均与肿瘤负荷相关,提示预后不良;血清碱性磷酸酶活力升高、血钙增加提示骨骼受累。

3.骨髓细胞涂片　发现 RS 细胞是 HL 骨髓浸润的依据。

4.病理检查　HL 确诊主要依据完整淋巴结的病理活检,病理检查可见典型的 RS 细胞;免疫组合检查是 HL 分型的基础,约 85%结节硬化型和混合细胞性 HL 表达 CD30、大部分经典型 HL 的 RS 细胞表达 CD15、CD25、结节性淋巴细胞为主型的 RS 细胞表达 CD20 和 CD45。

5.影像学检查,包括 B 超、CT、PET/CT、核素显像及 MRI 等可发现肿大淋巴结。

二、药物治疗方案

HL 早期病例(Ⅰ、Ⅱ期)对放疗敏感,治愈率达 80% 以上;进展期病例(Ⅲ、Ⅳ期)以化疗为主,治愈率在 60% 以上;难治复发的病例也可采用大剂量化疗和造血干细胞移植,改善患者的生存期。

(一)联合化疗

处方一　1.ABVD 方案

①阿霉素(Adrianycin):25mg/(m²·d),静脉滴注,第 1 天、第 15 天。

②博莱霉素(Bleomycin):10mg/(m²·d),静脉滴注,第 1 天、第 15 天。

③长春新碱(Vincristine):6mg/(m²·d),静脉滴注,第 1 天、第 15 天。

④达卡巴嗪(Dacarbazine):375mg/(m²·d),静脉滴注,第 1 天、第 15 天。

21~28 天为 1 周期

2.ICE 方案　①异环磷酰胺(Ifosfamide):1.5mg/(m²·d),静脉滴注,第 1~3 天。

②卡铂(Carboptatin):300mg,静脉滴注,第 2 天。

③依托泊苷(Etoposide):100mg/(m²·d),静脉滴注,第 1~3 天。

21~28 天为 1 周期。

任选一种化疗方案。

(二)挽救性化疗

处方二　1.DHAP 方案　①地塞米松(Dexamethasone):40mg,静脉滴注,第 1~4 天。

②顺铂(Cis-platinum):100mg/(m²·d),静脉滴注,第 1 天。

③阿糖胞苷 (Cytosine Arabinoside):2g/(m²·d),静脉滴注 3 小时,每 12 小时 1 次,第 2 天 21~28 天为 1 周期。

2.ESHAP 方案　①依托泊苷(Etoposide):40mg/(m²·d),静脉滴注 2 小时,第 1~4 天。

②甲泼尼龙(Methglprednisolone):500mg/(m²·d),静脉滴注,第 1~4 天。

③阿糖胞苷(Cytosine Arabinoside):2g/(m²·d),静脉滴注 3 小时,第 5 天。

顺铂(Cis-platinum):25mg/(m²·d),静脉滴注,第 1~4 天。

21~28 天为 1 周期。

任选一种化疗方案。

三、用药说明及注意事项

(一)严格掌握化疗适应证与禁忌证,化疗前签署知情同意书;化疗期间加强重要脏器功能保护,并动态观察各项常规及生化指标变化;及时处理化疗副反应。

(二)常规完成 2 周期化疗后进行 1 次病情评估,如病情进展或严重化疗副反应者,应及时调整化疗方案。

(三)目前公认,Ⅰ、Ⅱ期的 HL 最佳治疗方案是 ABVD 4~6 个周期+20~30Gy 的受累区放疗;Ⅲ、Ⅳ期的 HL 最佳治疗方案是 ABVD 6~8 个周期,伴有巨大肿块者需行巩固性放疗。

(四)两疗程常规化疗后评估疾病进展者,应及时转上级医院诊治。

第四节 非霍奇金淋巴瘤

与 HL 一样,NHL 的病因和发病机制尚未完全明确,可能与感染、免疫功能异常和环境因素、职业暴露等多种原因相关。

一、诊断要点

(一)症状

相对 HL 而言,NHL 随年龄增长而发病增多,男性较女性为多。发热、消瘦、盗汗等全身症状多见于晚期,瘙痒很少见。

(二)体征

最为常见体征是无痛性淋巴结肿大,浅表和深部淋巴结均可见肿大,同时伴有各种组织与器官压迫体征;淋巴结外受累亦较 HL 多见,胸部以肺门及纵隔受累最多,半数有肺部浸润或胸腔积液;NHL 累及胃肠道部位以小肠为多,其次为胃,结肠很少受累;中枢神经系统病变多在疾病进展期出现,以累及脑膜及脊髓为主;骨骼损害以胸椎及腰椎最常见,股骨、肋骨、骨盆及颅骨次之;脊髓累及者约 1/3~2/3,大约 20%NHL 患者在晚期可发展为急性淋巴瘤细胞白血病;皮肤受累表现为肿块、浸润性斑块、溃疡等。

(三)检查

1.血液与骨髓检查 NHL 白细胞数多正常,伴有淋巴细胞绝对或相对增多;晚期并发急性淋巴瘤细胞白血病时可出现白血病样血象和骨髓象

2.生化检查 血清乳酸脱氢酶常升高并提升预后不良;血清碱性磷酸酶活力升高、血钙增加提示骨骼受累;B 细胞 NHL 可并发抗人球蛋白试验阳性或阴性的溶血性贫血;累及中枢神经系统时,脑脊液可有改变。

3.影像学检查:见本章第三节"霍奇金淋巴瘤"。

4.病理学检查:包括淋巴结活检及染色体易位检查,其中染色体易位检查有助于 NHL 分型诊断。t(14;18)是滤泡细胞淋巴瘤的标记;t(11;18)是边缘区淋巴瘤的标记;t(8;14)是 Burkitt 淋巴瘤的标记;t(11;14)是套细胞淋巴瘤的标记;t(2;5)是间变性大细胞淋巴瘤的标记;3q27 异常是弥漫性大细胞淋巴瘤的染色体标志。

二、药物治疗方案

NHL 不是沿淋巴结区依次浸润,而是跳跃性播散且较多结外侵犯,这种多中心发生的倾向使 NHL 的放疗作用不如 HL,决定其治疗策略应以联合化疗为主。

(一)惰性淋巴瘤化疗

B 细胞惰性淋巴瘤主要包括小淋巴细胞淋巴瘤、淋巴浆细胞淋巴瘤、淋巴浆细胞淋巴瘤、

边缘带淋巴瘤和滤泡淋巴瘤;T 细胞惰性淋巴瘤指蕈样肉芽肿。

处方一

1.苯丁酸氮芥(Chlorambucil):4~12mg,口服,每天 1 次或环磷酰胺,100mg,口服,每天 1 次。

2.COP 方案　(1)环磷酰胺(Cyclophosphamidun):400mg/(m²·d),口服,第 1~ 5 天。

(2)长春新碱(Vincristine):1.4mg/(m²·d),静脉滴,第 1 天。

(3)泼尼松(Prednison):100mg/(m²·d),口服,第 1~5 天。

21~28 天为 1 周期

3.嘌呤类似物　氟达拉滨(Fludarabine)(Flu):25~30mg/(m²·d),第 1~5 天,静脉滴注,每 4 周重复 1 次。

(二)侵袭性淋巴瘤化疗

B 细胞侵袭性淋巴瘤主要包括 B 淋巴细胞淋巴瘤、原始免疫细胞淋巴瘤、套细胞淋巴瘤、弥漫大 B 细胞淋巴瘤和 Burkitt 淋巴瘤;T 细胞侵袭性淋巴瘤包括原始 T 淋巴细胞淋巴瘤、血管免疫母细胞淋巴瘤、间变性大细胞淋巴瘤和外周性 T 细胞淋巴瘤。

处方二　1.CHOP 方案

(1)环磷酰胺(Cyclophophamidum):750mg/(m²·d),静脉滴注,第 1 天。

(2)长春新碱(Vincristine):1.4mg/(m²·d),静脉滴注,第 1 天。

(3)阿霉素(Adriangcin):50mg/(m²·d),静脉滴注,第 1 天。

(4)泼尼松(Prednison):1mg/(kg·d),口服,第 1~5 天。

21~28 天为 1 周期

2.m-BACOB 方案

(1)博莱霉素(Bleomycin):4mg/(m²·d),静脉滴注,第 1 天。

(2)阿霉素(Adrianycin):45mg/(m²·d),静脉滴注,第 1 天。

(3)环磷酰胺(Cyclophosphamidum):600mg/(m²·d),静脉滴注,第 1 天。

(4)长春新碱(Vincristine):1mg/(m²·d),静脉滴注,第 1 天。

(5)地塞米松(Dexanethasone):6mg/(m²·d),口服,第 1~5 天。

(6)甲氨蝶呤(Methortrexate):200mg/(m²·d),静脉滴注,第 8 天及第 15 天。

(7)四氢叶酸(Tetrahydrofolic Acid):10mg/(m²·d),口服,Q6h×6,第 9 天及第 16 天开始。

21~28 天为 1 周期。

任选一种化疗方案。

(三)生物治疗

处方三　1.单克隆抗体(Rituximab):NHL 大部分表达 CD20 阳性,可应用抗 CD20 单抗(利妥昔单抗)375mg/m²,静脉滴注,每月 1 次。

2.干扰素(IFN-α)(Interferon):300~500 万 U/(m²·d),皮下或肌内注射,隔天 1 次。

任选一种方案。

三、用药说明及注意事项

（一）严格掌握化疗适应证与禁忌证,化疗前签署知情同意书;化疗期间加强重要脏器功能保护,并动态观察各项常规及生化指标变化;及时处理化疗副反应。

（二）常规完成 2 周期化疗后进行 1 次病情评估,如病情进展或严重化疗副反应者,应及时调整化疗方案。

（三）CHOP 是侵袭性 NHL 的标准治疗方案,4 个疗程不能缓解者,应更换化疗方案;完全缓解后巩固 2 个疗程,整个治疗不应少于 6 个疗程;长期维持治疗并无益处。

（四）氟达拉滨主要的副反应是骨髓抑制、消化道反应、视觉障碍甚至失明等,给药时应慎重进行血液监测及视力检查;本品有致畸作用,孕妇禁用。

（五）利妥昔单抗应用时可能出现超敏反应、肿瘤溶解综合征、低血压、呼吸困难与支气管痉挛等严重副反应,故使用过程中需严密监护、床旁备用抗过敏急救设备;本品只能单独输液通路注射,同时禁用于对本品任何成分和鼠蛋白过敏者、妊娠及哺乳期妇女。

（六）干扰素最常见的副反应是发热、流感样综合征、体重减轻、脱发、骨髓抑制等,偶有神经系统损伤、影响内分泌功能等,应用时加强对症处理。

（七）两疗程常规化疗后评估疾病进展者,应及时转上级医院诊治。

第五节　过敏性紫癜

过敏性紫癜(allergic purpura)也叫变应性皮肤血管炎(cutaneous vasculitis),以非血小板减少性皮肤紫癜、腹痛、关节炎、肾炎为临床特征。本病主要见于儿童,发病峰值年龄为 4~11 岁,也有成人发病的报道。

一、诊断要点

（一）症状

皮肤症状表现为小荨麻疹样或出血性皮疹,常四肢对称性分布,分批出现;消化道症状见于 1/3 的患者,主要表现为腹痛、腹泻、恶心、呕吐及便血;肾脏病变时可有蛋白尿和血尿;关节症状可见于 40% 的患者,表现为关节及关节周围肿胀、疼痛等。

（二）体征

皮肤紫癜是本病主要体征,皮疹常高出皮肤,为"可触性"紫癜,且压之不退;腹型过敏性紫癜腹部常有压痛,但反跳痛少见,肠鸣音常活跃;关节的炎症改变多为一过性,不遗留关节畸形。

（三）检查

1.血常规　血小板计数、凝血机制正常,部分毛细血管脆性试验阳性;部分患者白细胞总数可增高。

2.生化检查约 70% 的病例血沉增快;抗核抗体等阴性,部分患者急性期可有血清 IgA,

IgM 升高,C-反应蛋白、抗链球菌溶血素可呈阳性;肾脏受累时,可有血尿、蛋白尿或管型尿;有消化道症状者,大多粪便潜血试验阳性。

二、药物治疗方案

本病以去除病因、对症及支持治疗为主。

(一)对症治疗

处方一　1.异丙嗪(Promethazine):适合于有荨麻疹或血管神经性水肿者,12..5~25mg,口服,每日 3 次;或 25~50mg/次,肌内注射。

2.阿托品(Atropine):适合于腹痛者,0.3~0.6mg,口服,每日 3 次;或 0.1~1mg,皮下或肌内注射。

3.西咪替丁(Cimetidine):适合于消化道出血者。0.2g,口服,每日 3 次;或 0.2~0.4g,肌内或静脉注射。

任选一种或两种以上药品。

(二)糖皮质激素治疗

处方二　1.泼尼松(Prednison):适用于有胃肠道血管炎和重型过敏性紫癜者,0.5~1mg/(kg·d),口服,总疗程 2~3 周　。

2.甲泼尼龙(Methylprednisolone):40~80mg/d,静脉冲击治疗,疗程不超过 3~5 天

任选一种以上药品。

(三)免疫抑制剂治疗

处方三　1.硫唑嘌呤(Azaehiopurine):2~3mg/(kg·d),口服,数周或数月。

2.环磷酰胺(Cyclophosphamidum):2~3mg/(kg·d),口服,数周或数月。

任选一种以上药品。

(四)中医中药治疗

处方四　生地黄、熟地黄、仙鹤草、白芍、炒茜草、墨旱莲、地骨皮各 20g,白茅根 30g,黄柏、黑栀子、甘草各 15g。

本方是名中医张荣久治疗过敏性紫癜专方。功能滋阴清热,凉血止血。方中生地黄、黄柏、地骨皮、白芍滋阴清热;茜草、白茅根、墨旱莲、仙鹤草、黑栀子凉血止血;熟地黄滋阴养血;甘草调和诸药。合而成方,具有滋阴清热,凉血止血之效。

加减应用:尿血者加小蓟 20g,便血者冲服三七粉 3g,纳呆者加神曲 20g。阳虚出血肢凉者忌服。

三、用药说明及注意事项

(一)异丙嗪常见副反应有思睡、口干、眩晕等,故驾驶员、机械操作员和运动员禁用。

(二)阿托品常见不良反应有口干、心动过速、便秘;给药过量可出现阿托品中毒,可出现严重口干、烧灼样感、吞咽困难、心动过速、血压降低等;有心动过速的心力衰竭者慎用。

(三)西咪替丁口服应进餐时用,且本品在干肝、肾功能不全时慎用;同时本品可通过胎

盘屏障并可由乳汁排泄,故孕妇和哺乳期妇女禁用。

(四)泼尼松等长期应用可引起肥胖、多毛、痤疮、血糖升高、高血压、眼内压升高、钠和水潴留、水肿、胃十二指肠溃疡甚至出血穿孔、骨质疏松、伤口愈合不良等,故对肾上腺皮质功能亢进、活动性溃疡、新近胃肠吻合手术、骨折、创伤修复期、角膜溃疡、严重高血压、心肾功能不全、孕妇、糖尿病、癫痫等患者应避免使用。

(五)硫唑嘌呤等毒性反应有骨髓抑制、脱发、恶心、呕吐、口腔炎等,肝、肾功能不全及孕妇慎用。

第六节　特发性血小板减少性紫癜

特发性血小板减少性紫癜(idiopathic thrombocytopenic purpura,ITP),也称免疫性血小板减少性紫癜(immune thrombocytopenic purpura),是临床上最常见的一种血小板减少性疾病。主要由于抗自身血小板抗体与血小板结合,引起血小板破坏增加。

一、诊断要点

(一)症状

急性 ITP 多见于儿童,起病较突然,可有畏寒、发热等前驱症状;慢性 ITP 起病隐袭,以中青年女性多见。出血是 ITP 的主要症状,黏膜出血有鼻出血、牙龈出血、口腔黏膜出血及血尿、便血,女性患者可为月经增多为唯一表现;严重血小板减少可导致颅内出血等危症。

(二)体征

常常表现为皮肤紫癜、出血点、瘀斑等,压之不褪色;大量出血时,可有贫血体征;ITP 患者一般无脾脏肿大;颅内出血时可有相应神经系统体征。

(三)检查

1.血常规　外周血血小板数目明显减少,急性 ITP 血小板计数常<20×10⁹/L;慢性急性 ITP 血小板计数常<30~80×10⁹/L。红细胞、白细胞计数一般正常,如有贫血,通常为正细胞正色素性。

2.生化检查　可见出血时间延长、血块退缩不良、毛细血管脆性试验阳性;而凝血机制及纤溶机制检查正常;大部分 ITP 患者的血小板或血清中可检测出抗血小板膜蛋白复合物抗体。

3.骨髓细胞涂片　骨髓巨核细胞数目增多或正常,形态上表现为体积增大,可呈单核,胞质量少,缺乏颗粒等成熟障碍表现;红系和粒系通常正常。

二、药物治疗方案

ITP 患者治疗上应结合患者的年龄、血小板减少的程度、出血的程度及预期的自然病情予以综合考虑。

(一)糖皮质激素　是 ITP 治疗的一线药物

处方一　1.泼尼松(Prednison):1~2mg/(kg·d),口服,总疗程 3~6 个月。

2. 甲泼尼龙（Meprednisone）：40~80mg/d，静脉冲击治疗，疗程不超过 3~5 天。

3. 地塞米松（Dexamethasone）：2~20mg/d，静脉滴注，病情缓解后改用口服泼尼松维持。

任选一种以上药品。

（二）免疫抑制剂

处方二　1. 环磷酰胺（Cyclophosphamidun）：1.5~3mg/(kg·d)，口服，数周或数月。

2. 长春新碱（Vineristine）：1~2mg/次；静脉滴注，每周 1 次。

任选一种药品。

（三）静脉用免疫球蛋白

处方三　静脉用免疫球蛋白（IVIG）（Human Serum Gamm Globulin）：0.4g/(kg·d)，静脉滴注，连用 3~5 天。

（四）抗 CD_{20} 单抗

处方四　抗 CD_{20} 单抗（利妥昔单抗）（Rituximab）：375mg/m²，静脉滴注，每月 1 次。

（五）促血小板生成素

处方五　重组人促血小板生成素（TPO）（Thrombopoietin）：300U/(kg·d)，皮下注射，连续 14 天。

三、用药说明及注意事项

（一）糖皮质激素和免疫抑制剂治疗注意事项同第五节"过敏性紫癜"。

（二）静脉用免疫球蛋白是血液制品，最常见的副反应是过敏反应、发热、寒战、皮疹以及神经系统、肾脏损害等，使用前常需抗组胺类药物预处理，使用时应缓慢滴注。

（三）抗 CD20 单抗（利妥昔单抗）治疗注意事项同"非霍奇金淋巴瘤"一节。

（四）重组人促血小板生成素（TPO）使用注意事项同"再生障碍性贫血"一节。

（五）重症或难治性 ITP 者，应及时转上级医院诊治。

第七节　白细胞减少和粒细胞缺乏症

白细胞减少（leukopenia）指外周血白细胞绝对计数持续低于 $4.0×10^9/L$ 者；中性粒细胞减少（neutropenia）指外周血中性粒细胞绝对计数，成人低于 $2.0×10^9/L$，儿童低于 $1.8×10^9/L$ 者；严重低于 $1.5×10^9/L$ 时，称之为粒细胞缺乏症（agranulocytosis）。

一、诊断要点

（一）症状

根据中性粒细胞减少的程度可分为轻度 $≥1.0×10^9/L$、中度 $(0.5~1.0)×10^9/L$ 和重度 $<0.5×10^9/L$。轻度减少者临床上不出现特殊症状，多有原发病症状；中度和重度减少者易发生感染和出现疲乏、无力、头晕、食欲减退等；感染时有发热、畏寒等不适。

（二）体征

无特异性表现,感染的常见部位多为呼吸道、消化道及泌尿道,严重时可出现败血症、脓毒血症或感染性休克等体征。

（三）检查

1.血常规 可发现白细胞减少,中性粒细胞减少,淋巴细胞百分比增加。

2.生化检查 部分患者可存在抗粒细胞自身抗体;肾上腺素试验可鉴别假性粒细胞减少。

3.骨髓细胞涂片 骨髓涂片因粒细胞减少原因不同,骨髓象各异。

二、药物治疗方案

积极治疗原发病,对可疑的致病因素,应立即停止接触,病情缓解或控制后, 白细胞及粒细胞可恢复正常。

（一）促粒细胞生成

处方一 1.维生素 B_4 片（Vitamin B_4）:20 毫克,每日 3 次。

2.利可君片（Leucogen Tablets）:40 毫克,每日 3 次。

3.地榆升白片（Bumetroot Leukopcietic Tablets）:0.2,每日 3 次。

4.重组人粒细胞集落刺激因子（rhG-GSF）（Recombinant Human Granulocytemacorophage colonystimulating Factor）:2~10ug/（kg·d）皮下注射。

任选二种以上药品。

（二）免疫抑制剂

处方二 1.泼尼松片（Prednison）:10~20 毫克,每日 3 次。

2.静脉用免疫球蛋白（Human Serum Gamma Globulin）:0.4g/（kg·d）,静脉滴注,连用 3~5 天。

任选一种以上药品。

（三）中医中药治疗

处方三 人参、白术、当归各 15g,何首乌、仙灵脾、枸杞子、女贞子、菟丝子各 20g,肉桂 6g,赤芍 30g。

本方是名中医梁贻俊治疗白细胞减少专方。功能补脾肾、养血活血。全方根据营中出焦、卫出下焦、精血可以转化的理论而制定方剂。仙灵用、菟丝子、肉桂三药补肾阳,何首乌、枸札子、女贞子三药补肾阴,人参、白术补后天肺脾之气,增强中焦受气取汁变化之功能,以归四药为使,引生成之血直达其所。

加减应用:气虚加黄芪;血虚加阿胶、鸡血藤;阴虚加麦冬,墨旱莲,阳虚加熟附子、巴戟天。

三、用药说明及注意事项

（一）免疫抑制剂适应于免疫因素所致的中性粒细胞减少,因其副作用较多,不宜长期应用;同时,应向患者及家属详细介绍糖皮质激素应用的副反应,必要时签署知情同意书;其次,使用前应评估有无糖皮质激素应用的禁忌证。

（二）重组人粒细胞集落刺激因子(rhG-GSF)短期应用疗效确切,长期使用尚缺乏经验;其常见副作用有发热、肌肉骨骼酸痛、皮疹等。

（三）静脉用免疫球蛋白使用时注意事项同"特发性血小板减少性紫癜"一节。

第八节　白血病

白血病(leukemia)是起源于造血干细胞的恶性克隆性疾病,受累细胞(白血病细胞)出现增值失控、分化障碍、凋亡受阻,大量蓄积于骨髓和其他造血组织,从而抑制骨髓正常造血功能,并浸润淋巴结、肝、脾等组织器官。根据白血病细胞的分化程度和自然病程,一般将白血病分为急性和慢性两大类, 即急性白血病（acute leukemia,AL） 和慢性白血病(chronic leukemia;CL);根据受累细胞系,AL 分为急性髓系白血病(acute myeloid leukemia;AML)和急性淋巴细胞白血病(acute lymphoblastic leukemia,ALL)两类;而 CL 主要分为慢性髓性白血病（chronic myelogenous leukemia,CML） 和慢性淋巴细胞白血病（chronic lymphoblastic leukemia,CLL）。

一、诊断要点

（一）症状

白血病主要症状是发热、出血与贫血;其他白血病细胞浸润症状多种多样。

（二）体征

主要是白血病细胞增殖浸润的表现,包括肝、脾 、淋巴结肿大,粒细胞肉瘤,口腔黏膜溃疡,牙龈肿胀,中枢神经系统受累表现,纵隔淋巴结肿大压迫体征及男性睾丸肿大等。

（三）检查

1. 血常规　大部分白细胞增高,WBC > 10×10^9/L 者称为白细胞增多性白血病;WBC > 100×10^9/L 者称为高白细胞性白血病;WBC<1.0×10^9/L 者称为白细胞不增多性白血病。血片分类检查可见不同发育程度的粒细胞, 同时伴有不同程度的贫血, 约50%的患者 PLT<60.0×10^9/L。

2.生化检查　血清乳酸脱氢酶、尿酸、溶菌酶活性可增高,部分患者可出现凝血功能异常;合并中枢神经浸润时,脑脊液压力增高,WBC、蛋白质增多,而糖定量减少,涂片中可找到白血病细胞。

3.骨髓细胞涂片　骨髓细胞形态学检查是诊断白血病的基础,骨髓增生多明显活跃或极度活跃,约 10%的患者增生低下,称为低增生性白血病。AL 患者原始细胞≥20%（WHO 分型标准）或≥30%（FAB 分型标准）;CL 患者以成熟细胞增殖为主;可伴有不同程度的贫血和血小板异常。

4.细胞化学染色、免疫学、细胞遗传学和分子生物学检查是白血病分类、危险分层、治疗选择和预后评估的依据。

二、药物治疗方案

白血病确诊后,应根据 MICM 结果进行预后分层,结合患者基础情况、自身意愿和经济能力等,制定个体化治疗方案并及早治疗。

(一)急性髓系白血病

处方一 1.DA 方案

(1)柔红霉素(Daunomyein):45mg/(m²·d),静注,第 1~3 天。

(2)阿糖胞苷(Cytosine Arabinoside):100~200mg/(m²·d),静滴,第 1~7 天,21 天为 1 周期。

2.MA 方案

(1)米托蒽醌(Mitoxantrone):8~12mg/(m²·d),静注,第 1~3 天。

(2)阿糖胞苷(Cytosine Arabinoside):100~200mg/(m²·d),静滴,第 1~7 天,21 天为 1 周期。

3.IA 方案

(1)去甲氧柔红霉素(Darubicin):12mg/(m²·d),静注,第 1~3 天。

(2)阿糖胞苷(Cytosine Arabinoside):100~200mg/(m²·d),静滴,第 1~7 天,21 天为 1 周期。

4.HA 方案

(1)高三尖杉酯碱(Homoharringtonine):3~4mg/d,静滴,第 5~7 天。

(2)阿糖胞苷(Cytosine Arabinoside):100~200mg/(m²·d),静滴,第 1~7 天,21 天为 1 周期。

任选一种以上方案。

(二)急性淋巴细胞性白血病

处方二 1.VP 方案

(1)长春新碱(Vincristine):2mg,每周静注 1 次。

(2)泼尼松(Prednison):1mg/(kg·d),分次口服,连用 2~3 周,28 天为 1 周期。

2.DVLP 方案

(1)柔红霉素(Daunomycin):30mg/(m²·d),静滴,每 2 周第 1~3 天,共 4 周。

(2)长春新碱(Vincristine):2mg,每周第 1 天静注,共 4 周。

(3)左旋门冬酰胺酶(L-asparaginase):10000U/d,静滴,第 19 天开始,连用 10 天。

(4)泼尼松(Prednison):1mg/(kg·d),分次口服,连用 4 周,28 天为 1 周期。

任选一种以上方案。

(三)慢性髓系白血病

处方三 1.甲磺酸伊马替尼(IM)(Imatinib)慢性期、加速期、急变期的治疗剂量分别为 400mg/d、600mg/d、600~800mg/d。

2.羟基脲(HU)(Hydroxyurea):常用剂量为 3g/d,分 2 次口服,待 WBC 降至 $20×10^9/L$ 时,剂量减半,降至 $10×10^9/L$ 时,改为 0.5~1g/d 维持。

3.干扰素 α(IFN-α)(Interferon):300~900IU/d,皮下或肌内注射,每周 3~7 次,持续数月至 2 年不等。

任选一种或两种以上药品。

(四)慢性淋巴细胞白血病

处方四　1.苯丁酸氮芥(CLB)(Chlorambucil):连续用法 0.1mg/(kg·d),口服,每周检测血象以调整剂量间断用法 0.4mg/kg,口服,每 2 周 1 次

2.氟达拉滨(Flu)(Fludarabine):25~30mg/(m²·d),第 1~5 天,静脉滴注,每 4 周重复 1 次。

3.利妥昔单抗(CD20 单抗)(Rituximab):375mg/m²,静脉滴注,每 4 周 1 次。

4.联合化疗

(1)FC 方案

①氟达拉滨(Fludarabine):25~30mg/(m²·d),静脉滴注,第 1~3 天。

②环磷酰胺(Cyclophosphamidum):300~400mg/(m²·d),静脉滴注,第 1~3 天,28 天为 1 周期。

(2)CHOP 方案

①环磷酰胺(Cyclophosphamidum):750mg/m²,静脉滴注,第 1 天。

②长春新碱(Vinoristine):1.4mg/m²,静脉滴注,第 1 天。

③阿霉素(Adriangcin):50mg/m²,静脉滴注,第 1 天。

④泼尼松(Prednison):1mg/kg,口服,第 1~5 天,21 天为 1 周期。

(3)R-FC 方案

①利妥昔单抗(Ritaximab):375mg/m²,静脉滴注,第 1 天。

②氟达拉滨(Fludarabine):25mg/(m²·d),静脉滴注,第 1~3 天。

③环磷酰胺(Cyclophosphamidam):300mg/(m²·d),静脉滴注,第 1~3 天,28 天为 1 周期。

任选一种以上方案。

三、用药说明及注意事项

(一)严格掌握化疗适应证与禁忌证,化疗前签署知情同意书;化疗期间加强重要脏器功能保护,并动态观察各项常规及生化指标变化;及时处理化疗副反应。

(二)静脉注射化疗时,易出现化疗药物外漏引起局部组织坏死和静脉炎,故医护人员必须十分仔细,认真加以预防,建议化疗前施行外周静脉 PICC 置管术。

(三)白血病化疗药物作用主要是抑制骨髓造血系统,故化疗前、化疗后必须动态监测血常规变化。

(四)化疗药物可不同程度损害肝肾功能、心肺功能,化疗过程中应严密监测生命体征及

各重要脏器功能变化,加强护肝护肾护心处理,严重时应及时停用化疗;发现肺部毒性反应时,可应用糖皮质激素治疗。

(五)有些化疗药物可影响生育,导致畸胎,故化疗期间男性患者应节育,女性患者如有妊娠应中止。

(六)化疗时部分患者可出现脱发和皮肤反应,此时不必过分担忧,因为一般患者停药后,可重新长处头发,皮肤红斑、皮疹和色素沉着也会好转或消失。

(七)两周期常规化疗后,病情进展者,应及时转上级医院诊治。

(肖劲军)

第二十四章　新陈代谢与内分泌疾病

第一节　糖尿病

糖尿病是一组由多病因引起的以慢性高血糖为特征的代谢性疾病，是由于胰岛素分泌和(或)作用缺陷所引起。由于碳水化合物以及脂肪、蛋白质代谢紊乱可引起多系统损害，导致眼、肾、神经、心脏、血管等组织器官慢性进行性病变。依据其临床表现、病理生理及病因分为1型糖尿病、2型糖尿病、其他特殊类型糖尿病和妊娠糖尿病。

一、诊断要点

(一)症状

典型病例有多尿、多饮、多食及体重减轻的三多一少的症状，不典型病例可以有反复的皮肤、外阴感染；皮肤擦伤或抓破后不易愈合或溃烂；反复的餐前低血糖；视力下降等。

(二)体征

根据血糖的高低患者体格检查可无任何阳性发现，或出现胫前皮肤黑斑、皮肤感染后迁延不愈合等。

(三)检查

静脉空腹血糖大于7.0mmol/l和(或)餐后2小时血糖大于11.1mmol/l，或糖化血红蛋白大于7.0%。

二、药物治疗方案

糖尿病药物治疗的基本方案是降低血糖、延缓并发症的出现以及保护心脑肾等重要脏器。

(一)口服降糖药物

处方一　1.二甲双胍(缓释片)(Metformin)：每次0.5g，口服，每日3次。

　　　　2.格列奇特(缓释片)(Gliclazide)：每次60mg，口服，每日1次。

　　　　3.格列吡嗪(缓释片)(Glipizde)：每次5mg，口服，每日1次。

　　　　4.格列苯脲(Glimepiride)：每次2mg，口服，每日1次。

　　　　5.瑞格列奈(Repaglinide)：每次1mg，口服，每日3次。

　　　　6.阿卡波糖片(Acarbose)：50mg，口服，每日3次。

　　　　7.盐酸罗格列酮(Rosiglitazone)：每次4mg，口服，每日1次。

　　　　8.盐酸吡格列酮(Pioglitazone)：每次15mg，口服，每天1次。

　　　　9.磷酸西格列汀(Sitagliptin)：每次100mg，口服，每日1次。

以上口服降糖药物首选二甲双胍外，其他药物根据血糖水平的高低，糖尿病的病程加用不同降糖机制的药物联合应用。

（二）胰岛素治疗

处方二

1.低预混人胰岛素（Low Premixed Human Insulin 70/30）：70/30，早 10U，晚 8U，皮下注射，每日 2 次。

2.中预混人胰岛素 50 注射液（Premixed Human Insulin50）：早 10U，晚 8U，皮下注射，每日 2 次。

3.短效胰岛素（Short-acting insulin）：早 4u，中 4u，晚 4u，皮下注射，每日 3 次，饭前半小时。

4. 精蛋白锌重组人胰岛素注射液 （N）（Protamine Zinc Recornbinant Human Insulin Injection）：10U，皮下注射，每晚 1 次。

5.长效胰岛素注射液（Long-acting insulin）：10U，皮下注射，每日 1 次。

6. 低预混胰岛素类似物优泌乐 25 或诺和锐 30 （Low Premixed Insulin Analogue Humalog 25 or Novomix30）：早 10U 晚 8U，皮下注射，每日 2 次。

7.中预混胰岛素类似物优泌乐 50（Premixed Insulin Analogue Humalog 50）：早 10U，晚 8U，皮下注射，每日 2 次。

以上胰岛素根据血糖水平以及患者的依从性选择一种。

（三）利拉鲁肽注射液（Liraglutide Injection）：0.6mg，皮下注射，每天 1 次。

（四）中成药治疗

处方三　　1.消渴丸（Xiaoke Pill）：每次 5~8 粒，口服，每天 3 次。

　　　　　2.津力达颗粒：每次 9g，冲水泡服，每日 3 次。

（五）对症治疗

1.出现糖尿病神经并发症时加用营养神经的治疗。

2.出现糖尿病眼底并发症时加用改善微循环的药物治疗。

3.出现糖尿病肾病并发症时加用减少蛋白尿及促进肌酐排泄的药物治疗。

4.出现糖尿病足时加用抗感染、清创及换药处理。

三、用药说明及注意事项

（一）处方一　均为口服降糖药物

1.针对新诊断 2 型糖尿病患者，早期口服药物强化治疗能有效控制血糖，同时改善胰岛素抵抗，并部分恢复 β 细胞胰岛素分泌功能，二甲双胍加促泌剂强化治疗仍然是新诊断 T2DM 强化治疗的有效手段。其中二甲双胍（缓释片）是国内外指南推荐的降血糖治疗的一线药物，二甲双胍可以单用、与其他任何降糖口服药物联合使用。降血糖的主要机制是增加外周组织对葡萄糖的利用，增加葡萄糖的无氧酵解，减少胃肠道对葡萄糖的吸收，降低体重。适用于体型正常或肥胖型的 2 型糖尿病患者、1 型糖尿病患者。2 型糖尿病药物治疗效果欠佳改用胰岛素治疗时,仍然可以使用二甲双胍,能减少胰岛素用量以及对抗胰岛素体重增加的副作用。在严重消瘦及肝、肾功能不全,心衰,慢性阻塞性肺疾病,消耗性疾病,缺氧性疾病时需暂停双胍类药物。二甲双胍使用时最常见的副作用是胃肠道反应,表现为恶心、呕吐、食欲下降、腹痛、腹泻,使用时从小剂量开始可以减轻胃肠道反应。长期使用二甲双胍可引起维生素 B_{12} 水平的下降已在多项交叉横断面实验及随机对照研究中被验证,《二甲双胍临床应用专家共识》建议在长期使用二甲双胍治疗患者中适当补充维生素 B_{12}。不适合二甲双胍治疗者可选择 α-糖苷酶抑制剂或胰岛素促泌剂。如单独使用二甲双胍治疗而血糖仍未达标,则可加用胰岛素促泌剂、α-糖苷酶抑制剂、二肽基肽酶 4(DPP-4)抑制剂或胰岛素增敏剂。

2.格列奇特(缓释片)、格列吡嗪(缓释片)、格列苯脲均属于磺脲类降糖药物,降糖机制主要是刺激胰岛素分泌,对新发糖尿病且胰岛功能较好的患者疗效较好,可任选一种。与双胍类或 α-葡萄糖苷酶抑制剂降糖药物联用较好。大多数 2 型糖尿病患者开始应用时有效,空腹及餐后血糖可降低,糖化血红蛋白可下降 1%~2%,随着疗程的延长,效果渐差。

3.瑞格列奈为非磺脲类促胰岛素分泌剂,餐前即刻口服,每次主餐时服,不进餐不服药,以降低餐后血糖为主,可单独使用或根据血糖情况与二甲双胍合用。阿卡波糖和米格列醇均属于糖苷酶抑制剂类,是口服抗高血糖的药物,对进食碳水化合物为主的患者降糖效果较好,从小剂量开始服药可减轻不良反应,能够使小肠内淀粉以及寡多糖转化为葡萄糖以及果糖的速度减慢,有效控制餐后血糖的升高。与此同时,其对空腹血糖也有很好的疗效,且保证内源性胰岛素的分泌不增多,达到使血浆胰岛素以及 C 肽水平降低的目的。1 型和 2 型糖尿病患者均可使用,也可以与磺脲类、双胍类或胰岛素联用。阿卡波糖禁用于疝气病的患者。

4.磷酸西格列汀片是第一个批准用于治疗 2 型糖尿病的二肽基肽酶-4 酶(DPP-4)抑制剂,主要通过抑制 DPP-4 酶的降解,提高循环中活性 GLP-1 的浓度,以葡萄糖浓度依赖性地诱导胰腺 β 细胞分泌和合成胰岛素,抑制 α 细胞分泌胰高血糖素,在有效降低血糖的同时不增加低血糖发生。并且对磺脲类药物失效的患者仍有显著的降糖作用。目前国内指南仅推荐单独使用或与二甲双胍联合使用,没有增加体重的副作用。多个临床随机对照研究和荟萃分析显示,二甲双胍单药治疗控制不佳的 2 型糖尿病患者,加用 DPP-4 抑制剂和加用磺脲类药物的疗效相当。目前我国已批准同类药物如沙格列汀、维格列汀、阿格列汀单药治疗的适应症,可用于饮食和运动治疗基础上不能良好控制血糖的 2 型糖尿病患者。

5.罗格列酮和吡格列酮均属于噻唑烷二酮衍生物,具有胰岛素增敏的作用,是过氧化物酶增殖体激活受体(PPAR)的激动剂,使细胞膜上胰岛素受体对胰岛素的敏感性增加,有增强胰岛素降糖效果、减少胰岛素用量的作用,改善糖代谢。可以单用,也可与磺脲类、双胍类或胰岛素联用,尤其适用于胰岛素抵抗、腹型肥胖的患者。

(二)胰岛素治疗问题

1.处方二中胰岛素制剂种类繁多,有动物胰岛素、人胰岛素和胰岛素类似物。根据作用时间分为短效、中效和长效胰岛素,短效胰岛素为最常用的一种普通胰岛素,皮下注射后的起效时间为 20~30 分钟,作用高峰为 2~4 小时,持续时间 5~8 小时。中效胰岛素又叫低精蛋白锌胰岛素,起效时间为 1.5~4 小时,作用高峰 6~10 小时,持续时间约 12~14 小时。为了适应患者的需要,将短效胰岛素和中效胰岛素制剂(R 和 N)进行不同比例的混合,产生作用时间介于两者之间的预混胰岛素如优思灵 70/30、甘舒霖 30R 以及甘舒霖 50R 等。长效胰岛素又叫精蛋白锌胰岛素,起效时间 3~4 小时,作用高峰 14~20 小时,持续时间约 24~36 小时。

2.I 型糖尿病一般要用胰岛素治疗,2 型糖尿病口服降糖药效果欠佳者可以先采用联合胰岛素治疗方式,方法为原用口服降糖药剂量不变,睡前晚 10:00 注射中效胰岛素或长效胰岛素类似物,一般每隔 3 天调整 1 次剂量,使空腹血糖降到 4.9~8.0mmol/l,无效者则停用口服降糖药,改为每天注射 2 次预混胰岛素或胰岛素类似物。胰岛素治疗的不良反应为低血糖和体重增加。需终身使用胰岛素的患者:1 型糖尿病;2 型糖尿病经饮食、运动及口服降糖药治疗血糖未达标者;有严重糖尿病并发症或有其他严重疾病如心梗、心衰者;发生急性并发症(如酮症酸中毒、高渗性昏迷等);处于急性应激状态(如严重感染、手术、外伤等);有严重肝肾功能异常、慢性消耗性疾病、明显消瘦分型难以确定者。需暂时使用的情况:患急症处于应激状态,血糖难以控制者(如肺炎、骨折、手术等);需短期使用血糖升高的药物者(如用肾上腺糖皮质激素);妊娠糖尿病经饮食治疗血糖未达标(空腹>5.1mmol/L,餐后 2h>7.8mmol/L)。胰岛素治疗能保护和恢复 β 细胞的功能、改善患者的生活质量、预防严重代谢紊乱、预防大血管及微血管并发症、缓解高血糖引起的一系列症状。1 型糖尿病治疗可以根据患者胰岛功能情况、经济状态及治疗依从性,采用预混人胰岛素(优思林 70/30,甘舒霖 30R,或甘舒霖 50R、诺和灵 50R 等)每日注射两次;预混型胰岛素类似物(优泌乐 25、优泌乐 50 和诺和锐 30 等)每天注射两次;若采用预混胰岛素或胰岛素类似物血糖控制不达标,可换用基础胰岛素加餐前胰岛素进行强化治疗,基础胰岛素可以用中效胰岛素(如优思林 N、甘舒霖 N)或长效胰岛素(如重组甘精胰岛素、甘精胰岛素、地特胰岛素),每日注射一次,根据空腹血糖水平调节中效或长效胰岛素剂量;三餐饭前采用短效胰岛素(任选一种:普通胰岛素、优思林 R、甘舒霖 R 等)。胰岛素治疗需根据个体化的原则,1 型糖尿病开始胰岛素治疗的起始剂量为 0.3-0.4U/公斤(体重)/天,2 型糖尿病起始剂量为 0.4~0.5U/公斤(体重)/天,每 3-4 天调整 2-4 单位,直到血糖控制满意。

3.由于糖尿病患者之间存在较大的个体差异,因此在降糖药物的选择上,应遵照以患者为中心的个体化治疗原则,结合患者的病程、合并症、期望寿命等个体情况,制定个体化的降糖目标,从疗效、低血糖风险、对体重的影响、不良反应、费用等多个角度对降糖药物进行综合性评估,兼顾有效性和安全性,以选择适合的个体化降糖治疗方案。同时患者在使用胰岛素之前必需搞清楚自己使用的是哪种剂型的胰岛素,使用不对容易导致低血糖反应,带来严重的后果。

(三)利拉鲁肽的应用

利拉鲁肽注射液是通过基因重组技术,利用酵母生产的人胰高糖素样肽-1(GLP-1)类似物,适用于单用二甲双胍或磺脲类药物治疗后血糖仍控制不佳的 2 型糖尿病患者,与二甲双胍或磺脲类药物联合应用;不能用于 1 型糖尿病或用于治疗糖尿病酮症酸中毒。具有改善 β 细胞胰岛素分泌的数量和质量、减轻体重的作用,因此能延缓糖尿病的发展。其起始剂量为每天 0.6mg。至少 1 周后,剂量应增加至 1.2mg 降糖效果增加。

(四)有降糖作用的中药、中成药

降糖的中药和中成药品种较多,中药治疗作为 2 型糖尿病的药物疗法被广泛应用,部分中药具有降低 2 型糖尿病患者血糖的作用。消渴丸的主要成分是黄芪、生地黄、天花粉、格列本脲(优降糖)。具有滋肾养阴,益气生津,改善多饮、多尿、多食等临床症状及降糖作用。津力达颗粒是以人参、黄精、苍术(炒)、苦参、麦冬、地黄、制何首乌、山茱萸、茯苓、佩兰、黄连、知母、淫羊藿(炙)丹参为成分,主要功用为益气养阴,健脾运津,用于气阴两虚症,具有治疗消渴之功效。但中药对血糖控制的临床效果尚需多中心、大样本的临床试验证实。

(五)以下情况需转上级医院治疗

1.对于糖尿病患者出现四肢麻木疼痛、感觉减退或消失时,给予积极的营养神经及改善微循环治疗后效果欠佳或无效,需转诊至上级医院,排除脊髓病变以及其他导致神经病变的疾病。

2.糖尿病患者出现视物模糊、视物成双或视力短期内急剧下降者需转诊至上级医院眼科就诊,排除眼底急性出血或增殖性视网膜病变,给予对症治疗。

3.合并糖尿病肾病的患者,经治疗后水肿加重、尿蛋白量增多、肌酐进行性升高时需立即转院进行治疗方案调整,以防疾病进一步加重。

4.合并糖尿病足的患者,经抗感染及换药治疗 3~5 天,无明显好转时必须立即转上级医院,进行足分泌物培养,更改抗生素的治疗、清创、换药和综合处理,以挽救患足、减少截肢的风险。

5.糖尿病合并心电图心肌缺血表现的患者需做心肌酶学及肌钙蛋白测定,对心脏功能进行评估,年龄大及糖尿病病史较长的患者心源性猝死的风险较高,需转上级医院。

6.糖尿病患者出现不明原因的昏迷时需立即转至上级医院抢救治疗。对合并胸痛的患者不能排除心肌梗死时需立即转上级医院治疗。

(六)在糖尿病的初始治疗中,应当按照我国糖尿病防治指南的推荐,积极合理用药,并及时优化药物的剂量,首选口服降糖药。在服用药物时,首先要从小剂量开始,再依据服药后血糖的变化情况适当调整服药剂量,口服降糖药物效果欠佳时需及时启动胰岛素治疗的方案,积极使血糖达标。另外,糖尿病患者还需配合饮食和运动以及控制体重等综合治疗。对于肥胖糖尿病患者,可以采用双胍类、糖苷酶抑制剂或者胰岛素增敏剂。口服降糖药物可以单独使用,也可联合使用。这里指的联合是指不同类的药物联合,同类药物则不要同时使用,以免增加毒副作用,但两种药物同时使用时,单一药物不能够服用其的最大剂量,从而使不良反应的发生降至最低。

第二节　反应性低血糖症

血糖的平衡受激素、神经和基质的调节。调节血糖的激素分为降糖激素和升糖激素。在生理情况下降糖激素只有胰岛素;升糖激素有胰升糖素、儿茶酚胺、生长激素和皮质醇。反应性低血糖是指一组发生于进食后 4 小时之内发生的低血糖,约占低血糖总数的 70%,为一种功能性低血糖症,多无引起胰岛素分泌过多或糖代谢异常的器质性疾病,主要由于自主神经功能不平衡、迷走神经兴奋性过强所致。可分为营养物质摄入后引起的低血糖症、早期糖尿病及倾倒综合征中的低血糖症三类。

一、诊断要点

（一）症状

低血糖症的发作多在进糖类饮食 2~4 小时后。主要临床表现为肾上腺素能增高反应如无力、冷汗、心悸、饥饿、心动过速,面色苍白、四肢发凉、手足震颤等,以上症状处理及时通常在数十分钟至半小时消失,严重的可出现头疼、头晕、视力模糊、焦虑不安、易激动、精神恍惚或反应迟钝、举止失常、性格改变、意识不清、昏迷、惊厥等。

（二）检查

可出现心动过速,严重者可出现神志异常、癫痫发作、昏迷甚至死亡。

（三）体征

在有上述症状时测血糖小于 2.8mmol/L 即可确诊。

二、药物治疗方案

反应性低血糖的药物治疗主要是及时纠正低血糖、改善脑供血,寻找病因预防再次复发以及对症治疗。

处方一　50%葡萄糖（50%Glucose）:20~40ml,口服或静脉推注,立即。

处方二　10%葡萄糖（10%Glucose）:250ml,静脉滴注,立即。

处方三　胰升糖素（Glucagon）:1mg,肌注,立即。

处方四　氢化可的松（Hydrocortisone）:100mg,静脉滴注,立即。

三、用药说明及注意事项

反应性低血糖在临床上非常常见,主要根据病史、症状及延长的口服葡萄糖耐量试验来确诊,通过饮食控制及药物治疗来干预,其中饮食治疗主要推荐低碳水化合物或高脂高纤维饮食,避免进食可迅速吸收的单糖类食物。其危害性主要在于低血糖所导致的脑功能障碍,迅速缓解低血糖症状,改善脑功能障碍。鉴于目前反应性低血糖的药物治疗除了对症处理低血糖外尚缺乏大规模研究证实,因此反应性低血糖的早期预防意义更为重要。

对于有急性低血糖或低血糖昏迷的患者处方一中的高渗葡萄糖是最快速有效的急症处理的首选制剂。轻者可口服葡萄糖水适量,重者则需静脉注射 50%葡萄糖液 40~100ml,可能需要重复注射,直至患者清醒,尤其特别注意在患者清醒后,常需继续静脉点滴 10%葡萄糖液,将其血糖维持在较高的水平,如 11.1mmol/L,并密切观察数小时甚至 1~2 天,以防低血糖反复发作。如果使用静脉滴注葡萄糖无效的患者可以考虑用胰升糖素,常用剂量为 0.5~1.0mg,可皮下、肌肉或静脉注射,作用迅速,但维持时间较短,用药以后必须让患者进食或静脉给予葡萄糖。如果患者的血糖维持在 11.1mmol/L 水平一段时间但仍然神志不清,则可考虑静脉输入氢化可的松,以利患者的恢复。

低血糖纠正后义务人员必须寻找导致低血糖的病因,及时确定病因或诱因对有效解除低血糖状态并防止病情反复发作。药物治疗目前尚缺乏大样本研究证实,仅小样本研究显示某些药物(如阿卡波糖、米格列醇、预混胰岛素、普萘洛尔、吡格列酮等)有一定的作用,明确病因后行对症治疗,才是行之有效的方法。

第三节 血脂异常

血脂异常(Dyslipidemia)是指血中胆固醇和/或甘油三酯水平过高或高密度脂蛋白胆固醇水平过低的状态。包括高胆固醇血症(TC)、高甘油三脂血症(TG)及复合型血脂异常。按发病原因分为原发性和继发性血脂异常,前者与环境和家庭遗传有关,后者与甲状腺功能减退、糖尿病、肥胖症以及胰腺疾病等有关。血脂异常是动脉粥样硬化性心血管疾病(ASCVD,包括冠心病、缺血性卒中、外周动脉疾病)最重要的危险因素。血脂异常的非 ASCVD 患者采用一级预防,目标是降低 ASCVD 的发生风险;已患 ASCVD 的患者采用二级预防,目标为预防新发或复发 ASCVD 事件。

一、诊断要点

(一)根据血脂测定结果,血脂异常分为以下四种类型:

1.高胆固醇血症 血清总胆固醇含量增高,超过 5.2mmol/l,而甘油三酯含量正常。

2.高甘油三酯血症 血清甘油三酯含量增高,超过 1.70mmol/l,而总胆固醇含量正常。

3.混合型高脂血症:血清总胆固醇和甘油三酯含量均增高,即总胆固醇超过 5.2mmol/l,甘油三酯超过 1.70mmol/l。

4.低高密度脂蛋白血症:血清高密度脂蛋白胆固醇(HDL-C)含量降低,<0.91mmol/l。

(二)首先分清血脂异常是原发性还是继发性血脂异常,属后者则诊治其原发病。其次根据临床上是否已有冠心病或其他部位动脉粥样硬化性疾病及有无危险因素,结合血脂水平,全面评价之后决定治疗措施及血脂的目标水平。

二、药物治疗方案

(一)他汀类药物

处方一　1.辛伐他汀(Simvastatin):每次 20~40mg,每晚 1 次。

　　　　2.普伐他汀(Pravastatin):每次 10mg,每晚 1 次。

3.洛伐他汀(Lovastatin):每次 20mg,晚餐时服药。

4.阿托伐他汀钙(Atorvastatin Calcium):每次 20mg,每晚 1 次。

5.瑞舒伐他汀钙(Rosuvastatin Calcium):每次 10mg,每晚 1 次。

6.氟伐他汀(Fluvastatin):每次 10~40mg,每晚 1 次。

以上六种任选一种

(二)贝特类药物

处方二 1.非诺贝特(Fenofibrate):每次 100mg,每天 3 次或微粒型,200mg,每天 1 次。

2.苯扎贝特(Bezafibrate):每次 200mg,每天 3 次或缓释型,400mg,每天 1 次。

3.吉非罗齐(Gemifibrozil):每次 300mg,每天 3 次或缓释型,900mg,每天 1 次。

(三)烟酸类药物

处方三 1.烟酸(Nicotinic Acide):100mg 每天 3 次渐增至 1~3g/天口服;

2.阿西莫司(Acipimox):250mg 每天 1~3 次进食或食后服用。

(四)胆酸螯合剂类

处方四 考来烯胺(Cholestyramine Resin):每次服粉剂 4 克,每天 3 次。

(五)胆固醇吸收抑制剂类药物

处方五 依折麦布(Ezetimibe):每次 10mg,每天 1 次,任意时间服用。

(六)抗氧化药物

处方六 普罗布考(Probucol):每次 0.5g,每日 2 次,早、晚餐时服用。

(七)中药调脂治疗

处方七 血脂康(Xuezhi Kang):每次 4 粒,口服,每天 2 次。

三、用药说明及注意事项

(一)处方一

他汀类药物,用于治疗高胆固醇血症,属于羟甲基戊二酰辅酶 A(HMG—CoA)还原酶抑制剂,可以通过竞争性抑制内源性胆固醇合成限速酶还原酶减少细胞内胆固醇合成、提高血清胆固醇消除率,同时,他汀类药物可以抑制载脂蛋白的合成,减少血液中的甘油三酯以及脂蛋白,延缓动脉粥样硬化(AS)程度、抗炎、保护神经和抗血栓等作用,从而有效防止或减少冠心病事件和死亡。他汀类药物分为天然化合物(洛伐他丁、辛伐他汀、普伐他汀、美伐他汀)和合成化合物(氟伐他汀、阿托伐他汀、西立伐他汀、罗伐他汀等)。人工合成的他汀类药物,阿托伐他汀无需代谢即可发挥其药理作用,作用效果基本不受患者年龄与性别影响,且阿托伐他汀只分布于肝脏部,90%经胆汁代谢排出,且无法通过血脑屏障,因此安全性较好,但由于胃黏膜清除作用与肝脏首过效应使得其绝对生物利用度较低。瑞舒伐他汀具有较强的亲水性,与 HMG-CoA 还原酶抑制剂亲和力也更强,且不能经细胞色素 P450 酶系统代谢,因此半衰期较长,服用剂量较小。普伐他汀在人体内无需转化即可直接发挥药理作用,且其结构具有亲水性,不易弥散至其他组织细胞,极少影响其他外周细胞内的胆固醇合成。

他汀类药物可能需要终身服用,其主要的副作用是肝酶增高,其中部分为一过性,并不引起持续肝损伤和肌痛。定期检查肝功能是必要的,尤其是在使用的前 3 个月,如果患者的肝脏酶学检查值高出正常上线的 3 倍以上,应该综合分析患者的情况,排除其他可能引起肝功能变化的可能,如果确实是他汀引起的,有必要考虑是否停药;如果出现肌痛,除了体格检查外,应该监测血浆肌酸激酶的检测,但是横纹肌溶解的副作用罕见。

(二)处方二

贝特类药物通过增强脂蛋白脂酶的活性加速脂蛋白的分解,同时也能减少肝脏中脂蛋白的合成,从而发挥调脂作用。这类药物的突出作用是显著降低甘油三酯。研究表明,贝特类调脂药除了主要通过纠正血脂异常来发挥抗动脉粥样硬化作用之外,还能通过防止血液凝固、促进血栓溶解、减少动脉粥样硬化性炎症等调脂外的途径来发挥抗动脉粥样硬化作用。能轻至中度降低 TC 与 LDL-C,降低 TG 能力高于他汀类,并升高 HDL-C。

(三)混合型高脂血症

如以 TC 与 LDL-C 增高为主,可用他汀类;如以 TG 增高为主则用贝特类;如 TC,LDL-C 与 TG 均显著升高,可以联合用药治疗,联合治疗选择贝特类加胆酸螯合剂类,或胆酸螯合剂类加烟酸。谨慎采用他汀类与贝特类或烟酸类的联合使用。他汀类药物倘若与贝特类药物吉非罗齐合用,常会产生较严重的问题,轻者可致肝肾功能损害、肌肉酸痛,重者则可出现横纹肌溶解、甚至肾功能衰竭等,甚至可以导致死亡或终生残疾。常规剂量他汀类联合烟酸类可达到调脂目标,肝损害、肌病等发生率与单用他汀类相似,但危险性低于他汀类合用贝特类。

安全性是调脂药物长期治疗需要考虑的第一要素,选择发生药物相互作用较少的合用,严密观察不良反应,特别是肝、肾功能以及横纹肌溶解的危险性。长期应用他汀类宜定期作眼科检查,警惕白内障的发生。一般脂溶性药物,与食物同服可以增加其吸收,提高生物利用度,同时减少了胃部的不适。另外肝脏合成脂类的高峰期多在夜间,因此提倡晚餐后或临睡前服药,有助于提高疗效。

(四)烟酸治疗经常能使高密度脂蛋白(HDL)水平得到很快的提高,对需通过治疗而降低低密度脂蛋白水平的患者来说,低 HDL 水平(<0.91mmol/L)]可能会影响对降低 LDL 药物的选择,这些患者应首选烟酸。无冠心病或冠心病危险因素的孤立性低 HDL 水平患者,常存见于素食人群中,这些人群的 LDL 水平及冠心病的发病率很低,因此孤立性低 HDL 水平而无其他冠心病危险因素存在的病人,除升高 HDL 水平外无需给予其他药物。

(五)考来烯胺适用于高胆固醇血症,对单纯甘油三酯升高者无效。其使用易引起脂肪吸收不良,需给患者适当补充水溶性维生素 A、D。对合并高甘油三酯的患者可与烟酸或贝特类药物联合应用。

(六)依折麦布是目前上市的唯一一种选择性胆固醇吸收抑制剂,选择性抑制小肠胆固醇转运蛋白,有效减少肠道内胆固醇吸收,降低血浆胆固醇水平以及肝脏胆固醇储量。依折麦布是他汀治疗的理想联合用药,与他汀剂量加倍或换用更强效的他汀相比,可提供更佳的

LDL-C 治疗达标率,且安全性和耐受性良好。对于单独应用他汀类药物胆固醇水平不能达标或不能耐受较大剂量他汀治疗的患者,联合应用他汀和依折麦布可被视为合理选择。亦可与非诺贝特联合应用。

(七)普罗布考能治疗高胆固醇血症,通过降低胆固醇合成、促进胆固醇分解使血胆固醇和低密度脂蛋白降低;同时有显著的抗脂质过氧化作用,可抑制致炎因子、致动脉粥样硬化因子的基因表达和自由基介导的炎症,改善内皮舒张功能,从而抑制泡沫细胞和动脉粥样硬化斑块的形成、消退或减少动脉粥样硬化斑块。普罗布考能加强香豆素类药物的抗凝血作用及降糖药的作用,与此类药物联用时注意药物减量。罕见的严重的不良反应有心电图 Q-T 间期延长、室性心动过速、血小板减少等,因此禁用于新近心肌梗死;有心源性晕厥或有不明原因晕厥者。

(八)血脂指标的检查是调脂治疗过程中的一种监测手段,可以通过血脂水平的升降来评估调脂治疗是否有效,因此患者甚至一些医生的目光过多地关注短期可改变的数值,而忽视了调脂治疗最终的目标是预防心脑血管疾病的发生、减少心脑血管事件。众多的循证医学显示,心脑血管事件以及死亡的减少,至少要经过平均 3 年以上的调脂治疗才会显现。同时血脂异常的患者一定要在药物治疗的同时坚持饮食治疗,培养良好的生活习惯,减少调脂药物的剂量,减轻药物的副作用。

第四节 单纯性肥胖

单纯性肥胖是指体内脂肪堆积过多和/或分布异常,伴有体重增加的一种由多因素引起的慢性代谢性疾病,如无明显内分泌-代谢病因可寻者,称单纯性肥胖。当进食热量多于人体消耗量而以脂肪的形式储存于体内,超过标准体重的20%。国内外资料认为其与家族遗传史、脂肪细胞的增殖、中枢调节机制的变化,以及心理和行为变化等因素有关。随着生活水平的提高,肥胖作为一种病症,其发病率明显增加,除了体态臃肿、行动不便外,易发生高血脂、糖尿病、动脉粥样硬化、冠心病、肿瘤以及各种感染性疾病等,在女性,乳腺癌及子宫内膜癌的发病率大大提高。

一、诊断要点

(一)按照世界卫生组织推荐的肥胖度方法

1.肥胖度≥10%为超重。

2.肥胖度 >20%~29%为轻度肥胖。

3.肥胖度>30%~49%为中度肥胖。

4.肥胖度≥50%为重度肥胖。

(二)按照世界卫生组织推荐的体重指数法肥胖标准

1. 1 度为体重指数小于 25

2. 2 度为体重指数介于 25~30 之间

3. 3 度为体重指数 30~40 之间

4. 4 度指指数大于 40

二、药物治疗方案

处方一 1.奥利司他胶囊(Orlistat Capsule):每次 120mg,每日 1~3 次。

2.盐酸安非拉酮(Amfepramone Hydrochloride):25mg,每日 2~3 次,饭前 0.5~1 小时服用。

3.盐酸西布曲明(Sibutramine Hydrochloride):10mg,每日 1 次。

三、用药说明及注意事项

(一)世界卫生组织(WHO)推荐以及文献中最常见的衡量肥胖公式为:肥胖度(%)=实际体重(kg)−身高标准体重(kg)/身高标准体重(kg)×100%。1998 年,世界卫生组织推荐使用 BMI 法肥胖标准。BMI 的公式为：BMI=体重(kg)/ [身高(m)]² 目前我国不仅成年人面对肥胖的问题,肥胖的儿童也越来越多,因此对于肥胖的防治应从儿童时期抓起。

采取膳食、运动和行为矫正相结合的措施才能获得较好的肥胖治疗效果。此种综合措施可以称为基本疗法。对单纯性肥胖的治疗应首先从改变或根除不良的生活习惯、减少饮食和热量的摄入、增加运动量的基础上,才考虑加用药物治疗。药物只是辅助疗法,并应有明确的适应症和禁忌证。轻微超重不宜服用减肥药。

(二)奥利司他是长效和强效的特异性胃肠道脂酶抑制剂,它通过与胃和小肠腔内胃脂酶和胰脂酶活性丝氨酸部位形成共价键使酶失活而发挥治疗作用。失活的酶不能将食物中的脂肪(主要是甘油三酯)水解为可吸收的游离脂肪酸和单酰基甘油。未消化的甘油三酯不能被身体吸收,从而减少热量摄入,控制体重。奥利司他胶囊结合饮食治疗适用于肥胖和体重超重者,包括那些已经出现与肥胖相关的危险因素的患者的长期治疗。服用奥利司他胶囊可以降低与肥胖相关的危险因素和与肥胖相关的其他疾病的发病率, 包括高胆固醇血症、2型糖尿病、糖耐量低减、高胰岛素血症、高血压,并可减少脏器中的脂肪含量。注意服药时间为每次餐时或餐后 1 小时内服用,如果未进餐或进食食物中不含脂肪,则可少服药一次,每天最多三次。禁用于慢性吸收不良综合征、胆汁郁积症和妊娠和哺乳期妇女。通常在服用奥利司他胶囊的患者中较多出现的胃肠道急性反应有:腹痛、腹部不适、胃肠胀气、水样便、直肠部不适、牙齿或牙龈不适。其他的少见不良事件包括上呼吸道感染、下呼吸道感染、流行性感冒、头痛、月经失调、焦虑、疲劳、泌尿道感染等。

(三)盐酸西布曲明 用于饮食控制和运动不能减轻和控制体重的肥胖症治疗。推荐用于体重指数(BMI)≥30kg/m²,或≥28kg/m² 同时伴有其它危险因素如糖尿病、血脂异常等的肥胖症患者

(四)盐酸安非拉酮片临床用于各种程度的单纯性肥胖症以及伴有冠心病、高血压、糖尿病的肥胖患者,如减体重效果不明显且耐受性良好时,可增加剂量至每日 100mg,即傍晚加服

1 次 25mg。每一疗程为 1.5~2.5 个月,必要时可隔 3 个月重复使用。治疗期间不宜间歇服药;尽管无成瘾性,但长期使用、特别是过量时会产生依赖心理,不可以突然停药。常见不良反应为激动、失眠、口干、恶心、便秘或腹泻等。由于对心血管系统影响较小,可用于伴有轻度心血管疾病的肥胖症患者。对合并甲状腺功能亢进症、青光眼以及高空作业及驾驶员慎用。

（五）出现以下情况需转上级医院治疗

在 BMI>35 的肥胖患者中,对于明显影响生活质量、其并发症危害生命安全者,可以考虑进行外科减肥手术治疗。作为重症肥胖的根治疗法其治疗原则在于限制能量摄入和增加消耗,从最初减少消化吸收面积,抑制营养吸收的小肠改道术发展到提倡缩小胃以限制食物摄入量的胃改道术、胃成形术。

第五节　代谢综合征

代谢综合征是一组以肥胖、高血糖、血脂异常、高血压等聚集发病的临床症候群,是代谢上相互关联的危险因素的组合,它们促进动脉粥样硬化性心血管疾病的发生,也增加发生 2 型糖尿病的风险。主要类型以肥胖合并高血压和血脂异常最为常见,其次为肥胖合并糖代谢异常和高血压。

一、诊断要点

（一）症状

依据中国成人代谢综合征诊断标准,符合以下成分中的 3 个或全部者为代谢综合征:

1.体重指数≥25.0kg/m² 或男性腰围>85cm、女性腰围>80cm。

2. 空腹血糖≥6.1mmol/L 及/或糖负荷后 2 小时血浆糖≥7.8mmol/L 及/或已确诊为糖尿病并治疗者。

3.收缩压/舒张压≥140/90mmHg 及/或已确诊为高血压并治疗者。

4. 空腹甘油三酯≥1.70mmol/L 及/或空腹血高密度脂蛋白胆固醇:男性<0.9mmol/L,女性<1.0mmol/L。

5.中国人为背景的稳态模型胰岛素抵抗指数的下四分位数为切割点判定胰岛素抵抗。

（二）体征

患者表现为体型肥胖、骨关节疼痛、头痛头昏、胸闷气短、口干多饮多尿等不适。

（三）检查

血压高、血脂高、血糖高、尿酸高单独或合并存在。

二、药物治疗方案

代谢综合征是一组临床症候群,治疗以减轻体重、降低血压、降低血糖以及调节血脂为主。

（一）减轻体重

处方一　1.奥利司他胶囊(Orlistat Capsule):每次 120mg,每天 1~3 次。

2.盐酸西布曲明片(Sibutramine Hydrochloride):每次 10mg,每天 1 次。

上述两种任选一种。

(二)降低血压

处方二　1.卡托普利(Captopril):每次 25mg,每天 2 次。

2.依那普利(Enalapril):每次 10mg,每天 2 次。

3.福辛普利(Fosinopril):每次 25mg,每天 2 次。

4.培哚普利(Penindopril):每次 25mg,每天 2 次。

上述四种任选一种。

处方三　1.厄贝沙坦(Irbesartan):每次 25mg,每天 2 次。

2.缬沙坦(Valsartan):每次 25mg,每天 2 次。

3.替米沙坦(Telmisartan):每次 25mg,每天 2 次。

4.坎地沙坦(Canesartan):每次 25mg,每天 2 次。

上述四种任选一种。

处方四　1.氨氯地平(Amlodipine):每次 5mg,每大 1 次。

2.非洛地平缓释片(Felodipine Sustained-releace Tablet):每次5mg,每天 1 次。

3.硝苯地平控释片(Nifedipine controlled Release Tablet):每次 30mg,每天 1 次。

上述三种任选一种。

(三)改善血糖

处方五　1.二甲双胍(Metformin):每次 500mg,每天 1~3 次。

2.阿卡波糖(Acarbose):每次 50mg,每天 1~3 次。

3.利拉鲁肽注射液(Linraglutide Injection):0.6mg,皮下注射,每日 1 次。

4.艾塞拉肽注射液(Exenatide Injection):5μg,皮下注射,每日 2 次。

上述四种首选二甲双胍,否则其他三种任选一种

(四)调节血脂

处方六　1.辛伐他汀(Simvastatin):20mg,每日 1 次。

2.阿托伐他汀(Atorvastatin):10mg,每日 1 次。

上述两种任选一种

处方七　非诺贝特胶囊(Fenofibrate Capsule):0.2g,每日 1 次。

三、用药说明及注意事项

(一)任何肥胖的患者均需减肥。主要通过饮食和生活方式的改变及必要的药物治疗。减肥的目标是使体重控制在理想体重的±5%。在饮食和运动治疗减肥不理想的情况下,可考虑加用奥利司他或西布曲明。奥利司他胶囊主要在小肠内起作用,抑制胰腺及胃分泌的脂肪酶活性,阻断脂肪分解及吸收,肠道胰脂肪酶选择性抑制,不抑制食欲,注意应适当补充脂溶性维生素。盐酸西布曲明作用于中枢神经系统,增加饱感,抑制丘脑对去甲肾上腺

素与 5-羟色胺重吸收。服用 1 年体重可以降低 5%~10% ,但会导致血压升高,注意高血压患者应在控制血压后应用,西布曲明有抑制食欲作用,严重的可导致神经性厌食。对于药物治疗无效和体重指数大于 30kg/m² 的患者,若同时存在多重心血管高危因素,可考虑行减重手术治疗。

(二)根据美国第七次高血压预防、监测、评估和治疗的全民委员会的报告(JNC7),对于收缩压≥140mmHg 或舒张压≥90mmHg 的患者必须接受降压治疗。如果代谢综合征患者合并糖尿病,当收缩压≥140mmHg 或舒张压≥90mnHg 时必须开始降压治疗。抗高血压药物不宜选用对糖和脂肪代谢有影响者。首选处方二血管紧张素转化酶抑制药(ACEI)或处方三血管紧张素 Ⅱ 受体阻断药(ARB)中的一种,因为它们可以增加胰岛素的敏感性。钙通道阻滞药宜选用处方四中的长效制剂的一种。

(三)根据血糖的高低,血糖异常分为糖尿病前期的处理和糖尿病的处理。对于糖耐量异常(IGT)、空腹血糖升高(IFG)或糖化血红蛋白水平位于 5.7%~6.49%的患者,应该制订长期计划,肥胖者减轻体重 5%~10%,同时每周至少进行 150 分钟中等强度(如步行)体力活动。对于那些可能发展为糖尿病的极高危(同时有 IFG 和 IGT 加其他危险因素如糖化血红蛋白>6%,高血压,低高密度脂蛋白胆固醇、甘油三酯升高,一级亲属有糖尿病史)并且肥胖的 60 岁以下人群可以考虑使用二甲双胍。

二甲双胍是大型临床研究证实能预防糖尿病的唯一药物,其早期的干预治疗可以预防新发糖尿病。对于 2 型糖尿病患者,二甲双胍的治疗会降低发生冠状动脉病变的风险。葡萄糖苷酶抑制剂类药物能抑制 Alpha 糖苷酶,延缓碳水化合物的吸收,降低餐后血糖,减轻糖毒性,改善胰岛素敏感性,减少糖耐量异常患者演变为糖尿病,同时有降低心血管疾病风险的作用。肠促胰岛素分泌激素类似物(GLP-1)如利拉鲁肽注射液和艾塞拉肽注射液主要通过葡萄糖浓度依赖性促胰岛素分泌、抑制餐后胰高血糖素的分泌、减少肝糖的释放;同时有增强胰岛素的敏感性、减慢胃的排空和抑制食欲的作用。处方五中的药物均有降低血糖和减轻体重的作用。

(四)调节血脂 无冠心病者经过 3~6 个月的生活方式调整及饮食控制,或有冠心病者再进行 1~2 个月的非药物性基础治疗后, 其血脂水平仍未达到控制标准,应选用调脂药物治疗。常见药物有处方六他汀类和处方七贝特类中任选一种。他汀类药物降低胆固醇作用较强,轻度降低甘油三酯及增加 HDL-C 作用。贝特类主要降甘油三酯。

(五)代谢综合征的治疗需采用改善胰岛素抵抗的综合措施,包括生活方式的改变、运动、药物治疗包括降糖、降压、调脂、抗凝以及改善微循环等,目前随着肥胖人群的增多,特别是青少年肥胖发生率逐渐升高,他们将成为潜在的代谢综合征人群,早期干预肥胖能减少成年后发生代谢综合征的风险。

第六节　骨质疏松症

骨质疏松症是一种退化性疾病,随年龄增长,患病风险增加,严重者可导致骨质疏松性骨折。目前,我国 60 岁以上人群中,骨质疏松症总患病率为15.7%, 随着老龄化进程加快,骨质疏松症发病率呈快速增长态势。骨质疏松症是指以骨强度受损、导致骨折危险性升高为特征的骨骼代谢性疾病。骨强度主要反映了骨密度和骨质量两个方面的综合特征。骨质疏松的严重危害在于骨折的发生,不仅给患者生活和劳动带来困难,影响患者生活质量,也给社会和家庭带来巨大的负担。骨质疏松症按发病原因分类为原发性骨质疏松症、继发性骨质疏松症和特发性骨质疏松症。而原发性骨质疏松症又分为绝经后骨质疏松和老年性骨质疏松。

一、诊断要点

(一)症状

骨质疏松早期可以没有任何症状, 到中晚期最突出的表现为不明原因和不固定部位的骨痛(包括溶骨性、骨折后等疼痛),以腰背痛最明显,常被当作风湿痛延误诊断和治疗。长期没有诊断可使骨质疏松症加重、甚至出现骨折,脆性骨折是提示骨质疏松的信号。

(二)体征

驼背、身高变矮、脊椎畸形,严重的脊柱畸形可出现肋骨下部疼痛;骨折时合并肢体活动障碍,易发生骨折的部位为脊椎、髋部和前臂,患者活动受限或长时间卧床常导致各种并发症发生,甚至死亡。

(三)检查

X 线骨片是既往用来评价骨质疏松的手段,检查的常见部位包括脊椎、骨盆和尺桡骨。骨超声或骨密度测定提示骨质疏松,血清电解质包括钙磷的测定。

二、药物治疗方案

骨质疏松症药物治疗基本的方案是迅速缓解疼痛,提高生活质量;显著减少骨折风险;

(一)基础治疗

处方一　1.钙尔奇 D(Calltrate D):每次 600mg,每日 1 次。

2.维生素 D(Vitamin D):每次 400IU,每日 1 次。

3.阿法骨化醇(Alfacalcidol):0.5ug,每日 1 次。

4.骨化三醇(Calcitnol):0.5ug,每日 1 次。

钙片加上述三种任选一种。

(二)抑制骨吸收药物治疗

处方二　1.阿伦膦酸钠(Alendronate):每次 70mg,每周 1 次,直立位服药

2.利噻膦酸钠(Risedronate):每次 5mg,每日 1 次,直立位服药。

3.密盖息(Miacalcic):50IU,肌注,每周 3 次。

4.唑来膦酸注射液(Zoledroniciniection)：一次静脉滴注 5mg,每年 1 次。

5.降钙素(Calcitonin)：50IU,肌内注射,每周 2 次。

6.雷诺昔芬(Raloxifene)：60mg,口服,每日 1 次。

7.微粒化雌二醇(Micronized Estradiol)：每次 20mg,每日 1 次。

8.利维爱(Livial)：每次 25mg,每日 1 次。

9.雌二醇凝胶剂(Estradiol Gel)：2.5g,皮下涂抹每日 1 次。

（三）促骨形成的药物

处方三　特立帕特(Teriparatide)：20ug,皮下注射,每日 1 次。

（四）双重作用

1.雷尼酸锶(Strontium Ranelate)：每次 2g,每日 1 次,睡前服用。

2.四烯甲萘醌胶囊(Mentetrenone Capsule)：每次 15mg,饭后口服,每日 3 次。

（五）中成药治疗

1.仙灵骨葆胶囊：每次 3 粒,每日 2 次。

2.强骨胶囊：每次 1 粒,每日 3 次。

三、用药说明及注意事项

（一）钙剂和维生素 D 是基本用药

骨质疏松症的预防和治疗策略,包括了基础措施和药物治疗。在基础措施中,包括加强饮食、注重运动、避免不良生活习惯如吸烟饮酒、防止跌倒等,还有重要的一项就是服用基本补充剂,即钙剂和维生素 D。

适量增加钙摄入,可减缓骨的丢失、改善骨矿化。我国营养学会推荐成人每日摄入 800 毫克钙,这是获得理想骨峰值、维护骨骼健康的适宜剂量,如果饮食中钙供给不足,可选用钙剂补充。绝经后妇女和老年人,每日钙摄入推荐量为 1000 毫克,但是我国老年人平均每日从饮食中获取钙仅约 400 毫克,因此还应补充 500~600 毫克,相当于 2 袋牛奶提供的钙量或一片钙尔奇 D 的量。

适量维生素 D 有利于促进钙在胃肠道的吸收,维生素 D 缺乏时也可导致继发性甲状旁腺功能亢进,增加骨的吸收,从而引起或者加重骨质疏松。成人每日摄入维生素 D 应大于 200 单位,老年人因缺乏日照、摄入和吸收障碍,常有维生素 D 缺乏,故推荐剂量为 400~800 单位/天。使用期间应定期监测血钙和尿钙,酌情调整剂量。适当剂量的活性维生素 D 如阿法骨化醇以及 1,25-二羟维生素 D 能促进骨形成、抑制骨吸收,对增加骨密度有益;还能增加老年人的肌肉力量和平衡能力。对于肝肾功能减退或衰竭的患者,更适宜选用活性维生素 D。

（二）抑制骨吸收药物主要有 4 类,使用时应根据患者年龄、性别、发病因素、合并症状及禁忌证,选择其中一种。

1.阿伦膦酸钠和利噻膦酸钠均属于双膦酸盐类,是抑制骨吸收的首选药物,任选一种可以有效抑制破骨细胞活性、降低骨转化、抑制骨吸收。研究表明,双膦酸盐类药物可明显提高腰椎和髋部骨密度,显著降低这些部位发生骨折的危险。有极少数患者服用后发生药物反流或食道溃疡,因此,应在早空腹、以200毫升清水送服;用药后30分钟内不能进食,以免影响药物吸收;30分钟内不能平卧,以免增加食道不良事件。长期卧床的患者慎用以及肾功能不好者禁用。密固达属于唑来磷酸注射液,可用来治疗男性与绝经后妇女骨质疏松症、预防和治疗糖皮质激素引起的骨质疏松症,对于口服抗骨质疏松药物有胃肠道反应不能坚持的患者,一年注射一次颇为方便,也易坚持用药。

2.密盖息属于降钙素类,可抑制破骨细胞的生物活性、减少破骨细胞的数量,降低患者椎体骨折的发生率,而对髋部骨折无明显效果。最突出特点是能明显缓解骨痛,对骨质疏松性骨折或骨骼变形所致的慢性疼痛有效,因而更适合有疼痛症状的骨质疏松症患者。

3.雷诺昔芬属于选择性雌激素受体调节剂,仅用于女性患者,能有效抑制破骨细胞活性、降低骨转换,是预防和治疗绝经后骨质疏松症的有效药物。其特点是选择性地作用于雌激素的靶器官,对乳房和子宫内膜无不良作用,故不增加乳腺癌和子宫内膜癌的危险。对预防椎体骨折效果较好,但不能降低髋部骨折的发生。少数患者服药期间会出现潮热等更年期症状,并有轻度增加静脉栓塞的危险性,因此潮热症状明显的围绝经期妇女、有静脉栓塞病史,以及有血栓倾向者禁用。

4.微粒化雌二醇属于雌激素类药物,雌激素替代治疗能抑制骨转换、阻止骨丢失,有四种方式:单用雌激素;雌、孕激素联合使用;单用孕激素以及合用雄激素。单用雌激素仅适用于子宫切除不需保护子宫内膜的妇女;主要为连续用药方式。应注意对子宫完整的妇女,即使周期性使用雌激素(如每周期30天,用雌激素25天,停药5天),也不能防止子宫内膜增生。雌、孕激素联合使用:适用于子宫完整的妇女,加用孕激素的目的除对抗雌激素促子宫内膜的过度生长作用外,对增进新骨形成可能有协调作用。可分为以下2种方式。(1)雌、孕激素序贯应用:模拟生理周期,在用雌激素的基础上每月加用孕激素10~14天,又分为周期性及连续性两种方案。周期性方案即每月停药4~7天:在每月的前25天每日使用雌激素,孕激素通常加用在周期的第12~16天,25天之后雌孕激素均停用,患者通常发生阴道出血。连续性方案:雌激素每日使用,在每月的第1~14天或每月最后的10~14天加用孕激素,正常的撤退性出血通常发生在孕激素使用10天以后,连续序贯方案较便于患者使用。雌、孕激素序贯疗法阴道出血率高但较规律,适应于年龄较轻,绝经早期,能够接受周期性阴道出血的妇女。(2)雌、孕激素连续联合应用:雌、孕激素每日联合使用,适应于年龄较大,不愿有周期性阴道出血的妇女,但在用药半年内常有难以预料的阴道出血。单用孕激素:有周期性和连续性使用,前者适用于绝经过渡期,常被称为孕激素撤退实验,如用安宫黄体酮(MPA)每天10mg,共用5~7天,如果阴道出血发生在停药后7~10天,说明患者体内雌激素水平不低,暂不需使用雌激素。对月经不规律的患者,每3月使用孕激素一次,可防止子宫内膜增生及判断体内雌激素状态。连续性短期使用孕激素适用于绝经后症状重,需要用激素替代治疗但又存在雌激素禁忌证的妇女。合用雄激素:加用雄激素的目的是促进蛋白合成,增强肌肉力量,增加骨密度,改善性欲,增加患者对外界事物的兴趣。利维爱化学名为 7-甲基异炔诺酮,是一个兼有雌激素、弱的孕激素和雄激素活性的甾体,可单独使用,不用加用孕激素。

5.激素替代治疗对于有雌激素依赖性肿瘤的患者、血栓性疾病、不明原因的阴道出血、活动性肝病和结缔组织病患者禁止使用,患有子宫肌瘤、子宫内膜异位症等雌激素依赖性疾病的患者慎用。雌二醇在胃肠道很少吸收并易被灭活,故多采用经皮肤使用。雌二醇凝胶在皮肤清洁后将凝胶均匀涂在皮肤上,按摩 5 分钟以保证充分吸收。最佳部位为除乳房区以外的躯干部、上肢及大腿内侧。

开始雌激素治疗前应作全面体检,包括血压、乳腺、腹腔及盆腔器官以及宫颈细胞学检查,以后每年至少检查一次。绝经后妇女单独应用雌激素或与孕激素联合应用可以预防骨量的丢失。雌激素的剂量与疗效有明显关系。强调使用最低的有效剂量,以避免其副作用。激素替代治疗需连续应用,如需停止,则应加用其他治疗,以保持对骨量的有利影响

(三)特立帕特用于严重的老年骨质疏松症患者。

该药小剂量使用时,有促进骨形成的作用,能有效地增加骨密度、降低骨折发生的风险。但是大剂量使用时,反而会对骨不利。因此,使用剂量不宜过大,治疗时间不宜过长,一般不超过 18 个月。治疗严重骨质疏松时,可首先使用促进骨形成的药物,以后改用抑制骨吸收的药物。用药期间要注意监测血钙、尿钙水平,防止高钙血症的发生。

(四)低剂量锶治疗

低剂量的锶通过促进骨形成抑制骨吸收来增加骨强度,从而使骨交换达到平衡。人体对雷尼酸锶的耐受性较好,因此,口服雷尼酸锶对治疗有或没有脊椎骨折史的绝经期妇女骨质疏松症是一种有效、安全的方法。

四烯甲萘醌胶囊是属于维生素 K_2 类药物,是骨和钙代谢的必需物质和关键控制因子,也具有双重作用。是骨钙羧基化的必需维生素,可以促进骨细胞合成骨钙素,促进骨形成同时也能抑制骨吸收,维生素 K_2 与其他抗骨质疏松药联用,具有协同增效作用,系脂溶性制剂,空腹服用时吸收较差,必须让患者饭后服用。

(五)中医对骨质疏松的治疗

是基于"肾主骨"的理论,认为肾虚、脾虚是原发性骨质疏松的主要原因,提出了补肾壮骨、健脾益气、活血通络三个基本原则,这三个基本原则对骨质疏松的中医治疗具有重要指导意义。强骨胶囊、仙灵骨葆胶囊等中成药在治疗骨质疏松的过程中不但可以使骨修复,而且能够提高骨含量和骨的生物力学性能、缓解和消除症状。

(六)某些特殊类型的骨质疏松的治疗

包括不明原因的特发性骨质疏松,和因某些疾病或药物引起的继发性骨质疏松,会发生在某些年轻人,甚至青少年身上,例如库欣综合征、甲亢、甲旁亢等内分泌疾病,或者接受特殊的药物治疗,如长期服用激素类药物,导致其发生骨质疏松的可能性很大。继发性骨质疏松,则应当提前用。比如年轻的乳腺癌患者,内分泌治疗会影响女性激素的水平,发生骨质疏

松的风险很高,可以"防患于未然",尽早补充钙剂和维生素 D,监测骨密度变化,适时开始使用抗骨质疏松药物治疗。另外,这些患者在选用抗骨质疏松药物治疗时,例如,患有雌激素相关性肿瘤者,如患必须根据病情不同选择不同的治疗药物,有乳腺癌、子宫内膜癌时,就不能选用雌激素类药物。

骨质疏松可由多种病因所致,在骨质疏松症的规范化管理中筛查继发病因,应排除其他影响骨代谢的疾病,如性腺、肾上腺、甲状旁腺及甲状腺疾病等内分泌疾病,类风湿关节炎等免疫性疾病,影响钙和维生素 D 吸收和调节的肠道和肾脏疾病,多发性骨髓瘤、淋巴瘤、白血病等血液系统疾病,长期服用糖皮质激素或其他影响骨代谢的药物,以及各种先天和获得性骨代谢异常疾病等,对实现骨质疏松的规范化诊疗具有重要意义。部分临床医生自身对骨质疏松症认识不足,忽视骨质疏松症的诊断和治疗,最终导致骨折甚至死亡的发生,影响患者的生存质量。

第七节　痛　风

痛风是嘌呤代谢障碍所致的一组异质性慢性代谢性疾病,其临床特点为高尿酸血症。痛风指急性特征性关节炎和慢性痛风石疾病,可并发肾脏病变,重者可出现关节破坏、肾功能受损,也常伴发代谢综合征的其他组,如腹型肥胖、血脂异常、高血压、2 型糖尿病以及心血管疾病等。痛风按病因可分为原发性和继发性两大类,本节重点讨论原发性痛风。

一、诊断要点

(一)高尿酸血症

血尿酸>416μmol/L 是高尿酸血症。随着血尿酸水平的增高,痛风的患病率也逐渐升高,然而大多数高尿酸血症并不发展为痛风。少部分急性期患者,血尿酸水平也可在正常范围,因此,高尿酸血症不能等同于痛风。仅依据血尿酸水平既不能确定诊断,也不能排除诊断。

(二)痛风性关节炎

多见于中老年男性,部分患者发作前存在明确的诱因,包括进食高嘌呤食物、酗酒、饥饿、疲劳、受凉、外伤、手术等。典型发作为起病急骤,关节疼痛,特别是累及第一跖趾关节时,高度提示痛风。反复发作多年后,关节炎呈慢性化,并可出现皮下痛风石。

(三)查找尿酸盐晶体

关节滑液或痛风石抽吸物中发现并经鉴定为尿酸盐晶体,是确诊痛风的金标准。对一些不典型的炎性关节炎,在关节滑液中查找晶体更为必要。同时应进行革兰染色涂片和病原菌培养,以除外感染性关节炎。

(四)影像学检查

急性期或早期痛风仅有非对称性软组织肿胀,X 线检查对诊断帮助不大,对慢性痛风石性痛风可见特征性改变,有助于诊断。

（五）肾脏病变

大约 1/3 的痛风患者可出现肾脏病变,主要表现为慢性尿酸盐肾病、尿酸性尿路结石等。除尿常规、肾功能检查外,超声波检查有助于发现肾脏受损情况。

二、药物治疗方案

药物治疗应按照临床分期进行,并遵循个体化原则。

（一）急性发作期的治疗

处方一　1.秋水仙碱(Colchicine):每次 0.5mg,每天 3 次。

2.吲哚美辛(Indometacin):每次 25mg,每天 3 次。

3.泼尼松(Prednison):每次 10mg,每天 3 次。

（二）间歇期和慢性期的治疗

处方二　1.别嘌呤醇(Allpurinol):每次 100mg,每天 1 次。

2.苯溴马隆(Benzbromarone):每次 100mg,每天 1 次。

三、用药说明及注意事项

（一）秋水仙碱不良反应较多,主要是严重的胃肠道反应,如恶心、呕吐、腹泻、腹痛等,也可引起骨位抑制、肝细胞损害、过敏、神经毒性等。不良反应与剂量相关,肾功能不全者应减量使用。

（二）糖皮质激素能使症状迅速缓解,但停药后易复发,仅在秋水仙碱和非甾体类抗炎药无效时使用,可服用泼尼松每次 10mg,每天三次,症状缓解后渐减剂量或停药。

（三）别嘌呤醇需从小剂量起服用,建议每天不超过 100mg,然后逐渐增加剂量,找到适合的维持剂量。中、重度慢性肾功能不全的患者应从更低剂量(每天 50mg)开始。此药不良反应包括胃肠道症状、皮疹、药物热、肝酶升高、骨髓抑制等,应予监测。

（四）在使用苯溴马隆此类促尿酸排泄药物时,不宜与水杨酸、噻嗪类利尿药、呋塞米等抑制尿酸排泄的药物同用。使用本类药物期间要多饮水,保持每日尿量>2000ml,并碱化尿液,常用药物是碳酸氢钠片。苯溴马隆可用于轻、中度肾功能不全,但肾小球滤过率(GFR)<30ml/min 时无效。不良反应较少,包括胃肠道症状如腹泻、皮疹、肾绞痛、粒细胞减少等,罕见严重的肝毒性作用。

（五）越来越多的中药单方成分可用于痛风的治疗,但主要是针对"热"、"瘀"、"浊"的临床症状,目前尚无针对"虚"症的单味药物。中药单味药用于痛风的治疗是以抗炎镇痛为主,其次还有的药物有增加尿量和增加尿酸从组织中排出的作用等。

第八节　尿崩症

尿崩症(diabetes insipidus)是指由于抗利尿激素(ADH,又称精氨酸加压素)分泌不足或者由于肾脏对抗利尿激素不敏感,从而导致肾小管重吸收水功能障碍引起的一组以多尿、烦渴、多饮、低比重尿为特征的临床综合征。

一、诊断要点

（一）尿量多，一般 4~l0L/d。

（二）低渗尿，尿渗透压<血浆渗透压，一般低于 200mOsm/L，尿比重多在 1.005~1.003 以下。

（三）禁水-加压素试验阳性：禁水后注射加压素，正常人尿渗透压一般不升高，仅少数人稍升高，但不超过 9%。精神性多饮、多尿者接近或与正常相似。尿崩症患者禁水后注射加压素，尿渗透压进一步升高，较注射前至少增加 9%以上。AVP 缺乏程度越重，增加的百分比越多。肾性尿崩症在禁水后尿液不能浓缩，注射加压素后仍无反应。

（四）ADH 或去氨加压素（DDAVP）治疗有明显效果，尿量减少，尿比重及尿渗透压升高。

（五）尿崩症的病因诊断：尿崩症诊断确定之后，必须尽可能明确病因。应进行蝶鞍摄片、视野检查，必要时作 CT 或 MRI 等检查以明确或除外有无垂体或附近的肿瘤。继发性尿崩症患者可有原发性的临床表现。不同病因所致的尿崩症可有不同临床特点。遗传性尿崩症常幼年起病。肾性尿崩症较罕见。

二、药物治疗方案

（一）病因治疗：针对不同病因积极治疗相关疾病，以改善继发的尿崩症病情。

（二）中枢性尿崩症，药物以 ADH 类似物替代治疗为首选，如处方一。之后是病因的治疗，根据不同病因选择相应治疗。肾性尿崩症，可以选择噻嗪类利尿剂等，如处方二。

处方一　去氨加压素（Desmopressin）：每次 100μg，每日 2 次。

处方二　氢氯噻嗪（Hydrochlorothiazide）：每次 25mg，每日 2 次。

三、用药说明及注意事项

（一）对原发性尿崩症患者可以根据病情，给予加压素制剂。抗利尿药或垂体后叶素制剂作替代治疗。对继发性尿崩症患者，应积极治疗原发病。

（二）比较常用的 DDAVP 的口服制剂，商品名为弥凝，每 8 小时一次，每次 0.1~0.4mg。其安全性较好，由于每个人对 DDAVP 反应性不一样，剂量应个体化，部分病例应用 DDAVP 后因过分水负荷，可出现水中毒。因此，建议每日剂量应分 2-3 次给予，切忌每天给一次大剂量。且应从小剂量开始应用。

（三）其他药物，氢氯噻嗪常用剂量为 25mg，每日 2~3 次，可使尿量减少一半，对肾性尿崩症也有效。作用机制不清，可能是由于本药使体内钠排出增多，导致体内失钠，近端肾小管对钠、水吸收增加而致尿量减少。由于长期服用可导致低血钾、高尿酸血症等，应引起重视。卡马西平为抗惊厥药，能够促进 AVP 分泌，也可增加肾脏对 AVP 的敏感性。剂量 0.1~0.3g，每日 3 次，服药期间注意血象和肝功能，孕妇和哺乳期妇女忌用。如合用红霉素、西咪替丁时应减小卡马西平剂量。部分患者使用本药可出现剥脱性皮炎。

第九节　单纯性甲状腺肿大

单纯性甲状腺肿大是由于缺碘，致甲状腺肿物质或先天缺陷等因素引起的代偿性甲状腺肿大，且不伴有明显的功能异常。以甲状腺肿大为主要表现，可呈弥漫型或结节型，大小不等。早期无症状，随着甲状腺逐渐增大，可引起压迫症状。

一、诊断要点

（一）患者常来自地方性甲状腺肿流行区，或为非流行区的散发性甲状腺肿的青春期、妊娠期及哺乳期妇女和其他青少年好发年龄组。

（二）一般无临床症状，偶诉颈部压迫感。查体多呈弥漫性甲状腺肿大，可见颈部增粗或有肿块，随吞咽上下移动，一般无疼痛，无局部结节。当甲状腺肿大明显时可压迫气管，甚至使之移位，偶有压迫喉返神经，使声音嘶哑，但要警惕有无恶性病变。多发结节可合并出血，使甲状腺局部增大，疼痛，但短期内可自行缓解。

（三）甲状腺功能基本无变化。

（四）B超可见甲状腺肿大。

（五）排除其他甲状腺疾病。

二、药物治疗方案

处方一　碘化钾：10~30mg，口服3~6个月或复方碘液3~5滴，口服，3~6个月。

处方二　左旋甲状腺素片：每次50μg，每天一次。

处方三　海藻、昆布、海带各15g，青皮、陈皮、浙贝母、半夏10g，连翘15g，当归10g，川芎10g，甘草6g。

适用于气郁痰阻。劲前弥漫对称肿大，光滑柔软，边缘不清；病久者可有结节；囊肿较大者可有压迫症状，如胸闷、咳嗽、吞咽困难、苔薄白、脉弦。

处方四　海带、海螺蛸、海蛤壳、丹参各15g，瓜蒌、海藻、昆布、木香、郁金各10g，陈皮、香附各9g。

适用于痰结血瘀，颈前肿块偏于一侧，质较硬，有结节、胸闷气促、咳嗽少痰，苔薄黄，脉弦滑。治法：理气化痰，活血化瘀，软坚散结。

三、用药说明及注意事项

（一）单纯性甲状腺肿的治疗主要取决于病因。对缺碘地区的单纯性甲状腺肿疗效显著。如单纯性甲状腺肿是由于服用致甲状腺肿物质所致者，在停服后甲状腺肿可自行消失。

（二）单纯性弥漫性甲状腺肿年轻患者的血清促甲状腺激素水平正常或轻度升高时，可以用甲状腺素，以抑制促甲状腺激素的分泌。药量应以不降低血促甲状腺激素浓度、不发生甲状腺毒症，而肿大的甲状腺缩小为宜。

（三）单纯性多结节性甲状腺肿多见于50岁以上的女性，治疗困难。特别是促甲状腺激素<0.5mU/L者,使用甲状腺素治疗无效。因此,多结节性甲状腺肿患者接受甲状腺素治疗前,需进行促甲状腺激素测定或促甲状腺激素释放激素兴奋试验,以明确是否存在甲状腺自主功能。若能排除功能自主性,也可采用甲状腺激素治疗。虽然疗效较差,也可在一定程度上抑制甲状腺增生。此时药量宜偏小,左旋甲状腺素片开始治疗不宜超过50μg,以后逐渐增加剂量;甲状腺素治疗过程中,必须监测促甲状腺激素水平,血清促甲状腺激素减低或处于正常值下限时,不能应用。

(四)一般而言,单纯性甲状腺肿不宜行外科手术治疗。但若是腺体过于肿大特别是巨大结节性甲状腺肿,或出现甲状腺功能变化,或引起压迫症状,或疑有癌变者,宜手术治疗。为防止甲状腺肿的复发,术后应给予甲状腺激素替代治疗。

第十节　甲状腺功能亢进症

甲状腺功能亢进症(简称甲亢)是内分泌系统比较常见的疾病,是由于甲状腺腺体本身功能亢进,合成和分泌甲状腺激素增加所导致的甲状腺毒症,因血循环中的甲状腺激素过多,引起神经、循环、消化等系统兴奋性增高和代谢亢进为主要表现的一组临床综合征。引起甲亢的病因很多,包括 Graves 病、多结节性甲状腺肿伴甲亢、甲状腺自主性高功能腺瘤、碘甲亢、垂体性甲亢等。

一、诊断要点

(一)临床高代谢的症状。在临床上,对不明原因的体重下降、低热、腹泻、手抖、心动过速、心房纤颤、肌无力等均应考虑甲亢的可能。

(二)甲状腺体征:甲状腺肿和(或)甲状腺结节。少数病例无甲状腺体征。

(三)血清激素:TT4、FT4、TT3、FT3 增高,TSH 降低(一般<0.1mU/L)。T3 型甲亢时仅有 TT3、FT3 升高。

二、药物治疗方案

甲状腺功能亢进症的治疗方法主要有药物治疗、手术治疗及放射性 131I 治疗三种方法。其中药物治疗是最基本的治疗方法。

(一)抗甲状腺药物

处方一　1.甲巯咪唑(Methimazole):每次 10mg,每天 3 次。

　　　　2.丙基硫氧嘧啶(Propylthiouracil):每次 100mg,每天 3 次。

以上两种任选一种

(二)β 受体阻滞剂

处方二　普萘洛尔:每次 10mg,每天 3 次。

处方三　海藻、生牡蛎、珍珠母、夏枯草各 30g,象贝母 9g,龙胆草、黄芩、生甘草各 3g,赤芍 9g,黛蛤散 15g,车前子 12g。

本方是名中医刘义方治疗甲状腺功能讥进症经验方,功能清肝、化瘀、理气、散结。

加减应用:若有结节者,可加炮山甲、桃仁、忍冬藤;大便溏薄乏力者,去龙胆草,加白术、茯苓、扁豆;阴虚、腰痛耳鸣者,加生地黄、龟甲、天门冬、女贞子;便团者,加大黄;手抖者,加全蝎、钩藤;痰多者加半夏、陈皮;失眠者,加枣仁、远志、茯苓。

三、用药说明及注意事项

(一)抗甲状腺药物开始发挥作用多在 4 周以后。减量时大约每 2~4 周减药 1 次,每次甲巯咪唑减量 5~10mg/d(丙基硫氧嘧啶减量 50~100mg/d),减至最低有效剂量时维持治疗,甲巯咪唑约为 5~10mg/d,丙基硫氧嘧啶约为 50~100mg/d,总疗程一般为 1.5~2.0 年。起始剂量、减量速度、维持剂量和总疗程均有个体差异,需要根据临床实际掌握。

(二)抗甲状腺药物副作用是皮疹、皮肤瘙痒、白细胞减少症、粒细胞减少症、中毒性肝病和血管炎等。抗甲状腺药物较罕见且严重的不良反应为粒细胞缺乏、肝细胞损害或肝衰竭、抗中性粒细胞胞浆抗体(ANCA)相关性血管炎等,一旦发生应立即停药,并行相应处理。ANCA 阳性的血管炎多见于中年女性,临床表现为急性肾功能异常、关节炎、皮肤溃疡、血管炎性皮疹、鼻窦炎、咯血等。建议在治疗中定期检查白细胞,若白细胞<$2.5×10^9$/L 或中性粒细胞<$1.5×10^9$/L 应当立即停药。抗甲状腺药物对肝脏也有损害作用,特别是原有肝脏损伤的患者更需要谨慎服用,一般在治疗前后应当检查肝功能,有严重肝损者应立即停药。

(三)抗甲状腺药物停药指征主要从以下三点重点观察:一是甲状腺功能检测正常,二是临床中毒症状消失,三是人体免疫系统功能改善。

(四)使用普萘洛尔、阿替洛尔、美托洛尔或其他 β 受体阻滞剂可减慢心率、降低收缩压、缓解肌无力和震颤,改善易怒、情绪不稳和运动耐量等,尤其应该使用于那些有甲亢症状的年长患者及其他静息心率超过 90 次/分或合并心血管疾病的患者。

(五)碘剂:主要用于甲状腺危象及甲状腺切除术术前准备,术前使用碘化钾、饱和碘化钾溶液或无机碘预处理可减少甲状腺血流、血管分布和术中出血。

第十一节 甲状腺功能减退症

甲状腺功能减退症(简称甲减)是常见的甲状腺疾病之一,是由各种原因导致的甲状腺激素合成和分泌减少或组织利用不足而引起的全身性低代谢综合征,甲减常常由甲状腺本身疾病(原发)、垂体疾病(继发)及下丘脑(三发)引起,其中原发性甲减占所有病例的 90%。

一、诊断要点

(一)病史

如甲状腺手术史、甲亢 I –131 治疗史、Graves 病、桥本甲状腺炎及家族史等。

(二)症状和体征

早期患者的症状一般较隐匿,病情轻的可没有特异症状,而以基础代谢率降低和交感神经兴奋性下降为主要表现,典型患者则有畏寒、乏力、手足肿胀感、嗜睡、记忆力减退、少汗、关节疼痛、体重增加、便秘、女性月经紊乱或月经过多、不孕等表现。

(三)实验室检查和诊断

TSH 水平升高、FT4 水平降低,诊断为原发性临床甲减;仅 TSH 水平升高、而 FT4 水平正常,考虑为亚临床甲减。

(四)TPOAb、TgAb 是确定原发性甲减病因的重要指标和诊断自身免疫甲状腺炎（包括桥本甲状腺炎、萎缩性甲状腺炎)的主要指标。

二、药物治疗方案

原发性甲减治疗以去除疾病症状和体征,并使 TSH、T4 和 FT4 水平恢复正常为目标。

处方一　左旋甲状腺素(levothyrocine)：每次 50μg,每天 1 次。

处方二　党参、黄芪各 30g,仙茅 10g,淫羊藿 15g,菟丝子、熟地黄各 12g。

本方是上海名中医邝安方治疗甲减专方。功能助阳,温肾,益气。方中党参、黄芪健身益气,熟地黄补肾滋阴;仙茅、淫羊藿、菟丝子益肾温阳,助命门之火上行,催动全身功能运行。

加减应用:阳虚甚者,加熟附子、肉桂、桂枝各 10g,水肿明显者,加茯苓、泽泻各 30g。

三、用药说明及注意事项

甲减一般不能治愈,需要终生替代治疗。

(一)左旋甲状腺素一般从 25~50μg/d 开始用药,每 1~2 周增加剂量 25μg/d,直到达到治疗目标。儿童需要较高的剂量,老年患者需要较低的剂量,妊娠时的替代剂量需要增加 30%~50%,甲状腺癌术后的患者需要大剂量替代,但对缺血性心脏病患者的起始剂量宜小、调整剂量的速度宜慢,以防止诱发和加重心脏病。对中枢性甲减患者,治疗前应先评估其垂体和肾上腺皮质功能,功能减退者须先给予糖皮质激素替代治疗。

(二)治疗初期,每 4~6 周检测一次患者的甲状腺激素指标,并据此调整用药剂量;治疗达标后,再每 6~12 个月复测一次甲状腺激素指标。

第十二节　皮质醇增多症

皮质醇增多症(Hypercorlisolism)即库欣综合征,系肾上腺皮质长期分泌过量皮质醇引起的一组综合征,临床表现以满月脸、多血质、向心性肥胖、皮肤紫纹、痤疮、高血压等为特征。皮质醇增多症有多种病因引起,但大致可分为 ACTH 依赖性和 ACTH 非依赖性。前者占 80%~85%,主要包括库欣病和异位 ACTH 综合征;后者占 10%~20%,主要包括肾上腺皮质腺瘤和肾上腺皮质腺癌等。

一、诊断要点

(一)临床表现

向心性肥胖、满月脸、多血质外观、痤疮、紫纹、高血压、继发性糖尿病、骨质疏松等。女性有月经失调或闭经,男性性欲减退。约 90% 的患者有高血压。

(二)血皮质醇昼夜节律消失,24 小时尿游离皮质醇升高。

(三)小剂量地塞米松抑制试验,血、尿皮质醇不能被抑制。

(四)皮质醇增多症诊断明确后,需要进一步作病因诊断。病因诊断首先要确定是 ACTH 依赖性还是 ACTH 非依赖性,对依赖 ACTH 的皮质醇增多症,要进一步明确是库欣病还是异位 ACTH 综合征。

(五)大剂量地塞米松抑制试验是鉴别库欣病与肾上腺肿瘤最经典的方法,通常血、尿皮质醇不能被抑制者提示肾上腺腺瘤或腺癌,反之为库欣病。

二、药物治疗方案

首选治疗为手术治疗。为了缓解高皮质醇血症对身体的损害,药物治疗作为二线治疗,也是必不可少的治疗手段,适用于短期内无法手术或不能耐受手术复发性和难治性皮质醇增多症。

处方一 米托坦(Mitotane):每次 1.0g,每天 3 次。

处方二 米非司酮(Mifepristone):每次 300mg,每天 1 次。

三、用药说明及注意事项

(一)手术切除肿瘤是根本的治疗方法。

(二)治疗高皮质醇血症的药物通常按照作用部位分为 3 类:(1)特异性作用于垂体腺瘤抑制 ACTH 分泌;(2)作用于肾上腺肿瘤抑制皮质醇合成的药物;(3)作用于外周靶器官糖皮质激素受体的拮抗剂,如米非司酮,通过阻断皮质醇的外周作用缓解高皮质醇血症的临床表现。

(三)对肾上腺皮质癌患者,药物治疗应用于不能切除的病例和复发或转移病例不能再次手术者。米托坦被用作肾上腺皮质癌的主要用药,但药物治疗的效果仍存在争议。它的不良反应为剂量依赖性的,通常最大剂量为 6g/d,部分肾上腺皮质癌的患者可以在短时间内耐受更高的剂量。这种药物的吸收和转运均依赖脂蛋白,故最好与含脂食物一同使用。早期不良反应包括厌食、恶心、嗜睡,不良反应可停药数天而逆转,再次使用药物可以从小剂量开始。罕见的不良反应为斑丘疹和剥脱性皮炎,如果出现肝毒性需要停药,因为存在潜在的致畸性,用药期间必须避孕。

(四)米非司酮是糖皮质激素受体拮抗剂,用于治疗合并 2 型糖尿病或葡萄糖不耐受,以及不适合做手术或手术治疗无效的成人内源性库欣综合征患者,其常规剂量为 300mg,每日随餐服用 1 片,根据临床应答与耐受性,剂量可从每日一次 300mg 增加至最大剂量每日 1200mg,肾损伤与轻中度肝损伤患者每日一次剂量不超过 600mg。

(皮银珍 欧阳俊)

第二十五章　神经系统疾病

第一节　三叉神经痛

三叉神经痛是在面部三叉神经分布区内短暂的、反复发作的阵发性剧痛,又称痛性抽搐。从病因学角度可分为原发性三叉神经痛和继发性三叉神经痛两类。

一、诊断要点

一般认为,原发性三叉神经痛的确定诊断应具备下述 4 个特征:

(一)有无痛间隙的发作性疼痛;

(二)无明确的神经系统阳性体征;

(三)有扳机点;

(四)疼痛严格限制在三叉神经支配区域。

继发性三叉神经痛常表现为三叉神经麻痹并持续性疼痛,常合并其他脑神经麻痹,可由多发性硬化、延髓空洞症和颅底肿瘤所致。行头部 CT 和 MRI 可鉴别。

二、药物治疗方案

原发性三叉神经痛适用药物治疗,继发性三叉神经痛应针对病因治疗。

处方

(一)抗癫痫药物(以下药物任选一种,首选奥卡西平或卡马西平)

1. 奥卡西平(Oxcarbazepine):150mg/次,口服,2 次/日。

2. 卡马西平(Carbamazepine):0.1g/次,口服,2 次/日。

3. 苯妥英钠(Phenytoin Sodium):100mg/次,口服,2 次/日。

4. 加巴喷丁(Gabapentin):0.3g/次,口服,1 次/日。

5. 拉莫三嗪(Lamotrigine):25mg/次,口服,1 次/日。

(二)r-氨基丁酸受体激动剂

巴氯芬(Baclofen):5mg/次,口服,2 次/日。

三、用药说明及注意事项

(一)以上药物用法均为成人初始用药剂量,需视患者疼痛缓解情况及药物副反应调整用法。

(二)卡马西平是目前原发性三叉神经痛治疗的首选药物。治疗原则在于缓解疼痛而不产生毒性作用。需从小剂量开始逐渐加量,直至控制疼痛发作,以最低有效剂量维持。通常起始剂量为每日 200mg,分 2 次服用,根据症状逐渐加量,至每日 400~800mg,最高不超过每日 1.2g。卡马西平需长期服药,常见的不良反应有眩晕、嗜睡、恶心、皮疹、消化障碍、白细胞减少等,特别是对造血系统以及肝脏的不良反应应注意。还可能与其他药物发生相互作用。卡马西平是治疗三叉神经痛的一线药物,但常常由于其副作用而终止服用,停药后症状有反复。

(三)奥卡西平是第二代抗癫痫药,是卡马西平的衍生物,常用于顽固性神经疼痛治疗,其耐受性及安全性明显优于卡马西平,对血液和肝脏影响小,与其他药物之间反应小,常作为卡马西平不良反应明显时的替代药物。特别警示:有引起自杀想法和行为的风险,用药中应密切观察患者行为是否有明显改变。奥卡西平通常起始剂量为每日 300mg,分 2 次口服,每周可增加 1 次剂量,维持剂量为每日 600~1200mg,以最小剂量缓解疼痛为目的,最高剂量一般不超过每日 2400mg。

(四)加巴喷丁作为新型抗癫痫药,也被认为是一种相对较安全的药物,被广泛应用于各种慢性神经痛,也能够有效控制三叉神经痛,通常作为二线或补充用药。特别警示:有引起自杀想法和行为的风险,用药中应密切观察患者行为是否有明显改变。给药第一天可每日 1 次,每次 0.3g;第二天可加至每日 2 次,每次 0.3g;第三天可加至每日 3 次,每次 0.3g 并维持。常用维持剂量为每日 600~1200mg,不宜超过每日 2400mg。

(五)苯妥英钠是最早用于治疗三叉神经痛的药物,口服剂量每日 300~400mg,维持 3 周仍无效时应停药,否则过大剂量易产生恶心、眩晕和肝损伤等不良反应,随时间延长有效率有下降趋势,目前该药已逐渐被其他药物取代。

(六)拉莫三嗪常用剂量为每日 200~400mg,当单用卡马西平不良反应严重或症状控制不佳时,可联合应用拉莫三嗪作为二线治疗方案。

(七)巴氯芬是常用的抗肌痉挛药,长期使用有效率有下降,不良反应较小,有呕吐、嗜睡等,一般耐受良好,可逐渐增量,最高可达每日 80mg。

(八)药物治疗原发性三叉神经痛的优点在于给药方便,止痛效果显著,起效快,通常耐受好,是治疗三叉神经痛的首选方案。最大问题是药物依赖性,停药后疼痛往往会复发,而且长期应用药物治疗会产生不良反应。

(九)当药物治疗效果欠佳、无效或不良反应严重时,需转上级医院进一步治疗或采取外科等其他治疗手段。

第二节　吉兰－巴雷综合征

吉兰-巴雷综合征（Guillain-Barre syndrome,GBS）又称急性炎性脱髓鞘性多发神经病（acute inflammatory demyelinating polyneuropathy,AIDP）,是一种自身免疫介导的周围神经病。主要病理改变为周围神经病,常累及脑神经。临床资料显示发病可能与空肠弯曲菌感染及巨细胞病毒、EB病毒,肺炎支原体,乙肝肝炎病毒、HIV感染有关。

一、诊断要点

(一)症状:急性或亚急性起病,病前1~3周常有呼吸道或胃肠道感染症状或疫苗接种史。首发症状多为肢体对称性无力,从远端向近端发展或自近端向远端加重,常由双下肢开始逐渐累及躯干肌、脑神经。多于数日至2周达高峰。严重病例可累及肋间肌和膈肌致呼吸肌麻痹。四肢腱反射常减低。

(二)发病时患者肢体有感觉异常如烧灼感、麻木等不适感,可先于或与运动症状同时出现。感觉缺失相对轻,呈手套-袜子样分布。少数患者肌肉可有压痛,尤其腓肠肌压痛较常见,偶有出现Kernig征和Lasegue征等神经根刺激症状。

(三)自主神经功能紊乱症状较明显,表现为皮肤潮红,出汗增多,心动过速,心律失常,体位性低血压,手足肿胀及营养障碍,尿便障碍等。

除上述典型临床病例外,尚有一些表现不典型的GBS变异型。

1. Miller-Fisher综合征(MFS)或称为Fisher综合征 表现为眼外肌麻痹,共济失调及腱反射消失(ophthalmoplegia-ataxia-areflexia)三联征,伴脑脊液蛋白-细胞分离。几乎所有Fisher患者均可检出抗GQ1b抗体。MFS呈良性病程,预后较好,病后2~3周或数月内可完全恢复。

2. 急性运动轴索性神经病(acute motor aconal uropathy,AMAN)病前常有腹泻史,血清学检查可发现CJ感染证据。急性起病,24~48小时内迅速出现四肢瘫,多累及呼吸肌,肌肉萎缩出现早,病残率高,预后差。一般无感觉症状,病理及电生理表现主要为运动神经轴索损害。

(四)辅助检查

1. 脑脊液检查 特征性表现为蛋白-细胞分离即蛋白含量增高而细胞数目正常。发病数天内蛋白正常,1~2周后蛋白质开始升高,4~6周后可达高峰值。

2. 肌电图 最初改变是运动动作电位降低,F波异常示神经近端或神经根损害,对GBS诊断有重要意义。

二、药物治疗方案

处方一 血浆置换,直接去除血浆中致病因子,每次交换量40ml/kg体重或1~1.5倍血浆容量计算,病情轻者每周2次,中至重者可以每周4次,一般置换5次左右。

处方二 免疫球蛋白(Human):成人剂量0.4g/(kg./d),静脉滴注连用5天。

处方三 甲泼尼龙(Melhylprodmisolone):500mg/d静脉滴注,连用5天或地塞米松10mg/d,静脉滴注,7~10天为一个疗程。

三、用药说明和注意事项

(一)血浆置换治疗中应该注意禁忌证:包括严重感染、心律失常、心功能不全和凝血功能障碍等。置换过程中应该密切观察患者有无过敏反应,有无急性心衰发作,注意置换速度。

(二)免疫球蛋白使用过程应该注意先天IGA缺乏患者或免疫球蛋白缺乏患者禁用。发热和面红为常见的不良反应,减慢输液速度可减轻;偶有无菌性脑膜炎,肾衰,脑梗死报道,可能与患者血液黏度增高有关,输注过程应该注意输注速度,血液黏度高患者慎用。

(三)一般激素不主张使用,如果使用,应选择甲泼尼龙或地塞米松,注意激素的副反应。特别是卧床患者注意感染发生或加重。

(四)以下情况应该转上级医院治疗

1.需要呼吸肌支持治疗:重症患者会累及呼吸肌麻痹致呼吸衰竭,应严密观察呼吸情况,定时做血气分析,当肺活量下降至正常的 25~30%,血氧饱和度降低,血气分析动脉血氧分压低于 70mmhg 时,先行气管插管,一天以上不能改善患者行气管切开,呼吸肌辅助呼吸。

2.重症患者可能会出现心律失常,应密切观察,一旦出现严重心脏阻滞或窦性停博,应立即植入临时性心内起搏器。

第三节 特发性面神经麻痹

特发性面神经麻痹,又称 Bell 麻痹(Bell palsy)是因茎乳孔内面神经非特异性炎症所致的周围性面神经麻痹。

一、诊断要点

(一)症状 急性起病,一般为单侧,表现为口角歪斜、流涎、讲话漏风,吹口哨或发笑时尤为明显。

(二)体征 患侧面部表情肌瘫痪,额纹消失、眼裂不能闭合或闭合不全、鼻唇沟平坦、口角下垂、面部被牵向健侧。患者不能做邹额、蹙眉、闭目、露齿、鼓气和吹口哨等动作。

(三)检查辅助 肌电图检查面神经的兴奋阈值和复合肌肉动作电位、传导速度均较健侧下降。

二、药物治疗方案

面神经炎的治疗方案促使局部炎症、水肿及早消退、并促进面神经功能恢复。

抗病毒治疗

处方一 阿昔洛韦(Aciclovir):0.2g,每日 5 次,连续 7~10 天。

减轻水肿

处方二 1.地塞米松(Dexmelhasone),5~10mg,静脉注射,连续 3~5 天。

2.泼尼松片(Deltacortone):20~30mg/d,清晨顿服,3 天后减量一半,一周后停止。

营养神经

处方三 1.维生素 B_1(Vitamine B_1):100mg,肌内注射,每日 1 次。

2.维生素 B_{12}(Vitamine B_{12}):500ug,肌内注射,每天 1 次。

2 周后可以改口服 vitB$_1$,10mg,每日 3 次,vitB$_{12}$500ug,每日 3 次。

三、用药说明及注意事项

(一)关于激素的应用,没有固定模式,发病之初的强化使用,对评级很重的患者可有益于缩短病程。激素使用前应询问有无活动性结核,否则不能使用激素。激素使用过程中注意监测血糖,预防糖耐量异常患者出现血糖高,糖尿病患者使用要预先告知激素会导致血糖异常,征待理解同意后使用。

(二)对于暴露的眼角膜要预防暴露性结膜炎,可给予眼罩、滴眼药水、涂眼膏等方法。

(三)面神经炎患者要加强面部瘫痪肌肉的康复训练,但针刺治疗应在急性期过后进入恢复期才开始应用。

(四)对于患者长期治疗效果不满意,可以转上级医院进行面神经减压手术。

第四节　多发性神经病

多发神经病又称末梢神经病、周围神经炎、末梢神经炎。是不同病因引起的,表现为四肢远端对称性的运动、感觉以及自主神经功能障碍疾病。

一、诊断要点

周围性神经的损伤,常是完全性的,一般均有周围神经的感觉、运动和自主神经纤维的共同症状。按病程分为急性、亚急性、慢性、复发性。

(一)症状　感觉障碍:受累肢体远端出现感觉异常,如针刺、蚁走、烧灼感、触痛等感觉过度的刺激症状随着病程进展,患者渐出现肢体远端对称性深浅感觉减退或缺失,呈手套,袜套型分布。

(二)体征　肢体呈下运动神经元性瘫痪,远端对称性无力,可伴肌萎缩,肌束颤动等。自主神经功能障碍表现为肢体末端皮肤菲薄,干燥,苍白,变冷,汗多或无汗,指、趾甲粗糙,血压不稳定,上述症状多同时双侧出现,四肢对称性分布,由远端向近端开展。

(三)辅助检查　脑脊液一般正常,肌电图为神经源性损害,神经传导速度可有不同程度的减低。神经活检可见周围神经节段性髓鞘脱失或轴突变性。

二、药物治疗方案

(一)病因治疗　糖尿病患者注意血糖的控制,延迟病情的进展;药物引起的多发性神经病者需要立即停药;重金属或化学品中毒者应该立即脱离中毒环境,及时应用解毒剂及补充液体,利尿,通便促进毒物的排出,尿毒症性可进行血液透析或肾移植;乙醇中毒者需要戒酒。

(二)处方一　对症治疗:1. 维生素 B_1(Vitamine B_1):0.1,肌内注射,每日 1 次。

2. 甲钴胺(Mtecobalamen):500μg,静脉滴注,每日 1 次。

3. 神经生长因子:30μg,肌内注射,每日 1 次。

处方二　并发症:止疼治疗　1. 卡马西平(Carbamazepine):0.1,口服,每 8 小时 1 次。

2. 普瑞巴林(Pregabalin):0.1,口服,每 8 小时 1 次。

三、用药说明及注意事项

（一）急性期患者应卧床休息，瘫痪患者应定期翻身，防止压疮；提早康复治疗介入，防止发生肌肉萎缩，挛缩，畸形。恢复期可给以针灸治疗。

（二）以下情况转上级医院治疗

急性中毒患者可转上级医院进行血液透析，尽快排出毒物，减少毒物对神经的损害。

第五节　肋间神经痛

肋间神经痛是一组症状，即肋间神经由于不同原因的损害，如：带状疱疹病毒感染、胸椎退变、胸椎结核、胸椎损伤、胸椎硬脊膜炎、肿瘤、强直性脊柱炎等疾病或肋骨、纵隔、胸膜病变，肋间神经受到上述疾病产生的压迫、刺激，出现炎性反应，而出现以胸背部沿肋间向斜向前下至胸腹前壁中线带状区疼痛的综合征。疼痛性质多为刺痛或灼痛，多单侧受累，沿肋间可有压痛和叩痛，以及感觉异常。

一、诊断要点

（一）症状　胸背部沿一个或几个肋间区域产生针刺样或烧灼样放射性疼痛，呈半环状分布，局部皮肤可有痛觉过敏感，咳嗽、深呼吸或打喷嚏时可使疼痛加重。带状疱疹病毒所致者在疼痛症状之前多有受凉、感冒史。

（二）体征　胸椎棘突旁和肋间隙区域可有压痛，受累肋间神经的分布区常有感觉过敏或感觉减退等表现。带状疱疹病毒性的可在疼痛症状同时或之后几天，在受累肋间神经区域出现带状分布的皮肤疱疹。

（三）检查　无特异性检查，可选做血常规、胸片、胸椎 MRI 或 CT 等检查。

二、药物治疗方案

治疗应针对引起肋间神经痛的病因来制定，以及止痛、营养保护神经等对症、支持治疗。

（一）营养、保护神经药物，一般使用 1~2 周。

处方一：1. 维生素 B_1（Vitamine B_1）:20mg，每日 3 次。或维生素 B_1（Vitamine B_1）:100mg，肌内注射，每日 1 次。

2. 甲钴胺片（Mecobalamin）:0.5mg，每日 2 次。或甲钴胺针剂:0.5mg，静脉注射，每日 1 次。

（二）止痛药物

处方二：1. 卡马西平片（Carbazepine）:0.1/次，每日 3 次。

2. 普瑞巴林胶囊（Pregabalin）:75 毫克，每日 2 次×（5~7）天。

3. 美洛昔康片（Meloxicam）:7.5mg，每日 1 次×（5~7）天。

可首选治神经性痛药物卡马西平或普瑞巴林，若效果不佳根据病情可酌情加用一种其他非甾体类止痛药物，如口服美洛昔康或布洛芬乳膏外用等，但要注意药物副作用。原则上只要疼痛能忍受则可不用，使用时尽量从低剂量开始，达到基本止痛即可，疼痛明显缓解时即应尽早减量或停用，并可局部配合一些热敷、理疗等措施。

（三）减轻神经细胞炎性水肿药物

处方三：1.七叶皂苷钠片：30mg，每日 2 次×（7~10）天。

或 2.七叶皂苷钠针剂（Sodium Aescinate for Injectlon）：20mg+NS，250ml，iv.gtt，qd×（5~7）天。

（四）病因治疗药物

根据不同病因选择针对性药物治疗，以及醋酸强的松龙局部封闭、理疗、针灸、推拿等；若为疱疹病毒所致者可在发病初期予以抗病毒药物治疗。

处方四：1.阿昔洛韦片（Aciclovir）：0.2，每 6 小时一次。

或 2.阿昔洛韦注射液 0.25+NS：100ml，iv.gtt，q8h×（5~7）天。

3.更昔洛韦注射液（Ganciclorir）：0.1+NS，100ml，iv.gtt，q12h×（5~7）天。

（五）中医中药治疗

具有疏肝理气止痛功效的四逆散加味可治疗肝郁气滞型肋间神经痛，中药成分有柴胡、青皮、白芍、郁金、延胡索、甘草。

三、用药说明及注意事项

（一）七叶皂苷钠针剂用药前后要检查肾功能，孕妇及肾功能不全者禁用。注射时勿使药液漏至血管外，可致局部炎症反应，出现充血、红肿、疼痛，若已发生，可用普鲁卡因或透明质酸酶局封，硫酸镁湿敷。

（二）普瑞巴林的疗效和不良反应与剂量相关，日最大剂量不超过 600mg。其主要以原形经肾脏排泄，肾功能不全的患者应减少剂量。普瑞巴林可引起血管性水肿并可伴有面部、颈（咽、喉）肿胀，过敏反应的风险，若出现上述症状应立即停药并采取相应医疗措施。

（三）卡马西平用药期间注意定期检查：全血细胞，尿常规，肝功能，眼科检查，以及卡马西平血药浓度测定。卡马西平可致肝功能异常、药疹、白细胞减少、粒细胞缺乏、类急性间质性卟啉病等，一般停药后多能恢复、改善，严重者可予以护肝、升白细胞药物治疗。另外，卡马西平也有引起心律紊乱、传导阻滞及心功能衰竭，以及眼球震颤、口齿不清、运动失调、眩晕、嗜睡、意识模糊等不良反应，常为药物过量作用所致，应及时减量或停用，并适当予以护心、护脑等对症治疗。有房室传导阻滞、骨髓抑制、严重肝功能不全者禁用。

（四）美洛昔康片不良反应有腹痛、便秘、胀气、腹泻；短暂的肝功能指标异常；食道炎、胃十二指肠溃疡、胃肠道出血，白细胞减少和血小板减少，瘙痒、皮疹、轻微头晕、头痛、眩晕、耳鸣、嗜睡、水肿、血压升高、心悸、潮红、过敏反应等，一般应及时减量或停用，若已有消化道溃疡、出血，严重的肝功能异常、白细胞和/或血小板明显减少，以及较严重的心律紊乱、传导阻滞及心功能衰竭等情况则不宜应用。孕妇及儿童禁用。

（五）阿昔洛韦、更昔洛韦可引起中性粒细胞减少、贫血和血小板减少，肾功能不全患者应根据肌酐清除率调整剂量，对其过敏者禁用。

（六）若经规范药物治疗仍疼痛较剧者，可选择局部封闭或转上级医院手术治疗。有严重药物不良反应时必须及时转上级医院治疗。

第六节 坐骨神经痛

坐骨神经痛是指坐骨神经病变,沿坐骨神经通路即腰、臀部、大腿后、小腿后外侧和足外侧发生的疼痛症状群。坐骨神经是支配下肢的主要神经干。坐骨神经通路及其分布的疼痛,即在臀部大腿后侧、小腿后外侧和足外侧的疼痛。若疼痛反复发作,日久会出现患侧下肢肌肉萎缩,或出现跛行。属于腰腿痛的范畴。病因以腰椎间盘突出最常见。

一、诊断要点

（一）症状

本病男性青壮年多见,单侧为多。临床症状以腰骶部经臀部向下肢放射,烧灼样或针刺样疼痛,行动时弯腰、咳嗽、喷嚏时疼痛加剧为主。疼痛程度及时间常与病因及起病缓急有关,患肢小腿外侧和足背常有麻木和感觉减退。

（二）体征

牵拉坐骨神经皆可诱发疼痛或疼痛加剧,坐骨神经通路可有压痛,如腰旁点、臀点、腘点、踝点及跖点等。腰椎活动受限。臀肌张力松弛,伸拇及屈拇肌力减弱。跟腱反射减弱或消失。直腿抬高试验（Lasegue 征）阳性（病员仰卧,下肢伸直、患肢上抬不到 70 度而引起腿部疼痛）。骶、髂、臀、腓、踝等处可有明显的压痛点。

（三）检查

腰骶椎 X 线摄片、CT 或 MRI 有助于明确诊断。

二、药物治疗方案

（一）普通病例药物治疗

1.止痛治疗

处方一（以下药物任选一种）

（1）布洛芬缓释胶囊（Ibuprofen Sustained Release Capsules）：每次 0.3g,口服,每日 2 次。

（2）百服宁片（Bufferin Talbets）：每次 0.5g,口服,每日 3 次。

（3）塞来昔布胶囊（Celecoxib Capsules）：每次 200mg,口服,每日 2 次。

2.营养神经治疗

处方二 甲钴胺胶囊（Mecobalamin Capsules）：每次 0.5mg,口服,每日 3 次。

3.缓解肌肉痉挛治疗

处方三（以下药物任选一种）

（1）乙哌立松片（EPerisone Hydrochloride Tables）：每次 50mg,口服,每日 3 次。

（2）巴氯芬片（Baclofen Talblets）：每次 5mg,口服,每日 3 次。

（3）替扎尼定片（Tizenidine Hydrochloride Tablets）：每次 2mg,口服,每日 3 次。

（二）严重病例药物治疗

1.糖皮质激素及脱水剂应用

处方四 泼尼松片(Prednisone Tablets)：每次 10mg，口服，每日 3~4 次。

处方五 地塞米松(Dexamethasone)：10~15mg，静脉滴注，每日 1 次，7~10天。

处方六 地塞米松(Dexamethasone)5~10mg+20%甘露醇(Mannitol)250ml，静脉滴注，每日 1~2 次，连续 1 周。

2.封闭治疗

处方七 复方倍他米松（Lidocaine Injection)10mg、2%利多卡因 4 ~ 6ml、维生素 B₆（Pyridoxamine)100 ~ 200mg、维生素 B₁₂(Cobalamin)500 ~ 1000ug 作腰椎旁神经根阻滞治疗或硬膜外腔注射治疗。

处方八 醋酸泼尼松注射液 （Prednisone Acetate)2ml （25mg)、2%利多卡因(Lidocaine Injection)注射液 2ml，用生理盐水(Normol Saline)稀释 20ml 经椎间孔行腰椎硬膜外腔注射治疗。

(三)中药治疗

处方九：独活 15g，灵仙 12g，千年健 10g，杜仲 12g，牛膝 15g，续断 12g，木瓜 10g，鸡血藤 30g，红花 9g，当归 12g，川芎 9g，地龙 10g。每日两剂，水煎服。

三、用药说明及注意事项

(一)坐骨神经痛以腰椎间盘突出最多见，其次有椎管内肿瘤、腰椎结核、腰骶神经根炎、骶髂关节炎、盆腔内肿瘤、妊娠子宫压迫、臀部外伤、梨状肌综合征、臀肌注射不当以及糖尿病等，要针对病因才可能彻底治愈。

(二)药物治疗均为止痛对症治疗，根据病情需要先选用口服药物治疗，在口服药物治疗无效及疼痛症状严重时可行封闭治疗。硬膜外类固醇注射疗法止痛效果较确切，坐骨神经痛较重患者推荐使用，在有条件的医院可在 X 线或 CT 引导下行硬膜外注射治疗。在硬膜外腔注入少量激素和麻醉药物，可抑制神经末梢的兴奋性，同时改善局部血运，减轻局部酸中毒，从而起到消炎作用，阻断疼痛的恶性循环，达到止痛目的。

(三)应用非甾体类抗炎药(NSAIDS)镇痛时应注意预防常见的胃肠道副作用，对合并有胃肠道基础疾病的坐骨神经痛患者为防止胃肠出血、穿孔，要慎用非甾体类抗炎药，必须使用时应预防使用保护胃肠道黏膜药物。

(四)无论何种缘由所致的坐骨神经痛急性期，神经周围组织常有急性充血、水肿、无菌性炎症反应，甚至受挤压，糖皮质激素可以缓解这些病理改变。糖皮质激素不能长期、过量使用，它能导致骨质疏松、瘦削、痤疮等，严重者可招致股骨头坏死、糖尿病、高血压、胰腺炎等。

(五)封闭治疗如使用普鲁卡因，应在术前做过敏试验；少数患者在封闭注射后出现头晕、大汗、脸色苍白、脉搏细弱、血压下降、恶心呕吐等反应，给予平卧、吸氧，肌注肾上腺素注射液(Epinephrine Injection)1 支(1mg)。

第七节　癫　痫

癫痫是一组由已知或未知病因引起,脑部神经元高度同步化,常具有自限性的异常放电所导致,以反复性、发作性、短暂性、刻板性的中枢神经系统功能失常为特征的综合征。

一、诊断要点

(一)症状和体征

不同类型癫痫发作的临床表现各不同。

1. 全面性发作:最初的症状学和脑电图提示发作起源于双侧脑部者称为全面性发作,这种类型的发作在发作初期就有意识丧失。

(1)全面强直-阵挛性发作:意识丧失、双侧强直后紧跟有阵挛的序列活动是全身强直-阵挛性发作的主要临床特征。早期出现意识丧失、跌倒。随后表现为全身骨骼肌持续性收缩,双眼上翻或凝视,咬伤舌尖,颈和躯干先屈曲后反张,上肢由上举后旋转为内收前旋,下肢先屈曲后猛烈伸直,持续 10~20 秒后患者从强直转成阵挛,阵挛频率逐渐变慢,间歇期延长,在一次剧烈阵挛后,发作停止,进入发作后期。呼吸首先恢复,随后瞳孔、血压、心率降至正常,肌张力松弛,意识逐渐恢复。从发作到意识恢复历时 5~15 分钟。

(2)失神发作:分为典型失神和不典型失神。

①典型失神:表现为动作突然终止,凝视,呼之不应,不伴有或伴有轻微的运动症状,发作开始和结束均突然。通常持续 5~20 秒,罕见超过 1 分钟者。发作时 EEG 呈规律性双侧同步 3Hz 的棘慢波综合爆发。主要见于儿童失神癫痫和青少年失神癫痫。

②不典型失神:表现为意识障碍发生和结束均较缓慢,可伴有轻度的运动症状,发作时 EEG 可以表现为慢的棘慢波综合节律。主要见于 Lennox-Gastaut 综合征,也可见于其他多种儿童癫痫综合征。

(3)强直发作:表现为发作性全身或双侧肌肉的强烈持续的收缩,肌肉僵直,躯体伸展背屈或前屈。常持续数秒至数十秒,但是一般不会超过 1 分钟。发作时 EEG 显示双侧的低波幅快活动或高波幅棘波节律。强直发作主要见于 Lennox-Gastaut 综合征。

(4)阵挛发作:主动肌间歇性收缩叫做阵挛,导致肢体有节律性的抽动。发作期 EEG 为快波活动或棘慢/多棘慢波综合节律。

(5)肌阵挛发作:表现为快速、短暂、触电样肌肉收缩,可遍及全身,也可限于某个肌群,常成簇发生。发作典型的 EEG 表现为爆发性出现的全面性多棘慢综合波。肌阵挛包括生理性肌阵挛和病理性肌阵挛,但并不是所有的肌阵挛都是癫痫发作。只有同时伴有 EEG 癫痫样放电的肌阵挛才是癫痫发作。肌阵挛发作既可见于一些预后较好的特发性癫痫患者(如婴儿良性肌阵挛性癫痫、青少年肌阵挛性癫痫),也可见于一些预后较差的、有弥漫性脑损害的癫痫综合征(如早期肌阵挛性脑病、婴儿严重肌阵挛性癫痫、Lennox-Gastaut 综合征等)。

(6)失张力发作:表现为肌张力突然丧失,可致患者跌倒。局限性肌张力丧失可仅引起患者头或肢体下垂。

2.部分性发作:包括单纯部分性、复杂部分性、部分性继发全身性发作三类。

(1)单纯部分性发作:除具有癫痫共性外,发作时意识始终存在,发作后能复述发作的生动细节是单纯部分性发作的主要特征。

①运动性发作:表现为身体的某一局部发生不自主抽动。多见于一侧眼睑、口角、手或足趾,也可涉及一侧面部或肢体。严重者发作后可留下短暂性肢体瘫痪,称为 Todd 麻痹。异常运动从局部开始,沿皮层功能区移动,如从手指-腕部-前臂-肘-肩-口角-面部逐渐发展,称为杰克逊发作(Jackson seizures)。旋转性发作表现为双眼突然向一侧偏斜,继之头部不自主同向转动,伴有身体的扭转,但很少超过 180 度,部分患者过度的旋转可引起跌倒,出现继发性全身性发作。发作性一侧上肢外展,肘部屈曲,头向同侧扭转,眼睛注视着同侧称为姿势性发作。不自主重复发作前的单音或单词称为语言性发作。

②感觉性发作:表现为一侧面部、肢体或躯干麻木,刺痛;眩晕性发作表现为坠落感、漂动感或水平/垂直运动感;偶尔出现本体感觉或空间知觉障碍性发作,出现虚幻的肢体运动感。特殊性发作则出现味、嗅、听、视幻觉。

③自主神经性发作:表现为上腹不适、恶心、呕吐、面色苍白、出汗、竖毛、瞳孔散大等。

④精神症状性发作:可表现为各种类型的遗忘症、情感异常、错觉等。

(2)复杂部分性发作:主要特征是有意识障碍,发作是患者对外界刺激没有反应,发作后不能或部分不能回忆发作的细节。根据放电起源不同,扩散途径和速度不同,分为 4 种类型。

①自动症:意识障碍和看起来有目的,但实际上没有目的的发作性行为异常是自动症的主要特征。

②仅有意识障碍:表现为突然动作终止,两眼发直,叫之不应,不跌倒,面色无改变,发作后可继续原来的活动。其临床表现酷似失神发作,成人的"失神"发作几乎均是复杂部分性发作。其放电常起源于颞叶,也可起源额叶、枕叶等。

③先有单纯部分性发作,继之出现意识障碍。

④先有单纯部分性发作,后出现自动症。

(3)部分性继发全身性发作:先出现上述部分性发作,随之出现全身性发作。

3.癫痫持续状态:2001 年,国际抗癫痫联盟提出了新的癫痫持续状态定义,即超过大多数这种发作类型患者的发作持续时间后,发作仍没有停止的临床征象,或反复的癫痫发作,在发作期中枢神经系统的功能没有恢复到正常基线。在没有办法确定"大多数患者发作持续时间"的情况下,倾向性的看法是"连续发作超过 5 分钟就是癫痫持续状态"。

(二)检查

详细的病史对诊断及分型是十分重要的。但多数患者发作时有意识障碍,自己难以叙述发作时的病史。因此,目击者的叙述十分重要,包括发作持续时间、发作频率、可能诱因、家庭

史等。临床中怀疑癫痫的患者应常规行脑电图检查。此外,脑磁图、CT、MRI、MRS、fMRI、PET
等检查可能对诊断癫痫有帮助,但不作为常规检查。

二、药物治疗方案

癫痫无论是原发性还是继发性,最重要的治疗是控制发作,目前控制发作最主要手段是
药物治疗。

(一)部分性发作

处方一:卡马西平(Carbamazepine):15~25mg/kg 口服,每日 2~3 次。

或处方二:苯妥英钠(Dilantin):5mg/kg 口服,每日 1~3 次。

或处方三:丙戊酸钠起始量(Sodium Valproate):10mg/(kg·d)口服,每周增加 5~10mg/
(kg·d),直至症状控制。常用剂量范围 600~1800mg/d。

或处方四:苯巴比妥钠(Phenotarbital Sodium):3~5mg/kg,成人 60~120mg/kg 口服,每日 2~
3 次。

(二)全面性强直阵挛发作

处方一:苯妥英钠(Phenobarbital Sodium):5mg/kg 口服,每日 1~3 次。

或处方二:苯巴比妥钠(Carbamazepine):儿童 3~5mg/kg,成人 60~120mg/kg 口服,每日
2~3 次。

或处方三:卡马西平 15~25mg/kg 口服,每日 2~3 次。

或处方四:丙戊酸钠(Sodium Valproate)起始量 10mg/(kg·d)口服,每周增加 5~10mg/
(kg·d),直至症状控制。常用剂量范围 600~1800mg/d。

(三)失神发作

处方一:乙琥胺(Ethosuximide):20~40mg/(kg·d)口服,每日 2~3 次,初始量为 10mg/
(kg·d),每周一次逐渐加量,直至发作被控制或出现了胃肠道反应、共济失调、嗜睡。

或处方二:丙戊酸钠起始量 10mg/(kg·d)口服,每周增加 5~10mg/(kg·d),直至症状控
制。常用剂量范围 600~1800mg/d。

或处方三:氯硝西泮(Clonazepam)起始剂量 0.01~0.03mg/(kg·d)口服,每日 2~3 次,可缓
慢增加到 0.1~0.3mg/(kg·d)。

(四)肌阵挛发作

处方一:丙戊酸钠起始量 10mg/(kg·d)口服,每周增加 5~10mg/(kg·d),直至症状控制。
常用剂量范围 600~1800mg/d。

或处方二:氯硝西泮起始剂量 0.01~0.03mg/(kg·d)口服,每日 2~3 次,可缓慢增加到
0.1~0.3mg/(kg·d)。

(五)癫痫持续状态　应迅速控制发作,选用下述方法:

处方一:地西泮(Diazepam):成人 10~20mg 缓慢推注,不少于 5 分钟,5 岁以上儿童 5~
10mg,5 岁以下每岁 1mg。为防止复发可在 20 分钟内再重复 1 次。可用地西泮 100–200mg 稀

释于 5%GNS 中,于 12 小时内缓慢静脉滴注。

或处方二:苯妥英钠 15~20mg/kg+NS,250~500ml 缓慢静注,不超过 50mg/min,必须心电监护。

或处方三:丙戊酸钠首剂量 15mg/kg 静注,以后每小时以 1mg/kg 的速度静滴,每日总量 20~30mg/kg。

三、用药说明及注意事项

(一)抗癫痫治疗时机

癫痫诊断一旦确定,原则上应积极进行药物治疗。但发作次数稀少者,如仅发作 1 次或数年才发作 1 次或此次为首发者,应当权衡利弊,告知抗癫痫药物可能副作用和不治疗可能后果情况下,根据家属或患者意愿选择用或不用抗癫痫药物。

(二)选药原则

根据癫痫的发作类型选择合适的抗癫痫药物。药物选择不当,不仅治疗无效,还会增加发作频度与严重性。一旦开始服药,必须坚持规律服用;从小剂量开始,逐步达到有效浓度,当一个药物达到最大治疗浓度仍不能控制时,选用另一个药物或加用其他药物进行联合治疗。加用其他抗癫痫药物时应注意药物的相互作用,或是增加血浓度,或是降低血浓度的影响。

(三)药物剂量及给药方法

用药应从小剂量开始,逐渐调整到既能控制发作,又不产生中毒反应的剂量。抗癫痫药物至少每个半衰期给药一次。一些药物需要更频繁地投药,以减少峰-剂量副作用。

(四)换药及减停药

单一药物治疗是应遵守的基本原则,如治疗无效,可换用另一种单药,但换药期间应有 5~10 天过渡期。一旦开始服药,必须坚持长期服药,一直到癫痫完全控制,并仍继续服药 3~5 年后才可能停药,单纯失神发作治疗 2 年即可,青少年肌阵挛癫痫以 5 年即可,儿童良性癫痫 1 年即可。

减药过程通常需 1 年左右。停药时应根据脑损害的体征、癫痫的病程、发作类型、频率、脑电图及患者的工作性质等因素综合判断。停药后复发率为 20%~40%,多出现在停药后 2 年以内。

(五)出现以下情况需转上级医院治疗

1.出现癫痫持续状态,静脉注射地西泮后仍不能缓解者,需转上级医院治疗;

2.癫痫患者应用一线药物治疗后仍不能控制发作者,可转上级医院治疗。

第八节　后循环缺血

后循环缺血(posterior circulation ischemia,PCI)包括后循环 TIA 和后循环脑梗死,是常见的缺血性脑血管病,约占缺血性卒中的 20%。后循环指椎-基底动脉系统,由椎动脉、基底动脉和大脑后动脉组成,主要供血给脑干、小脑、丘脑、枕叶、部分颞叶及上段脊髓。

一、诊断要点

（一）症状

常见症状有:头晕/眩晕、肢体/头面部麻木、肢体无力、头痛、呕吐、复视、短暂意识丧失、视觉障碍、行走不稳或跌倒。

（二）体征

常见体征有:眼球运动障碍、肢体瘫痪、感觉异常、步态/肢体共济失调、构音/吞咽障碍、视野缺损、声嘶、Horner综合征等。出现一侧脑神经损害和另一侧运动感觉损害的交叉表现是后循环缺血的特征表现。

（三）检查

对所有疑为后循环缺血的患者应进行神经影像学检查,主要是MRI检查。DWI对急性病变最有诊断价值。头颅CT检查易受骨伪影影响,诊断价值不大,只适用于排除出血和不能进行MRI检查的患者。其他血管检查,如数字减影血管造影、CT血管造影、MRI血管造影和血管多普勒超声检查等有助于发现和明确颅内外大血管病变。经颅多普勒超声(TCD)检查可发现椎动脉的狭窄或闭塞,但不能成为诊断后循环缺血的唯一依据。多种心脏检查有助于明确来自心脏或主动脉弓的栓塞。颈椎的影像学检查不是首选或重要检查。

二、药物治疗方案

目前仍缺乏专门针对后循环缺血的大样本随机对照研究结果,因此对后循环缺血的急性期处置与前循环缺血性卒中相似。在一般内科支持治疗基础上,可酌情选用改善脑循环、护脑、抗脑水肿降颅压等措施。在时间窗内有适应证者可行溶栓治疗。

（一）一般治疗

包括保持呼吸道通畅、调控血压、调控血糖、调脂以及营养支持。

1. 调控血压

处方一:生理盐水(0.9% NS):250ml。

拉贝洛尔(Labetalol Hydrochloride)注射液:100mg,静脉滴注,1mg~4mg/每分钟,速度视血压调节。

2. 调节血脂

处方二:①阿托伐他汀钙片(Atorvastatin Calcium):20mg,口服,每晚1次。

②瑞舒伐他汀钙片(Rosuvastatin):10mg,口服,每晚1次。

以上药物任选一种。

（二）溶栓治疗

处方三: 发病4.5小时内应用重组人体组织型纤溶酶(rt-PA),0.9mg/Kg(最大剂量90mg)静脉滴注,成人总量为100mg,开始时60mg输注1个多小时,然后第2小时给予20mg,第3小时再给予20mg。

发病 6 小时内应用尿激酶(Uvokimase),100~150 万 IU,溶于生理盐水 100ml~200ml,持续静脉滴注 30 分钟,用药期间及用药 24 小时内应严密监护患者。

(三)抗血小板治疗

处方四:1. 阿司匹林肠溶片(Aspirin):50mg~325mg,口服,每日 1 次。

2. 硫酸氢氯吡格雷片(Clopidogrel Hydrogen Sulfate):75mg,口服,每日 1 次。

以上两种任选一种或联合用药。

(四)抗凝治疗

对大多数急性缺血性脑卒中患者,不推荐无选择地早期进行抗凝治疗。

处方五:1. 华法林钠片(Warfarin Sodium):1.5mg~3mg,口服,每日 1 次(维持 INR 在 2.0~3.0)。

2. 利伐沙班片(Rivaroxaban):20mg,口服,每日 1 次。

3. 达比加群酯胶囊(Dabigatran Etexilate):150mg,口服,每日 2 次。

以上三种任选一种。

(五)降纤

处方六:生理盐水(0.9% NS):250ml。

纤溶酶(Fibrinogenase)注射液:100IU,静脉滴注,每日 1 次,连用 1~2 周。

(六)神经保护

处方七:1. 生理盐水(0.9% NS):100ml。

依达拉奉(Edaravone)注射液:30mg,静脉滴注,每日 1 次,连用 1~2 周。

2. 丁苯酞(Butylphthalide)软胶囊:0.2g,口服,每日 3 次,连用 20 天。

三、用药说明及注意事项

(一)调控血压

处方一中拉贝洛尔适应于血压大于 220/110mmHg 时,或伴有严重心功能不全、主动脉夹层、高血压脑病患者,避免使用引起血压急剧下降的药物。对于后循环 TIA,发病数天后如果血压大于 140/90mmHg,应启动降压治疗。卒中后低血压的患者应积极寻找和处理原因,必要时可采用扩容升压措施。可静脉输注 0.9%氯化钠溶液纠正低血容量,处理可能引起心输出量减少的心脏问题。

(二)调控血糖建议

1.血糖超过 10mmol/L 时可给予胰岛素治疗。应加强血糖监测,可控制在 7.7~10mmol/L。2.血糖低于 3.3mmol/L 时,可给予 10%~20%葡萄糖口服或注射。目标是达到正常血糖。

(三)调节血脂

对于非心源性缺血性脑卒中患者,无论是否伴有其他动脉粥样硬化证据,建议给予高强度他汀类药物治疗以减少脑卒中。有证据表明 LDL-C 下降≥50%或 LDL≤1.8mmol/L 时,二级预防更有效。他汀类药物可能增加出血、肌酶升高等风险,通常临床上对于非心源性缺血性脑卒中急性期给予强化他汀治疗,急性期过后给予常规剂量的他汀治疗。颅内大动脉粥样硬化性狭窄(狭窄率为 70%~90%)导致的缺血性脑卒中或 TIA 患者,推荐给予高强度他汀类药物治疗以减少脑卒中。

(四)溶栓治疗

处方三适应于后循环脑梗死患者,其适应症和禁忌证同脑梗死(详见第十节)。

(五)抗血小板治疗

处方四适应于不符合溶栓适应证且无禁忌证的非心源性缺血性脑卒中患者, 脑梗死患者应在发病后尽早给予口服阿司匹林 150mg/d~300mg/d,急性期后改为预防剂量(50mg/d~300mg/d)。对于发病 24 小时内的轻型卒中(NIHSS 评分≤3 分),应尽早给予阿司匹林联合氯吡格雷治疗 21 天。发病 30 天内伴有症状性颅内动脉严重狭窄(狭窄 70%~99%)的缺血性脑卒中,应尽早给予阿司匹林联合氯吡格雷治疗 90 天。此后阿司匹林或氯吡格雷单用可作为长期二级预防一线用药。溶栓治疗者,阿司匹林等抗血小板药物应在溶栓 24h 后开始使用。对不能耐受阿司匹林者,可考虑选用氯吡格雷等抗血小板治疗。

(六)抗凝

对大多数急性缺血性脑卒中患者,不推荐无选择地早期进行抗凝治疗。

(七)神经保护剂

神经保护剂和中医中药的疗效尚需更多高质量临床试验进一步证实。

(八)出现以下情况需转上级医院

1. 由后循环大动脉闭塞导致的严重卒中不适合静脉溶栓且具备动脉溶栓指征的患者,发病在 24 小时内,需转上级医院动脉溶栓。

2. 对于静脉溶栓无效的大动脉闭塞患者,发病 8 小时内,需转上级医院进行补救性动脉溶栓或机械取栓。

第九节　短暂性脑缺血发作

短暂性脑缺血发作(transient ischemic attack,TIA)指脑、脊髓或视网膜局灶性缺血所致的不伴急性脑梗死的短暂性神经功能障碍。

一、诊断要点

(一)症状和体征

TIA 的临床表现多种多样, 颈内动脉系统和椎-基底动脉系统 TIA 均可出现精神症状、意识障碍、半侧舞蹈样发作或偏身投掷等,TIA 的临床表现取决于受累血管。

1. 颈内动脉系统 TIA:多表现为单眼(同侧)或大脑半球(对侧)症状。视觉症状表现为同侧一过性黑矇、雾视、视野中有黑点、眼前有阴影等。大脑半球症状多为受累对侧面部或肢体的无力或麻木,优势半球受累出现失语、失用,非优势半球受累可出现体象障碍。

（1）大脑中动脉供血区 TIA：可出现缺血对侧肢体单瘫、轻偏瘫、面瘫和舌瘫，可伴有偏身感觉障碍和对侧同向性偏盲。

（2）大脑前动脉供血区 TIA：可出现人格和情感障碍、对侧下肢无力等。

（3）颈内动脉主干 TIA：主要表现为眼动脉交叉瘫（病侧单眼一过性黑矇、失明或对侧偏瘫及感觉障碍），Horner 交叉瘫（对侧偏瘫，病侧 Horner 征：同侧瞳孔缩小、眼裂变小、眼球内陷、面部少汗）。

2. 椎 - 基底动脉系统 TIA：常表现为眩晕、恶心、呕吐、构音障碍、跌倒发作、共济失调、异常的眼球运动、复视、交叉性运动或感觉障碍、视野缺损、偏盲或双侧视力丧失，若迷路动脉缺血则可出现耳鸣。以下是几种特殊类型的椎 - 基底动脉系统 TIA。

（1）跌倒发作：系下部脑干网状结构缺血所致，表现为患者转头或仰头时，下肢突然失去张力而跌倒，无意识丧失，常可很快自行站起。

（2）短暂性全面遗忘症：是由大脑后动脉颞支缺血累及边缘系统的颞叶海马、海马旁回和穹窿所致，发作时出现短时间记忆丧失，患者对此有自知力，持续数分钟至数十分钟，发作时伴时间、空间定向障碍，对话、书写和计算等较复杂的皮层高级活动保留完整。

（3）双眼视力障碍发作：双侧大脑后动脉距状支缺血导致枕叶视皮质受累引起的暂时性皮质盲。

（4）脑干和小脑缺血：发生眼外肌麻痹可出现复视；出现 Wallenberg 综合征可表现为眩晕、恶心、呕吐及眼震。

3. 脊髓 TIA：起病突然，持续时间短，不超过 24 小时，恢复完全，无后遗症。脊髓 TIA 的典型临床特点是间歇性跛行和下肢远端发作性无力，表现为行走一段路程后出现单侧或双侧下肢沉重感、乏力甚至瘫痪，休息或适当治疗后缓解，但可反复发作。

（二）检查

多数 TIA 患者就诊时临床症状已经消失，故诊断主要依靠病史。头颅 CT 或 MRI 正常或未显示责任病灶，在排除其他疾病后即可诊断 TIA。新近的神经影像学检测技术，如 DWI、PWI 和 SPECT 等有助于 TIA 的早期诊断。

二、药物治疗方案

TIA 是卒中的高危因素，需对其积极进行治疗，遵循个体化和整体化原则。

（一）抗血小板聚集

处方一：1. 阿司匹林肠溶片（Aspirin）：100mg，口服，每日 1 次。

2. 硫酸氢氯吡格雷片（Clopidogrel Hydrogen Sulfate）：75mg，口服，每日 1 次。

连用 21 天后改选用其中一种。

（二）抗凝治疗

处方二：1. 华法林钠片（Warfarin Sodium）：1.5mg~3mg，口服，每日 1 次（维持 INR 在 2.0~3.0）。

2. 利伐沙班片(Rivaroxaban):20mg,口服,每日 1 次。

3. 达比加群酯胶囊(Dabigatran Etexilate):150mg,口服,每日 2 次。

以上三种任选一种。

(三)病因治疗

对 TIA 患者要积极查找病因,针对可能存在的脑血管病高危因素如高血压、糖尿病、血脂异常等要进行积极有效的治疗。

三、用药说明及注意事项

(一)调控血压

高血压是脑卒中和 TIA 最重要的危险因素, 建议:1. 既往未接受降压治疗的 TIA 患者,发病数天后如果收缩压≥140mmHg 或舒张压≥90mmHg,应启动降压治疗,对于血压<140/90mmHg 的患者,其降压获益并不明确。2. 既往有高血压病史长期接受降压药物治疗的 TIA 患者,如果没有绝对禁忌,发病后数天应重新启动降压治疗。3. 由于颅内大动脉粥样硬化性狭窄(狭窄率 70%~90%)导致的 TIA 患者,推荐收缩压可降至 140mmHg 以下,舒张压降至 90mmHg 以下,但不应低于 120/80mmHg,应该引起注意的是,由于低血流动力学原因导致的 TIA 患者,应权衡降压速度与幅度对患者耐受性及血流动力学的影响。4. 降压药物种类和剂量的选择以及降压目标值应个体化,应全面考虑药物、TIA 的特点和患者三方面的因素。

(二)调节血脂

胆固醇是水平是导致 TIA 复发的重要因素,建议:1. 对于非心源性 TIA 患者,无论是否伴有其他动脉粥样硬化证据,推荐给予高强度他汀类药物长期治疗,以减少脑卒中和心血管事件的风险。LDL-C 下降≥50%或 LDL-C≤1.8mmol/L,预防脑卒中更有效。2. 对于 LDL-C≥2.6mmol/L 的非心源性 TIA, 推荐强化他汀类药物治疗以降低脑卒中和心血管事件风险,对于 LDL-C<2.6mmol/L 的 TIA 患者,目前尚缺乏证据推荐强化他汀药物治疗。3. 由颅内大动脉粥样硬化性狭窄(狭窄率 70%~90%)导致的 TIA 患者,推荐给予高强度他汀类药物长期治疗以减少脑卒中和心血管事件的风险,推荐目标值为 LDL-C≤1.8mmol/L;颅外大动脉狭窄导致的 TIA 患者,推荐高强度他汀类药物长期治疗以减少脑卒中和心血管事件。4. 长期使用他汀类药物总体上是安全的。有脑出血病史的非心源性 TIA 患者应权衡获益和风险合理使用。5. 他汀药物治疗期间,如果相关监测指标持续异常并排除其他因素影响,或出现指标异常相应的临床表现,应及时减药或停药观察(参考:肝酶超过 3 倍正常值上限,肌酶超过 5 倍正常上限,应停药观察);老年人或合并严重脏器功能不全的患者,初始剂量不宜过大。

(三)调控血糖

在缺血性脑卒中患者中,60%~70%存在糖代谢异常或糖尿病。调控血糖要注意以下几点:

1. TIA 患者发病后均应接受空腹血糖、HbA1c 监测,无明确糖尿病病史的患者在急性期后应常规接受口服葡萄糖耐量实验来筛查糖代谢异常和糖尿病。

2. 对糖尿病或糖尿病前期患者进行生活方式和(或)药物干预能减少缺血性脑卒中或

TIA 事件,推荐 HbA1c 治疗目标为<7%。降糖方案应充分考虑患者的临床特点和药物的安全性,制订个体化的血糖控制目标,要警惕低血糖事件带来的危害。

3. TIA 患者在控制血糖水平的同时,还应对患者的其他危险因素进行综合全面管理。

(四)抗血小板聚集

研究显示抗血小板治疗能显著降低既往伴有缺血性脑卒中或 TIA 患者严重血管事件的发生风险。抗血小板聚集治疗要注意以下几点:

1. 对非心源性 TIA 患者,建议给予口服抗血小板药物而非抗凝药物预防脑卒中复发及其他心血管事件的发生。

2. 阿司匹林(50mg/d～325mg/d)或氯吡格雷(75mg/d)单药治疗均可以作为首选抗血小板药物。阿司匹林单药抗血小板治疗的最佳剂量为 75mg/d～100mg/d。阿司匹林(25mg)+ 缓释型双嘧达莫(200mg)2 次 /d 或西洛他唑(100mg)2 次 /d,均可作为阿司匹林或氯吡格雷的替代药物治疗。抗血小板药应在患者危险因素、费用、耐受性和其他临床特性基础上进行个体化选择。

3. 发病在 24 小时内,具有脑卒中高复发风险(ABCD2 评分≥4 分)的急性非心源性 TIA 或轻型缺血性脑卒中患者(NIHSS 评分≤3 分),应尽早给予阿司匹林联合氯吡格雷治疗 21 天,但应严密观察出血风险。此后单用阿司匹林或氯吡格雷作为缺血性脑卒中长期二级预防一线用药。

4. 发病 30 天内伴有症状性颅内动脉严重狭窄(狭窄率 70%～90%)的 TIA 患者,应尽早给予阿司匹林联合氯吡格雷治疗 90 天。此后单用阿司匹林或氯吡格雷均可作为长期二级预防一线用药。

5. 伴有主动脉弓动脉粥样硬化斑块证据的 TIA 患者,推荐抗血小板及他汀类药物治疗。口服抗凝药物与阿司匹林联合氯吡格雷治疗效果的比较尚无结论。

6. 非心源性 TIA 患者,不推荐常规长期应用阿司匹林联合氯吡格雷抗血小板治疗。

(五)抗凝

心房颤动患者口服华法林抗凝治疗能有效预防缺血性脑卒中,使脑卒中风险下降 60% 以上。抗凝治疗要注意以下几点:

1. 抗凝治疗不作为常规治疗。对伴有心房颤动(包括阵发性)的 TIA 患者,推荐使用适当剂量的华法林口服抗凝治疗,预防再发的血栓栓塞事件。华法林的目标剂量是维持 INR 在 2.0～3.0。

2. 新型口服抗凝剂可作为华法林的替代药物,新型口服抗凝剂包括达比加群、利伐沙班、阿哌沙班以及依度沙班,选择何种药物应考虑个体化因素。

3. 伴有心房颤动的 TIA 患者,若不能接受口服抗凝药物治疗,推荐应用阿司匹林单药治疗。也可以选择阿司匹林联合氯吡格雷抗血小板治疗。

4. 伴有心房颤动的 TIA 患者,应根据缺血的严重程度和出血转化的风险,选择抗凝时机。建议出现神经功能症状 14 天内给予抗凝治疗预防卒中复发,对于出血风险高的患者,应适当延长抗凝时机。

5. TIA 患者,尽可能接受 24 小时动态心电图检查。对于原因不明的患者,建议延长心电监测时间,以确定有无抗凝治疗指征。

(六)出现以下情况需转上级医院

1. 对血管评估及判断导致 TIA 的病因和可能的发病机制有困难时应转上级医院。

2. TIA 反复发作或用药物治疗后仍复发且有卒中高风险者可考虑转上级医院诊治。

第十节　脑梗死

脑梗死(cerebral infarction)又称缺血性脑卒中(cerebral ischemic stroke),是指因脑部血液循环障碍、缺血、缺氧所致的局灶性脑组织的缺血性坏死或软化。急性缺血性脑卒中(急性脑梗死)是最常见的卒中类型,约占全部脑卒中的 60% ~ 80%。缺血性卒中的分型方法很多,当前国际广泛使用 TOAST 病因分型,将缺血性卒中分为:大动脉粥样硬化型、心源性栓塞型、小动脉闭塞型、其他明确病因型、不明原因型。

一、诊断要点

(一)症状

常见症状有:一侧肢体(伴或不伴面部)无力或麻木;一侧面部麻木或口角歪斜;说话不清或理解语言困难;双眼向一侧凝视;一侧或双眼视力丧失或模糊;眩晕伴呕吐;既往少见的严重头痛、呕吐;意识丧失或抽搐。

(二)体征

与脑血管供血区的神经系统功能缺损相关。如出现眼球运动障碍、肢体瘫痪、感觉异常、步态/肢体共济失调、构音/吞咽障碍、视野缺损、声嘶、Horner 综合征、眼球运动障碍等。

(三)检查

对于疑似有脑卒中患者进行头颅 CT/MRI 检查,尽可能在到达急诊室 60 分钟内完成头颅 CT 等基本评估并做出治疗决定。

1. 平扫 CT:急诊平扫 CT 可准确识别绝大多数颅内出血,并帮助鉴别非血管性病变(如脑肿瘤),是疑似脑卒中患者首选的影像学检查方法。

2. 多模式 CT:灌注 CT 可区别可逆性与不可逆性缺血,因此可识别缺血半暗带,对指导急性脑梗死溶栓治疗有一定的参考价值。

3. 标准 MRI:在识别急性小梗死灶和后颅窝梗死方面明显优于平扫 CT。

4. 多模式 MRI:包括弥散加权成像(DWI)、灌注加权成像(PWI)、水抑制成像(FLAIR)和梯度回波(gradient echo,GRE)、磁敏感加权成像(SWI)等。DWI 在症状出现数分钟内就可以发现缺血灶并可确定大小、部位与时间,对早期发现小梗死灶较标准 MRI 更敏感。PWI 可显示脑血流动力学状态。梯度回波序列/SWI可发现CT不能显示的无症状性微出血。

影像学表现:头颅 CT 在脑梗死发病的 24 小时内,一般无影像学改变,在发病 24 小时后,梗死区出现低密度病灶。脑梗死在发病数小时后,即可显示 T_1 低信号,T_2 高信号的病变区域。功能 MRI,如 DWI 和 PWI,可以在发病后的数分钟内检测到缺血性改变。

(四)诊断标准

1. 急性起病;2. 局灶神经功能缺损(一侧面部或肢体无力或麻木,语言障碍等),少数为全面神经功能缺损;3. 症状和体征持续时间不限(当影像学显示有责任缺血性病灶时),或持续 24 小时以上(当缺乏影像学责任病灶时);4. 排除非血管性病因;5. 脑 CT/MRI 排除脑出血。

二、药物治疗方案

(一)一般治疗　包括保持呼吸道通畅;体温控制;调控血压;调控血糖;营养支持等。

1. 调控血压

处方一:生理盐水(0.9% NS):250ml。

拉贝洛尔注射液(Labetalol Hydrochloride):100mg,静脉滴注,1~4mg/ 每分钟,用量视血压调节。

2. 调控血糖

处方二:血糖超过 10mmol/L 时,可给予胰岛素治疗。

处方三:血糖低于 3.3mmol/L 时,可给予 10%~20% 葡萄糖口服或静脉注射。

(二)溶栓治疗

处方四:1. 发病 4.5 小时内应用 rt-PA,剂量为 rt-PA 0.9mg/kg(最大剂量 90mg)静脉滴注,其中 10% 在最初 1 分钟内静脉输入,其余持续滴注 1 小时。

2. 发病 6 小时内应用尿激酶(Urokinase),剂量为 100 万 IU~150 万 IU,溶于生理盐水 100~200ml,持续静脉滴注 30 分钟。

根据具体情况以上药物选择其中一种。

(三)抗血小板聚集

处方五:1. 阿司匹林肠溶片(Aspirin):150mg~300mg,口服,每日 1 次。

2. 硫酸氢氯吡格雷片(Clopidogrel Hydrogen Sulfate):150mg~300mg,口服,每日 1 次。

根据具体情况以上药物选择其中一种或两种联用,急性期后改为二级预防量。

(四)抗凝

处方六:1. 华法林钠片(Warfarin Sodium)从 0.75mg 开始小剂量服用,根据 INR 的目标值(INR 达 2.0~3.0)逐渐增加并调整至适宜剂量,然后以此剂量维持治疗并定期检测 INR 值。

2. 低分子肝素钙注射液(Low-Molecular-Weight Heparin Calcium):5000IU,皮下注射,每 12 小时 1 次。

3. 生理盐水(0.9% NS):250ml。

阿加曲班注射液(Argatroban):10mg,静脉滴注,每日 2 次。

根据情况以上药物任选其中一种。

(五)降纤

处方七:1. 生理盐水(0.9% NS):250ml。

注射用纤溶酶(Fibrinogenase):100IU 静脉滴注,每日 1 次。

第 1 日后改为

生理盐水(0.9% NS):500ml。

注射用纤溶酶(Fibrinogenase):200IU 静脉滴注,每日 1 次,7～10 天为一疗程。

2. 生理盐水(0.9% NS):100ml。

巴曲酶注射液(Batroxobin):10BU,静脉滴注,每日 1 次。

第 1 日后改为

生理盐水(0.9% NS):100ml。

巴曲酶注射液(Batroxobin):5BU,静脉滴注,隔日 1 次,7 天为一疗程。

以上药物任选其中一种。

(六)其他改善脑血循环药

处方八:丁苯酞软胶囊(Butylphthalide):0.2g,口服每日 3 次,20 天为一疗程。

(七)神经保护

处方九:1. 生理盐水(0.9% NS):100ml。

依达拉奉注射液(Edaravone):30mg,静脉滴注,每日 1 次。

2. 胞磷胆碱钠胶囊(Citicoline Sodium):0.1g,口服,每日 3 次。

以上药物任选一种。

(八)稳定斑块

处方十:1. 阿托伐他汀钙片(Atorvastatin Calcium):40mg,口服,每晚 1 次。

2. 瑞舒伐他汀钙片(Rousuvastatin Calcium):20mg,口服,每晚 1 次。

以上药物任选一种,急性期过后给予常规剂量的他汀治疗。

(九)减轻神经细胞水肿、降低颅内压

处方十一:1. 生理盐水(0.9% NS):250ml。

2. 注射用七叶皂苷钠(Sodium Aescinate):20ml,静脉滴注,每日 1 次。

3. 甘露醇注射液(Mannitol):125ml,静脉滴注,每 6～8 小时 1 次或每 12 小时 1 次。

4. 甘油果糖氯化钠注射液(Glycerol Fructose and Sodium Chloride):250ml 静脉滴注,每日 1 次。

根据情况以上药物选择其中一种或两种或两种以上药物联用。

三、用药说明及注意事项

(一)一般治疗

1. 缺血性脑卒中患者应注意保持呼吸道通畅。

2. 注意休息,一般应卧床休息 2～4 周,避免情绪激动及血压升高,但与尽早启动个体化的康复治疗并不矛盾。

3. 积极控制体温,对于体温升高的患者应积极寻找和处理发热原因,对体温大于 38℃ 者应给予退热措施,如存在感染应给予抗生素治疗。

4. 缺血性脑卒中患者血压的调节建议如下:

(1)准备溶栓者,血压应控制在 180/100mmHg 以内;

(2)缺血性脑卒中后 24 小时内血压升高的患者应谨慎处理,应先处理紧张焦虑、疼痛、恶心呕吐及颅内压增高等情况;

(3)血压持续升高≥200/110mmHg,或伴严重心功能不全、主动脉夹层、高血压脑病的患者,可予降压,并严密观察血压变化;

(4)可选用拉贝洛尔、尼卡地平等静脉药物,避免使用引起血压急剧下降的药物;

(5)卒中后若病情稳定,血压持续≥140/90mmHg,无禁忌证,可于起病后恢复使用发病前服用的降压药物或开始启动降压治疗。

(6)若一种药物降压效果不理想,可根据情况联合降压治疗。

(7)对于卒中后低血压的患者,应积极寻找和处理原因,必要时可采用扩容升压措施。可静脉输注 0.9%氯化钠溶液纠正低血容量,处理可能引起心输出量减少的心脏问题。

5. 缺血性脑卒中患者应注意调控血糖。

(1) 血糖超过 10mmol/L 时可给予胰岛素治疗。应加强血糖监测,可控制在 7.7 ~ 10mmol/L;

(2)血糖低于 3.3mmol/L 时,可给予 10% ~ 20%葡萄糖口服或注射。目标是达到正常血糖。

6.对于缺血性脑卒中患者不能正常经口进食者可行鼻胃管或胃造口管饲补充营养。

(二)溶栓治疗

溶栓是目前最重要的恢复血流措施,重组组织纤溶酶原激活剂(rt-PA)和尿激酶(UK)是我国目前使用的主要溶栓药物。

1. 溶栓药物的使用建议如下:

(1)参照溶栓适应证及禁忌证,对于发病 3h 内或者 3 小时 ~ 4.5 小时内的符合溶栓条件的患者,应尽快给予 rt-PA 溶栓治疗。

(2)没有条件使用 rt-PA 溶栓治疗且发病 6 小时内的患者,可考虑静脉给予尿激酶,应根据适应证和禁忌证严格选择患者。

(3)不推荐在临床试验以外使用其他溶栓药物。

(4)溶栓患者的抗血小板或特殊情况下溶栓后还需抗凝治疗者,应推迟到溶栓 24 小时后开始。

2.溶栓治疗的适应证、禁忌证及相对禁忌证如下。

(1)3 小时内 rt-PA 静脉溶栓的适应证如下:1)有缺血性卒中导致的神经功能缺损症状; 2)症状出现 <3 小时;3)年龄≥18 岁;4)患者或家属签署知情同意书。

（2）3h 内 rt-PA 静脉溶栓的禁忌证：1）近 3 个月有重大头颅外伤或卒中史；2）可疑蛛网膜下腔出血；3）近 1 周内有在不易压迫止血部位的动脉穿刺；4）既往有颅内出血；5）颅内肿瘤、动静脉畸形、动脉瘤；6）近期有颅内或椎管内手术；7）血压升高：收缩压 ≥180mmHg，或舒张压 ≥100mmHg；8）活动性内出血；9）急性出血倾向，包括血小板计数低于 100 × 10⁹/L 或其他情况；10）48 小时内接受过肝素治疗（ATPP 超出正常范围上限）；11）已口服抗凝剂 IRN>1.7 或 PT>15s；12）目前正在使用凝血酶抑制剂或 Xa 因子抑制剂，各种敏感的实验室检查异常；13）血糖 <2.7mmol/L；14）CT 提示多脑叶梗死（低密度影 >1/3 大脑半球）。

（3）3 小时内 rt-PA 静脉溶栓的相对禁忌证：下列情况需谨慎考虑和权衡溶栓的风险与获益。1）轻型卒中或症状快速改善的卒中；2）妊娠；3）痫性发作后出现的神经功能损害症状；4）近 2 周内有大型外科手术或严重外伤；5）近 3 周内有胃肠或泌尿系统出血；6）近 3 个月内有心肌梗死史。

3 小时 ~ 4.5 小时内 rt-PA 静脉溶栓的适应证、禁忌证和相对禁忌证如下。

（4）3 ~ 4.5 小时内 rt-PA 静脉溶栓适应证：1）缺血性卒中导致的神经功能缺损；2）症状持续 3 ~ 4.5 小时；3）年龄 ≥18 岁；4）患者或家属签署知情同意书。

（5）3 ~ 4.5 小时内 rt-PA 静脉溶栓禁忌证：同 3h 内静脉溶栓禁忌证。

（6）3 ~ 4.5 小时内 rt-PA 静脉溶栓相对禁忌证：1）年龄 >80 岁；2）严重卒中（NIHSS 评分 >25 分）；3）口服抗凝药（不考虑 INR 水平）；4）有糖尿病和缺血性卒中病史。

（7）6 小时内尿激酶静脉溶栓的适应证：1）有缺血性卒中导致的神经功能缺损症状；2）症状出现 <6 小时；3）年龄 18 ~ 80 岁；4）意识清楚或嗜睡；5）脑 CT 无明显早期脑梗死低密度改变；6）患者或家属签署知情同意书。

（8）6 小时内尿激酶静脉溶栓的禁忌证：同 3h 内静脉溶栓禁忌证。

（三）抗血小板

对于不符合溶栓适应证且无禁忌证的非心源性缺血性脑卒中患者应在发病后尽早给予口服阿司匹林 150mg/d ~ 300mg/d，急性期后改为预防剂（50mg/d ~ 300mg/d）。对于发病 24 小时内的轻型卒中（NIHSS 评分 ≤3 分），应尽早给予阿司匹林联合氯吡格雷治疗 21 天。发病 30 天内伴有症状性颅内动脉严重狭窄（狭窄 70% ~ 99%）的缺血性脑卒中，应尽早给予阿司匹林联合氯吡格雷治疗 90 天。此后阿司匹林或氯吡格雷单用可作为长期二级预防一线用药。溶栓治疗者，阿司匹林等抗血小板药物应在溶栓 24 小时后开始使用。对不能耐受阿司匹林者，可考虑选用氯吡格雷等抗血小板治疗。

（四）抗凝

急性期抗凝治疗虽已应用 50 多年，但一直存在争议。对于抗凝剂的使用建议如下：

1. 对大多数急性缺血性脑卒中患者，不建议无选择地早期进行抗凝治疗。

2. 关于少数特殊患者的抗凝治疗，可在谨慎评估风险 / 效益比后慎重选择。

3. 特殊情况下溶栓后还需抗凝的患者应在 24 小时后使用抗凝剂。

4.对缺血性卒中同侧颈内动脉有炎症狭窄者,使用急性抗凝的疗效尚待进一步研究证实。

5.凝血酶抑制剂治疗急性缺血性卒中的有效性尚待更多研究进一步证实。抗凝药物的敏感性个体差异较大,故抗凝药物的使用强调个体化治疗,应从小剂量开始逐渐增加剂量,根据 INR 的目标值(INR 达 2.0~3.0)逐渐增加并调整至适宜剂量,然后以此剂量维持治疗,至少每周检测一次 INR 值并根据 INR 值考虑是否调整用药剂量。

(五)对于纤维蛋白原升高的脑梗死患者,可考虑降纤治疗。很多研究显示脑梗死急性期血浆纤维蛋白原和血液黏滞度增高,蛇毒酶制剂可显著降低血浆纤维蛋白原,并有轻度溶栓和抑制血栓形成作用。

(六)神经保护剂

依达拉奉是一种抗氧化剂和自由基清除剂,可刺激前列环素的生成,减少炎症介质白三烯的生成,降低脑动脉栓塞后羟基自由基的浓度,能改善急性脑梗死所致的神经症状、日常生活能力和功能障碍。胞二磷胆碱是一种细胞膜稳定剂,可改善脑代谢,促进脑功能恢复,促苏醒,卒中后 24 小时内可口服胞二磷胆碱。

(七)他汀类药物治疗

急性脑卒中患者急性期可给予高强度他汀治疗,急性期后改二级预防量。研究证明,他汀类药物降低胆固醇可以减少缺血性脑卒中或 TIA 的发生、复发和死亡。对于非心源性缺血性脑卒中患者,无论是否伴有其他动脉粥样硬化证据,推荐给予高强度他汀类药物治疗以减少脑卒中的复发,目标值:LDL-C 下降≥50%或 LDL≤1.8mmol/L。他汀类药物可能增加出血、肌酶升高等风险,通常临床上对于非心源性缺血性脑卒中急性期给予强化他汀治疗,急性期过后给予常规剂量的他汀治疗。LDL-C≥2.6mmol/L 的非心源性缺血性脑卒中患者,推荐给予强化他汀类药物治疗以减少脑卒中,急性期过后给予常规剂量的他汀治疗。颅内大动脉粥样硬化性狭窄(狭窄率为 70%~90%)导致的缺血性脑卒中患者,推荐给予高强度他汀类药物治疗以减少脑卒中。

(八)脱水降颅压　严重脑水肿和颅内压增高是急性重症脑梗死的常见并发症,是死亡的主要原因之一,脱水降颅内压可降低死亡和严重残疾。同时,脱水降颅压可减少脑血流灌注,可能进一步加重缺血症状,故应谨慎使用脱水降颅压药物,对于急性脑梗死一般患者不推荐使用,仅在并发严重脑水肿和颅内压增高时可考虑使用。严重脑水肿和颅内压增高患者的处理如下:

1.卧床,床头可抬高 30~45°,避免和处理颅内压增高的因素。

2.可使用甘露醇静脉点滴;必要时也可使用甘油果糖或呋塞米等。

3.对于发病 48h 内、60 岁以下的恶性大脑中动脉梗死伴严重颅内压增高患者,可请脑外科会诊考虑是否可行减压手术。

4.对于压迫脑干的大面积小脑梗死患者可请脑外科会诊协助处理。

(九)康复治疗

一旦患者生命体征平稳,应及早进行康复治疗,其目的是减轻神经功能缺损,提高患者生活质量,促其回归家庭和社会。

(十)血管内介入治疗

包括动脉溶栓、桥接、机械取栓、血管成形和支架术。发病 6 小时内由大脑中动脉闭塞导致的严重卒中且不适合静脉溶栓的患者,经过严格选择后可在有条件的医院进行动脉溶栓。由后循环大动脉闭塞导致的严重卒中且不适合静脉溶栓的患者,经过严格选择后可在有条件的单位进行动脉溶栓。机械取栓在严格选择患者的情况下单用或与药物溶栓后可能对血管再通有效,但临床效果还需要更多随机试验验证。对于静脉溶栓禁忌的部分患者使用机械取栓可能是合理的。对于静脉溶栓无效的大动脉闭塞患者,进行补救性动脉溶栓或机械取栓可能是合理的。紧急动脉支架和血管成型术的获益尚未证实。

(十一)出现以下情况需要转上级医院治疗

1. 大面积脑梗死、脑干梗死、梗死后出血等危及生命时,需转上级医院治疗。

2. 急性脑梗死无静脉溶栓适应证且可行血管内介入治疗时,需及时转有条件进行血管内介入治疗的上级医院治疗。

3. 脑梗死与颅内感染、颅内占位鉴别有困难时,需转上级医院进行鉴别诊断和治疗。

第十一节　脑出血

脑出血是指原发性非外伤性脑实质内出血,也称自发性脑出血,病因多样,绝大多数是高血压合并细小动脉硬化的血管破裂引起。脑出血(intracerebral hemorrhage)在脑卒中各亚型中发病率仅次于缺血性脑卒中,居第 2 位。人群中脑出血的发病率为 12 ~ 15/10 万人年。脑出血发病凶险,病情变化快,致死致残率高,超过 70% 的患者发生早期血肿扩大或累及脑室,3 个月内的死亡率为 20% ~ 30%。在脑出血中大脑半球出血约占 80%,脑干和小脑出血约占 20%。

一、诊断要点

(一)一般情况

脑出血常发生于 50 岁以上患者,多有高血压病史。在活动中或情绪激动时突然起病,少数在安静状态下发病。患者一般无前驱症状,少数可有头晕、头痛及肢体无力等。发病后症状在数分钟至数小时内达到高峰。血压常明显升高,并出现头痛、呕吐、肢体瘫痪、意识障碍、脑膜刺激征和痫性发作等。

(二)症状和体征　临床症状和体征因出血部位及出血量不同而异。

1. 基底核区出血:(1)壳核出血:血肿常向内扩展波及内囊引起的对侧偏瘫是较常见的症状。还可表现有双眼向病灶侧凝视,病灶对侧偏身感觉障碍,同向性偏盲,优势半球受累可有失语。出血量大时患者很快出现昏迷,病情在数小时内迅速恶化。(2)尾状核头出血:较少见,一般出血量不大。表现为头痛、呕吐、对侧中枢性面舌瘫、轻度项强。也可无明显的肢体瘫痪,仅有脑膜刺激征,与蛛网膜下腔出血表现相似。

2. 丘脑出血:出血侵及内囊可出现对侧肢体偏瘫,多为下肢重于上肢。感觉障碍较重,深、浅感觉同时受累,但深感觉障碍明显,可伴有偏身自发性疼痛和感觉过度。优势半球出血者,可出现失语,非优势半球受累,可有体象障碍及偏侧忽视等。丘脑出血可出现精神障碍,表现为情感淡漠、视幻觉及情绪低落等,还可出现丘脑语言(言语缓慢不清、重复言语、发音困难、复述差、朗读正常)和丘脑痴呆(记忆力减退、计算力下降,情感障碍,人格改变)。丘脑出血向下扩展到下丘脑或中脑上部时,可引起一系列眼位异常,如垂直凝视或侧视麻痹、双眼分离性斜视、凝视鼻尖、瞳孔对光反射迟钝、假性展神经麻痹及会聚障碍等。血肿波及丘脑下部或破入第三脑室,表现为意识障碍加深,瞳孔缩小,中枢性高热及去大脑强直等症状。

3. 脑叶出血:(1)额叶出血:前额痛、呕吐、痫性发作较多见;对侧轻偏瘫、共同偏视、精神障碍、尿便障碍,并出现摸索和强握反射等;优势半球出血时可出现运动性失语。(2)顶叶出血:偏瘫较轻,而偏侧感觉障碍显著;对侧下象限盲;优势半球出血时可出现混合性失语,非优势侧受累有体象障碍。(3)颞叶出血:对侧中枢性面舌瘫及上肢为主的瘫痪;对侧上象限盲;优势半球出血时可出现感觉性失语或混合性失语;可有颞叶癫痫、幻嗅、幻视等。(4)枕叶出血:对侧同向性偏盲,并有黄斑回避现象,可有一过性黑矇和视物变形,多无肢体瘫痪。

4. 脑干出血:绝大多数为脑桥出血,偶见中脑出血,延髓出血罕见。(1)脑桥出血:表现为突然头痛、呕吐、眩晕、复视、眼球不同轴、侧视麻痹、交叉性瘫痪或偏瘫、四肢瘫痪等。出血量少时,患者意识清楚,可表现为一些典型的综合征,如 Foville 综合征(桥脑肿瘤、炎症及血管性病变等致面神经核或核下纤维、外展神经核、三叉神经丝或三叉神经脊髓束核的损害。表现为病侧面神经麻痹和向病侧水平性凝神麻痹以及对侧偏瘫)、Millard-Gubler 综合征(病变侧外展神经麻痹、面神经麻痹,对侧肢体上运动神经元性瘫及中枢性舌下神经麻痹。表现为复视,病变侧内斜视,眼外展障碍,内侧额纹消失,眼睑不能闭合,鼻唇沟变浅,口角歪向外侧,对侧上、下肢瘫痪)、闭锁综合征等。大量出血(>5ml)时,血肿波及脑桥双侧基底和被盖部,患者很快进入意识障碍、针尖样瞳孔、侧视麻痹、四肢瘫痪、呼吸障碍、去大脑强直、应激性溃疡、出现中枢性高热等中线症状,常在 48 小时内死亡。(2)中脑出血:少见,轻症者表现为突然出现复视、眼睑下垂、一侧或两侧瞳孔扩大、眼球不同轴、水平或垂直眼震、同侧共济失调,也可表现 Weber 综合征(又称大脑脚综合征,病变位于一侧中脑大脑脚脚底,侵犯了动眼神经和锥体束。表现为:①病灶侧动眼神经麻痹;②病灶对侧偏瘫,包括中枢性面瘫和舌瘫)或 Benedikt 综合征(又称红核综合征,①中脑内的动眼神经纤维中断,表现为病灶侧动眼神经麻痹伴瞳孔散大;②内侧丘系损害表现为触觉、振动觉、位置觉及辨别觉减退;③红核损害引起运动过度,表现为病灶对侧肢体震颤、舞蹈样动作、手足徐动及共济失调;④黑质受损表现为强直)。严重者很快出现意识障碍、四肢瘫痪、去大脑强直,常迅速死亡。(3)延髓出血:更为少见,表现为突然猝倒、意识障碍、血压下降、呼吸节律不规则、心律失常,继而死亡。轻症患者可表现为不典型的 Wallenberg 综合征(也称小脑后下动脉或椎动脉闭塞综合征、延髓背外侧综合征。表现为眩晕、呕吐、眼球震颤;交叉性感觉障碍;同侧 Horner 征;饮水呛咳、吞咽困难和声音嘶哑;同侧小脑性共济失调)。

5. 小脑出血:发病突然,眩晕和共济失调明显,可伴有频繁呕吐及后头部疼痛等。出血量不大时,表现为小脑症状,如眼球震颤、病变侧共济失调、站立和步态不稳、肌张力降低及颈项强直、构音障碍和吟诗样语言,患者无偏瘫。出血量增加时还可表现有脑桥受压体征,如展神经麻痹、侧视麻痹、周围性面瘫、吞咽困难及出现肢体瘫痪和锥体束征等。大量小脑出血,尤其是蚓部出血时,患者很快进入昏迷,双侧瞳孔缩小呈针尖样,呼吸节律不规则,有去脑强直发作,最后致枕骨大孔疝而死亡。

6. 脑室出血:分为原发性和继发性脑室出血。原发性脑室出血量较少时,仅表现头痛、呕吐、脑膜刺激征阳性、无局限性神经体征。出血量大时,很快进入昏迷或昏迷逐渐加深,双侧瞳孔缩小呈针尖样,四肢肌张力增高,病理反射阳性,早期出现去脑强直发作,脑膜刺激征阳性,常出现丘脑下部受损的症状及体征,预后差,多迅速死亡。

(三)检查

影像学检查是脑出血诊断的重要手段,尤其是脑 CT 检查是诊断早期脑出血的金标准。

1. 脑出血灶检查:(1)CT 平扫:CT 平扫可迅速、准确地显示脑出血的部位、出血量、占位效应、是否破入脑室或蛛网膜下腔及周围脑组织受损的情况,是疑似卒中患者首选的影像学检查方法。(2)增强 CT 和灌注 CT:需要时,可做此 2 项检查。增强 CT 扫描发现造影剂外溢到血肿内是提示患者血肿扩大高风险的重要证据。灌注 CT 能够反映脑出血后脑组织的血流动力学变化,可了解血肿周边血流灌注情况。(3)标准 MRI:包括 T_1、T_2 及质子密度加权序列在慢性出血及发现血管畸形方面优于 CT。(4)多模式 MRI:包括弥散加权成像(DWI)、灌注加权成像(PWI)、水抑制成像(FLAIR)和梯度回波(GRE)、磁敏感加权成像(SWI)等。可有助于提供脑出血更多的信息,但不作为急诊检查手段。SWI 对少量或微量脑出血十分敏感。

2. 脑血管检查:脑血管检查有助于了解导致脑出血病变的血管及病因,指导选择治疗方案。常用检查包括数字减影血管造影(DSA)、CTA、MRA、MRV、TCD 等。(1)DSA:能清晰显示脑血管各级分支及动脉瘤的位置、大小、形态及分布,畸形血管的供血动脉及引流静脉,了解血流动力学改变,为血管内栓塞治疗或外科手术治疗提供可靠的病因病理解剖,仍是当前血管病变检查的"金标准"。(2)CTA 和 MRA:两者是快速、无创性评价颅内、外血管的可靠方法,可用于筛查可能存在的脑血管畸形或动脉瘤,但阴性结果不能完全排除病变的存在。CTA 上出现的"斑点征"(the spot sign)是早期血肿扩大的预测因子。如果血肿部位、组织水肿程度,或颅内静脉窦内异常信号提示静脉血栓形成,应该考虑行 MRV 或 CTV 检查。

3. 实验室检查:对脑出血患者都应进行常规的实验室检查以了解基本状况,排除相关系统疾病,通常包括:血常规、血糖、肝肾功能和电解质;心电图和心肌缺血标志物;凝血酶原时间、国际标准化比率(INR)和活化部分凝血活酶时间(APTT)等。如疑似颅内感染,可考虑做腰椎穿刺检查,否则一般不需要做,因为无血性脑脊液不能排除脑出血。

4. 一般体格检查、神经系统体格检查与病情评估:首先对患者生命体征进行评估,在完成气道、呼吸和循环功能评估后,进行一般体格检查和神经系统体检,可借助脑卒中量表评估病情严重程度、判断患者预后及指导选择治疗措施。常用的量表有:(1)格拉斯哥昏迷量表(GCS);(2)美国国立卫生研究院卒中(NIHSS)量表;(3)脑出血评分量表。

二、药物治疗方案

脑出血治疗的基本方案是一般治疗,维持生命体征平稳;调控血压;调控血糖;降低体温;脱水降颅压,减轻脑水肿;防止继续出血;减轻血肿造成的继发性损害;促进神经功能恢复;防治并发症;康复治疗。

(一)一般治疗

卧床休息 2~4 周;保持呼吸道通畅;吸氧;鼻饲;对症治疗;预防感染;观察病情,心脏监测与心脏病变处理;调控血压;控制血糖以及体温管理。

1. 调控血压

处方一:①硝普钠注射液(Sodium Nitroprusside):0.25,ug/(kg.min)~10.0ug/(kg.min),静脉注射,视血压情况调节。

②乌拉地尔注射液(Urapidil):10mg~50mg,静脉注射,6mg/h~24mg/h,视血压情况调节。

③拉贝洛尔注射液(Labetalol Hydrochloride):20~100mg,静脉注射,0.5-2.0mg/min,静脉注射,24h 不超过 300mg,视血压情况调节。

以上药物任选一种。

2. 调控血糖

处方二:①血糖超过 10mmol/L 时可给予胰岛素治疗;

②血糖低于 3.3mmol/L 时可给予 10%~20%葡萄糖口服。

(二)止血治疗

处方三:1. 重组 VIIa 因子注射液(Recombinant Human Coagulation VIIa):90ug/kg,静脉注入,每 2 小时 1 次。

2. 生理盐水(0.9% NS):100ml。

氨基己酸注射液(Aminocaproic Acide):4g,静脉滴注,每天 1 次(于 15~30 分钟滴完)。

3. 生理盐水(0.9% NS):100ml。

氨甲环酸注射液(Tranexamic Acide):0.25g,静脉滴注,每天 1 次。

以上药物任选一种。

(三)神经保护剂

处方四:1. 生理盐水(0.9% NS):100ml。

依达拉奉注射液(Edaravone):30mg,静脉滴注每日 1 次,连续用 10 天。

2. 胞磷胆碱钠胶囊(Citicoline Sodium):0.1g,口服,每天 3 次。

以上药物任选一种。

(四)病因治疗

处方五:1. 维生素 K_1 注射液(Vilamne K_1)10mg,肌内注射或深部皮下注射,每日 1 ~ 2 次(24 小时内总量不超过 40mg)。

2. 硫酸鱼精蛋白注射液(Protamine Sulfate):每 1mg 鱼精蛋白可拮抗 100 单位肝素静脉注入(用量与最后一次肝素的用量及间隔时间有关。由于肝素在体内降解迅速,在注射肝素后 30 分钟,每 100 单位肝素,只需用鱼精蛋白 0.5mg;每次用量不超过 50mg,需要时可重复给药)。

3. 血小板(Platelet):6 ~ 8 单位,静脉滴注。

以上药物任选一种。

(五)并发症治疗

1. 脱水降颅压

处方六:①20%甘露醇注射液(Mannitol):125ml ~ 250ml,静脉滴注,每 6 ~ 8 小时 1 次。

②呋塞米注射液(Furosemide):20mg,静脉注射,每天 1 次。

③20%人血白蛋白(Human Albumin):150ml,静脉滴注,每天 1 次。

④甘油果糖注射液(Glycerol Fructose):500ml,静脉滴注,每天 1 次。

以上药物任选一种,或二种、三种联用。

2. 镇静

处方七:①地西泮注射液(Diazepan):10mg ~ 20mg,静脉注射,每分钟不超过 2mg ~ 5mg。

②咪达唑仑片(Midazolam):7.5 ~ 15mg,口服,每日 1 次。

以上药物任选一种。

3. 镇痛

处方八:①吗啡片(Morphine):10 ~ 20mg,每 12 小时服用 1 次,根据镇痛效果调整用量。

②芬太尼注射液(Fentanyl):0.0007 ~ 0.0015mg/kg,静脉注射,根据镇痛效果调整用量。

③哌替啶片(Pethidine):50 ~ 100mg,口服,每日 4 次,以上药物任选一种。

4. 痫性发作处理

处方九:①地西泮注射液(Diazepan):10 ~ 20mg,静脉注射,每分钟不超过 2 ~ 5mg。

②卡马西平片(Garbamazepine):0.1 ~ 0.4g,口服每日 3 次。

③丙戊酸钠片(Sodium Valproate):0.3 ~ 1.25g,口服每日 2 次。

以上药物任选一种。

三、用药说明及注意事项

(一)注意监测生命体征

应常规予以持续生命体征监测:脑出血患者在发病后的最初数天病情往往不稳定,应常规予以持续生命体征监测、神经系统评估、持续心肺监护,包括袖带血压监测、心电图监测、氧饱和度监测。吸氧、呼吸支持及处理心脏病。

(二)调控血压

脑出血患者常常出现血压明显升高,且升高幅度通常超过缺血性脑卒中患者,并与死亡、残疾、血肿扩大、神经功能恶化等风险增加相关。脑出血时血压升高,是在颅内压增高情况下,为了保证脑组织供血出现的脑血管自动调节反应,当颅内压下降时血压也随着下降,所以首先应进行脱水、降颅压治疗。应综合管理脑出血患者的血压,分析血压升高的原因,再根据血压情况决定是否进行降压治疗,当急性脑出血患者收缩压 >220 mmHg 时,应积极使用静脉降压药物降低血压;当患者收缩压 >180 mmHg 时,可使用静脉降压药物控制血压,根据患者临床表现调整降压速度,160/90mmHg 可作为参考的降压目标值。在降压治疗期间应严密观察血压水平的变化,每隔 5~15 分钟进行 1 次血压监测。

(三)调控血糖

血糖值可控制在 7.7 mmol/L~10.0 mmol/L 的范围内。血糖超过 10 mmol/L 时可给予胰岛素治疗;血糖低于 3.3 mmol/L 时可给予 10%~20% 葡萄糖口服。1. 高血糖:无论既往是否有糖尿病,入院时的高血糖均预示脑出血患者的死亡和不良转归风险增高。目前认为应对脑出血后高血糖进行控制,但还需进一步研究明确应采用的降糖药物种类及目标血糖值。2. 低血糖:低血糖可导致脑缺血损伤及脑水肿,严重时导致不可逆损害。需密切监测,尽早发现,及时纠正。然而,脑出血患者的最佳血糖管理方案和目标值尚未确定。

(四)体温管理

对体温升高患者应寻找和处理发热原因,如存在感染应给予抗生素治疗;对于体温 >38℃的患者应给予退热措施。脑出血患者早期可出现中枢性发热,特别是在脑出血量大、丘脑出血或脑干出血者。入院 72 小时内发热持续时间与临床转归相关,这为积极治疗发热以使脑出血患者的体温维持正常提供了理论依据。有临床研究结果提示经血管诱导轻度低温对严重脑出血患者安全可行,可以阻止出血灶周围脑水肿扩大。但低温治疗脑出血的疗效和安全性还有待深入研究。需注意的是,发病 3d 后,可因感染等原因引起发热,此时应该针对病因治疗。

(五)止血治疗

脑出血发病后 4 小时内应用 rFVIIa 治疗可限制血肿扩大和改善临床转归,但血栓栓塞事件的发生率轻度增高。其他止血药物如氨基己酸和止血环酸是氨基酸衍生物,具有抗纤溶的作用,治疗上消化道出血、凝血机制障碍或血小板减少患者黏膜出血时有良好效果。但由于其增加了迟发脑缺血及其他血栓事件的危险,总体上并不能改善患者的预后。由于止血药物治疗脑出血临床疗效尚不确定,且可能增加血栓栓塞的风险,不推荐常规使用。

(六)神经保护治疗

依达拉奉是一种抗氧化剂和自由基清除剂,可刺激前列环素的生成,减少炎症介质白三烯的生成,降低脑动脉栓塞后羟基自由基的浓度,能改善急性脑梗死所致的神经症状、日常生活能力和功能障碍。胞二磷胆碱是一种细胞膜稳定剂,可改善脑代谢,促进脑功能恢复,促苏醒,卒中后 24 小时内可口服胞二磷胆碱。

(七)病因治疗

1. 使用抗栓药物发生脑出血时,应立即停药。

2. 对口服抗凝药物(华法林)相关脑出血,静脉应用维生素 K_1。对新型口服抗凝药物(达比加群、阿哌沙班、利伐沙班)相关脑出血,目前缺乏快速有效拮抗药物。

3. 不推荐 rFVIIa 单药治疗口服抗凝药相关脑出血。

4. 对普通肝素相关脑出血,可以用硫酸鱼精蛋白使 APTT 恢复正常。由于肝素在体内代谢迅速,与鱼精蛋白给药的间隔时间越长,拮抗所需用量越少,需要根据最后一次肝素注射量和时间进行调整。如用肝素后 30 ~ 60 分钟,需 0.50 ~ 0.75mg 鱼精蛋白中和 1mg 肝素,2h 后只需 0.250 ~ 0.375mg 鱼精蛋白。

5. 对溶栓药物相关脑出血,可选择输注凝血因子和血小板治疗。输入包含凝血因子Ⅷ的冷沉淀应注意:a.应按 ABO 血型相容原则输注,不需做交叉配血;b.输注前应在 37℃水浴中 10 分钟内融化,融化过程中必须不断轻轻摇动,避免局部温度过高;c.融化后的冷沉淀应在 4 小时内尽快输用,不可再重新冻存。目前尚无有效药物治疗抗血小板相关的脑出血。

6. 对于使用抗栓药物发生脑出血的患者,何时、如何恢复抗栓治疗需要进行评估,权衡利弊,结合患者具体情况决定。

(八)脱水降颅压

颅内压升高是脑出血患者死亡的主要原因,因此降低颅内压为治疗脑出血的重要任务。颅内出血患者颅内压的高变异性与其不良预后相关,脑出血患者早期的颅内压控制在合适的水平,可以改善患者的功能预后。有条件情况下,重症患者可以对颅内压和脑灌注压进行监测。予以抬高床头法,在排除低血容量的情况,可通过将床头适度抬高,以增加颈静脉回流,降低颅内压。药物治疗以高渗脱水药为主,主要目的是减轻脑水肿,降低 ICP,防止脑疝形成。常用药物有甘露醇、呋塞米、甘油果糖、白蛋白。

(九)镇静、镇痛治疗

除非患者出现明显的躁动或谵妄,否则不用镇痛剂和镇静剂,以免影响病情观察。对需要气管插管或类似其他操作的患者,需要静脉应用镇静剂。镇静剂应用逐渐加量,尽可能减少疼痛和降低颅内压,同时需监测患者临床状态。

(十)抗癫痫治疗

地西泮主要用于癫痫持续状态;卡马西平主要用于部分性发作、部分性继发全身性发作或强直性发作;丙戊酸钠主要用于全身强直 - 阵挛性发作、阵挛性发作或典型失神、非典型失神发作或肌阵挛发作。脑出血,尤其脑叶出血,更易引起痫性发作,出血后 2 周内发生率在 2.7% ~ 17.0%。迟发型痫性发作(脑卒中后 2 ~ 3 个月)是卒中后癫痫的预测因子,大多数的痫性发作在卒中后 2 年发生。脑出血后痫性发作与较高的 NIHSS 评分、较大的脑出血体积、既往癫痫病史、中线移位相关。有癫痫发作者应给予抗癫痫药物治疗,疑拟为癫痫发作者,应考虑持续脑电图监测,如监测到痫样放电,应给予抗癫痫药物治疗。不推荐预防性应用抗癫痫药物。脑卒中后 2～3 个月再次出现痫性发作的患者应接受长期、规律的的抗癫痫药物治疗。

(十一)深静脉血栓形成与肺栓塞防治

鼓励患者尽早活动、腿抬高;尽可能避免下肢静脉输液,特别是瘫痪侧肢体。可联合使用弹力袜加间歇性空气压缩装置预防深静脉血栓及相关栓塞事件。对易发生深静脉血栓的高危患者(排除凝血功能障碍所致的脑出血患者),证实出血停止后可考虑皮下注射小剂量低分子肝素或普通肝素预防深静脉血栓形成,但应注意出血的风险。

(十二)康复治疗

根据脑出血患者的具体情况,遵循康复治疗总的原则:如有可能,应尽早开始适合的和安全性好的康复治疗,适度的强化康复治疗措施并逐步合理地增加幅度。建议对脑出血患者进行多学科综合性康复治疗。

(十三)以下情况需外科手术治疗

1.脑实质出血:(1)出现神经功能恶化或脑干受压的小脑出血者,无论有无脑室梗阻致脑积水的表现,都应尽快手术清除血肿;不推荐单纯脑室引流而不进行血肿清除。(2)对于脑叶出血超过 30ml 且距皮质表面 1cm 范围内的患者,可考虑标准开颅术清除幕上血肿或微创手术清除血肿。(3)发病 72 小时内血肿体积 20～40ml、GCS>9 分的幕上高血压脑出血患者,在有条件的医院,经严格选择后可应用微创手术联合或不联合溶栓药物液化引流清除血肿。(4)40ml 以上重症脑出血患者由于血肿占位效应导致意识障碍恶化者,可考虑微创手术清除血肿。(5)病因未明确的脑出血患者行微创手术前应行血管相关检查(CTA/MRA/DSA)排除血管病变,规避和降低再出血风险。

2.脑室出血:目前缺乏足够循证医学证据推荐治疗脑室内出血的手术治疗方法。脑室内运用 rt-PA 治疗方法的有效性有待一步研究。

3.脑积水:对伴有意识障碍的脑积水患者可行脑室引流以缓解颅内压增高。外科治疗主要目的是清除血肿,降低颅内压,挽救生命,其次是尽可能早期减少血肿对周围脑组织的损伤,降低致残率。同时可以针对脑出血的病因,如脑动静脉畸形、脑动脉瘤等进行治疗。主要采用的方法有以下几种:去骨瓣减压术、小骨窗开颅血肿清除术、钻孔或锥孔穿刺血肿抽吸术、内窥镜血肿清除术、微创血肿清除术和脑室出血穿刺引流术等。

(十四)出现以下情况需要转上级医院治疗

1.大量脑出血破入脑室,压迫脑干,导致脑疝及呼吸衰竭等危及生命时需转上级医院治疗。

2.急性脑出血达到外科手术指针或病因为脑动静脉畸形、脑动脉瘤时,需及时转有条件行手术治疗的上级医院进行治疗。

3.脑出血与颅内感染、颅内占位鉴别有困难时,需转上级医院进行鉴别诊断和治疗。

第十二节　蛛网膜下腔出血

蛛网膜下腔出血(subarachnoid lemorrhage,SAH)是指颅内血管破裂后,血液流入蛛网膜下腔所致。颅脑损伤引起的称为外伤性蛛网膜下腔出血。因脑实质出血血液穿破脑组织而进入蛛网膜下腔者,称为继发性蛛网膜下腔出血。蛛网膜下腔出血的病因依次为颅内动脉瘤、颅内血管畸形和高血压性动脉硬化。少见的病因有肿瘤、血液病、脑动脉炎、结缔组织病、抗凝治疗并发症等。

一、诊断要点

(一)症状

突发头痛,呈胀痛或爆裂样疼痛,程度剧烈,难以忍受。可为局限性或全头部疼痛,可伴有上颈段疼痛,持续不缓解或进行性加重;往往伴有间断或持续的意识丧失、癫痫、恶心、呕吐。也可以头昏、眩晕等症状起病。重症颅内动脉瘤性蛛网膜下腔出血 (severe aneurysmal subarachnoid hemorrhage,SaSAH)患者大多发病突然,表现为突发剧烈头痛,颈后部疼痛,并在短时间内陷入昏迷,缓慢起病者临床分级较低。

(二)体征

可见脑膜刺激征阳性、颅神经损害特别是动眼神经麻痹、失语、感觉障碍或轻偏瘫等体征。

(三)检查

1. 脑脊液检查均匀血性脑脊液是蛛网膜下腔出血的特征性表现,起病 1 天后红细胞开始破坏,脑脊液逐步变黄,持续 2~3 周,故脑脊液黄变提示蛛网膜下腔陈旧出血可能。脑脊液压力增高,白细胞计数轻度增高。

2. CT 检查:可以显示蛛网膜下腔、脑池、脑沟内高密度影的蛛网膜下腔出血,以及继发颅内血肿、脑室出血、脑积水、脑水肿、脑梗死等,颅底、鞍上池、侧裂等处可见高密度影,在发病开始后 5 天内阳性率较高。

3. MRI 诊断蛛网膜下腔出血的实用价值没有 CT 高,但磁共振血管造影 MRA 可发现动脉瘤等。CT 和 MRI 也可排除非动脉瘤 SAH 的病因,如肿瘤或血管畸形等。

4. 脑血管造影:数字减影动脉造影(DSA)和磁共振血管造影(MRA)已广为应用,是确定蛛网膜下腔出血病因的重要手段,可确定出血的病因、部位、性质,如动脉瘤、动静脉畸形及血管痉挛等。MRA 可在任何时候进行,DSA 选择出血 3 天内或 3 周后进行为宜。

二、药物治疗方案

治疗目的是防治再出血、血管痉挛及脑积水等并发症,降低死亡率和致残率。

(一)镇静、镇痛治疗

1. 镇静

处方一：(1)地西泮注射液(Diazepan)：10mg～20mg，静脉注射，每分钟不超过 2～5mg。

(2)咪哒唑仑片(Midazolam)：7.5～15mg，口服，每日 1 次。

以上药物任选一种。

2. 镇痛

处方二：(1)吗啡片(Morphine)：10～20mg，每 12 小时服用 1 次，根据镇痛效果调整用量。

(2)芬太尼注射液(Fentanyl)：0.0007～0.0015mg/kg，静脉注射，根据镇痛效果调整用量。

哌替啶片(Pethidine)：50～100mg，口服，每日 4 次。

以上药物任选一种。

3.预防感染：加强口腔护理，及时吸痰；留置导尿，若出现尿路感染时应做膀胱冲洗；昏迷患者可酌情应用抗生素预防感染。

(二)降低颅内压

处方三：1. 20%的甘露醇注射液(Mannitol)：125～250ml，快速静脉滴注，每 6～8 小时 1 次，使血浆渗透压维持在 310～320mOsm/kg，时间不宜过长，建议使用 5～7 天。

2. 呋塞米注射液(Furosemide)：20～40mg，静脉或肌内注射，每日 1 次。

3. 甘油果糖注射液(Glycerol Fructose)：500ml，静脉滴注，每日 1～2 次。

4. 20%人血白蛋白(Human Albumin)：50～100ml，静脉滴注，每日 1 次。

以上药物根据颅内压增高情况选择一种或两种或两种以上药物联合应用。

(三)防治再出血

1. 调控血压

处方四：①乌拉地尔片(Urapidil)：30～60mg，口服，每日 2 次。

②尼卡地平片(Nimodipine)：40mg，口服，每日 2 次。

以上药物任选一种。

2. 抗纤溶药物

处方五：①氨甲环酸注射液(Tranexamic Acid)：0.25～0.5g，静脉注射或静脉滴注，每日 3～4 次。

②氨基己酸片(Aminocaproic Acid)：2g，口服，每日 3～4 次。

以上药物任选一种。

(四)防治血管痉挛

处方六：尼莫地平片(Nimodipine)：40～60mg，口服，每日 4～6 次，共服 21天。

(五)防治脑积水

处方七：乙酰唑胺片(Acetazolamide)：0.25g，口服，每日 3 次。

(六)癫痫的治疗

处方八：①癫痫持续状态：地西泮注射液(Diazepan)10～20mg，静脉注射，每分钟不超过 2～5mg。

②部分性发作、部分性继发全身性发作或强直性发作：卡马西平片(Carbamazepine)0.1～

0.4g,每日 3 次。

③全身强直～阵挛性发作、阵挛性发作或典型失神、非典型失神发作或肌阵挛发作：丙戊酸钠片(Sodium Valproate)0.3～1.25g,每日 2 次。

(七)其他并发症的治疗

处方九：低分子肝素钙注射液(Low-Molecular-Weight Heparin Calcium):5000IU,皮下注射,每 12 小时 1 次。

三、用药说明及注意事项

(一)一般治疗

绝对卧床休息,避免情绪激动和用力,维持生命体征稳定,维持水电解质平衡,保持大小便通畅。应尽早完成病因检查和积极早期介入或手术治疗。没有条件的地区和医院应当立即告知病情的危险性,并绝对卧 3～4 周。处理镇静止痛,控制烦躁不安,改善睡眠和防止便秘等。调控血糖：血糖值可控制在 7.7mmol/L～10.0mmol/L 的范围内。血糖超过 10mmol/L 时可给予胰岛素治疗;血糖低于 3.3mmol/L 时可给予 10%～20%葡萄糖口服。体温管理：1. 建议定期监测体温,如果患者发热,需及时寻找病因和治疗感染。对 SaSAH 急性期患者,使用温度调节系统,将体温严格控制在正常范围是合理的;2. 在发生 CVS 和迟发性脑缺血的高危期,应采用药物和(或)体表降温的方法,严格调控体温。治疗强度可依据发生脑缺血的危险程度调整;3. 亚低温治疗目标温度选择和降温治疗的时程, 均应根据 ICP 变化、CVS 的监测等予以调整。一般目标温度为核心温度 32～35℃,降温时程为 3d～7d。

(二)降低颅内压

应用利尿剂应注意水电解质平衡,注意监测肾功能,对有颅内压升高者应控制液体入量,防治低钠血症等有助于降低颅内压。

(三)预防再出血

1. 安静休息,绝对卧床 4～6 周,减少探视,最好保持环境安静避光。避免用力及情绪波动,及时应用镇静、镇痛、镇吐、镇咳等药物;

2. 调控血压,处方四中涉及高血压与动脉瘤性蛛网膜下腔出血之间的关系尚不确定。然而,建议使用降压药物治疗高血压以预防缺血性卒中、脑出血和心、肾等终末器官损害。最佳血压控制目标值目前尚不明确,一般应参考发病前基础血压来修正目标值,如高于基础血压20%时,可在严密监测血压下使用短效降压药物,避免低血压。动脉瘤处理前可将收缩压控制在 140～160mmHg,处理动脉瘤后应参考患者基础血压,合理调整目标值,避免低血压造成脑缺血。

3. 抗纤维蛋白溶解药物治疗：止血药预防再出血的临床证据不足。如果早期不能对动脉瘤及时处理,使用抗纤维蛋白溶解药物(如氨甲环酸或氨基己酸)可减少早期再出血的发生,但不能改善患者总体转归。当处理动脉瘤后,再破裂的风险降低,而长时间(>72 小时)抗纤维蛋白溶解药物治疗可能增加血栓栓塞事件的发生,建议适时停药。使用抗纤维蛋白溶解药物应同时进行深静脉血栓筛查。对进行介入治疗的患者，可以考虑手术前 2 小时停药。当有心肌梗死病史、肺栓塞、凝血功能障碍及深静脉血栓等高危因素时，禁忌使用抗纤维蛋白溶解药物。在动脉瘤处理前可以进行早期、短程的抗纤维蛋白溶解药物治疗（诊断后即开始，持续至处理动脉瘤时），不超过发病后 72 小时。

4. 外科治疗：尽管以前的研究显示，蛛网膜下腔出血后早期手术与晚期手术相比，总的结局并无差异，但早期治疗能减少蛛网膜下腔出血后再出血的风险。对技术上同时适合开颅夹闭和血管内介入治疗两种方法的患者，推荐进行血管内介入治疗；后循环动脉瘤、高龄（>70 岁）、SaSAH（Hunt Hess Ⅳ～Ⅴ级）以及处于 CVS 期患者，应优先考虑介入治疗；脑实质内血肿量较大（>30ml）、严重 ICP 增高及大脑中动脉瘤患者，优先考虑选择手术夹闭清除血肿，同时根据手术情况，判断是否行去骨瓣减压手术。

（四）防治血管痉挛

1. 维持血容量和血压：应在破裂动脉瘤的早期管理阶段即开始治疗脑血管痉挛，在多数情况下，需要维持正常循环血容量和避免低血容量。

2. 口服尼莫地平能减少动脉瘤性蛛网膜下腔出血引发的不良结局。其他钙拮抗剂（无论口服或是静脉给药）的意义仍不确定。

3. 早期手术：脑血管成形术和（或）选择性动脉内血管扩张器治疗，与 3H 治疗同时或在其之后或替代 3H 治疗，具体情况需要视临床具体情况而定。

（五）防治脑积水

建议在蛛网膜下腔出血后有症状的慢性脑积水患者中，进行临时或持续脑脊液分流；脑室造瘘术对急性蛛网膜下腔出血及脑室扩大和意识障碍的患者是有益的。

（六）处理癫痫的治疗

蛛网膜下腔出血后可以预防性使用抗癫痫药物，不推荐急性期后长期使用；对于动脉瘤破裂后出现明确癫痫发作患者，应给予抗癫痫治疗。但若癫痫无复发，应在 3～6 个月后停用抗癫痫药物；不推荐常规预防性使用苯妥英钠。

（七）其他并发症的处理

1. 低钠血症：（1）蛛网膜下腔出血后，一般应避免给予大容量低张液体和静脉给予能导致血容量减少的药物；（2）在某些新近蛛网膜下腔出血的患者中，联合监测中心静脉压、肺动脉楔压、液体平衡和体重以监测容量状态是合理的；用等张液治疗容量收缩也是合理的；（3）醋酸氟氢可的松和高张盐水用于纠正低钠血症是合理的；（4）在某些情况下，为了维持正常容量状态，可能需要减少补液。2. 迟发性脑缺血：避免低血容量，不推荐预防性高血容量治疗 SAH，因其可诱发血液高凝状态，有可能诱发深静脉血栓和肺栓塞，建议对所有患者使用序贯加压装置，不建议处理动脉瘤前使用药物预防，处理动脉瘤后，可以根据情况考虑使用低分子肝素。抗凝药物的敏感性个体差异较大，故抗凝药物的使用强调个体化治疗,应从小剂量开始逐渐增加剂量,根据 INR 的目标值(INR 达 2.0~3.0)逐渐增加并调整至适宜剂量,然后以此剂量维持治疗,至少每周检测一次 INR 值并根据 INR 值考虑是否调整用药剂量。

（八）出现以下情况需要转上级医院治疗

1. 如不能及时完成对蛛网膜下腔出血的病因的检查时需转上级医院治疗。

2. 大量出血,重症颅内动脉瘤性蛛网膜下腔出血等危及生命时需要及时转上级医院治疗。

3. 出现严重并发症时需转诊至上级医院。

4. 若当地医院不能行开颅手术或介入治疗时,可转至上级医院治疗。

第十三节　帕金森病

帕金森病(Parkinson disease,PD)又名震颤麻痹(paralysis agitans),是一种常见于中老年人的神经系统变性疾病,1817 年有英国学者 James Parkinson 首先描述而得名。主要临床特点表现为:静止性震颤、肌强直、运动迟缓、姿势步态障碍。其他非运动症状可表现为:精神症状,抑郁、焦虑、认知障碍、幻觉、淡漠、睡眠紊乱;自主神经症状,便秘、低血压、多汗、流涎、小便障碍、性功能障碍;感觉障碍,麻木、疼痛、发凉或灼热、不安腿综合征等。

一、诊断标准

帕金森的诊断表现沿用国际运动障碍协会公布的最新诊断标准。

诊断的首要核心标准是明确帕金森综合征,定义为:出现运动迟缓,并且至少存在静止性震颤或强直这两项主征的一项。对所有核心主征的检查必须按照 MDS- 统一帕金森病评估量表(MDS-UPDRS)中所描述的方法进行。

一旦明确诊断为帕金森综合征,按照以下标准进行诊断。临床确诊帕金森病(PD)需要具备:1. 不符合绝对排除标准。2. 至少两条支持性标准,且 3. 没有警示征象(red flags)。诊断为很可能 PD 需要具备:1. 不符合绝对排除标准;2. 如果出现警示征象(red flags)需要通过支持性标准来抵消:如果出现 1 条警示征象,必须需要至少 1 条支持性标准。如果出现 2 条警示征象,必须需要至少 2 条警示征象。对上述几个名词的解释:

（一）支持性标准

1.对多巴胺能药物治疗具有明确且显著的有效应答。在初始治疗期间,患者的功能恢复正常或接近正常水平。在没有明确记录的情况下,初始治疗显著应答可分为以下两种情况:(1)药物剂量增加时症状显著改善,减少时症状显著加重;不包括轻微的改变。以上改变通过客观评分(治疗后 UPDRS-III 评分改善超过 30%)或主观(可靠的患者或看护者提供明确证实存在显著改变)记录;

2.明确且显著的「开 / 关」期波动;必须在某种程度上包括可预测的剂末现象。(1)出现左旋多巴诱导的异动症;(2)临床体格检查记录的单个肢体静止性震颤(既往或本次检查);(3)

存在嗅觉丧失或心脏 MIBG 闪烁显像法显示存在心脏去交感神经支配。

（二）绝对排除标准

出现下列任何一项即可排除 PD 诊断：

1.明确的小脑异常，比如小脑性步态、肢体共济失调、或者小脑性眼动异常（持续凝视诱发的眼震、巨大的方波急跳、超节律扫视）。

2.向下的垂直性核上性凝视麻痹，或者选择性的向下的垂直性扫视减慢。

3.在发病的前 5 年内，诊断为很可能的行为变异型额颞叶痴呆或原发性进行性失语（根据 2011 年发表的共识标准）。

4.发病超过 3 年仍局限在下肢的帕金森综合征的表现。

5.采用多巴胺受体阻滞剂或多巴胺耗竭剂治疗，且剂量和时间过程与药物诱导的帕金森综合征一致。

6.尽管病情至少为中等严重程度，但对高剂量的左旋多巴治疗缺乏可观察到的治疗应答。

7.明确的皮层性的感觉丧失（如在主要感觉器官完整的情况下出现皮肤书写觉和实体辨别觉损害），明确的肢体观念运动性失用或者进行性失语。

8.突触前多巴胺能系统功能神经影像学检查正常。

9.明确记录的可导致帕金森综合征或疑似与患者症状相关的其他疾病，或者基于整体诊断学评估，专业评估医生感觉可能为其他综合征，而不是 PD。

（三）警示征象

1.在发病 5 年内出现快速进展的步态障碍，且需要规律使用轮椅。

2.发病 5 年或 5 年以上，运动症状或体征完全没有进展；除非这种稳定是与治疗相关的。

3.早期出现的球部功能障碍：发病 5 年内出现的严重的发音困难或构音障碍（大部分时候言语难以理解）或严重的吞咽困难（需要进食较软的食物，或鼻胃管、胃造瘘进食）。

4.吸气性呼吸功能障碍：出现白天或夜间吸气性喘鸣或者频繁的吸气性叹息。

5.在发病 5 年内出现严重的自主神经功能障碍，包括：(1)体位性低血压—在站起后 3 分钟内，收缩压下降至少 30 mmHg 或舒张压下降至少 15 mmHg，且患者不存在脱水、其他药物治疗或可能解释自主神经功能障碍的疾病；(2) 在发病 5 年内出现严重的尿潴留或尿失禁（不包括女性长期或小量压力性尿失禁），且并不是简单的功能性尿失禁。对于男性患者，尿潴留不是由于前列腺疾病引起的，且必须与勃起障碍相关。

6.在发病 3 年内由于平衡损害导致的反复(>1 次 / 年)摔倒。

7.发病 10 年内出现不成比例地颈部前倾（肌张力障碍）或手足挛缩。

8.即使是病程到了 5 年也不出现任何一种常见的非运动症状，包括睡眠障碍（保持睡眠障碍性失眠、日间过度嗜睡、快速眼动期睡眠行为障碍），自主神经功能障碍（便秘、日间尿急、症状性体位性低血压）、嗅觉减退、精神障碍（抑郁、焦虑、或幻觉）。

9.其他原因不能解释的锥体束征，定义为锥体束性肢体无力或明确的病理性反射活跃

（包括轻度的反射不对称以及孤立性的跖趾反应）。

10.双侧对称性的帕金森综合征。患者或看护者报告为双侧起病,没有任何侧别优势,且客观体格检查也没有观察到明显的侧别性。

（四）标准的应用

1.根据 MDS 标准,该患者可诊断为帕金森综合征吗?如果答案为否,则既不能诊断为很可能 PD 也不能诊断为临床确诊的 PD;如果答案为是,进入下一步评测:

2.存在任何绝对的排除标准吗?如果答案为是,则既不能诊断为很可能 PD 也不能诊断为临床确诊的 PD;如果答案为否,进入下一步评测:

3.对出现警示征象和支持性标准进行评测,方法如下:(1)记录出现警示征象的数量;(2)记录支持性标准的数量;(3)至少有 2 条支持性标准且没有警示征象吗? 如果答案为是,则患者符合临床确诊 PD 的标准;如果答案为否,进入下一步评测:

（4）多于 2 条警示征象吗?如果答案为是,不能诊断为很可能 PD;如果答案为否,进入下一步评测:

（5）警示征象的数量等于或少于支持性标准的数量吗?如果答案为是,则患者符合很可能 PD 的诊断标准。

二、药物治疗方案

（一）<65 岁且不伴智能减退患者

处方一:非麦角类 DA 受体激动剂(以下药物任选一种)

1.普拉克索(Pramipexde):初始剂量,0.125mg,口服,每日 3 次;一周后加量至 0.25mg 每日 3 次;根据临床效果可每周加量 0.25mg;通常有效剂量为 1.5～4.5mg,分次服用,最大剂量不超过 5mg/d。

2.吡贝地尔缓释剂(Piribedil):初始剂量,50mg,口服,每日 1 次,易产生副反应患者可改为 25mg,每日两次;有效剂量为 150mg/d,分 3 次口服;最大剂量不超过 250mg/d。

3.罗匹尼罗(Ropinirde):初始剂量,0.25mg,口服,每日 3 次,逐渐加量至最低有效量;常用剂量为 3～20mg/d 分次服用;最大剂量不超过 24mg/d。

处方二:单胺氧化酶 –B(MAO-B)抑制剂(以下药物任选一种)

1.司来吉兰(Selegiline):初次剂量,2.5～5mg/d,早、中午服用。

2.雷沙吉兰(Rasagiline):1mg,口服,每日 1 次,早晨服用。

处方三:金刚烷胺(Amantadine):初次剂量 50mg/d,口服,每日 2～3 次;一周后可增加 100mg,每日 2～3 次;有效剂量为每日 100～300mg;最大剂量不超过每日 300mg。

处方四:复方左旋多巴(Medepa)(以下药物任选一种)

苄丝肼左旋多巴(或卡比多巴左旋多巴):初始剂量为 125mg,每日 2～4 次;餐前 1 小时或餐后 1.5 小时服用,根据患者耐受情况,每隔 3～7 日增加每日量 125～750mg 直至最满意疗效为止;最大剂量不超过 6g,分 4～6 次服。

处方五:复方左旋多巴 + 儿茶酚 - 氧位 - 甲基转移酶(COMT)抑制剂(第一种药与第二种或第三种药物联合用药)。

1. 苄丝肼左旋多巴(或卡比多巴左旋多巴):初始剂量为 125mg,每日 2 ~ 4 次;餐前 1 小时或餐后 1.5 小时服用,根据患者耐受情况每隔 3 ~ 7 日增加每日量 125 ~ 750mg 直至最满意疗效为止;最大剂量不超过 6g,分 4 ~ 6 次服。

2. 恩托卡朋(Entacapone):每次用量 100 ~ 200mg,服药次数与复方左旋多巴相同。

3. 托卡朋(Tolcapone):每次用量 100mg,每日 3 次,第一剂与复方左旋多巴同服伺候间隔 6 小时服用,可以单用,每日最大剂量 600mg。

(二)65 岁或不伴智能减退患者(首选处方四,必要时加用处方一、处方二或处方六)

处方六:儿茶酚 - 氧位 - 甲基转移酶(COMT)抑制剂(以下药物任选一种)

1. 恩托卡朋:每次用量 100 ~ 200mg,服药次数与复方左旋多巴相同。

2. 托卡朋:每次用量 100mg,每日三次,第一剂与复方左旋多巴同服,伺候间 6 小时服用,可以单用,每日最大剂量 600mg。

(三)非运动症状的治疗

处方七:舍曲林(Sertraline):口服,每日 1 次。

三、用药说明及注意事项

(一)早发型患者,在不伴有智能减退的情况下,遵照美国、欧洲的治疗指南应首选处方一、二或五;若患者由于经济原因不能承受高价格药物可首选处方三;也可在小剂量应用处方一、二或三时,同时小剂量合应用处方四。对于震颤明显而其他抗帕金森药物疗效欠佳时,可选用抗胆碱药,如苯海索。

(二)晚发型或伴有智能减退患者,一般首选处方四治疗。随症症状加重,疗效减退时可添加处方一、处方二或处方六。

(三)对于的合并抑郁帕金森患者可口服舍曲林治疗。

(四)出现运动并发症时需调整服药。运动并发症的治疗包括:症状波动的治疗及异动症的治疗。

1. 症状波动主要包括剂末恶化、开关现象。对于剂末恶化的处理方法为:(1)不增加复方左旋多巴的每日总剂量,而增加每日服药次数,减少每次服药剂量(以能有效改善运动症状为前提),或适当增加每日总剂量(原有剂量不大的情况下),每次服药剂量不变,而增加服药次数。(2)用长释剂换用控释剂以延长左旋多巴的作用时间,更适宜在早期出现剂末恶化,尤其发生在夜间时为较佳选择。(3)加用长半衰期的 DR 激动剂,例如普拉克索、罗匹尼罗。(4)加用对纹状体产生持续性 DA 能刺激的 COMT 抑制剂。(5)加用 MAO-B 抑制剂,如雷沙吉兰、司来吉兰。(6)避免饮食对(含蛋白)对左旋多巴吸收及通过血脑屏障的影响,宜在餐前 1 小时或餐后 1.5 小时服药,调整蛋白饮食可能有效。(7)手术治疗主要为丘脑底核(STN)行脑深部电刺激术(DBS)可获裨益。对于开 - 关现象的处理较为困难,可以口服 DR 激动剂,或采用微泵持续输注左旋多巴甲酯或乙酯或 DR 激动剂(如麦角乙脲等)。

2.移动症又称运动障碍,包括剂峰异动症、双相移动症和肌张力障碍。对剂峰异动症的处理方法为:(1)减少每次复方左旋多巴的剂量。(2)若患者是单用复方左旋多巴,可适当减少剂量,同时加用 DR 激动剂,或加用 COMT 抑制剂。(3)加用金刚烷胺。(4)加用非典型抗精神病药如氯氮平。(5)若使用复方左旋多巴控释剂应换用常释剂,避免控释剂的积累效应。

3.对双相异动症(如初剂异动症和剂末异动症)的处理方法为:(1)若使用复方左旋多巴控释剂应换用常释剂,最好换用水溶剂,可以有效缓解初异动症。(2)加用长半衰期的 DR 激动剂或延长左旋多巴血浆清除半衰期的 COMT 抑制剂,可以缓解剂末异动症。

(五)用药原则

帕金森病的治疗应采取综合治疗,包括药物治疗、手术治疗、康复治疗、心理治疗等,其中药物治疗是首选且最主要的治疗手段。目前的治疗手段,无论是药物还是手术,只能改善症状,不能阻止病情的发展,更无法治愈。因此,治疗不能仅顾及眼前,而要顾及长远。药物治疗时应遵循以下原则:

1.坚持"剂量滴定"、"细水长流、不求全效"的用药原则;

2.用药剂量应坚持"最小剂量达到满意效果"原则;

3.强调个体化治疗,综合考虑患者病情特点、年龄、就业状况、经济承受能力等因素。

(六)出现以下情况需要转上级医院治疗

1.与帕金森叠加或继发帕金森综合征鉴别有困难者,需转上级医院明确诊断。

2.早期药物治疗显效明显而长期治疗疗效明显减退、同时出现异动症者需考虑手术治疗者,可转上级医院手术治疗。

第十四节　重症肌无力

重症肌无力(myasthenia gravis,MG)是由乙酰胆碱受体抗体介导、细胞免疫依赖、补体参与、主要累及神经肌肉接头突触后膜乙酰胆碱受体的获得性自身免疫性疾病。

临床表现为某些特定的横纹肌群表现出具有波动性及易疲劳性的肌无力症状,眼外肌收累最常见,晨轻暮重,活动后加重,休息后可缓解。发病者常伴有胸腺瘤。

一、诊断要点

(一)临床特征　某些特定的横纹肌群表现出具有波动性及易疲劳性的肌无力症状,眼外肌收累最常见,晨轻暮重,活动后加重,休息后可缓解。

(二)药理学特征　新斯的明实验阳性。一次性肌内注射甲基硫酸新斯的明 1.5mg(成人),10～20 分钟后症状明显减轻者为阳性,为防止新斯的明副作用,一般同时注射阿托品 0.5mg。

(三)电生理学特征　低频 RNS(repeating nerve electric stimulation,重复神经电刺激)检

查发现波幅递减 10% 以上;SFEMG(single fibre electromyography,单纤维肌电图)测定的"颤抖"增宽,伴有或不伴有阻滞。

(四)血清学特征　可检测到 AchRAb 或抗 -MuSK 抗体。

在 MG 临床特征的基础上,具备药理学特征和/或神经电生理学,以及血清学特征,可确定诊断。

二、药物治疗方案

(一)胆碱酯酶抑制剂

处方一:(以下药物任选一种)

1. 溴比斯的明(Pyridosligmine Bromide):成人每次 60～120mg,口服,每日 3～4 次。

2. 溴化新斯的明成人每次 15～30mg,口服,每日 3～4 次。

(二)肾上腺皮质激素

处方二:(以下药物任选一种)

1. 醋酸泼尼松(Predmisone):0.5～1.0mg/(kg·d),晨服,每日 1 次。

2. 甲泼尼龙(Methlprednisolone):1000mg 静脉滴注,每日 1 次(共 3 天)减量 500mg 静脉滴注,每日 1 次(共 2 天)。

3. 地塞米松(Dexamethasone):10～20mg,静脉注射,每日 1 次(共一周)。

(三)免疫抑制剂

处方三:(以下药物任选一种)

1. 硫唑嘌呤(Azathiopurine):50～100mg,口服,每日 1 次。

2. 环磷酰胺(Clophosphamid):50mg,口服,每日 2～3 次。

3. 环孢素 A:6mg/(kg·d),口服,每日 1 次(12 月为一疗程)。

(四)干扰免疫反应

处方四:静脉注射人免疫球蛋白:0.4g/(kg·d),静脉滴注,每日 1 次(共 3～4 天)。

(五)血浆置换

处方五:正常人血浆或血浆代用品置换患者血浆。

(六)胸腺治疗

处方六:手术摘除胸腺

三、用药说明及注意事项

(一)胆碱酯酶抑制剂治疗是治疗所有类型 MG 的一线用药,用于改善临床症状。其使用剂量应个体化,一般应配合其他免疫抑制药物联合治疗。不良反应包括:恶心、腹泻、胃肠痉挛、心动过缓和呼吸道分泌物增多。

(二)糖皮质激素此类药是治疗 MG 的一线用药,可以使 70%～80% 的 MG 患者得到显著改善。视病情变化调整剂量,如病情好转,醋酸泼尼松龙片可维持 4～16 周后逐渐减量。病情稳定后可逐渐减量,每 2～4 周减 5～10mg,至 20mg 后每 4～8 周减 5mg 直至隔日服用最低有效剂量。如病情危重,在经过良好医患沟通并做好充分机械通气准备下,可使用糖皮质激素治疗冲击治疗,其使用方法为甲泼尼松 1000mg/d 静脉滴注 3 天,然后改 500mg/d 静脉滴注 2 天;地塞米松 10～20mg 静脉注射 1 周;冲击治疗后改醋酸泼尼松龙片按体重 1mg/(kg·d)晨顿服。症状缓解后,维持 4～16 周后逐渐减量,每 2～4 周减 5～10mg,至 20mg 后每 8 周减 5mg,直至隔日服用最低有效剂量。大剂量和长期应用激素可诱发糖尿病、股骨头坏死、胃溃疡出血、严重的继发感染、库欣综合征。

(三)免疫抑制剂适用于肾上腺皮质激素不能应用、不耐受或疗效不佳者。出现如下副作用时,如血白细胞、血小板减少、脱发、胃肠道反应、出血性膀胱炎等患者应停药,同时注意肝、肾功能的变化。

(四)静脉注射人免疫球蛋白可使 AchR 抗体的结合功能紊乱而干扰免疫反应,达到治疗效果。因外源性免疫球蛋白效果好、又无明显副作用,故静脉注射人免疫球蛋白目前广泛用于本病的治疗。3～5 日为 1 疗程,可每月重复一疗程。

(五)通过正常人血浆或血浆代用品置换患者血浆,以清除血浆中的 AchR 抗体及免疫复合物。改治疗起效快,但不持久。疗效维持 1 周～2 月,之后随抗体水平逐渐增高而症状复现。血浆交换量平均每次 2L,每周 1～2 次,连用 3～8 次,适用于肌无力危象和难治性重症肌无力。

(六)胸腺治疗主要用于胸腺肿瘤、胸腺增生、药物治疗困难者,但对于 18 岁以下,既没有肿瘤也无严重增生,且病情不严重者,不采用此治疗。70%的患者胸腺治疗后症状缓解或治愈;但部分患者治疗后,效果不佳者,甚至加重,因此,还仍须应用药物治疗。胸腺治疗包括胸腺切除和胸腺放射治疗,前者适用于大多数患者,后者主要用于少数不能手术或术后复发。

(七)出现以下情况需要转上级医院治疗:

1. 出现肌无力危象时,需转上级医院治疗。

2. 与 Lambert-Eaton 综合征、慢性炎性肌炎鉴别有困难者,可转上级医院明确诊断。

第十五节　周期性麻痹(低钾性)

周期性麻痹是以反复发作的骨骼肌弛缓性瘫痪为特征的疾病, 多与钾盐代谢障碍有关。周期性麻痹可分为低血钾、高血钾和正常血钾三类,其中有部分病例合并甲状腺功能亢进,称为甲亢性周期性麻痹。临床上以低血钾型最常见。低血钾型周期性麻痹为常染色体显性遗传性疾病,又称为家族性低血钾型周期性麻痹,多呈散发性,指化验时血液内钾离子浓度降低。在此着重描述低钾型周期性麻痹。任何年龄均可发病,但以 20~40 岁的青壮年为多,男性多于女性。

诱发周期性麻痹的因素有感染、创伤、情绪激动、月经、过度疲劳、受冷等,饱餐大量谷物、面粉和糖类食品、剧烈运动后卧床休息和有些药物如肾上腺素、甲状腺素、胰岛素、葡萄糖注射等也可诱发致病。

一、诊断要点

（一）病史及症状

可有家族史，发病前可有肢体麻木、酸胀、烦渴、多汗、少尿、面色潮红和恐惧等前驱症状。常于半夜、清晨或午睡后急性发病，并可反复发作以四肢软瘫为主要表现。

（二）体检发现

1. 四肢程度不一弛缓性瘫痪，常始自对称性双下肢无力，渐进向上发展、近端较重，神志清楚、呼吸、吞咽、发音、眼球运动通常不受影响，严重时呼吸肌受累甚至死亡，可有肌肉疼痛，无感觉障碍。

2. 累及心肌时可有心动过迷、室性早搏、血压升高等。多数数小时至一两天恢复，个别可达一周左右。

3. 应排除癔病、吉兰－巴雷综合征及甲亢、醛固酮增多症、棉酚中毒、肾小管酸中毒等原因所致的低血钾症。

（三）辅助检查

发作期血钾降低，心电图呈低钾性改变。出现 U 波，P–R 间期、Q–T 间期延长、ST 段下移等。瘫痪肌肉对直流电刺激的反应减弱消失。

二、药物治疗方案

（一）发作期

处方一　10%氯化钾（Polassium Chloride）：30ml，每日 3 次。

处方二　维生素 B$_1$（Vitamin B$_1$）：20mg，每日 3 次。

病情较重者10%氯化钾加入生理盐水或葡萄糖水中滴注，补钾时注意尿量，24 小时氯化钾总量不超过 8g。呼吸困难者给以吸氧、吸痰，必要时行人工呼吸。心律失常者给以 10%氯化钾 30ml，胰岛素 10u 加入 5%葡萄糖液 1000ml 中缓慢静滴。因易发生中毒，禁用洋地黄类药物。

（二）间歇期

避免饱餐、大量进食高糖饮食、过度疲劳等诱因。必要时口服 10%氯化钾 10ml，3 次 /d。

三、用药说明及注意事项

（一）本病的治疗首选高剂量钾盐溶液口服，10%氯化钾 30ml，3 次 / 日系开始时用量，也可以每 1~2 小时服 20ml，直至开始好转，2~4 小时内可给予钾盐 10~15g。如果不能口服者可将 10%氯化钾 30ml 加入 0.9%氯化钠注射液或复方氯化钠注射液 1000ml 中静滴，忌用葡萄糖液作为稀释液。

（二）伴有严重心律紊乱或有呼吸困难者

应在严密心电监护下补钾，同时处理心律失常，确保呼吸道通畅。

（三）发作较频者

间歇期尚可服用乙酰唑胺(0.125g/次,2~4次/日),螺内酯(20mg/次,4次/日)以预防发作。低钠高钾饮食或口服氯化钾3~6克/日可能也有助于减少发作。

(四)合并甲状腺功能亢进者需同时治疗合并症。

首次发生本病常使患者和家属亲友惊恐、害怕、不知所措。本来健康的手脚一下子就动不了啦,发生本病后,应及时将患者送医院诊治,最好是到神经科就诊。大多数专科医生能够很快做出诊断,并建议你做有关检查。为了预防本病发作可服用乙酰唑胺等药物。但重要的是应避免剧烈运动、寒冷刺激、过饱或饥饿、情绪紧张、甜食过多、过度饮酒等,做到合理饮食。注意休息,多食富钾食物,忌食生棉籽油,防止低血钾。预防该病平时可多吃富含钾的食物,如茶叶、新鲜蔬菜、水果等,同时注意避免过分劳累、感染、饱食、寒冷等诱因,必要时还可口服一些药物,如钾水、乙酰唑胺、氨苯蝶啶等。

(五)常用护理诊断、措施及依据

活动无耐力与钾代谢紊乱导致双下肢无力有关。

1.瘫后需定时(一般为2小时)翻身,以防局部组织过度受压缺血而发褥疮。

2.定时进行瘫痪肢体的被动活动以加快恢复过程。

3.发作期应卧床休息。发作间期鼓励患者在能耐受的范围内参与适当活动。如有明显的心功能损害时,限制活动量,以防心肌受损。

4.协助患者生活护理,把日常生活用品放在患者易取之处,防止肌无力而摔伤。

5.给予心理护理,宣教本病的有关知识,告知成功康复的病例,使患者能以积、乐观的态度配合治疗、护理。

第十六节　偏头痛

偏头痛是一种常见的慢性神经血管性疾病,其病情特征为反复发作、一侧或双侧搏动性的剧烈头痛且多发生于偏侧头部,可合并自主神经系统功能障碍如恶心、呕吐、畏光和畏声等症状,约1/3的偏头痛患者在发病前可出现神经系统先兆症状。偏头痛除疾病本身可造成损害外,还可以进一步导致其他损害。迄今为止已有多项基于大宗人群的关于偏头痛与脑卒中相互关系的研究,研究结果提示偏头痛是脑卒中的一项独立危险因素。此外,偏头痛还可以导致亚临床的脑白质病变,偏头痛者后循环无症状性脑梗死的发病率升高,偏头痛者头颅MRI出现脑白质病变的风险比无偏头痛者升高,即使没有脑血管危险因素的年轻偏头痛者,该风险也升高。偏头痛的反复发作还可导致认知功能下降,主要为言语能力的下降。

一、诊断要点

(一)症状

偏头痛发作可分为前驱期、先兆期、头痛期和恢复期,但并非所有患者或所有发作均具有上述四期。同一患者可有不同类型的偏头痛发作。

1. 前驱期　头痛发作前,患者可有激惹、疲乏、活动少、食欲改变、反复哈欠及颈部发硬等不适症状,但常被患者忽略,应仔细询问。

2. 先兆期　先兆指头痛发作之前出现的可逆的局灶性脑功能异常症状,可为视觉性、感觉性或语言性。视觉先兆最常见,典型的表现为闪光性暗点,如注视点附近出现"之"字形闪光,并逐渐向周边扩展,随后出现锯齿形暗点。有些患者可能仅有暗点,而无闪光。其次是感觉先兆,表现为以面部和上肢为主的针刺感、麻木感或蚁行感。先兆也可表现为言语障碍,但不常发生。先兆通常持续 5~30 分钟,不超过 60 分钟。

3. 头痛期　约 60% 的头痛发作以单侧为主,可左右交替发生,约 40% 为双侧头痛。头痛多位于颞部,也可位于前额、枕部或枕下部。偏头痛的头痛有一定的特征,程度多为中至重度,性质多样但以搏动性最具特点。头痛常影响患者的生活和工作,行走、登楼、咳嗽或打喷嚏等简单活动均可加重头痛,故患者多喜卧床休息。偏头痛发作时,常伴有食欲降,约 2/3 的患者伴有恶心,重者呕吐。头痛发作时尚可伴有感知觉增强,表现为对光线、声音和气味敏感,喜欢黑暗、安静的环境。其他较为少见的表现有头晕、直立性低血压、易怒、言语表达困难、记忆力下降、注意力不集中等。部分患者在发作期会出现由正常的非致痛性刺激所产生的疼痛(allodynia)。

4. 恢复期　头痛在持续 4 ~ 72 小时的发作后可自行缓解,但患者还可有疲乏、筋疲力尽、易怒、不安、注意力不集中、头皮触痛、欣快、抑郁或其他不适。

(二)体征

无明显的神经系统受损的体征。

(三)偏头痛的诊断标准

分为无先兆和有先兆偏头痛诊断标准

1. 无先兆偏头痛的诊断标准

(1)符合 2 ~ 4 项特征的发作至少 5 次

(2)头痛发作持续 4~72 小时(未经治疗或治疗无效)

(3)至少有下列中的 2 项头痛特征:1)单侧性;2)搏动性;3)中或重度疼痛;4)日常活动(如走路或爬楼梯)会加重头痛或头痛时避免此类活动

(4)头痛过程中至少伴随下列 1 项;1)恶心和(或)呕吐;2)畏光和畏声

(5)没有另一个 ICHD-III 的头痛疾患诊断能更好的解释

2. 先兆偏头痛的诊断标准

(1)至少有 2 次符合(2)和(4)项特征的发作。

(2)头痛发作持续 4~72h(未经治疗或治疗无效)。

(3)至少有下列中的 2 项:1)至少有 1 个先兆症状逐渐蔓延,超过 5 分钟或以上和 / 或 2 个或更多相继出现的症状;2)每个先兆症状持续 5~60 分钟;3)至少 1 个先兆症状是单侧的;4)先兆症状同时或之后不久出现头痛。

（4）没有另一个 ICHD-III 的头痛疾患诊断能更好地解释，且短暂性缺血发作已经被排除。

3. 典型先兆的偏头痛性头痛诊断标准

（1）至少 2 次符合（2）~（4）特征的发作。

（2）先兆包括视觉、感觉和（或）言语、语言症状，均完全可逆，但不包括运动、脑干或视网膜症状。

（3）至少满足下列的 2 项：1）至少 1 个先兆症状逐渐发展的过程≥5min 和（或）两种或更多的先兆症状相继发生；2）每种先兆症状持续 5~60 分钟；3）至少 1 种先兆症状是单侧的；4）先兆伴随头痛或在先兆发生 60 分钟内发生头痛。

（4）没有另一个 ICHD-III 的头痛疾患诊断能更好地解释，且短暂性缺血发作已经被排除。

4. 伴随脑干先兆症状的偏头痛诊断标准

（1）至少 2 次符合标准（2）~（4）的发作。

（2）先兆包括视觉感觉和（或）言语/语言症状，完全可逆，但无运动或视网膜症状。

（3）下列脑干症状中至少有 2 项：1）构音障碍；2）眩晕；3）耳鸣；4）听觉减退；5）复视；6）共济失调；7）意识水平下降。

（4）下列 4 个特征中至少有 2 项

1）至少 1 种先兆症状逐渐进展 5 分钟和（或）不同先兆症状相继发生；2）每种先兆症状持续 5~60 分钟；3）至少 1 种先兆症状是单侧的；4）先兆伴随头痛或在先兆发生 60 分钟内发生头痛。

（5）没有另一个 ICHD-III 的头痛疾患诊断能更好地解释，短暂性缺血发作已被排除。

5. 偏瘫型偏头痛诊断标准

（1）至少 2 次符合标准（2）~（4）的发作。

（2）先兆包括以下 2 项：1）完全可逆的运动无力；2）完全可逆视觉感觉和（或）言语/语言症状。

（3）下列 4 个特征中至少有 2 项

1）至少 1 种先兆症状逐渐进展 5 分钟和（或）不同先兆症状相继发生。

2）每种非运动先兆症状持续 5~60 分钟，运动先兆持续＜72 小时。

3）至少 1 种先兆症状是单侧的。

4）先兆伴随头痛或在先兆发生 60 分钟内发生头痛。

5）没有另一个 ICHD-III 的头痛疾患诊断能更好地解释，短暂性缺血发作和脑卒中已被排除

（四）辅助检查

目前尚缺乏偏头痛特异性诊断手段，辅助检查的目的是为了排除继发性头痛或了解偏头痛患者合并的其他疾病。

1. 血液检查:血液检查主要用于排除颅内或系统性感染、结缔组织疾病、内环境紊乱、遗传代谢性疾病等引起的头痛,如对 50 岁后新发头痛,需排除巨细胞动脉炎,则应进行红细胞沉降率和 C 反应蛋白的检查。

2. 脑电图:偏头痛患者发作间期脑电图可有轻度异常。

3. 经颅多普勒超声:经颅多普勒超声在偏头痛发作时可以观察到血流速度增快或减慢、血流速度不稳定、血流速度两侧不对称等种种表现,TCD 发泡试验可以发现卵圆孔闭合。

4. CT 和 MRI 检查:CT 和 MRI 检查是了解头痛是否源于颅内器质性病变的主要手段。但凡具有典型的偏头痛症状、长期头痛发作基本相似且神经系统体检正常的患者,不推荐常规进行 CT 或 MRI 检查。

二、药物治疗方案

(一)急性期药物治疗

1. 治疗目的是快速、持续止痛、减少头痛再发、恢复患者的功能

2. 常用的偏头痛发作期治疗有效性标准

(1)2 小时后无痛。(2)2 小时后疼痛改善,由中重度疼痛转为轻度或无痛(或 VAS 评分下降 50%以上)。(3)疗效具有可重复性,3 次发作中有 2 次以上有效。(4)在治疗成功后的 24 小时内无头痛再发或无需再次服药

(一)偏头痛发作期的治疗

处方一　麦角胺咖啡因:一片,立即口服。

处方二　20%甘露醇(Mannitol):250ml,快速静滴,立即。

(二)预防性药物治疗

预防性治疗目的:对患者进行预防性治疗目的是降低发作频率、减轻发作程度、减少失能、增加急性发作期治疗的疗效。

处方三　吲哚美辛:25 毫克,每日 3 次。或

　　　　罗通定(Roluncline):60 毫克,每日 3 次。或

　　　　尼莫地平(Nimodipine):20 毫克,每日 3 次。或

　　　　苯噻啶:0.5 毫克,每日 3 次。

三、用药说明及注意事项

(一)饮食最好为低酪胺类食物。

(二)麦角胺咖啡因宜在先兆期或头痛刚开始时服用,若无效可半小时后加服 1~2 片,如此重复 2 次,但 1 日总量不超过 6 片,1 周量不超过 12 片。有严重心、肝、肾疾病及孕妇禁用。对偏瘫型、眼肌瘫痪型和基底动脉型,因有促进颅内血栓形成的可能,也不适用。

(三)苯噻啶为预防偏头痛发作药物,开始剂量宜小,以后渐增,最大日用量不超过 6 毫克,连续服用不超过 6 小月。如无禁忌证亦可选用钙通道阻滞剂如氟桂利嗪 15 毫克,每日 1 次,或尼莫地平 20 毫克,每日 3 次来预防偏头痛发作。

（四）偏头痛严重者可试用疗效迅速的舒马曲坦（Sumatriptan）片剂 100 毫克 / 片或针剂 6 毫克 / 每支。它是一种高选择性的 5- 羟色胺受本激动剂，能针对偏头痛的发病机制。一般口服 30 分或皮下注射 10 分后，头痛开始缓解，缓解率在 75% 左右，皮下注射较口服更好，副作用小。对本药有过敏或合并有缺血性心脏病、心肌梗死，未得到控制的高血压病人及 65 岁以上的病人禁用本药，也不能与麦角胺制剂同时使用。

（谢　宏　谭　红　唐红宇　杨立坚　柳四新　张智博　王爱民）

第二十六章　精神疾病

第一节　痴呆

痴呆(dementia)是指较严重的、持续的认知障碍。临床上以缓慢出现的定向、记忆、学习、语言理解、思维等智能减退为主要特征,伴有不同程度的人格改变,表现为言语和行为异常,但没有意识障碍。认知功能缺损和行为异常终将导致患者的职业及社会生活功能下降或丧失。因起病缓慢,病程较长,故又称为慢性脑综合征(chronic brain syndrome)。来源可以是中枢神经系统变性疾病、颅内疾病、代谢障碍和内分泌障碍、血管性疾病、中毒、缺氧等疾病。

一、诊断要点

(一)症状

记忆减退是常见症状,早期出现近记忆障碍,学习新事物的能力明显减退,严重者甚至找不到回家的路。严重的患者常以虚构(confabulation)的形式来弥补记忆方面的缺损。思维缓慢、贫乏,可出现时间、地点和人物定向障碍。还常伴有语言障碍。可逐渐表现为用词困难,出现命名不能;甚至语言重复、刻板、不连贯或发出无意义的声音。重度痴呆患者表现缄默。还可出现人格改变。通常表现兴趣减少、主动性差、情感淡漠、社会性退缩,但亦可表现为脱抑制行为,如冲动、幼稚行为等。情绪症状包括焦虑、易激惹、抑郁和情绪不稳等,并可有"灾难反应"(catastrophic reactions),即当患者对问题不能做出响应和对工作不能完成时,可能出现突然放声大哭或愤怒的反应。有些患者会出现坐立不安、漫游、尖叫和不恰当的、甚至是攻击性行为。也可出现妄想和幻觉。患者的社会功能受损,对自己熟悉的工作不能完成;晚期生活不能自理,运动功能逐渐丧失,甚至穿衣、洗澡、进食以及大小便均需他人协助。

(二)体征

体格检查非常重要。患者往往有神经系统定位体征,可进一步明确诊断。

(三)检查

神经心理学测查和实验室检查有助于明确诊断。对怀疑痴呆的患者,需检查血常规,血清钙、磷,血糖,肾、肝和甲状腺功能,血维生素 B_{12} 和叶酸,以及梅毒血清的筛查,也可按临床需要做神经系统影像检查,以明确病因。

二、药物治疗方案

痴呆治疗方法多样,包括药物治疗、免疫治疗、基因治疗及神经心理治疗等方法。其中药物治疗仍是现今痴呆治疗主体。近年来针对痴呆治疗药物的疗效,除改善认知功能外,更加重视对痴呆患者全面生活质量管理,以最大限度地延缓痴呆的进程,可选择以下处方中的任何一种。

处方一:胆碱酯酶抑制剂(Cholinesterase Inhibitors)

1. 多奈哌齐(Donepezil):2.5mg～10mg,口服,每晚1次,每4周加量1次。

2. 卡巴拉汀(Rivastigmine):1.5mg～6mg,口服,每日2次,每4周加量1次。

3. 加兰他敏(Galanthamine):5mg～15mg,口服,每日3次,每1周加量1次。

4. 石杉碱甲(Huperzine A):3片～5片口服,,每日2次。

处方二:兴奋性氨基酸受体拮抗剂(Excitatory Amino aeid Receptor Antagonists)

美金刚(Memantine):10mg～20mg,口服,每日1～2次,每周加量。

处方三:抗氧化剂(Antioxidanto)

司来吉兰(Selegiline):5mg～10mg,每日1次。

处方四:脑血管扩张剂(Cerebral Vasodilator)

肉桂苯哌嗪(Cinnarizine):75mg～150mg,口服,每日2～3次。

处方五:钙离子拮抗剂(Calcium Antagonists)

尼莫地平(Nimodipine):20mg～60mg,口服,每日3次。

处方六:脑代谢赋活药物(Cerebralmetabolic Activator CMA)

1. 双氢麦角碱(Dihydroergocriptine):1mg～2mg,每日2～3次。

2. 尼麦角林(Pharmacia):10mg～20mg,口服,每日3次。

处方七:抗缺氧类药(Antihypoxic drug)

阿米三嗪萝巴新片(Almitrine and Raubasine Tablets):1片/次,口服,每日早晚1次。

处方八:银杏叶提取物(Ginkgo Biloba Extract):1片～2片/次,每日3次。

处方九:抗精神病药物(Antipsychotic Drugs)

1. 奥氮平(Olantapine):2.5mg～20mg,口服,每日1~2次。

2. 喹硫平(Quetiapine):12.5mg～600mg,口服,每日1～2次。

3. 利培酮(Risperidone):0.5mg～6mg,口服,每日1～2次。

处方十:抗抑郁药物(Antidepressant Drugs)

1. 艾司西酞普兰(Escitalopram):5mg～10mg,口服,每日1～2次。

2. 舍曲林(Sertraline):25mg～100mg,口服,每日1～2次。

3. 氟西汀(Fluoxetine):10mg～40mg,口服,每日1～2次。

4. 帕罗西汀(Paroxetine):10mg～20mg,口服,每日1～2次。

5. 西酞普兰(Citalopram):10mg～60mg,口服,每日1～2次。

6. 米氮平(Mirtatapine):7.5mg,口服,每日1次。

处方十一:抗焦虑药物(Anxiolytic drugs)

1. 地西泮(Diazepam):5mg~15mg,口服,每日2~4次。

2. 奥沙西泮(Oxazepam):15mg~30mg,口服,每日2~4次。

三、用药说明及注意事项

(一)《中国痴呆与认知障碍诊治指南》中指出的治疗目标

在痴呆中,最常见的类型是阿尔茨海默病(Alzheimer disease,AD),曾称老年期痴呆。第二大类型是血管性痴呆(vascular dementia,VaD)。痴呆的治疗主要包括药物治疗和心理/社会行为治疗。治疗的共同目标为:1. 改善认知功能;2. 延缓或阻止痴呆的进展;3. 抑制和逆转痴呆早期部分关键性病理过程;4. 提高患者的日常生活能力和改善生活质量;5. 减少并发症,延长生存期;6. 减少看护者的照料负担。药物治疗旨在改善认知缺损的促认知药治疗及针对精神行为症状的药物治疗。

(二)痴呆患者未出现精神心理症状,改善认知缺损的促认知药治疗说明。

1. 轻-中度AD患者可以选用胆碱酯酶抑制剂(多奈哌齐、卡巴拉汀、加兰他敏)治疗。胆碱酯酶抑制剂(多奈哌齐)可用于治疗轻-中度VaD患者。胆碱酯酶抑制剂可用于路易体痴呆和帕金森病痴呆的治疗。

2. 明确诊断为中-重度AD、VaD患者可以选用美金刚或美金刚与多奈哌齐、卡巴拉汀联合治疗。

3. 应用某一胆碱酯酶抑制剂治疗无效或因不良反应不能耐受时,可根据患者病情及出现不良反应程度,选择停药或调换其他胆碱酯酶抑制剂进行治疗,治疗过程中严密观察患者可能出现的不良反应。

4. 轻-中度AD患者可以选用尼麦角林、尼莫地平、吡拉西坦或奥拉西坦、维生素E等作为胆碱酯酶抑制剂、兴奋性氨基酸受体拮抗剂的协同治疗药物。5. 在VaD治疗中应有效地控制各种血管性危险因素(如抗高血压、糖尿病、高脂血症等)。

(三)痴呆精神药物的使用原则及注意事项:

1. 如果BPSD症状使患者痛苦或伴随的激越、冲动、攻击行为,使患者或他人处于危险之中,可予以保护性约束或精神科专科机构治疗。

2. 评估用药的必要性,权衡用药的利弊,谨慎调整剂量。对于严重的精神病性症状,应在精神科医师指导下,在权衡利弊情况后谨慎使用。

3. 坚持个体化用药原则,首选口服药物,并参考药物不良反应,选择合适药物。

4. 低起始剂量,缓慢增量,直至症状改善。

5. 精神症状首选非典型抗精神病药,如利培酮、奥氮平、思瑞康等;改善抑郁症状首选SSRI类抗抑郁药,例如西酞普兰、艾司西酞普兰、舍曲林等;存在焦虑症状者若应用SSRIs类效果不佳,可合并选择苯二氮草类药物。如果患者同时有精神病性症状和睡眠障碍,可选镇静作用相对较强的抗精神病药如奥氮平、喹硫平等;如果抑郁和睡眠障碍并存,可在睡前给予具有镇静作用的抗抑郁药,如米氮平等。如患者只有睡眠障碍或焦虑激越,才考虑使用苯二氮卓类药。

（四）痴呆患者的用药注意事项

1.肾脏排泄能力减退、肝脏代谢缓慢,密切观察药物不良反应,防止药物蓄积。

2.注意躯体疾病和药物的相互影响;锥体外系不良反应可加重运动障碍、跌倒;抗胆碱能不良反应,加重认知损害,导致谵妄,加重心血管和前列腺疾病;直立性低血压可导致跌倒。

3.镇静作用可导致呼吸抑制,因此要尽量避免多种药物联用。在精神药物治疗前应明确症状类型,以便选择合适的药物。随着痴呆的进展,精神行为症状可能加重,应相应调整剂量、更换药物或停药。使用过程中必须对疗效进行认真评价并根据病情变化调整治疗方案,以防止精神药物副反应的发生。

（五）出现以下情况需转上级医院

1. 合并器质性疾病,危及生命,需尽快转上级医院。

2. 出现严重药物不良反应,危及生命,需尽快转上级医院,如恶性综合征、癫痫发作、麻痹性肠梗阻和体位性低血压、胆汁阻塞性黄疸、粒细胞缺乏、心律失常、药物过量中毒等。

3. 治疗效果不好,持续有冲动、攻击、自杀、自伤行为的患者。

第二节　精神分裂症

精神分裂症(schizophrenia)是一组病因未明的精神疾病,具有知觉、思维、情感、行为等多方面的障碍,以精神活动和环境不协调为特征。通常意识清晰,智能尚好,部分患者可出现认知功能损害。多起病于青壮年,常缓慢起病,病程迁延,有慢性化倾向和衰退的可能,但部分患者可保持痊愈或基本痊愈状态。

一、诊断要点

精神分裂症的特征性症状涉及认知、行为和情绪的功能失调,妄想、幻觉、思维、言语紊乱、异常的运动行为(包括紧张症)、阴性症状,但没有任何单一症状是此障碍的诊断性特征。目前对该疾病没有放射学、实验室或神经测评方面的检查来进行诊断。

精神分裂症绝大多数患者起病缓慢,早期表现生活散漫,学习和工作成绩下降,萎靡不振,常被误认为思想品行问题或神经衰弱而不被注意。仅少数患者急性起病迅速出现精神错乱。精神分裂症的症状多种多样,分为基本症状和附加症状两大类。

基本症状包括:

1.思维障碍,思维联想过程缺乏连续性和逻辑性,是精神分裂症最具特征性的表现。

2.情感障碍,情感迟钝淡漠,情感反应与其思维活动不协调,是精神分裂症的重要特征。

3.内向性,精神分裂症患者常生活在自己的幻想世界中,完全脱离现实,甚至以幼想代替现实。

附加症状有:

1.幻觉是精神分裂症最常见的症状之一，以听幻觉为主，亦可有触、嗅、味等幻觉。

2.妄想，其特征为妄想的结构松散，妄想的对象和内容易于泛化和多变。

二、药物治疗方案

根据中国精神分裂症防治指南：早期治疗，单一用药为原则，定期评价疗效和药物不良反应，全病程治疗。根据临床症状群的表现，可选择一种非典型药物如利培酮、奥氮平、喹硫平、齐拉西酮或阿立哌唑等；也可选择典型药物，如氯丙嗪、奋乃静、氟哌啶醇或舒必利等。可选择以下处方的任何一种。

处方一：1.氨磺必利(Amisulpride)：100mg～1200mg，每日1～2次。

2.阿立哌唑(Aripiprazole)：5mg～30mg，每日1次。

3.氯氮平(Clozapine)：25mg～900mg，每日2～4次。

4.奥氮平(Olanzapine)：5mg～20mg，每日1次。

5.帕立哌酮(Paliperidone)：3mg～12mg，每日1次

6.喹硫平(Quetiapine)：50mg～750mg，每日1～2次。

7.利培酮(Risperidone)：1mg～6mg，每日1～2次。

8.齐拉西酮(Ziprasidone)：40mg～160mg，每日2次。

处方二：1.氯丙嗪(Chlorpromazine)：50mg～1000mg，每日2～4次。

2.氟哌啶醇(Haloperidol)：2mg～15mg，每日1～2次。

3.奋乃静(Perphenazine)：4mg～56mg，每日1～3次。

4.舒必利(Sulpiride)：100mg～1200mg，每日2～3次。

三、用药说明及注意事项

精神分裂症的治疗应采取综合治疗的原则，并采取中西医结合的方法。综合治疗的措施包括根据疾病的不同时期及精神症状的不同特点，给予抗精神药物、电抽搐、胰岛素休克、精神治疗及环境安排等。

精神分裂症的全病程治疗：全病程治疗策略分为急性期治疗、巩固期治疗和维持期治疗。

(一)急性期的治疗

首次发作、首次起病或复发、症状加剧的患者治疗，均应视为急性期治疗。此时患者往往以兴奋躁动、幻觉妄想、联想障碍、行为怪异或者敌对攻击、自杀自伤等症状为主。

1.对精神症状进行评估，了解患者有无自杀念头或企图，有无伤害、冲动行为，有无情绪低落，对于急性精神病性或激越性患者，可以对患者进行保护性非自愿治疗。

2.用药治疗开始前需详细询问病史，进行体格、神经系统及精神检查，同时进行各项实验室检查，如血尿常规、肝肾功能、甲状腺功能、血糖、血脂、心电图、乙肝指标、梅毒筛查、血或尿液精神活性物质检查等。体重和生命体征应常规测定。育龄女性患者进行妊娠检查。诊断不明确或需要鉴别、排除躯体疾病所致者可进行脑电图、脑诱发电位、脑CT/MRI等检查。

3. 具体选择何种抗精神病药物作为首选治疗用药,应根据个体化评估结果和临床治疗学原理做出抉择。

4. 对于合作的患者,给药方法以口服为主。多数情况下,尤其症状较轻者,通常采用逐渐加量法。一般 1～2 周逐步加至有效治疗剂量。急性症状在有效剂量治疗 2～4 周后可开始改善。不同的患者,症状的缓解程度不一,恢复的时间长短不定。应以有效剂量持续治疗,使病情进一步缓解。

5. 对于不合作、不肯服药、兴奋躁动较严重的患者,常采用注射给药。注射给药应短期应用,注射时应固定好患者体位,避免折针等意外,并采用深部肌内注射。一般来说,肌注氟哌啶醇 5mg～10mg;或静脉注射、静脉滴注氯丙嗪给药;或苯二氮䓬类药物注射给药,如地西泮(安定)和氯硝西泮等,或肌注新型非典型抗精神病药注射制剂如齐拉西酮肌内注射限于 3 天内。此时可以减少合用的抗精神病药物的剂量。必要时 24 小时内每 6～8 小时重复一次。患者应卧床护理,出现肌张力障碍可以注射抗胆碱能药物东莨菪碱 0.3mg 来对抗。

6. 精神病性症状严重或药物治疗效果不佳者,或伴有抑郁与自杀念头,需要快速控制病情时,可以联合使用电休克治疗。

7. 监测患者最初 2～4 周的治疗反应,包括治疗效果和早期不良反应,如体位性低血压、头晕、锥体外系不良反应、失眠、镇静等。关注药物相互作用,尤其与细胞色素 P450 酶系相关的代谢。

8. 坚持心理治疗提供心理干预;增效治疗在急性期可治疗患者的共存症状;苯二氮䓬类药物可以治疗紧张症状,焦虑和激越;抗抑郁药物可以治疗共存的抑郁和强迫障碍;心境稳定剂和 β 受体阻滞剂可以降低敌意和攻击的严重性。

9. 治疗中不应突然停用某种抗精神病药物,否则患者会因精神病性症状的反跳而被误认为是病情复发。

10. 鉴于治疗中安全性和严重不良反应等因素,原则上不推荐氯氮平作为首发精神分裂症患者的一线治疗选择。

(二)巩固期(稳定期)治疗

1. 维持巩固急性期所用的有效药物治疗至少 6 个月,防止已缓解的症状复发,并使阴性症状获得进一步改善。

2. 对患者减少应激,提供支持,降低复发的可能性。

3. 监测药物不良反应(如迟发性运动障碍、闭经、溢乳、体重增加、糖脂代谢异常、心肝肾功能损害等),根据疗效与最少不良反应调整药物剂量,提高治疗依从性。

(三)维持期治疗

抗精神病药物的长期维持治疗可以显著减少精神分裂症的复发。一般维持剂量比治疗剂量低,传统药物的维持剂量可以减至治疗剂量的 1/4～2/3。但过低的维持剂量仍有较高的复发率。维持治疗的时间,根据不同的病例有所差别。对于首发的、缓慢起病的精神分裂症患者,维持治疗时间至少需要 2 ~ 3 年。急性发作、缓解迅速彻底的患者,维持治疗时间可以相应较短。反复发作、经常波动或缓解不全的精神分裂症患者常需要终身治疗。长效制剂在维持治疗上有一定的优势,只要 1 ~ 4 周给药一次,从而减轻了给药负担,并且肌注能保证药物进入体内起到治疗作用。

(四)出现以下情况需转上级医院

1. 合并器质性疾病,危及生命,需尽快转上级医院。

2. 出现严重药物副作用,危及生命,需尽快转上级医院,如:恶性综合征、癫痫发作、麻痹性肠梗阻和体位性低血压、胆汁阻塞性黄疸、粒细胞缺乏、心律失常、过量中毒等。

3. 治疗效果不好,持续有冲动、攻击、自杀、自伤行为的患者。

第三节　抑郁障碍

一、诊断要点

抑郁障碍可发病于任何年龄,不少患者在心理社会因素作用下发病。抑郁障碍的主要临床表现包括核心症状以及其他相关症状,其中核心症状主要为心境低落、兴趣丧失以及精力缺乏。抑郁障碍患者在心情低落的基础上常常还伴有其他认知、生理以及行为症状,如注意力不集中、失眠、反应迟钝、行为活动减少以及疲惫感。病程至少持续 2 周(每天大部分时间都处于低落的心境中)。临床也可呈现抑郁状态:心境低落、兴趣减退、精力丧失、睡眠紊乱、食欲和体重改变、精神运动性迟滞或激越、注意力不集中、无价值感以及自杀观念 / 行为。非精神科的患者常以睡眠问题和躯体不适作为就诊时的主诉。

二、药物治疗方案

以下处方可任选一种。

处方一:1. 艾司西酞普兰(Escitalopram):5mg ~ 20mg,每日 1 ~ 2 次。

2. 舍曲林(Sertraline):50mg ~ 200mg,每日 1 ~ 2 次。

3. 氟西汀(Fluoxetine):20mg ~ 60mg,每日 1 ~ 2 次。

4. 帕罗西汀(Paroxetine):20mg ~ 60mg,每日 1 ~ 2 次。

5. 氟伏沙明(Fluvoxamine):100mg ~ 300mg,每日 1 ~ 2 次。

6. 西酞普兰(Citalopram):20mg ~ 60mg,每日 1 ~ 2 次。

处方二:米氮平(Mirtazapine):15mg ~ 45mg,每日 1 次。

处方三:1. 文拉法辛(Venlafaxine):75mg ~ 225mg,每日 1 次。

2. 度洛西汀(Duloxetine):60mg ~ 120mg,每日 1 次。

处方四:安非他酮(Bupropion):150mg ~ 450mg,每日 1 ~ 2 次。

处方五:1. 阿米替林(Amitriptyline):50mg ~ 250mg,每日 1 ~ 2 次。

2. 氯米帕明(Clomipramine):50mg ~ 200mg,每日 1 ~ 2 次。

3. 多塞平(Doxepin):50mg ~ 250mg,每日 1 ~ 2 次。

4. 丙咪嗪(Imipramine):50mg ~ 250mg,每日 1 ~ 2 次。

处方六:米安色林(Mianserine):30mg ~ 90mg,每日 1 ~ 2 次。

处方七:曲唑酮(Trazodone):50mg ~ 300mg,每日 1 ~ 2 次。

处方八:噻奈普汀(Tianeptine):25mg ~ 37.5mg,每日 1 ~ 2 次。

处方九:吗氯贝胺(Moclobemide):150mg ~ 600mg,每日 1 ~ 2 次。

三、用药说明及注意事项

抑郁症的全病程治疗:全病程治疗策略分为急性期治疗、巩固期治疗和维持期治疗。

(一)急性期治疗(8 ~ 12 周)

1. 对精神症状进行评估,了解患者有无自伤自杀念头或企图,有无伤害、冲动行为,有无情绪低落,对于急性精神病性或激越性患者,可以对患者进行保护性非自愿治疗。

2. 用药治疗开始前需详细询问病史,进行体格、神经系统及精神检查,同时进行各项实验室检查,如血尿常规、肝肾功能、甲状腺功能、血糖、血脂、心电图、乙肝指标、梅毒筛查、血或尿液精神活性物质检查等。体重和生命体征应常规测定。育龄女性患者进行妊娠检查。诊断不明确或需要鉴别、排除躯体疾病所致者可进行脑电图、脑诱发电位、脑 CT/MRI 等检查。

3. 具体选择何种抗抑郁药物作为首选治疗用药,应根据个体化评估结果和临床治疗学原理做出抉择。控制症状,尽量达到临床治愈与促进功能恢复到病前水平,提高患者生活质量。在此基础上采取多元化的治疗方法,包括药物治疗、心理治疗和物理治疗(如 MECT)、补充或替代药物治疗等。

4. 三环类药物(TCAs)禁忌证:严重心、肝、肾病;癫痫;急性闭角型青光眼;12 岁以下儿童、孕妇和前列腺肥大者慎用;TCAs 过敏者;禁与 MAOIs(吗氯贝胺)联用。

5. 选择性 5 羟色胺回收抑制剂 SSRIs 的禁忌证:对 SSRIs 过敏者;严重心、肝、肾病慎用;禁与 MAOIs(吗氯贝胺)、色氨酸联用。SSRIs 与华法林、洋地黄毒苷等慎合用,应特别注意。

6. 患有高血压的患者、老年人以及有肝脏或肾脏功能异常的患者联用文拉法辛和西咪替丁时应该慎重。与西咪替丁一样,以红霉素及其衍生物(如克拉霉素)治疗的患者也应该慎用文拉法辛。

7. 曲唑酮禁用于低血压、室性心律失常的患者。

8. 米氮平慎用于严重心、肝、肾病、白细胞计数偏低的患者。不宜与乙醇、地西泮和其他抗抑郁药联用。禁与 MAOIs(吗氯贝胺)和其他 5-HT 激活药联用,以避免出现中枢性 5- 羟色胺综合征。

9. 治疗中监测的项目包括:

(1)症状严重程度,是否有残留症状,包括社会功能及生活质量;

(2)对自己或他人的"危险"程度;

(3)转躁的线索;

（4）其他精神障碍,包括酒依赖或其他物质依赖;

（5）躯体状况;

（6）对治疗的反应;

（7）治疗的不良反应;

（8）治疗的依从性。

10. 药物选择推荐

（1）伴有明显激越,选用以下具有镇静作用的药,NaSSA 中的米氮平,SSRI 中的帕罗西汀、氟伏沙明,SMA 中的曲唑酮,SNRI 中的文拉法辛,TCA 中的阿米替林、氯米帕明;

（2）伴有强迫症状,常用较大剂量的 SSRI 或氯米帕明;

（3）伴有精神病性症状,可用阿莫沙平,氟伏沙明等抗抑郁药(不宜使用安非他酮),或合并使用第二代抗精神病药;

（4）伴有躯体疾病,可选用不良反应和相互作用较少的 SSRI、SNRI、米氮平或安非他酮。

11. 与抑郁相互影响的常见疾病有冠心病、脑卒中、糖尿病、高血压、肾病综合征,所选择的抗抑郁药不应该影响原有疾病, 使用的抗抑郁药物与原来使用治疗躯体疾病的药物没有或较少相互作用。

12. 尽量单一用药,从小剂量开始,根据病情需要和患者耐受情况,逐步递增剂量至足量和足够长的疗程(至少 6 周)。

13. 药物治疗一般 2～4 周开始起效,如果使用某种药物治疗 4～6 周无效,可改用同类其他药物或作用机制不同的另一药物。

14. 心理治疗:轻度抑郁症可单独使用心理治疗;单用心理治疗 6 周后无疗效或 12 周后症状缓解不完全,应联合药物治疗;中、重度抑郁症心理治疗联合药物治疗;认知行为治疗和人际心理治疗、精神动力治疗可以选择。

（二）巩固期治疗(4～9 个月)

原则上应继续使用急性期治疗有效的药物,并强调治疗方案、药物剂量、使用方法保持不变。

（三）维持期治疗

一般倾向至少 2～3 年,多次复发(3 次或以上)以及有明显残留症状者主张长期维持治疗。

（四）出现以下情况需转上级医院

1. 合并器质性疾病,危及生命,需尽快转上级医院。

2. 出现严重药物副作用,危及生命,需尽快转上级医院,如恶性综合征、癫痫发作、麻痹性肠梗阻和体位性低血压、胆汁阻塞性黄疸、粒细胞缺乏、心律失常会、过量中毒等。

3. 治疗效果不好,持续有冲动、攻击、自杀、自伤行为的患者。

第四节 焦虑障碍

焦虑障碍是一组以担心、焦虑、回避为主要临床相的精神障碍。焦虑是一种常见情绪，但焦虑的严重程度与客观的事件或处境不相称或持续时间过长时则为病理性焦虑，临床上称为焦虑症状。

一、诊断要点

焦虑症状表现为精神症状和躯体症状。精神症状是指一种提心吊胆、惶恐不安、恐惧和担心忧虑的内心体验伴有紧张不安，总是感到似乎大难就要临头，却知道实际上不存在真正的危险或威胁；躯体症状是在精神症状基础上伴发自主神经系统功能亢进症状，如心悸、气短、胸闷、口干、出汗、肌紧张性震颤、颤抖或颜面潮红、苍白等。焦虑常伴有失眠，最典型的表现为入睡困难和感觉过敏，另外，睡眠时间短，多梦，易醒也很常见，同时还可出现性欲下降。

二、药物治疗方案

以下处方可任选一种。

处方一：1. 艾司西酞普兰（Escitalopram）：5mg～20mg，每日1～2次。

2. 舍曲林（Sertraline）：50mg～200mg，每日1～2次。

3. 氟西汀（Fluoxetine）：20mg～60mg，每日1～2次。

4. 帕罗西汀（Paroxetine）：20mg～60mg，每日1～2次。

5. 氟伏沙明（Fluvoxamine）：100mg～300mg，每日1～2次。

6. 西酞普兰（Citalopram）：20mg～60mg，每日1～2次。

处方二：文拉法辛（Venlafaxine）：75mg～325mg，每日1次。

处方三：1. 丁螺环酮（Buspirone）：15mg～60mg，每日3次。

2. 坦度螺酮（Tandospirone）：20mg～60mg，每日3次。

处方四：1. 地西泮（Diazepam）：5mg～15mg，每日2～4次。

2. 氯硝西泮（Clonazepam）：2mg～8mg，每日3次。

3. 奥沙西泮（Oxazepam）：15mg～30mg，每日2～4次。

三、用药说明与注意事项

（一）焦虑障碍有不同的类型，是慢性病程，需长期治疗随访，减少焦虑障碍复发率。

焦虑障碍防治指南建议患者早期开始治疗且需要长期治疗，尤其是严重慢性患者，如广泛性焦虑障碍患者，治疗至少持续12个月。医师应根据焦虑障碍类型的不同、病期的不同症状来选择相应的治疗，包含药物治疗、心理治疗和物理治疗。需要注意事项如下：

1. 急性期对精神焦虑症状进行评估，了解患者有无自伤自杀念头或企图，有无伤害、冲动行为，对于急性精神病性或激越性患者，可以对患者进行保护性非自愿治疗。

2. 用药治疗开始前需仔细询问病史，进行体格、神经系统及精神检查，同时进行各项实验室检查,如血尿常规、肝肾功能、甲状腺功能、血糖、血脂、心电图、乙肝指标、梅毒筛查、血或尿液精神活性物质检查等。体重和生命体征应常规测定。育龄女性患者进行妊娠检查。诊断不明确或需要鉴别、排除躯体疾病所致者可进行脑电图、脑诱发电位、脑 CT/MRI 等检查。

3. 小剂量开始用,注意苯二氮卓类药物依赖,如反跳性失眠症(rebound insomnia)、记忆受损和停药综合征,尤其老年人服药后由于机体运动功能受损,很容易摔倒。与长半衰期药物比较,短、中半衰期药物更容易导致戒断反应、反跳和依赖。

4. 三环类药物(TCAs)禁忌证:严重心、肝、肾病;癫痫;急性闭角型青光眼;12 岁以下儿童、孕妇和前列腺肥大者慎用;TCAs 过敏者;禁与 MAOIs 联用。

5. SSRIs 的禁忌证:对 SSRIs 过敏者;严重心、肝、肾病慎用;禁与 MAOIs、色氨酸联用。SSRIs 与华法林、洋地黄毒苷等慎合用,应特别注意。

6. 患有高血压的患者、老年人以及有肝脏或肾脏功能异常的患者联用文拉法辛和西咪替丁时应该慎重。与西咪替丁一样,以红霉素及其衍生物(如克拉霉素)治疗的患者也应该慎用文拉法辛。

7. 米氮平慎用于严重心、肝、肾病、白细胞计数偏低的患者。不宜与乙醇、地西泮和其他抗抑郁药联用。禁与 MAOIs 和其他 5-HT 激活药联用,以避免出现中枢性 5- 羟色胺综合征。

(二)出现以下情况需转上级医院:

1. 合并器质性疾病,危及生命,需尽快转上级医院。

2. 出现严重药物不良反应,危及生命,需尽快转上级医院,如:恶性综合征、癫痫发作、麻痹性肠梗阻和体位性低血压、胆汁阻塞性黄疸、粒细胞缺乏、心律失常、过量中毒药物等。

3. 治疗效果不好,持续有冲动、攻击、自杀、自伤行为的患者。

(张 燕)

第二十七章 免疫与结缔组织疾病

第一节 风湿热

风湿热(rheumaticfever)是指上呼吸道 A 组乙型溶血性链球菌感染后反复发作的急性或慢性的全身结缔组织炎症,主要累及关节、心脏、皮肤和皮下组织,偶可累及中枢神经系统、血管、浆膜、肺、肾等内脏。本病发作呈自限性,急性发作通常以关节炎较为明显,急性发作后常遗留轻重不等的心脏损害,尤其以瓣膜病变最为显著,形成慢性风湿性心脏病或风湿性瓣膜病。

本病多发于冬春阴雨季节,潮湿和寒冷是重要诱因。初发年龄以 5 ~ 15 岁多见,男女比例相当。居室过于拥挤、营养低下、医药缺乏有利于链球菌繁殖和传播。

一、诊断要点

（一）症状

前驱症状:在典型症状出现前 1 ~ 6 周,常有咽喉炎或扁桃体炎等上呼吸道 A 组链球菌感染表现,如发热、咽痛、颌下淋巴结肿大、咳嗽等。典型表现:关节炎、心脏炎、环形红斑、皮下结节、舞蹈病,其他多汗、鼻出血、瘀斑、腹痛也不少见。

（二）体征

以膝、踝、肘、腕、肩等大关节局部可有红、肿、和压痛。二尖瓣炎时可闻及心尖区高调、收缩期吹风样杂音或短促低调舒张中期杂音。主动脉瓣炎时心底部可听到舒张中期柔和吹风样杂音。心脏炎时窦性心动过速。在四肢近端和躯干可见淡红色环状红斑,中央苍白。关节伸侧的皮下组织可扪及稍硬、无痛性小结节。可见患者无目的、不自主的躯干或肢体动作。面部可表现为挤眉眨眼、摇头转颈、努嘴伸舌。

（三）检查

1. 实验室检查：抗链球菌溶血素 "O"（ASO）滴度超过 1:400 为阳性，红细胞沉降率（ESR）增快和 C 反应蛋白（CRP）升高。迁延型较低,可有非特异性免疫指标免疫球蛋白（IgM、IgG）、循环免疫复合物和补体 C3 增高。特异性免疫指标抗心肌酶抗体（AHRA）、抗 A 组链球菌菌壁多糖抗体（ASP）、外周血淋巴细胞促凝血活性试验（PCA）阳性。

2. 心电图及影像学检查心电图可有窦性心动过速、P—R 间期延长和各种心律失常。超声心动图可发现早期、轻症心脏炎以及亚临床型心脏炎,对轻度心包积液较敏感。心肌核素检查可测出轻度及亚临床型心肌炎。

二、药物治疗方案

风湿热药物治疗的基本方案是去除病因,消灭链球菌感染灶,抗风湿治疗,迅速控制临床症状,治疗并发症和合并症,改善预后;实施个别化处理原则。

（一）处方一　消除链球菌感染灶

1.体重 27kg 以下用苄星青霉素（Benzathin Benzylpenicillin)60 万单位肌注,体重 27kg 以上用苄星青霉素 120 万单位肌内注射,每日 1 次,疗程 2～4 周。

2.红霉素(Erythromycin):0.25g,每日 4 次,疗程 10~14 天。

3.罗红霉素(Roxitxomycin):150mg,每日 2 次,疗程 10~14 天。

（二）处方二:抗风湿治疗

1.单纯关节炎

(1)阿司匹林(Aspirin):成人 3～4g,小儿 80～100 mg/(kg·d),口服,3～4 次。

(2)美洛昔康(Meloxicam):7.5mg～15mg,每日 1 次。

(3)洛索洛芬钠(Loxoprofen):60mg,每日 3 次。

以上三选一,疗程 6～8 周。

2.心脏炎抗风湿治疗

泼尼松(Prednison tablets):成人 30～40mg/d,小儿 1.0～1.5mg/(kg·d),分 3～4 次口服,病情缓解后减量至 10～15mg/d 维持。疗程 12 周。

（三）处方三　治疗舞蹈病

1.丙戊酸(Valproate）

2.卡马西平(Carbamazepine）

3.利培酮(Risperidone）

4.氟哌啶醇(Haloperidol）

并发症和合并症治疗

1.出现心功能不全,应予小剂量洋地黄和利尿剂。

2.出现感染,针对不同病情,选择有效抗生素。

3.代谢异常及冠心病的治疗应及时发现及治疗。

三、用药说明及注意事项

（一）处方一中对再发风湿热或风湿性心脏病的继发性预防用药,应视病情每 1～3 周肌注上述剂量一次,至链球菌感染不再反复发作后,可改为每 4 周肌内注射一次。对青霉素过敏或耐药者,可改用红霉素或罗红霉素,或用林可毒素、头孢类或喹诺酮类。亦有主张用阿奇霉素。

（二）处方二中要防止停用激素后出现反跳现象,可于停用激素前 2 周或更早一些时间加用阿司匹林,待激素停用 2～3 周后再停用阿司匹林。对病情严重,如有心包炎、心脏炎并急性心力衰竭者可静脉滴注地塞米松 5～10mg/d 或氢化可的松 200mg/d,至病情改善后,改口服激素治疗。

（三）舞蹈病的患者首选丙戊酸,该药无效或严重舞蹈病如瘫痪的患者,应用卡马西平或利培酮治疗。其他多巴胺受体拮抗药物如氟哌啶醇也可能有效。

（四）患者需注意保暖，避免发生急性肾衰竭有透析指征者潮湿和受寒。有心脏炎者应卧床休息，待体温正常、心动过速控制、心电图改善后，继续卧床休息 3～4 周后恢复活动。急性关节炎早期亦应卧床休息，至血沉、体温正常后开始活动。

（五）出现以下情况需转上级医院治疗

1.经治疗心悸、气短、心前区不适改善不明显。

2.出现严重的心力衰竭和心率失常者。

第二节　系统性红斑狼疮

系统性红斑狼疮（systemic lupus erythematosus，SLE）是自身免疫介导的，以免疫炎症为突出表现的弥漫性结缔组织病。其发病可能与遗传、环境、雌激素水平有关。其主要临床特征表现为血清中出现以抗核抗体为代表的多种自身抗体和多系统受累。其主要病理改变为炎症反应和血管异常，它可以出现在身体任何器官。好发于生育年龄女性，多见于 15~45 岁年龄段。

一、诊断要点

临床表现复杂多样，多数患者隐匿起病，开始受累 1~2 个系统，部分患者长期稳定在亚临床状态或轻型狼疮，部分患者可由轻型突然变成重症狼疮，更多的则由轻型逐渐出现多脏器受累，有的一起病表现狼疮危象。

（一）症状及体征

1. 全身表现：发热、疲乏

2. 皮肤与黏膜：盘状红斑、蝶形红斑、光过敏、雷诺现象等，口腔溃疡。

3. 关节炎：可出现关节红肿，但少有骨、软骨的破坏和畸形。

4. 肌肉症状：可出现肌痛、肌无力、肌炎。

5. 肾脏：几乎所有的患者均由肾脏病变，可有血尿、蛋白尿及各种管型，最终可导致尿毒症。

6. 神经系统：可出现多种神经精神症状，轻者出现头痛，重者有精神症状、癫痫发作、脑血管意外等，也可出现脊髓炎、颅神经和外周神经症状。

7. 血液系统：可出现贫血、白细胞和（或）血小板减少。

8. 肺：可出现胸腔积液、狼疮肺炎、肺间质病变、肺动脉高压等，少数可出现严重的弥漫性肺泡出血。

9. 心脏：患者常出现心包炎，部分可出现心肌炎或心内膜炎。

10. 消化系统：部分患者可出现恶心、呕吐、腹痛、腹泻或便秘等症状，少数可出现急性腹膜炎、胰腺炎、胃肠道出血、坏死、穿孔或肠梗阻。肝大、黄疸、转氨酶增高。

（二）检查

1. 血常规:贫血、WBC↓、Plt↓。

2. 尿常规:蛋白尿、血尿、颗粒管型尿。

3. ESR:活动期 ESR 增快。

4. CRP:如无感染,CRP 多正常。

5. 免疫学检查:高球蛋白血症,IgG、IgA、IgM 增高,活动期补体 C3、C4 和 CH50 下降。

6. 自身抗体:ANA:几乎见于所有的 SLE 患者,但特异性低。抗 dsDNA 抗体:标记性抗体之一,与疾病活动性相关,与狼疮肾炎的发病相关。抗 Sm 抗体:诊断 SLE 的标记性抗体之一,但与活动性不相关。抗核小体抗体:SLE 中特异性和敏感性较高,判断 SLE 病情活动的良好指标,特别抗 ds-DNA 抗体阴性和男性 SLE 患者。另可出现抗 RNP 抗体、抗 SSA(Ro)、抗 SSB(La)、r RNP 抗体、抗组蛋白抗体、抗心磷脂抗体。

7. 其他检查:胸片、肺部 HRCT、心电图、心脏超声、神经系统检查如头部 CT、MRI,脑脊液检查、肾脏活检。

狼疮危象指急性的危及生命的重症 SLE。包括急进性狼疮性肾炎、严重的中枢神经系统损害、严重的溶血性贫血、血小板减少性紫癜、粒细胞缺乏症、严重心脏损害、严重狼疮性肺炎、严重性狼疮肝炎、严重的血管炎等。

二、药物治疗方案

治疗需个体化,治疗原则是急性期积极用药诱导缓解,尽快控制病情活动;病情缓解后调整用药,并维持缓解治疗使其保持缓解状态,保护重要脏器功能并减少药物副作用,并对其并发症的治疗。

(一)一般治疗

避免日光紫外线照射,注意勿过劳,避免应激,避免口服避孕药。

(二)药物治疗

1. 轻型 SLE 的药物治疗:

(1)非甾类抗炎药(NSAIDs)

处方一:①布洛芬(Ibuprofen):0.6,每日 3 次。

②双氯芬酸(Diclofenal):50mg,每日 3 次。

③美洛昔康(Meloxicam):7.5 ~ 15mg,每日 1 次。

④塞来昔布(Celecoxib):100 ~ 200ng,每日 2 次。

⑤洛索洛芬钠:60mg,每日 3 次。

以上五种任选一种

(2)抗疟药

处方二:①氯喹(Chloroquine):0.25,每日 1 次。

②羟氯喹(Hydroxychloroquine):0.2,每日 1 ~ 2 次。

以上二选一

（3）激素：可短期局部应用激素治疗皮疹，但脸部应尽量避免使用强效激素类外用药，一旦使用，不应超过一周。

处方三：泼尼松 ≤10mg/d

（4）免疫抑制剂：权衡利弊，必要时可用硫唑嘌呤、甲氨蝶呤或环磷酰胺等免疫抑制剂。应注意轻型 SLE 可因过敏、感染、妊娠生育、环境变化等因素而加重，甚至进入狼疮危象。

2. 中度活动度 SLE 的治疗

处方四：①泼尼松龙（Prednisontablets）：0.5 ~ 1mg/kg/d。

②甲氨蝶呤（Methotrexate）：7.5mg ~ 15mg，每周 1 次。

③硫唑嘌呤（Azathioprzine）：1 ~ 2mg/kg/d。

后两个二选一

3. 重型 SLE 的治疗：治疗主要分两个阶段，即诱导缓解和巩固治疗。目前，多数患者的诱导缓解期需要超过半年至 1 年才能达到缓解，不可急于求成。

（1）糖皮质激素：

处方五：泼尼松龙　1 mg/kg/d 通常晨起 1 次服用（高热者可分次服用）

（2）免疫抑制剂

处方六：①环磷酰胺（Cyclophosphamide，CYC）：0.5 ~ 1.0g/m² 体表面积 + 生理盐水 250ml 中静脉滴注，每 3 ~ 4 周 1 次。

②霉酚酸酯（Mycophenolatemofetil）：0.5 ~ 1.0，每日 2 次。

③环孢素（Ciclosporin）：3 ~ 5mg/kg/d。

④硫唑嘌呤（Azathioprine）：1 ~ 2.5mg/kg/d，常用剂量 50 ~ 100mg/d。

以上根据情况选择用药

LN：诱导方案为糖皮质激素＋环磷酰胺　或　糖皮质激素＋霉酚酸酯

维持治疗为糖皮质激素＋环磷酰胺、糖皮质激素＋霉酚酸酯或硫唑嘌呤

SLE 合并血小板减少性紫癜：血小板 <2 万 /mm³，有自发出血倾向，

泼尼松龙　1 ~ 2mg/kg/d+ 长春新碱 1 ~ 2mg/ 每周 ×3 ~ 6 次 +IVIG0.4g/kg/d，静脉滴注，连续 3 ~ 5 天为 1 个疗程。无骨髓增生低下的重症血小板减少性紫癜还可试用其他免疫抑制剂，如环磷酰胺，环孢素等。其他药物包括达那唑、三苯氧胺、维生素 C 等。内科保守治疗无效，可考虑脾切除。

4. 狼疮危象的药物治疗

（1）糖皮质激素

处方七：①泼尼松（Prednisone）≥2mg/kg/d。

②甲基泼尼松龙（Methypredisolone，MP）0.5-1.0+5%GS250ml，每日 1 次，连续 3 天，间隔期和冲击后需口服泼尼松 0.5~1mg/（kg·d），疗程和间隔期长短视具体病情而定。

（2）免疫抑制剂

同重型 SLE 的治疗

NPSLE:可试用地塞米松(Dexamethasone)10mg 或 联用甲氨蝶呤(Methotrexate),10mg,鞘内注射,每周 2~3 次

弥散性出血性肺泡炎和急性重症肺间质病变:可试用大剂量 MP 冲击治疗,IVIG 和血浆置换。

严重的肠系膜血管炎:2mg/kg/d 以上的激素 + 肠外营养支持,防治合并感染,避免不必要的手术探查。一旦并发肠坏死、穿孔、中毒性肠麻痹,应及时手术治疗。

5. 妊娠生育

出现疾病活动时,可用泼尼松≤30mg/d,

对于有习惯性流产病史和抗磷脂抗体阳性的孕妇,口服低剂量阿司匹林(50mg/d)和 /或小剂量低分子肝素抗凝防止流产或死胎。

三、用药说明及注意事项

(一)处方一可用于控制关节炎。应注意消化道溃疡、出血、肾、肝功能等方面的副作用。

(二)处方二可控制皮疹和减轻光敏感,主要不良反应是眼底病变,用药超过 6 个月,可停药一个月,有视力下降,应检查眼底,明确原因,有心脏病史者,特别是有心动过缓和传导阻滞者禁用抗疟药。

(三)处方四甲氨蝶呤(MTX):为二氢叶酸还原酶拮抗剂,通过抑制核酸的合成发挥细胞毒作用。疗效不及环磷酰胺冲击疗法,但长期用药耐受性较佳。主要用于关节炎、肌炎、浆膜炎和皮肤损害为主的 SLE。其不良反应有胃肠道反应、口腔黏膜糜烂、肝功能损害、骨髓抑制,偶见甲氨蝶呤导致的肺炎和肺纤维化。

(四)处方五中的激素具有强大的抗炎作用和免疫抑制作用,是治疗 SLE 的基础药。糖皮质激素对免疫细胞的许多功能及免疫反应的多个环节均有抑制作用,尤以对细胞免疫的抑制作用突出,在大剂量时还能够明显抑制体液免疫,使抗体生成减少,超大剂量则可有直接的淋巴细胞溶解作用。激素的生理剂量相当于泼尼松 7.5mg/d,能够抑制前列腺素的产生。由于不同激素剂量的药理作用有所侧重,病情和患者间对激素的敏感性有差异,因此临床用药要个体化。重度活动 SLE 患者口服足量激素待病情稳定后 2 周或疗程 8 周内,开始以每 1 ~ 2 周减 10%的速度缓慢减量,减至泼尼松 0.5mg/kg/d 后,减药速度按病情适当调慢;如果病情允许,维持治疗的激素剂量尽量小于泼尼松 10mg/d。在减药过程中,如果病情不稳定,可暂时维持原剂量不变或酌情增加剂量或加用免疫抑制剂联合治疗。激素的副作用除感染外,还包括高血压、高血糖、高血脂、低钾血症、骨质疏松、无菌性骨坏死、白内障、体重增加、水钠潴留等。

(五)处方六中环磷酰胺(Cyclophosphamide,CYC)主要作用于 S 期的细胞周期特异性烷化剂,通过影响 DNA 合成发挥细胞毒作用。其对体液免疫的抑制作用较强,能抑制 B 细胞增生和抗体生成,且抑制作用较持久,是治疗重症 SLE 的有效的药物之一,尤其是在狼疮性肾

炎和血管炎的患者中,环磷酰胺与激素联合治疗能有效地诱导疾病缓解,阻止和逆转病变的发展,改善远期预后。

多数患者 6~12 个月后病情缓解,而在巩固治疗阶段,常需要继续环磷酰胺冲击治疗,逐渐延长用药间歇期,至约 3 个月一次维持数年。

白细胞计数对指导环磷酰胺治疗有重要意义,治疗中应注意避免导致白细胞过低,一般要求白细胞低谷不小于 3.0×10^9/L。环磷酰胺冲击治疗对白细胞影响有一定规律,一次大剂量环磷酰胺进入体内,第 3 天左右白细胞开始下降,7~14 天至低谷,之后白细胞逐渐上升,至 21 天左右恢复正常。对于间隔期少于 3 周者,应更密切注意血常规监测。大剂量冲击前需查血常规。

(六)处方七中对有重要脏器受累,乃至出现狼疮危象的患者,疗程多少和间隔期长短应视病情因人而宜。MP 冲击疗法只能解决急性期的症状,疗效不能持久,必须与环磷酰胺冲击疗法配合使用,否则病情容易反复。需强调的是,在大剂量冲击治疗前或治疗中应密切观察有无感染发生。如有感染应及时给予相应的抗感染治疗。大剂量 MP 冲击疗法常见不良反应包括:脸红、失眠、头痛、乏力、血压升高、短暂的血糖升高;严重不良反应包括感染、上消化道大出血、水钠潴留、诱发高血压危象、诱发癫痫大发作、精神症状、心律失常,有因注射速度过快导致突然死亡的报道,所以 MP 冲击治疗应强调缓慢静脉滴注 60 分钟以上;用药前需注意水 – 电解质和酸碱平衡。

(七)IVIG 一方面对 SLE 本身具有免疫治疗作用, 另一方面具有非特异性的抗感染作用, 可以对大剂量甲基泼尼松龙和环磷酰胺的联合冲击治疗所致的免疫力挫伤起到一定的保护作用,能够明显提高各种狼疮危象治疗的成功率。

(八)下情况需转上级医院治疗

1. 重要脏器受累如狼疮肺炎、狼疮脑病、粒细胞缺乏、心功能不全、狼疮肾炎并发急性肾损伤等。

2. 合并严重感染,治疗难度大。

第三节　类风湿关节炎

类风湿关节炎(rheumatoid arthritis,RA)是以侵蚀性、对称性多关节炎为主要临床表现的慢性、全身性自身免疫疾病,多见于中年女性,确切发病机制不明。目前认为是遗传易感因素、环境因素及免疫系统失调等各种因素综合作用的结果。基本病理改变为滑膜炎、血管翳形成,并逐渐出现关节软骨和骨破坏,最终可能导致关节畸形和功能丧失。

一、诊断要点

(一)症状

病情个体差异很大,从短暂、轻微的少关节炎到急剧、进行性多关节炎及全身血管炎。

1. 关节表现为对称性、持续性关节肿胀和压痛，常伴有晨僵。受累关节以近端指间关节、掌指关节、腕、肘、肩、膝和足趾关节最为多见，颈椎、颞颌关节、胸锁和肩锁关节也可受累，并伴活动受限，髋关节受累少见。

2. 关节外表现除关节症状外，还可出现类风湿结节和心、肺、肾、周围神经及眼血液系统等内脏病变症状。

（二）体征

可见关节红、肿、局部压痛，晚期可见关节畸形，如：腕和肘关节强直、掌指关节的半脱位、手指向尺侧偏斜和呈近端指间关节过伸远端关节屈曲"天鹅颈"样及近端指间关节屈曲远端关节过伸"纽扣花"样表现，重症患者关节呈纤维性或骨性强直。部分可见关节外的相关脏器损害的表现。

（三）检查

轻度至中度正色素性贫血，血小板增多，血沉（ESR）和 C 反应蛋白（CRP）增高，类风湿因子（RF）阳性，其他如抗角质蛋白抗体（AKA）、抗核周因子（APF）和抗环瓜氨酸多肽（CCP）等自身抗体阳性。X 线检查：早期表现为关节周围软组织肿胀，关节附件轻度骨质疏松，继之出现关节间隙狭窄，关节破坏，关节脱位或融合。CT 及 MRI、关节 B 超对早期 RA 有帮助。B 超可发现滑膜炎，MRI 可以显示关节软组织早期病变，如滑膜水肿、骨髓水肿等。

二、药物治疗方案

治疗的主要目标是达到临床缓解或疾病低活动度。按照早期、达标、个体化方案治疗原则密切监测病情，减少致残。

（一）非甾类抗炎药（NSAIDs）

处方一：1. 布洛芬（Ibuprofen）：0.6，每日 3 次。

2. 双氯芬酸（Diclofenac）：50mg，每日 3 次。

3. 美洛昔康（Meloxicam）：7.5～15mg，每日 1 次。

4. 塞来昔布（Celecoxid）：100～200ng，每日 2 次。

5. 洛索洛芬钠（Loxoprofen）：60mg，每日 3 次。

以上五种任选一种

（二）缓解病情抗风湿药（DMARDs）

合成类 DMARD

传统合成 DMARD（csDMARD）：

处方二：1. 甲氨蝶呤（Methotrexate）：7.5mg～20mg，每周 1 次。

2. 来氟米特（Leflunamide）：10～20mg，每日 1 次。

3. 柳氮磺吡啶（Sulfasalazine）：0.5～1.0，每日 2 次，由小剂量开始。

4. 羟氯喹（Hydroxychloyoquine）：0.2，每日 2 次。

其他 DMARDs：金制剂、青霉胺（Penicillamine）、硫唑嘌呤（Azathioprine）、环孢素

（Ciclosporin）等。

（三）靶向合成 DMARD（tsDMARD）：阿法替尼

生物制剂类 DMARD（ b DMARD）：

处方三：1. 依那西普（Etanexcept）：25mg+ 注射用水 1ml，皮下注射，每周 2 次。

2. 英夫利西单抗（Infliximab）：3mg/kg/ 次，第 0、2、6 周各 1 次，之后每 4-8 周 1 次。

3. 阿达木单抗（Adalimcemab）：40mg，皮下注射，每 2 周 1 次。

4. 白介素 –6（Recombinant Interlevckin–6）拮抗剂 4～10mg/kg+NS100ml，静滴，每月 1 次。

5. 白介素－：1100mg，皮下注射，每日 1 次。

6. 抗 CD20 单抗：500~1000mg，每 2 周 1 次，共 2 次　6~12 个月后据病情接受第二疗程。

7. CTLA4–Ig：500mg，在 0、2、4 周 iv 给药，之后每周 1 次。

（四）糖皮质激素（GC）

处方四：泼尼松（Rednisontablets）：5～15mg，每日 1 次，病情缓解后可减量至不大于 7.5mg/d。

（五）植物药制剂

处方五：1. 雷公藤多甙（Tripterygium Wilfordii）：10～20mg，每日 3 次。

2. 青藤碱（Sinomenine）：1～4 片，每日 3 次。

3. 白芍总苷（Totalclucosides of Paeony Capsules）：600mg，每日 2～3 次。

三、用药说明及注意事项

（一）NSAIDs 具镇痛抗炎作用，是改善关节炎症状的常用药，但不能控制病情，应与改变病情抗风湿药同服。

（二）处方二中该类药物较 NSAIDs 发挥作用慢，临床症状的明显改善大约需 1～6 个月，有改善和延缓病情进展的作用。

1. 甲氨蝶呤：本药抑制细胞内二氢叶酸还原酶，使嘌呤合成受抑，同时具抗炎作用，以口服为主，亦可静注或肌注。4～6 周起效，疗程至少半年。应成为活动性 RA 患者首个治疗策略的组成部分。不良反应有肝损害、胃肠道反应、骨髓抑制和口炎等，停药后多能恢复；当 MTX 存在禁忌（或不耐受）时，柳氮磺吡啶或来氟米特可考虑作为（首个）治疗策略的组成部分。

2. 来氟米特：主要抑制合成嘧啶的二氢乳清酸脱氢酶，使活化淋巴细胞的生长受抑。与甲氨蝶呤有协同作用，常联合使用。主要不良反应有肝损害、胃肠道反应、骨髓抑制和脱发等。

3. 柳氮磺吡啶：由小剂量开始，会减少不良反应，对磺胺过敏者禁用。

4. 羟氯喹长期服用可出现视物盲点，眼底有"牛眼"样改变，因此每 6～12 个月宜作眼底检测，少数患者服用氯喹后出现心肌损害。

（三）处方三中生物制剂类 DMARD 治疗是目前治疗 RA 快速发展的治疗方法，疗效显著，其中包括 TNF– α 拮抗剂、IL–1 拮抗剂、IL–6 拮抗剂、CD20 单克隆抗体、细胞毒 T 细胞活化抗原 –4 抗体等。对 MTX 和 / 或其他合成 DMARD 伴或不伴激素治疗应答不佳的患者，应开始 MTX 联合 bDMARD(TNF 拮抗剂*、阿巴西普或托珠单抗),在特定情况下(有淋巴瘤病史或脱髓鞘疾病史)也可选用利妥昔单抗的联合方案。首个 bDMARD 治疗失败的患者应接受另一种 bDMARD 治疗;首个 TNF 拮抗剂治疗失败的患者可接受另一种 TNF 拮抗剂或不同作用机制的生物制剂治疗。生物制剂治疗失败后可考虑使用托法替尼治疗。

(四)处方四中糖皮质激素有强大的抗炎作用,能迅速缓解关节肿痛症状和全身炎症,GC 治疗 RA 的原则是小剂量、短疗程。使用 GC 必须同时应用 DMARDs,低至中等剂量的 GC 与 DMARDs 药物联合应用在初始治疗阶段对控制病情有益,部分患者可根据情况以每日 7.5mg 或低于 7.5mg 维持治疗。应考虑将最长不超过 6 个月的低剂量激素治疗作为初始治疗策略(与一种或多种 csDMARD 联合使用)的一部分,但在临床允许的情况下应尽快减停激素。

(五)处方五植物药制剂对缓解关节肿痛、晨僵均有较好的作用。雷公藤多贰:主要不良反应是性腺抑制、骨髓抑制、肝损伤等;青藤碱:常见不良反应有皮肤瘙痒、皮疹等过敏反应,少数患者出现白细胞减少;白芍总苷:毒副作用小,其不良反应有大便次数增多、轻度腹痛、纳差等。如出现腹泻,可药物减量或口服思密达／橙皮泡水喝。

(六)出现以下情况可考虑转上级医院

(1)有关节外症状,侵犯心、肺、眼部病变。

(2)治疗过程中出现药物的严重不良反应,如:粒缺、过敏、严重肝损。

第四节　多发性肌炎和皮肌炎

多发性肌炎(polymyositis,PM)和皮肌炎(dermatomyositis,DM)是一组病因不明确以横纹肌为主要病变的非化脓性炎性肌病。其临床特点是对称性四肢近端肌无力,并可累及多个系统和器官,亦可伴发肿瘤。PM 指无皮肤损害的肌炎,伴皮疹的肌炎称 DM。该病发病与病毒感染、免疫异常、遗传及肿瘤等因素有关,可发生在任何年龄,呈双峰型,在 10 ~ 15 岁和 45 ~ 60 岁各出现一个高峰。

一、诊断要点

(一)症状

1. 多发性肌炎对称性近端肌无力,肌肉压痛。表现下蹲、起立、上楼、举物、梳头、抬头困难。吞咽肌受累时出现吞咽困难、发音不清,引起吸入性肺炎。呼吸肌受出现呼吸困难。眼肌及面部肌肉很少受累。可合并间质性肺炎、肺纤维化、心肌炎。全身表现可有发热、关节痛、乏力、体重减轻、雷诺现象。

2. 皮肌炎除有 PM 的表现外,还有在肌炎前后或同时伴有多样性典型皮疹。典型皮疹包括:

(1)向阳征:以上眼睑为中心的眶周水肿性紫红色斑;

(2)Gottron 征:四肢肘、膝关节伸侧面和内踝附近、掌指关节、指间关节伸面紫红色丘疹,

逐渐融合成斑片,有毛细血管扩张、色素减退,上覆细小鳞屑;

(3)颈前及上胸部"V"字形红色皮疹;

(4)肩颈后皮疹(披肩征);

(5)部分患者双手外侧掌面皮肤出现角化、裂纹,皮肤粗糙脱屑,如同技术工人的手,称"技工手"。

(6)此外,甲根皱襞可见不规则增厚,毛细血管扩张性红斑,其上常见瘀点。可反复发作。

(二)体征

四肢近端肌力V级以下,远端肌力可正常或减弱。皮肌炎患者皮肤可见向阳征、Gottron 征、"V"字形红色皮疹、披肩征样皮疹,以及一些合并症体征。

(三)检查

血常规可见白细胞正常或增高,血沉增快,血清肌红蛋白增高。肌酶谱增高,如肌酸激酶(creatine kinase,CK)、醛缩酶(ALD)、天门冬酸氨基转移酶(AST)、丙氨酸氨基转移酶(ALT)、乳酸脱氢酶(LDH)增高,尤以 CK 升高最敏感。肌电图示肌源性损害。自身抗体中可有 ANA、抗 U1RNP、抗 SSA、抗 SSB、RF 阳性,抗 JO-1 和 Mi-2 抗体为 PM 和 DM 标记性抗体。肌活检约 2/3 病例呈典型肌炎病理改变;另 1/3 病例肌活检呈非典型变化,甚至正常。免疫病理学检查有利于进一步诊断。

二、药物治疗方案

PM/DM 的治疗应遵循个体化原则,治疗开始前应对患者的临床表现进行全面评估。

(一)糖皮质激素

处方一:1. 泼尼松片(Prednisontablets):1~2mg/(kg·d)。

2. 碳酸钙片(Calcium Caxbonate):0.6,每日 1 次。

3. 甲基泼尼松龙(Methypredisolone):500~1000mg+5%GS250ml,qd×3 天。

(二)免疫抑制剂

处方二:1. 甲氨蝶呤片(Methotrexate):7.5~20mg,每周 1 次 + 叶酸片,5mg,每周 1 次(服用甲氨蝶呤片第二天)。

2. 硫唑嘌呤(Azathioprine):1~2mg/(kg·d)。

3. 环孢素 A(Ciclosperin):3~5mg/(kg·d)。

4. 环磷酰胺(Cyclophosphamide):0.5~1.0g/M2+NS250-500ml,静脉滴注,每月 1 次。

以上四选一

5. 羟氯喹(Hydxoxychloroquine):0.2,每日 2 次。

(三)免疫球蛋白注射

处方三:1.丙种球蛋白(Gammaglobulin):0.4/(kg·d),连续 5 天,连续 3~6 个月。

2.丙种球蛋白:0.1/(kg·d),连续 5 天,连续 3 个月。

(四)生物制剂

肿瘤坏死因子单抗或抗 B 细胞抗体、抗补体 C5。

(五)血浆置换

(六)免疫抑制剂联合应用

处方四:1. MTX+CsA 。

2. CYC+CsA 。

3. pre+CsA+IVIg。

三、用药说明及注意事项

(一)处方一中糖皮质激素是治疗首选 PM 和 DM 首选药,一般经治 4~8 周病情即可见改善,缓慢减量,避免减药过快易复发。长时间激素治疗注意观察上消化道黏膜损伤、感染、骨质疏松等不良反应,同时补钙。对于有严重的肌病患者或伴严重吞咽困难、心肌受累或进展性肺间质病变的患者,需激素冲击治疗 3 天后改为口服激素治疗。

(二)处方二中对糖皮质激素反应不佳者可加用甲氨蝶呤,甲氨蝶呤是治疗 PM/DM 最常用的二线药。开始用药时,需注意皮疹,口角炎等不良反应,监测血常规、肝功能情况。

硫唑嘌呤起效时间慢,通常需要服药 6 个月后才能判断是否有明显治疗效果。环孢素 A 用于 PM/DM 的治疗逐渐增多,主要用于 MTX 或 AZA 治疗无效的难治性病例,CsA 起效时间比 AZA 快。环磷酰胺主要用于有肺间质病变患者,对肌肉炎症无效。皮肤损害者可加用羟氯喹。

(三)处方三的大剂量免疫球蛋白适用于复发性和难治性患者以及合并感染患者,小剂量适用于难治性皮疹患者和合并心功能差患者。

(四)血浆置换对生化改善有明显疗效,如肌酶的下降等。对整体病程无改善。

(五)处方四适用于难治性和复发性 PM/DM,MTX+CsA 治疗激素抵抗性肌病,CYC+CsA 治疗 DM 的肺间质病变,pre+CsA+IVIg 比 pre+CsA 更易维持肌肉的缓解。

(七)出现以下情况考虑转上级医院

(1)具有呼吸困难伴干咳,合并感染。

(2)累及心脏出现心律失常、充血性心力衰竭。

第五节　系统性硬皮病

系统性硬皮病(systemic sclerosis SSc)是一种皮肤变硬和增厚为特征,也可影响血管和内脏(包括心、肺、肾和消化道等)的一种结缔组织病。可分为局限性皮肤系统硬化症、弥漫性皮肤系统性硬化症、无皮肤硬化的 SSc、重叠综合征和未分化结缔组织病。

局限性皮肤系统硬化症是指皮肤增厚局限于肘(膝)关节的远端肢体,但可累及面部、颈部。CREST 综合症是此类中的亚型,表现钙质沉积、雷诺现象、食道功能障碍、指端硬化、毛细血管扩张。

弥漫性皮肤系统性硬化症除面部、肢体远端皮肤增厚外，还可累及肢体近端和躯干皮肤。早期即可出现明显的肺间质纤维化病变,肾功能不全甚至衰竭、弥漫性胃肠病变和心肌受累及腱鞘摩擦音。

无皮肤硬化的SSc指无明显的皮肤增厚的表现，但有雷诺现象、SSc特征性的内脏器官受累表现、特征性血管和血清学异常。

重叠综合征指同时合并其他如类风湿关节炎、SLE、多发性肌炎。未分化结缔组织病指虽无系统性硬化症的皮肤增厚和内脏异常表现，但有雷诺现象伴系统性硬化症的临床或血清学特点。

一、诊断要点

（一）症状

最早可表现为雷诺现象,皮肤增厚变硬是SSc的标志性症状。多关节疼痛和肌肉痛,常为早期症状,也可出现关节炎。消化道受累亦常见,表现为张口受限、吞咽食物困难、餐后腹胀、呕吐以及腹痛、腹泻营养不良、大便失禁。肺部间质或血管病变是SSc的最主要的致死原因,其中最常见的严重肺部病变是肺间质纤维化和肺动脉高压而出现活动时气促、干咳甚至呼吸衰竭。当心脏受累时可表现为心力衰竭和不同程度的传导阻滞或心律失常。部分患者可在疾病早期出现硬皮病肾危象,表现为突发严重的高血压、视力下降和抽搐、少尿、无尿。其他可出现腕管综合征、口干、甲状腺功能减退的症状。

（二）体征

肢体指端表现遇冷为苍白、发绀、潮红,皮肤紧绷、皱褶消失、典型的有"面具脸"。皮肤呈非凹陷性肿胀、或不易捏起、变薄变脆。肺部可闻及Velcro啰音。

（三）检查

50~90%以上抗核抗体阳性,抗Scl–70抗体为标志性抗体,其阳性率为15%~20%。抗着丝点抗体(ACA)阳性,80%的CREST综合征患者均升高。其他高球蛋白血症及RF阳性。合并肌炎时肌酶升高、肾损时Cr升高。肺部高分辨CT早期可显示呈毛玻璃样改变,后期可出现蜂窝状,肺活量、用力肺活量(FVC)降低,右心导管检查可发现肺动脉高压。

二、药物治疗方案

早期治疗在于阻止新的皮肤和脏器受累,晚期改善已有症状。SSc治疗的主要措施为抗炎、免疫调节、针对血管病变及抗纤维化治疗,个体差异大。

（一）抗炎及免疫调节治疗

处方一:泼尼松:30~40mg,每日1次

连用数周后逐渐减至维持量为每天5~10mg。

（二）免疫调节治疗

处方二:1.甲氨蝶呤(Methotrexate,MTX):7.5~10mg,每周1次。

或2.环磷酰胺(Cyclophosphamide,CTX):0.4g加入250ml生理盐水静滴,每月1~2次。

(三)血管病变的治疗

1. 治疗指端血管病变

处方三:①阿司匹林(Asprin):100mg,每日 1 次。

②双嘧达莫(Dipyidamole):50mg,每日 3 次。

以上可二选一

③复方丹参片:2 片,每日 3 次。

处方四:①硝苯地平(Nifedipine):10 ~ 20mg,每天 3 次。

②依那普利(Enalapril):5mg,每日 1 次。

处方五:①伊洛前列素 0.5 ~ 3ng/kg/min,连续 3–5 天。

或 50–150ug,每日 2 次。

②前列地尔(Alprostaclil):5 ~ 10mg 加入 10ml 生理盐水或 5% 葡萄糖注射液静脉注射。

2. 治疗肺动脉高压

(1)氧疗:有低氧血症患者给予吸氧。

(2)大剂量激素和免疫抑制药,首选环磷酰胺。

(3)抗血小板聚集药物,与治疗雷诺现象相同。

(4)利尿药和强心药:地高辛可用于治疗收缩功能不全的充血性心力衰竭,右心室明显扩张,基础心率大于 100 次 / 分,并发快速心房颤动时也是应用地高辛的指征。

(5)肺动脉血管扩张药:有钙离子拮抗药、前列环素类药、内皮素 –1 受体拮抗剂、5 型磷酸二酯酶抑制剂、NO。

(四)抗纤维化治疗

1. 针对皮肤硬化

处方六:①青霉胺(Penicillamine):0.125g,每日 1 次开始。

应用 2 ~ 4 周后每日增加 0.125g,用 6 ~ 12 个月。

②秋水仙碱(Colchicine):0.5mg,每日 2 次。

③积雪苷(Centellae Triterpeni):每次 12mg,每天 3 次,疗程 6 ~ 12 个月。。

2. 肺间质病变

处方七:①环磷酰胺(Cyclophosphamide):15mg/kg,每 3 ~ 4 周 1 次,疗程 6 ~ 12 个月。

②乙酰半胱氨酸(Actylcysteine):0.6g,每日 1 次。

③吡啡尼酮:200mg,每日 3 次

(五)其他治疗

1. 抗酸药及保护食道黏膜

2. 促胃肠动力药

3. 营养支持治疗

三、用药说明及注意事项

（一）处方一糖皮质激素使用应个体化,适用于有内脏损害的弥漫性 SSc 患者,对皮肤病变早期水肿期、炎症性肌病、间质性肺炎、心肌病变、心包积液有一定的疗效。但对于硬皮病晚期,特别是有肾功能不全者,糖皮质激素能促进肾血管闭塞性改变,应慎用。

（二）处方二至处方八用药注意事项

1.处方二甲氨蝶呤可改善早期弥漫性 SSc 的皮肤硬化,但对其他脏器受累无效,与激素合用可提高疗效和减少激素用量。使用甲氨蝶呤的患者需特别交代此药物的使用方法,一些患者服用过多,可出现严重骨髓抑制,严重时可危及生命。有些患者出现口腔溃疡等不适,需停用。

2.处方二 CTX 的推荐使用 SSc 的间质性肺病,对皮肤肿胀有一定效果。

3.处方三具有抗血小板聚集的作用,防微血管栓塞,双嘧达莫一般从小剂量 25mg 每日 3 次开始使用,有头痛副作用,出现者停用。

4.处方四具有扩张血管,改善血液循环的作用。注意只有血管扩张药物实验结果阳性的患者才能使用钙离子拮抗剂治疗。ACEI 类药不受限制（血压低除外）,另外 ACEI 类药还适用于 SSc 肾危象,即使肾功能不全透析患者仍继续使用。

5.处方五适用于 SSc 相关的严重雷诺现象和局部缺血、肢端坏死和溃疡。

6.处方六中的青霉胺是青霉素代谢产物,能与体内铜离子协同作用产生超氧离子,攻击细胞膜,特别是 T 淋巴细胞膜,从而抑制淋巴细把转化,使抗体产生减少,阻止新生血管生成,抑制内皮细胞增生以及抑制胶原的合成。与青霉素无交叉过敏反应,不需做皮试。其有肾损和骨髓抑制等不良反应。

7.处方七中吡非尼酮能减少炎症细胞积聚,减弱成纤维细胞受到细胞生长因子如转化生长因子 β（TGF-β）和血小板衍生生长因子（PDGF）刺激后引起的细胞增生、纤维化相关蛋白和细胞因子产生以及细胞外基质的合成和积聚,具有抗纤维化和抗炎作用。初始用量为每次 200mg,每日 3 次,希望能在两周的时间内,通过每次增加 200mg 剂量,最后将本品用量维持在每次 600mg（每日 1800mg）;应密切观察患者用药耐受情况,若出现明显胃肠道症状、对日光或紫外线灯的皮肤反应、肝功能酶学指标的显著改变和体重减轻等现象时,可根据临床症状减少用量或者停止用药,在症状减轻后,可再逐步增加给药量,最好将维持用量调整在每次 400mg（每日 1200mg）以上。对本品任何成分过敏、有中毒肝病、妊娠及哺乳期患者以及有严重肾功能障碍或需要透析患者禁用。

（五）出现以下情况可考虑转上级医院处理

1.具有肺间质纤维化或合并肺动脉高压。

2.具有肾危象,有可能行血液透析治疗。

第六节　嗜酸粒细胞增多肌痛综合征

嗜酸粒细胞增多肌痛综合征是一种罕见的临床综合征,1965 年由 Hardy 和 Anderson 提出,特指一组原因不明、外周血和骨髓中嗜酸粒细胞长期持续增多,伴组织和脏器中嗜酸粒细胞浸润和功能障碍为特征的疾病。本病女性多见。早期表现为低热、乏力、呼吸困难、咳嗽、关节痛、关节炎、皮疹。

一、诊断要点

（一）症状

临床表现不一,可有发热、咳嗽、胸痛、胸腔积液、神经精神症状及皮疹等。可出现红色斑疹,但消失很快,2～3 个月后出现硬皮病样皮肤改变,但无雷诺现象。

（二）体征

有多系统累及,如皮肤、外周神经、关节、肺部病变或肺动脉高压。其中心脏受累占 84%,可有心肌炎和心律不齐,少数可出现肺动脉高压,1/3 病例有嗜酸性筋膜炎的表现。

（三）检查

早期有嗜酸性粒细胞增高,血沉可增快,血肌酸磷酸肌酶（CK）水平正常。与嗜酸性筋膜炎相似的组织病理改变。少数患者出现肺动脉高压时,心电图、X 线可有明显的变化。

二、药物治疗方案

（一）糖皮质激素

处方一：泼尼松（Prednisontablets）：30～60mg,每日 1 次。

（二）改善循环药

处方二：1. 丹参注射液：16～20ml（2ml 合生药 4g）,每日 1 次。

2. 低分子右旋醣酐（Dextran）：500ml,静脉点滴,每日 1 次。

二者分别 10 天为 1 个疗程,连续 3～6 个疗程。

（三）非甾体类抗炎药

处方三：美洛昔康（Meloxicam）：7.5mg,每日 1 次。

（四）结缔组织形成抑制药

处方四：

1. 秋水仙碱（Colchicine）：0.5mg,每日 2～3 次,10 天为 1 个疗程,共 3～6 个疗程。

2. 青霉胺（Penicillamine）：0.25～1.0g,每日 1 次。

（五）中药

处方五：亚细亚皂苷（积雪甙）：每次 2 片,每日 3 次。

（六）物理疗法

对有关节活动受限的患者,应嘱加强体疗并辅以物理治疗。

三、用药说明及注意事项

（一）处方一的激素对早期病例有一定疗效。并根据临床症状,血沉和嗜酸粒细胞计数改善情况,逐渐减少用药剂量。多数经治疗后,自第1、2周开始有不同程度改善。待临床及实验室检查基本正常,可改用最小量维持及隔天用药法维持治疗3～6个月。

（二）注意防治右旋糖酐的过敏反应

处方二的低分子右旋糖酐偶可见过敏反应,如发热、胸闷、呼吸困难、荨麻疹等。禁忌证有:严重肾病、充血性心力衰竭、有出血倾向者。心、肝、肾功能不全者慎用。

（三）对患者随访2年

（四）本病经治疗可缓解,除少数患者可遗有周围神经病变外,一般预后较好。对患者随访2年,发现除识别能力下降外,多数症状和体征均可改善或消失,但有1/3患者病情加重,周围神经病变无改善。

（黄映红）

第二十八章 运动系统疾病

第一节 肩关节周围炎

肩关节周围炎又称冻结肩、五十肩,是肩周、肌腱、肌肉、滑膜及关节囊的慢性损伤性炎症。表现为肩关节周围疼痛,肩关节各个方向主动和被动活动降低,影像学检查除骨量减少外无明显异常疾患。它起病缓慢,有自愈倾向,但自然病程长达半年至 3 年。

一、诊断要点

(一)症状

肩部疼痛是最主要的主诉,疼痛分布于肩胛带周围没有明确痛点,与姿势、动作有明显关系,常伴有深部烧灼感,严重程度足以影响患者的日常生活和工作。

(二)体征

肩关节在所有方向上主动和被动活动受限,最具诊断意义的是被动外旋活动受限,其次累及的活动是外展、前屈和内旋。

(三)检查

实验及影像学检查主要是排除其它可能的全身或局部疾病。

二、药物治疗方案

肩周炎药物治疗的目的是缓解疼痛、缩短病程、改善肩关节活动和功能。

(一)消炎镇痛治疗

处方一:1.布洛芬缓释胶囊(Ibuprofen Sustamed Release Capsules):每次 0.3g,口服,每日 2 次。

2. 双氯芬酸钠缓释片(Diclofenac Sodium Sustained-release Tablets):每次 0.1g,口服,每日 1 次。

3. 美洛昔康片(Meloxicam Tablets):每次 7.5mg,口服,每日 1 次。

4. 塞来昔布胶囊(Celecoxib Capsules):每次 0.2g,口服,每日 1 次。

以上四种任选一种

(二)改善肌肉紧张状态

处方二:1.盐酸乙哌立松片(Eperisone Hyclrochloridetablets):每次 50mg,口服,每日 3 次。

2. 盐酸替扎尼定片(Tizanidine Hydrochloride Tablets):每次 2mg,每日 3 次。

以上两种任选一种

(三)糖皮质激素的应用

处方三:强的松(Prednisone):采用递减的给药方案,初始剂量为每天 40~60mg,此后每

4~7 天减量 10mg，一般疗程为 2~3 周。

（四）中药治疗

处方四：羌活 15g、独活 15g、秦艽 15g、桑枝 15g、伸筋草 10g、桂枝 8g、姜黄 15g、鸡血藤 10g、红花 6g、白芍 10g、当归 10g、淫羊藿 10g、川芎 10g、甘草 10。每日一剂，水煎服。

加减：疼痛明显者加制乳香、制没药各 15g；肩寒甚者加制川乌、制草乌各 6g；肩热甚者加知母、黄柏各 10g。

三、用药说明及注意事项

（一）处方一中均为非甾体类消炎药（NSAID），由于 NSAID 抑制了前列腺素的合成，因此在起抗炎作用的同时，也造成了对胃肠道的不良反应。其主要表现为胃、十二指肠溃疡引起的上消化道出血，因此消化道溃疡患者慎用，可选用曲马多等阿片类药物代替。个别需长期服用治疗的患者，应定期检查肝功能和血常规。

（二）处方二中可能有时会出现四肢无力、困倦等症状，用药期间应注意不宜从事危险性机械操作。

（三）口服类固醇激素能够短期内改善临床症状但是对改变病程并没有帮助，部分患者停药后可出现症状反弹，因此临床上仅用于症状严重的患者。

（四）肩关节炎的治疗应根据疾病的分类、病程及对治疗的反应进行选择和调整，传统的保守治疗如药物、锻炼、理疗、关节腔注射等对于大多数患者有效，应该作为治疗的首选，外科治疗手段如关节囊扩张疗法、关节镜下松解手术对顽固性冻结肩可能有效，但从治疗的风险和费用考虑应该作为二线治疗。

（五）以下情况需转上级医院

1. 疼痛严重，病程较长，保守治疗效果不佳者。

2. 因颈椎病及心、肺、胆道疾病发生的肩部牵涉痛，长期不愈使肩部肌肉持续性痉挛，缺血而形成炎性病灶所致的肩周炎。

第二节　骨关节炎

骨关节炎（osteoarthritis，OA）又称骨关节病、退行性关节炎等，是一种以关节软骨变性、软骨下骨硬化、骨赘形成为主要临床表现的退行性关节疾病，可同时伴有慢性疼痛、关节不稳、关节强直，影像学可表现为关节间隙狭窄，为关节炎中最常见的一种，是导致老年人活动能力受损的主要原因。骨关节炎可分为原发性和继发性两类。原发性骨关节炎多发生于中老年，无明确的全身或局部诱因，与遗传和体质因素有一定的关系。继发性 OA 可发生于青壮年，可继发于创伤、炎症、关节不稳定、慢性反复的积累性劳损或先天性疾病等。

一、诊断要点

根据患者的症状、体征、X 线表现及实验室检查，一般不难诊断（膝关节 OA 诊断标准见

表 28-1,髋关节 OA 诊断标准见表 28-2)。

表 28-1 膝关节 OA 诊断标准

(1)近 1 个月内反复膝关节疼痛

(2)X 线片(站立或负重位)示关节间隙变窄、软骨下骨硬化和(或)囊性变、关节缘骨赘形成

(3)关节液(至少 2 次)清亮、黏稠,WBC<2000 个 /ml

(4)中老年患者(≥40 岁)

(5)晨僵≤3 分钟

(6)活动时有骨摩擦音(感)

综合临床、实验室及 X 线检查,符合 1+2 条或 1+3+5+6 条或 1+4+5+6 条。可诊断膝关节 OA。

表 28-2 髋关节 OA 诊断标准

(1)近 1 个月反复髋关节疼痛

(2)血细胞沉降率≤20mm/h

(3)X 线片示骨赘形成、髋臼缘增生

(4)X 线片示髋关节间隙变窄

综合临床、实验室及 X 线检查,满足诊断标准 1+2+3 条或 1+3+4 条,可诊断髋关节 OA。

二、药物治疗方案

OA 的治疗目的是减轻或消除疼痛,矫正畸形,改善或恢复关节功能,改善生活质量。

(一)消炎镇痛治疗

处方一:1. 布洛芬缓释胶囊(Ibuprofen Sustained Release Capsules):每次 0.3g,每日 2 次。

2. 双氯芬酸钠缓释片(Diclofanac Sodium Sustained-release Tablets):每次 0.1g,每日 1次。

3. 美洛昔康片(Meloxicam Tablets):每次 7.5mg,每日 1 次。

4. 塞来昔布胶囊(Celecoxib Capsules):每次 0.2g,每日 1 次。

以上四种任选一种

(二)保护软骨治疗

处方二:1. 双醋瑞因胶囊(Diacerein Capsule):每次 50mg,每日 1-2 次。

2. 盐酸氨基葡萄糖胶囊(Glucosamine Hydrochloride Capsules):每次 0.75g,每日 2 次。

以上两种任选一种

处方三:透明质酸钠(Sodiun Hyaluronate):3ml,关节腔注射,每周 1 次,5 次一个疗程。

(三)局部封闭治疗

处方四:利多卡因(Lidocaine)5ml,醋酸氢化可的松(Hydrocortisone Acetate)12.5mg,疼痛点局部封闭治疗,每周 1 次,3 次一个疗程。

三、用药说明及注意事项

(一)总体治疗原则是非药物与药物治疗相结合,必要时手术治疗,治疗应个体化。结合患者自身情况,如年龄、性别、体重、自身危险因素、病变部位及程度等选择合适的治疗方案。

非药物治疗是药物治疗及手术治疗等的基础。对于初次就诊且症状不重的骨关节炎患者,非药物治疗是首选的治疗方式。

（二）处方一中如果患者胃肠道不良反应的危险性较高,可加用 H 受体拮抗剂、质子泵抑制剂或米索前列醇等胃黏膜保护剂,如治疗无效或不耐受的骨关节炎患者,可使用曲马多等阿片类镇痛剂,或对乙酰氨基酚与阿片类的复方制剂。

（三）处方二中的药物在一定程度上可延缓病程、改善患者症状。双醋瑞因还具有结构调节作用。

（四）处方三中透明质酸钠在美国新版指南中对于症状性骨关节炎患者,不建议使用。

（五）处方四适用于局限性压痛患者,封闭治疗后可短期内缓解症状。

（六）以下情况需转上级医院

疼痛严重,病程较长,保守治疗效果不佳者,或进行性畸形且保守治疗无效可转上级医院手术治疗。

第三节　化脓性关节炎

化脓性关节炎为关节内化脓性感染。多见于儿童,以髋、膝关节多发,成年人创伤后感染多见。最常见的致病菌为金黄色葡萄球菌,约占 85%;其次为 β 溶血性链球菌和革兰阴性杆菌。常见的感染途径有血源性感染、直接蔓延感染、创伤性感染、医源性感染等。

一、诊断要点

（一）症状和体征

起病急骤,寒战高热等全身中毒症状,体温可达 39℃以上,甚至出现中毒性休克,小儿惊厥多见。感染关节迅速出现疼痛与功能障碍,呈半屈位、局部红、肿、热、痛明显,深部的关节,如髋关节,因有厚实的肌肉,局部红、肿、热都不明显。关节腔内积液在膝部最为明显,可见髌上囊明显隆起,浮髌试验可为阳性。

（二）检查

ESR、CRP、白细胞计数、降钙素原升高,血培养可阳性,关节腔穿刺检查抽出脓性液体可确诊,细菌培养可明确致病菌种类。X 线表现出现较迟,不能作为诊断依据。

二、药物治疗方案

（一）病原治疗

处方一:0.9%氯化钠溶液(Sodium Chloride):100ml

头孢哌酮舒巴坦钠(Cefoperazone and Sulbactam):2.0g,静脉滴注,每日 2 次。

处方二:环丙沙星(Ciprofloxacin):400mg,静脉滴注,每日 1 次。

处方三:甲硝唑(Metronidazole):250ml,静脉滴注,每日 2 次。

（二）局部治疗

处方四:0.9%氯化钠溶液(Sodium Chloride):500ml

庆大霉素(Gentamicin):8 万 u,经引流管持续冲洗引流。

处方五:0.9%氯化钠溶液:100ml

头孢拉定(Cefradine):2g,关节腔穿刺冲洗,每日 1 次。

三、用药说明及注意事项

(一)化脓性关节炎治疗的原则是全身支持治疗,应用广谱抗生素、消除局部感染病灶,在治疗过程中需根据脓液的药敏结果,选择敏感抗生素。早期治疗是治愈感染、保全生命和关节功能的关键。

(二)在未知感染菌种和药敏结果之前,可采用处方一、处方二任选一种联合处方三控制感染,进行药敏结果后,依据药敏结果选用敏感抗生素。在全身及局部症状消失、血象正常后3~4 天后方可停药。治疗过程中可和局部治疗(处方四、五)配合使用。

(三)处方四为局部治疗,持续冲洗控制在 2000~3000ml/d,持续冲洗时间 1-2 周,待患者无发热、冲洗液清洁、镜检无脓细胞、引流液培养三次阴性、白细胞正常后可改为负压吸引,观察 3 天后拔除。

(四)处方五为局部治疗,每天做 1 次关节穿刺,抽出关节液后,注入抗生素。如果抽出液逐渐变清,而局部症状和体征缓解,说明治疗有效,可以继续使用,直至关节积液消失,体温正常。如果抽出液性质转劣而变得更为混浊甚至成为脓性,说明治疗无效,应改为灌洗或切开引流。

(五)在积极抗感染治疗同时需重视全身支持治疗,高热应予以物理降温等,注意维持水电解质平衡,进食高蛋白、富含维生素食物,可少量多次输新鲜血液,以增强抵抗力。

(六)以下情况需转上级医院

1. 全身中毒症状严重,血培养(+),关节穿刺抽出大量黏稠脓性液体。

2. 患者存在免疫功能低下的基础疾病,如糖尿病、长期服用激素或一般基础情况很差。

3. 关节处于非功能强直或病理学脱位。

第四节 急性化脓性骨髓炎

化脓性骨髓炎是由化脓性细菌感染引起的骨髓感染性疾病。常见的感染途径有血源性感染、创伤后感染、邻近感染灶蔓延感染等。根据病情发展,可分为急性和慢性两种,一般认为死骨形成是慢性化脓性骨髓炎的标准,死骨出现需时 6 周。

一、诊断要点

1. 症状和体征

起病急骤,伴高热,体温可达 39℃以上,甚至出现中毒性休克,小儿惊厥多见。感染早期局部疼痛,皮温升高,患肢呈半屈曲制动位,不敢活动,长骨干骺端可有深压痛,脓肿进入骨膜下局部可有明显压痛,脓肿穿至皮下,局部红、肿、热、痛明显。

2.检查

ESR、CRP、白细胞计数、降钙素原升高,血培养可阳性,局部分层穿刺可抽出血性液体和脓液,涂片镜检可发现脓细胞或细菌。早期 X 片正常,2 周左右出现虫蚀样骨质破坏,MRI 有早期诊断价值。

二、药物治疗方案

1.病原治疗

处方一:0.9%氯化钠溶液(Sodium Chloride):100ml

头孢哌酮舒巴坦钠(Cefoperazone and Sulbactam):2.0g,静脉滴注,每日 2 次。

处方二:环丙沙星(Ciprofloxacin):400mg,静脉滴注,每日 1 次。

处方三:甲硝唑(Metronidazole):250ml,静脉滴注,每日 2 次。

2.局部治疗

处方四:0.9%氯化钠溶液(Sodium Chloride):500ml

庆大霉素(Gentamycin):8 万 u,经引流管持续冲洗引流。

三、用药说明及注意事项

(一)急性化脓性骨髓炎治疗的目的是中断骨髓炎由急性期向慢性阶段的演变,早期诊断与治疗是主要的关键。一旦确诊急性化脓性骨髓炎,需尽早行骨开窗减压引流,越早越好。

(二)在早期抗感染治疗可采用处方一、处方二任选一种联合处方三控制感染,获得药敏结果后,依据药敏结果选用敏感抗生素。在全身及局部症状消失,血象正常后 3~4 天后方可停药。

(三)处方四为早期性骨开窗减压引流术后的局部治疗,持续冲洗控制在 2000~3000ml/d,持续冲洗时间 2 周,待患者无发热、冲洗液清理、镜检无脓细胞、引流液培养三次阴性,白细胞正常后可改为负压吸引,观察 3 天后拔除。

(四)在积极抗感染治疗同时需重视全身支持治疗,高热应予以物理降温等,注意维持水电解质平衡,进食高蛋白、富含维生素食物,可少量多次输新鲜血液,以增强抵抗力。同时注意患肢制动,有利于炎症消退、减轻疼痛、防止病理性骨折。

(五)以下情况需转上级医院

1.全身中毒症状严重,血培养(+),关节穿刺抽出大量粘稠脓性液体。

2.患者存在免疫功能低下的基础疾病,如糖尿病,长期服用激素,或一般基础情况很差。

3.关节挛缩或病理学骨折。

第五节 慢性化脓性骨髓炎

一、诊断要点

(一)症状和体征

全身症状不明显,局部可有红、肿、疼痛。患肢可见窦道口,流脓且有异味,偶有死骨流出,反复发生,可持续数十年。

(二)检查

X 片可见骨质破坏和死骨。

二、药物治疗方案

(一)病原治疗

处方一:0.9%氯化钠溶液(Sodium Chloride):100ml

头孢哌酮舒巴坦钠(Cefoperazole and Sulbactam):2.0g,静脉滴注,每日 2 次。

处方二:环丙沙星(Ciprofloxacin):400mg,静脉滴注,每日 1 次。

处方三:甲硝唑(Metronidazole):250ml,静脉滴注,每日 2 次。

(二)局部治疗

处方四:0.9%氯化钠溶液(Sodium Chloride):500ml

庆大霉素(Gentamycin):8 万 u,经引流管持续冲洗引流。

处方五:庆大霉素珠链:1 串,填入骨腔。

三、用药说明及注意事项

(一)慢性骨髓炎的治疗以手术为主,治疗原则是清除死骨、消灭死腔、切除病灶、根治感染源。术前术后需使用广谱抗生素,可选用处方一、处方二任选一种联合处方三控制感染,获得药敏结果后,依据药敏结果选用敏感抗生素。在全身及局部症状消失,血常规正常后 3~4 天后方可停药。术中可使用处方五填入骨髓腔。

(二)处方四为术后的灌洗治疗,持续冲洗控制在 2000~3000ml/d,持续冲洗时间 2 周,待患者无发热、冲洗液清亮、镜检无脓细胞、引流液培养三次阴性、白细胞正常后可改为负压吸引,观察 3 天后拔除。

(三)以下情况需转上级医院

慢性化脓性关节炎治疗药物治疗效果较差,一旦确诊可转上级医院治疗。

第六节　　纤维织炎综合征

纤维织炎综合征又称为肌筋膜炎,好发于中老年人,是肌肉和筋膜的无菌性炎症。在寒冷,潮湿、慢性劳损等因素刺激时,肌筋膜及肌组织发生水肿、渗出及纤维性变,导致病变部位酸困不适、疼痛为主要症状的临床综合征。

一、诊断要点

(一)症状和体征

发病部位疼痛,多为酸痛不适,肌肉僵硬板滞,或有重压感,晨起或天气变化及受凉后症状加重,活动后则疼痛减轻,常反复发作。急性发作时,局部肌肉紧张、痉挛,活动受限。查体时患部有明显的局限性压痛点,触摸此点可引起疼痛和放射。有时皮下可触及变性的肌筋膜及纤维小结。

(二)检查

实验室检查抗"O"或血沉正常或稍高。X 线检查无异常。MRI 检查示 T_1WI 浅筋膜(皮下脂肪层)中的条、片状低信号,边界较清楚,T_2WI 呈条、片状高信号,脂肪抑制像呈明显高信号影。

二、药物治疗方案

纤维织炎综合征治疗主要以适当休息,肌肉放松推拿、口服和外用消炎止痛药物为主。

(一)消炎镇痛治疗

处方一:1. 吲哚美辛片(Indometacin Tablets):每次 25mg,每日 2~3 次。

2. 布洛芬缓释胶囊(Ibuprofen Sustained Release Capsules):每次 0.3g,每日 2 次。

3. 塞来昔布胶囊(Celecoxib Capsules):每次 0.2g,每日 1 次。

以上三种任选一种

处方二:双氯芬酸二乙胺乳胶剂(扶他林软膏):外用,每日 3~4 次。

(二)维生素治疗

处方三:1. 维生素 E 片(Vitamins E):每次 0.1g,每日 3 次。

2. 维生素 B_1 片(Vitamins B_1):每次 10mg,每日 2 次。

三、用药说明及注意事项

(一)纤维织炎的治疗原则是非药物与药物治疗相结合。非药物的治疗方法包括解除病因,注意保暖,防止受凉,局部热敷。急性期注意休息。中医疗法效果较明显,可以采用针灸、推拿等理疗治疗。

(二)处方一中如果患者有胃肠道基础疾病,或出现胃肠道不良反应,可加用 H 受体拮抗剂、质子泵抑制剂或米索前列醇等胃黏膜保护剂。

(三)处方二中不的用于破损皮肤或感染性创口。

(四)处方三中维生素 E 大剂量服用可促进毛细血管增生,改善周围血液循环,治疗剂量无不良反应。维生素 B_1 参与糖代谢中丙酮酸和 α-酮戊二酸的氧化脱羧反应,是糖代谢必不可少的,可减少糖代谢过程产生乳酸所致的肌肉酸痛等症状。

第七节 胸部扭挫伤

由于胸壁直接受到暴力撞击或挤压胸壁,未足以使肋骨骨折,或由于搬重物时双手用力不协调而引起胸壁肌肉、筋膜、肋间神经、血管等牵拉受损而引起局部肿胀、疼痛等致使胸壁软组织、骨膜受伤,称为胸部扭挫伤。

一、诊断要点

（一）病史

有明确的外伤史、拉伤或扭伤史。

（二）体征

胸部疼痛，有时伤后数小时或 1~2 天后才出现症状，3~5 天疼痛可达到高峰。胸肋部疼痛可牵涉肩背部，活动时加重，以后逐渐减轻。严重者可有皮下瘀斑、血肿；挫伤及肌肉有撕裂伤者，损伤局部明显肿胀、疼痛；咳嗽及活动时加重神经压迫，则疼痛加重。

（三）检查

X 线摄片一般无异常发现，结合胸部 CT 可排除骨折，了解有无肺挫伤及胸腔内积液、积气。心电图、心肌酶等检查可了解有无心脏挫伤。

二、药物治疗方案

药物治疗方案主要是消肿止痛，促进功能恢复等对症治疗。

（一）止痛治疗

1. 布洛芬胶囊（Ibuprofen Capsules）：每次 400mg，口服，每日 1~2 次。

2. 双氯芬酸钠胶囊（Diclofenac Sodium）：每次 50mg，口服，每日 1~2 次。

3. 曲马多胶囊（Tramadol）：50m~100mg，口服，每日 1~2 次。

以上任选用一种

（二）舒筋、活络、消肿等治疗

1. 大活络丸：每次 1 丸，口服，每日 3 次。

2. 活络止痛胶囊：每次 3~4 粒，口服，每日 3 次。

3. 七叶皂苷钠片：每次 1~2 粒，口服，每日 2 次。

（三）敷贴或外用药物

1. 精制狗皮膏

三、用药说明及注意事项

（一）布洛芬缓释胶囊及双氯芬酸钠缓释胶囊类止痛药为非甾体类药物，少数患者可出现恶心，呕吐，胃烧灼感或轻度消化不良，胃肠道溃疡及出血，有消化道溃疡者宜饭后服用。尚有过敏性肾炎、中枢神经系统、血液系统、皮肤和肝脏等副作用，这些副作用的发生常与剂量有关。少数患者发生过敏反应，如风疹、过敏性鼻炎、哮喘。

（二）盐酸曲马多胶囊用药后可能出现恶心和头晕反应。偶见呕吐、便秘、出汗、口干、眩晕等不良反应发生。在极个别病例中，可能有变态反应（如：呼吸困难、支气管痉挛、哮喘、血管神经性水肿）和过敏反应发生。

（三）使用膏或气雾剂贴患处或喷患处时，皮肤破损者禁用，如出现皮肤过敏者停用。

（四）早期疼痛甚者，药物治疗同时可用胶布或胸带做适当外固定，2 周后行功能锻炼。嘱患者尽量下地行走，可做扩胸、肢体伸展运动，加强深呼吸，鼓励患者咳嗽等。

（五）用药期间注意密切观察病情变化，如合并其他严重基础疾病，可转上级医院治疗。

第八节　肋软骨炎

肋软骨炎分为化脓性肋软骨炎与非特异性肋软骨炎。非特异性肋软骨炎指肋软骨与胸骨交界出可能由于劳损、慢性损伤、病毒感染所致局限性疼痛伴肿胀的自限性疾病。化脓性肋软骨炎是一种少见感染，原发性常为血源性，多为结核杆菌、伤寒等；继发性为胸外科少见而严重的并发症。

一、诊断要点

（一）非特异性肋软骨炎

1. 症状：各肋软骨均可发病，多在胸骨旁 2~4 肋软骨。轻者仅感轻度胸闷，胸前疼痛多为钝痛、隐痛，偶伴刺痛，痛点固定不移，咳嗽、深呼吸、扩展胸壁等引起胸廓过度活动时疼痛加重。严重者肩臂惧痛，甚牵及半身。病程多在 3~4 周自行痊愈。

2. 体征：受累肋软骨肿大隆起，质硬，光滑而边界不清，局部压痛明显，但无表皮红热征，挤压胸廓时疼痛加剧。多发时受累的肋软骨处可呈串珠状畸形。

3. 主要根据肋软骨炎临床表现来确诊，同时需排除肋软骨肿瘤、胸壁结核、肋间神经痛、带状疱疹、银屑病关节炎、痛风等疾病。

（二）化脓性肋软骨炎

1. 病史：近期有开胸操作史。

2. 症状：前胸壁固定性、持续性胀痛，无法自行缓解，如累及胸锁关节则肩臂惧动。全身症状轻，体温多正常。

3. 体征：局部皮肤可有无红肿，触诊局部质硬韧伴明显压痛是最常见体征，后期可有波动感及窦道形成，感染迁延不愈。

二、药物治疗方案

（一）非特异性肋软骨炎

非特异性肋软骨炎可行理疗、封闭、穿刺减压甚至手术切除；药物主要为对症支持治疗。

（1）消炎镇痛治疗，任选其一：

处方一：1. 布洛芬缓释胶囊（Ibuprofen）：每次 0.3g，口服，每日 2 次。

2. 双氯芬酸钠缓释片（Diclofenac）：每次 0.1g，口服，每日 1 次。

3. 美洛昔康片（Meloxicam）：每次 7.5mg，口服，每日 1 次。

4. 塞来昔布胶囊（Celecoxob）：每次 0.2g，口服，每日 1 次。

（2）改善循环中成药，任选其一：

处方二：1. 颈痛颗粒：每次 4g，口服，每日 3 次。

2. 扎冲十三位丸：每次 5~9 粒，睡前口服，每日 1 次。

（二）化脓性肋软骨炎

化脓性肋软骨炎早期抗感染治疗；由于肋软骨血供特殊，抗感染能力弱，后期常常是手术彻底清除病变肋软骨。

（3）抗生素抗感染治疗，任选其一：

处方三：1. 头孢西丁钠（Cefoxiton）：每次 1g，口服，每日 3 次。

2. 头孢唑林钠（Cefazolon）：每次 1g，口服，每日 3 次。

三、用药说明及注意事项

（一）处方一该类消炎镇痛药最常见的不良反应是胃肠系统，从腹部不适到严重的出血或使消化溃疡复发。其中塞米昔布胶囊限有严重胃肠溃疡及出血史的患者。

（二）处方三抗生素选用针对性强的，药敏试验敏感的。

（三）转上级医院治疗：需开胸手术患者。

第九节　颈椎病

颈椎病是一种常见退行性疾病，一般在颈椎间盘退变基础产生继发性改变，如：髓核突出、骨赘形成、继发性椎管狭窄及颈椎不稳等。这些病理生理和病理解剖的改变，构成了颈椎病的实质。

一、诊断要点

（一）颈型颈椎病

1. 颈部、肩部及枕部疼痛，头颈部活动因疼痛而受限。

2. 颈肌紧张，有压痛点。

3. X 线显示颈椎曲度改变，动力摄片上可显示椎间关节不稳。X 线侧位片上可出现椎体后缘部分重影，小关节也呈部分重影。

（二）神经根型颈椎病

1. 典型的根性症状，其范围与受累椎节相一致。沿神经根分布区放射到前臂或手指，呈持续性酸痛、胀痛或刀割、针刺样疼痛或皮肤过敏，抚摸有触电感或麻木、感觉减退。

2. 颈神经根牵拉试验多为阳性。患者取坐位或站位，头稍低并转向健侧。检查者立于患者患侧，一手抵于患侧顶部，并将其推向健侧，另一手握住患者手腕部将其牵向相反方向，如患者肢体出现麻木或放射痛时，则为阳性。但判断时应注意，除神经根型颈椎病者可为阳性外，臂丛神经损伤者亦可呈现阳性结果。

X 线正位片示钩椎关节增生；侧位片示生理前屈消失或变直，椎间隙变窄，有骨赘形成，伸屈动力片示颈椎不稳：在中立位或过伸过屈侧位 X 线片上一个椎体与其相邻椎体相比，向前或向后移位超过 3.5mm；在中立位或过伸过屈侧位 X 光片上相邻椎体间的夹角差大于 11°，而且确定了具体测量方法。

(三)脊髓型颈椎病

1. 颈部无不适,但手动作笨拙,精细动作失灵,协调性差。胸腹部可有束带感。

2. 步态不稳,易跌倒,不能跨越障碍物。

3. 上下肢腱反射亢进,肌张力升高,Hoffmann 征阳性,病理反射阳性。

4. X 线示病变椎间隙狭窄,椎体后缘骨质增生。

5. MRI 检查示脊髓受压呈波浪样压痕,严重者脊髓变细,受压节段脊髓有信号改变。

(四)椎动脉型颈椎病

1. 颈性眩晕(即椎-基底动脉缺血征)和猝倒史,除外眼源性及耳源性眩晕。

2. 个别患者出现自主神经症状。

3. 旋颈诱发试验阳性。

4. X 线片显示椎节不稳及钩椎关节增生。

5. 椎动脉造影 MRI 及椎动脉血流检测可协助定位,但不能作为诊断依据。

二、药物治疗方案

颈椎病的保守治疗有多种治疗方法,如牵引、磁疗、蜡疗等;药物主要为对症支持治疗。

(1)消炎镇痛治疗任选其一

处方一:1. 布洛芬缓释胶囊(Ibuprofen):每次 0.3g,口服,每日 2 次。

2. 双氯芬酸钠缓释片(Diclofenac):每次 0.1g,口服,每日 1 次。

3. 美洛昔康片(Meloxicam):每次 7.5mg,口服,每日 1 次。

4. 塞来昔布胶囊(Celecoxib):每次 0.2g,口服,每日 1 次。

(2)肌松药任选其一

处方二:1. 乙哌立松(Eperisone):每次 50mg,口服,每日 3 次。

2. 巴氯芬片(Baclofen):每次 10mg,口服,每日 1 次。

(3)营养神经类药物可选多种合用

处方三:1. 维生素 B_1(Vitamin B_1):每次 10mg,口服,每日 3 次。

2. 维生素 B_6(Vitamin B_6):每次 50mg,口服,每日 1~2 次。

3. 维生素 B_{12}(Vitamin B_{12}):每次 25μg,口服,每日 3 次。

4. 维生素 C(Vitamin C):每次 0.5g,口服,每日 2 次。

5. 维生素 E(Vitamin E):每次 50mg,口服,每日 1 次。

6. 甲钴胺片(Mecobalamin Tablets):每次 0.5mg,口服,每日 3 次。

(4)脱水消肿类药物选择其一

处方四:1. 甘露醇:每次 50g,每日 1 次。

2. 七叶皂苷片(Aescinate):每次 30mg,口服,每日 2 次。

(5)解痉类药物:

处方五:替扎尼定:每次 2mg,口服,每日 3 次

（6）改善循环中成药任选其一

处方六：1.颈痛颗粒：每次 4g，口服，每日 3 次

2.扎冲十三位丸：每次 5~9 粒，睡前口服，每日 1 次。

三、用药说明及注意事项

（一）处方一该类消炎镇痛药最常见的不良反应是胃肠系统，从腹部不适到严重的出血或使消化溃疡复发。其中塞米昔布胶囊属于选择性 COX-2 抑制剂，该药限有严重胃肠道溃疡及出血史的患者。

（二）处方二具有肌松作用，可能出现困倦、四肢乏力等不良反应，服用后应避免高空作业或开车。

（三）处方四长期使用需注意患者电解质平衡；使用时勿使药液漏至血管外，若已发生，可用普鲁卡因或透明质酸酶局封；

（四）转上级医院治疗：颈椎病至出现明显脊髓、神经根、经非手术治疗无效即早期手术治疗；外伤或其他原因的作用导致颈椎病症状突然加重者；伴有颈椎间盘突出症经非手术治疗无效者；颈椎某一节段明显不稳，颈痛明显，经正规非手术治疗无效，即使无四肢的感觉运动障碍，亦应考虑手术治疗以中止可以预见的病情进展。

第十节　急性腰扭伤

任何原因致外力作用超过腰部软组织的生理负荷量或腰肌等软组织功能控制失调时，造成不同程度的肌肉、筋膜、韧带、关节囊等软组织损伤，包括出血、肿胀、纤维断裂及小关节滑膜嵌顿等。

一、诊断要点

（一）腰痛

患者常有明显外伤史，后即感腰部剧痛，翻身活动时加剧，重者不能坐起、站立和行走。有时腰痛可扩散到臀部或大腿，但不扩散至小腿及足。

（二）腰部畸形、腰肌痉挛和活动受限

患者腰部僵硬，生理前凸消失，有时可有侧弯。腰肌痉挛明显。腰部活动明显受限，任何活动均可使腰痛加剧。

（三）局部压痛

损伤部位有明显固定性压痛。对急性腰部扭伤，一般根据外伤史和前述症状及体征即可做出判断，但在临床检查时，还需做下述检查以作为鉴别诊断的依据。

（四）下肢运动、感觉和反射检查

急性腰部扭伤时神经功能无异常，这可作为与腰椎间盘突出症鉴别的重要依据。

（五）腰椎 X 线

急性腰扭伤时可出现腰椎生理前凸减小或消失,也可出现侧凸,但无骨折或骨质破坏等异常变化,可作为其他疾病鉴别的依据。

(六)普鲁卡因封闭试验

在疼痛和压痛部位注射0.5%或1%普鲁卡因10~20ml,如为急性腰扭伤,疼痛和扩散痛在注射后迅速缓解或消失,如为腰椎间盘突出症或骨骼病变,在注射后其疼痛和放射痛一般无变化。

二、药物治疗方案

急性腰扭伤的治疗有多种治疗方法,如休息、磁疗、蜡疗以及按摩及封闭治疗等;药物主要为对症支持治疗。

(一)消炎镇痛治疗任选其一

处方一:1.布洛芬缓释胶囊(Ibuprofen):每次0.3g,口服,每日2次。

2.双氯芬酸钠缓释片(Diclofenac):每次0.1g,口服,每日1次。

3.美洛昔康片(Meloxicam):每次7.5mg,口服,每日1次。

4.塞来昔布胶囊(Celecoxib):每次0.2g,口服,每日1次。

(二)肌松药任选其一

处方二:1.乙哌立松(Eperisone):每次50mg,口服,每日3次。

2.巴氯芬片(Baclofen):每次10mg,口服,每日1次。

(三)解痉类药物

处方三:替扎尼定:每次2mg,口服,每日3次。

(四)改善循环中成药任选其一

处方四:1.腰痹通胶囊:每次3粒,口服,每日3次。

2.扎冲十三位丸:每次5~9粒,口服,每日1次,睡前服用。

三、用药说明及注意事项

(一)处方一该类消炎镇痛药最常见的不良反应是胃肠系统,从腹部不适到严重的出血或使消化溃疡复发。其中塞米昔布胶囊限有严重胃肠溃疡及出血史的患者。

(二)处方二具有肌松作用,可能出现困倦、四肢乏力等不良反应,服用后应避免高空作业或开车。

(三)对急性或初发性腰扭伤,应及时治疗,防治拖延转变为慢性腰痛。

第十一节　腰椎间盘突出症

腰椎间盘突出症是因椎间盘变性,纤维环破裂,髓核突出刺激或压迫神经根、马尾神经所表现的一种综合征,是腰腿痛最常见的原因之一。

一、诊断要点

（一）病史

多有弯腰劳动或长期座位工作史，首次发病常是半弯腰持重或突然扭腰动作过程中。

（二）症状

腰疼，有时亦影响到臀部；坐骨神经痛，从下腰部向臀部、大腿后方、小腿外侧直到足部的放射痛；或马尾神经受压症状，向正后方突出的髓核或脱垂、游离椎间盘组织，可出现大、小便障碍，鞍区感觉异常。

（三）体征

压痛及骶棘肌痉挛：病变间隙的棘突间有压痛，其旁侧 1cm 处压之有沿坐骨神经的放射痛；直腿抬高试验及加强试验阳性；L5 或 S1 神经支配区感觉异常，足蹞趾背伸或跖屈肌力下降，踝关节反射异常；腰椎侧突；腰椎活动受限等等。

（四）影像学改变

X 线：单纯 X 线平片所见脊柱侧突、椎体边缘增生、椎间隙变窄等均提示退行性改变；CT：可显示骨性椎管形态，黄韧带是否增厚及椎间盘突出的大小、方向等；MRI：可全面观察各腰椎间盘是否病变，也可在矢状面上了解髓核突出的程度和位置。

二、药物治疗方案

腰椎间盘突出症的保守治疗有多种治疗方法，如牵引、按摩、磁疗、蜡疗及硬膜外腔注射治疗等，药物主要为对症支持治疗。

（一）消炎镇痛治疗任选其一

处方一：1. 布洛芬缓释胶囊（Ibuprofen）：每次 0.3g，口服，每日 2 次。

2. 双氯芬酸钠缓释片（Diclofenac）：每次 0.1g，口服，每日 1 次。

3. 美洛昔康片（Meloxicam）：每次 7.5mg，口服，每日 1 次。

4. 塞来昔布胶囊（Celecoxob）：每次 0.2g，口服，每日 1 次。

（二）肌松药任选其一

处方二：1. 乙哌立松（Eperisone）：每次 50mg，口服，每日 3 次。

2. 巴氯芬片（Baclofen）：每次 10mg，口服，每日 1 次。

（三）维生素类药物可选多种合用

处方三：1. 维生素 B_1（Vitamin B_1）：每次 10mg，口服，每日 3 次。

2. 维生素 B_6（Vitamin B_6）：每次 50mg，口服，每日 1~2 次。

3. 维生素 B_{12}（Vitamin B_{12}）：每次 25μg，口服，每日 3 次。

4. 维生素 C（Vitamin C）：每次 0.5g，口服，每日 2 次。

5. 维生素 E（Vitamin E）：每次 50mg，口服，每日 1 次。

6. 甲钴胺片（Mecobalamin Tablets）：每次 0.5mg，口服，每日 3 次。

（四）脱水消肿类药物选择其一

处方四:1.甘露醇:每次 50g,每日 1 次。

2. 七叶皂苷片:每次 30mg,口服,每日 2 次。

(五)解痉类药物

处方五:替扎尼定:每次 2mg,口服,每日 3 次。

(六)改善循环中成药任选其一

处方六:1.腰痹通胶囊:每次 3 粒,口服,每日 3 次。

2. 扎冲十三位丸:每次 5~9 粒,睡前口服,每日 1 次。

三、用药说明及注意事项

(一)处方一该类消炎镇痛药最常见的不良反应是胃肠系统,从腹部不适到严重的出血或使消化溃疡复发。其中塞米昔布胶囊限有严重胃肠溃疡及出血史的患者。

(二)处方二具有肌松作用,可能出现困倦、四肢乏力等不良反应,服用后应避免高空作业或开车。

(三)处方四长期使用需注意患者电解质平衡;使用时勿使药液漏至血管外,若已发生,可用普鲁卡因或透明质酸酶局封。

(四)下列情况转上级医院治疗:

1.病情重,有广泛严重下肢肌力减弱、感觉减退及马尾神经损害者,多属巨大中央型突出、破裂型或游离型突出。

2.伴有较重的腰椎管狭窄;合适应症应放宽并腰椎峡部不连及脊椎滑脱者,较重的退变性滑脱、阶段性失稳和腰椎管狭窄者。

3.对突出的髓核钙化骨化者、较重的高位腰椎间盘突出症、极外侧腰椎间盘突出症、伴有软骨板破裂、原位复发的腰椎间盘突出。

第十二节　腰肌劳损

由于急性腰部扭伤,未经及时与合理的治疗,而形成慢性创伤性瘢痕及粘连,腰肌力量减弱而发生疼痛;或者由于长期积累性创伤,如:长期坐位工作、经常处于非生理位置下操作、固定性姿势或弯腰工作者,如不注意合理操作,日久容易形成潜在的、积累性损伤。

一、诊断要点

(一)病史

长期从事弯腰或坐位或其他不良姿势下工作、劳动后逐渐发病;部分由于急性腰部扭伤未经及时合理治疗转为慢性腰痛。

(二)症状

一般较轻,常感要不酸、胀、困、沉重和不适,在活动多或劳累后加重,休息后减轻。不能久坐或久站,经常要变换体位。

（三）体征

常在腰肌的骶骨或髂骨附着处或腰肌其他部位有压痛。

诊断腰肌劳损主要依靠病史和临床表现，但需排除其他原因所致腰痛。如：腹部脏器或腹后壁恶性肿瘤；腰椎间盘突出症；脊柱先天畸形；骨质疏松等等。

二、药物治疗方案

腰肌劳损的治疗有多种治疗方法，如自我保健、按摩、磁疗、蜡疗及痛点封闭治疗等；药物主要为对症支持治疗。

（一）消炎镇痛治疗任选其一

处方一：1. 布洛芬缓释胶囊（Ibuprofen）：每次 0.3g，每日 2 次。

2. 双氯芬酸钠缓释片（Diclofenac）：每次 0.1g，每日 1 次。

3. 美洛昔康片（Meloxicam）：每次 7.5mg，每日 1 次。

4. 塞来昔布胶囊（Celecoxob）：每次 0.2g，每日 1 次。

（二）肌松药任选其一

处方二：1. 乙哌立松（Eperosone）：每次 50mg，每日 3 次。

2. 巴氯芬片（Baclofen）：每次 10mg，每日 1 次。

（三）解痉类药物

处方三：替扎尼定：每次 2mg，每日 3 次。

（四）改善循环中成药任选其一

处方四：1. 腰痹通胶囊：每次 3 粒，每日 3 次。

2. 扎冲十三味丸：每次 5~9 粒，每日 1 次，睡前服用。

3. 活血止痛胶囊：每次 2 粒，每日 3 次。

三、用药说明及注意事项

（一）处方一该类消炎镇痛药最常见的不良反应是胃肠系统，从腹部不适到严重的出血或使消化溃疡复发。其中塞米昔布胶囊限有严重胃肠溃疡及出血史的患者。

（二）处方二具有肌松作用，可能出现困倦、四肢乏力等不良反应，服用后应避免高空作业或开车。

（三）腰肌劳损重在预防。工作中尽量保持正确的操作与体位，避免在一个固定的体位下长时间工作；提高腰肌耐力，进行腰、腹肌锻炼和其他体育疗法；对急性或初发软组织性腰痛，应及时治疗，防止拖延转变为慢性腰痛。

第十三节　膝关节韧带损伤

韧带是膝关节重要的静力性稳定因素，其主要功能是限制作用和制导作用。当韧带承受的应力超过其屈服点，常发生撕裂伤，仍可保持大体形态的连续性，但其维持关节稳定的张力明显丧失,出现直向不稳定。若暴力较严重,膝关节有极度的移位发生时,可发生韧带形态连续性的丧失,完全断裂,多表现为复合不稳定。急性期,患者膝关节肿胀、疼痛;晚期多表现不同程度的膝关节不稳,继发创伤性关节炎。

一、诊断要点

(一)症状

关节受伤史,受伤后膝关节明显疼痛、肿胀,可出现保护性肌紧张;

(二)体征

内侧副韧带处压痛,甚至摸到断裂的韧带,外翻应力试验阳性,考虑膝内侧副韧带损伤;膝外侧压痛,腓骨小头附近最明显,内翻应力试验阳性,考虑外侧副韧带损伤;前抽屉试验阳性,考虑前交叉韧带损伤;后抽屉试验阳性,考虑后交叉韧带损伤。

(三)辅助检查

膝关节 MRI 检查。MRI 可观察到膝关节韧带损伤部位,是部分损伤还是完全断裂,同时结合临床表现,可确诊。

二、药物治疗方案

膝关节韧带损伤根据是否为完全断裂采取石膏制动关节或手术。药物主要为对症支持治疗。

(一)消炎镇痛治疗任选其一

处方一:1. 布洛芬缓释胶囊(Ibuprofen):每次 0.3g,口服,每日 2 次。

2. 双氯芬酸钠缓释片(Diclofenac):每次 0.1g,口服,每日 1 次。

3. 美洛昔康片(Meloxicam Tablets):每次 7.5mg,口服,每日 1 次。

4. 塞来昔布胶囊(Celecoxib Capsules):每次 0.2g,口服,每日 1 次。

(二)消肿治疗任选其一

处方二:1. 甘露醇注射液(Mannitol Injection)250ml,口服,每日 1 次。

2. 七叶皂苷钠注射液(Aescine Sodium)10mg 溶于 250ml5%~10%葡萄糖注射液或 0.9%氯化钠注射液,每日 1 次。

(三)伤药及中成药治疗任选其一或合用

处方三:1. 活络消痛胶囊:一次 4 粒,每日 3 次,口服。

2. 血栓通软胶囊:一次 1 粒,口服,每日 3 次。

三、用药说明及注意事项

(一)处方一该类消炎镇痛药最常见的不良反应是胃肠系统,从腹部不适到严重的出血或使消化溃疡复发。其中塞米昔布胶囊限有严重胃肠溃疡及出血史的患者。

(二)处方二对严重肾功能不全需慎用;七叶皂苷钠使用时勿使药液漏至血管外,若已发生,可用普鲁卡因或透明质酸酶局封。

(三)转上级医院治疗:行 MRI 检查发现完全断裂,可转上级医院治疗;若需手术,需转上级医院治疗;若无磁共振设备,考虑膝韧带损伤较严重,必须转上级医院治疗。

第十四节　多发性创伤

多发性创伤系指两处以上重要脏器同时损伤。这类损伤多半遭受巨大的外力打击,伤情重,早期常伴有失血性休克、生理功能严重耗竭等不稳定的临床情况,且不同损伤的生理紊乱可以互相影响,加重了创伤反应,较单一部位伤严重的多、危重得多,伤员随时都有丧失生命的危险。

一、诊断要点

患者有 2 个以上的脏器受损,并有下列个病症之一:

(一)休克;

(二)颅内血肿、脑挫伤或脑干损伤;

(三)腹腔内实质性或空腔脏器破裂(包括腹腔内活动性出血);

(四)膈肌破裂或多发性肋骨骨折;

(五)骨盆或胸腰椎骨折。

二、药物治疗方案

(一)创伤休克的抢救

处方一:1. 晶体溶液(平衡盐溶液、生理盐水)2000ml,快速输入

5%碳酸氢钠:200ml,静脉滴注。

血管活性药物,任选其一:

2. 去甲肾上腺素(Norodienacine)5mg 加入 5%葡萄糖液 250~500ml 静滴。

3. 多巴胺(Dopamine)20~40mg 加入 5%葡萄糖液 250~500ml 静滴。

4. 间羟胺(Metaraminol)20~40mg 加入 5%葡萄糖液 250~500ml 静滴。

活动性出血止血;保持头高足高位;保持呼吸道通畅;保温等一般处理。

(二)颅脑损伤的处理

处方二:脱水药物,可合用可单用:

1. 20%甘露醇:0.5~1g/kg,15~20 分钟内静脉滴注,6/8/12 小时内重复。

2. 呋塞米(Furosemide):20~60mg,肌内注射,每日 2 次。

3. 白蛋白(Albumin):10g/d,静脉滴注。

激素,任选其一:

4. 地塞米松(Dexamethasone):20mg/d,肌内注射。

5. 促肾上腺皮质激素(Adrenocorticotropic Hormone,ACTH):25~50U/d,静脉滴注。

过度换气;氧气治疗;亚低温治疗;巴比妥镇静治疗等综合治疗。

(三)胸部、腹部、骨盆、脊柱等其他部位伤的处理。

三、用药说明及注意事项

（一）处方一快速输入晶体溶液 2000ml 后，反应良好，伤情稳定，表示失血量少于 20%，不需输血或少量输血；如输液后无反应或暂时好转后，血压又迅速下降，表示失血量在 40% 以上，或有严重的继续出血，需立即输血或手术止血。

（二）处方一 5% 碳酸氢钠，输入 200ml 后复查血气。若示 PH<7.2，需继续输入纠酸。

（三）处方一去甲肾上腺素避免渗漏至血管外，造成组织坏死。

（四）处方二甘露醇单独使用或甘露醇与呋塞米合用或呋塞米与白蛋白合用。

（五）处方二激素应用常规不超过 3 天；用药期间可能会发生消化道出血或加重感染；可用质子泵抑制剂及大剂量抗生素。

（六）下列情况需转上级医院

出现休克、颅脑损伤、胸部、腹部、骨盆脊柱骨折，行抢救或在抢救过程中，必须转上级医院治疗。

第十五节　软组织损伤

软组织损伤是指各种急性外伤或慢性劳损以及自己疾病病理等原因造成人体的皮肤、皮下浅深筋膜、肌肉、肌腱、腱鞘、韧带、关节囊、滑膜囊、椎间盘、周围神经血管等组织的病理损害，称为软组织损伤。临床表现：疼痛，肿胀，畸形，功能障碍。根据是否与外界想通，可分为开放伤与闭合性损伤。主要包括肌肉肌腱损伤、血管损伤、神经损伤。

一、诊断要点

（一）症状

暴力后，受伤部位出现疼痛；

（二）体征

肢体或躯干有不同深度的红肿，甚至伤口或皮肤擦伤等；四肢神经径路处损伤，且神经支配区感觉及运动功能障碍，考虑神经损伤；四肢主要血管径路处损伤，且出现喷血或涌血，考虑血管损伤。

（三）辅助检查

损伤部位行 X 线或 CT 检查，排除骨折；神经肌肉电生理检查，包括肌电图、神经传导速度、体感诱发电位，可诊断神经损伤；多普勒血流检测仪、动脉造影术、电子计算机血管造影等技术可诊断血管损伤。

二、药物治疗方案

开放性肌腱断裂、血管损伤、神经损伤，均需急诊手术处理。

（一）开放性损伤用药

处方一:破伤风抗毒素(Tetanus Antitoxin):1500U,肌内注射;

处方二:抗生素类,任选其一:

1. 头孢西丁(Cefoxitin):2g,每8小时1次,静脉滴注。

2. 头孢孟多(Cefamandole):1g,4次/日,静脉滴注。

3. 头孢呋辛(Cefuroxime):1.5g,每日2次,静脉滴注。

(二)神经损伤用药,前三种可合用也可单用

处方三:1. 甲钴胺(Mecobalamin):0.5mg,Tid,口服。

2. 维生素B₁:10mg,Tid,口服。

3. 单唾液酸四己糖神经节苷脂(Monostalotetrahexosylgangliside):100mg,Qd,静脉滴注。

4. 醋酸泼尼松龙注射液(Prednisolone Acetate):50mg,肌内注射。

5. 利多卡因注射液(Lidocaine):5ml,肌内注射。

(三)血管损伤用药

处方四:低分子肝素钙(Low Melecular Heparin):1.0ml,局部冲洗。

处方五:1. 阿司匹林肠溶片(Aspirin Enteric-cotea Talbets):100mg,Qd,口服。

2. 罂粟碱(Papaverine):30mg,Tid,肌内注射。

3. 妥拉唑林(Tolazoline):25mg,Bid,肌内注射。

三、用药说明及注意事项

(一)处方一破伤风在开放伤24小时内执行,需行皮试,对药物过敏者选用人破伤风免疫球蛋白注射;

(二)处方二任意选一种,或选其他二代头孢类抗生素,抗生素需皮试;

(三)处方三甲钴胺,如果服用一个月以上无效,则无需继续服用;单唾液酸四己糖神经节苷脂,遗传性糖脂代谢异常(神经节苷脂累积病如家庭性黑蒙性痴呆、视网膜变性病)禁用;

(四)处方三醋酸泼尼松龙注射液配合利多卡因注射液用于增生性疾病压迫神经,如腕管综合征,腕管内注射给药;

(五)处方四低分子肝素钙用于手术操作吻合血管时,局部不时冲洗血管及吻合口;

(六)处方五罂粟碱及妥拉唑林任选一种,血管解痉;口服小剂量阿司匹林肠溶片;

(七)出现严重血管或神经损伤,局部简单包扎处理后,必须转上级医院治疗。

第十五节　骨折

骨折即骨的完整性和连续性中断。骨骼由于意外事故或暴力造成断裂,称为外伤性骨折。原有病变,即使在极轻微的外力下即可引起的骨骼断裂,称为病理性骨折。依据骨折的程度,可分为完全性骨折和不完全性骨折。暴力或车祸引起的骨折还易引起伤肢的肌腱损伤、神经损伤、血管损伤、关节脱位,严重的还可引起内脏损伤、休克,甚至死亡。骨折端穿透皮肤

与外界相通时,称为开放性骨折,容易继发感染。

一、诊断要点

(一)症状

发生外伤或暴力事故时,局部产生疼痛、肿胀和功能障碍。也可以出现张力性水疱和皮下瘀斑。

(二)体征

畸形:患肢外形发生改变,主要表现位短缩、成角或旋转畸形;

异常活动:肢体不能活动的部位,骨折后出现不正常的活动;

骨擦音或骨擦感:两骨折端相互摩擦时,可产生骨擦音或骨擦感。

(三)检查

受伤部位行 X 线检查;骨盆、脊柱存在骨重叠处可行 CT 检查,可明确骨折诊断,并明确骨折类型。

二、药物治疗方案

骨折后需复位、固定并功能锻炼治疗,药物仅起辅助疗效。

(一)促骨折愈合中成药,任选其一,或部分合用:

处方一:1. 骨肽注射液(Ossotide Injection):100mg,每日 1 次,配入 250ml 生理盐水,静脉滴注。

2. 鹿瓜多肽注射液(Cervus and Cucamis Polypepticle Injection):12mg 加入 5%葡萄糖注射液或 0.9%氯化钠注射液 250~500ml 中静脉滴注。

3. 接骨七厘片:5 片/次,口服,2 次/日。

(二)促骨折愈合抗骨质疏松药物,合用:

1. 苹果酸钙片(Calcium Malae):2.0g,口服,每日 3 次。

2. 骨化三醇(Calcitriol):0.25ug,口服,每日 1 次。

3. 鲑鱼降钙素(Salmon Calcitonin):20ug,肌内注射,每日 1 次。

4. 利塞磷酸钠(Risedronate Sodium):5mg,每日 1 次。

(三)骨折后止痛治疗,以下药物,任选其一:

1. 曲马多注射液(Tramaclol):50mg,肌内注射,每日 2 次。

2. 塞来昔布(Celecoxib):0.2g,口服,每日 2 次。

(四)促骨折愈合物质　骨形态生成蛋白、骨源性生长因子、骨生长因子、软骨源性因子、血小板源性生长因子、转化生长因子-β、骨髓。

三、用药说明及注意事项

(一)处方一骨肽不能用于肾功能不全、孕妇及哺乳期妇女。

(二)处方一接骨七厘片孕妇忌服。

(三)处方二苹果酸钙片禁用于高钙血症及含钙结石或肾结石患者。

（四）处方二鲑鱼降钙素禁用于孕妇及哺乳期妇女。

（五）得立二利塞磷酸钠需至少餐前 30 分钟直立位服用，一杯（200ml 左右）清水送服，服药后 30 分钟内不宜卧床。

（六）处方三曲马多初次可予以 100mg 注射，每日量不超过 400mg。

（七）以下情况需手术治疗，需转上级医院治疗。

骨折端之间有肌或肌腱等软组织嵌入，手法复位失败者；关节内骨折，手法复位后对位不良，将可能影响关节功能者；手法复位未能达到功能复位的标准，将严重影响患肢功能者；骨折并发主要血管、神经损伤，修复血管、神经的同时，宜行骨折切开复位；多发骨折，为便于护理和治疗，防止并发症，可选择适当的部位行切开复位。

（李　聪　蒋　林　黎　明　阳春华）

第二十九章 产科疾病

第一节 流 产

妊娠不足28周,胎儿体重不足1000g终止者,称为流产(abortion)。发生在妊娠12周前者,称为早期流产(early abortion),发生在妊娠12周或以后者,称为晚期流产(late abortion)。导致流产的病因很多,主要有:染色体异常,是早期流产的主要原因;亲方因素,母亲患有全身性疾病,生殖器官畸形,孕期腹部手术刺激,父亲精液异常;免疫因素:如抗磷脂综合症常导致习惯性流产;环境因素:母儿血型不合。

一、诊断要点

(一)先兆流产

为流产早期阶段。临床表现为轻微腹痛、阴道少量流血。妇科检查:宫口未开,子宫大小与停经月份相符。

(二)难免流产

腹痛加重,阴道流血多于经量。妇科检查:宫口已开或胎膜已破,子宫大小与停经月份相符或稍小。

(三)不全流产

妊娠物排出不完全,宫腔仍有残留,阴道流血不止,有时可造成大出血甚至休克。妇科检查:宫口已开,有时见妊娠物堵塞于宫颈口,子宫一般小于停经月份,但宫腔积血时可大于停经月份。

(四)完全流产

妊娠物已完全排出,阴道流血少。妇科检查:宫口已闭,子宫恢复正常大小。B超显示宫内无妊娠物。

(五)过期流产

胚胎在宫内死亡,但未自然排出,妊娠反应消失,自觉胎动消失,腹部不再增大。妇科检查:子宫小于停经月份。超声显示无胎心搏动。

(六)习惯性流产

连续自然流产3次,多发生在既往流产的同一孕龄。

(七)感染性流产

胚胎排出之前发生感染,除流产症状外尚有发热、持续下腹痛、腹膜刺激症状、盆腔器官压痛、阴道排出脓性分泌物,严重者可导致感染性休克。

二、药物治疗方案

(一)先兆流产

1. 早期先兆流产

(1)绝对卧床休息,避免不必要的刺激。

(2)处方一:①维生素 E(Vitamin E):100mg,口服,每日 1 次。

②叶酸片:5mg,口服,每日 1 次。

以上两种可以同时选用

(3)黄体功能不足者

处方二:①黄体酮(Progesterone):20mg,肌内注射,每日 1 次,7～10 天。

②黄体酮胶囊(Progesterone Gapsules):100mg,口服,每日 1 次,7～10 天。

以上两种任选一种,若一种药物治疗后黄体功能仍不足者可以两者同时选用。

(4)处方三:①人绒毛促性腺激素(Chorionic Gonadotrophin):1000-1500u,肌内注射,每日 1 次,7～10 天。

②人绒毛促性腺激素(Chorionic Gonadotrophin):2000u,肌内注射,隔日 1 次,7～10 天。

以上两种任选一种

(5)甲状腺功能低下者

处方四:甲状腺素片(Thyroxin):30～60mg,口服,每日 1 次,定期复查甲状腺功能。

(6)定期 B 超及 HCG 检测,监测胚胎是否继续发育。

2. 晚期先兆流产

(1)卧床休息。

(2)处方五:5%葡萄糖液(Glucose)500ml+25%硫酸镁(Magnesium Sulfate)40ml,以每小时 1g 硫酸镁速度,静脉滴注,每日 1 次,2-3 天。

(3)处方六:5%葡萄糖液(Glucose)500ml+ 间苯三酚(M-trihydroxybenzene)80mg,静脉滴注,每日 1 次,7 天。

(4)严密检测胎动、胎心、阴道流血、流液情况,定期复查 B 超。

(二)难免流产、不全流产、过期流产

1. 及时行清宫术,清除妊娠组织,防止出血和感染。

2. 促进子宫收缩。

处方七:催产素(Oxytocin)20μ+5%葡萄糖液,静脉滴注。

3. 抗生素预防感染

处方八:头孢西丁(Cefoxitin)3～6g+NS 100ml,静脉滴注,每日 3 次。

(三)习惯性流产

1. 黄体功能不足者

处方九:①黄体酮(Progesterone):10～20mg,肌内注射,每日 1 次,孕 8 周减量,孕 12～

16 周停药。

②黄体酮胶囊(Progesterone Gapsules):100mg,口服,每日 1 次,孕 8 周减量,孕 12~16周停药。

以上两种任选一种或两者同时

2.处方十:①人绒毛促性腺激素(Chorionic Gonadotropin):1000~1500μ,肌内注射,每日 1 次,7~10 天。

②人绒毛促性腺激素:2000μ,肌内注射,隔日 1 次,7~10 天。

以上两种任选一种

3. 免疫功能障碍(抗磷脂综合症)

处方十一:①阿司匹林(Aspirin):50mg,口服,每日 1 次。

②泼尼松(Prednisone):10~30mg,口服,每日 1 次。

以上两种选用一种

(四)感染性流产

1. 控制感染。

处方十二:应用头孢二、三代抗生素治疗。

2. 尽快清除宫内妊娠物。

3. 纠正感染性休克(同休克治疗)。

三、用药说明及注意事项

(一)一般治疗

卧床休息,禁止性生活,心理治疗,使其情绪稳定,增强信心。

(二)药物治疗

主要以黄体酮、人体毛促性腺激素保胎。黄体酮遇有恶心、呕吐及头痛等不良反应,有时可致乳房胀痛、腹胀,对肝肾功能不足、过期流产、心脏病、水肿患者禁用。

绒毛膜促性腺激素剂量不宜过大,大剂量使用可引起卵巢过度肥大、腹痛、发热和过敏反应,用药前应做过敏试验。

第二节　异位妊娠

受精卵在子宫体腔以外着床称为异位妊娠(ectopic pregnancy),习称宫外宫(extrauterine pregnancy)。异位妊娠依受精卵在子宫体腔外种植部位不同而分为:输卵管妊娠、卵巢妊娠、腹腔妊娠、阔韧带妊娠、宫颈妊娠、剖宫产瘢痕妊娠、宫角妊娠等。

一、诊断要点

(一)症状

1. 停经、腹痛、阴道流血。

2. 晕厥与休克,于阴道流血不成比例。

3. 盆腔包块。

4. 其他症状,可出现上腹部疼痛、恶心呕吐、腹泻、直肠刺激症状、腹痛等。

(二)体征

1. 一般情况　可出现贫血,休克,体温正常或稍高。

2. 腹部检查　腹部压痛、反跳痛,移动性浊音阳性,或有盆腔包块。

3. 盆腔检查　阴道少量血液,早期可扪及胀大的输卵管合并轻压痛。流产或破裂者,后穹隆饱满,宫颈举痛,有时子宫漂浮感,一侧附件区有包块。

4. 妊娠实验　尿 HCG 简单快速,适于急诊患者,血 β-HCG 较宫内妊娠水平低,连续测定血 β-HCG,若停止增长时间大于 7 天,异位妊娠可能性极大,倍增时间小于 1.4 日,异位妊娠可能性极小。

5. 孕酮测定　多数异位妊娠孕酮在 10～25ng/ml,如果孕酮大于 25ng/ml,异位妊娠概率小于 1.5%。

6. B 超　宫内未探及妊娠囊,宫旁探及异常回声区。

7. 腹腔镜检查　是异位妊娠诊断的金标准,而且可以确诊的同时手术治疗。

8. 阴道后穹隆穿刺　抽出暗红色不凝固血液。

二、药物治疗方案

(一)杀灭胚胎活性

处方一:1. 氨甲喋呤(MTX)0.4mg/(kg·d)或 MTX50mg/m² 体表面积,单次肌内注射,一周后可重复一次。

2. 氨甲喋呤(MTX):20mg,肌内注射,每日 1 次,5 天。

以上方法任选一种

处方二:1. 孕囊内注射 10%氯化钾(Polassium Chloride):10ml。

2. 孕囊内注射 MTX:50mg。

以上方法任选一种

处方三:米非司酮(Mifepristone):25mg,口服,每日 1 次。

(二)中医中药治疗

可采用宫外孕Ⅰ号杀胚治疗,宫外孕Ⅱ号活血化瘀治疗。

三、用药说明及注意事项

(一)药物治疗方案适用于早期异位妊娠,要求保留生育功能的年轻患者。

1. 药物治疗的适应证如下:

(1)无药物治疗禁忌证;

(2)输卵管妊娠未破裂;

(3)妊娠囊直径≤4cm;

（4）血 β–HCG 小于 2000IU/L；

（5）无明显内出血。

2. 药物治疗的禁忌证如下：

（1）生命体征不稳定；

（2）异位妊娠破裂；

（3）妊娠囊直径≥4cm 或≥3.5cm 伴胎心搏动。

（二）药物治疗过程中及治疗后应严密观察患者的一般情况、腹痛、阴道流血及 B 超、血 β–HCG 的变化，必要时改成手术治疗。

（三）处方一中 MTX 治疗中，在治疗的第 4 日和第 7 日测血 β–HCG，若治疗后 4～7 日血 β–HCG 下降小于 15%，应重复剂量治疗，然后每周测定血 β–HCG 至 5IU/L，一般需要 3～4 周。若用药后 14 日血 β–HCG 下降并连续 3 次阴性，腹痛缓解或消失，阴道流血减少或停止者为显效。注意 MTX 的毒副作用，必要时应用四氢叶酸解毒治疗。

第三节　妊娠剧吐

孕妇妊娠 5~10 周频繁恶心呕吐，不能进食，排除其他疾病引发的呕吐，体重较妊娠前减轻≥5%，体液电解质失衡及新陈代谢障碍，需住院输液治疗者，称为妊娠剧吐（Hyperemesis gravidarum），发生率 0.5%~2%。

一、诊断要点

（一）症状

易见于年轻的孕妇，孕 40 天左右出现频繁呕吐，每日呕吐≥3 次，不能进食，呕吐物中有胆汁或咖啡样物质。

（二）体征及辅助检查

1. 症状轻微者如晨吐，可无明显体征。

2. 呕吐严重者可引起失水及电解质紊乱、代谢性酸中毒。患者体重较妊娠前减轻≥5%，可出现皮肤干燥，眼球下陷，脉搏增快，体温轻度升高，甚至血压下降，尿量减少，尿相对密度增加，可出现酮体。

3. 可因肝、肾功能受损出现黄疸，血胆红素和转氨酶升高，尿素氮和肌酐增高，尿中出现蛋白质和管型。

4. 严重者可出现血浆蛋白及纤维蛋白原减少，孕妇有出血倾向，可出现鼻出血、骨膜下出血，视网膜出血。

5. 严重者可导致 Wernicke 综合症，临床表现眼球震颤、视力障碍、共济失调、急性期言语增多，以后逐渐精神迟钝、嗜睡，个别发生木僵或昏迷。若不及时治疗，死亡率达 50%。

二、药物治疗方案

(一)呕吐较轻

处方一:1. 维生素 B_1(Vitamin B_1):10mg,口服,每日 3 次。

2. 维生素 B_6(Vitamin B_6):10mg,口服,每日 2 次。

3. 维生素 C(Vitamin C):0.1g,口服,每日 3 次。

以上三种可以同时选用

(二)呕吐严重

处方二:1. 维生素 B_1(Vitamin B_1):0.1g,肌内注射,每日 1 次。

2. 维生素 C(Vitamin C)2g+5%葡萄糖注射液,500ml,静脉滴注,每日 1 次。

以上两种可以同时选用

3. 5%葡萄糖注射液 500ml+10%氯化钾注射液(Potassium Chloride)15ml,静脉滴注,每日 1 次。

4. 10%葡萄糖注射液 500ml+10%氯化钾注射液 15ml+ 维生素 $B_6$0.1g,静脉滴注,每日 1 次。

以上两种任选一种

5. 复方氯化钠注射液(Compound Sodium Chloride Injection)1000ml,静脉滴注,每日 1 次。

(三)合并代谢性酸中毒者

处方三:5%碳酸氢钠注射液(Sodium Bicarbonate Injection)100ml ~ 150ml,静脉滴注。

(四)营养不良者

处方四:1. 脂肪乳注射液(Fat Fmulsion Injection):250ml,静脉滴注,隔日 1 次。

2. 复方氨基酸注射液(Compound Amino Acid Injection):250ml,静脉滴注,每日 1 次。

以上两种可以同时选用

三、用药说明及注意事项

(一)一般经上述治疗 2 ~ 3 日后,病情多可好转。

若患者体重减轻大于 5% ~ 10%,不能进食,可以选择鼻饲管或中心静脉全胃肠外营养。孕妇可在呕吐停止后,试进少量流质饮食,可逐渐增加进食量,同时调整补液量。

(二)若出现下列情况危及孕妇生命时,需考虑终止妊娠:

1. 持续黄疸;

2. 持续蛋白尿;

3. 体温升高,持续 38℃以上;

4. 心动过速(≥120 次 / 分);

5. 伴发 Wernicke 综合征等。

(三)若病情较重,治疗效果不佳时,需尽早转上级医院治疗。

第四节　过期妊娠

平时月经周期规则，妊娠达到或超过 42 周（≥294 日）尚未分娩者，称为过期妊娠（postterm pregnancy）。

一、诊断要点

准确核实孕周,确定胎盘功能

(一)核实孕周

1. 病史　(1)月经周期 28～30 日,末次月经第一日计算预产期;

(2)根据排卵日期推算预产期;

(3)根据性交日期推算预产期;

(4)根据辅助生殖技术的日期推算预产期。

2. 临床表现　早孕反应开始时间,胎动开始时间及早孕期妇科检查发现的子宫大小,均有助于推算预产期。

3. 实验室检查

(1)根据 B 超确定孕周;

(2)根据妊娠初期血、尿 HCG 增高的时间推算孕周。

(二)判断胎儿宫内安危状况

1. 胎动情况:胎动计数≥6 次 /2 小时为正常,<6 次 /2 小时或减少 50%者,提示胎儿缺氧可能。

2. 电子胎儿监护:NST 无反应则行 OCT 试验,若 OCT 提示反复多次晚期减速,则提示胎儿窘迫。

3. B 超检查:检查胎动、胎儿呼吸运动、胎儿肌张力,胎盘成熟度胎儿脐动脉血流 S/D 比值等。

4. 羊膜镜检查:观察羊水颜色,若已经破膜,可直接观察到羊水有无粪染。

二、药物治疗方案

(一)促宫颈成熟

处方一:1.5%葡萄糖注射液 500ml+ 催产素(Oxytocin)1 μ,静脉滴注。

2. 地诺前列酮栓(欣普贝生)(Propess):1#,上阴道。

3. 宫颈扩张球囊,置于宫颈。

以上处理方法任选一种

(二)引产

处方二:1. 催产素(Oxytocin)2.5u+5%葡萄糖注射液(Glucose)500ml,静脉滴注。

2. 胎头已经衔接者,通常先人工破膜,1 小时后催产素 2.5u+5%葡萄糖注射液 500ml,静脉滴注。

三、用药说明及注意事项

(一)促宫颈成熟的指征

促宫颈成熟用于宫颈 Bishop 评分小于或等于 6 分,单胎头先露,有引产指征且无母婴禁忌证者

(二)地诺前列酮栓应旋转于阴道深处

处方一中地诺前列酮栓(欣普贝生)应放置于阴道后穹窿深处,放置后患者应卧床 20 ~ 30 分钟,如 8 ~ 12 小时内未达充分的宫颈成熟,应取出,可用第二枚代替,第二枚亦应在 12 小时取出。一个疗程不超过两枚。

(三)当宫颈完全成熟或出现下列情况时,栓剂应予以取出:

1. 出现每 3 分钟一次的规律宫缩;

2. 自然破膜或人工破膜;

3. 出现任何子宫过度刺激或者子宫强直性收缩的迹象;

4. 胎儿宫内窘迫;

5. 有母亲对 PGE2 发生系统性不良反应的症状,如:恶心、呕吐、低血压和心动过速;

6. 在静脉给催产素之前。

(三)药物治疗中,严密观察羊水性状,连续胎心监测,左侧卧位,吸氧,及早发现胎儿窘迫,并及时处理。若胎儿窘迫,胎盘功能减退,胎儿储备能力下降,需尽早剖宫产终止妊娠。

第五节　胎膜早破

流产前发生胎膜破裂,称为胎膜早破(premature rupture of membranes,PROM)。发生率国外报道为 5% ~ 15%,国内为 2.7% ~ 7%。在妊娠 20 周以后,未满 37 周胎膜在临产前发生破裂称为未足月胎膜早破(PPROM)。

一、诊断要点

(一)临床表现

孕妇感觉阴道内液体流出,有时仅感外阴较平时湿润。

(二)检查

可见液体自阴道流出,阴道窥器扩张阴道间液体自宫颈流出或后穹窿较多积液,见到胎脂样物质。

(三)辅助检查

1.阴道液 pH 测定:正常阴道液 PH4.5 ~ 5.5,羊水 PH 为 7.0 ~ 7.5,若 PH≥6.5,提示胎膜早破,准确率 90%。血液、尿液、宫颈黏液、精液及细菌污染可出现假阳性。

2. 阴道液涂片检查:取阴道后穹窿积液置于载玻片上,干燥后镜检可见羊齿植物叶状结晶,用 0.5%硫酸尼罗蓝染色,显微镜下见橘黄色胎儿上皮细胞,用苏丹 III 染色见黄色脂肪

小粒,均可确定为羊水,准确率达 95%。

3. 胎儿纤维连接蛋白(fFN)测定:fFN 是胎膜分泌的细胞外基质蛋白,当宫颈及阴道分泌物中 fFN>0.05mg/L 时,胎膜抗张力下降,易发生胎膜早破。

4. 胰岛素样生长因子结合蛋白 -1(IGFBP-1)检测:检测试纸检测人羊水中 IGFBP-1,特异性强,不受血液、精液、尿液和宫颈黏液的影响。

5. 羊膜腔感染检测:(1)羊水细菌培养;(2)羊水涂片革兰染色检查细菌;(3)羊水白细胞 II-6 测定:II-6≥7.9ng/ml,提示羊膜腔感染;(4)血 C- 反应蛋白 >8mg/L,提示羊膜腔感染;(5)降钙素原结果分为 3 级（正常:<0.5ng/ml;轻度升高:≥0.5 ~ 2ng/ml;明显升高:≥10ng/ml）,轻度升高提示感染存在。

6. 羊膜镜检查:可直视胎先露部,看见头发或其他胎儿部分,看不到前羊膜囊即可诊断为胎膜早破。

7. B 超检查:羊水量减少可协助诊断。

(四)绒毛膜羊膜炎的诊断

绒毛膜羊膜炎是 PPROM 的主要并发症,其诊断依据包括:母体心动过速≥100 次 / 分、胎儿心动过速≥160 次 / 分、母体发热≥38℃、子宫激惹、羊水恶臭、母体白细胞计数≥15 × 10⁹/L、中性粒细胞≥90%。出现上述任何一项表现应考虑有绒毛膜羊膜炎。

二、药物治疗方案

药物治疗原则:妊娠 <24 周的孕妇应终止妊娠;妊娠 28 ~ 35 周的孕妇若胎肺成熟,无感染征象,无胎儿窘迫,可期待治疗,但必须排除绒毛膜羊膜炎;若胎肺成熟或有明显感染时,应立即终止妊娠;对胎儿窘迫的孕妇,妊娠 >36 周,终止妊娠。

(一)一般治疗

适用于 28~35 孕周,不伴有感染、羊水池深度≥2cm 的胎膜早破孕妇应住院,绝对卧床,保持外阴清洁,注意宫缩与羊水的性状、气味,测体温与血常规。

(二)期待疗法

适用于妊娠 28 ~ 35 周,胎膜早破不伴感染,羊水池深度≥3cm 者。

1. 预防感染:胎膜破裂超过 12 小时,应给予抗生素预防感染

处方一　头孢西丁(Cefoxitin):每日 3 ~ 6g,分为 3 次静脉滴注,3 天后可改为口服。或 5%GS 青霉素(Benzyl Penicillin):250ml,400 万 U,静脉滴注,每日 2 次(青霉素皮试阴性)。

2. 抑制宫缩

处方二　详见第七节"早产"

3. 促胎肺成熟

处方三　详见第七节"早产"

4. 纠正羊水过少

处方四　①每日静脉补液 2500ml～3000ml。

　　　　②经腹羊膜腔输液。

以上两种任选一种

(二)终止妊娠

1. 经阴道分娩：妊娠 35 周以后，胎肺成熟，无禁忌证可以引产。

处方五：催产素(Pitocin)2.5μ+5%葡萄糖注射液(Glucose)500ml，静脉滴注，视宫缩调速。

2. 剖宫产：胎头高浮，胎位异常，宫颈不成熟，胎肺成熟，明显羊膜腔感染，伴有胎儿窘迫，抗感染治疗同时行剖宫产终止妊娠，做好新生儿复苏准备。

三、用药说明和注意事项

(一)胎膜早破的病因之一是感染，所以发生胎膜早破后判断有无细菌感染是关重要。一方面，感染对母婴有危害，另一方面，也对母婴预后产生影响。期待疗法适用于孕 28~35 周不伴感染、羊水池深度≥2cm 的胎膜早破孕妇。

(二)期待疗法时应监测有无绒毛羊膜炎，监测包括下列方面：

1.体温。

2.母体末梢血白细胞计数及分类，每日或隔日检查 1 支。白细胞计数 $15×10^9$/L 为警戒值。

3.C 反应蛋白 >20ml/L 属于不正常(C 反应蛋白是一种应激时的急性期反应蛋白，主要作用为清除异物和坏死组织)。

4.密切注意羊水流出有无臭味或子宫有无压痛。

5.胎心率加快，>160 次 / 分，常提示胎膜早破伴感染。

6.羊水细菌培养，如超过 $1×10^3$/ml，则有临床意义。

(三)针对胎膜早破的病因，可进行如下预防：

1.孕期达 35 周以上无感染征象、胎肺已成熟者，宫颈 Bishop 评分≥6 分无剖宫产手术指征者可阴道试产。若羊水池深度≤2cm 可采用羊水输注法注入羊水，缓解胎儿宫内窘迫及脐带受压；有剖宫产指征者，可行剖宫产。

2.妊娠 28 周以下者，因胎儿很小，围生儿存活率很低，故需尽快终止妊娠。但医务人员应同家属一起讨论妊娠结局，考虑母胎的危险性。

3.若羊水池深度≤5cm 时在 2 小时内饮水 2000ml 增加羊水，若羊水池深度≤2cm 时应终止妊娠。

4.一旦出现羊膜炎，则尽快终止妊娠。

第六节　胎儿宫内窘迫

胎儿窘迫是指胎儿在子宫内因急性或慢性缺氧危及其健康和生命的综合症状。急性胎儿窘迫多发生于分娩期；慢性胎儿窘迫常发生在妊娠晚期，但在临产后常表现为急性胎儿窘迫。

一、诊断要点

（一）急性胎儿窘迫主要发生于分娩期，多因脐带异常、胎盘早剥、宫缩过强、产程延长及休克等引起。

1. 产时胎心率异常：正常胎心基线 110～160 次 / 分，当胎心率基线 <100 次 / 分，基线变异≤5 次 / 分，伴频繁晚期减速或变异减速时提示胎儿严重缺氧，胎儿常结局不良，可随时胎死宫内。

2. 羊水粪染。

3. 胎动异常：缺氧初期为胎动频繁，继而减弱及次数减少，进而消失

4. 酸中毒：采集胎儿头皮血进行血气分析，若 PH<7.20（正常值 7.25～7.35），PO_2<10mmHg（正常值 15～30mmHg），PCO_2>60mmHg（正常值 35～55mmHg），可诊断为胎儿酸中毒。

（二）慢性胎儿窘迫主要发生于妊娠晚期，常延续至临产并加重。多因妊娠期高血压疾病、慢性肾炎、糖尿病等所致。

1. 胎动减少或消失；

2. 产前胎儿电子监护异常；

3. 胎儿生物物理学评分低：≤4 分提示胎儿窘迫，6 分为胎儿可疑缺氧；

4. 胎儿脐动脉多普勒超声血流异常。

二、药物治疗方案

（一）急性胎儿窘迫应采取果断措施，改善胎儿缺氧状态。采取左侧卧位、吸氧、停用催产素，阴道检查除外脐带脱垂，评估产程，对可疑胎儿窘迫行连续胎心监测。

1. 纠正酸中毒

处方一：5% 碳酸氢钠注射液（Sodium Bicarbonate Injection）：100～150ml，静脉滴注，适应于合并代谢酸中毒者。

2. 纠正脱水及电解质紊乱

处方二：①5% 葡萄糖注射液（Glucose）500ml＋维生素 C（Vitamin）2g，静脉滴注。

②复方氯化钠注射液（Compound Sodium Chboride Injection）500ml＋维生素 C1g，静脉滴注。

以上方法任一种

3. 病因治疗

（1）宫缩过强过频

处方三：25% 硫酸镁注射液（Magnesium Sulphate）20ml＋5% 葡萄糖注射液 100ml，静脉滴注，30 分钟滴完，接着 25% 硫酸镁注射液 40ml＋5% 葡萄糖注射液 500ml，静脉滴注，维持 1～2g/ 小时。

（2）羊水过少，脐带受压

处方四：生理盐水（Stroke-physiological Saline Solution）注射液 1000ml，经腹羊膜腔输液。

4.尽快终止妊娠,如无法即刻阴道分娩,且有进行性胎儿缺氧和酸中毒的依据,一般干预后无法纠正者,均应尽快剖宫产终止妊娠

(二)慢性胎儿窘迫针对病因,根据孕周,胎儿成熟度及胎儿缺氧程度决定处理

1.期待疗法。孕周小,估计胎儿娩出后存活可能性小,尽量保守治疗延长胎龄,同时促胎肺成熟,争取胎肺成熟后终止妊娠。

(1)促进胎儿宫内发育

处方一:a.5%葡萄糖注射液 500ml+ 维生素 C2g,静脉滴注,每日 1 次。

b.复方氨基酸注射液(Compound Amino Acid Injection)500ml,静脉滴注,每日 1 次。

c.5%葡萄糖注射液 500ml+10%氯化钾注射液 10ml,静脉滴注,每日 2 次。

以上可以同时选用

(2)促胎肺成熟

处方二:详见第七节"早产"

2.终止妊娠:妊娠接近足月或胎儿已经成熟,胎动减少,胎盘功能进行性减退,胎心监测出现胎心基线率异常伴基线波动异常,OCT 出现频繁晚期减速或重度变异减速、胎儿生物物理评分 <4 分者,均应行剖宫产终止妊娠。

三、用药说明及注意事项

(一)急性胎儿窘迫的治疗

左侧卧位,吸氧;纠正脱水、酸中毒及电解质紊乱。针对病因治疗,如子宫收缩过强,停用缩营素等,并尽快终止妊娠。

(二)慢性胎儿窘迫的治疗

定期产前检查,左侧卧位休息,定时吸氧,积极治疗孕妇合并症,争取胎盘供血改善,延长妊娠周数。若情况难改改善,已接近足月妊娠,估计胎儿娩出后生存机会极大者,应考虑剖宫产。

(三)急性胎儿窘迫严重者必须剖宫产终止妊娠的指征

1.胎心率低于 120 次 / 分,或高于 160 次 / 分,羊水 II–III 度污染。

2.羊水 III 度污染,B 型超声显示羊水池 <2cm。

3.胎心监护反复出现晚期减速或出现重度可变异减速。

4.胎儿头皮血 pH<7.20。

第七节　早　产

妊娠满 28 周至不足 37 周间分娩者称为早产(prematuredelivery)。国内早产占分娩总数的 5% ~ 15%。

一、诊断要点

症状:主要临床表现为子宫阵发性收缩,最初为不规则宫缩,常伴有少许阴道流血或血性分泌物,以后发展为规则宫缩。

1. 先兆早产:有规律或不规律宫缩,伴有宫颈管的进行性缩短。

2. 早产临产:需符合以下条件:

(1)出现规律宫缩(20 分钟≥4 次,或 60 分钟≥8 次),伴有宫颈的进行性改变;

(2)宫颈扩张 1cm 以上;

(3)宫颈展平≥80%。

二、药物治疗方案

(一)促胎肺成熟治疗

妊娠≤34 周,一周内有可能分娩的孕妇

处方一:1. 地塞米松注射液:6mg,肌内注射,每 12 小时 1 次,共 4 次。

2. 倍他米松注射液:12mg,肌内注射,每日 1 次,共 2 天。

以上两种任选一种

(二)抑制宫缩治疗

处方二:1. 利托君(Ritodrine)100mg+5%葡萄糖注射液 500ml,静脉滴注。

2. 25%硫酸镁(Magnesium Sulphate)注射液 16ml+5%葡萄糖注射液 100ml,静脉滴注,30～60 分钟滴完, 接着 25%硫酸镁注射液 40ml+5%葡萄糖注射液 500ml, 静脉滴注, 维持 1～2g/ 小时。

3. 硝苯地平(Nifedipine):10mg,口服,每 6～8 小时 1 次。

4. 吲哚美辛(Indometacin):50mg,口服,每 8 小时 1 次,24 小时后改为 25mg,每 6 小时 1 次。

5. 阿托西班(Atosiban)(依保)初始剂量 6.75mg,采用阿托西班 7.5mg/ml,静脉推注,紧接着阿托西班 7.5mg/ml 浓缩液持续 3 小时大剂量（300ug/ 分钟）静脉输注, 然后阿托西班 7.5mg/ml 浓缩液低剂量(100ug/ 分钟)静脉滴注,最多达 45 小时,持续治疗应不超过 48 小时。

以上处理可任选一种

(三)控制感染

处方三:头孢西丁(Cefoxitin):3～6g,静脉滴注,每日 3 次。

三、用药说明及注意事项

(一)注意防治利托君的副作用

处方二中利托君为 β - 肾上腺能受体激动剂, 其在兴奋 β2 受体的同时也兴奋 β1 受体,其不良反应明显,主要有母胎心增快、心肌耗氧率增加、血糖升高、水钠潴留、血钾降低等,严重时可出现肺水肿、心力衰竭,危及母亲生命。故对于合并心脏病、高血压、为控制的糖尿病和并发重度子痫前期、明显产前出血等孕妇慎用或禁用。

用药利托君期间需严密观察孕妇心率、血压、宫缩变化,并限制静脉输液量(每日不超过

2000ml），以防肺水肿。如患者心率 >120 次 / 分，应减少滴数，如心率 >140 次 / 分，应停药；如出现胸痛，应立即停药并行心电监护。长期用药者，应监测血钾、血糖、肝功能和超声心动图。

（二）处方二中硫酸镁用药过程中必须监测镁离子浓度，密切注意呼吸、膝反射及尿量。如呼吸 <16 次 / 分、尿量 <17ml/h、膝反射消失，应立即停药，并给予钙剂拮抗。因抑制宫缩所需血镁浓度与中毒浓度接近，肾功能不良、肌无力、心肌病患者禁用。硫酸镁应用中每日总量不超过 30g。

（三）吲哚美辛用药过程中注意监测羊水量

处方二中吲哚美辛为前列腺素合成酶抑制剂，因可通过胎盘，大剂量长期使用可使胎儿动脉导管提前关闭，导致肺动脉高压；且有使肾血管收缩，抑制胎尿形成，使肾功能受损，羊水减少的严重副作用，故此类药物仅在孕 32 周前短期（1 周内）使用。用药过程中需监测羊水量及胎儿动脉导管血流。

（四）终止早产指征如下

1. 宫缩进行性加强，经治疗后无法控制；

2. 有宫内感染者；

3. 衡量母胎利弊，继续妊娠对母胎的危害大于胎肺成熟对胎儿的好处；

4. 孕周已达 34 周如无母胎并发症，应停用抗早产药，顺其自然，不必干预，只需密切监测胎儿情况即可。

（五）分娩期处理

1. 密切观察产程进展，做好分娩监护和早产儿复苏准备

2. 第二产程行会阴侧切，减少胎头受压，防止早产儿颅内出血

3. 胎位异常者，应选择行剖宫产。

第八节　妊娠期糖尿病

妊娠合并糖尿病有两种情况，一种为原有糖尿病的基础上合并妊娠，又称为糖尿病合并妊娠，另一种为妊娠前糖代谢正常，妊娠期才出现的糖尿病，称为妊娠期糖尿病（GDM）。糖尿病孕妇中 90% 以上为 GDM，糖尿病合并妊娠不足 10%。GDM 患者糖代谢多数于产后恢复正常，但将来患 II 型糖尿病机会增加。我国 GDM 发生率 1%～5%，近年有明显增高趋势。

一、诊断要点

（一）糖尿病合并妊娠的诊断

1. 妊娠前已经确诊为糖尿病患者

2. 妊娠前未进行过血糖检查但存在糖尿病高危因素者，如肥胖（尤其重度肥胖）、一级亲属患 II 型糖尿病、GDM 史或大于胎龄儿分娩史、多囊卵巢综合征患者及妊娠早期空腹尿糖反复阳性，首次产前检查时应明确是否存在妊娠前糖尿病，达到以下任何一项标准应诊断为

糖尿病合并妊娠。

(1)空腹血糖(FPG)≥7.0mmol/L(126mg/dl)

(2)糖化血红蛋白(GHbA1c)≥6.5%(采用 NCSP/DCCT 标化的方法)

(3)伴有典型的高血糖或高血糖危象症状,同时任意血糖≥11.1mmol/L(200mg/dl)

如果没有明确的高血糖症状,任意血糖≥11.1mmol/L 需要次日复测上述(1)或者(2)确诊。不建议孕早期常规葡萄糖耐量实验(OGTT)检查。

(二)妊娠期糖尿病(GDM)的诊断

1. 有条件的医疗机构,在妊娠 24～28 周及以后,对所有尚未被诊断为糖尿病的孕妇进行 75gOGTT。

OGTT 的方法:OGTT 前 1 日晚餐后禁食至少 8 小时至次日晨(最迟不超过上午 9 时),OGTT 实验前连续 3 日正常体力活动、正常饮食,即每日进食碳水化合物不少于 150g,检查期间静坐、禁烟。检查时,5 分钟内口服含 75g 葡萄糖的液体 300ml,分别抽取服糖前、服糖后 1 小时、2 小时的静脉血(从开始饮用葡萄糖水计算时间),放入含氟化钠的试管中采用葡萄糖氧化酶法测定血浆葡萄糖水平。

75gOGTT 的诊断标准:空腹及服糖后 1 小时、2 小时的血糖值分别为 5.1mmol/L、10.0mmol/L、8.5mmol/L。任何一点血糖值达到或超过上述标准即可诊断为 GDM。

2. 医疗资源缺乏地区,建议妊娠 24～28 周首先检查 FPG。FPG≥5.1mmol/L,可直接诊断为 GDM,不必再行 75gOGTT;而 4.4mmol/L≤FPG<5.1mmol/L 者,应尽早行 75gOGTT;FPG<4.4mmol/L,可暂不行 75gOGTT。

3. 孕妇具有 GDM 高危因素,首次 OGTT 正常者,必要时在妊娠晚期重复 OGTT。

未定期孕期检查者,如果首次就诊时间在妊娠 28 周后,建议初次就诊时进行 75gOGTT 或 FPG 检查。

GDM 的高危因素:(1)孕妇因素:年龄≥35 岁、妊娠前超重或肥胖、糖耐量异常史、多囊卵巢综合征;(2)家族史:糖尿病家族史;(3)妊娠分娩史:不明原因的死胎、死产、流产、巨大儿分娩史、胎儿畸形和羊水过多史、GDM 史;(4)本次妊娠因素:妊娠期发现胎儿大于孕周、羊水过多;反复外阴阴道假丝酵母菌病者。

二、药物治疗方案

大多数 GDM 孕妇通过生活方式干预可使血糖达标,不能达标的 GDM 患者首先推荐应用胰岛素控制血糖。

胰岛素用量个体差异较大,尚无统一标准。一般从小剂量开始,并根据病情、孕期进展及血糖值加以调整,力求控制血糖在正常水平。

(一)GDM 经饮食控制后,血糖不达标者

处方一:低精蛋白(NPH)胰岛素,0.15U/Kg,皮下注射。

处方二:仅餐后血糖高者早餐前低精蛋白(NPH)胰岛素,皮下注射,1.5U/10g 碳水化合

物,中餐前和晚餐前 1U/10g 碳水化合物。

处方三:餐前餐后血糖都高者:

1. 孕 6～18 周者:胰岛素(Insulin)0.7U/(kg·d),皮下注射,分 4 次。

2. 孕 19～26 周者:胰岛素(Insulin)0.8U/(kg·d),皮下注射,分 4 次。

3. 孕 27～36 周者:胰岛素(Insulin)0.9U/(kg·d),皮下注射,分 4 次。

4. 孕≥37 周者:胰岛素(Insulin)1.0U/(kg·d),皮下注射,分 4 次。

5. 可联合应用不同胰岛素制剂,如 NPH 胰岛素(45%,其中 30% 早餐前、15% 睡前)和普通胰岛素(55%,其中 22% 早餐前、16.5% 午餐前、16.5% 晚餐前)合用。

(二)糖尿病合并妊娠

Ⅰ型糖尿病

处方四:1. 孕早期:胰岛素 0.7U/(kg·d),皮下注射。

2. 孕 12～26 周:胰岛素 0.8U/(kg·d),皮下注射。

3. 孕 27～36 周:胰岛素 0.9U/(kg·d),皮下注射。

4. 孕≥37 周:胰岛素 1.0U/(kg·d),皮下注射。

Ⅱ型糖尿病:

处方五:孕早中期同Ⅰ型糖尿病,孕晚期需要量增加。

联合不同胰岛素制剂:NPH 胰岛素(45%,早餐前)和普通胰岛素(用法同 GDM)。

(三)分娩期药物处理

1. 阴道分娩:产程中停用皮下注射胰岛素。

处方六:孕前患糖尿病者,

血糖 >5.6mmol/L,胰岛素(Insulin)1.25U/h+0.9% 氯化钠注射液(Sodium Chloride)250ml,静脉输注。

血糖 7.8～10.0mmol/L,胰岛素(Insulin)1.5U/h+0.9% 氯化钠注射液(Sodium Chloride)250m,静脉输注。

血糖 >10.0mmol/L,胰岛素(Insulin)2U/h+0.9% 氯化钠注射液(Sodium Chloride)250m,静脉输注。

2. 剖宫产:在手术前 1 日停止应用晚餐前精蛋白锌胰岛素,手术日停止皮下注射所以胰岛素,一般在早晨监测血糖及尿酮体。根据其空腹血糖水平及每日胰岛素用量,改为小剂量胰岛素持续静脉滴注。

处方七:3～4g 葡萄糖 +1U 胰岛素比例配置葡萄糖液,每小时静脉输入 2～3U 胰岛素速度静脉滴注,每 1～2 小时测血糖一次,使术中血糖控制在 6.67～10.0mmol/L。

(四)产后胰岛素处理

处方八:产后胰岛素用量应减少为分娩前的 1/3～1/2。

(五)促胎肺成熟治疗:适用于早产,胎肺不成熟的孕妇处方九:药物及用法详见第七节"早产"。

(六)妊娠期酮症酸中毒的处理

处方十:胰岛素 0.1U/(kg.h)静脉滴注,每 1~2 小时监测血糖一次。

血糖 >13.9mmol/L,应将胰岛素加入 0.9%氯化钠注射液中静脉滴注。

血糖 ≤13.9mmol/L,开始将胰岛素加入 5%葡萄糖注射液中静脉滴注,酮体转阴后改皮下注射。

三、用药说明及注意事项

(一)妊娠期血糖控制满意标准

孕妇无明显饥饿感,空腹血糖控制在 3.3~5.3mmol/L;餐前 30 分钟:3.3~5.3mmol/L;餐后 2 小时:4.4~6.7mmol/L;夜间:4.4~6.7mmol/L。

(二)饮食控制是糖尿病孕妇治疗中非常重要的环节。

糖尿病孕妇首先应行饮食控制,若饮食控制后血糖满意,则不需药物治疗。理想的饮食控制目标:既能保证和提供妊娠期间热量和营养需要,又能避免餐后高血糖或饥饿性酮症出现,保证胎儿正常生长发育。

妊娠早期糖尿病孕妇需要热量于孕前相同,

妊娠中期以后,每日热量增加 200kcal(糖类 50%~60%,蛋白质 20%~25%,脂肪 25%~30%)。

(三)分娩时机

1. 不需要胰岛素治疗的 GDM 孕妇,无母儿并发症的情况下,严密监测到预产期,未临产者采取措施终止妊娠。

2. 妊娠前糖尿病及需要胰岛素治疗的 GDM 孕妇,如血糖控制良好,严密监护下,妊娠 38~39 周终止妊娠。

3. 有母儿合并症者,血糖控制不满意,伴血管病变、合并重度子痫前期、严重感染、胎儿生长发育受限、胎儿窘迫,严密监护下,适时终止妊娠。

(四)糖尿病不是剖宫产指征

决定阴道分娩者,产程中密切监测血糖、胎心变化,避免产程过长。糖尿病班微血管病变及其他产科指征应放宽剖宫产手术指征。

(五)糖尿病孕妇妊娠期可能危及胎儿

糖尿病孕妇妊娠期间可能发生流产、畸形、死胎、巨大儿、羊水过多、胎儿宫内发育受限、胎儿窘迫、妊娠期高血压疾病,血糖控制不良及分娩期均可能发生酮症酸中毒危及母儿生命,糖尿病孕妇分娩后新生儿亦为高危儿,所以基层医院一定要引起重视,一旦发现 GDM,尽早转入上级医院检查及治疗。

第九节　妊娠期高血压疾病

妊娠期高血压疾病是妊娠与血压升高并存的一组疾病,发生率为 5% ~ 12%。该组疾病严重影响母婴健康,是孕产妇和围产儿病死率升高的主要原因,包括妊娠期高血压、子痫前期、子痫,以及慢性高血压并发子痫前期和明显高血压合并妊娠。前三种疾病与后两种在发病机制及临床处理上略有不同。本章重点阐述前三种疾病。

一、诊断要点

(一)病史

1. 高危因素:流行病学调查发现孕妇年龄≥40 岁;子痫前期病史;抗磷脂抗体阳性;高血压、慢性肾炎、糖尿病;初次体检时 BMI≥35kg/m²;子痫前期家族史(母亲或姐妹);本次妊娠为多胎妊娠、首次怀孕、妊娠间隔时间≥10 年以及孕早期收缩压≥130mmHg 或舒张压≥80mmHg 等均与该病发生密切相关。

2. 临床表现与分类(见表 29-1)

表 29-1　妊娠期高血压疾病临床表现分类

分类	临床表现
妊娠期高血压	妊娠期出现高血压,收缩压≥140mmHg 和(或)舒张压≥90mmHg,于产后 12 周内恢复正常;尿蛋白(−);产后方可确诊。少数患者可伴有上腹部不适或血小板减少。
子痫前期轻度	妊娠 20 周后出现收缩压≥140mmHg 和(或)舒张压≥90mmH 伴蛋白尿≥0.3g/24h,或随机尿蛋白(+)
子痫前期重度	血压和尿蛋白持续升高,发生母体脏器功能不全或胎儿并发症。出现下述任一不良情况可诊断为重度子痫前期:(1)血压持续升高:收缩压≥160mmHg 和(或)舒张压≥110mmHg;(2)蛋白尿≥5.0g/24h 或随机蛋白尿≥(+++);(3)持续性头疼或视觉障碍或其他脑神经症状;(4)持续性上腹部疼痛,肝包膜下血肿或肝破裂症状;(5)肝脏功能异常:肝酶 ALT 或 AST 水平升高;(6)肾功能异常:少尿(24 小时尿量 <400ml 或每小时尿量 <17ml)或血肌酐 >106umol/L;(7)低蛋白血症伴胸腔积液或腹腔积液;(8)血液系统异常:血小板呈持续性下降并低于 100 × 10⁹/L;血管内溶血、贫血、黄疸或血 LDH 升高;(9)心力衰竭、肺水肿;(10)胎儿生长受限或羊水过少;(11)早发型即妊娠 34 周以前发病。
子痫	子痫前期基础上发生不能用其他原因解释的抽搐。 子痫发生前可有不断加重的重度子痫前期,但也可发生于血压升高不显著、无蛋白尿病例。通常产前子痫较多,发生于产后 48 小时者约 25%。 子痫抽搐进展迅速,前驱症状短暂,表现为抽搐、面部充血、口吐白沫、深昏迷;随之深部肌肉僵硬,很快发展成典型的全身高张阵挛惊厥、有节律的肌肉收缩和紧张,持续约 1~1.5 分钟,其间患者无呼吸动作;此后抽搐停止,呼吸恢复,但患者仍昏迷,最后意识恢复,但困惑、易激惹、烦躁。
慢性高血压并发子痫前期	慢性高血压孕妇妊娠前无蛋白尿,妊娠后出现蛋白尿≥0.3g/24h;或妊娠前有蛋白尿,妊娠后蛋白尿明显增加或血压进一步升高或出现血小板减少 <100 × 10⁹/L。
妊娠合并慢性高血压	妊娠 20 周前收缩压≥140mmHg 和(或)舒张压≥90mmHg(除外滋养细胞疾病),妊娠期无明显加重;或妊娠 20 周后首次诊断高血压并持续到产后 12 周以后。

3.高血压　同一手臂至少 2 次测量,收缩压≥140mmHg 和(或)舒张压≥90mmHg 定义为高血压。若血压较基础血压升高 30/15mmHg,但低于 140/90mmHg 时,不作为诊断依据,但须严密观察。对首次发现血压升高者,应间隔 4 小时或以上复测血压。对严重高血压患者(收缩压≥160mmHg 和 / 或舒张压≥110mmHg),为观察病情指导治疗,应密切观察血压。为确保测量准确性,应选择型号合适的袖带(袖带长度应该是上臂围的 1.5 倍)。

4.蛋白尿　高危孕妇每次产检均应检测尿蛋白。尿蛋白检查应选中段尿。对可疑子痫前期孕妇应测 24 小时尿蛋白定量。尿蛋白≥0.3g/24h 或随机尿蛋白≥3.0g/L 或尿蛋白定性≥(+)定义为蛋白尿。避免阴道分泌物或羊水污染尿液。

当泌尿系统感染、严重贫血、心力衰竭和难产时,可导致蛋白尿。

5. 辅助检查

(1)妊娠期高血压应进行以下常规检查:1)血常规;2)尿常规;3)肝功能、血脂;4)肾功能、尿酸;5)凝血功能;6)心电图;7)胎心监测;8)B 超检查胎儿、胎盘、羊水。

(2)子痫前期、子痫视病情发展、诊治需要应酌情增加以下有关检查项目:1)眼底检查;2)凝血功能检测[血浆凝血酶原时间、凝血酶时间、部分活化凝血活酶时间、血浆纤维蛋白原、凝血酶原国际标准化比率、纤维蛋白(原)降解产物、D- 二聚体、3P 实验、AT–III];3)B 超等影像学检查肝、胆、胰、脾、肾等脏器;4)电解质;5)动脉血气分析;6)心脏彩超及心功能测定;7)脐动脉血流指数、子宫动脉等血流变化、头颅 CT 或 MRI 检查。

二、药物治疗方案

妊娠期高血压疾病治疗的目的是控制病情、延长孕周、确保母儿安全。治疗基本原则是休息、镇静、解痉,有指针的降压、利尿,密切监测母胎情况,适时终止妊娠。应根据病情轻重分类,进行个体化治疗。妊娠期高血压应休息、镇静、监测母胎情况,酌情降压治疗;子痫前期应镇静、解痉,有指针地降压、利尿,密切监测母胎情况,适时终止妊娠;子痫应控制抽搐,病情稳定后终止妊娠。

(一)降压治疗

收缩压≥160mmHg 和(或)舒张压≥110mmHg 的高血压孕妇必须降压治疗,收缩压≥140mmHg 和(或)舒张压≥90mmHg 的高血压孕妇可以使用降压治疗;妊娠前已经使用降压药物治疗的孕妇继续降压治疗。

处方一:1. 拉贝洛尔(Normodyne):50 ~ 100mg,口服,3 ~ 4 次 / 日。

2.5% 葡萄糖注射液 250 ~ 500ml+ 拉贝洛尔 50 ~ 100mg,静脉滴注,以上方法选用一种。

处方二:硝苯地平(Nifedipine):10mg,口服,3 次 / 日。

处方三:1. 尼莫地平(Nimodipine):20 ~ 60mg,口服,2 ~ 3 次 / 日。

2.5% 葡萄糖注射液 250ml+ 尼莫地平(Nimodipine):20 ~ 40mg,静脉滴注。

(每日总量不超过 360mg)

处方四:尼卡地平(Nicardipine):20 ~ 40mg,口服,3 次 / 日。

处方五:5%葡萄糖注射液 100～200ml+ 酚妥拉明(Regitine)10～20mg,以 10ug/min 速度静脉滴注。

处方六:甲基多巴(Methyldopa)250mg,口服,3 次 / 日,根据病情酌情增减,最高不超过 2g/d。

处方七:硝酸甘油(Glyceryl trinitrate)5～10μg/min,静脉滴注,每 5～10 分钟增加滴速至维持剂量 20～50ug/min。

处方八:5%葡萄糖注射液 500ml+ 硝普钠(Sodium Nitroprusside)50mg,以 0.5～0.8ug/(kg.min)静脉缓滴。

(二)防治子痫

处方九:1. 10%葡萄糖注射液 20ml+25%硫酸镁(Magnesium Sulphate)2.5～5g,静脉推注(15～20 分钟),2. 5%葡萄糖注射液 100ml+25%硫酸镁,2.5～5g,静脉滴注(30 分钟)。

以上两种任选一种

处方十:1. 5%葡萄糖注射液 500ml+25%硫酸镁 10g,以 1～2g/h 速度静脉滴注。

2. 25%硫酸镁 20ml+2%利多卡因(Lidocaine)2ml,深部臀部肌内注射。

以上两种可以同时选用。

(三)镇静治疗

处方十一:1. 地西泮(Diazepam):2.5～5mg,口服,3 次 / 日。

2. 地西泮:10mg,静脉缓慢推入(>2 分钟)。

以上两种任选一种。

处方十二:哌替啶(Pethidine)100mg+ 氯丙嗪(Chlorpromazine)50mg+ 异丙嗪 50mg,以 1/3 或 1/2 量,肌内注射,或加入 5%葡萄糖注射液 250ml 中,静脉滴注。

处方十三:1. 苯巴比妥(Lumina)30mg,口服,3 次 / 日。

2. 苯巴比妥:0.1g,肌内注射(子痫发作时)。

(四)有指征者利尿治疗

处方十四:1. 呋塞米(Furosemide)20mg,肌内注射。

2. 20%甘露醇(Mannitol):250ml,静脉滴注。

以上两种选用一种

(五)促胎肺成熟

处方十五:详见第七节"早产"。

(六)纠正酸中毒

处方十六:5%碳酸氢钠注射液(Sodium Bicarbonate Injection):100ml,静脉滴注。

(七)终止妊娠

三、用药说明及注意事项

(一)降压治疗

1. 妊娠期高血压疾病降压治疗的目标血压:孕妇无并发脏器功能损伤,收缩压应控制在130~135mmHg,舒张压应控制在80~105mmHg;孕妇并发脏器功能损伤,则收缩压应控制在130~139mmHg,

舒张压应控制在80~89mmHg。降压过程力求下降平稳,不可波动太大。为保证子宫胎盘血流灌注,血压不可低于130/80mmHg。

2. 妊娠期禁止使用血管紧张素转换酶抑制剂(ACEI)和血管紧张素II受体拮抗剂(ARB)。

3. 处方八中硝普钠治疗,由于药物能迅速通过胎盘进入胎儿体内,并保持较高浓度,其代谢产物(氰化物)对胎儿有毒性作用,不宜在妊娠期使用。分娩期或产后血压过高,应用其他降压药物效果不佳时,方考虑使用。

(二)硫酸镁解痉治疗

1. 硫酸镁是子痫治疗的一线药物,也是重度子痫前期预防子痫发作的预防性用药。硫酸镁控制子痫再次发作的效果优于地西泮、苯巴比妥和冬眠合剂等镇静药物。除非存在硫酸镁应用禁忌或硫酸镁治疗效果不佳,否则不推荐使用笨二氮卓(如地西泮)和苯妥英钠用于子痫的预防或治疗。对于轻度子痫前期患者也可考虑应用硫酸镁。

2. 血清镁离子有效有效浓度为1.8~3.0mmol/L,超过3.5mmol/L即可出现中毒症状。使用硫酸镁必备条件:(1)膝跳反射存在;(2)呼吸≥16次/分;(3)尿量≥17ml/h或≥400ml/24h;(4)备有10%葡萄糖酸钙。

3. 如患者同时合并肾功能不全、心肌病、重症肌无力等,则硫酸镁应慎用或减量使用。条件许可,用药期间可监测血清镁离子浓度。

4. 终止妊娠时机

(1)妊娠期高血压、轻度子痫前期的孕妇可期待至足月。

(2)重度子痫前期患者:妊娠<26周经治疗病情不稳定者建议终止妊娠;妊娠26~28周根据母胎情况及当地母儿诊治能力决定是否期待治疗;妊娠28~34周,如病情不稳定,经积极治疗24~48小时病情仍加重,促胎肺成熟后终止妊娠;如病情稳定,可考虑期待治疗,并建议至具备早产儿救治能力的医疗机构;妊娠≥34周患者,胎儿成熟后可考虑终止妊娠;妊娠37周后的重度子痫前期应终止妊娠。

(3)子痫:控制2小时后可考虑终止妊娠。

5.终止妊娠的方式　妊娠期高血压疾病患者,如无产科剖宫产指征,原则上考虑阴道试产。但如果不能短时间内阴道分娩,病情有可能加重,可考虑放宽剖宫产指征。

(三)妊娠期高血压患者,病情稳定,可在基层医院观察及处理;子痫前期、子痫、慢性高血压合并妊娠及慢性高血压并发子痫前期需转上级医院治疗。

第十节　胎儿生长受限

胎儿生长受限(FGR)指出生体重低于同孕龄同性别胎儿平均体重的两个标准差或第 10 百分位数,或孕 37 周后胎儿出生体重小于 2500g。

一、诊断要点

(一)病史

1. 准确判断孕龄。

2. 注意本次妊娠过程中是否存在导致 FGR 的危险因素,询问既往是否有 FGR 史及慢性高血压、慢性肾病严重贫血、营养不良等疾病;有无不良生活嗜好,如吸烟、酗酒、滥用药物等;工作或生活中是否接触有毒、有害物质。

(二)症状及体征

1. 连续测定宫高、腹围及孕妇体重判断胎儿宫内发育状况。宫高明显小于孕周是 FGR 最明显、最容易识别的体征。动态检测宫底高度增长曲线的变化,若低于正常宫高平均值 2 个标准差,则考虑 FGR。

2. 胎儿发育指数:胎儿发育指数 = 宫高(cm)−3*(孕月 +1),指数在 −3 与 +3 之间为正常儿,低于 −3 则提示 FGR。

3. 妊娠晚期孕妇每周增加体重 0.5kg。若体重增长停滞或增长缓慢时,可能为 FGR。

(三)辅助检查

1. B 型超声监测评估胎儿生长发育情况

(1)胎儿头围与腹围比值(HC/AC):HC/AC 小于正常同孕周平均值的第 10 百分位数,即应考虑可能为 FGR,有助于估算不均称型 FGR

(2)测量胎儿双顶径(BPD):正常孕妇妊娠早期每周平均增长 3.6 ~ 4.0mm,妊娠中期 2.4 ~ 2.8mm,妊娠晚期 2.0mm。若能每种连续测定胎儿双顶径,观察其动态变化,发现每周增长 <2.0mm,或每 3 周增长 <4.0mm,或没 4 周增长 <6.0mm,于妊娠晚期双顶径每周增长 <1.7mm,均应考虑 FGR 的可能。

(3)羊水量与胎盘成熟度:多数 FGR 出现羊水过少、胎盘老化的 B 超图像。

2. 彩色多普勒超声检查:脐动脉舒张期血流缺失或倒置,对诊断 FGR 意义大。

妊娠晚期脐动脉 S/D 比值通常≤3 为正常值,脐动脉 S/D 比值升高时,也应该考虑有 FGR 的可能。

3. 抗心磷脂抗体(ACA)的测定:近年来,有关自身抗体与不良妊娠的关系已经越来越多被人们所关注,研究表明抗心磷脂抗体(ACA)与 FGR 的发生有关。

二、药物治疗方案

治疗越早效果越好,妊娠 32 周前开始疗效佳,妊娠 36 周后疗效差。FGR 的治疗原则是:积极寻找病因、补充营养、改善胎盘循环、加强胎儿监护、适时终止妊娠。

药物治疗主要补充营养,改善胎盘功能,促进胎儿宫内发育。

(一)营养治疗

处方一:1.10%葡萄糖注射液 500ml+ 水溶性维生素液(Water-soluble vitamins)1 支,静脉滴注,每日 1 次。

2. 复方氨基酸注射液:250ml,静脉滴注,每日 1 次。

3. 脂肪乳注射液(Fact Emulsim Injection):250ml,静脉滴注,隔日 1 次。

以上可以同时选用

(二)改善胎盘血流微循环

处方二:1.25%硫酸镁注射液 40ml+5%葡萄糖注射液,500ml,静脉滴注,1～2g/h,每日 1 次,共 3 天。

2.5%葡萄糖注射液 500ml+ 丹参注射液(Clanshen Injection),6～8ml,静脉滴注,每日 1 次。

3. 阿司匹林肠溶片(Aspirin):25mg,口服,每日 1 次(用于抗心磷脂抗体综合症)。

以上三种任选一种

(三)促胎肺成熟

处方三:详见第七节"早产"。

三、用药说明及注意事项

(一)寻找病因

临床怀疑 FGR 的孕妇应有可能找出病因,如及早发现妊娠期高血压疾病,行 TORCH 检查、抗心磷脂抗体测定。B 超检查排除胎儿先天畸形,必要时采用介入性产前诊断技术进行胎儿染色体核型分析。

(二)胎儿健康状况监护

行无应激试验(NST)、胎儿生物物理评分(BPP)、胎儿血流监测如脐动脉彩色多普勒,大脑中动脉血流,静脉导管血流等。监护的频率取决于病情发展,直至胎儿分娩。

(三)终止妊娠指征

1.治疗后 FGR 无改善,胎儿停止生长 3 周以上;2.胎盘老化,伴有羊水过少等胎盘功能低下的表现;3.NST、胎儿生物物理学评分及胎儿血流测定等提示胎儿缺氧;4.妊娠合并症、并发症病情加重,继续妊娠将危害母婴健康或生命者,均应该尽快终止妊娠。一般在妊娠 34 周左右考虑终止妊娠,孕周未达 34 周,应促胎肺成熟后再终止妊娠。

(四)FGR 胎儿适当放宽剖宫产指征

1.FGR 胎儿对缺氧耐受力差,胎儿胎盘贮备不足,难以耐受分娩过程中子宫收缩时的缺氧状态,应适当放宽剖宫产指征。

2.胎儿生长受限需转上级医院诊断及治疗。

第十一节　妊娠期肝内胆汁淤积症

妊娠期肝内胆汁淤积症(ICP)是妊娠期特有的并发症,主要发生于妊娠晚期,少数发生于妊娠中期,以皮肤瘙痒和胆汁酸升高为特征;主要危及胎儿。发病率0.1%～15.6%不等。有明显的地域和种族差异。

一、诊断要点

（一）症状

无皮肤损伤的瘙痒是ICP的首发症状,约80%发生于妊娠30周以后,白昼轻,夜间加剧。瘙痒一般始于手掌和脚掌,后渐向肢体近端延伸可发展值面部。瘙痒多于分娩后24～48小时缓解,少数在1周或1周以上缓解。

（二）体征

1. 四肢皮肤见抓痕

2. 黄疸:10%～15%患者出现轻度黄疸。ICP孕妇有无黄疸与胎儿预后关系密切。

3. 少数患者出现上腹部不适,轻度脂肪痢。

（三）实验室检查

1. 血清胆汁酸测定:血清总胆汁酸(TBA)测定是诊断ICP的最主要实验证据,也是监测病情及治疗效果的重要指标。血清TBA>10umol/L可作ICP的诊断,血清TBA≥40umol/L,提示病情较重。

2. 肝功能测定:大多数ICP患者的门冬氨酸转氨酶(AST)、丙氨酸转氨酶(ALT)轻度至中度升高,为正常水平的2～10倍,一般不超过1000U/L,ALT较AST更加敏感;部分患者血清胆红素轻度-中度升高,很少超过85.5umol/L,其中直接胆红素占50%以上。

3. 肝组织活检,病理检查:在诊断不明,病情严重时可行。ICP患者肝组织活检间肝细胞无明显炎症或变性表现,仅肝小叶中央区胆红素轻度淤积,毛细胆管胆汁淤积及胆栓形成。电镜切片发现毛细胆管扩张合并微绒毛水肿或消失。

4. 分娩后瘙痒症状消失,肝功能恢复正常。

二、药物治疗方案

药物治疗主要减轻瘙痒,改善肝功能,降低血清胆汁酸水平。

（一）降低血清胆汁酸水平,改善胆汁淤积

处方一:1. 熊去氧胆酸(Ursodeoxycholic Aeid)1g/d或15mg/(kg·d)。

2. s-腺苷蛋氨酸(Ademetionine)1g/d,静脉滴注或0.5g每日2次口服。

以上两种任选一种

（二）促胎肺成熟

处方二:地塞米松(DXM)6mg,肌内注射,12小时1次,共4次。

（三）缓解瘙痒

处方三:炉甘石液(Calamine Lotion):分次,外用。

（四）护肝治疗

处方四:1.5%葡萄糖注射液 500ml+ATP40mg+ 辅酶 A(Coenzyme A)100U,静脉滴注。

2.5%葡萄糖注射液 500ml+ 肌苷注射液(Carnine)100mg,静脉滴注。

3.5%葡萄糖注射液 500ml+ 维生素 C2g,静脉滴注。

以上三种任选一种

（五）预防产后出血

处方五:维生素 K_1(Vitamin K_1)10mg,肌内注射,每日 1 次,共 3 次。

（六）中药治疗

处方六：降黄治疗，如茵陈（Artemisiae Scopariae Herba）、川芎（Szechrran Lorage Rhizome）

三、用药说明及注意事项

（一）注意及时调整治疗方案

药物治疗期间每 1~2 周检查一次肝功能及生化指标的改变,调整治疗方案。

（二）地塞米松不能作为治疗 ICP 的常用药物

处方二中地塞米松长期使用有降低新生儿头围、降低出生体重,增加母儿感染率的风险,不能作为治疗 ICP 的常用药物、仅用于妊娠 34 周前,估计 7 日内分娩者,预防早产儿呼吸窘迫症的发生。

（三）加强胎儿临护

从妊娠 34 周开始每周行 NST 实验,必要时生物物理学评分,及早发现胎儿窘迫,把握终止妊娠的时机。多数学者建议 ICP 妊娠 37~38 周引产,积极终止妊娠,产时加强胎儿监护。

第十二节　妊娠合并心脏病

妊娠合并心脏病(包括孕前已有心脏病及妊娠后发现或发生心脏病)是孕产妇死亡的重要原因。在我国孕产妇死亡顺位中高居第二位,位居非直接产科死亡原因的首位。我国发病率约为 1%。目前妊娠合并心脏病患者中,先天性心脏病占 35%~50%,位居第一,其余依次为风湿性心脏病、妊娠期高血压疾病性心脏病、围产期心肌病、贫血性心脏病以及心肌炎等。

一、诊断要点

（一）病史

妊娠前有心悸、气短、心力衰竭史,或曾有风湿热病史,体检、X 线、心电图检查曾备诊断为器质性心脏病史。

（二）症状

心悸、气短、经常性胸闷胸痛，劳力性呼吸困难、经常性夜间端坐呼吸、咯血等。

（三）体征

1. 口唇发绀、杵状指、持续性颈静脉怒张；

2. 心脏听诊：舒张期 2 级以上或粗糙的全收缩期 3 级以上杂音，有心包摩擦音、舒张期奔马律和交替脉等。

（四）辅助检查

1. 心电图有严重心律失常，如心房颤动、心房扑动、三度房室传导阻滞、ST 段及 T 波异常改变；

2. X 线检查显示心脏显著扩大，尤其个别心腔扩大；

3. B 型超声心动图检查示心腔扩大、心肌肥厚、瓣膜运动异常心内结构畸形。

（五）心功能分级

I 级：进行一般体力劳动不受限制；

II 级：进行一般体力活动稍受限制，活动后心悸、轻度气短，休息时无症状；

III 级：一般体力活动显著受限制，休息时无不适，轻微日常工作即感不适，心悸、呼吸困难，或既往有心力衰竭史；

IV 级：不能进行任何体力活动，休息时仍有心悸、呼吸困难等心力衰竭表现。

（六）心衰的早期诊断

若出现下列症状与体征，应考虑早期心力衰竭：

1. 轻微活动后出现胸闷、心悸、气短；

2. 休息时心率每分钟超过 110 次，呼吸每分钟超过 20 次；

3. 夜间常因胸闷而坐起呼吸，或到窗口呼吸新鲜空气；

4. 肺底部出现少量持续性湿罗音，咳嗽后不消失。

（七）心脏病患者对妊娠耐受力的判断

1. 可以妊娠：心脏病变较轻，心功能 I ~ II 级，既往无心力衰竭病史，亦无其他并发症者，妊娠后经密切监护，适当治疗多能耐受妊娠和分娩；

2. 不宜妊娠：心脏病变较重、心功能 III ~ IV 级、既往有心衰史、有肺动脉高压、右向左分流型先天性心脏病、严重心律失常、风湿热活动期、心脏病并发细菌性心内膜炎、急性心肌炎等，妊娠期极易发生心衰，不宜妊娠。年龄在 35 岁以上，心脏病病程较长者，发生心力衰竭的可能性极大，不宜妊娠。

三、药物治疗方案

心脏病孕产妇的主要死亡原因是心力衰竭。对于有心脏病的育龄妇女，要求做到孕前咨询，以明确心脏病的类型、程度、心功能状态，并确定能否妊娠。

妊娠者应从妊娠早期开始定期进行产前检查。是否进行系统产前检查的心脏病孕妇，心力衰竭发生率和孕产妇死亡率可相差 10 倍。

(一)妊娠期

首先决定能否妊娠,妊娠后定期产前检查,注意休息,低盐饮食,控制体重。

1. 补充多种微量元素及维生素

处方一:爱乐维(elevit):1 粒,口服,每日 1 次。

2. 补充铁剂

处方二:硫酸亚铁片(Ferrous Sulfate):1 片,口服,每日 3 次。

处方三:琥珀酸亚铁(速力菲)(Talellae Ferrosi Succinatis):1 片,口服,每日 2 次。

以上两种任选一种。

3. 预防和治疗引起心力衰竭的诱因:预防上呼吸道感染,纠正贫血,治疗心律失常。

4. 心力衰竭的治疗

(1)强心

处方四:地高辛(Digoxin):0.25mg,口服,每日 2 次,2～3 天后改为每日 1 次口服。

(2)利尿

处方五:呋塞米(Furosemine):20mg,口服,每日 1 次。

处方六:呋塞米注射液:20mg,肌内注射。

处方七:螺内酯(Spirolactone):20～40mg,口服,每日 2 次。

以上三种任选一种

5. 扩张血管

处方八:酚妥拉明(Phentolamine)(立其丁,Regitin):25mg+5%葡萄糖注射液 250ml,静脉滴注。

(二)分娩期

1. 阴道分娩

(1)第一产程:吸氧、半坐位

处方九:①地西泮(Diazepam):10mg,肌注。

②哌替啶(Pethidine):50～100mg,肌注。

以上两种任选一种

处方十:一旦发现心衰征象时。

西地兰(Cedilanid)0.4mg+5%葡萄糖注射液　0ml,静脉注射必要时 4～6 小时重复。

处方十一:预防感染(产程开始后即用)。

头孢西丁 1g+0.9%生理盐水注射液 100ml,静脉滴注,6～8 小时一次。

(2)第二产程:避免屏气加腹压,应行会阴侧切术、胎头吸引术或产钳助产术,尽可能缩短第二产程。

(3)第三产程:胎儿娩出后,产妇腹部放置沙袋,以防腹压骤降而诱发心衰。

处方十二:缩宫素,10～20U,肌内注射或静脉注射。

2. 剖宫产

3. 产褥期　产后 3 日内,尤其产后 24 小时内仍是发生心衰的危险时期,产妇须充分休息并密切监护。产后出血、感染和血栓栓塞是严重的并发症,极易诱发心力衰竭,应重点预防。心功能 III 级以上者,不宜哺乳。不宜再妊娠者,可在产后 1 周行绝育术。

四、用药说明及注意事项

（一）适当限盐

心脏病合并妊娠在妊娠期体重增长每月不超过 0.5kg,整个妊娠期不超过 12kg 为宜。适当限盐,一般每日食盐量不超过 4 ~ 5g。

（二）心脏病合并妊娠孕妇不主张预防性应用洋地黄

早期心力衰竭者,可予以作用和排泄较快的制剂,以防药物在体内蓄积。地高辛 0.25mg,每日 2 次口服,2 ~ 3 日后可根据临床效果改为每日 1 次,不主张用饱和量,以备随着孕周增加、心力衰竭加重时抢救用药,病情好转即停药。

（三）第三产程促进子宫收缩禁用麦角新碱,以防静脉压增高。

（四）对有产科指征及心功能 III–IV 级者,均应择期剖宫产。

可选用连续硬膜外阻滞麻醉,麻醉剂中不应加用肾上腺素,麻醉平面不宜过高。术中术后严格限制输液量。不宜再妊娠者,可同时行输卵管结扎术。

（五）及时转入上级医院治疗

基层医院对于心脏病合并妊娠者,一旦发现应立即转入上级医院监护及治疗,以免发生严重的心衰、心律失常,导致孕产妇死亡。

第十三节　妊娠合并病毒性肝炎

病毒性肝炎是由肝炎病毒引起、以肝细胞变性坏死为主要病变的传染性疾病。根据病毒类别分为甲型、乙型、丙型、丁型、戊型等。其中以乙型最为常见,我国约 8% 的人群是慢性乙型肝炎病毒携带者。

甲型肝炎病毒（HAV）主要经消化道传播,感染后可获得持久免疫力,不造成慢性携带状态,母婴传播罕见。乙肝病毒（HBV）、丙肝病毒（HCV）主要通过输血、血制品、母婴传播等途径传播,慢性携带者易发展为肝纤维化、肝硬化、肝癌等。其中乙型病毒性肝炎在妊娠期更容易进展为重症肝炎,丙型病毒性肝炎在妊娠期易转为慢性肝炎,重症肝炎少见。丁型肝炎病毒（HDV）需伴随 HBV 而存在。戊型肝炎病毒（HEV）主要经消化道传播,极少发展为慢性肝炎,但妊娠期感染 HEV,尤其是乙型重叠戊型,已发生重型肝炎。妊娠合并重症肝炎是我国孕产妇死亡的主要原因之一。

一、诊断要点

（一）病史

有与病毒性肝炎患者密切接触史,半年内曾接受输血、注射血制品等。潜伏期甲型病毒性肝炎平均为 30 日,乙型病毒性肝炎 90 日,输血所致的丙型病毒性肝炎 50 日,戊型病毒性肝炎 40 日。

(二)实验室检查

1. 血清病原学检测

(1)甲型病毒性肝炎:检测血清 HAV 抗体及血清 HAV RNA。HAV-IgM 阳性代表近期感染,HAV-IgG 在急性期后期和恢复期出现,属保护性抗体。

(2)乙型病毒性肝炎:检查血清中 HBV 标志物,主要是"乙肝两对半"和 HBV DNA。"乙肝两对半"检测的指标为:1)乙型肝炎表面抗原(HBsAg):该指标阳性是 HBV 感染的特异性标志,其滴度高低与乙型病毒性肝炎传染性强弱相关,可用于预测抗病毒治疗效果。2)乙型病毒性肝炎表面抗体(HBsAb):是保护性抗体,表示机体有免疫力,不易感染 HBV。3)乙型肝炎 e 抗原(HBeAg):通常被视为存在大量病毒的标志,滴度高低反应传染性的强弱。在慢性 HBV 感染时,HBeAg 阳性提示肝细胞内有 HBV 活动性复制。4)HBeAb:阳性表示血清中病毒颗粒减少或消失,传染性减弱。5)乙型肝炎核心抗体(HBcAb):IgM 阳性见于急性乙型病毒性肝炎及慢性肝炎急性活动期,IgG 阳性见于乙型病毒性肝炎恢复期和慢性 HBV 感染。

HBV DNA 主要用于观察抗病毒药物疗效和判定传染性大小。

(3)丙型病毒性肝炎:单项 HCV 抗体阳性多为既往感染,不可作为抗病毒治疗的证据。

(4)丁型病毒性肝炎:是一种缺陷的嗜肝 RNA 病毒,需依赖 HBV 的存在而复制和表达,伴随 HBV 引起肝炎。需同时检查血清中 HDV 抗体和"乙肝两对半"。

(5)戊型病毒性肝炎:由于 HEV 抗原检测困难,抗体出现晚,在疾病急性期有时难以诊断,即使抗体阴性也不能排除诊断,需反复检测。

(二)肝功能检查

主要包括 ALT、AST 等,其中 ALT 是反应肝细胞损伤程度最常用的敏感指标。总胆红素升高在预后评估上较 ALT 及 AST 更有价值。胆红素持续上升而转氨酶下降,称为"胆酶分离",提示重型肝炎的肝细胞坏死严重,预后不良。凝血酶原时间百分活度(PTA)的正常值为 80%~100%,<40% 是诊断重症肝炎的重要指标之一。PTA 是判断病情严重程度和预后的主要指标,较转氨酶和胆红素具有更加重要的临床意义。

(三)影响学检查

主要是 B 超检查,必要时 MRI 检查,观察有无肝硬化、有无腹腔积液、有无肝脏脂肪变性等。

(四)重症肝炎的诊断

1. 出现以下情况时考虑重症肝炎

(1)消化道症状严重;

(2)血清总胆红素 >171μmol/L,或黄疸迅速加深,每日上升 >17.1μmol/L;

(3)凝血功能障碍,全身出血倾向,PTA<40%;

(4)肝脏缩小,出现肝臭气味,肝功能明显异常;

(5)肝性脑病;

(6)肝肾综合征;

2.出现以下三点可临床诊断为重型肝炎:

(1)出现乏力、纳差、恶心呕吐等症状;

(2)PTA<40%;

(3)血清总胆红素 >171μmol/L。

(三)临床表现

可出现乏力、纳差、尿黄、身目黄染、恶心、呕吐、腹胀等。

二、药物治疗方案

(一)护肝治疗

处方一:

1. 5%葡萄糖注射液 500ml+ 还原型谷胱甘肽注射液（Reduced Glutathione Injection）1.2g,静脉滴注,每日 1 次。

2. 10%葡萄糖注射液 500ml+ 葡萄糖醛酸内酯注射液（Glucurolactone Injection）0.133g~0.266g,静脉滴注,每日 1 次。

3. 5%葡萄糖注射液 + 腺苷蛋氨酸注射液（Ademetionine Injection）500mg,静脉滴注,每日 1 次。

以上三种可以任选一种

4. 葡萄糖注射液 500ml+ 维生素 C 2g+ 门冬氨酸钾镁（Potassium Aspartate and magnesium Aspartate）40ml,静脉滴注,每日 1 次。

5. 10% 葡萄糖注射液 500ml+ATP 40mg+ 辅酶 A100μ+ 水溶性维生素注射液（Water-soluble Vitamin for Injection）1 支,静脉滴注,每日 1 次。

6. 10%葡萄糖注射液 500ml+ 胰高血糖素（Glucagon）1~2mg+ 胰岛素6~12U,静脉滴注,每日 1 次(重症肝炎使用)。

其中 4、5、6 三种可以任选一种与 1、2、3 中一种选用

7. 人血白蛋白（Human Serum Albuine (HSA)）10~20g,静脉输注,每周 1~2 次,(重症肝炎使用)。

(二)改善凝血功能

处方二:

1. 维生素 K_1:10mg,肌内注射。

2. 采用新鲜冰冻血浆、冷沉淀、凝血酶原复合物、纤维蛋白原、抗凝血酶 III、新鲜血等。

3. DIC 时,在凝血功能监测下应用低分子肝素。

(三)防止感染

处方三:使用广谱抗生素,最初可选用头孢二、三代抗生素,2周以后可经验性使用抗生素。

(四)对症疗法

1. 维持水电解质平衡。

处方四:补液治疗,同时注意补充多种维生素及电解质。

2. 酸化肠道,减少氨的吸收。

3. 降低血氨。

处方五:5%葡萄糖注射液500ml+醋谷胺(Aceglutamide)600mg,静脉滴注,每日1次。

5%葡萄糖注射液500ml+精氨酸(L-areinine)15～20g,静脉滴注,每日1次。

以上两种任选一种。

4. 补充支链氨基酸(branched chain amino acie)

处方六:10%葡萄糖注射液250ml+六合氨基酸注射液（6 Amino Acid Injection)250ml,静脉滴注,每日1-2次。

5. 治疗脑水肿,限制输液量。

处方七:甘露醇注射液(mannitol Injection):250ml,静脉滴注。

6. 肾功能障碍时

处方八:(1)呋塞米(Furosemide):60～80mg,静脉注射,每2~4小时重复。

(2)多巴胺(Dopamine):20～80mg,静脉滴注。

(3)654-2:40～60mg,静脉滴注。

(4)血透(肝肾综合症、肝性脑病、肺水肿、高钾血症)。

7. 免疫调节

处方九:糖皮质激素(Glucocorticode)治疗。

8. 肝衰竭

处方十:人工肝置换治疗,或及时行肝脏移植手术。

9. 中药治疗

处方十一:疏肝理气、降黄治疗。

三、用药说明及注意事项

(一)注意休息,加强营养

妊娠期合并病毒性肝炎孕妇应注意休息,加强营养,补充高维生素、高蛋白、低脂肪饮食,避免应用可能损伤肝脏的药物。

(二)严密监测肝功能

药物治疗期间严密监测肝功能、凝血功能等指标,治疗后病情好转,可继续妊娠,治疗效果不好、肝功能及凝血功能指标继续恶化的孕妇,应考虑终止妊娠。分娩方式以产科指证为主,但对于病情较严重或血清胆汁酸明显升高的患者可考虑剖宫产。

(三)妊娠合并病毒性肝炎应积极与多学科合作治疗

1.妊娠合并病毒性肝炎应用糖皮质激素时间不宜过长,以一周内为好。

2.妊娠合并重症肝炎病情变化迅速,临床上应积极与多学科合作治疗,待病情有所控制后选择人力充足的有利时机终止妊娠,即凝血功能、白蛋白、胆红素、转氨酶等重要指标改善并稳定24小时左右;在治疗过程中出现以下产科情况,如胎儿窘迫、胎盘早剥或临产需终止妊娠。

3.妊娠合并重症肝炎孕妇宜主动选择有利时机采用剖宫产方式终止妊娠。剖宫产术中常合并产后出血,这是患者病情加重和死亡的主要原因。必要时剖宫产同时行子宫切除术。

4.妊娠合并病毒性肝炎需尽早转入上级医院治疗。

第十四节　妊娠合并肺结核

近年由于结核菌耐药问题及获得性免疫缺陷病的增加,使结核感染在世界范围内又呈增多趋势,妊娠合并肺结核时有发生,属高危妊娠范畴。

近些年的研究提示妊娠和分娩对肺结核多无不利影响。肺结核患者除非同时患有生殖器结合,一般不影响受孕。活动性肺结核的妇女发生流产、胎死宫内、早产、低体重儿的可能性增大。结核病的治疗药物可能对母儿有不良作用。孕妇可在产前、产时及产后将结核菌传给下一代。活动性肺结核未经治疗的母亲,其新生儿在生后第一年有50%感染的可能性。因此,产后需隔离新生儿。

一、诊断要点

(一)病史:了解有无结核病史及其治疗情况,有无家族史及与结核患者密切接触史。

(二)症状:低热、乏力、咳嗽、盗汗、体重下降等。

(三)体征:肺尖部闻及湿罗音。

(四)辅助检查:X线、PPD实验等。

二、药物治疗方案

(一)预防性治疗

为防止妊娠期间潜在的结核感染发展为活动性病变,对下列孕妇须进行预防性治疗:

1. 有低度危险因素的35岁以上的孕妇;

2. 结核高发人群的孕妇;

3. PPD反应直径≥10mm者;

4. 与传染性结核密切接触的孕妇;

5. HIV感染,PPD反应直径≥5mm者;

6. X线胸片有陈旧性病灶,PPD反应直径≥5mm者。预防活动性肺结核的有效率达60%～90%。

处方一:①异烟肼(Isoniazid)300mg/d,口服,6～12个月或至产后3～6个月。

②维生素 B_6 片(Vitamin B_6)50mg/d,口服,6～12个月或至产后3～6个月。

以上两种需同时应用

（二）活动性肺结核

原则是早期、联合、适量、规范、全程治疗。

处方二：①异烟肼：300mg/d，口服。

②利福平（Rifampicin）：600mg/d，口服。

③维生素 B_6：50mg/d，口服。

两个月后改为：

④异烟肼：900mg，口服，每周两次。

⑤利福平：600mg，口服，每周两次。

三、用药说明及注意事项

（一）抗结核治疗和围生期保健同时兼顾

对妊娠合并肺结核孕妇的处理，应做到抗结核治疗和围生期保健同时兼顾。病变广泛的活动性肺结核或曾行肺叶切除的孕妇，有效呼吸面积及血氧分压降低，易使胎儿缺氧，应在预产期前 1~2 周住院待产。

（二）注意防治结核药不良反应

作为一线的抗结核药物异烟肼可以通过胎盘，但目前未发现有肯定的致畸作用。但药物有肝脏毒性，用药期间定期检查肝功能。当转氨酶大于正常 5 倍时必须停药。用药同时需服维生素 B_6 以减少神经毒性。利福平可通过胎盘，有引起胎儿低纤维蛋白血症的个别报道。

妊娠合并肺结核最好转入上级医院治疗。

第十五节　产褥感染

产褥感染（puerperalinfection）指分娩及产褥期生殖道受变异体侵袭，引起局部或全身感染，其发病率 6%。产褥病率（puerperal morbidity）指分娩 24 小时以后的 10 日内，每天测量体温 4 次，间隔时间 4 小时，有 2 次体温≥38℃（口表）。产褥病率常由产褥感染引起，但也可以由生殖道以外感染如急性乳腺炎、上呼吸道感染、泌尿系统感染、血栓性静脉炎等原因所致。产褥感染与产科出血、妊娠合并心脏病及严重的妊娠期高血压疾病，是导致孕产妇死亡的四大原因。

一、诊断要点

（一）病史

详细询问病史及分娩全过程，对产后发热者，首先考虑产褥感染，再排除引起产褥病率的其他疾病。

（二）临床表现及病理

1. 急性外阴、阴道、宫颈炎分娩时会阴部损伤或手术产导致感染，以葡萄球菌和大肠杆菌感染为主。会阴裂伤或会阴后 – 侧切开伤口感染，表现为会阴部疼痛，坐位困难，可有低热。局部伤口红肿、发硬、伤口裂开,压痛明显,脓性分泌物流出,较重时可出现低热。阴道裂伤及挫伤感染表现为黏膜充血、水肿、溃疡、脓性分泌物增多。感染部位较深时,可引起阴道旁结缔组织炎。宫颈裂伤感染向深部蔓延,可达宫旁组织,引起盆腔结缔组织炎。

2. 子宫感染包括急性子宫内膜炎、子宫肌炎。病原体经胎盘剥离面侵入,扩散至子宫蜕膜层称为子宫内膜炎,侵入子宫肌层称为子宫肌炎,两者常伴发。若为子宫内膜炎,子宫内膜充血、坏死,阴道内有大量脓性分泌物且有臭味。若为子宫肌炎,腹痛,恶露增多呈脓性,子宫压痛明显,子宫复旧不良,可伴发高热、寒战、头疼,白细胞明显升高等全身感染症状。

3. 急性盆腔结缔组织炎和急性输卵管炎病原体沿宫旁淋巴和血行达宫旁组织,出现急性炎性反应而形成炎性包块,同时波及输卵管,形成急性输卵管炎。临床表现下腹痛伴肛门坠胀,可伴寒战、高热、脉速、头痛等全身症状。体征为下腹明显压痛、反跳痛、肌紧张;宫旁一侧或两侧结缔组织增厚、压痛和(或)触及炎性包块,严重者整个盆腔形成"冰冻骨盆"。淋病奈瑟菌沿生殖道黏膜上行感染,达输卵管与盆腹腔,形成脓肿后,高热不退。患者白细胞持续增高,中性粒细胞明显增多,左移。

4. 急性盆腔腹膜炎及弥漫性腹膜炎炎症持续发展,扩散至子宫浆膜,形成盆腔腹膜炎。继而发展成弥漫性腹膜炎,全身中毒症状明显,高热、恶心、呕吐、腹胀,检查时下腹部明显压痛、反跳痛。腹膜面分泌大量渗出液,纤维蛋白覆盖引起肠粘连,也可在直肠子宫陷凹形成局限性脓肿,若脓肿波及肠管及膀胱出现腹泻、里急后重与排尿困难。急性期治疗不彻底可发展成盆腔炎症疾病后遗症而导致不孕。

5. 血栓静脉炎盆腔内血栓静脉炎常侵及子宫静脉、卵巢静脉、髂内静脉、髂总静脉及阴道静脉,厌氧菌为常见病原体。病变单侧居多,产后1~2周多见,表现为寒战、高热,症状可持续数周或反复发作。局部检查不易与盆腔结缔组织炎鉴别。下肢血栓静脉炎,病变多在股静脉、腘静脉及大隐静脉,多继发于盆腔静脉炎,表现为驰张热,下肢持续性疼痛,局部静脉压痛或触及硬索状,使血液回流受阻,引起下肢水肿,皮肤发白,习称"股白肿"。病变轻时无明显阳性体征,彩色多普勒超声检查可协助诊断。

6. 脓毒血症及败血症感染血栓脱落进入血液循环可引起脓毒血症,随后可并发感染性休克和迁徙性脓肿(肺脓肿、左肾脓肿)。若病原体大量进入血液循环并繁殖形成败血症,表现为持续高热、寒战、全身明显中毒症状,可危及生命。

(三)辅助检查

1. B超、彩色多普勒超声、CT、MRI等检测,能对感染形成的炎性包块、脓肿,做出定位及定性诊断。

2. 血清C-反应蛋白>8mg/L,有助于早期诊断。

(四)病原体检查

通过宫腔分泌物、脓肿穿刺物、后穹窿穿刺物作细菌培养和药物敏感试验,必要时血培养和厌氧菌培养。病原体抗原和抗体检测可以作为快速确定病原体的方法。

二、药物治疗方案

(一)支持治疗

处方一:补充足够维生素,纠正水、电解质失衡

(二)应用抗生素

处方二:

1. 头孢西丁(Cefoxitin):1~2g,静脉注射,每 6 小时 1 次。

或 2. 头孢替坦二钠(Cefotetan Disodium):1 ~ 2g,静脉注射,每 12 小时 1 次。

若有支原体或衣原体感染加用

3. 多西环素(Dexycycline):100mg,静脉注射,每 12 小时 1 次。

或 4. 阿奇霉素(Azithromyoin):500mg,静脉注射,每日 1 次。

处方三:

1. 克林霉素(Climdamycin):600 ~ 900mg,静脉注射,每 8 ~ 12 小时 1 次。

2. 庆大霉素(Gentamycin):2mg/kg(负荷量),然后 1.5mg/kg(维持量),静脉注射,每 8 小时 1 次。

临床症状、体征改善后继续静脉应用 24 ~ 48 小时。

3. 克林霉素(Clindamycin)改为 300mg,口服,每日 3~4 次,共 14 日。

处方四:

1. 环丙沙星(Ciprofloxacin):200mg,静脉滴注,每 12 小时 1 次。

或 2. 氧氟沙星(Ofloxacin):400mg,静脉滴注,每 12 小时 1 次。

或 3. 左氧氟沙星(Levofloxacin Hydrochloride):500mg,静脉滴注,每日 1 次。

4. 甲硝唑(Metronidazole):500mg,静脉滴注,每 8 小时 1 次。

处方五:

1. 氨苄西林 / 舒巴坦(Ampicillin Sulbactam):3g,静脉注射,每 6 小时 1 次。

2. 多西环素:100mg,静脉滴注,每日 2 次,共 14 日。

处方六:

1. 青霉素(Penicillin):320 ~ 960 万 U,静脉滴注,每日 3 ~ 4 次。

2. 庆大霉素(Gentamycin):80mg,静脉注射,每日 2 ~ 3 次。

或 3. 阿米卡星(Amikacin):200 ~ 400mg,静脉注射,每日 2 次。

4. 甲硝唑:500mg,静脉滴注,每 8 小时 1 次。

以上方案任选一种

(三)血栓性静脉炎治疗

处方七:

1. 肝素钠(Heparin Sodium)150U/(kg·d)+5%葡萄糖注射液,500ml,静脉滴注,每 6 小时 1 次。

2. 尿激酶(Urokinase)40 万 U+0.9%氯化钠注射液,500ml,静脉滴注。

3. 阿司匹林:50mg,口服。

以上三种任选一种

三、用药说明及主要事项

(一)注意加强营养

产褥感染患者需加强营养,取半坐卧位,有利于炎症局限于盆腔。病情严重或伴贫血着,可少量多次输新鲜血或血浆,以增加抵抗力。

(二)加强抗感染治疗

1.会阴伤口和腹部切口感染可切开引流,盆腔脓肿可行后穹窿穿刺或切开引流。

2.抗感染同时需去除原发病灶,如胎盘胎膜残留,须清除宫内残留妊娠物;患者急性感染伴发高热,应有效控制感染和体温下降后,再彻底刮宫,避免因刮宫引起感染扩散和子宫穿孔。

3.子宫感染严重,经积极治疗无效,需转入上级医院治疗。若炎症继续扩散,出现不能控制的出血、败血症或脓毒血症时,应及时行子宫切除术。

第十六节　产褥中暑

产褥中暑是指产褥期间产妇在高温、高湿和通风不良的环境中体内余热不能及时散发,引起以中枢性体温调节功能障碍为特征的急性热病。表现为高热、水电解质代谢紊乱、循环衰竭和神经系统功能损害等。本病起病急骤,发展迅速,处理不当可遗留严重的后遗症,甚至死亡。

一、诊断要点

(一)病史

产妇衣着严实,居住环境门窗紧闭。

(二)临床表现

1. 中暑先兆:初起表现为口渴、多汗、皮肤湿冷、四肢乏力、恶心、头晕、耳鸣、眼花、胸闷、心悸等前驱症状。此时体温正常或稍高,一般在 38℃以下。若及时将产妇移至通风处,减少衣着,并补充盐分与水分,症状可迅速消失。

2. 轻度中暑:中暑先兆未能及时处理,产妇体温可逐渐升高达 38.5℃以上,症状亦明显加重。出现剧烈头痛,颜面潮红,恶心胸闷加重,脉搏和呼吸加快,无汗,尿少,全身布满"痱子",称为汗疹。此时经及时治疗多可恢复。

3. 重度中暑:体温继续上升,达 40℃以上。出现嗜睡、谵妄、抽搐、昏迷等中枢神经系统症状,伴有呕吐、腹泻、皮下及胃肠出血。检查时可见面色苍白,脉搏吸数,心率加快,呼吸急促,血压下降,瞳孔缩小然后散大,各种神经反射减弱或消失。若不及时抢救可因呼吸循环衰竭、脑水肿、肺水肿等而死亡,幸存者也常遗留严重的中枢神经系统后遗症。

二、药物治疗方案

产褥中暑治疗原则是迅速改变高温、高湿和通风不良的环境,降低患者体温,及时纠正脱水、电解质紊乱及酸中毒,积极防治休克。迅速降低体温是抢救的关键。

(一)降温

处方一:1. 环境降温

2. 物理降温:(1)多饮冷开水、冷绿豆汤。

(2)冰水、乙醇擦浴。

(3)头、颈、腋窝、腹股沟、腘窝处放置冰袋。

处方二:药物降温

1. 氯丙嗪(Chlorpromazine)25~50mg+0.9%氯化钠注射液 500ml,静脉滴注,1~2 小时滴完,必要时 6 小时重复使用。

2. 冬眠Ⅰ号〔哌替啶(Pethidine)100mg+ 氯丙嗪 500mg+ 异丙嗪(Promethazine)50mg〕,半量或全量 +5%葡萄糖注射液,250ml,静脉滴注。

3. 氢化可的松(Hydrocortisone)100~200mg+5%葡萄糖注射液 500ml,静脉滴注。

4. 阿司匹林(Aspirin):50mg,口服。

5. 吲哚美辛(Indometacin):50mg,口服。

以上选用一种

(二)对症处理

1. 纠正脱水及电解质紊乱

处方三:

(1)0.9%氯化钠注射液(Sodium chloride)250ml+ 维生素 C 2g,静脉滴注。

(2)5%葡萄糖注射液 500ml+10%氯化钾 15ml,静脉滴注。

(3)复方氯化钠注射液(Compound Sodium Chloride)500ml+10%氯化钾 10ml,静脉滴注.

以上三种可同时选用

2. 纠正酸中毒

处方四:5%碳酸氢钠注射液(Sodium Bicarbonate):150ml,静脉滴注。

3. 治疗脑水肿

处方五:

(1)20%甘露醇注射液(Mannitol):250ml,静脉滴注。

(2)25%山梨醇注射液(Sorbitol):250ml,静脉滴注。

以上两种任选一种

处方六:控制抽搐

（1）地西泮（diazepam）：10mg，肌内注射。

（2）10%水合氯醛（Chloral Hydrate）：10~20mg，保留灌肠。

以上两种任选一种

4. 治疗呼吸衰竭

处方七：（1）尼可刹米（Nikethamide）：0.25~0.5g，静脉注射，1~2小时可重复使用。

（2）盐酸洛贝林（Lobeline Hydrochloride）：3mg，静脉注射，必要时每隔30分钟可重复使用。

以上两种可以同时选用。

5. 治疗心力衰竭

处方八：毛花苷丙（西地兰）（Cedilanid）：0.2~0.4mg，静脉缓注，必要时4~6小时重复。

6. 预防感染治疗

处方九：头孢西丁（Cefoxitin）：1~2g+0.9%氯化钠注射液，100ml，静脉滴注，每隔6~8小时一次。

三、用药说明及注意事项

（一）降温治疗注意事项

1.处方二中氢化可的松用于血压过低不能用氯丙嗪时，需同时应用解热镇痛药降温

2.药物降温与物理降温具有协同作用，两者可同时进行。争取在短时间内将体温降至38℃左右。降温过程中必须时刻注意产妇体温变化，每隔30分钟测量一次体温，体温降至38℃左右时应停止一切降温措施。

3.患者保持呼吸道通畅，及时供氧。留置导尿管，并记录24小时出入量。周围循环衰竭者应补液治疗，24小时液体入量控制于2000~3000ml，输液速度要慢，16~30滴/分，以免引起肺水肿

（二）产褥中暑可以预防

关键在于对产妇及其家属进行卫生宣教。破除旧的风俗习惯，使卧室凉爽通风和衣着被褥适宜，避免穿着过多影响散热。此外，还应让产妇了解产褥中暑的先兆症状，一旦察觉有中暑先兆症状时能够应急对症处理。

第十七节　产后便秘

产妇产后饮食如常，但大便数日不行或排便时干燥疼痛，难以解出者，称为产后便秘。是常见的产褥期并发症之一。

产后由于产妇卧床休息，致胃肠蠕动减慢；会阴切口疼痛致产妇不敢作排便动作；产褥期产妇出汗较多，大便易于干结；产妇在月子里摄入少渣高蛋白食物，少吃水果、蔬菜，体内缺乏肠蠕动的纤维素，这些都可能导致产后便秘。

一、诊断要点

(一)病史　产妇孕前有大便干结、便秘史。

(二)临床表现　主要为有便意但无法解出,可伴腹胀不适。

二、药物治疗方案

处方一:1. 开塞露(Glycerine Enema):1 支,挤入直肠。

2. 甘油栓(Glycerol Suppositories):1 粒,置入直肠。

处方二:1. 麻油(benne oil):10 ~ 20ml,口服,每日 2~3 次。

2. 蜂蜜(honey):20ml,冲水服,每日 1 次。

3. 乳酸菌素(Lacidophilin):3 片,口服,每日 3 次。

4. 乳果糖口服液(Lactulose Oral Liguid):30ml,口服,每日 1 次。

以上几种可以同时选用

处方三:中药治疗

补气养血,理气通结;养血润燥通便等方。

三、用药说明及注意事项

(一)产后适当下地进行活动,有利于肠蠕动。饮食方面尽量做到主食多样化,要多喝汤,多饮水。粗细粮搭配合理,要注重多吃些水果及蔬菜,不要吃辛辣有刺激性的食物。

(二)保持平和的心态,避免产生过多的不良情绪。因为不良情绪会导致胃酸的分泌量下降,很有可能会导致便秘。

(三)养成良好的排便习惯,产后每天清晨起床喝一杯清水,滋润肠道之后进行排便。

(四)有效的提肛运动—凯格尔运动,产后第二天开始,无论躺着、坐着或站着均可进行,凯格尔运动可促进产后盆底肌肉收缩,防止产后便秘的作用。

第十八节　产后出血

产后出血(PPH)指胎儿娩出后 24 小时内失血量超过 500ml,剖宫产时超过 1000ml,严重产后出血是指胎儿娩出后 24 小时内出血量≥1000ml;难治性产后出血是指经宫缩剂、持续性子宫按摩或按压等保守措施无法止血,需要外科手术、介入治疗甚至切除子宫的严重产后出血。

产后出血是分娩期的严重并发症,居我国产妇死亡原因首位。

一、诊断要点

(一)临床表现

胎儿娩出后阴道流血及出现失血性休克、严重贫血等相应症状,是产后出血的主要临床表现。

1. 阴道流血　胎儿娩出后立即发生阴道流血,色鲜红,应考虑软产道裂伤;胎儿娩出后数分钟出现阴道流血,色暗红,应考虑胎盘因素;胎盘娩出后阴道流血较多,应考虑子宫收缩乏力或胎盘、胎膜残留;胎儿娩出后阴道持续流血,且血液不凝,应考虑凝血功能障碍;失血表现明显,伴阴道疼痛而阴道流血不多,应考虑隐匿性软产道裂伤,如阴道血肿。剖宫产时主要表现为胎儿胎盘娩出后胎盘剥离面的广泛出血,宫腔不断被血充满或切口裂伤处持续出血。

2. 低血压症状　患者头晕、面色苍白,出现烦躁、皮肤湿冷、脉搏细数、脉压缩小时,产妇已处于休克早期。

(二)辅助检查

估测失血量有以下几种方法:

(1)称重法:失血量(ml)=[胎儿娩出后接血敷料湿重(g)– 接血前敷料干重(g)]/1.05(血液比重 g/ml);

(2)容积法:用产后接血容量收集血液后,放入量杯测量失血量;

(3)面积法:可按接血纱布血湿面积粗略估计失血量;

(4)休克指数法(SI):休克指数 = 脉率 / 收缩压(mmHg),SI=0.5 为正常;SI=1 时则为轻度休克。SI=1.0 ~ 1.5 时,失血量约为全身血容量的 20% ~ 30%;1.5 ~ 2.0 时,约为 30%–50%;若 2.0 以上,约为 50%以上,重度休克。

二、药物治疗方案

产后出血治疗原则为针对病因,迅速止血,补充血容量纠正休克及防止感染。

(一)子宫收缩乏力

1. 按摩子宫

2. 应用宫缩剂

处方一:①缩宫素(Oxytocin)10 ~ 20U+0.9%生理盐水注射液(Normal Saline)500ml,静脉滴注,80mu/min。

②缩宫素:10 ~ 20U,肌注。

③缩宫素:10 ~ 20U,子宫体注射。

以上三种可以同时选用

处方二:卡贝缩宫素(巧特欣)(Carbetocin Injection):100μg,静脉注射。

处方三:卡前列素氨丁三醇(欣母沛)(Carboproot Tromethamine):250μg,深部肌内注射。

处方四:①麦角新碱:0.2 ~ 0.4mg,肌注。

②麦角新碱(Ergometrine):0.2 ~ 0.4mg,子宫体注射。

③麦角新碱　0.2 ~ 0.4mg+5%葡萄糖注射液,20ml,静脉推注。

以上三种任选一种

处方五:①米索前列醇(Misoprostol):200 ~ 600μg,舌下含服或顿服。

②卡前列甲酯(Carboprost Methylate):1mg,置于阴道后穹窿或置于直肠。

以上两种任选一种

3. 手术治疗：宫腔水囊压迫、宫腔纱条填塞、子宫压迫缝合、盆腔血管结扎、经导管动脉介入栓塞、子宫切除等。

（二）针对凝血功能障碍的治疗

处方六：输血小板、血浆、冷沉淀、纤维蛋白原、凝血因子等。

（三）纠正休克

处方七：输血、血浆、晶体液，同时补充电解质。

（四）纠正酸中毒

处方八：5%碳酸氢钠注射液：100~150ml，静脉滴注。

（五）抗感染治疗

处方九：头孢二代、头孢三代抗生素静脉滴注。

（六）针对胎盘因素，应立即剥离残留胎盘；针对软产道裂伤，立即仔细检查软产道，并彻底止血、缝合。

三、用药说明及注意事项

（一）加强产前保健　产前积极治疗基础疾病，充分认识产后出血的高危因素，高危孕妇尤其是凶险性前置胎盘、胎盘植入者应于分娩前转诊到有输血和抢救条件的医院分娩。

（二）积极处理第三产程　积极正确地处理第三产程能够有效降低产后出血量和产后出血的危险度，为常规推荐。

预防性使用宫缩剂：是预防产后出血最重要的常规推荐措施，首选缩宫素。

应用方法：头位胎儿前肩娩出后、胎位异常胎儿全身娩出后、多胎妊娠最后 1 个胎儿娩出后，予缩宫素 10U 加入 500ml 液体中以 100~150ml/h 静脉滴注或缩宫素 10U 肌内注射。预防剖宫产产后出血还可考虑应用卡贝缩宫素 100μg 单剂静脉推注可减少治疗性宫缩剂的应用，其安全性与缩宫素相似。如果缺乏缩宫素，也可选择使用麦角新碱或米索前列醇。

（三）缩宫素应用注意事项

处方一中缩宫素静脉滴注能立即起效，但半衰期短（1~6 分钟），故需持续静脉滴注。缩宫素应用相对安全，但大剂量应用时可引起高血压、水中毒和心血管系统副反应；快速静脉注射未稀释的缩宫素，可导致低血压、心动过速和（或）心律失常，禁忌使用。因缩宫素有受体饱和现象，无限制加大用量反而效果不佳，并出现副反应，故 24 小时总量应控制在 60U 内。

（四）应用卡前列素注意事项

处方三卡前列素氨丁三醇为前列腺素 F2α 衍生物（15- 甲基 PGF2α），能引起全子宫协调强有力的收缩。用法为 250μg 深部肌内注射或子宫肌层注射，3 分钟起作用，30 分钟达作用高峰，可维持 2 小时；必要时重复使用，总量不超过 2000μg。哮喘、心脏病和青光眼患者禁用，高血压患者慎用；副反应常见的有暂时性的呕吐、腹泻等。

（五）应用米索前列醇注意事项

处方五米索前列醇系前列腺素 E 的衍生物，可引起全子宫有力收缩，在没有缩宫素的情况下也可作为治疗子宫收缩乏力性产后出血的一线药物。但米索前列醇副反应较大,恶心、呕吐、腹泻、寒战和体温升高较常见;高血压、活动性心、肝、肾疾病及肾上腺皮质功能不全者慎用,青光眼、哮喘及过敏体质者禁用。

(六)胎盘植入伴活动性出血的治疗

胎盘因素中胎盘植入伴活动性出血,若为剖宫产可先采用保守治疗方法,如盆腔血管结扎、子宫局部楔形切除、介入治疗等;若为阴道分娩应在输液和(或)输血的前提下,进行介入治疗或其他保守性手术治疗。如果保守治疗方法不能有效止血,则应考虑及时行子宫切除术。

凶险性前置胎盘:即附着于子宫下段剖宫产瘢痕处的前置胎盘,常常合并有胎盘植入,出血量大。此处将其单独列出以引起重视。如果保守治疗措施如局部缝扎或楔形切除、血管结扎、压迫缝合、子宫动脉栓塞等无法有效止血,应早期做出切除子宫的决策,以免发展为失血性休克和多器官功能衰竭而危及产妇生命。对于有条件的医院,也可采用预防性髂内动脉球囊阻断术,以减少术中出血。

(七)止血复苏及产科大量输血

止血复苏(hemostatic resuscitation)强调在大量输注红细胞时,早期、积极的输注血浆及血小板以纠正凝血功能异常(无需等待凝血功能检查结果),而限制早期输入过多的液体来扩容(晶体液不超过 2000ml,胶体液不超过 1500ml),允许在控制性低压的条件下进行复苏。过早输入大量的液体容易导致血液中凝血因子及血小板的浓度降低而发生"稀释性凝血功能障碍",甚至发生 DIC 及难以控制的出血;过量的晶体液往往积聚于第 3 间隙中,可能造成脑、心、肺的水肿及腹腔间隔室综合征等并发症。

产科大量输血在处理严重产后出血中的作用越来越受到重视,应用也越来越多,但目前并无统一的产科大量输血方案(massive transfusion protocol,MTP),按照国内外常用的推荐方案,建议红细胞:血浆:血小板以 1:1:1 的比例(如 10 U 红细胞悬液 +1000ml 新鲜冰冻血浆 +1U 机采血小板)输注。如果条件允许,还可以考虑及早应用 rFⅦa。

(八)病因治疗是产后出血的最重要的治疗,同时应抗休克治疗,并求助麻醉科、ICU、血液科医师等协助抢救。在抢救产后大出血时,团体协作十分重要。

(九)如果缺乏严重产后出血的抢救条件,应尽早合理转诊。转诊条件包括:1.产妇生命体征平稳,能够耐受转诊;2.转诊前与接诊单位充分的沟通、协调;3.接诊单位具有相关的抢救条件。但是,对于已经发生严重产后出血且不宜转诊者,应当就地抢救,可请上级医院会诊。

(杨　静)

第三十章　妇科疾病

第一节　外阴阴道假丝酵母菌病

外阴阴道假丝酵母菌病(Vulvouaginal candidiasis VVC)曾称外阴阴道念珠菌病,是由假丝酵母菌引起的常见外阴阴道炎症,白假丝酵母菌为机会致病菌,在全身及阴道局部细胞免疫能力下降、假丝酵母菌大量繁殖并转变为菌丝相,导致外阴阴道假丝酵母菌的发生。VVC分单纯型和复杂型, 外阴阴道假丝酵母菌为正常非孕宿主发生的散发和由白色念球菌所致的轻、中度外阴阴道假丝酵母菌病。复杂型外阴阴道假丝酵母菌包括复发性外阴阴道假丝酵母菌、重度外阴阴道假丝酵母菌、非白色念球菌所致的外阴阴道假丝酵母菌或异常宿主如未控制的糖尿病、免疫抑制和衰竭患者。

一、诊断要点

（一）临床症状

外阴瘙痒、灼痛、排尿困难、性交痛、充血水肿、皲裂和白色凝乳状或豆腐渣样白带。

（二）临床体征

可见外阴红斑、水肿,常伴抓痕,严重者见皮肤皲裂、表皮脱落。阴道黏膜红肿、小阴唇内侧及阴道黏膜附有白色块状物,擦除后露出红肿黏膜面,急性期可见糜烂及浅表溃疡。

（三）辅助检查

（1）阴道分泌物检查:10%氢氧化钾湿片或涂片镜检见到酵母菌的芽生孢子或假菌丝。

（2）染色检查:用革兰染色法、刚果红染色或 PAS 染色法染色后镜检,革兰染色,孢子和假菌丝染成蓝色;刚果红和 PAS 染色,孢子和假菌丝则染成红色。

（3）分离培养。

（4）pH 测定:若 pH<4.5,可能为单纯假丝酵母菌感染,若 pH>4.5,并且涂片中有多量白细胞,可能存在混合感染。

二、药物治疗方案

（一）单纯性 VVC

1. 局部用药

处方一:①咪康唑栓剂(Miconazole Nitrate Supositories):200mg,阴道上药,每晚 1 次×7 天。

②克霉唑栓剂(Clotrimazole Suppositories):150mg,阴道上药,每晚 1 次×7 天。

③克霉唑栓剂(Clotrimazole Suppositories):500mg,阴道上药,单次。

④制霉菌素栓剂(Nystatin):10 万 U,阴道上药,每晚 1 次×10~14 天。

以上四种任选一种

2. 全身治疗

处方二：①氟康唑(Flucomazole)：150mg，顿服。

或②伊曲康唑(Itraconzole)：200mg，口服，每日 2 次×1 天。

或③伊曲康唑(Itraconzole)：200mg，口服，每日 1 次×3 天。

（二）复杂性 VVC

处方一：严重者延长用药时间，局部用药延长 7~14 天；口服氟康唑(Fluconazole)150mg，72 小时后加服 1 次；可局部用低浓度糖皮质激素软膏或唑霉栓剂。

处方二：复发性 VVC 初始治疗局部用药延长 7~14 天；口服氟康唑(Fluconazole)150mg，第 4、7 日各加服 1 次。巩固治疗口服氟康唑 150mg，每周 1 次×6 个月。

处方三：妊娠期合并 VVC，局部治疗为主，可选用克霉唑栓剂、硝酸咪康唑栓剂、制霉菌素栓剂，以 7 日疗法效果较好。

三、用药说明及注意事项

（一）单纯性 VVC 主要以局部短疗程抗真菌药物为主，唑类药物的疗效高于制霉菌素。

（二）咪康唑属于光谱抗真菌药，通过感染细胞色素 P450 的活性抑制真菌麦角固醇及三酰甘油及磷脂的合成，同时通过损伤细菌细胞膜，改变细胞膜通透性，使细胞内重要物质外漏，导致细胞亚微结构变性和细胞坏死。

（三）伊曲康唑是一种合成的光谱抗菌药，能明显抑制真菌细胞的麦角甾醇合成，破坏假丝酵母菌细胞膜，增加细胞膜通透性，抑制假丝酵母菌生长，降低不良反应的发生。

（四）一年内有症状并经真菌学证实的 VVC 发作 4 次或以上称复发性 VVC，初治治愈后需巩固治疗半年。

（五）性伴侣无需常规治疗，但 RVVC 患者的性伴侣应同时检查，必要时给予治疗。

（六）长期口服抗真菌药物应注意监测肝肾功能及其他有关毒副作用。

（七）单纯 VVC 首选阴道用药，重度 VVC 首选口服用药，症状严重者，局部应用低浓度糖皮质激素软膏或唑类霜剂。

（八）不能耐受局部用药者、未婚妇女及不愿意采用局部用药者，可选用口服药。

第二节 滴虫阴道炎

滴虫阴道炎(ctrichomonal vaginitis)是由阴道毛滴虫感染引起的下生殖道炎症。病原体为阴道毛滴虫，滴虫寄生于阴道可引起黏膜充血、水肿、上皮细胞脱落以及白细胞炎症反应，但感染引起的临床症状程度不同，且可导致慢性感染。以性接触为主要传播方式，也可间接传播(如公共浴池、浴盆、游泳池、坐便器、衣物等)。

一、诊断要点

（一）临床症状

潜伏期为 4~28 日。25%~50%患者感染初期无症状。主要症状是阴道分泌物增多,分泌物典型特点是稀薄脓性、黄绿色、泡沫型、有臭味。外阴瘙痒,间或有灼热、疼痛、性交痛。

（二）妇科检查

阴道黏膜充血,严重者有散在出血斑点,宫颈甚至有出血点,形成草莓样宫颈,后穹隆有多量白带,呈灰黄色、黄白色稀薄液体或黄绿色脓性分泌物,常呈泡沫状。

（三）辅助检查

（1）阴道分泌物湿片法:镜下见到活动的阴道毛滴虫。

（2）染色法:悬滴法不能确诊时用 1%的甲酚基蓝生理盐水溶液染色,上皮细胞染成红色,滴虫不着色。

（3）培养法:取分泌物前 24~48 小时避免性交、阴道灌洗、局部用药,取分泌物时阴道窥器不涂润滑剂,分泌物取出及时送检。

二、药物治疗方案

（一）局部治疗甲硝唑阴道泡腾片（Metronidazole Vagired Effervescent Tablets）:200mg,阴道上药,每晚 1 次×7 日。

（二）全身

（一）初治

处方一:1. 甲硝唑（Metromidazole）:400mg,口服,每日 2 次×7 日。

2. 甲硝唑:2g,口服,单次。

3. 替硝唑（Tinidazole）:2g,口服,单次。

以上三种选一种

（二）复治失败

处方二:1. 甲硝唑:2g,每日 1 次×5 日。

2. 替硝唑:2g,每日 1 次×5 日。

以上二种选一种

（三）妊娠合并滴虫病

处方三:1. 甲硝唑:2g,单次口服。

2. 甲硝唑:400mg,每日 2 次×7 日。

以上二种选一种

（三）性伴侣治疗。

性伴侣应同时治疗,并告知患者及性伴侣治愈前应避免无保护性交。

三、用药说明及注意事项

（一）服药后出现胃肠道反应,如食欲减退、恶心、呕吐、头痛、皮疹、白细胞减少等,应立即停药；

（二）硝基咪唑类是 FDA 批准用于治疗滴虫病的惟一药物种类。甲硝唑用药期间及停药 24 小时内,替硝唑用药期间及停药 72 小时内禁饮酒,其与乙醇结合可出现皮肤潮红、呕吐、腹痛、腹泻等戒酒样反应。甲硝唑能通过乳汁排泄,哺乳期用药期间及用药后 24 小时内不宜哺乳;哺乳期服用替硝唑后 3 天避免哺乳;

（三）治疗失败且排除再感染者,增加甲硝唑疗程及剂量仍有效;

（四）性伴侣应同时治疗,治愈前避免无保护性交;采用替硝唑 2g 单次口服或甲硝唑 500mg,每日 2 次,口服,共治疗 7 天;

（五）国内的药品说明书仍将甲硝唑作为妊娠期禁用药物,对妊娠期滴虫性阴道炎,患者应用甲硝唑治疗前,应充分让患者及家属知情同意,征求患者及家属意见;

（六）复发症状者多为重复感染,为避免重复感染,内裤及洗涤用的毛巾应煮沸 5~10 分钟以消灭病原体;

（七）因滴虫阴道炎可合并其他性传播疾病,应注意有无其他性传播疾病。

第三节　非特异性外阴炎

非特异性外阴炎（nonspecific wlvitis）是由物理、化学因素（如经血、阴道分泌物、卫生巾等）而非病原体所致的外阴皮肤或黏膜的炎症。临床表现为外阴瘙痒、疼痛、烧灼感等。治疗原则是积极消除病因和局部治疗。

一、诊断要点

（一）临床症状

外阴皮肤黏膜瘙痒、疼痛、烧灼感,于活动、性交、排便及排尿时加重。

（二）临床体征

检查见外阴红肿、充血、糜烂,有抓痕,严重者形成溃疡或湿疹。慢性炎症可使皮肤增厚、粗糙、皲裂,甚至苔藓样变。

（三）辅助检查

1. 阴道分泌物检查,除外特异性外阴炎;

2. 必要时行阴道分泌物细菌培养+药敏实验。

二、药物治疗方案

（一）局部治疗

处方一:1. 0.1%聚维酮碘液（Povidone Iodine）,每次 15~30 分钟,坐浴,每日 2 次。

2. 抗生素软膏外涂

或处方二:1:5000 高锰酸钾液（Potassium Permangornate）每次 15~30 分钟,坐浴,每日 2 次。或紫草油外涂。

或处方三：中药水煎,熏洗,每日 1~2 次。

或处方四：微波或红外线。

(二)病因治疗积极寻找病因,若发现糖尿病应及时治疗糖尿病,若有尿瘘、粪瘘应及时行修补术。

三、用药说明及注意事项

(一)聚维酮碘是一种表面活性剂聚乙烯吡咯烷酮为载体的复合物,其分子结构中碘以较弱的氢键与聚乙烯吡咯烷酮上的氧原子相连,在溶液中逐渐分解出游离碘,游离碘与病原体上的疏基化合物、肽类、蛋白质、酶、脂质、胞嘧啶等分子接触后,使后者被氧化或碘化,从而丧失活性,导致病原微生物死亡,达到灭菌的目的,它具有高效、光谱及组织刺激性极小的特性,能直接接触皮肤、黏膜、创面,是一种对各种致病菌、病毒、真菌及芽孢均具有强大杀伤力的高效灭菌剂。

(二)高锰酸钾为强氧化剂。对各种细菌、真菌等致病微生物有杀灭作用,临用前配制成1:5000(取 0.1g 加水 500ml 或 0.2g 加水 1000ml)用于湿敷、清洗或坐浴。使用时应注意：

1. 本品水溶液易变质,故应临用前用温水配制,并立即使用；

2. 应严格按用法与用量使用,如浓度过高可损伤皮肤和黏膜；

3. 长期使用,易使皮肤着色,停用后可逐渐消失；

4. 用药部位如有灼烧感、瘙痒、红肿等情况,应停止用药,并将局部药物洗净,必要时向医师咨询。

第四节　细菌性阴道病

细菌性阴道病(bacterial vaginosis,BV)是阴道内正常菌群失调所致的一种混合感染,但临床及病理特征无炎症改变。合并 BV 妇女妇科术后并发症、妊娠合并症和 BV 复发的风险增加,其感染其他性传播疾病(STD)的风险亦增大,如感染人免疫缺陷病毒(HIV)、淋病奈瑟菌、沙眼衣原体和人单纯疱疹病毒Ⅱ型(HSV-2)等。

一、诊断要点

(一)临床表现

10%~40%患者无临床症状,有症状者主要阴道分泌物增多,有鱼腥味,尤其性交后加重,可伴轻度瘙痒和烧灼感。

(二)妇科检查

阴道黏膜无充血的炎症表现,分泌物灰白色、均匀、稀薄。

(三)诊断

1. 匀质、稀薄、白色分泌物,常黏附于阴道壁；

2. 线索细胞阳性；

3. 阴道分泌物 PH>4.5；

4. 胺臭味试验阳性；

以上 4 项中符合 3 项，即可临床诊断为细菌性阴道病。

二、药物治疗方案

（一）全身用药

处方一：1. 甲硝唑（Metronidazole）400mg，口服，每天 2 次×7 天。

2. 替硝唑（Tinidazole）：2g，口服，每天 1 次×2 天。

3. 替硝唑（Tinidazole）：1g，口服，每天 1 次×5 天。

4. 克林霉素（Clindamycin）：300mg，口服，每天 2 次×7 天。

以上四种选一种

（二）局部用药

处方二：1. 甲硝唑栓剂：200mg，阴道上药，每晚 1 次×7 天。

2. 2%克林霉素软膏：5g，阴道上药，每晚 1 次×7 天。

以上两种选一种

（三）妊娠期用药

处方三：1. 甲硝唑（Metronidazole）：400mg，口服，每天 2 次×7 天。

2. 克林霉素（Clindamycin）：300mg，口服，每天 2 次×7 天。

以上两种选一种

三、用药说明及注意事项

（一）治疗原则为选用抗厌氧菌药物，主要有甲硝唑、替硝唑、克林霉素。甲硝唑抑制厌氧菌生长，不影响乳杆菌生长，是较理想的治疗药物，但对支原体效果差。

（二）本病对性伴侣治疗不能改善治疗效果及降低其复发，因此性伴侣不需常规治疗。

（三）任何有症状的细菌性阴道病孕妇均需筛查和治疗；孕妇应用甲硝唑时最好取得患者及其家属的知情同意。

（四）治疗后无症状不需常规随访，对症状持续或症状重复出现者，应告知患者复诊，接受治疗。

（五）对推荐治疗方案过敏或不耐受对甲硝唑过敏或不耐受者选用克林霉素治疗。对口服甲硝唑不耐受者可选用甲硝唑局部治疗。

（六）替硝唑为妊娠 C 类药物，不用于孕妇。

（七）阴道冲洗可能会增加 BV 复发风险，尚无证据表明冲洗可治疗或缓解症状。

第五节　子宫颈炎症

子宫颈炎症主要包括急性宫颈炎（Cacutecenicitis）和慢性宫颈炎（Chronic cerlilitis）两类。

急性宫颈炎指子宫发生急性炎症,包括局部充血、水肿,上皮变性、坏死,黏膜、黏膜下组织、腺体周围可见大量中性粒细胞浸润,腺腔中可有脓性分泌物。慢性宫颈炎指子宫颈间质内有大量淋巴细胞、浆细胞等慢性炎性细胞浸润。可伴有子宫颈腺上皮及间质的增生和鳞状上皮化生。

一、诊断要点

(一)主要症状

1. 急性宫颈炎大部分无症状。有症状者主要表现为阴道分泌物增多,呈黏液脓性,分泌物刺激可引起外阴瘙痒、灼热感,可出现月经间期出血,性交后出血。

2. 慢性宫颈炎多无症状。少数患者可有阴道分泌物增多,淡黄色或脓性,性交后出血,偶有分泌物刺激引起外阴瘙痒或不适。

(二)妇科检查

1. 急性宫颈炎见子宫颈充血、水肿、黏膜外翻,有黏液脓性分泌物附着甚至从子宫颈管流出,子宫颈管黏膜质脆,容易诱发出血。

2. 慢性宫颈炎见子宫颈呈糜烂样改变,或有黄色分泌物覆盖子宫颈管或从子宫颈口流出,也可表现为子宫颈息肉或子宫颈肥大。

(三)辅助检查

1. 阴道分泌物检查,白细胞多于 10 个;

2. 子宫颈管脓性分泌物,中性粒细胞多于 30 个;

3. 阴道分泌物培养及药敏实验。

二、药物治疗方案

(一)急性宫颈炎

处方一:经验性抗生素治疗

1. 阿奇霉素(Azithromycin):1g,口服,单次。

2. 多西环素(Doxycydine):100mg,口服,每日 2 次×7 日。

以上任选一种

处方二:针对病原体的抗生素治疗

1. 头孢曲松钠(Ceftriaxone Sodium):250mg,肌内注射,单次。

2. 头孢克肟(Cefixime):400mg,口服,单次。

3. 头孢唑肟(Ceftizoxime):500mg,肌内注射。

4. 头孢西丁(Cefoxitin):2g,肌内注射。

5. 头孢噻肟钠(Cefotaxime Sodium):500mg,肌内注射。

6. 大观霉素(Spectinomycin):4g,单次肌注。

以上任选一种

(2)沙眼衣原体

1. 多西环素(Doxycycline):100mg,口服,每日 2 次×7 日。

2. 阿奇霉素(Azibhromycin):1g,口服,单次。

3. 红霉素(Erythromycin):500mg,口服,每日 4 次×7 日。

4. 氧氟沙星(Ofloxacin):300mg,口服,每日 2 次×7 日。

5. 左氧氟沙星(Levofloxacin):500mg,口服,每日 1 次×7 日。

6. 莫西沙星(Moxifloxacin):400mg,口服,每日 1 次×7 日。

以上任选一种

(二)慢性宫颈炎

处方三:糜烂样改变伴分泌物增多、乳头状增生、接触性出血等

1. 局部物理治疗,包括激光、冷冻、微波等

2. 中药保妇康栓 1 粒,每晚 1 次。

以上任选一种。

三、用药说明及注意事项

(一)有性传播高危因素的患者(如年龄小于 25 岁,多性伴或新性伴,并且为无保护性性交),在未获得病原体检查结果前,采用针对衣原体的经验性抗生素治疗。

(二)若病原体为沙眼衣原体及淋病奈瑟菌,应对其性伴侣进行相应检查和治疗。

(三)根据沙眼衣原体和解脲支原体的微生物学特性,大环内酯类抗生素具有抗炎和免疫调节作用,能有效阻断病原微生物蛋白质合成,使细菌间的黏液成分减少,抑制并逆转非淋菌性宫颈炎的病情进展。红霉素是第一代大环内酯类抗生素,短期内能有效缓解症状和体征,但对胃肠道刺激大,并可引起血胆红素素及转氨酶增高。阿奇霉素为新一代大环内酯类抗生素,口服吸收迅速,感染部位的浓度较非感染部位的浓度高 6 倍,半衰期长达 68 小时,具有明显的抗生素后效应,而且不良反应低于 5%。

(四)保妇康栓的主要成分为莪术油和冰片,莪术油含有 60 多种成分,其中含有吉马酮、莪术醇、莪术酮等 15 种药理成分,加上冰片共 16 种有效成分。药理研究证明,莪术油具有广谱抗病原微生物、抗炎、促进机体免疫反应等作用。莪术油中的莪术倍半萜稀分子立体结构与雌激素相似,具有类雌激素样作用(而无雌激素的致癌风险),可增加阴道上皮糖原含量,为乳杆菌补充养分,增殖乳杆菌,恢复阴道微生态平衡,降低阴道感染复发率。此外,冰片具有开窍醒神、消肿止痛、去腐生肌、凉血止痒的作用,使瘙痒症状迅速缓解,促进阴道炎症损伤部位的组织修复。

(五)保妇康栓可以单独治疗,也可以作为物理治疗前后的辅助治疗,但治疗前必须经筛查除外子宫颈上皮内瘤变和子宫颈癌。

(六)物理治疗应注意:治疗前常规行子宫颈癌筛查;急性生殖道炎症列为禁忌;治疗时间选择月经干净后 3~7 天内;物理治疗后有阴道分泌物增多,甚至大量水样排液,术后 1~2 周脱痂时可有少量出血;创面尚未完全愈合期间(4~8 周)禁盆浴、性交和阴道冲洗;物理治疗有引起术后出血,子宫颈狭窄,不孕,感染的可能,治疗后应定期复查。

第六节　盆腔炎性疾病

盆腔炎性疾病(pelvic inflammatory disease PID)是女性上生殖道感染引起的一组疾病,包括子宫内膜炎、输卵管炎、输卵管卵巢囊肿及盆腔腹膜炎。以输卵管炎、输卵管卵巢炎最多见。性传播感染的病原体如淋病奈瑟菌、沙眼衣原体是盆腔炎症性疾病主要致病微生物。

一、诊断要点

(一)诊断标准(美国 CDC 诊断标准,2010 年)

最低标准:宫颈举痛或子宫压痛或双附件区压痛。

附加标准:

1. 体温超过 38.3℃;

2. 宫颈或阴道异常黏液脓性分泌物;

3. 阴道分泌物湿片出现大量白细胞;

4. 红细胞沉降率升高;

5. 血 C-反应蛋白升高;

6. 实验室证实的宫颈淋病奈瑟菌或衣原体阳性。

(二)特异标准:

1. 子宫内膜活检组织学证实子宫内膜炎;

2. 阴道超声或磁共振检查显示输卵管增粗,输卵管积液,伴或不伴有盆腔积液、输卵管卵巢肿块;

3. 或腹腔镜检查发现输卵管表面明显充血、输卵管水肿、输卵管伞端或浆膜层有脓性渗出物等。

二、药物治疗方案

(一)门诊治疗

处方一：头孢曲松钠（Ceftriaxone Sodium）,250mg, 单次肌内注射, 或头孢西丁钠(Cefoxitin Sodium),2g,单次肌内注射,同时口服丙磺舒 1g;然后改多西环素(Doxyeycline),每次 100mg,口服,12 小时 1 次×14 天;可同时口服甲硝唑(Metronidazole)每次 400mg,口服,12 小时 1 次×14 天。

处方二：氧氟沙星（Ofloxacin）,每次 400mg, 口服, 每日 2 次, 或左氧氟沙星(Levofloxacin),每次 500mg,口服,每日 1 次;同时口服甲硝唑(Metronidazole),每次 400mg,口服,12 小时 1 次×14 天。以上两种任选一种。

(二)住院治疗

处方一:头孢菌素类 1. 头孢西丁(Cefoxitin),每次 2g,静脉滴注,6 小时 1 次。

或 2. 头孢替坦(Ciefotetan):每次 2g,静脉滴注,12 小时 1 次。

或 3. 头孢曲松(Ceftriaxone)：每次 1g,静脉滴注,24 小时 1 次。

加用：4. 多西环素(Doxycycline)：每次 100mg,口服,12 小时 1 次。

处方二：克林霉素与氨基糖苷类药物联用

1. 克林霉素(Clindanycin)：每次 900mg,静脉滴注,8 小时 1 次。

2. 加用庆大霉素(Gentumycin),先负荷量(2mg/kg),后维持量 1.5mg/kg,每 8 小时 1 次,静脉滴注或肌内注射。临床症状改善后继续静脉应用 24~48 小时, 改克林霉素(Clindanycin),每次 450mg,口服,每天 4 次×14 天。

处方三：青霉素与四环素类药物联合

1. 氨苄西林/舒巴坦(Ampicillin and Sulbactam)：每次 3g,静脉滴注,每 6 小时 1 次。

或 2. 阿莫西林克拉维酸钾(Amoxicillin and Clavalante),每次 1.2g,静脉滴注,每 6~8 小时 1 次。

加用：3. 多西环素(Doxyoyeline)：每次 100mg,口服,12 小时 1 次×14 天。

或 4. 米诺环素(Minouycline)：每次 100mg,口服,12 小时 1 次×14 天。

或 5. 阿奇霉素(Azithromycin)：每次 500mg,静脉滴注或口服,每天 1 次,1~2 天改口服,每次 250mg,每天 1 次×5~7 天。

处方四：喹诺酮类与甲硝唑联用

1. 氧氟沙星(Ofloxacin)：每次 400mg,静脉滴注,每 12 小时 1 次。

2. 或左氧氟沙星(Levofloxacin)：每次 500mg,静脉滴注,每天 1 次。

3. 加甲硝唑(Metroneazole)：500mg,静脉滴注,每 8 小时 1 次。

三、用药说明及注意事项

(一)主要为抗生素治疗,必要时手术治疗。

(二)抗生素治疗原则：经验性、及时、广谱。初始治疗往往根据经验性选择抗生素;覆盖可能的病原体,包括淋病奈瑟菌、沙眼衣原体、支原体、厌氧菌等,然后根据药敏实验选用抗生素。

(三)所有治疗方案都必须对淋病奈瑟菌和沙眼衣原体有效。

(四)推荐的治疗方案应覆盖厌氧菌。

(五)选择林可霉素、庆大霉素,应密切注意药物的耳、肾毒副作用。

(六)静脉给药者应在临床症状改善后继续治疗至少 24 小时,然后转为口服药物治疗,共持续 14 天。

(七)如确诊为淋病奈瑟菌感染,首选处方一(住院);处方一(门诊)。

(八)若患者一般状况好,症状轻,能耐受口服抗生素,并有随访条件,可在门诊给予口服或肌内注射抗生素治疗;患者一般情况差,病情严重,伴发热、恶心、呕吐;或有盆腔腹膜炎;输卵管卵巢脓肿;或门诊治疗无效;或不能耐受口服抗生素;或诊断不清,应住院治疗。

(九)喹诺酮类药物不作为首选,若存在：淋病奈瑟菌地区流行和个人危险因素低、头孢菌素不能应用等,可考虑用,但治疗前必须进行淋病奈瑟菌检测。

(十)对输卵管卵巢囊肿的患者,通常在多西环素(或阿奇霉素)基础上加用克林霉素或甲硝唑,从而更有效地对抗厌氧菌。

(十一)抗生素治疗患者应在 72 小时内随诊,若症状无改善,进一步检查,重新评估,必要时腹腔镜或手术探查。

(十二)可疑盆腔炎症性疾病的妊娠妇女建议住院接受静脉抗菌药物治疗,妊娠期和哺乳期妇女禁用四环素类及喹诺酮类药物。

(十三)有沙眼衣原体或淋病奈瑟菌感染者治疗结束后 4~6 周复查。

第七节　痛　经

痛经(dysmenorrhea)是最常见的妇科症状之一,指行经前后或月经期出现下腹部疼痛、坠胀,伴有腰酸或其他不适,症状严重影响生活质量者。痛经分原发性和继发性两类,原发性指生殖器官无器质性病变的痛经,占痛经 90%以上;继发性痛经指由盆腔器质性疾病引起的痛经。本节仅叙述原发性痛经。

一、诊断要点

(一)病因

1. 子宫内膜前列腺素含量增高有关。

2. 血管加压素、内源性缩宫素以及 β-内啡肽等物质的增加。

(二)症状

1. 原发性痛经在青春期多见,常在初潮后 1~2 年内发病。

2. 疼痛多自月经来潮后开始,最早出现在经前 12 小时,以行经第 1 日疼痛最剧烈,持续2~3 日后缓解。疼痛常呈痉挛性,位于下腹部耻骨上,可放射至腰骶部和大腿内侧。

3. 可伴有恶心、呕吐、腹泻、头晕、乏力等症状,严重时面色发白、出冷汗。

4. 妇科检查无异常发现。

(三)诊断

月经期下腹坠痛,妇科检查无阳性体征,临床即可诊断。

二、药物治疗方案

处方一:解热镇痛治疗

阿司匹林(Aspirin):0.3~0.6g,每日 3 次。或

吲哚美辛(Indometacin):25~50mg,每日 3 次。或

布洛芬(Ibuprofen):200~400mg,每日 3 次。

处方二:解痉剂治疗

阿托品(Alrapine):0.3mg,每日 3 次。

处方三:性激素抑制排卵

妊马雌酮(Conjugated Eslrogens):0.625mg,每日 1 次。

安宫黄体酮( ):4~8mg,每日 1 次。

或短效口服避孕药(复方 18 甲基炔诺酮):1 粒,每日 1 次。

处方四:非麻醉性镇痛

哌替啶(Pethidine;杜冷丁):25~100mg,肌内注射,立即。

或双氢埃托啡:20μg,肌内注射,立即。或 20~40μg,舌下含服,立即。

处方五:硝苯地平(Nifedipine):5~10mg,每日 2 次。或 10mg,舌下吞服,立即。

三、用药说明及注意事项

(一)对痛经进行治疗之前,应排除生殖器质性疾病。如有生殖器质性疾病应在进行疼痛治疗的同时针对器质性疾病进行治疗,以免延误治疗时间。

(二)对于程度较轻痛经,可选用处方一、二、三中的一种药物进行治疗,而对严重的痛经可选用处方四中的一种药物治疗,但必须避免长时间用药,以免产生药物依赖。

(三)选用处方三中的妊马雌酮治疗,用法为月经第 5 日开始,连用 22 日,重复 3~6 个周期,适用于子宫发育不良者,可以促进子宫发育,使子宫肌层增厚,血运增加,痛经减轻;选用安宫黄体酮和黄体酮,从经前 7 日开始,连用 7 日,主要是抑制子宫收缩,减轻疼痛;选用短效口服避孕药,从月经第 5 日开始,连用 22 日,主要针对顽固性痛经,通过抑制排卵,抑制前列腺素的合成,从而有效缓解疼痛。

(四)处方五硝苯地平可以明显抑制缩宫素引起的子宫收缩,于经前预先服用 5~10mg,每日 3 次,共 3~7 日,或疼痛时 10mg 舌下含服,都能取得较好效果。

(五)前列腺素合成酶抑制剂应规律应用,为避免对潜在妊娠的影响,应来月经时开始使用,主要不良反应有胃肠道不适等,禁忌证有肾功能不全、消化性溃疡、出血倾向等。

(六)口服避孕药通过抑制排卵减少月经血前列腺素含量。适用于要求避孕的痛经妇女。

第八节　异常子宫出血

异常子宫出血(abnormal uterine bleeding,AUB)是妇科常见的症状和体征,是指与正常月经的周期频率、规律性、经期长度、经期出血量任何 1 项不符的、源自子宫腔的异常出血。限定于育龄期非妊娠妇女,因此需排除妊娠和产褥期相关的出血,也不包含青春发育前和绝经后出血。

一、诊断要点

(一)病史

子宫出血类型、发病时间、病程过程、出血前有无停经史。患者的年龄、月经史、婚育史和避孕措施。近期有无服用干扰排卵的药物或抗凝药物,是否存在引起月经失调的全身或生殖系统相关疾病如肝病、血液病、糖尿病、甲状腺功能亢进症或减退症。

(二)体格检查

检查有无贫血、甲减、甲亢及出血性疾病等阳性体征,妇科检查排除生殖系统器质性疾病。

(三)辅助检查

1. 全血细胞计数,确定有无贫血及血小板减少。

2. 凝血功能检查:排除凝血功能障碍疾病。

3. 尿妊娠试验或血 HCG:除外妊娠。

4. 盆腔 B 超:了解子宫内膜厚度及回声,以明确有无宫腔占位性病变等。

5. 基础体温测定:判断有无排卵及黄体功能。

6. 血清性激素测定:明确激素水平。

7. 诊断性刮宫或宫腔镜下刮宫。

二、药物治疗方案

基本原则是青春期及生育年龄无排卵性功血以止血、调整周期、促排卵为主;绝经过渡期功血以止血、调整周期、减少经量、防治子宫内膜病变为治疗原则。

(一)无排卵型功血

1. 止血

处方一:孕激素

(1)黄体酮(Progestorone):20~40mg,肌内注射,每日 1 次×3~5 天。

(2)地屈孕酮(达芙通)(Dydrogesterone):10mg,口服,每日 2 次×10 天。

(3)微粒化黄体酮胶囊(琪宁):200~300mg,口服,每日 1 次×10 天。

(4)醋酸甲羟孕酮(Medroryprogesterone):6~10mg,口服,每日 1 次×10 天。

以上四种任选一种。

处方二:雌激素

(1)苯甲酸雌二醇(Estracliol Bensoate):初始剂量 3~4mg/d,肌内注射,每日 2~3 次,出血明显减少则维持,出血未见减少,则加量,也可从 6~8mg/d 开始,每日最大量不超过 12mg,出血停止 3 天开始减量,通常以每 3 天递减 1/3 量为宜;

(2)结合雌激素(Conjugated Estragens):25mg,静脉注射,可 4~6 小时重复 1 次,一般用药 2~3 次;次日给予结合雌激素 3.75~7.5mg/d,口服,并以每 3 天递减 1/3 量为宜;

处方三:复方短效口服避孕药

去氧孕烯-炔雌醇(妈富隆)(Desagestrel and Ethnylestradiol)、孕二烯酮-炔雌醇(敏定偶)或复方醋酸环丙孕酮(达英-35)每次 1~2 片,8~12 小时 1 次,血止 3 天后逐渐减量至每日 1 片,维持 21 日周期结束。

处方四:高效合成孕激素

炔诺酮(妇康片)(Norethindrone):首剂量 5mg,每 8 小时 1 次,2~3 日血止后每隔 3 日递减 1/3,直至维持量每日 2.5~5mg,持续用至血止后 21 日。(或)黄体酮 20~40mg,肌内注射,每日 1 次,3~5 天左右。

处方五:辅助治疗

(1)一般止血药:氨甲环酸(Tranexamic Acid):1g,2~3 次/日,或酚磺乙胺、维生素 K 等;

(2)丙酸睾酮(Testosterone Propionate):抗雌激素作用,减少盆腔充血,增加子宫血管张力,减少子宫出血;

(3)纠正凝血功能障碍:补充凝血因子,如纤维蛋白原、血小板、新鲜冻干血浆或新鲜血;

(4)纠正贫血:中重度贫血以上给予铁剂和叶酸,必要时输血;

(5)抗感染:出血时间长,贫血严重,抵抗力差或合并感染,抗生素治疗。

2. 调节周期

处方一:雌、孕激素序贯法,即人工周期

撤药性出血第 5 日开始,妊马雌酮 (Conjugated Fstrogens)1.25mg 或戊酸雌二醇(Estradiol Valerate)2mg,每晚一次,连服 21 日,服雌激素 11 日起加醋酸甲羟孕酮,每日 10mg,连用 10 日,3 个周期为一疗程。

处方二:孕激素法

月经周期后半期:地屈孕酮 10~20mg/d×10 天或微粒化黄体酮 200~300mg/天×10 天,或甲羟孕酮(Medrorypiogesterone)4mg~12mg/天,周期 10~14 天,酌情应用 3~6 个周期。

处方三:口服避孕药

自血止周期撤药性出血第 5 天起,去氧孕烯-炔雌醇(妈富隆)每日 1 片,连用 21 日,1 周为撤药性出血间隔,连续 3 个周期为一疗程。

处方四:宫内孕激素释放系统　宫腔内放置含孕酮或左炔诺孕酮宫内节育器

(二)排卵性月经失调

1. 月经过多

处方一:止血药

氨甲环酸(妥塞敏)(Tranexamic Acid):1g,2~3 次/日

处方二:宫内孕激素释放系统

宫腔释放左炔诺孕酮(Levonorgestrel):20ug/d

处方三:孕激素内膜萎缩法

左炔诺孕酮(Lewnorgestrel):1.5~2.25mg/d

2. 月经周期间出血(包括围排卵期出血、经期延长和经期出血,先对患者进行 1~2 周观察,排除器质性病变)

处方一:无生育要求对症止血或口服避孕药,去氧孕烯-炔雌醇(妈富隆)月经周期第五天,每日 1 片,连用 21 日;

处方二:孕激素

月经周期后半期地:屈孕酮 10~20mg/d×10 天或微粒化黄体酮 200~300mg/天×10 天;

处方三:有生育要求促排卵。

月经第 3~5 日每日开始口服氯米芬(Clomifene):50mg,每天 1 次×5 天。

三、用药说明及注意事项

(一)性激素联合用药的止血优于单一用药。

(二)所有雌激素疗法在血红蛋白计数增加到 90g/L 以上后均必须加孕激素。

(三)有血液高凝或血栓性疾病患者,禁忌用大剂量雌激素止血。

(四)单纯孕激素治疗止血适用于血红蛋白>80g/L、生命体征稳定的患者。

(五)雌激素止血适用于出血时间长,量多致血红蛋白<80g/L 的青春期患者。

(六)有血栓性疾病、心脑血管疾病高危因素及 40 岁以上吸烟的女性不宜使用避孕药。

(七)复方短效口服避孕药适用于长期而严重的无排卵出血。

(八)高效合成孕激素可使子宫内膜萎缩,从而达到内膜萎缩和止血目的,不适用于青春期患者。

(九)氨甲环酸不良反应为轻度恶心、头晕、头痛等。

第九节　绝经综合征

绝经综合征指妇女绝经前后出现性激素波动或减少所致的一系列躯体及精神心理症状。绝经分为自然绝经和人工绝经,人工绝经者更易发生绝经期综合征。

一、诊断要点

(一)临床表现

1.月经紊乱。

2.血管舒缩症状:反复出现短暂的面部和颈部和胸部皮肤阵阵发红,伴有轰热,继之出汗。

3.自主神经失调症状:心悸、眩晕、头痛、失眠耳鸣等。

4.精神神经症状:注意力不集中,情绪波动大,记忆力减退等。

(二)辅助检查

检查血清 FSH 及 E2:FSH 大于 10U/L,提示卵巢储备能力下降;闭经、FSH 大于 40U/L 且 E2 小于 10~20pg/ml,提示卵巢功能衰竭。

二、药物治疗方案

(一)一般治疗

心理疏通,必要时选适量镇静药,如睡前服用艾司唑仑(Fstazolam)2.5mg,或谷维素(Oryzanol)20mg,每日 3 次,健康生活,锻炼身体。

(二)激素补充治疗

处方一：单纯雌激素

1. 戊酸雌二醇(补佳乐)(Estradiol Valerate)：每日 0.5~2mg，连续应用。

或 2.结合雌激素(倍美力)(Conjugated Estrogens)：每日 0.3~0.625mg，连续应用。

处方二：雌孕激素序贯用药

戊酸雌二醇（补佳乐）(Estradiol Valerate)：每日 0.5~2mg（或）结合雌激素（倍美力）(Conjugated Estrogens)，每日 0.3~0.625mg，连用 21~28 天，用药周期第 10~14 天加用醋酸甲羟孕酮(安宫黄体酮)(Medroxyprgesterone)2 周，每日 4~6mg，停药 2~7 天再开始新一周期。

处方三：雌孕激素连续用药

戊酸雌二醇(补佳乐)每日 1.0~1.5mg(或)结合雌激素(倍美力)，每日 0.3~0.625mg，连续服用，间隔 2 周加用醋酸甲羟孕酮(Medronyprogesteron)(安宫黄体酮)2 周，每日 4~6mg。

处方四：雌孕激素连续联合用药

戊酸雌二醇(补佳乐)(Estradiol Valerate)：每日 0.5~1.5mg（或）结合雌激素（倍美力）(Conjugated Estrogens)每日 0.3~0.625mg，加用醋酸甲羟孕酮(安宫黄体酮)，每日 1~3mg。

处方五：替勃龙(Tibolone)(利维爱)：每日 1.25~2.5mg，连续应用。

处方六：孕激素

1. 天然孕激素：微粒化孕酮(琪宁)，每日 100~300mg。

地屈孕酮(Dydrogesterone)：每日 10~20mg。

2.合成孕激素：如甲地孕酮(妇宁)(Megestrol)、醋酸甲羟孕酮(Medroxypngesterone)等。

(三)非激素类(以下任选一)

处方七：1. 盐酸帕罗西汀(Paroxetine)：每日 20mg。

2. 氨基酸螯合钙胶囊(Osteoform Compound Caliccium Acid Clelate Capsule)：每日 1g。

3. 维生素 D(Vitamin D)：每日 400~500U。

三、用药说明及注意事项

(一)激素补充治疗主要药物为雌激素，可辅以孕激素。单纯雌激素适用于已切除子宫，不需要保护子宫内膜的妇女；单纯孕激素周期使用，用于绝经过渡期，调整卵巢功能衰退过程中出现的月经问题；雌、孕激素联合适用于有完整子宫的妇女，联合孕激素的目的在于对抗雌激素所致的子宫内膜过度生长，此外，对增进骨健康可能有协同作用。

(二)有子宫肌瘤、子宫内膜异位症、子宫内膜增生史、未控制的糖尿病、严重高血压、血栓倾向、胆囊疾病、癫痫、偏头痛、哮喘、高催乳素血症、系统性红斑狼疮、乳腺良性疾病、乳腺癌家族史及已经完全缓解的部分妇科恶性肿瘤，如宫颈鳞癌、子宫内膜癌、卵巢上皮性癌等慎用激素补充治疗。

(三)已知或可疑妊娠、原因不明的阴道流血、已知或可疑患有乳腺癌、已知或可疑患有性激素依赖性肿瘤、最近 6 个月内患有活动性静脉或动脉血栓栓塞性疾病、严重肝肾功能障碍、耳硬化症、脑膜瘤等禁用激素补充治疗。

(四)长期单用雌激素增加子宫内膜异常增生和子宫内膜癌风险。

(五)性激素治疗常引起突破性子宫异常出血。

第十节 子宫内膜异位症

子宫内膜异位症(endometriosis,EMT)是指子宫内膜组织(腺体和间质)在子宫腔被覆内膜及子宫以外的部位出现、生长、浸润,反复出血,继而引发疼痛、不孕症及结节或包块等,称子宫内膜异位症。在形态学上呈良性表现,在临床行为上具有类似恶性肿瘤的特点,如种植、侵袭及远处转移等。异位内膜可侵犯全身任何部位,但绝大多数位于盆腔脏器和壁腹膜,以卵巢和宫骶韧带最常见。

一、诊断要点

(一)临床表现

25%患者无任何症状。与月经周期密切相关,生育年龄女性有继发性痛经且进行性加重、不孕或慢性盆腔痛;深部性交痛,月经来潮前最明显;经量增多、经期延长或月经淋漓不尽或经前期点滴出血;内膜异位囊肿破裂时引起突发剧烈腹痛,伴恶心、呕吐、肛门坠胀。

(二)妇科检查

典型盆腔内异症双合诊可发现子宫后倾固定,直肠子宫陷凹、宫骶韧带或子宫后壁下方可扪及触痛性结节,一侧或双侧附件处触及囊实性包块,活动度差盆腔可扪及与子宫相连的囊性包块或盆腔内有触痛性结节。

(三)辅助检查:

1. B型超声检查:主要对卵巢内异症囊肿诊断有意义,典型卵巢内异症囊肿B超显像为附件区无回声包块,内有强光点。

2. 腹腔镜检查:通过直接观察病灶,了解病变范围及严重程度,确定临床分期。

3. 血清CA125水平检测:血清CA125水平升高更多见于重度内异症、盆腔有明显炎症反应、合并子宫内膜异位囊肿破裂或子宫腺肌病者。

二、药物治疗方案

处方一:期待治疗 轻度内异症患者,定期随访,轻微经期腹痛可予前列腺素合成酶抑制剂(吲哚美辛(Indomethacin)、萘普生(Naprncen)、布洛芬等(Ibuprofen))。希望生育者尽早促其妊娠,分娩后症状缓解并有望治愈。

处方二:口服避孕药 去氧孕烯-炔雌醇(Manelon)(妈富隆)月经周期第五天,每日1片,服用21日;连用6~9个月。

处方三:高效孕激素:如醋酸甲羟孕酮(安宫黄体酮)(Medroxyprogesterone),分2~3次口服,连用6个月。

处方四:孕激素受体拮抗剂,如米非司酮(Mifepristone)每日25~100mg。

处方五:孕三烯酮(Gestrinone):月经第 1 日开始服用,每周用药 2~3 次,每次 2.5mg 用 6 个月。

处方六:雄激素衍生物　达那唑(Danazol):月经第 1 日开始,每日 600~88mg,分 2~3 次口服,用 6 个月。

处方七:促性腺激素释放激素激动剂 GnRH-a(以下任选一)。

1. 亮丙瑞林(Leuprorelin):3.75mg,月经第 1 日皮下注射,每隔 28 天注射 1 次,3~6 次。

2. 戈舍瑞林(Goserelin):3.6mg,月经第 1 日皮下注射,每隔 28 天注射 1 次,3~6 次。

处方八:GnRH-a+反向添加(Add-back)。

1. 结合雌激素(倍美力)(Conjugated Estrogens):0.3~0.625mg/d+醋酸甲醛孕酮,2~4mg/d。

2. 替勃龙(利维爱)(Tibolone):1.25mg/d。

三、用药说明及注意事项

(一)期待治疗及口服避孕药适用于轻度内异症。

(二)口服避孕药,其目的是降低垂体促性腺激素水平,直接作用于宫内膜和异位内膜,导致内膜萎缩和经量减少,长期连服服用造成类似妊娠的人工闭经,称假孕疗法。不良反应有恶心、呕吐,40 岁以上或有高危因素(如糖尿病、高血压、血栓史及吸烟)的患者,警惕血栓的风险。

(三)高孕激素醋酸甲羟孕酮可引起内膜组织蜕膜样改变,最终导致内膜萎缩,同时可负反馈抑制下丘脑-垂体-卵巢轴。不良反应主要是突破性出血、乳房胀痛、体重增加、消化道症状及肝功能异常等。

(四)达那唑可抑制月经中期黄体生成素峰,从而抑制排卵,还可以抑制参与类固醇合成的多种酶,并增加血液中游离睾酮的水平。不良反应主要是男性化表现,如毛发增多、情绪改变、声音变粗等。

(五)GnRH-a 可下调垂体功能,造成药物暂时性去势及体内低雌激素状态,副作用主要有低雌激素血症引起的更年期症状,如潮热、阴道干燥、性欲下降、失眠及抑郁等,长期应用可引起骨质丢失。

(六)促性腺激素释放激素激动剂称药物性卵巢切除,不良反应有潮热、阴道干燥、骨质丢失等,停药多可消失。

(七)孕三烯酮可拮抗孕激素和雌激素,降低性激素结合蛋白水平,及升高血中游离睾酮水平,副作用主要是抗雌激素及雄激素样作用,基本同达那唑,但较轻微。

(八)Add-back 方案依据雌激素窗口剂量理论,不同组织对雌激素敏感性不同,将体内雌激素水平维持在不刺激异位内膜的生长而又不引起更年期症状及骨质丢失的范围(雌激素水平在 110~146pmol/L 之间)既不影响治疗效果又可减轻副作用,以延长治疗时间;应用 GnRH-a3 个月以上者,多主张应用 Add-back 方案,根据症状严重程度,也可从用药第 2 个月开始,治疗剂量应个体化,有条件时应监测雌激素水平。

（九）痛经的治疗：合并盆腔包块或附件包块时，首选手术治疗；无盆腔包块或附件包块时，首选药物治疗，药物无效再选择手术治疗；一线药物可用非类固醇类抗炎药或避孕药，无效改二线用药，可用孕激素、雄激素衍生物及 GnRH-a，其中首选 GnRH-a+Add-back。

（十）内异症恶变发生率为 1% 左右，有以下情况应警惕恶变：①囊肿直径>10cm 或短期内明显增大；②绝经后复发；③疼痛节律改变，痛经进展或呈持续性；④影像学检查发现，囊肿呈实性或乳头状结构，彩色多普勒超声示病灶血流丰富，阻力指数低；⑤血清 CA125 明显升高（>200kU/L）。

（十一）非甾体类抗炎药（NSAID）主要副作用为胃肠道反应，偶有肝肾功能异常。长期应用要警惕胃溃疡可能。

第十一节　不孕症

女性无避孕性生活至少 12 个月而未孕，称不孕症。不孕症分原发性和继发性两大类，既往从未有过妊娠史，无避孕而从未妊娠者称原发性不孕；既往有过妊娠史，而后无避孕连续 12 个月未孕者，称继发不孕。

一、诊断要点

通过男女双方的全面检查找出不孕原因是诊断不孕症的关键。

（一）输卵管因素

输卵管通液检查、子宫输卵管碘油造影、腹腔镜检查协助诊治。

（二）宫颈因素

先天性宫颈缺陷或宫颈治疗、宫颈锥切后。

（三）子宫因素

1. 多次人工流产或其他宫腔操作史、子宫内膜病变史。

2. 妇科 B 超、子宫碘油造影、宫腔镜检查协助诊治。

（四）排卵障碍因素

1. 月经失调。

2. 异常体征。身高及体重异常，第二性征不发育，泌乳，多毛。

3. 基础体温测定月经周期第 21 天或体温上升 7 天时测血清孕酮，B 超监测协助诊治。

二、药物治疗方案

（一）输卵管因素不孕

处方一：1. 选择性输卵管导管插入术（针对输卵管间质部痉挛的检查）。

2. 腹腔镜下分离盆腔粘连术。

3. 腹腔镜下积水的输卵管成形术或造口术。

4. 腹腔镜下积水的输卵管根部切除术。

5. 体外受精~胚胎移植。

(二)宫颈因素不孕

处方二:1. 男方精液处理后行宫腔内受精。

(三)子宫因素不孕

处方三:1. 宫腔粘连者行宫腔镜下粘连分离,放置避孕环,先行乳腺、肝功能、血脂等安全性检查,而后使用大量雌激素(戊酸雌二醇(Estradiol valerate),3~5mg,每天3次)连续治疗3个月后,黄体酮撤退出血后,取出避孕环。

2. 子宫内膜薄,可用大量雌激素刺激试验(如戊酸雌二醇(Estradiol valerate),5mg,每天3次×14天或更长),并用超声波检查观察内膜生长情况。

3. 子宫肌瘤患者如肌瘤大于4cm或影响生殖道畅通或压迫子宫内膜,行肌瘤剔除术。

4. 子宫纵膈或子宫畸形,行子宫整形术矫正畸形。

5. 生殖系统结核,抗结核治疗,用药期间避孕。

(四)排卵障碍

处方四:1. 调整体重指数。

2. 诱导排卵。氯米芬(Clomifene):起始剂量50mg/天,自月经周期第五日或撤退性出血第五天起连用5日,用药期间每日测量BBT,必要时B超,如无效,下一周期可增至100~150mg/天。累及6~12月未受孕或未排卵者改其他药物治疗。

3. 多囊卵巢综合征患者加用二甲双胍(Metfurmin)。

4. 高泌乳素血症无排卵患者,溴隐亭(Bromocriptine)5~7.5mg,为减少不良反应需从每日1.25mg起逐渐加至上述剂量并随餐同服减轻不良反应。泌乳素降至正常无排卵着加用氯米芬或hCG。

(五)不明原因不孕

处方五:年轻、卵巢功能良好夫妇,可行期待治疗,一般不超过3年,可行宫腔内夫精人工受精3~6个周期诊断性治疗。

三、用药说明及注意事项

(一)氯米芬利用其与垂体雌激素受体结合产生低雌激素效应,反馈性诱导内源性促性腺激素分泌,促使卵泡生长。适用于体内有一定雌激素水平者和下丘脑-垂体反馈机制健全的患者。用药周期应行阴道超声监测卵泡生长,卵泡成熟后予绒促性素(hCG)5000U肌内注射,36~48小时自发排卵。排卵后可加用黄体酮20~40mg/天,肌内注射,或微粒化黄体酮200mg,每日2次,口服,或地屈孕酮20mg/天,口服或绒促性素2000U,隔3日1次,肌内注射,共12~14日进行黄体支持。

(二)绒促性素常在促排卵成熟后一次注射5000U,模拟内源性LH峰值作用,诱导卵母细胞成熟分裂和排卵发生。

(三)尿促性素。从绝经妇女尿中提取,又称绝经后促性腺激素,一般于周期第2~3日起,每日或隔日肌内注射 50~150U，直至卵泡成熟。用药周期应行阴道超声监测卵泡生长，卵泡成熟后予绒促性素(hCG)5000U 肌内注射，36~48 小时自发排卵。排卵后可加用黄体酮 20~40mg/天肌内注射，或微粒化黄体酮 200mg，2 次/天口服，或地屈孕酮 20mg/天口服或绒促性素 2000U，隔 3 日 1 次肌内注射，共 12~14 日进行黄体支持。

第十二节　多囊卵巢综合征

多囊卵巢综合征(polycystic ovary syndrome，PCOS)是育龄期常见的内分泌紊乱及生殖功能紊乱相关疾病。是一种以高雄激素、卵巢功能紊乱以及多囊卵巢为特征的综合征。起病原因尚不明确，主要是对症的经验性治疗，可以引起一系列代谢疾病，包括糖尿病和心血管疾病风险的增加。

一、诊断要点

欧洲生殖和胚胎医学会与美国生殖医学会 2003 年提出的鹿特丹标准：

(一)稀发排卵或无排卵；

(二)高雄激素的临床表现和(或)高雄激素血症；

(三)卵巢多囊样改变：超声提示一侧或双侧卵巢直径 2~9mm 的卵泡≥12 个，和(或)卵巢体积≥10ml；

(四)3 项中符合 2 项并排除其他高雄激素病因，如先天性肾上腺皮质增生、库欣综合征、分泌雄激素的肿瘤等。

二、药物治疗方案

(一)调节月经周期

处方一：1.口服避孕药　如复方醋酸环丙孕酮 (Compound Cyprotesone acetnte tablet)(达英–35)自然月经或撤退性出血第 5 天服用，每日 1 片，连续服用 21 天。停药约第 5 天开始撤退性出血，撤退性出血第 5 天重新开始用药，或停药 7 天后重复启用。至少 3~6 个月，可重复使用。

2.孕激素后半周期疗法(月经周期后半期)

①地屈孕酮(Dydrogesterone)：每日 10~20mg，口服，每月 10 天。

或②黄体酮(Progesterone)：每日 200mg，口服，每月 10 天。

或③醋酸甲羟孕酮(Medrory Progestcrone)：每日 6mg，口服，每月 10 天。

(二)降低血雄激素水平

处方二：1.复方醋酸环丙孕酮(达英–35)(Compound Cyprotesone Acetnte Tablet)：每次一片，每日 1 次，连续服用 21 天，3~6 个月。

或 2.地塞米松(Dexamethasone)：每次 0.25mg，口服，每晚 1 次。

或 3.安体舒通(Spriromdactone)：每日 40~200mg，口服。

(三)改善胰岛素抵抗

处方三:二甲双胍(Metformin):每次 500mg,口服,每日 2~3 次,3~6 个月复诊。

(四)诱发排卵

处方四:枸橼酸氯米芬(克罗米芬)(Clomifone):自然月经或撤退性出血(黄体酮 20mg/d,肌内注射×3 天)的第 5 日开始,50mg/d,共 5 天,如无排卵,每周期增加 50mg/d 直至 150mg/d。

三、用药说明及注意事项

(一)联合低剂量的激素避孕药是最常用的长期治疗方案,是推荐的治疗月经紊乱的主要药物;口服避孕药可纠正高雄激素血症,改善雄激素升高的临床表现,同时有效避孕,周期性撤退性出血可改善子宫内膜状态,预防子宫内膜癌的发生;需注意的是,用药期间应监测血糖、血脂变化;青春期女性应用口服避孕药前应进行充分的知情同意,服药前需排除口服避孕药的禁忌证。

(二)二甲双胍的副作用最常见的是胃肠道反应,如腹胀、恶心、呕吐及腹泻,这些症状为剂量依耐性,2~3 周逐渐加至足量及餐中服用药物可减少副作用。严重的副作用是可能发生肾功能损害和乳酸性酸中毒,须定期复查肾功能。

(三)对无明显雄激素升高的临床和实验室表现,且无明显胰岛素抵抗的无排卵患者,可单独采用定期孕激素治疗,以周期性撤退性出血改善子宫内膜状态。

(四)枸橼酸氯米芬的副作用有弱的抗雌激素作用,可影响宫颈黏液,精子不宜生存与穿透,还可影响子宫内膜发育和输卵管蠕动,不利于胚胎着床,可于近排卵期适量加入戊酸雌二醇等天然雌激素;还可引起血管舒缩的潮热、腹部膨胀或不适、胸部疼痛、恶心呕吐、头痛和视觉症状等。

(五)耐枸橼酸氯米芬的无排卵的不孕患者(除外其他不孕原因),具备盆腔超声及雌激素监测的技术,并具有治疗卵巢过渡刺激综合征和减胎技术的医院可使用促性腺激素促排卵。

第十三节　乳腺增生症

乳腺增生症(hyperplasiaof mammary glands)又名乳痛症、乳腺结构不良症等,是女性最常见的乳房疾病,其发病率占乳腺疾病的首位。该病以中年妇女居多,25–45 岁最常见。

一、诊断要点

(一)症状

1.乳房胀痛:胀痛的特点具有周期性,经常发生或于月经前期加重;

2.乳房肿块:常为多发性;

3.少数人可有乳头溢液。

(二)B 超检查,乳腺 X 线钼靶检查,乳腺磁共振检查等有助于诊断。

二、药物治疗方案

处方一:适应于月经不调者,用于每次月经周期的末期

安宫黄体酮:4mg,每日 2 次,共 5~10 日。

(一)内分泌治疗,适用于乳腺胀痛者

处方二:他莫昔芬(三苯氧胺,ATM):10mg,口服,每日 2 次,3~6 个月。

(二)中医调理

1. 乳癖散结胶囊:4 粒,口服,每日 3 次。

2. 逍遥丸:8 粒,口服,每日 3 次。

三、药物说明及注意事项

(一)如无明显症状,可不作任何处理。多维生素、高纤维素、低脂饮食有利于症状的减轻。

(二)如症状明显或伴有月经不调者,可应用处方一或处方二进行治疗。配合维生素 B_6、维生素 A、维生素 E 等效果更佳。

(三)他莫昔芬禁用于孕妇,长期服用可引起子宫内膜增厚,可增加子宫内膜癌的风险。

（刘丽文 熊立新）

第三十一章　儿科疾病

第一节　急性喉－气管－支气管炎

急性喉－气管－支气管炎是指病毒或细菌感染所致的喉、气管、支气管黏膜的急性弥漫性炎症。以喉部及声带下水肿、气管支气管渗出物稠厚成痂以及中毒症状为特征。婴幼儿多见。

一、诊断要点

（一）病史

多有病毒性上呼吸道感染、麻疹、流感、百日咳、猩红热等前驱感染病史。

（二）症状

犬吠样咳嗽、声嘶、喉鸣、呼吸困难。病情进行性恶化，呼吸困难进行性加重，发热等全身中毒症状明显，面色苍白，口唇青紫，脉搏快而弱，精神萎靡，烦躁不安，甚至昏迷。

（三）体征

胸部三凹征明显，呼吸音减低，双肺可闻及干啰音。

（四）检查

1. 血常规　白细胞增高，可达$(20\sim30)\times10^9$或以上，可有中毒性颗粒及核左移。

2. X 线　可见支气管炎，肺气肿，肺不张等征象。

3. 直接喉镜或气管支气管镜检查　可见喉、气管、支气管黏膜高度红肿，声门及声门下狭窄，气管及支气管内有稠厚的分泌物，或脓痂阻塞，甚至有伪膜。

4. 血气分析　有气体交换障碍时可有明显低氧血症。

（五）喉梗阻分度

Ⅰ度：仅于活动后出现吸气性喉鸣和呼吸困难，肺呼吸音清晰，心率无改变。

Ⅱ度：安静时亦出现喉鸣及吸气性呼吸困难，肺部听诊可闻喉传导音或管状呼吸音，心率增快。

Ⅲ度：除Ⅱ度症状外，有烦躁不安，口唇及指趾发绀，双眼圆睁，惊恐万状，多汗，肺部呼吸音明显降低，心音低钝，心率快。

Ⅳ度：渐显衰竭、昏睡状态，由于无力呼吸，三凹征可不明显，面色苍白发灰，肺部呼吸音几乎消失，仅有气管传导音，心律不齐，心音钝、弱。

二、药物治疗方案

（一）一般治疗

保持呼吸道通畅，吸氧，湿化气道，雾化吸痰。烦躁不安者镇静可用异丙嗪，镇静同时可减轻喉头水肿。

处方一:异丙嗪(Promethazine):1mg/kg,肌内注射,每12小时1次。

(二)控制感染

有气急、呼吸困难者,应静脉予广谱抗生素,常用青霉素类、大环内酯类、头孢菌素类。

(三)减轻喉头水肿

使用糖皮质激素。

处方一:I度喉梗阻,泼尼松(Prednisone):1～2mg/(kg·d),分次口服。泼尼松1～2mg/(kg·d),口服,每4～6小时次。

处方二:II度以上喉梗阻,地塞米松(Dexamethasone)2～5mg静脉推注,继以1mg/(kg·d)静脉滴注,共2～3天,至症状缓解。或5%GS　50～100ml+甲泼尼龙(Methyl Prednisolone)2～4mg,静脉滴注,每12小时1次。

处方三:布地奈德混悬液(Budesonide)2～4mg或肾上腺素(Adrenaline)4mg。雾化吸入。

(四)气管切开

经上述处理若仍有严重缺氧或III度喉梗阻,应及时行气管切开。

(五)支持治疗

补充营养,水分,电解质,维生素,防止脱水及酸中毒。

三、用药说明及注意事项

(一)注意镇静剂不良反应

不宜使用氯丙嗪及吗啡;冬眠合剂可引起面色发灰、喉肌松弛,最好不用;IV度喉梗阻近垂危时不可用镇静剂。

(二)转诊指针

以下情况需转上级医院治疗:

1.III度及以上喉梗阻,需气管切开患儿;

2.II度以上喉梗阻,经积极用药处理症状无明显好转患儿。

第二节　小儿支气管炎

急性支气管炎是指由于各种致病原引起的急性气管、支气管的感染性疾病。多继发于上呼吸道感染,亦可为急性呼吸道传染病临床症状的一部分。

一、诊断要点

(一)症状

多先有上呼吸道感染症状,之后以咳嗽为主,初为干咳,后有痰。一般无热或低热,婴幼儿症状较重,常有发热、呕吐、腹泻等,有痰不易咳出。婴儿全身症状较重,且气道狭窄,易致呼吸困难。

(二)体征

双肺呼吸音粗,可闻及不固定、散在的干湿啰音。婴幼儿可在咽喉部或肺部闻及痰鸣音。

（三）检查

胸部 X 片多正常，可有肺纹理增多、粗乱或肺门影增高。

二、药物治疗方案

（一）病初干咳为主者

处方一：1.小儿止咳糖浆，每次 2.5～10ml，每天 3 次。

2.复方福尔可定口服液（＜2 岁）每次 2.5ml，每天 3 次；（2～6 岁）每次 5ml，每天 3 次；（＞6 岁）每次 10ml，每天 3 次。

（二）反复咳嗽痰多者

口服或雾化或气管内滴入祛痰药。

处方二：1.NS 2ml＋乙酰半胱氨酸（Cacetylcysteine）1 支，雾化，每日 1 支。

2.氨溴特罗口服液（Ambrocd）（＜8 月，体重 4～8kg）每次 2.5ml，每天 2 次；（8 月～1 岁，体重 8～12kg）每次 5ml　每天 2 次；（2～3 岁，体重 12～16kg）每次 7.5ml，每天 2 次；（4～5 岁，体重 16～22kg）每次 10ml，每天 2 次；（6～12 岁，体重 22～35kg）每次 15ml，每天 2 次。

3.5%Glusose 50～100ml＋氨溴索注射液（ambroxol）（沐舒坦）7.5～15mg，静滴，每日 2～3 次，疗程 7～10 天。

（三）伴喘息者

在处方一或处方二的基础上，加用平喘药、抗病毒治疗。

处方三：1.Glusose 2～3ml＋沙丁胺醇（Albuterol）0.03ml/kg，雾化，每天 3～6 次。

2.布地奈德 1 支＋异丙托溴铵（Inpratropium Bromide）1 支，雾化，每天 3～6 次。

3.盐酸丙卡特罗口服液（Procaterol）0.25ml/kg，每 12h 一次。

4.5%GS 10～15ml/kg＋利巴韦林（Ribaririn）10～15mg/(kg·d)，静脉滴注，每天 1 次，5～7 天。

5.（喘息严重者）泼尼松（Prednisone）1～2mg/(kg·d)，分 3 次口服。

6.5%Glusose 5～10ml/kg＋氢化可的松（Hydrocortisone）5～10mg/kg，静脉滴注，每天 1～3 次。

7.5%GS 5～10ml/kg＋甲泼尼龙（Methylprednisolone）2mg/kg，静脉滴注，每天 1～3 次。

（四）咳嗽且全身症状重者

加青霉素类、头孢一代、头孢二代抗生素治疗，适当补液。

处方四：NS 50ml＋青霉素（Penicillin）10 万～20 万 U/(kg·d)，静脉滴注，每天 2 次，（需皮试阴性）。

三、用药说明及注意事项

（一）合理应用抗生素

多为病毒感染，一般不用抗生素；婴幼儿有发热、黄痰、白细胞增多时，需考虑细菌感染，适当选用抗生素。

（二）注意镇咳镇静药的使用

一般不用镇咳药、镇静药，以免抑制咳嗽反射而影响痰液咳出，刺激性咳嗽可用复方甘草合剂（每岁 1ml，口服，每天 3～4 次）等。

第三节　小儿肺炎

小儿肺炎是指不同病原体或其他因素所致之肺部炎症。以发热、咳嗽、气促、呼吸困难及肺部固定的湿罗音为共同临床表现。除呼吸系统外，合并其他系统功能障碍，则为重症肺炎，常见的并发症有呼吸衰竭、心力衰竭、中毒性脑病、水与电解质和酸碱平衡紊乱以及 DIC 等。

一、诊断要点

（一）症状

1. 轻症患儿　多表现为发热、咳嗽、气促、喘息、新生儿、早产儿表现为呕吐白沫，全身症状如精神不振、食欲减退、烦躁不安、轻度腹泻、呕吐等。

2. 重症患儿　除呼吸系统外，常累及循环、神经、消化系统。

（1）循环系统　轻者心率增快；重者合并心肌炎和心力衰竭。明显表现为面色苍白、心动过速、心音低钝、心律不齐，心电图呈 ST 段下移和 T 波低平、倒置。心力衰竭表现：①呼吸突快：婴儿＞60 次／分，幼儿＞50 次／分，儿童＞40 次／分；②心率突快，婴儿＞180 次／分，幼儿＞160 次／分，儿童＞140 次／分，不能用发热、呼吸困难解释；③突发烦躁不安，明显发绀，面色发灰，毛细血管充盈时间延长（＞3 秒）；④心脏增大，心音低钝，奔马律，颈静脉怒张；⑤肝脏迅速增大；⑥尿少或无尿，颜面眼睑或双下肢水肿。具有前 5 项即可诊断心力衰竭。

（2）神经系统　轻者烦躁或嗜睡；重者意识障碍，惊厥，呼吸不规则，脑膜刺激征，瞳孔对光反射迟钝或消失。

（3）消化系统　轻者纳差、呕泻、腹胀等；重者可引起中毒性肠麻痹，肠鸣音消失，消化道出血症状。

（三）体征

呼吸增快，鼻翼翕动，三凹征，发绀，双肺呼吸音粗、减低，可闻及固定的湿罗音。

（四）检查

1. 血常规　细菌感染时白细胞总数和中性粒细胞多增高，甚至核左移，胞质中可见中毒颗粒。但在重症金黄色葡萄球菌或革兰氏阴性杆菌肺炎，白细胞可不高或降低。病毒感染大多白细胞正常或下降，可有淋巴细胞增高或出现异常淋巴细胞。

2. C 反应蛋白（CRP）　细菌感染时，CRP 值多升高，病毒感染时多升高不明显，在一定程度上有助于鉴别细菌、病毒感染。

3. 降钙素原（PCT）　当 PCT＜0.1ng/ml，不建议使用抗生素。PCT＞0.5ng/ml，则提示可能存在严重细菌感染，排除其他导致 PCT 增高的原因，则需要开始抗生素治疗。

4. 血气分析　可依此了解缺氧与否及严重程度、是否酸碱失衡及其类型与程度。

5. 病原学检查

（1）病原体检测。包括直接涂片镜检和病原分离鉴定，标本可取鼻咽拭子、痰、气管吸出物、胸腔穿刺液、肺泡灌洗液、肺活检组织等，培养同时可做药敏试验，但需时较长，应用抗生素后可降低细菌检测阳性率。

（2）抗原、抗体检测。检测到病原体特异性抗原为相应病原菌感染直接证据,急性期特异性 IgM 对早期诊断有意义,急性期与恢复期双份血清抗体 IgG 有 4 倍升高对诊断亦有意义。

（3）核酸检测。检测病原体 DNA,如支原体 DNA、腺病毒 DNA 等。

6. 影像学检查 X 线早期肺纹理增粗,后出现小斑片影,以双下肺、中内带及心膈区居多,可伴肺不张或肺气肿,斑片影亦可融合成片、波及节段。细菌性肺炎以实质受累为主,病毒性肺炎以间质受累为主,亦可累及肺泡。并发脓胸时,早期肋膈角变钝,积液多时患侧呈片影,心膈向健侧移位;并发脓气胸时,患侧胸膜腔可见液平面;肺大泡可见完整壁薄、多无液平面的空洞影。支原体肺炎肺门阴影较突出。

（五）各种病原肺炎的临床特点

表 31-1 各种病原肺炎的临床特点

病原体	临床特点
肺炎链球菌肺炎	病初可无咳嗽,后出现咳嗽,起病可有发热、畏寒、呼吸增快,甚至呼吸困难和严重中毒症状,早期体征不明显,X 线可呈全叶或节段改变
金黄色葡萄球菌肺炎	起病急、进展快,中毒症状明显,易形成肺脓肿、脓气胸、肺大泡,甚至皮下气肿、纵隔气肿、支气管胸膜瘘,可有荨麻疹或猩红样皮疹;X 线可在数小时内出现小脓肿、肺大疱或胸腔积液
流感嗜血杆菌肺炎	婴幼儿为主,起病缓慢,全身中毒症状重,常有痉挛性咳嗽和喘鸣,小婴儿常并发脓胸、败血症、脑膜炎等,X 线表现多样
大肠杆菌肺炎	多见于新生儿、小婴儿,双侧,全身症状极重,常并发败血症及休克,体温与脉搏不成比例,常有脓胸,但肺脓肿少见
百日咳、类百日咳	小婴儿多见,痉挛性咳嗽,可以是百日咳杆菌导致的原发肺炎,也可继发于其他病原,还可是痉咳后继发的吸入性肺炎
呼吸道合胞病毒肺炎	多见于婴幼儿,冬春季多见,喘憋明显,呼吸困难、鼻翕、发绀、三凹征。X 线多肺气肿点片影
腺病毒肺炎	多见于 6 个月~2 岁小儿,起病急,稽留高热,中毒症状重,啰音出现晚,X 线改变较肺部体征出现早,可表现为四多、三少、两一致,即肺纹理多、肺气肿多、大病灶多、融合病灶多;圆形病灶少、肺大泡少、胸腔积液少;X 线与临床表现一致。咳嗽,阵发性喘憋,可有呼吸困难、发绀等,可伴肝脾肿大,易合并心肌炎,多器官功能障碍,易继发细菌感染。远期可合并闭塞性细支气管炎、支气管扩张、慢性肺阻塞性肺疾病等
支原体肺炎	学龄儿及学龄前儿童多见,婴幼儿亦增多,刺激性咳嗽突出,婴幼儿可起病急、病程长、病情重,以呼吸困难、喘憋、哮鸣音为主,胸片可有实变、间质浸润、肺门淋巴结肿大,肺部体征常不明显
沙眼衣原体肺炎	多见于 6 个月以下婴儿及新生儿,半数可有结膜炎,多无热,部分患儿外周血嗜酸粒细胞升高;细湿罗音比喘鸣音多见,肺部多为弥漫性间质浸润

二、药物治疗方案

（一）细菌性肺炎

处方一:先经验性选用抗生素,后可根据痰培养药敏结果调整用药。

1.① 毒霉素(Penicillin):5~10 万 U/(kg·d)(7 天以内)或 10~25 万 U/(kg·d)(7 天以内),加入 NS5~50ml,静脉滴注,分 2~3 次。

②阿莫西林(Amoxicillin):50~100mg/(kg·d),加入 NS5~50ml,静脉滴注,分 2~3 次。

③NS5~50ml+ 毒霉素(Penicillin)25~80 万 U/(kg·d),静脉滴注,分 2~3 次。

④NS5~50ml+ 头孢曲松(Rocephin)80~100mg/(kg·d),静脉滴注,每日一次。

⑤NS5~50ml+ 头孢噻肟(Cefotaxime)100~150mg/(kg·d),静脉滴注,分 2~3 次。

⑥5%GS 或 NS+ 万古霉素(Vancomycin)20~40mg/(kg·d),静脉滴注,分 2~4 次,静注 60 分钟以上。

⑦红霉素(Erythromycin)30~50mg/(kg·d)(儿童)或 10~20mg/(kg·d)(新生儿、婴儿),加入 5%GS 稀成 1mg/ml,静脉滴注,分 1~2 次。

2.①NS5~50ml+ 苯唑西林(Oxacillin)50~100mg/(kg·d),静脉滴注,分 2~4 次。

②NS5~50ml+ 氯唑西林(Cloxacillin)30~50ml/(kg·d),静脉滴洋,分 2~4 次。

③5%GS 或 NS+ 万古霉素(Vancomycin)20~40mg/(kg·d),静脉滴注,分 2~4 次,静注 60 分钟以上。

④5%GS50~200ml+ 利福平(Rifampicin)10~15mg/(kg·d),静脉滴注,分 2~2 次。

3.①NS5~50ml+ 阿莫西林 / 克拉维酸(Amoxicillin / Clavulanate C)50~100mg/(kg·d),静脉滴注,分 2~3 次。

②NS5~50ml+ 氨苄西林/舒巴坦(Ampicillin/Sulbactam)50~150mg/(kg·d),静脉滴注,分 2~3 次。

4.①NS5~50ml+ 头孢他啶(Fortum)50~150mg/(kg·d),静脉滴注,分 2~3 次。

②NS5~50ml+ 头孢哌酮(Cefoperazone)50~150mg/(kg·d),静脉滴注,分 2~3 次。

处方二:1.5%GS 或 NS+ 亚胺培南(Imipenem)30~80mg(kg·d),静脉滴注,分 2~4 次。

2.5%GS 或 NS+ 美罗培南(Meropenem)20~40mg/(kg·d),静脉滴注,分 3 次。

处方三:NS5~50ml+ 替卡西林 / 克拉维酸(Ticarcillin/Clavulanate C)80mg(kg·d),静脉滴注,新生儿每 12 小时一次,儿童 6~8 小时一次。

处方四:NS5~50ml+ 阿莫西林 / 克拉维酸(Amoxicillin / Clavulanate C)50~100mg/(kg·d),静脉滴注,分 2~3 次。

(二)病毒性肺炎

处方五:5%GS+ 利巴韦林(病毒唑)(ribavirin)10 ~ 15mg/(kg·d)　静脉滴注　每天 1 ~ 2 次。

处方六:α – 干扰素(α –interferon)　6 ~ 10 万 U/(kg·d),肌内注射或雾化吸入,5 ~ 7 天为一疗程。

处方七:(流感病毒)　奥司他韦(Oseltamivir)口服:

年龄<1 岁,3mg/kg;年龄≥1 岁,按体重给药:

30mg　每天 2 次　共 5 天(体重≤15kg)。

45mg　每天 2 次　共 5 天(15kg<体重≤23kg)。

60mg　每天 2 次　共 5 天(23kg＜体重≤40kg)。

75mg　每天 2 次　共 5 天(体重＞40kg)。

(三)支原体、衣原体肺炎

处方八:①5%GS+ 红霉素(Erythromycin),10～20mg/(kg·d),静脉滴注,每天 1～2 次。

或②5%GS+ 阿奇霉素(Azithrounycin)10mg/kg,静脉滴注,每天 1 次。

(四)肺炎合并心力衰竭

1. 强心

处方九:去乙酰毛花苷(Elelanoside)(西地兰)饱和量 0.03～0.04mg/kg,按 1/2 量、1/4 量、1/4 量分 3 次饱和,加入(5～10ml)10%GS,缓慢静注,每 6 小时一次,12 小时后用地高辛 5ug/kg 维持,每 12 小时一次,口服。

2.改善循环

处方十:10%GS　20～30ml+ 多巴胺 (Dopamine)、多巴酚丁胺 (Butamine)5～8ug/(kg.min),静脉滴注。

3.利尿

处方十一:呋塞米(furosemide):1mg/kg,静脉注射。

三、用药说明及注意事项

(一)注意疗程

1. 病毒感染者病程超过 3 天需考虑继发细菌感染,考虑加抗生素治疗。

2. 用药时间应至体温正常后 5～7 天,症状、体征消失后 3 天。支原体肺炎至少用药 2～3 周。葡萄球菌肺炎至体温正常后 2～3 周,一般总疗程≥6 周。

3. 重症患儿,喘憋严重、高热不退、炎症反应重者,可加人丙种球蛋白 400mg/(kg·d),静脉滴注或泵入,连用 3～5 天。

(二)把握对症治疗

1. 对烦躁不安、喘憋严重的患儿需使用镇静剂,但不可使用氯丙嗪。

2. 重症患者,在抗感染的基础上可加用糖皮质激素,糖皮质激素使用指征:①严重喘憋或呼吸衰竭;②全身中毒症状明显;③合并感染性休克;④脑水肿、中毒性脑病。可选琥珀酸氢化可的松 5～10mg/(kg·d)或地塞米松 0.1～0.3mg/(kg·d),疗程 3～5 天。

3. 流感嗜血杆菌性肺炎易并发脓胸、败血症、化脓性脑膜炎、中耳炎。

4. 体质差、免疫力低下、营养不良、长期使用抗生素的患儿,易并发真菌感染,肺部体征多样化,可有广泛湿啰音,局部浸润实变多见,X 线片可呈多样性。

5.肺炎合并心力衰竭时,注意限制液体量在 60～80ml/(kg·d),速度＜5ml/(kg·h),张力 1/3～1/5,热量 210～250J/(kg·d)。

(三)以下情况需转上级医院治疗

1.40℃以上高热持续不退者。

2. 早产、低体重儿、免疫力低下、营养不良患儿,肺炎合并先心病等基础条件差的患儿;

3. 病因不明,或检查受限,需转上级医院行进一步检查的患儿。

4. 呼吸衰竭需气管插管上呼吸机辅助通气的患儿。

5. 肺部病变重,全身中毒症状严重,出现严重并发症,如严重脓毒症、多脏器功能损伤或衰竭、感染性休克、严重酸碱失衡、意识障碍、脓胸、脓气胸、纵隔气肿等。

6. 需特殊治疗(如纤维支气管镜检及灌洗、规律性抗结核、胸腔内用药、气管切开、外科手术等)的患儿。

7. 起病急、进展快、病情危重,或病程长,病情持续进展,经积极治疗,治疗效果差、病情无好转的患儿。

第四节　婴幼儿腹泻

腹泻病是一组多病原、多因素引起的以大便次数增多和(或)大便性状改变为特点的消化道综合征,多见于3岁以下婴幼儿,病原可为细菌、病毒、真菌、寄生虫,因素可有喂养不当、过敏、乳糖酶缺乏或活性降低等。可按病程分为:<2周,急性腹泻;2周~2个月,迁延性腹泻;>2个月,慢性腹泻。

一、诊断要点

(一)病史

可有喂养不当或不洁饮食史。

(二)症状

发热、呕吐、腹泻等,重症患者伴全身中毒症状及水、电解质、酸碱平衡紊乱。长期可引起营养不良、生长发育障碍。

(三)脱水分度(见表31-2)

表31-2　脱水的分度

症状与体征	轻度脱水	中度脱水	重度脱水
一般状况	精神稍差	精神萎靡或烦躁不安	嗜睡、昏迷甚至惊厥
眼窝、前囟	略凹陷	凹陷	深凹陷,眼闭不合
眼泪	有	少	无
皮肤	稍干,弹性可	干燥,弹性差	发灰、花纹、弹性很差
尿量	正常或略少	少	极少或无
心率	正常	增快	快、细弱
末梢循环	正常	肢端稍冷	四肢厥冷
体重丢失	5%以下	5%~10%	10%以上
体液丢失	30~50ml/kg	50~100ml/kg	100~120ml/kg

（四）检查

血常规、电解质、血气分析、大便常规、大便培养或病毒分离、尿乳糖耐受试验、腹部 X 线片等。

二、药物治疗方案

（一）婴幼儿腹泻药物治疗的原则

预防和纠正脱水，调整和继续进食，维持水、电解质平衡，预防并发症。非感染性腹无特殊的药物治疗，主要纠正脱水及水解质、酸碱平衡紊乱，可用黏膜保护剂及微生态制剂治疗。感染性腹泻依据病原菌合理、足量、足疗选用抗生素。

（二）补液

1. 轻度脱水

处方一：改良口服补液盐（Oral Rehydration Salts III，ORS III），50～75ml/kg，分次口服，4 小时内服完，每次稀便后补液，2 岁以下，50～100ml；2～10 岁 100～200ml，10 岁以上能喝多少给多少。

2. 中度脱水　口服补液的基础上适当静脉补液，补液总量 120～150ml/kg。

3. 重度脱水（第 1 天补液）

（1）扩容　2:1 等张含钠液　20ml/kg 于 0.5～1 小时内静脉滴注。

（2）累计损失量（应减去扩容量）：轻度 50ml/kg，中度 50～100ml/kg，重度 100～120ml/kg。根据脱水性质，低渗用 2/3 张，等渗用 1/2 张，高渗用 1/3 张。8～12 小时内输完，8～10ml/（kg·h）。

（3）继续损失量：10～40ml/kg，1/3～1/2 张。

生理需要量：60～80ml/kg，1/5 张，12～16 小时内补完，约 5ml/（kg·h）。

（三）保护肠黏膜，微生态疗法

处方二：蒙脱石散（思密达）（Smestea）：每次 1/3～1 包，口服，每天 3 次。

处方三：酪酸杆菌双歧杆菌二联活菌散（常乐康）每次 1～2 包，温开水或牛奶冲服，每天 1～2 次。或枯草杆菌二联活菌颗粒（妈咪爱）每次 1～2 包，温开水或牛奶冲服，每天 1～2 次。或布拉氏酵母菌，每次 1～2 包，温开水或牛奶冲服，每天 1 次。

（四）急性腹泻患儿能进食后予补锌治疗促黏膜修复

处方四：<6 个月，元素锌（element zine）每日 10mg×10～14 天；>6 个月，元素锌每日 20mg×（10～14）天；元素锌 20mg 相当于硫酸锌（Zine sulfate）100mg，葡萄糖酸锌（Zinc Glucorate）140mg。

（四）控制感染

处方五：1.NS5~50ml+ 头孢唑肟（Ceftizoxime）50~150mg/（kg·d），静脉滴注，分 2~4 次。

2.NS5~50ml+ 苯唑西林（Oxacillin）50~100mg/（kg·d），静脉滴注，分 2~4 次。

3.5%GS 或 NS+ 万古霉素（Vancomycin）20~40ml/（kg·d），静脉滴注，分 2~4 次。

4.5%GS+ 利福平（Rifampicin）10~15mg/（kg·d），静脉滴注，分 1~2 次。

5.甲哨唑(Metronidazde)15~30mg/(kg·d),静脉滴注,分2次或甲硝唑片20~50mg/(kg·d),口服,分3次。

(五)纠正代谢性酸中毒

处方六:按5%碳酸氢钠(mmol)=(−BE)×体重(kg)×0.3,或5%碳酸氢钠(mmol)=(24−实测HCO_3^-)×体重(kg)×0.3,1ml=0.6mmol,先补半量,后酌情补充。无血气分析时,可按5%碳酸氢钠2ml/kg·次补充。纠酸后易引起低钾、低钙,注意补充。

(六)电解质紊乱的治疗

1. 低钾血症

处方七:有尿或入院前6小时内有尿可补钾。轻度缺钾,补1.5~2ml/kg;中度缺钾,补2~3ml/kg;重度缺钾,补3~4ml/kg。补钾浓度≤0.3%,每日静脉补钾时间应≥8h,持续4~6天,能口服时改口服。

2. 低钠血症

处方八:血钠<120mmol/L时,可补3%氯化钠,按3%氯化钠12ml/kg,可提高血钠10mmol/L,0.5~1小时内先给半量,后再评估。有酸中毒者可用碳酸氢钠或乳酸钠代替部分盐水。

处方九:血钠在120~130mmol/L,可补生理盐水,按0.9%氯化钠 4ml/kg可提高血钠1mmol/L。

3. 低钙、低镁血症

处方十:10%葡萄糖酸钙(Calcium Glucose)1~2ml/(kg·次)(最大量≤10ml)加入5%~10%GS中稀释后缓慢静脉注射。

处方十一:25%硫酸镁(Magnesium Sulphate),0.1mg/(kg·次),深部肌内注射,每6小时一次,每日3~4次,症状缓解后停用。

三、用药说明及注意事项

(一)合理喂养

继续喂养,鼓励进食,可少食多餐,避免高纤维的蔬菜水果和高糖食物,病毒性肠炎常继发性双糖酶(主要为乳糖酶)缺乏,对疑似病例,可改低(去)乳糖配方奶。应用无双糖饮食后仍无改善者应考虑食物过敏可能,可改部分(深度)水解蛋白配方饮食。

(二)口服药物

1.改良口服补液盐(ORS II)I应1包兑温水250ml,当天、分次服用,不能添加其他成分。

2. 急性水样便腹泻在排除霍乱后,多为病毒性或产肠毒素性细菌感染,一般不用抗生素。如伴有明显全身症状不能用脱水解释者,尤其对重症患儿、新生儿、小婴儿和免疫低下患儿应选用抗生素治疗。黏液脓血便多为侵袭性细菌感染,须用抗生素。

3. 止泻药和止呕药对急性或迁延性腹泻的患儿没有任何实际益处,止泻药抑制胃肠蠕动,增加细菌繁殖和毒素的吸收。若患儿有呕吐,等10分钟再喂,喂养宜慢;严重呕吐者可暂时禁食 4~6 小时(不禁水),好转后继续喂食,由少到多,由稀到稠。

(三)注重评估

1. 大便常规白细胞无或少者可为病毒、非侵袭性细菌、寄生虫、喂养不当等所致,需与生理性腹泻、乳糖酶缺乏、过敏性腹泻鉴别;大便常规白细胞增多者多为侵袭性细菌感染,需与细菌性痢疾、坏死性肠炎鉴别。

2. 对严重营养不良儿脱水的评估,许多常用的体征不可靠,可能会导致脱水程度评估过重。

3. 补液量　轻度脱水　补液总量 90~120ml/kg;中度脱水　补液总量 120~150ml/kg;重度脱水　补液总量 150~180ml/kg。对合并营养不良小儿,应酌减总量的 1/3;对合并肺炎、心、肾功能不全的患儿,应酌减总量的 1/4~1/3。总量 24 小时输完,先快后慢,先盐后糖,前 8 小时补 1/2 量,后 16 小时补剩下的 1/2。

4. 低渗性脱水补 2/3 张,等渗性脱水补 1/2 张;高渗性脱水补 1/3 张;难以判断脱水性质时,按等渗性处理。

5. 每 1~2 小时对脱水等情况应进行动态评估,随时调整补液。

6. 心力衰竭患者在用洋地黄制剂时慎用钙剂。

(四)以下情况需转上级医院治疗

1. 出现严重的酸碱失衡,电解质紊乱,重度脱水;

2. 合并严重感染,全身中毒症状重的患儿;

3. 血流动力学难以维持;

4. 严重营养不良、免疫力低下或合并其他基础疾病患儿;

5. 经治疗,效果不佳的患儿。

第五节　婴儿脚气病

维生素 B_1(硫胺素)缺乏可引起脚气病。维生素 B_1 为水溶性维生素,为体内生物催化剂,尤其在糖类氧化产能过程缺乏时,临床以神经系统、心血管、消化系统功能异常为特点,多见于以精白米为主食的地区。小儿每日维生素 B_1 需要量为 0.5~1.5mg,乳母为 3~4mg。

一、诊断要点

(一)病史

有长期禁食或食用精白米,呕吐、厌食消化系统症状,生长发育迟缓。

(二)症状

婴儿多为急性发病,以神经系统为主者称脑型脚气病,出现心功能不全者称心型脚气病,以水肿为主者称水肿型脚气病,亦可数型症状同时出现。年长儿以水肿和多发性周围神经炎为主要表现。

(三)检查

血维生素 B_1 正常为 $(100 \pm 50) \mu g/L$，$<40 \mu g/L$ 可诊断。尿维生素 B_1 正常为 $40 \sim 100 \mu g/24h$，$<20 \mu g/24h$ 可诊断。

二、药物治疗方案

（一）母乳喂养患儿

应同时给患儿及乳母维生素 B_1（Vitamine B_1）治疗。

处方一：轻症婴幼儿 $15 \sim 30mg/d$，乳母 $60mg/d$，分 3 次口服。

（二）重症或消化道功能紊乱者

处方二：维生素 B_1（Vitamine B_1）$50 \sim 100mg/d$ 肌内注射或静脉注射，应避免用葡萄糖稀释以免血中丙酮酸及乳酸增高，一般治疗 $2 \sim 3$ 天症状明显好转或消失，仍需口服 $5 \sim 10mg/d$，疗程 1 个月。

三、用药说明及注意事项

（一）本病常伴其他 B 族维生素缺乏，应同时适当补充。

（二）重症患者在补充维生素 B_1 的同时应注意对症处理，如惊厥时止惊等，心力衰竭患者不宜使用洋地黄制剂。

（三）肾上腺皮质激素可对抗维生素 B_1 的作用，过量叶酸及烟酸能影响 $VitB_1$ 磷酸化作用。

（四）临床上若符合维生素 B_1 缺乏症，经补充后好转，但停药后复发，应考虑遗传性丙酮酸羧化酶缺陷所致的维生素 B_1 依赖症。

第六节 坏血病

坏血病是由于长期缺乏维生素 C 所致的全身性疾病。维生素 C 是一种水溶性维生素，对热不稳定，人体不能合成，从饮食中摄取，如新鲜水果、蔬菜、乳制品。患儿临床有出血倾向和骨骼改变。

一、诊断要点

（一）一般症状

倦息、全身乏力、精神抑郁、虚弱、厌食、营养不良、面色苍白等。

（二）出血表现

牙龈肿胀、出血，并可因牙龈及齿槽坏死而致牙齿松动、脱落；皮肤瘀点、瘀斑；毛囊过度角化、周围出血；鼻出血、血尿、便血、关节出血、颅内出血等。

（三）骨骼表现

小儿可有骨膜下出血，轻微活动引起剧烈疼痛，晚期长骨发育障碍，肋骨末端串珠样扩大，可导致下肢假性瘫痪、髋关节外展、膝关节半屈，呈蛙样姿势。

（四）检查

血浆维生素 C 含量测定：正常值为 5～14mg/L，＜4 mg/L 有诊断意义。

二、药物治疗方案

（一）轻症患者

处方一：维生素 C（Vitamine C）：每次 100～150mg，每日 3 次，共 1～2 周。

（二）重症患者及有呕吐、腹泻或内脏出血症状者

处方二：维生素 C 0.5～1g+10%GS 100ml，静脉滴注，每日 1 次，3 天后改口服。

三、用药说明及注意事项

（一）预防为主

多吃新鲜水果、蔬菜、乳制品，食物中 VitC 可因贮存过久、长期加热而破坏。

（二）对症治疗

同时治疗感染、贫血及其他营养缺乏症，有出血或骨骼疾病者对症治疗，积极止血，注意休息，防止骨折。

第七节　佝偻病

维生素 D 缺乏可引起体内钙磷代谢异常而导致生长期骨组织矿化不全，引起以骨骼病变为特征的佝偻病。母乳中维生素 D 含量少，人类维生素 D 的主要来源于皮肤的光照合成。

一、诊断要点

（一）初期（早期）

6 个月以内（尤其是 3 个月以内）多见，非特异性神经精神症状：多汗、枕秃、易激惹、夜惊等。常无骨骼改变。血 25-(OH)-D_3 降低，血钙、血磷正常或稍低，碱性磷酸酶（AKP）正常或稍高。

（二）活动期（激期）

＜6 个月，颅骨软化（乒乓颅）；＞6 个月，方颅、手足镯、串珠肋、肋膈沟、鸡胸、"O"、"X"、"K"形腿。血钙正常低值或降低，血磷明显降低，AKP 升高，血 25-(OH)-D_3、1,25-$(OH)_2$-D_3 显著降低。骨 X 线片长骨干骺端增宽，临时钙化带消失，呈毛刷状或杯口状，骨骺软骨盘增宽＞2mm。

（三）恢复期

骨 X 线片长骨干骺端临时钙化带重现、增宽、密度增加，骨骺软骨盘＜2mm。

（四）后遗症期

多见于 2 岁以后儿童，遗留不同程度骨骼畸形，无任何临床症状、血生化正常，骨 X 线片长骨干骺端病变消失。

二、药物治疗方案

（一）一般患儿

处方一：维生素 D(Vitamine D)：2000～4000IU/d，1 个月后改预防量 400IU/d。

（二）重症患者有并发症，无法口服者

处方二：维生素 D(Vitamine D)：15 万～30 万 IU/次，肌内注射，1～3 个月后改为预防量 400IU/d。

三、用药说明及注意事项

（一）坚持户外运动，多晒太阳；合理平衡膳食；维生素 D 以口服为主。

（二）足月儿出生后 2 周开始补充维生素 D400 IU/d；早产儿、低出生体重儿、双胎儿出生后 1 周即开始补充维生素 D800 IU/d，3 个月后改预防量 400IU/d，均补至 2 岁。

（三）长期服用抗惊厥药物的小儿，应每天给 500～1000IU 维生素 D 口服。

第八节　婴儿手足搐搦症

维生素 D 缺乏性手足搐搦症是维生素 D 缺乏性佝偻病的伴发症状之一，多见于 6 个月以内小婴儿。患儿同时存在佝偻病表现和低血钙表现。临床症状主要为惊厥、喉痉挛、手足搐搦，并有不同程度的活动期佝偻病表现。

一、诊断要点

婴幼儿突发无热惊厥，反复发作，发作后神志清楚且无神经系统阳性体征，同时有佝偻病存在，总血钙＜1.75mmol/L，离子钙＜1.0mmol/L。

二、药物治疗方案

（一）止惊

处方一　10%水合氯醛(Chloral Hydrate) 0.5ml/kg，保留灌肠或口服。或地西泮（安定）(Diazepam)0.1～0.3mg/kg，静脉注射或肌内注射。或苯巴比妥（鲁米那）(Phenobarbital)5～10mg/kg，肌内注射或静脉注射。

（二）补充钙剂

处方二　10%GS 5～20ml+10%葡萄糖酸钙 5～10ml，缓慢静脉注射或静脉滴注。

（三）急性情况控制后，按维生素 D 缺乏性佝偻病给予维生素 D 治疗。

处方三　维生素 D_3 2000～4000IU/d，分次口服。或维生素 D_3 30～60 万 U，肌内注射。

三、用药说明及注意事项

（一）惊厥期立即吸氧，侧卧位防窒息，喉痉挛者立即将舌拉出口外，行人工呼吸，必要时行气管插管。

（二）急救处理止惊是关键，然后补钙，最后再补维生素 D_3。维生素 D_3 可在补钙 3 天后再补充，以避免大剂量维生素 D_3 引起低钙惊厥。

（三）不可皮下或肌内注射钙剂以免造成局部坏死。

第九节　营养性小细胞性贫血

营养性小细胞性贫血又称营养性缺铁性贫血,是体内铁缺乏导致血红蛋白合成减少,临床上以小细胞低色素性贫血、血红蛋白减少和铁剂治疗有效为特点。以婴幼儿发病率最高,是我国重点防治的小儿常见病之一。

一、诊断要点

（一）临床表现

1. 一般表现　皮肤黏膜逐渐苍白,以唇、口腔黏膜及甲床较明显,易疲乏,不爱活动。年长儿可诉头晕、眼前发黑、耳鸣等。

2. 髓外造血表现　肝脾可轻度肿大,年龄越小,病程越久,贫血越重,肝脾肿大越明显。

3. 非造血系统症状

（1）消化系统症状:食欲减退,少数有异食癖（如嗜食泥土、墙皮、煤渣等）;可有呕吐、腹泻;可出现口腔炎、舌炎或舌乳头萎缩;重者可出现萎缩性胃炎或吸收不良综合征。

（2）神经系统症状:有烦躁不安或萎靡不振、精神不集中、记忆力减退,智力多数低于同龄儿。

（3）心血管症状:明显贫血时心率增快,严重者心脏扩大,甚至发生心力衰竭。

（4）其他:因细胞免疫功能降低,常合并感染。可因上皮组织异常而出现反甲。

（二）实验室检查

1. 外周血常规　血红蛋白降低,且比红细胞数减少明显,呈小细胞低色素性贫血。网织红细胞数正常或轻度减少,白细胞、血小板一般无改变。

2. 骨髓象　呈增生活跃,以中、晚幼红细胞增生为主。

3. 铁代谢相关检查

（1）血清铁蛋白:可较敏感的反映体内储存铁的情况,是诊断缺铁性贫血的敏感指标。其放射免疫法测定的正常值:<3个月婴儿为$194\sim238\mu g/L$,3个月后为$18\mu g\sim91\mu g/L$;<$12\mu g/L$,提示缺铁。

（2）血清铁（SI）、总铁结合力（TIBC）和转铁蛋白饱和度（TS）:这三项检查反映血浆中铁的含量。SI正常值为$12.8\mu mol\sim31.3\mu mol/L$（$75\mu g\sim175\mu g/dl$）,<$9.0\sim10.7\mu mol/L$（$50\mu g\sim60\mu g/dl$）有意义,TIBC>$62.7\mu mol/L$（$350\mu g/dl$）有意义,TS<15%有诊断意义。

（3）骨髓可染铁:骨髓涂片用普鲁士蓝染色镜检,细胞外铁减少。观察红细胞内铁粒细胞数,如<15%,提示储存铁减少。这是一项反映体内储存铁的敏感而可靠的指标。

（4）红细胞游离原卟啉（FEP）:红细胞内缺铁时FEP不能完全与铁结合成血红素,血红素减少又反馈性地使FEP合成增多,未被利用的FEP在红细胞内堆积,导致FEP值增高,当

FEP＞0.9μmol/L(500μg/dl)即提示细胞内缺铁。

（三）用铁剂治疗有效

二、药物治疗方案

主要原则为去除病因和补充铁剂。

（一）一般治疗

去除病因;保证睡眠;避免感染;重度贫血者注意保护心脏功能;适当增加含铁质丰富的食物,注意饮食搭配,以增加铁的吸收。

（二）铁剂治疗

分口服铁剂和注射铁剂,同时服用维生素 C。

处方一:

1. 硫酸亚铁(Ferrous Sulfate)(含元素铁 20%):4～6mg/(kg·d),分 3 次口服。

2. 富马酸亚铁(Ferrous Fumarate)(含元素铁 33%):4～6mg/(kg·d),分 3 次口服。

3. 葡萄糖酸亚铁(含元素铁 12%):4～6mg/(kg·d),分 3 次口服。

4. 蛋白琥珀酸亚铁(含元素铁 35%):4～6mg/(kg·d),1 次口服。

以上药物可任选其中一种。

处方二:维生素 C 片(Vitamin C):每次 1 片(100mg),每日 3 次,口服。

三、用药说明及注意事项

（一）口服铁剂品种较多,剂量为元素铁每日 4mg～6mg/kg,分三次口服,以二餐之间口服为宜;为减少胃肠道副反应,可从小剂量开始,如无不良反应,可在 1～2 日内加至足量。近年研究显示,蛋白琥珀酸铁每天一次的临床疗效与传统铁剂每天 3 次相当,且依从性增高。同时服用维生素 C 可增加铁的吸收。牛奶、茶、咖啡及抗酸药等与铁剂同服均可影响铁的吸收,故治疗期间应避免。

（二）注射铁剂:常用注射铁剂有山梨醇枸橼酸铁复合物,专供肌内注射用;右旋糖酐铁复合物,可供肌内注射或静脉注射;葡萄糖氧化铁,供静脉注射用。

其适应证有:

1. 诊断肯定,但口服铁剂后无治疗反应者;

2. 口服后胃肠道反应严重,虽改变制剂种类、剂量及给药时间仍无改善者;

3. 有胃肠道疾病胃肠道手术后不能应用口服铁剂或口服铁剂吸收不良者。

（三）补给铁剂 12～24 小时后细胞内含铁酶开始恢复,烦躁等精神症状减轻,食欲增加。网织红细胞于服药 2～3 天后开始上升,5～7 日达高峰,2～3 周后下降至正常。治疗 1～2 周后血红蛋白逐渐上升,通常于治疗 3～4 周达正常。如 3 周内 Hb 上升不足 20g/L,应注意寻找原因。如治疗反应满意,Hb 恢复正常后再继续服用铁剂 6～8 周,以增加铁的储存。

（四）以下情况需转上级医院治疗

1. 经治疗,效果不佳的患儿可考虑转上级医院。

2. 一般不必输红细胞,若需要可转上级医院治疗。

3. 常规治疗疗效欠佳,可能存在导致贫血的其他原因尚未明确,需要转上级医院进一步检查。

4. 合并严重感染,全身中毒症状重的患儿必须转上级医院治疗。

5. 重度、极重度贫血患儿存在重要器官功能障碍者必须转上级医院治疗。

第十节 营养性大细胞性贫血

营养性大细胞性贫血又称营养性巨幼细胞性贫血,主要是指由于维生素 B_{12} 和(或)叶酸缺乏所致的以 MCV>100fL 为显著形态学特征的一组贫血,但药物(羟基脲、氨甲喋呤、磺胺等)、肝脏疾病、甲状腺功能低下、慢性酒精中毒和骨髓增生异常综合征等也可导致大细胞贫血。主要临床特点是贫血、神经精神症状、红细胞胞体变大、骨髓中出现巨幼红细胞、用维生素 B_{12} 和(或)叶酸治疗有效。以 6 个月至 2 岁多见,起病缓慢。

一、诊断要点

(一)临床表现

1. 一般表现 多呈虚胖或颜面轻度水肿,毛发纤细、稀疏、黄色,严重者皮肤有出血点或瘀斑。

2. 贫血表现 皮肤常呈蜡黄色,睑结膜、口唇、指甲等处苍白,偶有轻度黄疸;疲乏无力,常伴肝脾肿大。

3. 神经精神症状 可出现烦躁不安、易怒等症状。维生素 B_{12} 缺乏者表现为表情呆滞、目光发直、对周围反应迟钝、嗜睡、不认亲人、少哭不笑。智力、动作发育落后甚至退步。重症病例可出现不规则性震颤、手足无意识运动,甚至抽搐、感觉异常、共济失调、踝阵挛和 Babinski 征阳性等。叶酸缺乏不发生神经系统症状,但可导致神经精神异常。

4. 消化系统症状 如厌食、恶心、呕吐、腹泻和舌炎等。

(二)实验室检查

1. 外周血常规 呈大细胞性贫血,MCV>94fl,MCH>32pg。血涂片可见红细胞大小不等,以大细胞为多,中性粒细胞呈分叶过多现象。网织红细胞、白细胞、血小板计数常减少。

2. 骨髓象 增生明显活跃,以红系增生为主,粒系、红系均出现巨幼变,巨核细胞的核有过度分叶现象,巨大血小板。

3. 血清维生素 B_{12} 和叶酸测定 血清维生素 B_{12} 正常值为 200ng～800ng/L,<100ng/L 为缺乏。血清叶酸水平正常值为 5μg～6μg/L,<3μg/L 为缺乏。

根据临床表现、血常规和骨髓象可诊断为巨幼细胞性贫血。在此基础上,如神经系统症状明显,则考虑为维生素 B_{12} 缺乏所致。有条件时测定血清维生素 B_{12} 和叶酸水平进一步协助确诊。

二、药物治疗方案

维生素 B_{12} 和叶酸治疗：

处方一：

以下药物任选其中一种

1. 维生素 B_{12}(Vitamin B_{12})：500μg～1000μg，一次性肌内注射。

2. 维生素 B_{12}(Vitamin B_{12})：100μg，肌内注射，每周 2～3 次，连用数周。

3. 维生素 B_{12}(Vitamin B_{12})：1mg 肌内注射，每日 1 次，连用 2 周以上（当有神经系统受累时使用此方案）。

4. 维生素 B_{12}(Vitamin B_{12})：1mg 肌内注射，每月 1 次，长期应用（由于维生素 B_{12} 吸收缺陷所致的患者使用此方案）。

处方二：以下两种药物应同时使用

1. 叶酸片(Folic Acid)：每次 5mg，每日 3 次，口服。

2. 维生素 C 片(Vitamin C)：每次 1 片，每日 3 次，口服。

三、用药说明及注意事项

（一）在使用药物治疗时，一定要首先去除病因，对引起维生素 B_{12} 和叶酸缺乏的原因应予以去除；同时注意营养，及时添加辅食，注意饮食平衡，并加强护理，防止感染，才能保证药物的治疗效果。

（二）有神经精神症状者，应以维生素 B_{12} 治疗为主，如单用叶酸反而有加重症状的可能。用维生素 B_{12} 治疗后 6～7 小时骨髓内巨幼红细胞可转为正常幼红细胞，一般精神症状 2～4 天后好转，网织红细胞 2～4 天开始增加，6～7 天达高峰，2 周后降至正常，神经精神症状恢复较慢。

（三）叶酸应连续口服数周至临床症状好转、血常规恢复正常为止，同时口服维生素 C 有助于叶酸吸收。服叶酸 1～2 天后食欲好转，骨髓中巨幼红细胞转为正常，2～4 天网织红细胞增加，4～7 天达高峰，2～6 周红细胞和血红蛋白恢复正常。因使用抗叶酸代谢药物而致病者，可用亚叶酸钙治疗。先天性叶酸吸收障碍者，口服叶酸剂量应增至每日 15～50mg 才有效。

治疗初期，由于产生大量新生红细胞，使细胞外钾转移至细胞内，可引起低血钾，甚至发生低血钾性婴儿猝死，应注意预防性补钾。

（四）以下情况需转上级医院治疗

1. 经治疗，效果不佳的患儿可考虑转上级医院。

2. 常规治疗疗效欠佳，可能存在导致贫血的其他原因尚未明确，需要转上级医院进一步检查。

3. 合并严重感染，全身中毒症状重的患儿必须转上级医院治疗。

4. 重度、极重度贫血患儿存在重要器官功能障碍者必须转上级医院治疗。

第十一节 蚕豆病

蚕豆病是由于葡萄糖 –6– 磷酸脱氢酶缺乏者食用蚕豆或蚕豆制品而发生的急性血管内溶血性贫血,故又称红细胞葡萄糖 –6– 磷酸脱氢酶(G-6-PD)缺乏症,是一种伴性不完全显性红细胞酶缺陷病。

一、诊断要点

(一)病史

有阳性家族史或既往病史,病史中有急性溶血特征,并有食蚕豆或服药物史,或新生儿黄疸,或自幼出现原因未明的慢性溶血者均应考虑此病。

(二)临床表现

多见于 10 岁以下小儿,男孩好发,母亲食蚕豆后哺乳可使婴儿发病。常在蚕豆成熟季节流行,在进食蚕豆或其制品(如粉丝)后 24 ~ 48 小时内发病,表现为急性血管内溶血,其临床表现有头晕、厌食、恶心、呕吐、疲乏等症状,继而出现黄疸、血红蛋白尿,溶血严重者可出现少尿、无尿、酸中毒和急性肾衰竭。溶血过程呈自限性是本病的重要特点,轻症的溶血持续 1 ~ 2 天或 1 周左右临床症状逐渐改善而自愈。

(三)实验室检查

1. 红细胞 G-6-PD 缺乏的筛选实验 有 3 种方法。

①高铁血红蛋白还原实验:正常还原率>0.75;中间型为 0.74 ~ 0.31;显著缺乏者<0.3。此实验可出现假阳性或假阴性,故应配合其他有关实验室检查。

②荧光斑点实验:正常 10 分钟内出现荧光;中间型者 10 ~ 30 分钟出现荧光;严重缺乏者 30 分钟仍不出现荧光。本实验的敏感性及特异性均较高。

③硝基四氮唑蓝(NBT)纸片法:正常滤纸片呈紫蓝色,中间型呈淡蓝色,显著缺乏者呈红色。

2. 红细胞 G-6-PD 活性测定:这是特异性的直接诊断方法, 世界卫生组织推荐的 Zinkham 法正常值为(12.1 ± 2.09)IU/g Hb,国际血液学标准化委员会(SICSH)推荐的 Clock 与 Melean 法为(8.34 ± 1.59)IU/g Hb,NBT 定量法为 13.1 ~ 30.0NBT 单位。

近年开展 G-6-PD/6-PGD 比值测定,可进一步提高杂合子的检出率,正常值为成人 1.0 ~ 1.67,脐带血 1.1 ~ 2.3,低于此值为 G-6-PD 缺乏。

3. 变性珠蛋白小体生成实验:在溶血时阳性细胞>0.05;溶血停止时呈阴性。不稳定血红蛋白病患者此实验也可呈阳性。

二、药物治疗方案

(一)蚕豆病的药物治疗。

治疗需积极去除诱因,加强对症支持治疗,如补液以扩充血容量、纠正休克,纠正酸中毒,碱化尿液,密切注意肾功能变化,警惕肾衰竭。

(二)适用于普通病例的治疗

处方一:5%碳酸氢钠注射液(Sodium Bicarbonate)3~5mg/kg+10%葡萄糖注射液(Glucose)等量,静脉滴注,每日 1 次。

(三)适用于重症病例的治疗

处方二:1.5%碳酸氢钠注射液 (Sodium Bicarbonate)3~5mg/kg+10%葡萄糖注射液(Glucose)等量,静脉滴注,每日 1 次。

2.氢化可的松(Hydrocorlison)5~10mg/kg+10%葡萄糖注射液 150ml,静脉滴注,每日 1 次。

3.呋塞米注射液,1~2mg/kg,静脉注射,立即。

(四)适用于严重贫血患儿的治疗

处方三:Hb≤60/L 或有心脏功能损害症状者,输注 0.6·PD 正常的浓红细胞。输注浓缩红细胞的量(ml)=(100g/L– 患儿血红蛋白量 g/L)× 体量(kg)× 0.2。

处方四:1.必要时输血

2.新生儿黄疸可采用蓝光光疗

3.必要时换血

严重新生儿黄疸达换血指征时需换血疗法,以防止胆红素脑病的发生。

三、用药说明及注意事项

(一)治疗蚕豆病患儿时应积极去除诱因,供给充足的水分,纠正电解质失衡,同时使用碳酸氢钠碱化尿液,大约一周内溶血可自行停止;

(二)严重贫血时可输 G–6–PD 正常的红细胞;

(三)应密切注意肾功能,警惕肾衰竭;

(四)新生儿黄疸可予以蓝光治疗,个别严重者应考虑换血疗法,以防止胆红素脑病的发生;

(五)已知为 G–6–PD 缺乏者应避免进食蚕豆及其制品,忌服有氧化作用的药物。如抗疟药(伯氨喹、扑疟喹、氯喹等),镇痛退热药(阿司匹林、非那西丁),磺胺类药物,抗菌药(硝基呋喃类、氯霉素、对氨基水杨酸),砜类药(氨苯砜等),杀虫药(β – 萘酚、锑波芬),大剂量的维生素 K,丙磺舒,二硫丙醇,中药种连、腊梅花等。

(六)以下情况需转上级医院治疗

1. 经治疗,效果不佳的患儿可考虑转上级医院。

2. 严重贫血患儿需输血治疗时可考虑转上级医院。

3. 常规治疗疗效欠佳,可能存在导致贫血的其他原因尚未明确,需要转上级医院进一步检查。

4. 合并严重感染,全身中毒症状重的患儿必须转上级医院治疗。

5. 新生儿黄疸病情严重者积极转上级医院治疗,必要时考虑换血疗法,以防止胆红素脑病的发生。

6. 重度、极重度贫血患儿存在重要器官功能障碍者必须转上级医院治疗。

第十二节　急性肾炎

急性肾炎(急性肾小球肾炎)是指一组病因不一,临床表现为急性起病,多有前驱感染,以血尿为主,伴有不同程度蛋白尿,可有水肿、高血压,或肾功能不全的肾小球疾病。多见于儿童和青少年,以 5～14 岁多见。可分为急性链球菌感染后肾小球肾炎(APSFN)和非链球菌感染后肾小球肾炎,本节专指前者。

一、诊断要点

(一)症状

在前驱呼吸道或皮肤链球菌感染的基础上,经 1～3 周无症状的间歇期而急性起病,急性期出现全身不适、乏力、食欲缺乏、发热、头痛、头晕、咳嗽、气急、恶心、呕吐、腹痛及鼻出血等症状,具备血尿、蛋白尿、水肿及高血压等特点。

(二)体征

70%的病例有水肿,一般仅累及眼睑及颜面部,重者 2～3 天遍及全身,呈非凹陷性。30%～80%的病例有血压增高。

(三)实验室检查

尿蛋白可在＋～＋＋＋,且与血尿的程度相平行,可有透明、颗粒或红细胞管型,疾病早期可见较多的白细胞和上皮细胞,并非感染;外周血白细胞一般轻度升高或正常;血沉加快;前驱期为咽炎的病例,抗链球菌溶血素 O(ASO)往往增加,10～14 天开始升高,3～5 周时达高峰,3～6 个月后恢复正常;皮肤感染后 APSCN 者 ASO 升高不多,而抗脱氧核糖核酸酶 B(DNAase-B)和抗透明质酸酶(HAase)滴度升高;80%～90%的患者血清 C3 下降,至第 8 周94%的患者恢复正常;明显少尿时血尿素氮和肌酐可升高;肾小管功能正常;持续少尿、无尿者,血肌酐升高,内生肌酐清除率降低,尿浓缩功能也受损。

二、药物治疗方案

(一)抗感染

有感染灶时用青霉素 10～14 天。

处方一:青霉素(Penicillin):每日 2.5 万～5 万单位/kg,分 2 次肌注(需皮试)。

(二)利尿

经控制水、盐入量后仍水肿、少尿者需根据病情酌情选用以下一种利尿剂治疗。

处方二:1. 氢氯噻嗪片(Hydrochlorothiazide):1mg～2mg/(kg·d),分 2～3 次,口服。

2. 呋塞米片(Furosemide):2mg～5mg/(kg·d)从小剂量开始,分 2～3 次口服。

3. 呋塞米注射剂:1mg～2mg/(kg·次),每天 1～2 次,静脉注射。

(三)降压

凡经休息、控制水盐摄入、利尿后血压仍高者,据病情酌情选用以下一种降压药治疗。

处方三:1. 硝苯地平片(Nifedipine):开始剂量 0.25mg/(kg·d),最大剂量 1mg/(kg·d),分 3 次口服。

2. 卡托普利(Captoprit):开始剂量 0.3mg～0.5mg/(kg·d),最大剂量为 5mg～6mg/(kg·d),分 3 次口服。

3. 硝普钠(Sodium Nitroprusside):5mg～20mg 加入 5%葡萄糖液 100ml 中,以 1 ug/(kg·min)速度静脉滴注,根据血压随时调节药液滴速,每分钟不宜超过 8 ug/kg,以防发生低血压。

三、用药说明及注意事项

(一)防治感染是治疗急性肾炎的根本。对急性扁桃体炎、猩红热等患儿应尽早、彻底地用青霉素或其他敏感抗生素治疗,以清除病灶。

(二)本病急性期卧床休息和控制水、盐摄入非常重要。急性期卧床休息 2～3 周,直到肉眼血尿消失,水肿消退,血压正常,即可下床轻微活动。血沉正常可上学,但应避免体力活动。尿检完全正常后方可恢复体力活动。饮食以低盐为好,<1g/d,或<60mg/(kg·d),严重水肿或高血压者需无盐饮食。水分一般不限。有氮质血症者应限蛋白,可给优质动物蛋白 0.5g/(kg·d)。

(三)利尿药一般从口服制剂开始使用,若疗效不佳,可选用呋塞米注射剂。

(四)降压药的使用亦首选口服药物,硝普钠一般用于严重循环充血和高血压脑病的治疗,滴注时针筒、输液管等须用黑布覆盖,以免药液遇光分解。用药过程中必须严密监测血压,随时调整滴速,以防低血压发生。

(五)以下情况需转上级医院治疗

1. 经常规治疗,效果不佳的患儿可考虑转上级医院。

2. 严重循环充血、高血压脑病的患儿在维持生命体征稳定时应转上级医院治疗。

3. 急性肾衰竭者须转上级医院治疗。

第十三节 肾病综合征

肾病综合征(NS)是一组由多种原因引起的肾小球基底膜通透性增加,导致血浆内大量蛋白质从尿中丢失的临床综合征。按病因 NS 可分为原发性、继发性和先天性 3 种类型。本节主要叙述原发性肾病综合征(PNS),约占儿童时期肾病综合征总数的 90%。

一、诊断要点

(一)临床表现

有以下四大特点:1. 大量蛋白尿;2. 低蛋白血症;3. 高脂血症;4. 明显水肿。以上第一、二两项为诊断必备条件。

(二)实验室检查

1. 尿液分析　尿常规蛋白定性多在 3＋~4＋,有短暂显微镜下血尿,大多可见透明、颗粒管型和卵圆脂肪小体;24 小时尿蛋白定量＞50mg/(kg·d)为肾病范围的蛋白尿;尿蛋白/尿肌酐(mg/mg)正常儿童上限为 0.2,肾病时常≥3.0。

2. 血清白蛋白＜30g/L(或≤25 g/L),胆固醇＞5.7μmol/L,甘油三酯升高,LDL 和 VLDL 增高,HDL 多正常,IgG 降低,IgM、IgE 可增加,BUN、Cr 在肾炎性肾病综合征可升高。

3. 血清补体在肾炎性肾病综合征患儿可下降。

4. 必要时肾穿刺活检明确病理类型。

二、药物治疗方案

(一)糖皮质激素(中长程疗法)

处方一:以下药物需同时使用

1. 泼尼松(Prednisone):按身高标准体重 2mg/(kg·d),最大量 60mg/d,分 3 次服用。若 4 周内尿蛋白转阴,则自转阴后至少巩固 2 周方减量,改为隔日 2mg/kg 早餐后顿服,继续用 4 周。以后每 2~4 周总量中减 2.5mg~5mg,直至停药,疗程必须达 6 个月(中程疗法)。初始剂量同上开始治疗后 4 周尿蛋白未转阴者,继续服至尿蛋白转阴后 2 周,此过程一般不超过 8 周,以后再改为隔日 2mg/kg 早餐后顿服,继续用 4 周,以后每 2 周~4 周减量一次,直至停药,疗程达 9 个月(长程疗法)。

2. 维生素 D(Vitamin D):400u,一日 1 次,口服。

3. 碳酸钙(Calcium Carbonate):300mg~600mg,一日 1 次,口服。

(二)免疫抑制剂

处方二:以下药物选择其中一项

1. 环磷酰胺片(Cyclophosphamide CTX):2.0mg~2.5mg/(kg·d),分 3 次口服,共 8~12 周,总量不超过 200mg/kg。

2. 环磷酰胺注射剂:10mg~12mg/(kg·d)加入 5%葡萄糖盐水 100ml~200ml 内静脉滴注 1~2 小时,连续 2 天为一疗程。每 2 周重复一疗程,累积量＜150mg~200mg/kg。

3. 雷公藤多甙:每次 0.3mg~0.5mg/kg,一日 3 次,饭后服用,或遵医嘱。

4. 他克莫司(Tacrolimus):0.05mg~0.1mg/(kg·d)分 2 次,Q12 小时服用。

(三)抗凝及纤溶药物疗法

处方三:以下药物选择其中一项

1. 肝素(Heparin):1mg/(kg·d)加入 10%葡萄糖液 50ml~100ml 中静脉滴注,每日 1 次,2~4 周为 1 疗程。也可选用低分子肝素。病情好转后改口服抗凝药维持。

2. 尿激酶(Urokinase):3 万~6 万 U/d,加入 10%葡萄糖液 100ml~200ml 内静脉滴注,1~2 周为一疗程:

3. 双嘧达莫(Dipyridamole):5mg~10mg/(kg·d),分 3 次饭后服,6 个月为 1 疗程。

(四)免疫调节剂

处方四:左旋咪唑(Levamisole):2.5mg/kg,隔日1次,疗程6个月。

(五)血管紧张素转换酶抑制剂(ACEI)

处方五:卡托普利(Captopril):1mg/(kg·d),分3次口服,逐渐增加,求得最低有效量,最大可至6mg/(kg·d)。

(六)中医药治疗

处方六:六味地黄丸:1次3克,一日2次,口服。

三、用药说明及注意事项

(一)初治病例诊断确定后尽早开始泼尼松治疗。

国内多选用中长程疗法,不用短程疗法。在应用糖皮质激素过程中每日应给予适当维生素D和钙剂,并要注意激素的严重副作用。长期超生理剂量使用糖皮质激素可见以下不良反应:

1. 代谢紊乱;可出现明显的库欣貌、肌肉萎缩无力、伤口愈合不良、蛋白质营养不良、高血糖、尿糖、水钠潴留、高血压、尿中失钾、高尿钙和骨质疏松。

2. 消化性溃疡和精神欣快感、兴奋、失眠,甚至呈精神病、癫痫发作等;还可发生白内障、无菌性股骨头坏死、高凝状态、生长停滞等。

3. 易发生感染或诱发结核灶活动。

4. 急性肾上腺皮质功能不全、戒断综合征。

5. 对糖皮质激素耐药或未使用激素而水肿较重,且伴有尿少者可配合使用利尿剂,但须密切观察出入水量、体重变化和电解质紊乱。

(二)复发和糖皮质激素依赖型肾病的其他激素治疗:

1. 调整糖皮质激素的剂量和疗程:糖皮质激素治疗后或在减量过程中复发者,原则上再次恢复到初始疗效剂量或上一个疗效剂量,或改隔日疗法为每日疗法,或将激素减量的速度放慢,疗程延长。同时注意查找患儿是否存在感染或影响糖皮质激素疗效的其他因素。

2. 更换糖皮质激素制剂:对泼尼松疗效差的病例,可换用其他糖皮质激素制剂,如曲安西龙(阿赛松、康宁克通)等。

3. 甲泼尼龙冲击治疗 慎用。

(三)免疫抑制剂主要用于肾病综合征频繁复发,糖皮质激素依赖、耐药或出现严重副作用者,在小剂量糖皮质激素隔日使用的同时可选用免疫抑制剂并注意其不良反应。

1. 常用的环磷酰胺不良反应有白细胞减少、秃发、肝功能损害、出血性膀胱炎等,少数可发生肺纤维化。注意远期性腺损害,病情需要者可小剂量、短疗程、间断用药,避免青春期前和青春期用药。

2. 其他免疫抑制剂可根据患者需要选用苯丁酸氮芥、环孢素、硫唑嘌呤、麦考酚吗乙酯(霉酚酸酯)及雷公藤多苷片等。

(五)由于肾病患儿往往存在高凝状态和纤溶障碍,易并发血栓形成,需加用抗凝和溶栓治疗。

（六）免疫调节剂一般作为糖皮质激素的辅助治疗,适用于伴感染、频复发或糖皮质激素依赖者,常用左旋咪唑,不良反应可有胃肠道不适、流感样症状、皮疹、周围血液中性粒细胞下降,停药即可恢复。

（七）血管紧张素转换酶抑制剂（ACEI)对改善肾小球局部血流动力学、减少尿蛋白、延缓肾小球硬化有良好的作用。尤其适用于伴有高血压的肾病综合征。常用制剂有卡托普利、依那普利、福辛普利等。

（八）以下情况需转上级医院治疗：

1. 经常规治疗,效果不佳的患儿可考虑转上级医院。

2. 需做经皮肾穿刺组织病理学检查可考虑转至有条件的上级医院。

3. 肾病综合征频繁复发,糖皮质激素依赖、耐药或出现严重不良反应者,应转上级医院治疗。

4. 发生严重感染病例应转上级医院治疗。

5. 急性肾衰竭者须转上级医院治疗。

第十四节　小儿风湿热

风湿热（rhenmatic fever)是儿童 A 组溶血性链球感染后的免疫性炎症发病以心脏的非?炎症最为常见和严重,可累及心脏、关节、中枢神经系统及皮下组织等多器官,重症可致反复发作可形成心瓣膜病。

一、诊断要点

包括主要指标、次要指标和链球菌感染的证据三部分。有以下两项主要表现或一项主要表现加二项次要表现,即可诊断为风湿热。

（一）主要表现

1. 心脏炎　诊断应具有以下四条中的一条。

（1）新出现有意义的杂音,为心尖部收缩全期杂音,或舒张中期杂音。

（2）心脏增大。

（3）心包炎。

（4）心力衰竭。

2. 多发性关节炎　两个以上的关节有红、肿、热、痛及活动受限,常累及膝、肘、腕、踝大关节。

3. 舞蹈病　特征是无目的、不自主的快速运动,常伴肌肉软弱和行为异常。

4. 多形性红斑　是一种轮廓清楚、易消散的粉红色皮疹,红斑中央苍白,周边呈圆形和葡行疹,主要分于躯干和肢体近端。

5.皮下小结 结节较硬无痛,好发于某些大关节的伸侧,多见于肘、膝、腕关节及枕骨区。

(二)次要表现

1.发热。

2.关节痛。

3.血沉快,C反应蛋白阳性。可有血清抗O增高,咽拭子培养阳性,白细胞增加。

4.心电图P-R间期延长。

(三)链球菌感染的证据

1.咽试子培养阳性快速链球菌抗原实验阳性。

2.链球菌抗体滴度升高。

二、药物治疗方案

(一)清除链球菌感染

处方一:首选青霉素,若青霉素过敏可选用红霉素

1. 青霉素(Penicillin):80万单位,肌内注射,每日2次,或静脉点滴每6~8小时一次,持续2周。

2. 红霉素(Erythromycin):20mg~30mg/(kg·d),分2~3次,静滴(浓度0.5mg~1mg/ml)。

(二)抗风湿热治疗

处方二:首选阿司匹林,发生心脏炎时同时选用泼尼松

1. 阿司匹林(Aspirin):80mg~100mg/(kg·d)(最大量≤3g/d),分次服用,症状控制后逐渐减至半量,再逐渐减停,疗程4~8周。

2. 泼尼松(Prednisone):1~2mg/(kg·d)(最大量≤60mg/d),分次口服,2~4周后减量,总疗程8~12周。

(三)充血性心力衰竭即心脏炎复发的治疗

处方三:甲强龙(Methylprednisolone):10mg~30mg/kg,每日1次,共1~3次。

三、用药说明及注意事项

(一)风湿热的治疗目标

清除链球菌感染,去除诱发风湿热的病因;控制临床症状,使心脏炎、关节炎、舞蹈病及风湿热症状迅速缓解,解除风湿热带来的痛苦;处理各种并发症,提高患者的身体素质和生活质量,延长寿命。因此,急性期卧床休息、积极清除链球菌感染病灶至关重要。青霉素过敏者可改用其他有效抗生素如红霉素等。

(二)急性期应卧床休息

急性期无心脏炎患儿卧床休息2周,随后逐渐恢复活动,于2周后达正常活动水平;心脏炎无心力衰竭患儿卧床休息4周,随后于4周内逐渐恢复活动;心脏炎伴充血性心力衰竭患儿则需卧床休息至少8周,在以后2~3个月内逐渐增加活动量。

(三)抗风湿热治疗是重点

心脏炎时宜早期使用糖皮质激素,同时阿斯匹林总疗程延长至8~12周。无心脏炎的患儿可用非甾体抗炎药阿司匹林口服。

(四)其他治疗

有充血性心力衰竭时应视为心脏炎复发,应及时静脉注射大剂量糖皮质激素,如氢化可的松或甲泼尼龙,每日1次,剂量为10mg~30mg/kg,共1~3次。多数情况下,在用药后2~3天即可控制心力衰竭。应慎用或不用洋地黄制剂,以免发生洋地黄中毒。应予低盐饮食,必要时氧气吸入、给予利尿剂和血管扩张剂。舞蹈病时可用苯巴比妥、地西泮等镇静剂。关节肿痛时应予制动。

(五)病情稳定出院后需长期随诊

每3~4周肌内注射苄星青霉素(长效青霉素)120万单位,预防注射期限至少5年,最好持续至25岁;有风湿性心脏病者,宜进行终身药物预防。对青霉素过敏者可改用红霉素类药物口服,每月口服6~7天,持续时间同前。风湿热或风湿性心脏病患儿,当拔牙或行其他手术时,术前术后应用抗生素以预防感染性心内膜炎。

(六)以下情况需转上级医院治疗

1. 经常规治疗,效果不佳的患儿可考虑转上级医院。

2. 发生心力衰竭病情控制不佳者应转上级医院治疗。

第十五节　幼年型类风湿性关节炎

该病是儿童时期常见的风湿性疾病,以慢性关节滑膜炎为主要特征,伴全身多脏器功能损害。该病命名繁多,如幼年类风湿性关节炎(JRA)、Still病、幼年慢性关节炎(JCA)、幼年型关节炎(JA)等。为了便于国际间协作组对这类疾病的遗传学、流行病学、转归和治疗方案实施等方面进行研究,2001年国际风湿病学会联盟(ILAR)儿科常委专家会议将"儿童时期(16岁以下)不明原因关节肿痛、疼痛持续6周以上者"命名为幼年特发性关节炎(JIA)。

一、诊断要点

(一)临床表现

JIA的诊断主要依靠临床表现,采用排除诊断法。实验室检查的任何项目都不具备确诊价值,但可帮助了解疾病的程度和除外其他疾病。16岁以下儿童不明原因关节肿胀,持续6周以上者,诊断为幼年特发性关节炎。必须除外其他需要鉴别诊断的疾病。

(二)实验室检查

1. 炎症反应的证据:血沉明显增快,急性期反应物(C-反应蛋白、IL-I和IL-6等)增高。

2. 自身抗体:类风湿因子(RF)阳性提示严重关节病变及有类风湿结节,部分患儿出现低中滴度的抗核抗体(ANA)。

3. 关节液分析和滑膜组织学检查:可鉴别化脓性关节炎、结核性关节炎、类肉瘤病、滑膜肿瘤等。

4.血常规:常见轻中度贫血,外周血白细胞总数和中性粒细胞增高,可伴类白血病反应。

(三)影像学检查

1.X线检查:早期(病程一年左右)X线仅显示软组织肿胀,关节周围骨质疏松,关节附近呈现骨膜炎。晚期才能见到关节面骨破坏,以手腕关节多见。

2.其他影像学检查:骨放射性核素扫描、超声波和MRI均有助于发现骨关节损害。

(四)注意重型并发症的诊断

目前有报道JIA可能发生严重并发症,即巨噬细胞活化综合征(MAS),其临床表现主要以发热、肝脾淋巴结肿大、全血细胞减少、肝功能急剧恶化、凝血功能异常以及中枢神经系统表现为特征,重者甚至发生急性肺损伤及多脏器功能衰竭。实验室检查有血沉降低、血清铁蛋白增高、转氨酶及肌酶增高、血脂增高,白蛋白、纤维蛋白原降低等。骨髓穿刺活检可见吞噬血细胞。该病急性发病,进展迅速,死亡率极高。大多数MAS发生于JIA全身型,但多关节型及少关节型JIA也有少量报道。

二、药物治疗方案

(一)非甾体抗炎药(NSAIDs):一线药物

处方一:

根据病情以下3种药物选用其中1种

1.肠溶阿司匹林(Aspirin):80mg~100mg/(kg·d),分4次,口服。

2.萘普生(Naproxen):10mg~15mg/(kg·d),分2次,口服。

3.布洛芬(Ibuprofen):50mg/(kg·d),2~3次,口服。

(二)缓解病情抗风湿药(DMARDs):即二线药物

处方二:

以下两种药物选用一种

1.羟氯喹(Hydroxychloroquine):5mg~6mg/(kg·d),不超过0.25g/d,分1~2次用。疗程3个月至一年。

2.柳氮磺吡啶(Sulfasalazine):50mg/(kg·d),分4~6次服用,服药1~2月可起效。

处方三:肾上腺皮质激素:全身型、多关节型和虹膜睫状体炎时在其他药物治疗无效时可小剂量使用。

泼尼松(Prednisone):0.5mg~1mg/(kg·d)(≤40mg),分次口服或一次顿服。

(三)免疫抑制剂

处方四:甲氨蝶呤(Methopterin MTX):剂量为10mg/m²,每周一次顿服,服药3~12周即可起效。

三、用药说明及注意事项

(一)JIA的治疗原则

控制病变的活动度,减轻或消除关节疼痛和肿胀;预防感染和关节炎症加重;预防关节功能不全和残疾;恢复关节功能及生活与劳动能力。除急性发热外,不主张过多地卧床休息。宜鼓励患儿参加适当的活动,定期进行裂隙灯检查以发现虹膜睫状体炎。心理治疗也很重要。

(二)阿司匹林治疗注意事项

阿司匹林有效血浓度为 200mg ~ 300mg/L,约 1 ~ 4 周内见效,病情缓解后逐渐减量,最后以最低临床有效剂量长期维持,可持续数月至数年。不良反应包括胃肠道反应甚至出血、肝肾功能损害,过敏反应等。近年由于发现 ASP 的不良反应较多,其他 NSAIDs 的使用逐渐增多,如萘普生、布洛芬、双氯芬酸钠等。

(三)缓解病情抗风湿药(DMARDs)为二线药物

因为应用这类药物至出现临床疗效之间所需时间较长,故又称慢作用抗风湿药(SAARDs),近年来认为,在患者尚未发生骨侵蚀或关节破坏时及早使用本组药物可以控制病情加重。常用二线药物羟氯喹不良反应有视网膜炎、白细胞减少、肌无力和肝功能损害;柳氮磺吡啶副作用包括恶心、呕吐、皮疹、哮喘、贫血、溶血、骨髓抑制、中毒性肝炎和不孕症;其他包括青霉胺、金制剂(如硫代苹果酸金钠)也可选用。

(四)肾上腺糖皮质激应用注意事项

肾上腺糖皮质激素虽可减轻 JIA 关节炎症状,但不能阻止关节破坏,长期使用不良反应太大,且一旦停药将会严重复发。因此,不作为首选或单独使用的药物,应严格掌握指征。

多关节型:NSAIDs 和 DMARDs 未能控制的严重患儿,加用小剂量泼尼松隔日顿服,可使原来不能起床或被迫坐轮椅者症状减轻。全身型:NSAIDs 或其他药物治疗无效的全身型可加服泼尼松 0.5mg ~ 1mg/(kg·d)(<40mg/d),一次顿服或分次服用。一旦体温得到控制时即逐渐减量至停药。

(五)免疫抑制剂应用注意事项

免疫抑制剂甲氨蝶呤不良反应较轻,有不同程度的胃肠道反应,一过性转氨酶升高、胃炎和口腔溃疡、贫血和粒细胞减少,长期使用可能发生 B 细胞淋巴瘤。其他免疫抑制剂可选择使用环孢菌素、环磷酰胺(CTX)、来氟米特和硫唑嘌呤、雷公藤多苷等。但其治疗 JIA 的有效性与安全性尚需慎重评价。

(六)理疗

理疗对保持关节活动、肌力强度是极为重要的。尽早开始保护关节活动及维持肌肉强度的锻炼,有利于防止发生或纠正关节残疾。

(八)以下情况需转上级医院治疗

1.经常规治疗,效果不佳的患儿可考虑转上级医院。

2.病情复杂或不典型病例存在诊断困难,应转上级医院进一步明确诊断并积极治疗。

3.可能发生重型并发症者应及时转上级医院积极治疗。

第十六节　皮肤黏膜淋巴结综合征

皮肤黏膜淋巴结综合征(MCLS)又称川崎病(KD),四季均可发病,呈散发或小流行,以婴幼儿多见。男女发病比例为 1.83∶1。

一、诊断要点

发热 5 天以上(抗生素治疗无效),伴下列 5 项临床表现中 4 项者,排除其他疾病后,即可诊断为川崎病。

(一)四肢变化:急性期掌趾红斑,手足硬性水肿;恢复期指(趾)端膜状脱皮。

(二)多形性红斑。

(三)眼结合膜充血,非化脓性。

(四)唇充血皲裂,口腔黏膜弥漫充血,舌乳头突起、充血,呈草莓舌。

(五)颈部淋巴结肿大,非化脓性。

如 5 项临床表现中不足 4 项,但超声心动图有冠状动脉损害,亦可确诊为川崎病。

二、药物治疗方案

(一)阿司匹林治疗

处方一:阿司匹林(Aspirin):每日 30mg ~ 50mg/kg,分 2 ~ 3 次服用。

(二)静脉注射丙种球蛋白(IVIG)

处方二:IVIG:1g ~ 2g/kg,于 8 ~ 12 小时静脉缓慢输入。

(三)抗血小板聚集

处方三:双嘧达莫(Dipyridamole):每日 3mg ~ 5mg/kg,分 2 ~ 3 次服用。

三、用药说明及注意事项

(一)确诊川崎病后尽早使用阿司匹林治疗

初始剂量每日 30mg ~ 50mg/kg 分 2 ~ 3 次服用, 热退后 3 天逐渐减量,2 周左右减至每日 3mg ~ 5mg/kg,维持 6 ~ 8 周。如有冠状动脉病变时,应延长用药时间,直至冠状动脉恢复正常。

(二)丙种球蛋白宜发病早期使用

静脉注射丙种球蛋白(IVIG)宜于发病早期(10 天内)应用,可迅速退热,预防冠状动脉病变(CAL)的发生。IVIG 剂量为 1g ~ 2g/kg,于 8~12 小时静脉缓慢输入。部分患儿对 IVIG 效果不好,可重复使用 1 ~ 2 次,但约 1% ~ 2%的病例仍然无效。首剂 IVIG 后仍发热者,应尽早再次应用 IVIG,可有效预防 CAL,若治疗过晚,则不能预防冠状动脉损伤。建议再次使用 IVIG 时剂量为 2g/kg,一次性输注。应同时合并应用阿司匹林,剂量和疗程同上。应用过 IVIG 的患儿在 9 个月内不宜进行麻疹、风疹、腮腺炎等疫苗的接种。

(三)糖皮质激素的使用目前存在争议

因可促进血栓形成，易发生冠状动脉瘤和影响冠状动脉病变修复，故不易单独应用。IVIG 治疗无效的患儿可考虑使用糖皮质激素，亦可与阿司匹林和双嘧达莫合并应用。醋酸泼尼松剂量为每日 2mg/kg，用药 2～4 周。

（四）其他疗法

其他治疗包括抗血小板聚集（除阿司匹林外，可加用双嘧达莫）、对症治疗及支持疗法（如补充液体、保护肝脏、控制心力衰竭）、心脏手术（严重的冠状动脉病变需要进行冠状动脉搭桥术）。

（五）川崎病为自限性疾病，多数预后良好

复发见于 1%～2% 的患儿。无冠状动脉病变的患儿于出院后 1 个月、3 个月、6 个月及 1～2 年进行一次全面检查（包括体格检查、心电图和超生心动图等）。未经有效治疗的患儿，15%～25% 发生冠状动脉瘤，更应长期密切随访。冠状动脉瘤多于病后 2 年内自行消失，但常遗留管壁增厚和弹性减弱等功能异常。大的动脉瘤不易完全消失，常致血栓形成或官腔狭窄，更需专科长期密切随访。

（六）以下情况需转上级医院治疗

1. 经常规治疗，效果不佳的患儿可考虑转上级医院。

2. 病情复杂或不典型病例存在诊断困难者，应积极转上级医院进一步诊疗。

3. 发生重要脏器并发症者应及时转上级医院积极治疗。

4. 严重冠状动脉病变需要进行冠状动脉搭桥术时，需及时转至具备条件的上级医院进行治疗。

（祝益民　王香云）

第三十二章　性　病

第一节　艾滋病

艾滋病,即获得性免疫缺陷综合征(acquired immunodeficiency syndrome,AIDS),是由人类免疫缺陷病毒(human immunodeficiency virus,HIV),亦称艾滋病病毒感染所引起的一种慢性传染病。HIV 感染人体后主要破坏 CD4+T 淋巴细胞,导致人体细胞免疫功能部分或完全受损,引起各种机会性感染和肿瘤的发生,如无有效治疗最终将导致死亡。

一、诊断要点

(一)成人及 18 个月龄以上儿童:符合下列一项者即可诊断

1. HIV 抗体筛查试验阳性和 HIV 补充试验阳性 (抗体补充实验阳性或核酸定性检测阳性或核酸定量大于 5000 copies/ml);

2. 分离出 HIV;

(二)18 个月龄及以下儿童:符合下列一项者即可诊断

1. HIV 感染母亲所生和 HIV 分离试验结果阳性;

2. 为 HIV 感染母亲所生和两次 HIV 核酸检测均为阳性(第二次检测需在出生 4 周后进行);

(三)临床分期

1. 急性期

(1)症状:感染 HIV 后 2～4 周。以发热最为常见,可伴有咽痛、盗汗、恶心、呕吐、腹泻、皮疹、关节痛、淋巴结肿大及神经系统症状。

(2)诊断标准:患者近期内有流行病学史和临床表现,结合实验室 HIV 抗体由阴性转为阳性即可诊断,或仅实验室检查 HIV 抗体由阴性转为阳性即可诊断。

2. 无症状期

(1)症状:此期持续时间一般为 6～8 年,临床无症状,但 CD4+T 淋巴细胞计数逐渐下降,同时具有传染性。

(2)诊断标准:有流行病学史,结合 HIV 抗体阳性即可诊断,或仅实验室检查 HIV 抗体阳性即可诊断。

3. 艾滋病期

(1)症状:为感染 HIV 后的最终阶段。患者 CD4+T 淋巴细胞计数 <200/mm³,HIV 血浆病毒载量明显升高。此期主要临床表现为 HIV 相关症状、各种机会性感染及肿瘤。

HIV 相关症状:主要表现为持续一个月以上的发热、盗汗、腹泻;体重减轻 10% 以上。部分患者表现为神经精神症状,如记忆力减退、精神淡漠、性格改变、头痛、癫痫及痴呆等。另外还可出现持续性全身性淋巴结肿大,其特点为①除腹股沟以外有两个或两个以上部位的淋巴结肿大;②淋巴结直径≥1厘米,无压痛,无粘连;③持续时间3个月以上。

(2)诊断标准:有流行病学史、实验室检查HIV抗体阳性,加上述各项中的任何一项,即可诊为艾滋病。或者HIV抗体阳性,而CD4+T淋巴细胞数<200/mm³,也可诊断为艾滋病。

二、药物治疗方案

艾滋病常见机会性感染的药物治疗方案如下:

1.肺孢子菌肺炎(pneumocystis carinii pneumonia,PCP)

(1)对症治疗:卧床休息,给予吸氧,注意水和电解质平衡。

(2)病原治疗:

处方一:复方磺胺甲噁唑(Cotrimoxazole)(SMZ-TMP)TMP15～20mg/(kg·d),SMZ75～100mg/(kg·d),分3～4次用,疗程21天。SMZ-TMP过敏者可试行脱敏疗法。

处方二:克林霉素(Clindamycin)600～900mg,静脉注射,3次/日,或450mg口服,4次/日;联合应用伯氨喹(Primaquine)15～30mg,口服,QD,疗程21天。

处方三:氨苯砜(Dapsone)100mg,口服,QD;联合应用甲氧苄胺嘧啶(Trimethoprim)200～400mg,口服,Tid,疗程21天。

处方四:喷他脒(Pentamidime):3～4mg/kg,QD,缓慢静脉滴注(60分钟以上),疗程21天。

(3)激素治疗:中重度患者(PaO_2<70mmHg或肺泡－动脉血氧分压差>35mmHg),早期(72小时内)可应用激素治疗,泼尼松(Prednisone)40mg,Bid,口服5天,改20mg,Bid,口服5天,20mg,QD口服至疗程结束;静脉用甲基泼尼松龙(Methylprednisolone)剂量为上述泼尼松的75%。

(4)预防服药:针对CD4+T淋巴细胞计数<200/mm3的患者,SMZ-TMP,2片/日疗程,服至CD4+T淋巴细胞计数>200/mm³并服药3个月。

2.结核病

(1)艾滋病患者结核病的治疗原则与非艾滋病患者相同,建议先给予抗结核治疗,之后启动抗病毒治疗。

(2)抗结核治疗

①异烟肼(Isoniaziol)＋利福平(Rifampicin)(或利福布汀)＋乙胺丁醇(Ethambutol)＋吡嗪酰胺(Pyrazinamide)进行2个月的强化期治疗,然后使用异烟肼＋利福平(或利福布汀)进行4个月的巩固期治疗。

②对抗结核治疗的反应延迟、骨和关节结核病患者,抗结核治疗疗程应延长至9个月。

③中枢神经系统结核患者,疗程应延长到9~12个月。

(3)抗结核药物使用时应注意与抗病毒药物之间的相互作用及配伍禁忌。抗结核药物剂量、用法及主要不良反应见下表(表32-1)。

表 32-1 抗结核药物剂量、用法及主要不良反应

药名	每日疗法			主要不良反应
	成人(g)		儿童 mg/kg	
	<50kg	≥50kg		
异烟肼(H)	0.3	0.3	10~15	肝毒性、末梢神经炎
链霉素(S)	0.75	0.75	20~30	听力障碍、肾功能障碍、过敏反应
利福平(R)	0.45	0.6	10~20	肝毒性、胃肠反应、过敏反应
乙胺丁醇(E)	0.75	1.0	—	视力障碍、视野缩小
对氨基水杨酸钠(PAS)	8.0	8.0	150~250	肝毒性、胃肠反应、过敏反应
吡嗪酰胺(Z)	1.5	1.5	30~40	肝毒性、胃肠反应、痛风
利福布汀(LB)	0.3	0.3	5	皮疹、胃肠反应、嗜中性粒细胞减少

3. 非结核分枝杆菌感染

艾滋病患者可并发非结核分枝杆菌感染,其中主要为鸟分枝杆菌(MAC)感染。

处方一: 克拉霉素 (Clarithromycin)500mg,Bid 或 (阿奇霉素 500mg/ 日)+ 乙胺丁醇 (Ethambutol)15mg/(kg·日),同时联合应用利福布汀(Rifabutin)(300~600mg/ 日)可提高生存率和降低耐药。

处方二:对于严重感染及严重免疫抑制(CD4+T 淋巴细胞计数 <50/mm³)患者,除以上药物外,可加用阿米卡星(Amikacin)(10mg/(kg·次),肌内注射,QD)或喹诺酮类抗菌药物 [(如:左氧氟沙星(Evofloracin)0.2,2 次 / 日、莫西沙星(Moxifloxacin)0.4,1 次 / 日],疗程 9~12 个月。

4. 巨细胞病毒感染

巨细胞病毒(CMV)可侵犯患者多个器官系统,包括眼睛、肺、消化系统、中枢神经系统等,其中巨细胞病毒视网膜脉络膜炎最常见。

处方一:更昔洛韦(Ganciclovir):5mg/kg,静脉滴注,q12 小时,14~21 天,然后 5 mg/(kg·日),每周 5~7 天,静脉维持。

处方二:膦甲酸钠(Foscarnet Sodium):180mg/kg/ 日,分 2~3 次用(静脉应用需水化),2~3 周后改为 90mg/kg/ 日,静滴,QD。

处方三:病情危重或单一药物治疗无效时更昔洛韦与膦甲酸钠二者联用。也可采取缬更昔洛韦(Valgamciclovir),口服,0.9,2 次 / 日×21 天,肾功能不良者需调整剂药。CMV 视网膜炎可球后注射更昔洛韦。CMV 食道炎或者肠炎,疗程 3~4 周或症状体征消失后维持用药。CMV 脑炎,更昔洛韦联合膦甲酸钠治疗 3~6 周,剂量同上,而后维持治疗直至免疫功能重建。

5.单纯疱疹和水痘带状疱疹病毒感染

处方一：口唇单纯疱疹，阿昔洛韦（Acyclovir）400mg，每日 3 次，口服；或泛昔洛韦（Famciclovir）500mg，每日 2 次，口服，疗程 5~10 天。

处方二：生殖器单疱，阿昔洛韦（Acyclovir）400mg，每日 3 次，口服；或泛昔洛韦（Famciclovir）500mg，每日 2 次，口服，疗程 5 ~ 14 天。

处方三：重型黏膜单纯疱疹，阿昔洛韦（Acyclovir）5mg/kg，每 8 小时 1 次，静脉滴注，待黏膜损伤开始愈合后改阿昔洛韦（Acyclovir）400mg，Tid，口服，至伤口完全愈合后停药。

处方四：对阿昔洛韦耐药的单纯疱疹，膦甲酸钠（Famciclovir）80~120mg/kg 治疗（分 3 次给药），直到治愈。

处方五：局部皮肤带状疱疹：泛昔洛韦（Famciclovir）500mg，每日 3 次，口服；或伐昔洛韦 1g，3 次 / 日，口服，疗程 7~10 天。

处方六：严重的皮肤黏膜病变：阿昔洛韦（Acyclovir）10mg/kg，每 8 小时一次，静脉滴注，待病情稳定后伐昔洛韦（Valaciclovir）1g，Tid，口服，直到所有病变消失。

处方七：急性视网膜坏死：阿昔洛韦（Acyclovir）10mg/kg，每 8 小时一次，静脉滴注，病情稳定后改伐昔洛韦（Valaciclovir）1g，Tid，口服。

6. 弓形虫脑病

（1）病原治疗：

第一次乙胺嘧啶（Pyrimethamine）100mg，每日 2 次，口服。此后剂量根据体重而变化：体重 ≤60kg，乙胺嘧啶（Pyrimethamine）50mg，口服，每日 1 次 + 磺胺嘧啶（Sulfadiazine）1000mg，口服，每小时 1 次 + 甲酰四氢叶酸（Leucovorin）10~25mg，口服，每日 1 次；体重>60kg，乙胺嘧啶 75mg，口服，每日 1 次 + 磺胺嘧啶（Sulfadiazine）1500mg，口服，每 6 小时 1 次 + 甲酰四氢叶酸 10 ~ 25mg，口服，每日 1 次。替代治疗：SMZ-TMP 30mg/kg，口服，每 12 小时一次加或不加克林霉素（Clindamycim）600mg/ 次，每 8 小时 1 次，静脉给药；或者 SMZ-TMP30mg/kg，口服，每 12 小时 1 次加或不加阿奇霉素（Azithromycin）0.5g，每日 1 次，静脉给药。疗程至少6 周。

（2）对症治疗：降颅压、抗惊厥、抗癫痫等。

（3）预防服药：若 CD4+T 淋巴细胞数 <100/mm³ 且弓形虫抗体 IgG 阳性，则 SMZ-TMP，每次 2 片，每日 1 次。或者，乙胺嘧啶（Pyrimethamine）（25 ~ 50mg/ 日）联合磺胺嘧啶（Sulfadiazine）（2 ~ 4g/ 日）预防，直至 CD4+T 细胞增加到 >200/mm³ 并持续 3 个月以上。

7. 真菌感染

（1）念珠菌感染

①口腔念珠菌感染：首选制霉菌素（Nystatin）局部涂抹加碳酸氢钠（Sodium Bicarbonate）漱口水漱口，疗效欠佳时选用口服氟康唑（Fluconazole）100mg/ 天，共 7 ~ 14 天。

②食道念珠菌感染：氟康唑（Fluconazole）100 ~ 400mg/ 天，口服，不能耐受口服者静脉使

用氟康唑(Fluconazole)进行治疗,疗程为 14 ~ 21 天。或者伊曲康唑(Itraconazole)200mg,每日 1 次,口服,共 14 ~ 21 天。

（2）新型隐球菌脑膜炎

①病原治疗

处方一：两性霉素 B（Amphotericin B）从每天 0.02 ~ 0.1mg/kg 开始，逐渐增加剂量至 0.5 ~ 0.75mg/kg。不能耐受者可用两性霉素 B 脂质体[(Amphotercicin B Liposomes（LAMB）] [(3 ~ 4 mg/（kg·d)],或者 5- 氟胞嘧啶(5-Fluorocytosine)每日 100 ~ 150mg/kg,分 3 ~ 4 次口服。诱导治疗期至少 2 周,在脑脊液培养转阴后改为氟康唑(Fluconazole)(400mg/d)进行巩固期治疗,巩固治疗期至少 8 周,而后改为氟康唑(Fluconazole)(200mg/d)进行维持治疗,维持期至少 1 年。

处方二:氟康唑(fluconazole)800~1200mg,每日 1 次,联合 5- 氟胞嘧啶(5-Fluorocytosine) 100 ~ 150 mg/（kg·d)（每天分 4 次服）, 共治疗 6 周或者单用氟康唑 （Fluconazole)1200 ~ 2000mg,每日 1 次,治疗 10 ~ 12 周。

②降颅压治疗

首选甘露醇(Mannitol),颅压不易控制者可行腰椎穿刺术降低颅压,重症者可行侧脑室外引流或脑脊液脑室腹腔分流术。

（3)马尔尼菲青霉菌病

处方一：伊曲康唑 （Itraconazole)200mg, 每日 2 次, 口服 8 周, 而后改为伊曲康唑 (Itraconazole)200mg,每日 1 次,口服至 CD4+T 淋巴细胞计数 >100/mm³ 且持续 6 个月。

处方二:①伏立康唑(Voriconazole)400mg,每 12 小时 1 次,口服 1 天,然后改为 200mg, 每 12 小时 1 次,口服 12 周,然后伊曲康唑(Itraconazole)200mg,每日 1 次,口服到 CD4+T 淋巴细胞计数 >100/mm³ 且持续 6 个月。

②两性霉素 B 脂质体 （Amphotericin B Lliposome)3~4mg/（kg·d） 或两性霉素 B (Amphotericin B)0.5 ~ 0.7mg/(kg·d)静滴 2 周,而后改为伊曲康唑 200mg,每日 2 次,口服 10 周,然后伊曲康唑(Itraconazole)200mg,每日 1 次,口服到 CD4+T 淋巴细胞计数 >100/mm³ 且持续 6 个月。

③伏立康唑(Voriconazole)6mg/kg·天,每 12 小时 1 次,静滴 1 天,然后改为为 4mg/(kg· d),每 12 小时 1 次,静脉滴注 3 天,改为伊曲康唑(Itraconazole)200mg,每日 2 次,口服达 12 周,然后伊曲康唑(Itraconazole)200mg,每日 1 次,口服至 CD4+T 淋巴细胞计数 >100/mm³ 且持续 6 个月。

（二)艾滋病高效抗反转录病毒治疗

高效联合抗反转录病毒治疗(Highly Activea Ntiretroviral Therapy,HAART)是目前被证实的针对艾滋病最有效的治疗。其目标是:1)减少 HIV 相关的发病率和死亡率、减少非艾滋病相关疾病的发病率和死亡率,使患者获得正常的期望寿命,改善生活质量;2)抑制病毒复制使病毒载量降低至检测下限并减少病毒变异;3)重建或者维持免疫功能;4)减少异常的免疫激活;5)减少 HIV 的传播、预防母婴传播。

1. 成人及青少年抗病毒治疗方案见表 32-2

表 32-2　成人及青少年初治患者抗病毒治疗方案

一线治疗推荐方案:	
TDF(ABC)+3TC(FTC) TDF(ABC)+3TC(FTC)	+ 基于 NNRTI:EFV 或基于 PI:LPV/r 或 ATV 或其他:RAL
替代方案:	
AZT+3TC	+EFV 或 NVP 或 RPV
二线治疗推荐方案:	
AZT(TDF)+3TC AZT+TDF+3TC(合并乙肝)	LPV/r 或 ATV 或 RAL

2. 成人及青少年抗病毒治疗时机:CD4＜500/mm³ 即可开始抗病毒治疗。对于基线 CD4>250/mm³ 的患者要尽量避免使用含 NVP 的治疗方案,合并 HCV 感染的避免使用含 NVP 的方案。RPV 用于病毒载量小于 10^5copies/ml 的患者。

3. HIV 感染儿童何时开始抗病毒治疗见表 32-3

表 32-3　HIV 感染儿童抗病毒治疗时机

人群	建议
婴幼儿(不满 1 岁)	无论 CD4+T 淋巴细胞计数结果或 WHO 临床分期如何,均应启动抗病毒治疗
儿童 (1-5 岁)	无论 CD4+T 淋巴细胞计数结果或 WHO 临床分期如何,均应启动抗病毒治疗。 所有 1～2 岁 HIV 感染患儿、重症或晚期艾滋病患儿(WHO 临床 3 或 4 期)、CD4+T 细胞计数≤750/ mm³ 或 <25%者应当优先启动抗病毒治疗
儿童(5 岁及以上)	无论 CD4+T 细胞计数多少均应当启动抗病毒治疗 重症或晚期艾滋病患儿(WHO 临床 3 或 4 期)、CD4+T 细胞计数≤350/ mm³ 者应当优先启动抗病毒治疗 其他应该启动治疗的情况包括: 活动性结核病患者 合并感染 HBV 的重症慢性肝病患者

4. HIV 感染儿童抗病毒治疗应如何进行见表 32-4

表 32-4 HIV 感染儿童抗病毒治疗方案

年龄	首选一线方案	备选一线方案	说明
<3 岁儿童	ABC 或 AZT +3TC+LPV/r	ABC+3TC+NVP AZT+3TC+NVP	由于年龄非常小的婴幼儿体内药物代谢很快,且由于免疫系统功能尚未发育完全,使感染不易被控制,体内病毒载量含量很高,因此婴幼儿治疗需要非常强有力的方案 AZT 或 ABC 作为一个 NRTI 使用(首选 ABC) 曾暴露于 NNRTI 药物的婴幼儿选择 LPV/r TDF 不能用于该年龄段儿童 d4T 已不再继续推荐使用,除非一些特殊临床情况
3~10 岁儿童	ABC+3TC+EFV	AZT/TDF+3TC+NVP/ EFV/ LPV/r	美国已批准 TDF 使用于 3 岁以上儿童,我国指南暂未推荐该应用于该年龄段儿童 d4T 已不再继续推荐使用, 除非一些特殊临床情况
>10 岁儿童及青少年	ABC+3TC+EFV	TDF/AZT+3TC+ NVP/EFV/ LPV/r	

简写说明:3TC= 拉米夫定;ABC= 阿巴卡韦;ATV= 阿扎那韦;EFV= 依非韦伦;FTC= 恩曲他滨;LPV/r= 固定剂量的洛匹那韦 / 利托那韦;NVP= 奈韦拉平;RAL= 拉替拉韦;TDF= 替诺福韦;AZT= 齐多夫定。

三、用药说明及注意事项

(一)艾滋病的治疗原则

及时诊断,及时治疗,防治并发症。本病病死率较高,常死于并发症,如继发感染、肝肾功能衰竭、全身感染等。但艾滋病感染者也有存活 10 年以上的。不少病人感染后无明显症状。本病一旦确诊应在专科医院隔离治疗。

(二)抗反转录病毒联合治疗

已批准生产的有三大类共 11 种化学治疗药物, 包括 5 种 核苷类反转录酶抑制剂,2 种非核苷类反转录酶抑制剂及 4 种蛋白酶抑制剂(PI)。现在主要将蛋白酶抑制剂与反转录酶抑制剂联合起来用药,即"鸡尾酒"疗法,此法可有效控制 HIV 的复制,增强机体的免疫力,减少条件致感染的发生。

艾滋病中晚期可采用下列处方治疗

齐多夫定(叠氮胸苷,ZDV 或 AZT):200mg,每日 3 次或 300mg,每日日次。

或地丹诺辛(双脱氧脱苷,DDD):200mg,每日 3 次。

或扎西他滨(双脱氧脱苷,DDC):0.75mg,每日 3 次。

或司他夫定(双氢双脱氧胸苷):40mg,每日 3 次。

或拉米夫定:150mg,每日 2 次。

该类药主要不良反应为白细胞减少、贫血、腹泻、胰腺炎、恶心、末梢神经炎、阿弗他溃疡及 AST、ALT 升高等。

（三）免疫调节治疗

常与抗反转录病毒药物同时使用，主要用于免疫调节的药物有四种：

1.干扰素 α：300 万 IU，皮下注射或肌内注射，每周 3 次，3~6 个月为 1 个疗程。

2.白介素 –2（IL–2）：250 万 IU，连续静脉滴注 24 小时，每周 3 日，共 4~8 周。该药均有发热等不良反应。

3.丙种球蛋白定期使用，能减少细胞性感染的发生。

4.中药：如白香菇多糖、黄芪和甘草甜素等亦有调整免疫功能的作用。

第二节　淋　病

淋病（gonorrhea）是一种经典的性传播疾病，由淋病奈瑟菌（淋球菌）感染所致，主要表现为泌尿生殖系统黏膜的化脓性炎症。男性最常见的表现是尿道炎，而女性则为宫颈炎。局部并发症在男性主要有附睾炎和前列腺炎，在女性主要有子宫内膜炎和盆腔炎。咽部、直肠和眼结膜亦可为原发性感染部位。淋球菌经血行播散可导致播散性淋球菌感染（DGI），但临床上罕见。

一、诊断要点

综合病史、临床表现和实验室检查结果分析，慎重做出诊断。

（一）接触史

有不洁性接触史及其他直接或间接接触患者分泌物史。

（二）临床表现

淋病的主要症状有尿道口红肿，尿频、尿急、尿痛，尿道流脓或宫颈口、阴道口黄色脓性分泌物，也可无明显症状或症状轻微。常见的并发症有男性前列腺炎、包皮腺炎、附睾炎、精囊炎，女性盆腔炎。

（三）实验室检查

脓性分泌物涂片发现细胞内革兰染色阴性的肾形双球菌对男性淋病有初步诊断意义，因女性检出率低，对女性患者应进行培养进一步确诊。

二、药物治疗方案

（一）无并发症淋病

处方一：头孢曲松（Caftriaxone）：250mg，单次肌内注射。

或处方二：大观霉素（Spectinomycin）：2g（宫颈炎 4g），单次肌内注射。

或处方三：头孢噻肟（Cefotaxime）：1g，单次肌内注射。

或处方四：氧氟沙星（Ofloxacin）：400mg，单次口服。

（二）有并发症淋病

1.淋菌性附睾炎、前列腺炎、精囊炎

处方一:头孢曲松(Caftriaxone):500mg,肌内注射,,每日 1 次共 10 天。

或处方二:大观霉素(Spectinomycin):2g,肌内注射,每日 1 次,共 10 天。

或处方三:头孢噻肟(Cefotaxime):1g,肌内注射,每日 1 次,共 10 天。

2.淋菌性盆腔炎

处方一:①头孢曲松(Ceftmaxone):500mg,肌内注射,每日 1 次,共 10 天。

②多西环素(Doxycycline):100mg,每日 2 次,口服,共 14 天。

③甲硝唑(Metronidazole):400mg,每日 2 次,口服,共 14 天。

(三)其他部位淋病

1.淋菌性眼结膜炎

处方一:头孢曲松(Caftriaxone):1g,肌内注射,7 天。

或处方二:大观霉素(Spectinomycin):2g,每日 1 次,肌内注射,共 7 天。

应同时应用生理氯化钠溶液冲洗眼部,每小时 1 次。

2.淋菌性咽炎(同淋菌性尿道炎,但大观霉素对咽炎疗效较差)

处方一:头孢曲松(Ceftmaxone):每次 250mg,单次肌内注射。

(四)播散性淋病

处方一:头孢曲松(Ceftmaxone):每次 1g,每日 1 次,肌内注射,≥10 天。

或处方二:大观霉素(Spectinomycin):每次 2g,每日 1 次,肌内注射,≥10 天。

(五)妊娠期感染

处方一:头孢曲松(Ceftmaxone):每次 250mg,单次肌内注射。

或处方二:大观霉素(Spectinomycin):每次 4g,单次肌内注射。

三、用药说明及注意事项

应遵循及时、足量、规则用药的原则;根据不同的病情采用不同的治疗方案;治疗后应进行随访;性伴侣应同时进行检查和治疗。告知患者在其本人和性伴侣完成治疗前禁止性行为。注意多重病原体感染,一般应同时用抗沙眼衣原体的药物或常规检测有无沙眼衣原体感染,也应作梅毒血清学检测以及 HIV 咨询与检测。

第三节 非淋菌性尿道炎

非淋菌性尿道炎是指由除了淋球菌以外的其他的支原体和衣原体引起的尿路感染,是目前临床上一种最常见的泌尿生殖感染的性传播疾病。近年来,非淋菌性尿道炎的发病率在我国有逐年上升的趋势,在西方一些国家居于性传播疾病之首,严重危害了患者的身心健康,影响患者健康和生活质量。

一、诊断要点

（一）病史

有婚外性接触史或配偶感染史,潜伏期通常 1~3 周。

（二）典型临床表现

男性非淋菌性尿道炎症状与淋菌性尿道炎相似,但程度较轻,分泌物较稀薄,呈浆液性,可有尿道口糊口现象可合并附睾炎。女性可有尿频、排尿困难,无尿痛症状或仅有很轻微的尿痛,宫颈黏液脓性分泌物和肥大性异位,可合并急性输卵管炎。

（三）实验室检查

尿道或宫颈分泌物涂片及培养无淋球菌证据,男性尿道分泌物女性宫颈黏液脓性分泌物涂片见多型核白细胞,支原体或衣原体检查阳性。

二、治疗方案

处方一　阿奇霉素（Azithromycin）:每次 1g,单剂口服。

或二　多西环素（Doxycycline）:0.1g,每日 2 次×7 天。

或三　红霉素（Erythrocin）:0.5g,每日 4 次×7 天。

或四　罗红霉素（Roxithromycin）:0.15g,每日 2 次×10 天。

或五　氧氟沙星（Ofloxacin）:0.3g,每日 2 次×7 天。

或六　米诺环素（Minocycline）:0.1g,每日 2 次×10 天。

复发性或持续性非淋菌性尿道炎,应延长用药时间,并加用甲硝唑,0.4g,每日 2 次,口服,5 天。

三、用药说明及注意事项

（一）四环素类药物均有较好的疗效。多西环素与四环素相比,优点在于每日服药次数减少,耐受性较好,同等剂量下抗沙眼衣原体的作用更强。米诺环素具有高度的亲脂性和较强的组织穿透性,在泌尿生殖道的浓度高于有效治疗浓度,因而疗效较好。

（二）阿奇霉素的疗效和副作用虽与多西环素相似,但其只需单次服用,尤其适用于依从性差的患者,用阿奇霉素治疗必须在服药后 7 日内禁止性行为。

（三）妊娠期禁用多西环素及氧氟沙星。

（四）性伴需同时治疗。

第四节　梅　毒

梅毒是由苍白螺旋体引起的一种慢性、系统性的性传播疾病。根据传播途径可分为后天获得性梅毒和胎传梅毒（先天梅毒）。获得性梅毒又分为早期和晚期梅毒。早期梅毒指感染梅毒螺旋体在 2 年内,包括一期、二期和早期隐性梅毒,一期、二期梅毒也可重叠出现。晚期梅毒的病程在 2 年以上,包括三期梅毒、心血管梅毒、晚期隐性梅毒等。神经梅毒在梅毒早晚期均可发生。胎传梅毒又分为早期(出生后 2 年内发病)和晚期(出生 2 年后发病)。

一、诊断要点

(一)病史

有不安全性行为,多性伴或性伴感染史,或有输血史(供血者为早期梅毒患者)。

(二)临床表现

一期梅毒表现为硬下疳,腹股沟或患部近卫淋巴结肿大。二期梅毒皮损多形性,特征性损害为掌跖部暗红斑及脱屑性斑丘疹,外阴及肛周的湿丘疹或扁平湿疣,躯干四肢的玫瑰疹,皮疹一般无瘙痒感,可出现口腔黏膜斑、虫蚀样脱发;全身浅表淋巴结可肿大;可出现梅毒性骨关节、眼、内脏及神经系统损害等。三期梅毒:头面部及四肢伸侧的结节性梅毒疹,大关节附近的近关节结节,皮肤、口腔、舌咽的树胶肿,上腭及鼻中隔黏膜树胶肿可导致上腭及鼻中隔穿孔和马鞍鼻;可累及骨、眼梅毒、呼吸道、消化道、肝脾、泌尿生殖系统、内分泌腺及骨骼肌、心血管及神经系统等。

(三)实验室检查

包括暗视野显微镜检查,梅毒血清实验及脑脊液检查(疑为神经梅毒者)。

二、药物治疗方案

(一)早期梅毒

处方一:普鲁卡因青霉素 G(Procaine Penicilin G):80 万 U/d,肌内注射,连续 15 天。

或处方二:苄星青霉素(Benzathine Benzylpenicillin):240 万 U,分双侧臀部肌内注射,每周 1 次,共 2~3 次。

或处方三:头孢曲松(Ceftmaxone):0.5-1g,肌内注射或静脉给药,每日 1 次,连续 10 天。

或处方四:多西环素(Doxycycline):100mg,每日 2 次×15 天。

或处方五:盐酸四环素(Tetracycline Hydrochloride):500mg,每日 4 次×15 天。

(二)晚期梅毒及二期复发梅毒

处方一:普鲁卡因青霉素 G(Procaine Penicilin G):80 万 U/d,肌内注射,连续 20 天。

或处方二:苄星青霉素(Benzathine Benzylpenicillin):240 万 U,分双侧臀部肌内注射,每周 1 次,共 3 次。

或处方三:多西环素(Doxycycline):100mg,每日 2 次,口服,30 天。

或处方四:盐酸四环素(Tetracycline Hydrochloride):500mg,每日 4 次,口服,30 天。

(三)心血管梅毒

处方一:水剂青霉素 G(Aqueaue penicilin):第 1 天 10 万 μ 1 次肌注,第 2 天 10 万 μ 每日 2 次肌注,第 3 天 20 万 μ,每日 2 次肌内注射,自第 4 天起普鲁卡因青霉素 G(Procaine Penicilin G)80 万 μ/天,肌内注射,连续 20 天为 1 个疗程,共 2 个疗程(或更多),疗程间停药 2 周。

或处方二:苄星青霉素(Benzathine Benzylpenicillin):240 万 μ,分双侧臀部肌内注射,每周 1 次,共 3 次。

(四)神经梅毒、眼梅毒

处方一:水剂青霉素 G(Aqueaue penicilin):1800万~2400万 U静脉滴注(300万~400万U,每4小时1次),连续10~14天。必要时,继以苄星青霉素 G(Benzathine Benzylpenicillin)240万 U,每周1次肌内注射,共3次。

或处方二:普鲁卡因青霉素 G(Procaine Penicilin G):240万U每天1次,肌内注射,同时口服丙磺舒,每次0.5g,每日4次,共10~14天。必要时,继以苄星青霉素 G(Benzathine Benzylpenicillin):240万 U,每周1次肌内注射,共3次。

(五)早期胎传梅毒(<2岁)

处方一:水剂青霉素 G(Aqueaue penicilin):10万~15万 U/(kg·天),出生后7天以内的新生儿,以每次5万 U/kg,静脉滴注每12小时1次,以后每8小时1次,直至总疗程10~14天。

或处方二:普鲁卡因青霉素 G(Procaine Penicilin G):5万 U/(kg·天),肌内注射,每日1次,10~14天。

(六)晚期胎传梅毒(>2岁)

处方一:水剂青霉素 G(Aqueaue penicilin):15万 U/(kg·天),分次静脉滴注,连续10~14天。

或处方二:普鲁卡因青霉素 G(Procaine Penicilin G):每日5万 U/kg,肌内注射,连续10天。

(七)妊娠期梅毒

治疗原则与非妊娠患者相同,妊娠初3个月和末3个月各一疗程,但禁用四环素、多西环素,治疗后每月做一次定量非梅毒螺旋体血清学试验,观察有无复发及再感染。

三、用药说明及注意事项

(一)性伴通知

患者的梅毒诊断一经成立,即应动员其性伴及时前来检查,包括体格检查和梅毒血清学检测,有可疑时应定期随访,确立诊断后,应立即治疗。如与患者接触密切,无法长期随访,也应该做预防性治疗。

(二)疗后随访

1. 早期梅毒 随访2~3年,治疗后第一年内每3个月复查一次,以后每半年复查一次,包括临床与血清学检查2~3年无复发可终止随访。如有复发,应以加倍剂量进行复治。

2. 晚期梅毒 随访3年,第一年每3个月复查一次,以后每6个月复查一次。

3. 心血管梅毒及神经梅毒 需随访3年以上,除定期做血清学检查外,还应由专科医师终身随访。

4. 妊娠梅毒 治疗后在分娩前每月查一次梅毒血清反应,分娩后按一般梅毒病例随访。

(三)吉海反应的防治

避免该反应发生要以预防为主,在治疗前一天给予泼尼松 20mg/d,分 2 次口服,持续 3 天,一旦发生时,对症处理,必要时住院治疗。

（四）青霉素是治疗梅毒最好的药物

至今为止,青霉素依然是治疗梅毒最好的药物,青霉素过敏和非青霉素制剂疗效不佳者,尤其是神经梅毒患者先天梅毒患者、妊娠梅毒患者及合并 HIV 感染梅毒患者的治疗,除了青霉素外,尚无确实有效的其他替代疗法,必要时可采用青霉素脱敏方案。

第五节　尖锐湿疣

尖锐湿疣又名性病疣、尖锐疣、肛门生殖器疣,主要由人类乳头瘤病毒感染所致,常表现为肛门、生殖器、会阴部的鳞状上皮增生性疣状病变(赘生物)。本病是最常见的性病之一,发病率逐年升高,约占性传播疾病的第 2 位。由于本病患者数多,复发率高,传染性强,并与宫颈癌、外阴癌和肛周癌的发病密切相关,日益得到人们的重视。

一、诊断要点

（一）病史

有非婚性接触史及配偶或性伴感染史或间接感染史。

（二）临床表现

潜伏期 3 周到 8 个月,平均为 3 个月。肛周或生殖器部位淡红色或淡褐色或深褐色细小的丘疹,或带蒂的突起,逐渐增大、增多,表面粗糙不平可因摩擦而破溃,浸渍糜烂。

（三）醋酸白实验

用 5%醋酸溶液涂抹皮损处,3 ~ 5 分钟后皮损表面变白即为阳性。

二、药物治疗方案

（一）局部药物治疗

处方一:0.5%鬼臼毒素酊(0.5% Podophyllotoxin Tincture):外用每日 2 次,连用 3 天,停药 4 天为一疗程,可用 1 ~ 3 个疗程。

或处方二:氟尿嘧啶软膏(Fluovouracil Crear):局部外用每日 1 次,注意保护疣体周围皮肤或黏膜。

或处方三:5%咪喹莫特霜(5% Imiquimod)睡前外用,第二天用清水清洗干净,每周 3 次,最多用药 16 周。

或处方四:盐酸氨基酮戊酸光动力疗法

（二）物理治疗

处方一:激光治疗

或处方二:冷冻治疗

或处方三:手术切除治疗

（三）免疫调节疗法

处方一：干扰素（Iuterferon）：300 万 U，肌内注射、皮下或损害基底部注射，每周 3 次，至少 4 周，连续 8～12 周。

或处方二：白细胞介素 –2（Inerleukin–2）：50 万 U，每周 3 次，皮下或肌内注射。

或处方三：聚肌胞（Polyinosinic Cytidicie Acid）：2ml，每日 1 次，肌内注射，连续 10 日，停药 1～2 个月可重复使用。

三、用药说明及注意事项

（一）上述各种治疗方案并非按选择次序排列，治疗方案的选择应根据医生的经验而定。

（二）判断临床治愈的标准是肉眼可见的疣体被清除，但尖锐湿疣的复发率高，由于患者本人不能正确自我判断治愈和复发，随访是必要的，随访可在治疗后的 3 个月进行。

（三）对于物理治疗后，尚有少量疣体残存时，可用药物再治疗。

（四）对于疗后复发者或疣体直径较大、数量较多者，除用药物或物理治疗后可用干扰素辅助治疗，以减少复发。

（五）发现尖锐湿疣患者后，应动员其配偶和性伴来检查和治疗，对首诊的患者，根据临床诊断和（或）确诊结果要向防疫部门报告疫情。治疗期和创面完全长好之前停止性生活，必要时可使用安全套，注意个人卫生，不要使用公用的毛巾、浴盆、马桶等用具。规劝患者痊愈后要洁身自好，不要发生婚外性行为。

第六节　性病性淋巴肉芽肿

性病性淋巴肉芽肿是由 L 型沙眼衣原体引起的一种经典的性传播疾病。临床上以生殖器溃疡、腹股沟淋巴结病或生殖器肛门直肠综合征为主要特征，病程慢性。中国仅有散发病例报道。近年在欧美国家的男男同性性行为者中有性病性淋巴肉芽肿暴发流行，其流行菌株主要是 L2b 型沙眼衣原体。男男同性性行为者人群中的性病性淋巴肉芽肿多为有症状的直肠炎，有多性伴或高危性行为，常合并 HIV 感染、其他性传播疾病和血源性疾病。分子生物学检测技术在性病性淋巴肉芽肿的诊断与鉴定中发挥着重要的作用。

一、诊断要点

（一）接触史

有非婚性接触史，配偶或性伴感染史。

（二）潜伏期

5～21 天，平均 7～10 天。

（三）临床表现

1. 早期表现　外生殖器部位初疮，即出现单个或多个无痛性丘疹、丘疱疹或脓疱、浅溃疡或糜烂。原发性皮损往往呈一过性，常不为患者所觉察。偶可发生尿道炎，同性恋者可有直肠炎表现。

2.中期表现　在原发性皮损发生后1～4周,出现近卫淋巴结炎。最常见的表现是单侧腹股沟淋巴结肿大和疼痛,可出现"沟槽征"以及多数楼管似"喷水壶"状,愈后遗留疤痕。

3.晚期表现　可发生肛门直肠综合征,如直肠周围脓肿、直肠尿道瘘、直肠阴道瘘、肛瘘和直肠狭窄,以及生殖器象皮肿。

(四)实验室检查

1.血清学实验　做补体结合实验或微量免疫荧光(MIF)血清学试验。高滴度的衣原体抗体或前后2次抗体滴度增加4倍,对性病性淋巴肉芽肿有诊断意义。

2.组织病理学检查　取肿大的淋巴结作病理检查,淋巴结有星状脓疡和肉芽肿的形成对诊断有参考意义。

3.沙眼衣原体抗原检测或细胞培养　从生殖器溃疡皮损或直肠组织取标本,或从肿大的淋巴结抽取脓液接种于McCoy细胞作沙眼衣原体培养和分型。分离出L1、L2或L3型沙眼衣原体可确诊。淋巴结标本作直接免疫荧光试验证实有发荧光的沙眼衣原体包涵体,对诊断亦有意义。

二、药物治疗方案

治疗原则为及时治疗;足量、规则用药;不同病情采用不同的治疗方案;治疗期间应避免性生活;性伴应接受检查和治疗;治疗后应进行随访和判愈。

处方一:多西环素(Doxycycline):100mg,口服,每日2次,共21天。

处方二:红霉素(Erythrocin):500mg,口服,每日4次,共21天。

处方三:米诺环素(Minocycline):100mg,口服,每日2次,共14~21天。

处方四:四环素(Tetracycline):500mg,口服,每日4次,共21~28天。

三、用药说明及注意事项

性病性淋巴肉芽肿为慢性系统性感染,早期疗效良好,晚期严重的淋巴结受累常为不可逆,因此早期发现与治疗尤为重要。目前在欧美国家的男性同性恋人群中有流行,虽然中国仅有散发病例报道,但需加强对性病性淋巴肉芽肿的监测,尤其是对男性同性恋等高危人群。

第七节　腹股沟肉芽肿

腹股沟肉芽肿是由肉芽肿荚膜杆菌引起的一种腹股沟、生殖器部位慢性肉芽肿性疾病。本病主要流行于热带和亚热带地区,好发年龄为20～40岁,多见于男性同性恋者,常合并梅毒以及HIV感染等其他性传播感染性疾病。我国不属于腹股沟肉芽肿流行区,病例罕见。

一、诊断要点

(一)病史

根据患者发病前的非婚性交史或其性伴的感染史,尤其是患者或其性伴到过流行区并有与当地人的性接触史。

(二)症状

经过 1 周至 3 个月的潜伏期,发病缓慢,无痛性的进行性生殖器或肛周溃疡、腹股沟区肿胀,合并细菌感染时常散发臭味。

(三)体征

溃疡性肉芽肿呈牛肉红色,不痛,触之易出血。在腹股沟区肿大的通常不是淋巴结,而被称为“假性横痃”,是由皮下肉芽肿组织形成的。

(四)影像学检查

如怀疑骨骼受累,则应进行 X 线片或其他影像学检查确定。

(五)实验室检查

在组织压片检查或病理切片中查到杜诺凡小体,培养阳性。

二、药物治疗方案

处方一:多西环素(Doxycycline):每次 100mg,每日 2 次口服,疗程最少 3 周或直到所有皮损愈合。

或处方二:米诺环素(Minocycline):每次 100mg,每日 2 次口服,20 天后改为每次 200mg,每日 2 次,共 28 天,总量 15.2g。

或处方三:克林霉素(Clindamycin):每次 900mg,静脉滴注,每日 3 次,连用 20 天。

或处方四:阿奇霉素(Azithromycin):每次 1g,每日 2 次,口服,疗程三周且所有皮损愈合。

或处方五:环丙沙星(Ciprofloxacin):每次 750mg,每日 2 次口服,疗程最少 3 周且直到所有皮损愈合。

或处方六:复方磺胺甲噁唑(TMP 160mg/SMZ 800mg):每次 1 片,每日 2 次口服,疗程最少 3 周且直到所有皮损愈合。

三、用药说明及注意事项

(一)小于 8 岁的儿童禁用多西环素,超过 8 岁儿童 2～5mg/(kg·d),分两次口服,每日不能超过 200mg,孕妇禁用多西环素。

(二)环丙沙星小于 18 岁的患者禁用,孕妇禁用。

(三)复方磺胺甲噁唑小于 2 个月的儿童禁用,超过 2 个月的儿童为 15~20mg/(kg·d),每日分 3～4 次口服,共 14 日。对复方磺胺甲噁唑过敏者、叶酸缺乏所致的贫血患者、孕妇或哺乳期妇女禁用。

(四)至少应随访到症状和体征全部消失,复发感染可能发生在治疗后的 18 个月,因此随访应长达 2 年或更长。

第八节　软下疳

软下疳是由杜克雷嗜血杆菌引起的起的经典性病之一。疾病的弥散与卖淫嫖娼和吸毒有关。该病可能是生殖器溃疡的常见原因。临床表现为生殖器部位1个或多个疼痛性溃疡，可伴有疼痛性腹股沟淋巴结肿大。

一、诊断要点

(一)接触史

有非婚性行为史及性伴感染史，对来自流行区的感染者更应询问性接触史。

(二)临床表现

潜伏期3~7天，病损主要发生于性接触中组织易损伤的部位，男性多在冠状沟、包皮、龟头、会阴等处；女性多在小阴唇、大阴唇和后联合处。生殖器外可见于肛门、大腿上部、腔和手指部。初发为外生殖器部位的炎性小丘疹，1~2天后迅速变为脓疱，破溃形成疼痛性溃疡，溃疡呈圆形或卵圆形，边缘不整，可潜行穿凿，周围皮肤潮红。溃疡基底柔软，为肉芽组织，易出血，覆以脓性分泌物。单个溃疡3~20mm大小，也可发生多发的卫星状溃疡，伴有不同程度的疼痛，有时发生于女性阴道和宫颈部位的溃疡可以不痛。约50%的患者发生急性、疼痛性腹股沟淋巴结炎(横痃)，表面皮肤红肿，可破溃。由于自身接种，感染也可播散到身体其他部位的皮肤和黏膜。

(三)实验室检查

1. 直接涂片　从溃疡或横痃处取材涂片作革兰染色，镜下可见到革兰阴性短杆菌，呈长链状排列，多条链平行，似"鱼群状"，可考虑为杜克雷嗜血杆菌，但涂片的敏感性大约为50%。另外溃疡中其他革兰阴性菌可造成假阳性，因此涂片只作为诊断的参考。

2. 培养　标本在选择性培养基上培养，可出现典型菌落，取典型菌落作细菌涂片，可见到革兰阴性短链杆菌。细菌经分离鉴定，可明确为杜克雷嗜血杆菌。

3. PCR检测杜克雷嗜血杆菌　可用于流行病学研究、生殖器溃疡中软下疳的监测以及指导选择人群的治疗。

二、药物治疗方案

处方一：头孢曲松(Ceftmaxone)：250mg，单次肌内注射。

处方二：阿奇霉素(Azithromycin)：1g，单剂量口服。

处方三：环丙沙星(Ciprofloxacin)：500mg，口服，每日2次，共3天。

处方四：红霉素(Erythrocin)：500mg，口服，每日4次，共7天。

三、用药说明及注意事项

(一)目前杜克雷嗜血杆菌对氨苄西林、阿莫西林、四环素、复方磺胺甲噁唑已广泛耐药。对红霉素及喹诺酮类药中度耐药在东南亚已有报告，但一般还有效。局部皮损未破溃时外用鱼石脂、红霉素软膏;溃疡可用高锰酸钾溶液或过氧化氢溶液冲洗,然后外用红霉素乳膏。对淋巴结脓肿,尽管治疗有效,可能还需作穿刺或切开引流。穿刺应从远位正常皮肤刺入脓腔,抽取脓液。必要时也可作切开引流。用针头抽吸比较方便,但切开引流更为可取,因为以后无需多次引流。

(二)随访:在治疗开始后 3~7 天应进行复查。如治疗有效,在 3 天内溃疡症状好转,疼痛减轻,在 7 天内,客观体征也改善。如临床无明显改善,医生应考虑:1.诊断是否正确;2.是否合并其他性病;3.是否合并 HIV 感染;4.是否未按要求用药;或 5.杜克雷嗜血杆菌菌株对所用抗菌药物耐药。完全愈合的时间,大的溃疡可能需 2 周以上。此外,未经包皮环切的患者,如果溃疡位于包皮下,愈合较慢。已化脓、有波动的淋巴结肿大临床消退慢于溃疡。

(三)软下疳合并 HIV 感染者应作密切观察,HIV 感染改变软下疳的临床表现,延长了杜克雷嗜血杆菌的潜伏期,增加了生殖器溃疡的数目,且溃疡愈合更慢;生殖器外的部位(肛门、大腿、腹部、手足、乳房、口腔等)常受损;HIV 感染者合并软下疳可能观察到巨大、崩蚀和深在的溃疡。因此这类患者治疗失败的可能性较大,合并 HIV 感染的软下疳患者需要更长的疗程,且用任何方案都可能发生治疗失败。

(四)判愈应根据临床和病原学检查,一般两者是一致的,如有病原体持续存在应判未愈。病原学检查主要是重复培养。治疗开始后,每周进行一次随访时,从溃疡或肿大的淋巴结取材培养,直到阴性。少数患者由于病原体存在,在治疗的 10 天内原损害部位可有复发。再感染发生在新的性接触之后,通常损害发生在新的部位。

第九节　生殖器疱疹

生殖器疱疹是单纯疱疹病毒(HSV)感染外阴、肛门生殖器皮肤黏膜引起的性传播疾病。导致生殖器疱疹的单纯疱疹病毒有 HSV-1 型和 HSV-2 型。多数生殖器疱疹由 HSV-2 引起。HSV 进入人体后,可终生潜伏,潜伏的病毒在一定条件下可再度活跃而复发,因此,生殖器疱疹常呈慢性反复发作的过程。HSV 除可引起生殖器疱疹外,还可在分娩时经产道传给新生儿,引起新生儿 HSV 感染。

一、诊断要点

(一)流行病学史

有不安全性行为,多性伴或性伴感染史。

(二)临床表现

1. 原发性生殖器疱疹　潜伏期为 2 ~ 20 天(平均 6 天),外生殖器或肛门部位有集簇的或散在的小水疱,2~4 天后破溃形成糜烂或溃疡,自觉疼痛,可有腹股沟淋巴结肿大,有压痛,并常伴发热、头痛、乏力等全身症状,并可伴有尿道炎和宫颈炎症状,病程 2~3 周。患者以往从无类似发作史。

2. 复发性生殖器疱疹　发生在原发皮损消退后,皮疹反复发作。起皮疹前,局部有烧灼感、针刺感或感觉异常等前驱症状。皮损表现为外生殖器或肛门部位有集簇的小水疱,很快破溃形成糜烂或浅表溃疡,自觉症状较轻。腹股沟淋巴结肿大少见,病程 1~2 周。患者以往曾有过类似发作史。

3. 特殊类型生殖器疱疹　疱疹性宫颈炎、疱疹性直肠炎、新生儿疱疹、并发症(中枢神经系统并发症包括无菌性脑膜炎、自主神经功能障碍、横断性脊髓炎和骶神经根病;播散性 HSV 感染包括播散性皮肤感染、疱疹性脑膜炎、肝炎、肺炎等)。

(三)实验室检查

1. 细胞学检查(Tzanck 涂片):发现具有特征性的多核巨细胞或核内病毒包涵体。

2. 培养法　细胞培养 HSV 阳性。

3. 抗原检测　酶联免疫吸附试验或免疫荧光试验检测 HSV 抗原阳性。

4. 核酸检测　PCR 等检测 HSV 核酸阳性。核酸检测应在通过相关机构认证的实验室开展。

5. 抗体检测　HSV-2 型特异性血清抗体检测阳性。

二、药物治疗方案

(一)初发生殖器疱疹

处方一:阿昔洛韦(Acyclovir):200mg,口服,每日 5 次,共 7~l0 天。

或处方二:阿昔洛韦(Acyclovir):400mg,口服,每日 3 次,共 7~10 天。

或处方三:伐昔洛韦(Valacyclovir):500mg,口服,每日 2 次,共 7~10 天。

或处方四:泛昔洛韦(Famciclvir):250mg,口服,每日 3 次,共 7~10 天。

(二)复发性生殖器疱疹

处方一:阿昔洛韦(Acyclovir):200mg,口服,每日 5 次,共 5 天。

或处方二:阿昔洛韦(Acyclovir):400mg,口服,每日 3 次,共 5 天。

或处方三:伐昔洛韦(Valacyclovir):500mg,口服,每日 2 次,共 5 天。

或处方四:泛昔洛韦(Famciclvir):250mg,口服,每日 3 次,共 5 天。

(三)生殖器疱疹频繁复发(每年复发超过 6 次)

处方一:阿昔洛韦(Acyclovir):400mg,口服,每日 2 次,共 4~12 个月。

或处方二:伐昔洛韦(Valacyclovir):500mg,口服,每日 1 次,共 4~12 个月。

或处方三:泛昔洛韦(Famciclvir):250mg,口服,每日 2 次,共 4~12 个月。

(四)疱疹性直肠炎、口炎或咽炎

处方一:阿昔洛韦(Acyclovir):200mg,口服,每日 5 次,共 10~14 天。

或处方二:阿昔洛韦(Acyclovir):400mg,口服,每日 3 次,共 10~14 天。

或处方三:伐昔洛韦(Valacyclovir):500mg,口服,每日 2 次,共 10~14 天。

或处方四:泛昔洛韦(Famciclvir):250mg,口服,每日 3 次,共 10~14 天。

(五)播散性 HSV 感染

处方一:阿昔洛韦 5~10mg/kg,每 8 小时 1 次,静脉滴注,共 5~7 天或直至临床表现消失。

三、用药说明及注意事项

（一）在孕妇中，阿昔洛韦等药物的安全性尚未明确，如需使用，应权衡利弊并征得患者的知情同意。目前认为，孕妇初发殖器疱疹患者可口服阿昔洛韦；有并发症者，应静脉滴注阿昔洛韦。对于频繁复发或新近感染的孕妇生殖器疱疹患者，在妊娠最后4周时，可通过持续的阿昔洛韦治疗以减少活动性损害的出现，从而降低剖宫产率。对于既往有复发性生殖器疱疹病史，近足月时无复发迹象的孕妇，可不进行阿昔洛韦治疗。对于有活动性皮损或有发作前驱症状的孕妇，在无禁忌证的前提下，可于破膜之前进行剖宫产术，但剖宫产术并不能完全防止新生儿疱疹。对无活动性皮损的孕妇患者，可从阴道分娩，但分娩后对其新生儿是否出现发热、昏睡、吃奶时吸吮力、抽搐或发生皮损进行密切监测，以便及时处理。妊娠末期原发性生殖器疱疹发生母婴传播的机会是复发性生殖器疱疹的10倍，因此对于血清学抗体阴性的孕妇，即从来没有感染过疱疹病毒的孕妇，应预防孕妇在妊娠末期感染原发性生殖器疱疹。预防措施包括在妊娠晚期戒欲，避免口交，或在性生活中全程使用安全套。

（二）对于初发生殖器疱疹患者，经治疗后，全身症状消失，皮损消退，局部疼痛、感觉异常及淋巴结肿大消失，即为临床痊愈。但本病易复发，尤其在初发感染后1年内复发较频繁。生殖器HSV-2感染较HSV-1感染者易复发。随着病程的推延，复发有减少的趋势。有临床发作的患者均存在亚临床或无症状排毒，生殖器疱疹的性传播和垂直传播大多发生在亚临床或无症状排毒期间。生殖器疱疹的复发与一些诱发因素有关，饮酒、辛辣食物、疲劳、感冒、焦虑、紧张、性交、月经等是常见诱因。规律的生活习惯，适当体育锻炼，良好的心理状态和避免诱发因素是减少和预防复发的重要措施。随访的目的是向患者提供进一步的健康教育及咨询，同时可考虑随访时向患者提供下一次治疗的药物，以便患者在前驱症状或发作24小时内能及时服药。

（三）健康教育

1.强调将病情告知其性伴，取得性伴的谅解和合作，避免在复发前驱症状或皮损出现时发生性接触，或更好地采用屏障式避孕措施，以减少HSV传染给性伴的危险性。

2.提倡安全套等屏障式避孕措施，安全套可减少生殖器疱疹传播的危险性，但出现皮损时性交，即使使用安全套也可能发生HSV性传播。

3.改变性行为方式，避免非婚性行为，杜绝多性伴，是预防生殖器疱疹的根本措施。

第十节　生殖器念珠菌病

生殖器念珠菌病是念珠菌感染生殖器部位引起的疾病，包括念珠菌性外阴阴道炎和念珠菌性龟头炎。其中女性念珠菌外阴阴道炎发病率很高，仅次于细菌性阴道炎，居女性阴道疾病的第2位。尤其近年各种广谱抗生素和糖皮质激素等药物的普遍应用，使生殖器念珠菌病的发病率逐渐增多。

一、诊断要点

(一)临床表现

1. 念珠菌性外阴阴道炎 外阴瘙痒和(或)刺激症状,阴道分泌物增多。外阴潮红肿胀,散在抓痕或表皮剥脱,慢性感染者外阴皮肤肥厚呈苔癣样变;阴道黏膜充血、红肿或糜烂,阴道分泌物呈奶酪样凝块或豆渣样。

2. 念珠菌性包皮龟头炎 阴茎包皮、龟头轻度潮红,包皮内板及龟头冠状沟处可见有白色奶酪样斑片,龟头可有针头大小淡红色丘疹,若侵犯包皮外面及阴囊,则可见鳞屑性红斑。

(三)实验室检查

1. 直接镜检 一般做分泌物直接镜检就可明确诊断,如找到较多的假菌丝,说明念珠菌处于致病阶段,对诊断更有意义。

2. 染色检查 可用革兰染色法、刚果红染色或 PAS 染色法,染色后镜检,其阳性率均比直接镜检法高。

3. 念珠菌培养 阳性。

二、药物治疗方案

(一)念珠菌性龟头炎

以外用抗真菌药物为主,如克霉唑、咪康唑、联苯苄唑等各种霜剂,包皮过长者治愈后应做包皮环切术以防复发。

(二)念珠菌性外阴阴道炎

1. 阴道内局部用药

处方一:克霉唑阴道片剂(Chotrimazole Vaginal Tablers):100mg,每晚 1 次,连用 7 天。

或处方二:克霉唑阴道片剂(Chotrimazole Vaginal Tablers):500mg,单次阴道内用药。

或处方三:咪康唑阴道栓剂(Miconazole Vaginal Suppository):100mg,每晚一次,连用 7 天。

或处方四:制霉菌素阴道栓剂(Ngstafunyin Vaginal Supposiitory):(10μ),1~2 个每晚 1次,连用 14 天。

2. 口服用药

处方一:氟康唑(Fluconazole):150mg,顿服。

或处方二:伊曲康唑(Itraconazole):200mg,每日 2 次,一日疗法。

三、用药说明及注意事项

(一)怀孕妇女禁用口服疗法。推荐局部应用唑类药物或制霉菌素阴道栓剂治疗,疗程7~14 天。避免局部刺激,如搔抓、肥皂清洗等,保持外阴干燥。

(二)合并 HIV 感染的处理。包括外阴和阴道在内的不同部位的念珠菌病是 HIV 感染者常见的机会性感染。病情常较严重且易于复发。可延长疗程,或采用抑制性抗真菌维持疗法。

(三)预防。祛除或减少促发念珠菌病感染的各种诱因,如积极治疗糖尿病,避免不必要的大剂量抗生素治疗,不穿紧身尼龙裤,保持外阴干燥等。

第十一节　传染性软疣

传染性软疣是指由传染性软疣病毒（痘病毒）感染所致的一种病毒性传染性皮肤病,其特点为在皮肤上发生特征性蜡样光泽的丘疹或结节,顶端凹陷,能挤出乳酪状软疣小体。本病是通过直接接触而传染,也可自体接种。

一、诊断要点

（一）症状体征

1.好发于儿童及青年人。

2.皮疹为米粒至豌豆大小半球形丘疹或结节,灰白色或珍珠色、表面蜡样光泽,中央微凹如脐窝,顶端挑破后可挤出白色乳酪样物质,称为软疣小体。

3.好发于躯干、四肢、肩胛、阴囊和肛门等处。

（二）病理改变

皮肤组织病理主要在表皮,表皮高度增生而伸入真皮,其周围真皮结缔组织受压形成假包膜,并被分为多个梨状小叶,真皮乳头受压,而成为小叶间异常狭窄的间隔。基底细胞大致正常,自棘层细胞其逐渐变形。如见到嗜酸性包涵体（软疣小体）有诊断意义。

二、药物治疗方案

传染性软疣一般主张以局部治疗为主。

（一）局部治疗

1. 用刮匙或小镊子从根部刮除疣体,然后外涂 2%碘伏或莫匹罗星软膏,并压迫止血。

2. 外用 5%咪喹莫特霜 1～3 次 / 天,3～7 天 / 周,治疗 4～16 周。

3. 外用 0.3%~0.5%鬼臼毒素乳膏外涂,每天 2 次,每周 3 天,连用 4 周。

4. 外用 1%西多福韦软膏,1～3 周内引起炎症反应,随之皮损消退。

5. 顽固肥厚皮损,可试用维甲酸外用制剂,如他扎罗丁凝胶,注意皮损周围皮肤刺激。

6. 液氮冷冻、激光治疗或外科切除。

（二）系统治疗

处方一:西咪替丁（Cimetidine）:40mg/（kg·d）,口服,2 个月。

处方二:匹多莫德口服液（Pidotimocl Dral Salution）:每次 400mg,口服,每日 2 次。

或处方三:卡介菌多糖核酸注射液（BCg Polysaccharide Nucleic Acid Injection）:每次 1ml,肌内注射,隔日 1 次,共 18 次。

三、用药说明及注意事项

传染性软疣一般以局部治疗为主,必要时联合系统治疗调节免疫平衡。

（王　敏　谢红付）

第三十三章　皮肤与软组织疾病

第一节　疖

疖俗称疔疮,是单个毛囊及其周围组织的急性细菌性化脓性炎症。大多为金黄色葡萄球菌感染,偶可因表皮葡萄球菌或其他病菌致病。好发于颈项、头面和背部,与局部皮肤不洁、擦伤、皮下毛囊与皮脂腺分泌物排泄不畅或机体抵抗力降低有关。因为金黄色葡萄球菌多能产生血浆凝固酶,可使感染部位的纤维蛋白原转变为纤维蛋白,从而限制了细菌的扩散,炎症特征多为局限性而有脓栓形成。

一、诊断要点

（一）临床表现

初始局部皮肤有红、肿、热、痛的小硬结（直径 <2cm）。数日后肿痛范围扩大、小结中央组织坏死、软化,出现黄白色的脓栓,触之稍有波动;其后脓栓多有自行脱落破溃,脓液流尽后炎症消退愈合。有的疖（无头疖）无脓栓。

（二）室验室检查

因感染表浅局限,检查多无明显异常。如有发热等全身反应,血常规可能出现白细胞升高及中性粒细胞比值升高。

（三）鉴别诊断

痤疮病变小并且顶端有点状凝脂;皮脂囊肿（俗称粉瘤）感染时范围较大,中央多有黑头;痈病变范围大,可有数个脓栓,全身症状亦较重。

二、药物治疗方案

（一）一般治疗

保持皮肤清洁,炎热季节应避免汗渍过多,勤洗澡换衣,避免表皮受伤。

（二）局部处理

红肿阶段可予热敷、超短波、红外线等理疗。疖顶见脓点或有波动感时,可用碘酊涂点,也可用针尖或小刀头将脓栓剔出,但禁忌挤压。出脓后以呋喃西林外敷,直至病变消退。

（三）药物应用

对于有发热、头痛、全身不适等全身症状者,特别是面部疖或并发急性淋巴结炎、淋巴管炎时,可选用青霉素类或磺胺类药物。

处方一　金霉素眼膏（Chlortetracycin）,局部外搽。

处方二　生理盐水（Normal Saline）100ml　青霉素钠针（Penicillin Sodium）,240 万单位,

静脉点滴,每 8 小时 1 次。

(四)中医中药

初期红肿阶段可予金黄散、玉露散或鱼石脂软膏外敷,出脓后可予以化腐生肌药物局部使用。

三、用药说明及注意事项

(一)危险"三角区"不可挤压

面疖,特别是鼻、上唇及周围所谓"危险三角区"的疖症状明显、病情严重,如处理不当特别是被挤压时,病菌可进入颅内海绵状静脉窦,引起化脓性海绵状静脉窦炎,颜面部进行性肿胀,可有寒战、高热、头痛、呕吐、昏迷甚至死亡。所以禁忌挤压。

(二)警惕患者存在抗感染能力降低

不同部位同时发生几处疖,或者一段时间内反复发作,称为疖病。此时除局部治疗外,应警惕患者存在抗感染能力降低,如糖尿病等并发症可能。

(三)如何使用抗生素治疗

应尽可能留取脓液做细菌培养及药物敏感试验指导用药。

第二节　痈

多个相邻毛囊及其周围组织同时发生的急性细菌性化脓性炎症,也可由多个疖融合而成,中医俗称为"疽",多为金黄色葡萄球菌感染。炎症常从毛囊底部开始,向阻力较小的皮下组织蔓延,再沿深筋膜浅层向外周扩散,上传入毛囊群从而形成多个脓头。病变表面的皮肤血流障碍甚至坏死,自行破溃常较慢,全身反应较重,甚至发展为脓毒症。

一、诊断要点

(一)临床表现

病变多发于皮肤较厚部位,如颈项部和背部。初始表现为局部小片皮肤硬肿、热痛,肤色暗红,其中可有多个突起点或脓点,但一般疼痛较轻,有畏寒发热、全身不适症状。随后皮肤水肿范围增大,局部疼痛加剧,全身症状加重;病变中心脓点增大增多,可见坏死破溃流脓,使疮口呈蜂窝状,其间皮肤坏死呈紫褐色;后期病变继续扩大,难以自行愈合,出现严重全身反应。

(二)室验室检查

因感染严重,可能出现白细胞及中性粒细胞比值升高,降钙素原指标升高等感染表现。

二、药物治疗方案

(一)一般治疗

保持皮肤清洁,及时治疗疖病,避免感染扩散。

(二)局部处理

红肿阶段可予50%硫酸镁湿敷,争取病变范围缩小。已出现多个脓点、皮肤紫褐色,或已破溃流脓时,需要行"+"或"++"形切口切开,去除失活组织,腔内堵塞凡士林纱条,外加纱布包扎。按期换药直至病变消退。

(三)药物应用

可选用青霉素类或磺胺类药物,后期根据细菌培养及药敏结果更换敏感抗生素。

处方一　复方新诺明片(Sulphatrim Tablets):0.96g,口服,每12小时1次。

处方二　青霉素钠针(Penicillin Sodinm):80万单位,im,每8小时1次×5日。

处方三　对于全身感染明显者:

生理盐水(Normal Saline)100ml　青霉素钠针(Penicillin Sodium)240万单位,静脉点滴,每8小时或每6小时1次。

三、用药说明注意事项

(一)警惕患者存在抗感染能力降低

除局部治疗外,应警惕患者存在抗感染能力降低,如糖尿病等合并症可能。如有,应予积极血糖控制。

(二)警惕感染扩散加重

治疗过程中如出现发热不退、精神萎靡,甚至感染性休克表现,应警惕感染扩散加重,应及时转上级医院治疗。

第三节　急性蜂窝织炎

急性蜂窝织炎是指发生在皮下、筋膜下、肌间隙或深部蜂窝组织的急性细菌感染的非化脓性炎症。致病菌主要是溶血性链球菌,其次为金黄色葡萄球菌以及大肠埃希菌或其他型链球菌。由于溶血性链球菌感染后可释放溶血素、链激酶、透明质酸酶等,故炎症不易局限,与正常组织分界不清,扩散迅速,可在短期内引起广泛的皮下炎症,并可导致全身炎症反应综合征和内毒素血症,血培养常为阴性。

一、诊断要点

(一)临床表现

通常分为表浅和深部。表浅者患处红肿热痛,继之炎症迅速沿皮下向四周扩散,肿胀明显,并可出现大小不等的水泡。此时局部皮肤发红,边界不清,局部可出现淋巴结肿痛。病情加重时皮肤水疱破溃渗液,皮肤色变褐。深部的急性蜂窝织炎则表皮的改变不明显,但病变深在隐匿,影响诊治,多为寒战、高热、头痛、乏力等全身症状,甚至有意识改变等中毒表现。

(二)特殊类型

产气性皮下蜂窝织炎　多为厌氧菌致病,下腹与会阴部多见,主要局限于皮下结缔组织,不侵及肌层。病变进展快且触及皮下捻发感,破溃后可有臭味,全身情况恶化较快。

新生儿蜂窝织炎　起病急、发展快,病变不易局限,极易引发皮下组织广泛坏死。致病菌多为金黄色葡萄球菌,多发生于背部与臀部。严重时可有高热、拒乳、哭闹不安、昏睡、昏迷等全身感染症状。

口底颌下蜂窝织炎　小儿多见,感染多起源于口腔或面部。炎症肿胀可迅速波及咽喉,导致喉头水肿,压迫气管,阻碍通气,病情危急。颌下皮肤轻度红热但肿胀明显,伴有高热、呼吸急促、吞咽困难、不能进食、口底肿胀。起源于面部者,感染常向颌下或颈深部蔓延,可累及颌下或颈阔肌后的结缔组织,甚至纵隔,引起吞咽和呼吸困难,甚至窒息。

(三)室验室检查

因感染严重,可能出现白细胞及中性粒细胞比值升高,降钙素原指标升高等感染表现。浆液性或脓性分泌物涂片可检出致病菌,血和脓液培养有助诊断与治疗,但应注意血培养常为阴性。

二、药物治疗方案

(一)一般治疗

重视皮肤卫生,防治皮肤受伤。婴儿和老年人重视生活护理。

(二)局部处理

炎症早期可予50%硫酸镁湿敷,形成脓肿及时切开引流。

(三)药物应用

新青霉素或头孢类抗生素,疑有厌氧菌感染时加用甲硝唑类。根据细菌培养及药敏选用敏感抗性素。

处方一　生理盐水(Normal Saline)100ml　青霉素钠针(Penicillin Sodium),240万单位,静脉点滴,每8小时或每6小时1次,7~14天。

处方二　0.5%甲硝唑注射液(Metronidazole):首剂,15mg/kg。

维持量7.5mg/kg,ivgtt,每8小时或每6小时1次,7天。

(四)中医中药

早期可予金黄散、鱼石脂软膏敷贴。切开后可予去腐生肌类药物。

(五)对症处理

高热时可局部冷敷物理降温;进食困难应予营养支持;呼吸急促时予吸氧及辅助通气。

三、用药说明及注意事项

(一)对于深部蜂窝织炎,由于病变隐匿,表面皮肤改变多不明显,而以全身感染症状为主,容易漏诊。

(二)对于特殊类型蜂窝织炎,由于病变进展快,全身情况恶化迅速,应予警惕,及时转上级医院治疗。

第四节　丹　毒

丹毒是皮肤淋巴管网受乙型溶血性链球菌侵袭感染所致的急性非化脓性炎症。好发于下肢与面部,多有病变远端皮肤黏膜的病损诱发。发病后淋巴管网分布区域的皮肤出现炎症发应,病变蔓延较快,常累及引流区域淋巴结,局部很少有组织坏死或化脓,但全身炎症反应明显,易治愈但常有复发。

一、诊断要点

(一)临床表现

起病急,开始即有畏寒、发热、头痛、全身不适症状。多见于下肢,表现为片状皮肤红疹、微隆起、色鲜红、中间稍淡、境界较清楚。伴烧灼样疼痛。病变向外周扩散时,中央红肿消退面转变为棕黄,有时可有水疱,附近淋巴结常有肿大触痛,但皮肤与淋巴结少见化脓性破溃。病情加重可有全身性脓毒症。此外,反复发作可导致淋巴管阻塞,局部皮肤粗厚肿胀,甚至发展为象皮肿。

(二)室验室检查

感染明显时,可出现白细胞及中性粒细胞比值升高,降钙素原指标升高等感染表现。

二、药物治疗方案

(一)一般治疗

卧床休息,抬高下肢,局部50%硫酸镁湿热敷。

(二)药物治疗

全身应用青霉素、头孢类敏感抗生素。

处方一:50%硫酸镁溶液(Magnesium Sulphate):100ml,湿热敷局部。

处方二:生理盐水(Normol Saline):100ml,青霉素钠针,240万单位,静脉点滴,Q8h或Q6h,7天。

处方三:生理盐水(Normol Saline):100ml。

头孢唑林钠针(Cefazolin Sodium):1g,静脉点滴,Q8h或Q6h,7天。

三、用药说明及注意事项

(一)治疗丹毒要注意同时治疗足癣和肢体皮肤伤口,避免接触性传染。

(三)全身使用抗生素,并在全身和局部症状消失后仍继续使用3~5日以免丹毒复发。

(三)下肢反复多次的丹毒发作有时会导致淋巴水肿,甚至发展为象皮肿,要注意防治。

第五节　带状疱疹

带状疱疹是由水痘－带状疱疹病毒引起的一种累及神经和皮肤的病毒性皮肤病。初次感染表现为水痘或隐性感染,以后病毒长期潜伏在脊髓后根的神经节中,一旦机体的抵抗力下降或细胞免疫功能减弱,病毒可被再次激活,可引起神经的炎症,水肿甚至坏死的改变,导致剧烈疼痛。多见于成人,病毒沿相应的周围神经而波及皮肤,产生皮疹。患者一般可获得对该病毒的终身免疫,但偶有复发。

一、诊断要点

(一)起病突然或先有痛感

皮损表现为炎性红斑基础上簇集性水疱,各群水疱之间皮肤正常,排列成带状,间有出现丘疹、大疱、出血、坏疽。

(二)皮疹沿外周神经单侧分布

亦少见对称者,以肋间神经和三叉神经区多见。后者偶有累及眼部,影响视力。

(三)局部淋巴结常肿大

有压痛,严重者可伴有发热等。

(四)病程

一般 2~3 周,能自愈,一般愈后不复发,但神经痛有时持续 1~2 个月或更久。

二、药物治疗方案

(一)局部治疗

以消炎、干燥收敛、防止继发感染为原则。可用 2%甲紫溶液外涂,若有继发感染,可用新霉素、莫匹罗星或夫西地酸外擦。有坏疽性溃疡时,可用 5%聚维酮碘或 0.1%依沙吖啶溶液湿敷。一般无须局部使用抗病毒制剂。后遗神经痛者局部可使用 5%多赛平霜或 0.025%辣椒辣素霜止痛。

(二)系统治疗

1.抗病毒治疗,越早使用,疗效越好。

处方一:阿昔洛韦(Acyclovir):800mg,口服,每日 5 次,共 10 天。

或处方二:阿昔洛韦(Acyclovir):10mg/kg,静脉滴注,每8小时1次,共5~10天。

或处方三:伐昔洛韦片(Valacyclovir):0.3g,口服,每日 2 次,共 10 天。

或处方四:泛昔洛韦片(Famciclvir):0.5g,口服,每日 3 次,共 7 天。

或处方五:阿糖腺苷(Arabinosyr):15mg/(kg·d),静注,共 10 天。

或处方六:膦甲酸钠氯化钠注射液(Foscarnet Sodium):按体重 1 次 40mg/kg,每 8 小时一次,经输液泵滴注 1 小时,共 14~21 日。

2.止痛

处方一:普瑞巴林(Pregabalin):75mg,口服,起始剂量150mg/天,其后可根据患者症状及耐受程度增加至 600mg/天。

或处方二:NSAID 药物如对乙酰氨基酚片(Parocetanol):0.5g,口服 1 日不超过 4 次。

或处方三:加巴喷丁胶囊(Gabapentin):口服,第一天 0.3g(3 粒),第 2 天 0.6g(6 粒),第三天 0.9g(9 粒),随后根据缓解疼痛的需要,可逐渐加量至 1.8g(18 粒)分三次服用。

3. 糖皮质激素　宜早期联合糖皮质激素使用,疗程不宜过久。

处方一:泼尼松龙(Prednisone):60mg/d,共 1 周。

4. 维生素　B 族维生素可营养神经

处方一:维生素 B_1 片(Vitamin B_1):1 片 / 次,每日 3 次,口服。

处方二:维生素 B_{12} 片(Vitamin B_{12}):(甲钴胺分散片),0.5mg,每日 3 次,口服。

(三)其他疗法

针刺疗法、激光照射、音频电疗法等可减少后遗神经痛的发生率。

三、用药说明及注意事项

(一)抗病毒药物的应用

目前认为阿昔洛韦、伐昔洛韦、泛昔洛韦是治疗带状疱疹的一线药物,该类药物能抑制病毒复制、促进皮损愈合,减轻疼痛。宜早期使用、疗程要足。

(二)注意防治药物的肾功能损害

阿昔洛韦、伐昔洛韦、泛昔洛韦及膦甲酸钠偶见报道肾功能损害,嘱患者多饮水,注意监测肾功能,肝肾功能不全者需慎用。

(三)激素的应用

早期合理联合糖皮质激素可抑制炎症,减少后遗神经痛的发生率,年老体弱或免疫功能低下不主张使用。

第六节　手足癣

手足癣是指发生在手足皮肤且除其背面以外部位的皮肤癣菌感染。手足癣尤其是足癣是一种十分常见皮肤真菌病。其发病率的高低与环境因素和个体特征关系密切,气候湿热和足部多汗以及局部欠通气(穿鞋,尤其是穿胶鞋、塑料鞋)是足癣的重要易感因素。机体免疫功能低下,如糖尿病、HIV 感染等是足癣的高危患者。

一、诊断要点

(一)临床表现

足癣临床上可分为角化过度型、浸渍糜烂型、丘疹鳞屑型和水疱型。角化过度型主要表现为糠状鳞屑、角化过度。浸渍糜烂型临床特征主要为多汗、瘙痒、异臭味,4、5 趾间浸渍糜烂,有时可继发细菌感染,严重者可导致淋巴管炎、蜂窝织炎或丹毒。丘疹鳞屑型可见红斑、丘疹、片状脱屑。水疱型表现为瘙痒、继发感染、水疱、脓疱,损害可由趾间区向周围扩展,易激发癣菌疹。手癣临床上主要为水疱型和角化过度型。足癣多累及双脚,手癣则常见单侧发病,如患者手足均被侵及,则可见到所谓的"两足一手"现象。

(二)真菌学检查

刮取皮损活动性边缘的皮屑,用10%或20%的KOH制片进行直接镜检。需要指出的是镜检的敏感性和特异性都不是很高,所以阴性不能完全排除诊断,阳性结果也不一定完全支持诊断,可做真菌培养以明确是皮肤癣菌感染还是念珠菌感染。

二、药物治疗方案

(一)外用药物

应遵循皮肤外用制剂治疗原则,根据皮损类型选择用药,渗液明显者先用硼酸溶液或依沙丫啶溶液湿敷,待收干后再用唑类(克霉唑、咪康唑、益康唑、酮康唑、联苯苄唑等)或复方水杨酸酊或复方间苯二酚外涂,角化过度型可用含抗真菌成分及角质剥脱成分的软膏类制剂加以封包治疗。

(二)系统治疗

处方一:特比萘芬片(兰美抒)(Terbinafrne):250mg,顿服,共2~4周。

或处方二:伊曲康唑胶囊(斯皮仁诺)(Itpeconazole):200mg,顿服,共2~4周。

三、用药说明及注意事项

预防对从根本上治愈手足癣意义重大,因为手足癣还是体股癣和甲癣的感染源。告诫患者平时手足多汗者,要注意保持干燥,要多备鞋子经常换穿,换下的鞋子在通风处风干或吹风机吹干。尽量避免搔抓,避免接触各种洗涤剂、肥皂和有机溶剂。

第七节　湿疹

湿疹是由多种内外因素引起的一种具有明显渗出倾向的炎症性皮肤病,伴有明显瘙痒,易复发,严重影响患者的生活质量。本病是皮肤科常见病,我国一般人群患病率约为7.5%。按皮损表现,可分为急性、亚急性和慢性湿疹。虽然湿疹可发生于躯体的任何部位,但以头面、耳后、手足、小腿、阴囊、女阴、肛门部位为好发部位。

一、诊断要点

(一)临床表现

湿疹皮疹具有多形性、对称性等特点,常反复发作,自觉症状为瘙痒,甚至剧痒。急性期表现为红斑、水肿基础上粟粒大丘疹、丘疱疹、水疱、糜烂及渗出,病变中心往往较重,而逐渐向周围蔓延。外围又有散在丘疹、丘疱疹,故境界不清。亚急性期红肿和渗出减轻,糜烂面结痂、脱屑。慢性湿疹主要表现为粗糙肥厚、苔藓样变。可伴有色素改变,手足部湿疹可伴发甲改变。

(二)实验室检查

血常规检查可有嗜酸粒细胞增多,还可有血清嗜酸性阳离子蛋白增高,部分患者有血清IgE增高,变应原检查有助于寻找可能的致敏原。斑贴试验有助于诊断接触性皮炎,真菌检查可鉴别浅部真菌病,疥虫检查可协助排除疥疮。

(三)皮肤组织病理

急性亚急性期表现为浅表结痂、渗出,表皮细胞间水肿,可形成表皮内水疱,真皮浅层血管周围淋巴细胞及组织细胞浸润,并可见数量不等的嗜酸性粒细胞,真皮乳头水肿;慢性期为角质增生、角化不全,棘层肥厚,表皮突增宽下延,真皮乳头层增厚,浅层血管周围有淋巴细胞、组织细胞及少量嗜酸性粒细胞浸润。

二、药物治疗方案

(一)局部治疗

1. 急性期无水疱、糜烂、渗出时用炉甘石洗剂、糖皮质激素乳膏或凝胶;大量渗出时应选择冷湿敷,如 3%硼酸溶液、0.1%盐酸小檗碱溶液、醋酸铅 1:2000、0.1%依沙吖啶溶液等;有糜烂但渗出不多时可用氧化锌油剂。亚急性期皮损建议外用氧化锌糊剂、糖皮质激素乳膏。慢性期皮损建议外用糖皮质激素软膏、硬膏、乳剂或酊剂等,可合用保湿剂及角质松解剂,如20%~40%尿素软膏、5%~10%水杨酸软膏等,皮损肥厚苔藓化明显时可联合维甲酸使用。

2. 糖皮质激素(根据皮损的部位和特点选择不同级别激素)

处方一:丁酸氢化可的松乳膏(尤卓尔)(Hydrocortisone Butyrate Crean):外用,每日 2 次。

或处方二:地塞米松乳膏(dexamethasone Crean):外用,每日 2 次。

或处方三:曲安奈德乳膏(Triamcinolone Acetonide):外用,每日 2 次。

或处方四:糠酸莫米松乳膏(艾洛松)(Momestasone Furoate Gaeam):外用,日 2 次。

或处方五:卤米松乳膏(Aclometasone Geam):外用,每日 2 次。

或处方六:卤米松三氯生乳膏(新适确得)(Halormetasone Triclogam Groam):外用,每日 2 次。

或处方七:复方倍他米松注射液(Betametbason Gopound Injection):1ml,皮损内注射,1 个月 1 次。

3. 钙调磷酸酶抑制剂

处方一:他克莫司软膏(普特彼)(Tacrolimous):外用,每日 2 次。

或处方二:吡美莫司乳膏(爱宁达)(Pimecrolimus):外用,每日 2 次。

4. 抗感染制剂　由于细菌和真菌可诱发和加重湿疹病情,有渗出性皮损时可加用 2%莫匹罗星、1%益康唑、2%咪康唑等。

5. 肝素类　如皮损有皲裂,可选用肝素软膏。

处方一:多磺酸粘多糖乳膏(Mucoplfacharide Polysutfate Cream):外用,每日 2-3 次。

6. 止痒剂

处方一:5%多虑平霜(5% Doxepin Hydrochlonride Gream):外用,每日 2 次。

7. 润肤剂　常用有 0.3%尿囊素霜、5%~10%尿素霜等,平时应经常使用,每日可多次。

(二)系统治疗

1. 抗组胺药

处方一:氯雷他定片(Loratodine Tablets):每次 10mg,每日 1 次。

或处方二:马来酸氯苯那敏片(Chlorphenamine Maleate Tablets):每次 4mg,每日 3 次。

或处方三:盐酸赛庚啶片(Cnproheptadine Hydrochloride Tablets):每次 2mg,每日 2~3 次。

或处方四:富马酸酮替芬(Ketdtifen Fumarate):每次 1mg,每日 2 次。

或处方五:盐酸西替利嗪片(Cetirizine Hydrochloride Tablets):每次 10mg,每日 1 次。

或处方六:盐酸左西替利嗪片(Levoceprizine Hydrochoride Tablets):每次 5mg,每日 1 次。

或处方七:依巴斯汀片(Ebasthino Tablets):每次 10mg,每日 1 次。

或处方八:咪唑斯汀片(Mizolastire):每次 10mg,每日 1 次。

或处方九:西咪替丁片(Cimetidine Tablets):每次 200mg,每日 3 次。

或处方十:枸地氯雷他定片(Desloratabdine Cirate Disodiur Tablets):每次 8.8mg,每日 1 次。

2. 糖皮质激素

处方一:泼尼松片(Prednisone):每次 15~20mg,早晨顿服。

或处方二:曲安西龙片(Triamcinolone):每次 12~16mg,早晨顿服。

或处方三:复方倍他米松注射液(Compound Betamethasone Injection):1ml,肌内注射。

3. 免疫抑制剂

处方一:雷公藤多苷片(Leigongtengduogan Pian):每次 20mg,每日 3~4 次。

或处方二:环孢素软胶囊(Ciclosporin Soft Capsules):2~5mg/(kg·d)。

4. 其他

处方一:复方甘草酸苷注射液(Compound Glycyrrhizin Iniection):每次 20~40ml,静脉滴注,每日 1 次×7 天。

处方二:硫代硫酸钠注射液(Sodium Thiosulfate Injection):每次 0.64g,静脉滴注,每日 1 次×7 天。

处方三:10%葡萄糖酸钙注射液(10% Calcium Gluconate Injection):每次 10ml,静脉缓慢注射,每日 1 次×7 天。

5. 抗生素　湿疹合并感染时应系统应用抗生素

处方一:罗红霉素片(Roxithromycin Tablets):每次 150mg,每日 2 次。

或处方二:红霉素片(Erythromycin Tablets):每次 250mg,每日 4 次。

(三)物理治疗

紫外线疗法包括 UVAl(340-400nm)照射、UVA/UVB 照射及窄谱 UVB(310~315nm)照射,对慢性顽固性湿疹具有较好疗效。

三、用药说明及注意事项

(一)加强健康教育

指导患者寻找和避免环境中常见的变应原及刺激原。避免搔抓及过度清洗,对环境、饮食、使用防护用品、皮肤清洁方法等也应提出相应建议。避免诱发或加重因素,通过详细采集病史、细致体检、合理使用诊断试验,仔细查找各种可疑病因及诱发或加重因素,以达到去除病因、治疗的目的。

(二)外用糖皮质激素制剂依然是治疗湿疹的主要药物

初始治疗应该根据皮损的性质选择合适强度的糖皮质激素:轻度湿疹建议选弱效糖皮质激素如氢化可的松、地塞米松乳膏;重度肥厚性皮损建议选择强效糖皮质激素如哈西奈德、卤米松乳膏;中度湿疹建议选择中效激素。如曲安奈德、糠酸莫米松等。儿童患者、面部及皮肤皱褶部位皮损一般弱效或中效糖皮质激素即有效。强效糖皮质激素连续应用一般不超过2周,以减少急性耐受及不良反应。钙调神经磷酸酶抑制剂如他克莫司软膏、吡美莫司乳膏对湿疹有治疗作用,且无糖皮质激素的副作用,尤其适合头面部及间擦部位湿疹的治疗。细菌定植和感染往往可诱发或加重湿疹,因此抗菌药物也是外用治疗的重要方面。可选用各种抗菌药物的外用制剂,也可选用糖皮质激素和抗菌药物的复方制剂。

(三)一般不主张常规系统使用糖皮质激素

但可用于病因明确、短期可以祛除病因的患者,如接触因素、药物因素引起者或自身敏感性皮炎等;对于严重水肿、泛发性皮疹、红皮病等为迅速控制症状也可以短期应用,但必须慎重,以免发生全身不良反应及病情反跳。免疫抑制剂应当慎用,要严格掌握适应证。仅限于其他疗法无效、有糖皮质激素应用禁忌证的重症患者,或短期系统应用糖皮质激素病情得到明显缓解后、需减用或停用糖皮质激素时使用。

(四)本病易复发,患者定期复诊

急性湿疹患者最好在治疗后1周、亚急性患者在治疗后1-2周、慢性患者在治疗后2~4周复诊一次。复诊时评价疗效、病情变化、是否需进一步检查以及评价依从性等。对于反复发作、持续不愈的病例,要注意分析其原因。

第八节 丘疹性荨麻疹

丘疹性荨麻疹又名荨麻疹样苔藓,多见于婴幼儿及儿童的红色风团性丘疹性皮肤病,伴有瘙痒,多发于春、夏、秋季节,往往同一个家庭中几个人同时发病,多与节肢动物叮咬有关,系被叮咬后的一种过敏反应。

一、诊断要点

(一)临床症状

1.皮疹基本损害为纺锤形、鲜红色、风团样损害,中心常有小水疱。有时为泡壁紧张的大疱。皮疹长轴多与皮纹一致,伴有剧烈瘙痒。

2.皮疹反复、成批发生。

(二)鉴别诊断

需与水痘鉴别,后者皮损有丘疹、红斑、水疱,但以水疱为主,水疱性皮疹绕以红晕,呈痘疮样表现。皮损呈向心性分布,累及头、面、口腔、伴有发热、不适等全身症状,痒感不明显。有流行性。

二、药物治疗方案

(一)局部治疗

处方一:炉甘石洗剂(Calamine Lotion):外用,每日 2~3 次。

处方二:丁酸氢化可的松乳膏(Hydrocortisone Butyrate Crean):外用,每日 2 次。

或处方三:糠酸莫米松乳膏(Momestasone Furoate Gaeam):外用,每日 2 次。

(二)系统治疗

处方一:氯雷他定片(Loratadine Tablets):每次 10mg,每日 1 次。

或处方二:盐酸依匹斯汀片(Epinastine Hydrochloride Tablets):每次 10mg,每日 1 次。

三、用药说明及注意事项

本病治疗以外用药物为主,如继发感染可加用抗菌药,瘙痒剧烈时可根据患者年龄、职业等选用抗组胺药,注意儿童减量。部分患者虫咬后高反应性,治疗效果不佳且易反复,注意个人及环境卫生,消灭臭虫、虱、蚤、螨及其他昆虫。

第九节　皮肤瘙痒症

瘙痒是许多皮肤病共有的自觉症状,临床上将只有皮肤瘙痒而无原发性皮肤损害的称为皮肤瘙痒症。根据瘙痒的范围及部位不同,可分为全身性及局限性。全身性瘙痒病又有老年性、冬季型及夏季性之分。局限性瘙痒病多发生于身体的某一部位,以肛门、阴囊及女阴等部位为多见。

一、诊断要点

(一)瘙痒

全身性或局限于身体的某一部位。

(二)皮损特点

无原发皮疹,可见抓痕、条状表皮剥脱和血痂,亦可有湿疹样变、苔藓样变、色素沉着等继发性损害。有继发感染时可发生脓疱疮、毛囊炎、疖病、淋巴管炎及淋巴结炎等。

(三)全身症状

瘙痒剧烈,影响睡眠,可有头晕、精神忧郁及食欲缺乏等神经衰弱的症状。

二、药物治疗方案

(一)外用药物治疗

1. 低 pH 的清洁剂及润肤剂

处方一:尿素乳膏(Urea Cream):外用。

或处方二:硅油霜(Silicone Cream):外用。

或处方三:2%维生素 E 乳膏(20% Vitamin E Grean):外用。

或处方四:薇诺娜柔润保湿霜:外用,每日可多次使用。

2. 止痒

处方一:1%薄荷炉甘石洗剂:外用可使用多次。

或处方二:复方樟脑乳膏(Compound Camphor Cream):外用,每日 2 ～ 3 次。

3. 外用抗组胺剂或外用糖皮质激素

处方一:5%多虑平软膏:外用,每日 2 ～ 3 次。

或处方二:丁酸氢化可的松乳膏(Hydrocortisone Butyrate Ointment):外用,每日 2 次。

或处方三:地塞米松乳膏(Compound Dexamethasone Acetate Cream):外用,每日 2 次。

或处方四:糠酸莫米松乳膏(Momestasone Furoate Gaeam):外用,每日 2 次。

或处方五:卤米松乳膏(Halometasone Cream):外用,每日 2 次。

4. 钙调磷酸酶抑制剂

处方一:他克莫司软膏(Tacrolimus Ointment):外用,每日 2 次。

或处方二:吡美莫司乳膏(Pimecrolimus Cream):外用,每日 2 次。

(二)系统治疗

1. 抗组胺药

处方一:氯雷他定片(Loratadine Tablets):每次 10mg,每日 1 次。

或处方二:马来酸氯苯那敏片(Chlorpheniramine Maleate Tablets):每次 4mg,口服,每日 3 次。

或处方三:盐酸赛庚啶片(Cyproheptadine Hydrochloride Tablets):每次 2mg,口服,每日 2 ～ 3 次。

或处方四:富马酸酮替芬(Ketotifen Fumarate):每次 1mg,口服,每日 2 次。

或处方五:盐酸西替利嗪片(Cetirizine Hydrochloride Tablets):每次 10mg,口服,每日 1 次。

或处方六:盐酸左西替利嗪片(Levocetirizine Hydrochloride Tablets):每次 5mg,口服,每日 1 次。

或处方七:依巴斯汀片(Ebasthino Tablets):每次 10mg,口服,每日 1 次。

或处方八:咪唑斯汀片(Mizolastire):每次 10mg,口服,每日 1 次。

或处方九:西咪替丁片(Cimetidine Tablets):每次 200mg,口服,每日 3 次。

或处方十:枸地氯雷他定片(Desloratabdine Cirate Disodiur Tablets):每次 8.8mg,口服,每日 1 次。

2. 其他

处方一:复方甘草酸苷注射液(Compound Glycyrrhizin Iniection):每次 20-40ml,静脉滴注,每日 1 次×7。

处方二:硫代硫酸钠注射液(Sodium Thiosulfate Injection):每次 0.64g,静脉滴注,每日 1 次×7。

处方三:10%葡萄糖酸钙注射液(10% Calcium Gluconate Injection):每次 10ml,静脉缓慢注射,每日 1 次×7。

处方四:沙利度胺片(Thalidomide Tablets):每次 25mg~50mg,口服,每日 2 次。

三、用药说明及注意事项

(一)皮肤瘙痒症是一类神经功能障碍性皮肤病,与患者自身心理状态关系密切。嘱患者一定要放松心情,转移注意力。

(二)全身性瘙痒常为许多全身性疾病的伴发或首发的症状,与本病密切相关的全身性疾病有尿毒症、阻塞性肝胆疾病、血液病、淋巴网状系统疾病、恶性肿瘤、内分泌疾病等。为了寻找致病因素,常需要作全面的查体及内脏疾病检查。

(三)皮肤表面酸性物质可以有效地减少皮肤刺激,最终减轻瘙痒。对于伴有皮肤干燥症的患者可用润肤剂或医用保湿霜,如外用尿囊素乳膏或外用硅油霜或 2%维生素 E 乳膏。近来越来越强调皮肤的保湿,可长期外用医用护肤霜,如薇诺娜等。

第十节 神经性皮炎

神经性皮炎又称慢性单纯性苔藓,是一种慢性常见的皮肤神经功能障碍性皮肤病,以剧烈瘙痒及皮肤苔藓样变为特征。皮损可以局限,也可泛发。

一、诊断要点

(一)症状表现

1.本病以 20~40 岁的青壮年多见,自觉阵发性剧痒,夜间尤甚。

2.好发部位为颈项、肘、腰骶部、眼睑、阴部、股侧、腘窝,小腿及前臂等部位亦可发生。

3.皮疹初起为成群粟粒至米粒大小的肤色、淡褐色或淡红色圆形或多角形扁平丘疹,质地坚实而带光泽,表面可覆有糠秕状薄鳞屑。

4.久之皮疹逐渐融合、扩大,颜色暗褐,皮嵴增高,皮纹加深,相互交错,呈菱形或多角形,干粗、肥厚,似皮革样斑片,境界清楚。

5.播散性皮损和局限性皮损相似,但皮损广泛而弥散。

6.皮肤组织病理

可见表皮角化过度,棘层肥厚,表皮突延长。

二、药物治疗方案

(一)局部治疗

1.外用糖皮质激素

处方一:丁酸氢化可的松乳膏(HydrocortisoneButyrateOintment):外用,每日 2 次。

或处方二:地塞米松乳膏(Dexamethasone Crean):外用,每日 2 次。

或处方三:曲安奈德乳膏(Triamcinolone Acetonide):外用,每日 2 次。

或处方四:糠酸莫米松乳膏(Momestasone Furoate Gaeam):外用,每日 2 次。

或处方五:卤米松乳膏(Halometasone Cream):外用,每日 2 次。

或处方六:卤米松三氯生乳膏(Halormetasone Triclogam Groam):外用,每日 2 次。

或处方七:糖皮质激素硬膏(肤疾宁贴膏):外用,隔日一次。

2. 钙调磷酸酶抑制剂

处方一:他克莫司软膏(Tacrolimus Ointment):外用,每日 2 次。

或处方二:吡美莫司乳膏(Pimecrolimus Cream):外用,每日 2 次。

3. 局部封闭疗法

处方一:醋酸曲安奈德注射液 1ml:5mg+0.25%普鲁卡因注射液 10~20ml,局部浸润注射。

(二)系统治疗

1. 抗组胺药及镇静药

处方处方一:氯雷他定片(Loratadine Tablets):每次 10mg,口服,每日 1 次。

或处方二:马来酸氯苯那敏片(Chlorpheniramine Maleate Tablets):每次 4mg,口服,每日 3 次。

或处方三:盐酸赛庚啶片(Cyproheptadine Hydrochloride Tablets):每次 2mg,口服,每日 2~3 次。

或处方四:富马酸酮替芬(Ketotifen Fumarate):每次 1mg,口服,每日 2 次。

或处方五:盐酸西替利嗪片(Cetirizine Hydrochloride Tablets):每次 10mg,口服,每日 1 次。

或处方六:盐酸左西替利嗪片(Levocetirizine Hydrochloride Tablets):每次 5mg,口服,每日 1 次。

或处方七:依巴斯汀片(Ebasthino Tablets):每次 10mg,口服,每日 1 次。

或处方八:咪唑斯汀片(Mizolastire):每次 10mg,口服,每日 1 次。

或处方九:西咪替丁片(Cimetidine Tablets):每次 200mg,口服,每日 3 次。

或处方十:枸地氯雷他定片(Desloratadine Citrate Disodium Tablets):每次 8.8mg,口服,每日 1 次。

或处方十一:多虑平(Doxepin):每次 25mg,口服,每日 2 次。

2. 止痒

处方一:硫代硫酸钠注射液(Sodium Thiosulfa Injection):每次 0.64g,静脉滴注,每日 1 次×7 天。

或处方二:10%葡萄糖酸钙注射液(10% Calcium Gluconate Injection):每次 10ml,静脉缓慢注射,每日 1 次×7 天。

3. 中成药

处方一:复方甘草酸苷注射液(美能)(Compound Glycyrrhizin Injection):每次 20~40ml,静脉滴注,每日 1 次×7 天。

处方二:雷公藤多苷片(Leigongtengduogan Pian):每次 20mg,每日 3~4 次。

三、用药说明及注意事项

(一)避免反复搔抓

同皮肤瘙痒症一样,神经性皮炎也是一类神经功能障碍性皮肤病,嘱患者一定要放松心情,转移注意力,避免反复搔抓、摩擦及热水烫洗,避免饮酒、喝浓茶及使用辛辣食物。建议患者加强体质锻炼,如有神经衰弱或胃肠功能失调者应予以纠正。

(二)分布在眼周的皮损,外用药物要谨慎,应用时间要短,尽量用弱效不含氟的激素药膏如丁酸氢化可的松(尤卓尔)或钙调磷酸酶抑制剂(他克莫司,吡美莫司),但也不要太长,以免引起不良反应。

(三)多数神经性皮炎患者伴有皮肤干燥,外用激素药膏的同时辅助应用医用保湿霜能起到很好的疗效,皮疹消退后立刻停用激素药膏,长期外用医用保湿霜如薇诺娜的柔润保湿霜可预防皮损反复发作。

第十一节　银屑病

银屑病又名"牛皮癣",是一种常见的易复发的以鳞屑性红斑为临床特征的慢性炎症性皮肤病。其病因和发病机制至今仍未完全阐明,研究认为与遗传、感染、免疫、内分泌和代谢等因素有关,某些物理化学因素和药物也可诱发银屑病。银屑病在病程和形态学上变异极大,且治愈后易复发,给患者身体和精神上造成很大痛苦。根据临床表现,银屑病分为四型:寻常型、脓疱型、红皮病型和关节病型,其中以寻常型银屑病为最常见。

一、诊断要点

(一)临床表现

1. 寻常型银屑病　发病年龄以青壮年居多,病程慢性,冬重夏轻,易复发。皮损好发于头皮、躯干和四肢伸侧,典型损害为边界清楚的红色斑丘疹或斑块,表面覆盖非黏着性银白色鳞屑,鳞屑易刮除,其下方可见一层发亮的淡红色薄膜(薄膜现象);刮除薄膜后红斑表面出现小出血点(点状出血现象);头皮皮损鳞屑较厚,头发呈束状发,病程长,可出现甲凹点、甲床肥厚、甲剥离等甲改变。根据病程的发展,可分为进行期、静止期和退行期。进行期患者外观正常的皮肤在受外伤、注射等损伤后,可发生银屑病皮损(同形反应)。

2. 脓疱型银屑病　分为泛发性脓疱型银屑病和掌跖脓疱型银屑病。泛发性脓疱型银屑病常因进行期寻常型银屑病皮损外用刺激性药物、糖皮质激素突然停药或减量过快、感染等因素促发。皮疹表现为在外观正常皮肤或寻常型银屑病皮损部位,红斑基础上出现黄白色粟粒大小的浅表性无菌脓疱,脓疱密集可形成脓湖。伴有高热、关节肿胀、疼痛、白细胞增高。病情好转后可出现或不出现典型银屑病皮损,病程可持续数月或更久。掌跖脓疱型银屑病皮损局限于掌跖部位,皮损表现为红斑基础上粟粒大小的黄白色脓疱,壁厚、不易破溃,可自行干涸结痂、脱屑,反复发作,全身状况不受影响。

3. 红皮病型银屑病　突然发病或活动期银屑病外用刺激性强的药物诱发。皮损广泛,累及全身,包括面部、双手足,皮肤潮红、脱屑明显,有时伴有水肿,可有正常皮岛。伴有发热、关节疼痛、全身浅表淋巴结肿大等全身症状。病程较长,皮损消退后出现寻常型银屑病表现。

4. 关节病型银屑病　除银屑病损害外,患者具有类风湿关节炎症状,多侵犯四肢末端小关节,尤其指趾关节受累。受累关节红肿疼痛,重者关节畸形、活动障碍,严重者可侵犯多个大关节及脊柱。

(二)皮肤组织病理

1. 寻常型银屑病　表皮明显增厚伴角化不全,角质层见 Munro 微脓肿,颗粒层变薄或消失,表皮嵴延长,真皮乳头部毛细血管扩张扭曲,真皮上部血管周围炎性细胞浸润,乳头部水肿并向上延长。

2. 脓疱型银屑病　基层上部出现由中性粒细胞聚集成的 Kogoj 海绵状脓肿, 真皮层淋巴细胞和组织细胞浸润明显。

3. 红皮病型银屑病　具有银屑病和慢性皮炎的双重特征,表皮细胞内和细胞间水肿,真皮上部水肿,毛细血管扩张,周围炎性细胞浸润。

二、药物治疗方案

(一)外用药物治疗

1. 糖皮质激素

处方一:丁酸氢化可的松乳膏(Hydrocortisone Butyrate Ointment):外用,每日 2 次。

或处方二:地塞米松乳膏(Dexamethasone Crean):外用,每日 2 次。

或处方三:曲安奈德乳膏(Triamcinolone Acetonide):外用,每日 2 次。

或处方四:糠酸莫米松乳膏(Momestasone Furoate Gaeam):外用,每日 2 次。

或处方五:卤米松乳膏(Halometasone Cream):外用,日 2 次。

或处方六:卤米松三氯生乳膏(Halormetasone Triclogam Groam):外用,每日 2 次。

或处方七:复方氟米松软膏(Compound Flumetasone Ointment):外用,每日 2 次。

2. 维生素 D_3 衍生物

处方一:卡泊三醇软膏(calcipotriol):外用,每日 2 次。

或处方二:钙泊三醇倍他米松(Calcipotriol Betamethasone Ointment):外用,每日 1~2 次。

或处方三:他卡西醇(Tacalcitol Oinlment):外用,每日 1~2 次。

3. 维 A 酸类药

处方一:维 A 酸乳膏(Tretinoin Ointment):外用,每日 2 次。

或处方二:他扎罗汀乳膏(Tazarotene Gream):外用,每晚睡前 1 次。

4. 钙调磷酸酶抑制剂

处方一:他克莫司软膏(Tacrolimus Ointment):外用,每日 2 次。

5. 其他外用药 蒽林软膏、5-10%黑豆馏油软膏或 1%煤焦油洗剂、水杨酸软膏、硫磺软膏、喜树碱软膏、润肤剂等。

(二)系统药物治疗

1. 免疫抑制剂

处方一:甲氨蝶呤片(Methotrexate Tablets):每次 2.5mg ~ 7.5mg,每 12 小时 1 次,36 小时内共服 3 次,以后每周以同样方法给药。

处方二:环孢素软胶囊(Ciclosporin Soft Capsules):2.5 ~ 5mg/(kg·d),分 2 次口服。

处方三:他克莫司(Tacrolimus):0.01—0.15mg/(kg·d),分 2 次口服。

处方四:吗替麦考酚酯片(Mycophenloate Mofetil Tablets):每次 1g,每日 2 次。

2. 维 A 酸类药

处方一:阿维 A 胶囊(Acitretin Capsules):每次 25-50mg,顿服(与主餐一起服用)。

3. 抗生素类

对由上呼吸道链球菌感染诱发的银屑病,可系统使用红霉素类抗生素,如罗红霉素或、阿奇霉素连续 2 周,兼有抗感染和抗炎效果,对于脓疱型银屑病,可加用甲砜霉素 0.5~1g/d,分 3~4 次口服,注意骨髓移植不良反应。

4. 生物制剂 目前临床用于银屑病的生物制剂有:依那西普、阿达木单抗、英夫利昔单抗、阿发赛特、依法利珠单抗

处方一:注射用重组人 Ⅱ 型肿瘤坏死因子受体 – 抗体融合蛋白,每次 25mg,每周 2 次,皮下注射。

5. 糖皮质激素 不主张寻常型银屑病系统使用激素,但特殊类型银屑病尤其是关节型银屑病可酌情小剂量使用。

6. 其他 因银屑病尤其是脓疱型银屑病与中性粒细胞趋化关系密切,可应用氨苯砜或秋水仙碱抑制白细胞趋化。

(三)物理治疗

主要有紫外线照射治疗(UVA、UVB、NBUVB,PUVA、308 准分子激光)、光动力疗法、沐浴疗法。

(四)中医中药

处方一:郁金银屑片:每次 3 ~ 6 片,口服,每日 2 ~ 3 次。

处方二:复方青黛丸:每次 1 袋,口服,每日 3 次。

处方三:雷公藤多苷片:每次 20mg,口服,每日 3 ~ 4 次。

处方四:复方甘草酸苷注射液(Compound Glycyrrhizin Iniection):每次 20 ~ 40ml,静脉滴注,每日 1 次×7天。

三、用药说明及注意事项

(一)银屑病治疗的目的在于控制病情,延缓向全身发展的进程,减轻红斑、鳞屑、局部斑片增厚等症状,稳定病情,避免复发,尽量避免副作用,提高患者生活质量。治疗过程中与患者沟通并对患者病情进行评估是治疗的重要环节。中、重度银屑病患者单一疗法效果不明显时,应给予联合、轮换或序贯治疗。应遵循以下治疗原则:①正规:强调使用目前皮肤科学界公认的治疗药物和方法。②安全:各种治疗方法均应以确保患者的安全为首要,不能为追求近期疗效而发生严重不良反应.不应使患者在无医生指导的情况下,长期应用对其健康有害的方法。③个体化:在选择治疗方案时,要全面考虑银屑病患者的病情、需求、耐受度、经济承受能力、既往治疗史及药物的不良反应等,综合、合理地选择制定治疗方案。

(二)细菌、病毒或真菌感染是银屑病发病的重要诱因,通过应用药物控制感染。可以达到治疗银屑病的目的。主要应用于伴有上呼吸道感染的点滴状银屑病、寻常性银屑病和一些红皮病性、脓疱性银屑病,可选用相应的对溶血性链球菌有效的抗生素或抗菌药物,如青霉素、红霉素、头孢菌素等。

(三)系统应用糖皮质激素可能导致红皮病性或泛发性脓疱性银屑病。因此只有皮肤科医生认为绝对需要时才可应用。适应证:难以控制的红皮病性银屑病;其他药物无效或禁忌的泛发性脓疱性银屑病;急性多发性关节病性银屑病,可造成严重关节损害者。

(四)环孢素对银屑病有确切的疗效。严格遵照皮肤科的应用剂量<5mg/(kg·d)是相对安全的。肾毒性是其主要的不良反应,因此要认真监测,必要时可咨询肾病学家。严重的银屑病在环孢素停止治疗后2个月可能复发。对各种类型的银屑病有效,但应当用于严重的和各种疗法治疗失败的银屑病患者。

(五)甲氨蝶呤治疗银屑病效果明显,但其可引起白细胞和血小板降低等骨髓抑制现象,长期大剂量应用可引起肝脏纤维化和肝硬化。因此用药前要检查血常规、肝肾功能。患者用药期间应禁止饮酒,如果患者长期应用甲氨蝶呤,需要每两年进行一次肝活检,服药或总量达1.0~1.5g以上应停用或做肝活检以排除肝纤维化。

(六)卡泊三醇软膏每周用药不超过100g,钙泊三醇倍他米松(得肤宝)每天最大剂量不超过15g,每周最大剂量不超过100g,治疗面积不应超过体表面积的30%。他卡西醇软膏(萌尔夫)刺激性较小,可用于面部。

(五)银屑病是一种心身性疾病,精神和心理因素在银屑病的发病中占有重要位置,因此放松心情在预防和治疗中也很重要,加强对患者进行健康教育,主张"带病生存",避免过度治疗。

(胡宪明　谢红付)

第三十四章 眼部疾病

第一节 睑腺炎

睑腺炎是常见的眼睑睑腺的细菌感染，如果是睫毛毛囊或其他附属的皮脂腺或变态汗腺感染，称外睑腺炎，又称麦粒肿，如为睑板腺感染，称为内睑板腺炎，大多为金黄色葡萄球菌感染。

一、诊断要点

（一）症状体征

1.症状：临床症状多为患处的红肿热痛，等急性炎症表现。

2.体征：外睑腺炎多集中在睫毛附近的睑缘处弥散性充血，水肿，触摸可发现压痛性硬结，可引起结膜水肿。内睑腺则肿胀范围局限，同样有硬结。

（二）检查

细菌培养和药物试验可协助致病原菌的诊断和选择敏感药物进行治疗。

二、治疗方案

（一）早期局部热敷。

（二）药物治疗：滴用抗生素及眼膏。

处方一：1. 左氧氟沙星眼药水（Ofloxacin）：5ml~15mg，3~6 次 / 日。

2. 氧氟沙星眼膏（Ofloxacin）：2g，6mg 或 3.5g：10.5mg。

处方二：1.妥布霉素滴眼液(Tobramycin)：5ml,15mg 或 8ml:24mg，一次 1~2 滴，每 4 小时 1 次。

2. 氧氟沙星眼膏（Ofloxacin）：2g，6mg 或 3.5g：10.5mg。

（三）手术治疗：若药物治疗不能控制，脓肿形成，应切开排脓。

三、用药说明及注意事项

（一）治疗原则

抗感染，促使炎症消散，忆成脓者切开排脓，防治并发症。

1.一般治疗　适当休息，减少用眼时间，保持眼睑局部清洁，可用作用温和的香皂擦洗眼胚。硬结未软化时可用湿热敷，每日 3 次，每次 15~20 分钟，早期采用患侧耳尖放血往往也有较好的疗效。

2.药物治疗　由于睑腺炎大多由葡萄球菌感染所致，故可选用对葡萄球菌敏感的抗菌药。

（二）切忌挤压病灶

无论是内睑腺炎还是外睑腺炎，切忌挤压病灶，以防炎症扩散，引起眼睑蜂窝织炎、败血症及颅内感染等严重并发症。当出现严重并发症时应及时与家属沟通转院治疗。

(三)手术治疗

脓肿一旦形成就应切开排脓。外睑腺炎由皮肤面切开,其切口与睑缘平行,内睑腺炎由睑结膜切开,其切口与睑绷垂直。

第二节　细菌性角膜溃疡

细菌性角膜溃疡是由细菌感染引起的化脓性炎症,病情较危重,如不能及时有效诊疗,可发角膜穿孔,甚至眼内感染,最终导致眼球萎缩,即使药物能够控制,也可遗留广泛的角膜疤痕,角膜新生血管,角膜葡萄肿及角膜变性等后遗症,严重影响视力。最常见的致病菌有葡萄球菌、细球菌、链球菌,假单胞菌等。

一、诊断要点

(一)症状

发病急,眼红、痛、流泪、异物感、畏光、视力下降、眼睑痉挛。

(二)体征

眼球混合充血,角膜混浊,可见角膜溃疡面,角膜后弹力膜可有放射状皱褶,常伴有前面积脓和角膜后纤维蛋白沉着。

(三)检查

从浸润灶刮取坏死组织,刮片染色找到细菌,进行药敏实验。

二、药物治疗方案

急性期:抗感染治疗

处方一:1.前30分钟:左氧氟沙星眼药水(Ofloxacin):5ml~15mg,5分钟/次。

之后:左氧氟沙星眼药水(Ofloxacin):5ml~15mg,3~6次/日。

2. 氧氟沙星眼膏(Ofloxacin):2g,6mg或3.5g:10.5mg,2次/日。

3. 硫酸阿托品眼液(Atropine Sulfate):10ml:50mg或10ml:10mg,成人1~2次/日,儿童1~3次/日。

处方二:1.加替沙星滴眼液(Gaftifloxacin):5ml:15mg,1次1滴,第1~2天,2小时/次,8次/日。第3~7天,4次/日。

2. 硫酸阿托品眼液(Atropine Sulfate):10ml:50mg或10ml:10mg,成人1~2次/日,儿童1~3次/日。

三、用药说明及注意事项

(一)治疗原则

去除病因,积极控制感染,减轻炎症反应,促进溃疡愈合,减少瘢痕形成,防止并发症。

(二)一般治疗

注意休息;发病期间忌烟酒;忌食辛辣油腻;以清淡而富有营养饮食为宜;有便秘、失眠、焦虑的人要同时治疗;患眼热敷,每日 3 次,每次 15~20 分钟,封盖患眼。角膜表面有坏死物,可在表面麻醉下行清创治疗,以利于病变愈合。

(二)药物治疗

针对不同的病原体选用最敏感的药物。一时难以明确病因的,以选用广谱抗菌药为妥,局部滴用和球结膜下注射是合理的有效途径,出现虹膜体炎者必须滴扩瞳药物。

第三节　单疱病毒性角膜炎 I 型(HSV1)

单疱病毒性角膜炎(herpes simplex viyus keratitis)I 型(HSV1)是由单纯孢疹病毒引起的角膜感染,称为单纯孢疹性角膜炎,简称单纯病毒性角膜炎。人的原发性 HSV1 型感染常发生于幼儿沿轴突进入感觉神经节的细胞体内。以潜伏状态存留下来,当机体抵抗力下降时引起复发性感染。

一、诊断要点

(一)症状

轻度异物感、畏光、流泪、视物模糊等症状。也有人没有明显症状。

(二)体征

角膜以点状角膜炎起病,逐渐融合成树枝状,常位于角膜中央,有睫状充血,局部或弥散性角膜知觉减退,若病情进展可致树枝病灶呈离心向周边部及基质层扩展形成地图状。

二、药物治疗方案

抗病毒治疗:

处方一:1. 更昔洛韦滴眼液(Ganciclovir):8ml:8mg,1 次 2 滴,每 2 小时一次。

2. 更昔洛韦眼用凝胶:涂患眼,睡前用。

3. 阿昔洛韦滴眼液(Aciclovir):8ml:8mg;每 1~2 小时 1 次,4~6 次 / 日。

处方二:1. 利巴韦林滴眼液(Ribavirin):8ml:8mg,1 次 1~2 滴,每 1 小时 1 次。

2. 更昔洛韦眼用凝胶,涂患眼,睡前用。

3. 阿昔洛韦滴眼液(Aciclovir):8ml:8mg;每 1~2 小时 1 次,4~6 次 / 日。

三、用药说明及注意事项

(一)本病以局部治疗为主

积极控制感染,抑制病毒复制,减轻炎症反应引起的角膜损害。传染期患者要注意隔离,严格消毒患者的用具,避免交叉感染。

(二)合并细菌感染时需加用抗生素眼液治疗

只有出现明显的免疫炎症反应时才使用激素如 1%泼尼松龙滴眼液治疗,而且必须联合使用抗病毒药物。

若本病急性期和病情加重时,还可加用 1%阿托品滴眼液来预防可能产生的虹膜睫状体。

第四节　青光眼

青光眼是一组以特征性视神经萎缩和视野缺损为共同特征的疾病。病理性高眼压是主要危险因素之一。分为原发性和继发性两类。原发性青光眼分为闭角型青光眼和开角型青光眼。下节主要是讲述急性闭角型青光眼。

一、诊断要点

（一）症状

表现为剧烈同侧头痛、眼痛、畏光、流泪、视力严重减退，常降到眼前指数或手动，可伴有恶心、呕吐等全身症状。

（二）体征

眼睑水肿、混合充血、角膜上皮水肿、周边前房浅、瞳孔散大、光反射消失、眼压多在50mmhg 以上。

（三）检查

急性期眼压控制后行房角检查、视野检查。

二、药物治疗方案

（一）降眼压治疗

处方一：1.马来酸噻吗洛尔滴眼液（Timolol Malate）：5ml：12.5mg 和 5ml：25mg，1 次 1 滴，2 次 / 日。

2.醋甲唑胺片（Methazolamide Tablets）：25mg×10s 和 50mg×10s；25mg/ 次，每日 2 次。

3.20%甘露醇注射液（Mannitol）：250ml：50g 和 500ml：100g，5~7ml/kg（体重），快速静脉滴注。

处方二：1. 马来酸噻吗洛尔滴眼液 （Timolol Malate）：5ml：12.5mg 和 5ml：25mg，1 次 1 滴，2 次 / 日。

2. 布林佐胺滴眼液（Brinzolanide）：5ml：50mg；1 次 1 滴，2~3 次 / 日。

3.20%甘露醇注射液（Mannitol）：250ml：50g 和 500ml：100g，5~7ml/kg（体重），快速静脉滴注。

（二）眼压控制正常后行抗青光眼手术治疗。

三、用药说明及注意事项

（一）原发性青光眼的治疗原则

1.降低眼压。

2.视神经保护性治疗。

3.降低眼压药物大致分 3 分类：(1)增加房水流出：毛果芸香碱滴眼液、前列腺素衍生物眼液；(2)抑制房水生成：β 肾上能受体阻断药、碳酸酐酶抑制剂；(3)减少眼内容积：高渗脱水剂。

（二）使用单一类药物难以控制眼压时可以联合使用 1~2 类其他类别的降眼压药物

1.要注意降眼压药物使用的禁忌症和并发症。

2.青光眼药物控制眼压后根据指征行手术治疗。

3.继发性青光眼要同时时行原发病的治疗。

(三)使用主渗性脱水药物要注意监测得的肾功能情况。

(四)β 肾上腺能受体阻断药类滴眼液禁用于闭角型青光眼以及严重的高血压、冠心病,因禁忌症较多,临床使用较少。

第五节　老年性白内障

老年性白内障是中老年开始发生的晶状体混浊。随着年龄的增长,患病率明显增高,由于常发生于老年人中,所以以前又称老年性白内障,主要分为三类:皮质性、核性和后囊下。病因较为复杂:可能是环境、营养、代谢和遗传等多种因素,对晶体早期综合作用的结果。

一、诊断要点

(一)症状

常双眼先后患病,严重程度不一致,主要为眼前阴影和渐进性,无痛性视力减退,早期还可出现单眼复视,一过性近视等。

(二)体征:

1.皮质性(最常见):(1)初发期,晶体皮质性的水空泡,皮质性楔形混浊,尖向晶体中心。(2)膨胀期:晶体混浊继续加重,晶体体积加大,出现不均匀皮质灰白色混浊。(3)成熟期:晶体全部混浊、视力下降至手动或光感。(4)过熟期:晶体体积缩小、囊膜皱缩、晶体囊袋核可破裂及脱入前房或玻璃体腔内,引起继发性青光眼。

2. 核性白内障:晶体核逐渐变成棕黄色或棕黑色混浊。

3. 后囊下白内障:主要是后囊下浅层皮质出现棕黄色混浊,外观似锅巴状。

(三)眼压

扩瞳检查晶体及眼底的情况。

二、药物治疗方案

(一)白内障目前尚无有效药物治疗,早期可行药物控制

处方一:吡诺克辛滴眼液(Piveoxine):15ml:0.8mg,1 次 1~2 滴,3 次 / 日。

处方二:吡诺克辛钠滴眼液(Piveoxine Sodium):15ml:0.8mg,1 次 1~2 滴,3 次 / 日。

处方三:谷胱甘肽滴眼液,1~2 滴 / 次,滴眼,3 次 / 日。

处方四:法可林滴眼液,1~2 滴 / 次,滴眼,3 次 / 日。

可试用于治疗的内服药物

处方五:石斛夜光丸,6g/ 次,口服,3 次 / 日。

三、用药说明及注意事项

目前尚无疗效肯定的药物,因白内障影响工作和生活时,可考虑手术治疗。在白内障成熟后尽早行手术,避免晶状体溶解性青光眼以及晶状体过敏性青光眼的发生。

第六节　视神经炎

视神经炎泛指视神经的炎症、蜕变及脱落髓鞘等病。因病变损害部位不同而分为球内段的视盘炎及球后段的球后视神经炎。前者多见于儿童,后者多见于青壮年,大多为单侧性。

一、诊断要点

(一)症状

视力可在一两天内急剧下降,甚至无光感,发病一周时,视力损害最严重,随后视力逐渐恢复。

(二)体征

患眼瞳孔常较大,直接对光反射迟钝或消失,间接对光反射存在,眼底检查:视乳头炎者视盘充血,水肿,表面或周边部有小出血点,视网膜静脉增粗,球后视神经炎可无眼底改变。

(三)检查

视野检查:有中心暗点或视野向心性缩小,VEP:p100 波(p1 波)潜伏期延长;视神经核磁共振检查。

二、药物治疗方案

处方一:1. 甲泼尼龙琥珀酸钠 (Methyiprednisolone Sodium Succinate For lnjection):15~30mg/ 公斤体重,iv,每日 1 次×3 天。

2. 强的松片(Prednisone):5mg/ 片,1mg/(kg·d),共 11 天,然后逐渐减量,防复发。

3. 灯盏细辛分散片(Fleabane):80mg/tg,每次 80mg,5 次 / 日。

三、用药说明和注意事项

(一)视神经炎的病因较多,亦较复杂,有些比较明显,亦有些比较隐匿。在治疗过程中,要积极祛除病因,在治疗同时应积极查找病因,并进行适当处理,如口腔、耳、咽部炎症病灶或全身感染等。如确因炎症所致,可选用适当的抗生素进行治疗,如青霉素 800 万单位加入5%葡萄液 500ml,静脉滴注,每日 1 次。

(二)可适当使用血管扩张剂,以改善血液供应及局部循环,增加营养和抵抗力,常用的有:1.低分子右旋糖酐 250~500ml 加入丹参注射液 15ml,维脑路通 0.4g,胞二磷胆碱 0.5g,静脉滴注,每日 1 次;2.复方丹参片 3 片,每日 3 次,维脑路通 0.1~0.2g,每日 3 次,地巴唑 20mg,每日 3 次,妥拉苏林 25mg,每日 4 次或 12.5mg,肌注每日 1 次,山莨菪碱(654-2)1~5mg,每日1~3 次,烟酰胺 50~200mg,每日 3 次或 50~100mg 加入 5%葡萄糖 500ml,静脉滴注,每日 1~2次。

(三)可适当使用营养代谢及维生素类药物,脑复康(酰胺吡咯烷酮)0.4~0.8g,每日 2~3 次,吡硫醇(脑复新)0.1~0.2g,每日 3 次,维生素 B_1、B_{12}、E、肌苷等。

第七节　干眼病

维生素 A(即视黄醇)缺乏可引起干眼症,表现为球结膜及角膜干燥,失去光泽,眼泪减少,眼干、眨眼及畏光,暗光下视力差。

一、诊断要点

(一)病史

长期动物性食物摄入不足,各种消化道疾病或慢性消耗性疾病史,急性传染病史。

(二)症状

1. 眼部表现　早期有暗适应减退或夜盲现象,后出现干眼症表现,如球结膜及角膜干燥,失去光泽,眼泪减少,眼干不适等,眼部检查可见结膜近角膜边缘处干燥起皱褶,角化上皮堆积形成泡沫状白斑,称毕脱斑(Bitot's spots)。继以角膜的起皱及模糊即角膜软化,严重者角膜穿孔、虹膜脱出而致盲。多见于小年龄儿童罹患消耗性感染性疾病如麻疹、疟疾等之后,多为双侧同时发病。

2. 皮肤表现　皮肤干燥脱屑、毛囊角化,呈鸡皮样,毛发干枯易脱落,指(趾)甲脆薄多纹易折。

3. 易感性上升　亚临床维生素 A 缺乏状态即有免疫功能损伤,易发生呼吸道、消化道、泌尿系感染,且易迁延不愈。

4. 生长发育障碍　主要影响骨骼系统生长发育,体格及智能发育轻度落后,常伴营养不良、贫血、其他维生素缺乏。

(三)检查

血浆维生素 A<200μg/L 可诊断,200~300μg/L 为亚临床状态缺乏可疑。

二、药物治疗方案

(一)维生素 A 制剂治疗(1μg=3.3IU)

1. 亚临床状态维生素 A 缺乏

处方一:维生素 A1500μg 口服 1 天

2. 轻症及吸收功能良好者

处方二:维生素 A 制剂 7500~15000μg/d(2.5 万~5 万 IU/d)分 2~3 次口服,2 天后改为 1500μg/d(4500IU/d)。

3. 重症有角膜软化或吸收障碍者

处方三：维生素 AD 制剂 0.5ml 深部肌注每日 1 次×(3~5)天,后改口服维生素 A1500μg/d 直至痊愈,夜盲可于 2~3 天后改善,干眼可于 3~5 天后好转,角膜病变 1~2 周后消失,皮肤角化需 1～2 月痊愈。

(二)眼部治疗

1. 油剂维生素 A 滴眼,抗生素眼药控制感染。

处方一:0.25%氯霉素滴眼液、0.5%红霉素或金霉素眼膏,滴眼,每日 3～4 次。

2. 角膜软化溃疡者

处方二:抗生素眼药 + 消毒鱼肝油,交替滴眼,每小时 1 次。0.1%阿托品,1 滴 / 次,滴眼,每天 3 次。

三、用药说明及注意事项

(一)熟悉维生素 A 制剂

1. 维生素 A 是脂溶性,腹泻患儿不宜口服,好转后再服。长期慢性腹泻患儿可肌注数日后改口服。

2. 每支维生素 AD　制剂含维生素 A7500μg(2.5 万 IU)、维生素 D62.5μg(2500IU)。

(二)维生素 A 中毒

婴幼儿一次食入或注射维生素 A10 万 μg(30 万 IU)以上可致急性中毒,主要表现为颅高压症状, 停用后数日迅速好转；婴幼儿长期日摄量≥450μg/kg（1500IU/kg）, 儿童＞3600μg/kg(1.2 万 IU)可致慢性中毒。

（瞿文芳）

第三十五章　耳部疾病

第一节　急性化脓性中耳炎

化脓性中耳炎分为急性化脓性中耳炎和慢性化脓性中耳炎两种。

急性化脓性中耳炎是细菌感染引起的中耳黏膜的急性化脓性炎症。病变主要位于鼓室，中耳其它各部。本病多见于儿童。临床上以耳痛，耳内流脓，鼓膜充血，穿孔为特点。由于抗生素的普遍应用，目前发病率已有所下降。

一、诊断要点

(一)急性化脓性中耳炎的症状体征见表35-1。

35-1　急性化脓性中耳炎的症状体征

	穿孔前	穿孔后
全身症状	畏寒，发烧，倦怠，食欲减退，小儿前述症状较重，常伴有呕吐，腹泻。	明显减轻或消失
耳痛	耳深部痛，吞咽及咳嗽时加重，可向同侧头部或牙放射	顿感减轻
听力减退	耳闷，听力下降	逐渐减轻
耳鸣	可有	若穿孔前有，则逐渐消失
耳溢液	无	有，初为血水样，以后变为粘液脓性

(二)检查

听力学检查示传导性听力下降，小儿乳突区皮肤可出现轻度红肿，乳突区可出现压痛，血常规示白细胞总数增多，多形核白细胞比率增加。穿孔后血象逐渐恢复正常。

(二)药物治疗方案

处方一：1. 阿莫西林克拉维酸钾(Amoxicillin and Clavulanate Potassium Tablets)：0.5g：口服，每日3次。

2. 0.3%氧氟沙星滴耳液(Ofloxacin Ear Drops)：滴耳，每日2次。

3. 盐酸塞洛唑啉喷鼻剂(Xylometazoline Hydrochloride Nasal Spray)：喷鼻，每日2次。

处方二：1. 罗红霉素(Roxithromycin)：150mg，口服，每日2次。

2. 0.3%氧氟沙星滴耳液(Ofloxacin Ear Drops)：滴耳，每日2次。

3. 呋麻滴鼻液滴鼻(Ephedrine Hydrochloride and Nitrofurazone Nasal Drops)：每日3次。

三、用药说明及注意事项

应用鼻减充血剂,以利于咽鼓管功能恢复。全身症状较重的患者注意给予支持疗法,小儿呕吐,腹泻时,应注意补液,纠正电解质紊乱。如鼓膜穿孔后,应进行清理。如出现以下情况,需进行鼓膜切开:全身及局部症状较重,鼓膜膨出明显,经治疗无效,或效果不明显;鼓膜虽已穿孔,但穿孔太小,分泌物引流不畅;疑有并发症可能,但尚无需立即行乳突开放者。

第二节 慢性化脓性中耳炎

慢性化脓性中耳炎是中耳黏膜,鼓膜或深达骨质的慢性化脓性炎症,依据临床表现等可将其分为活动期和静止期。病变不仅位于鼓室,还常侵犯鼓窦,乳突和咽鼓管。本病很常见,临床上以耳内长期间断或持续性流脓,鼓膜穿孔和听力下降为特点;在一定条件下,可以引起颅内/外并发症。

一、诊断要点

(一)症状体征

(一)症状 以耳溢液及听力下降为主,部分患者可有耳鸣。活动期患者外耳道内可见黏液脓性分泌物,清除后可见鼓膜穿孔。

(二)检查 纯音听力测试显示传导性或混合性听力损失,程度轻重不一。少数可有重度感音性听力损失。

二、药物治疗方案

引流通畅者,以局部用药为主,炎症急性发作时,宜全身应用抗生素。如有条件,用药前先取脓液做细菌培养及药敏试验,以指导用药。

处方一:1. 阿莫西林克拉维酸钾 (Amoxicillin and Clavulanate Potassium Tablets):0.5g,口服,每日 3 次。

2. 0.3%氧氟沙星滴耳液滴耳(Ofloxacin Ear Drops):每日 2 次。

处方二:1. 罗红霉素(Roxithromycin):150mg,口服,每日 2 次。

2. 0.3%氧氟沙星滴耳液滴耳(Ofloxacin Ear Drops):每日 2 次。

(三)用药说明及注意事项

1. 局部用药时应先用 3%双氧水或生理盐水清理外耳道。禁用氨基糖苷类药物滴耳。慎用粉剂,以防出现引流不畅。

2. 如发现中耳有肉芽或息肉,或药物治疗无效,或 CT 示有乳突病变者,应转上级医院作手术治疗。

3. 中耳炎症已完全吸收,仅留下鼓膜穿孔者,可转上级医院进行鼓膜修补手术。

第三节　分泌性中耳炎

分泌性中耳炎是以中耳积液及听力下降为主要特征的中耳非化脓性炎性疾病。本病常见。小儿发病率比成人高,是引起小儿听力下降的重要原因之一。按病程长短不同,可将本病分为急性和慢性两种,一般认为,分泌性中耳炎病程长达 8 周以上者即为慢性。由于急性分泌性中耳炎和慢性分泌性中耳炎的临床表现相似,治疗有连续性,故在此一并叙述。

一、诊断要点

（一）症状

主要以听力下降、耳痛、耳内闭塞感、耳鸣为主。急性患者大多有感冒史,慢性患者起病隐匿,常说不清发病时间。

（二）体征

急性期,鼓膜充血、内陷,可出现鼓室积液。慢性时,鼓膜可呈灰蓝色或乳白色,积液未满鼓室时,可见液平面,积液多时,鼓膜向外隆凸。

（三）检查

音叉试验:Rinne test(−)Weber test 偏向患侧。电测听示传导性听力下降,一般以低频为主,少数患者可合并感音神经性听力下降。

小儿可做 X 线片,排除腺样体肥大。成人应做鼻咽部检查,特别注意排除鼻咽癌。

二、药物治疗方案（成人剂量，小儿注意减量）

处方一:1. 阿莫西林克拉维酸钾 （Amoxicillin and Clavulanate Potassium Tablets）:0.5g,口服,每日 3 次。

2. 地塞米松(Dexamethasone):10mg,口服,每日 1 次连用 3 日。

3. 盐酸塞洛唑啉喷鼻剂(Xylometazoline Hydrochloride Nasal Spray):喷鼻,每日 2 次。

处方二:1. (Roxithromycin):150mg,口服,每日 2 次。

2. 甲泼尼龙(Methylprednisolone):40mg,口服,每日 1 次,连用 3 日。

3. 呋麻滴鼻液(Ephedrine Hydrochloride and Nitrofurazone Nasal Drops):滴鼻,每日 3 次。

三、用药说明及注意事项

药物治疗无效时可做鼓膜穿刺(切开/置管),积极治疗鼻部及鼻咽部疾病,如鼻窦炎,鼻息肉,腺样体肥大等。慢性患者应作中耳乳突 CT,了解中耳乳突情况,必要时可做鼓室探查或乳突开放手术。

第四节　感音神经性聋

由于螺旋器毛细胞,听神经,听觉传导径路或各级神经元受损害,致声音的感受与神经冲动传递障碍以及皮层功能缺如者,称感音性或神经性或中枢性聋。临床上用常规测听法未能将其区分时可统称感音神经性聋。

一、诊断要点

感音神经性聋包含:

(一)先天性聋　分为遗传性聋和非遗传性聋。

(二)老年性聋　是人体老化过程在听觉器官中的表现。

(三)传染病源性聋　是由各种急慢性传染病产生或并发的感应神经性聋。现发病率逐渐减少。

(四)全身系统疾病引起的耳聋　高血压和动脉硬化最为常见。

(五)耳毒性聋　指误用某些药物或长期接触某些化学制品所致的耳聋。

(六)创伤性聋　多为双侧重度高频神经性聋,伴高调耳鸣及眩晕,平衡紊乱。症状多能在数月后缓解,但较难完全恢复。

(七)特发性突聋　以单侧发病多见,一般先有高频耳鸣,约半数患者有眩晕,恶心,呕吐及耳周围沉重,麻木感。

(八)自身免疫性聋　多发于青壮年,双侧同时或先后发病,出现非对称性,波动性,进行性感音神经性听力下降。

(九)其他　如梅尼埃病,耳蜗性耳硬化,小脑脑角桥占位性病变,多发性硬化症等。

全面系统的收集病史,详尽的耳鼻咽喉检查,严格的听功能,前庭功能和咽鼓管功能检测,必要的影像学和全身检查等是诊断和鉴别诊断的基础。客观的综合分析则是其前提。

二、药物治疗方案

处方:1. 银杏达莫(Ginkgo Leaf Extract and Dipyridamole Injection):10ml,入液静脉滴注,每日 2 次。

2. 腺苷钴胺(Cobamamide For Injection):1.5mg,肌内注射,每日 1 次。

3. 地塞米松(Dexamethasone):10mg,入液静脉滴注,每日 1 次连用 3 日,如有效加用 2 日。

三、用药说明及注意事项

因致聋的原因很多,发病机制和病理改变复杂,且不尽相同,故迄今尚无一个简单有效且适用于任何情况的药物疗法。目前多在排除或治疗原因疾病的同时,尽早选用可扩张内耳血管的药物,降低血液黏稠度和溶解小血栓的药物,维生素 B 族药物,能量制剂,必要时还可应用抗细菌抗病毒及糖皮质激素类药物。药物治疗无效可配助听器或电子耳蜗植入。

第五节　梅尼埃病

梅尼埃病是一种原因不明的,以膜迷路积水为主要病理特征的内耳病。其病程多变,发作性眩晕,波动性耳聋和耳鸣为其主要症状。

一、诊断要点

（一）症状

1. 发作性旋转性眩晕 2 次或 2 次以上，每次持续加 20min 至数小时。常伴自主神经功能紊乱和平衡障碍。无意识丧失。

2. 波动性听力损失，早期多为低频听力损失，随病情进展听力损失逐渐加重。至少 1 次纯音测听为感音神经性听力损失，可出现听觉重振现象。

3. 伴有耳鸣和（或）耳胀满感。

4. 排除其他疾病引起的眩晕，如良性阵发性位置性眩晕、迷路炎、前庭神经元炎、药物中毒性眩晕、突发性聋、椎基底动脉供血不足和颅内占位性病变等。

（二）体征

体查大致正常。

（三）检查

听力学检查示感音神经性听力下降，甘油试验阳性。前庭功能检查：发作期可观察到节律整齐，强度不同，初向患侧继而转向健侧的水平或旋转水平性自发性眼震或位置性眼震，在恢复期眼震转向患侧。

二、药物治疗方案

处方：1. 氟桂利嗪（Flunarizine Hydrochloride Injection）：10mg，口服，每日 1 次。

2. 二硝酸异山梨醇（Isosorbide Oral Solution）：20mg，口服，每日 3 次。

3. 盐酸异丙嗪注射液（Promethazine Hydrochloride Injection）：25mg，肌注，必要时每 4 小时 1 次。

三、用药说明及注意事项

发作期应卧床休息，选用高蛋白，高维生素，低脂肪，低盐饮食。症状缓解后宜尽早逐渐下床活动。前庭神经抑制剂仅在急性发作期使用。利尿酸和速尿等因有耳毒性而不宜采用。凡眩晕发作频繁，剧烈，长期保守治疗无效，耳鸣且耳聋严重者可考虑手术治疗。

（张俊杰）

第三十六章　鼻部疾病

第一节　急性鼻炎

急性鼻炎是由病毒感染引起的鼻腔黏膜急性炎症性疾病,俗称"伤风"、"感冒",有传染性,四季均可发病,但冬季更多见。病毒感染是其首要病因,或在病毒感染的基础上继发细菌感染。最常见是鼻病毒。病毒传播方式主要是经呼吸道吸入,其次是通过被污染物体或食物进入机体。机体在某些诱因影响下,抵抗力下降,使病毒侵犯鼻腔黏膜。

一、诊断要点

(一)症状　初期表现鼻内干糙、灼热感或痒感和喷嚏,继而出现鼻塞、水样鼻涕、嗅觉减退和闭塞性鼻音。继发细菌感染后,鼻涕变为黏液性、黏脓性或脓性。

(二)体征　全身症状因个体而异,轻重不一,亦可进行性加重。多数表现全身不适、倦怠、头痛和发热(37~38℃)等。

(三)鼻腔检查　鼻黏膜充血、肿胀,下鼻甲充血、肿大,总鼻道或鼻底有较多分泌物,初期为水样,以后逐渐变为黏液性、黏脓性或脓性。

二、药物治疗方案

以支持和对症治疗为主,同时注意预防并发症。

(一)大量饮水,饮食清淡,疏通大便,注意休息。

(二)处方一

1.速效感冒胶囊:2粒,口服,每日3次。

2.伴头痛发热者,复方阿司匹林片(Aspirin):1片,口服,每日3次。

处方二(以下药物任选一种):

1.呋麻滴鼻液(Ephedrine Hydrochloride and Nitrofurazone):滴鼻,每日3次。

2.盐酸羟甲唑啉鼻喷雾剂(Oxymetazoline):2喷,喷鼻,每日2次。

(三)早期用发汗疗法:生姜、红糖与葱白煎水热服。可减轻症状,缩短病程。

三、用药说明及注意事项

处方二中盐酸羟甲唑啉鼻喷雾剂,使用时将1/4喷头伸入鼻孔内,揿压喷鼻,早晨和睡前各1次,呋麻滴鼻液和盐酸羟甲唑啉鼻喷雾剂连续使用不得超过7日。频繁使用易致反跳性鼻充血,长期使用可致药物性鼻炎。若需长时间用药,可采用每连续使用7日后停药几日后再使用的间断性用药方式。鼻腔干燥、萎缩性鼻炎患者禁用。孕妇、哺乳期妇女及3岁以下的儿童禁用盐酸羟甲唑啉鼻喷雾剂。

第二节　慢性鼻炎

慢性鼻炎是鼻腔黏膜和黏膜下层的炎症持续数月以上，或反复发作，间歇期内亦不能恢复正常，始终伴不同程度的功能障碍的疾病。根据其组织病理类型和参照临床表现，可分为慢性单纯性鼻炎和慢性肥厚性鼻炎两种类型。

一、诊断要点

慢性单纯性鼻炎

（一）症状

1.鼻塞　特点：间隙性：白天、夏季、劳动或运动时减轻，夜间、静坐、寒冷时加重；交替性：变换侧卧方位时，两侧鼻腔阻塞随之交替。居下位的鼻腔阻塞，居上位者则通气。

2.多涕　一般为黏液涕，继发感染时可有脓涕。

（二）体征

有时可有头痛、头昏、咽干、咽痛、鼻音、嗅觉减退，耳鸣和耳闭塞感不明显。

（三）检查

1.鼻腔黏膜充血，下鼻甲肿胀，表面光滑，柔软，富于弹性，探针轻压之凹陷，探针移开后立即复原，对减充血剂敏感。

2.分泌物较黏稠，主要位于鼻腔底、下鼻道或总鼻道。

慢性肥厚性鼻炎

（一）症状　单侧或双侧持续性鼻塞，无交替性。鼻涕不多，黏液性或黏脓性，不易擤出。

（二）体征　常有闭塞性鼻音、耳鸣和耳闭塞感以及头痛、头昏、咽干、咽痛。少数患者可能有嗅觉减退。

（三）检查

1.下鼻甲黏膜肥厚，鼻甲骨肥大。黏膜表面不平，呈结节状或桑葚样，尤以下鼻甲前端和后端游离缘为甚。探针轻压之为实质感、无凹陷，或虽有凹陷，但不立即复原。对减充血剂不敏感。

2.分泌物为黏液性或黏脓性，主要见于鼻腔底和下鼻道。

二、药物治疗方案

治疗原则：根除病因，恢复鼻腔通气功能。

1.鼻内用糖皮质激素：慢性鼻炎首选用药，具有良好抗炎作用，并最终产生减充血效果。根据需要可较长期应用，疗效和安全性好。

处方一（以下药物任选一种）：

（1）丙酸倍氯米松鼻喷雾剂（伯克纳）（Beclometasone）：2揿，喷鼻，每日2次。

（2）布地奈德鼻喷雾剂（雷诺考特）（Budesonide）：2揿，喷鼻，每日2次。

（3）糠酸莫米松鼻喷雾剂（内舒拿）（Mometasone）：2 揿，喷鼻，每日 2 次。

2. 鼻内用减充血剂

处方二（以下药物任选一种）：

（1）盐酸羟甲唑啉鼻喷雾剂（Oxymetazoline）：2 喷，喷鼻，每日 2 次。

（2）赛洛唑啉滴鼻剂（Xylometazoline）：2 滴，滴鼻，每日 2 次。

（3）呋麻滴鼻液（Ephedrine Hydrochloride and Nitrofurazone）：2 滴，滴鼻，每日 3 次。

3. 中成药

处方三（以下药物任选一种）：

（1）鼻炎片：4 片，口服，每日 3 次。

（2）通窍鼻炎片：7 片，口服，每日 3 次。

三、用药说明及注意事项

处方二中呋麻滴鼻液、盐酸羟甲唑啉鼻喷雾剂、赛洛唑啉滴鼻剂，连续使用不得超过 7 日。频繁使用易致反跳性鼻充血，长期使用可致药物性鼻炎。赛洛唑啉滴鼻剂 2 岁以下小儿禁用。萎缩性鼻炎患者和鼻腔干燥者禁用。孕妇、冠心病、高血压、甲状腺功能亢进、糖尿病、闭角型青光眼患者慎用。

第三节　变应性鼻炎

变应性鼻炎是发生在鼻黏膜的变态反应性疾病，在普通人群的患病率为 10%~25%。可分为常年性变应性鼻炎和季节性变应性鼻炎，后者又称"花粉症"。

一、诊断要点

（一）症状

以鼻痒、阵发性喷嚏、大量水样鼻涕和鼻塞为主要特征。

（二）体征

合并变应性结膜炎时也可有眼痒和结膜充血。鼻黏膜水肿明显，部分患者有嗅觉减退。

（三）检查

1. 鼻镜检查：鼻黏膜可为苍白、充血或浅蓝色，下鼻甲尤为明显。鼻腔常见水样分泌物。

2. 特异性皮肤点刺试验结果。

二、药物治疗方案

1. 避免接触过敏原

2. 抗组胺药

处方一（以下药物任选一种）：

①阿司咪唑片 （息斯敏）（Astemizole）：10mg， 每日 1 次；6 岁以下儿童每日按体重 0.2mg/kg；6 ~ 12 岁每日 5mg，12 岁以上剂量同成人。

②盐酸西替利嗪片(Cetrizine):10mg,每日 1 次;6~12 岁儿童每次 5mg,每日 1 次;6 岁以下儿童,每日 0.2mg/kg。

③复方氯雷他定伪麻黄碱缓释片(开瑞坦)(Loratadine):10mg,口服,每日 1 次。

处方二(以下药物任选一种):

①左卡巴斯汀喷鼻剂(Levocabastine):2 喷,喷鼻,每日 2 次。

②氮卓斯汀鼻喷剂(Azelastine):2 喷,喷鼻,每日 2 次。

3. 皮质激素类

处方三(以下药物任选一种):

①丙酸倍氯米松鼻喷雾剂(伯克纳)(Beclometasone):2 揿,喷鼻,每日 2 次。

②布地奈德鼻喷雾剂(雷诺考特)(Budesonide):2 揿,喷鼻,每日 2 次。

③糠酸莫米松鼻喷雾剂(内舒拿)(Memetasone):2 揿,喷鼻,每日 2 次。

4. 减充血剂

处方四(以下药物任选一种):

①盐酸羟甲唑啉鼻喷雾剂(Oxymetazoline):2 喷,喷鼻,每日 2 次。

②赛洛唑啉滴鼻剂(Xylometazline):2 滴,滴鼻,每日 2 次。

③呋麻滴鼻液(Ephedrine Hydroehloride and Nifrofurazone):2 滴,滴鼻,每日 3 次。

5. 肥大细胞稳定剂

处方五:色甘酸钠滴鼻剂(Cromog Licate):2 滴,滴鼻,每日 3 次。

6. 中成药(以下药物任选一种):

处方六:

①通窍鼻炎片:7 片,口服,每日 3 次。

②辛芩颗粒:1 袋,开水冲服,每日 3 次,20 天为一疗程。

7. 特异性免疫治疗

(1)根据变应原皮肤试验结果,用皮试阳性的变应原浸液制备的标准化变应原疫苗从极低浓度开始皮下注射,每周 1 次,逐渐增加剂量和浓度,数周或数月注射至一定浓度改为维持量。

(2)舌下含服免疫疗法:目前仅限于对螨过敏者。

三、用药说明及注意事项

(一)处方一中阿司咪唑、氯雷他定不可与酮康唑、伊曲康唑等抗真菌药及红霉素等大环内酯类抗生素同时使用,因有引起药物蓄积、增加心脏毒性的危险。

(fg)处方二中左卡巴斯汀鼻喷剂无镇静作用,对精神运动性活动无影响,驾驶汽车和操纵机器的患者可以使用。氮卓斯汀鼻喷剂有嗜睡作用,驾驶员及具危险性的机械操作者应禁用或慎用。此类药剂特点是起效快,喷入鼻腔后 15~30 分钟即可控制喷嚏、流涕,其中左卡巴斯汀更适用于幼儿。

（三）变应性鼻炎伴有鼻黏膜的局部感染如未经处理不应使用处方三中药物。肺结核患者慎用处方三中药物。

（四）肥大细胞稳定剂用于预防症状发作。季节性变应性鼻炎患者可在花粉期前一周开始应用。

第四节　慢性鼻窦炎

慢性鼻－鼻窦炎多因急性鼻窦炎反复发作未彻底治愈而迁延所致，可单侧发病或单窦发病、双侧或多窦发病极常见。病程超过 12 周。慢性鼻－鼻窦炎临床可以分为两型:慢性鼻窦炎不伴鼻息肉;慢性鼻窦炎伴有鼻息肉。

一、诊断要点

（一）症状

1. 流脓涕,涕多,黏脓性或脓性。

2. 鼻塞。

3. 头痛,常表现为钝痛和闷痛,一般情况下无此症状。

4. 嗅觉减退或消失。

5. 视功能障碍:为本病的眶并发症之一。主要表现为视力减退或失明,也有眼球移位、复视和眶尖综合征等症状。

（二）体征

全身症状轻重不等,时有时无。较常见为精神不振、易倦、头痛头昏、记忆力减退、注意力不集中等。

（三）检查

1. 鼻腔检查　前鼻镜检查可见鼻黏膜慢性充血、肿胀或肥厚,中鼻甲肥大或息肉样变,中鼻道变窄、黏膜水肿或有息肉。

2. 咽部和口腔检查:后组鼻窦炎者咽后壁可见脓液和干痂附着,牙源性上颌窦炎者同侧上列第 2 前磨牙或第 1、第 2 磨牙可能存在病变。

3. 影像学检查　鼻窦 CT 扫描可显示窦腔大小、形态及窦内黏膜不同程度增厚、窦腔密度增高、液平面或息肉阴影等。

二、药物治疗方案

慢性鼻窦炎不伴鼻息肉者首选药物治疗。伴有鼻息肉或鼻腔解剖结构异常者需手术者,围术期仍需药物治疗。

（一）抗炎药物

1.糖皮质激素

（1）鼻内糖皮质激素

处方一(以下药物任选一种)疗程不少于 12 周:

①丙酸倍氯米松鼻喷雾剂(伯克纳)(Beclometasone):2 揿,每日 2 次。

②布地奈德鼻喷雾剂(雷诺考特)(Budesonide):2 揿,每日 2 次。

(2)全身糖皮质激素:主要用于慢性鼻 - 鼻窦炎伴鼻息肉患者,尤其是严重、复发性鼻息肉患者,可以短期减量口服。

处方二:泼尼松片(Prednisone):0.5mg/(kg·d),早晨空腹顿服,每日 1 次,疗程 5~10 天,最长 14 天。

2. 大环类酯类药物

处方三(以下药物任选一种)长期口服,疗程不少于 12 周:

①罗红霉素胶囊(Roxithromycin):75mg,口服,每日 2 次。

②克拉霉素胶囊(Clarithromyoin):125mg,口服,每日 2 次。

(二)抗菌药物

青霉素类、头孢菌素类、磺胺类、大环类酯类、氟喹诺酮类等敏感药物,用于慢性鼻窦炎有急性发作迹象者或有化脓性并发症者。疗程不超过 2 周。不推荐鼻腔鼻窦局部使用抗生素。

处方四(以下药物任选一种):

①阿莫西林胶囊(Amoxicilin):0.5g,口服,每日 3 次。

②阿莫西林克拉维酸钾分散片(7:1)(Amoxcillin and Clavulanate Potassium):0.457g,口服,每日 2 次。

③对青霉素类药物过敏者(Roxithromycin):罗红霉素,150mg,口服,每日 2 次;儿童按体重 2.5~5mg/kg,每日 2 次。

(三)黏液溶解促排剂

处方五(以下药物任选一种):

①标准桃金娘油肠溶胶囊:300mg,口服,每日 2 次。

②盐酸溴环己胺醇片(anbroxol):30mg,口服,每日 2 次。

(四)抗过敏药物

对伴有变应性鼻炎和(或)哮喘的患者可口服或鼻用抗组胺药、口服白三烯受体拮抗剂,疗程不少于 4 周。

处方六(以下药物任选一种):

①盐酸西替利嗪片(Cetrizine):10mg,每日 1 次;6-12 岁儿童每次 5mg,每日 1 次;6 岁以下儿童,每日 0.2mg/kg。

②孟鲁司特片(Zafirlukast):20mg,口服,每日 2 次。

处方七(以下药物任选一种):

①左卡巴斯汀喷鼻剂(Lelocabastine):2 喷,喷鼻,每日 2 次。

②氮卓斯汀鼻喷剂(Azelastine):2 喷,喷鼻,每日 2 次。

（五）减充血剂

原则上不推荐使用。持续性严重鼻塞的患者可短期使用,疗程<7天。

处方八:盐酸羟甲唑啉鼻喷雾剂(Oxymetazoline):2喷,喷鼻,每日2次。

（六）中成药(以下药物任选一种)

处方九:

①鼻窦炎口服液:10ml,口服,每日3次,20天为一疗程。

②鼻渊舒口服液:10ml,口服,每日3次。

③鼻炎片:4片,口服,每日3次。

④辛芩颗粒:1袋,开水冲服,每日3次,20天为一疗程。

三、用药说明及注意事项

（一）处方二中泼尼松片应用时需注意全身使用激素的禁忌证,密切观察用药过程中可能发生的不良反应。慢性鼻窦炎不伴息肉患者不推荐使用全身糖皮质激素。

（二）14元环大环内酯类药物具有抗炎和免疫调节作用。推荐小剂量(常规剂量的1/2)长期口服,疗程不少于12周。慢性鼻窦炎患者伴有哮喘的患者,首选处方六中的扎鲁司特片。

（宋小云）

第三十七章　咽喉疾病

第一节　急性咽炎

急性咽炎是咽黏膜、黏膜下组织及其淋巴组织的急性炎症，常为上呼吸道感染的一部分。可单独发生，亦可继发于急性鼻炎。多发于秋冬及冬春之交。

一、诊断要点

（一）症状

起病较急，初起时咽部干燥，灼热。继有咽痛，舌咽时咽痛往往比进食时更加明显，疼痛可放射到耳部。全身情况一般较轻，但因年龄，免疫力以及病毒，细菌毒力之不同而程度不一，严重者表现为发热，头疼，食欲不振和四肢酸痛等。一般病程1周左右。

（二）检查

口咽及鼻咽黏膜呈急性弥散性充血，腭弓，悬雍垂水肿，咽后壁淋巴滤泡和咽侧索红肿。细菌感染者，咽后壁淋巴滤泡中央可出现黄白色点状渗出物。颌下淋巴结肿大，且有压痛。

二、药物治疗方案

处方一：1.溶菌酶片(lysozyone Eonteric-coated Tablets)：20mg，含服，每日4次。

2.复方氯己定含漱液(Compound Chlorhexidine Gargle)：含漱，每日3次。

处方二：1.阿莫西林克拉维酸钾(Amoxicillin and Clavulanate Potassium)：0.5g，口服，每日3次。

2.利巴韦林片(RibavirinTablets)：0.15g，口服，每日3次。

三、用药说明及注意事项

处方二仅用于全身症状较重的患者。一般嘱患者卧床休息，多喝水，进食软食，禁烟酒及辛辣刺激油腻饮食。如患者因为咽痛影响进食，应给予静脉输液补充营养。

第二节　慢性咽炎

慢性咽炎为咽部黏膜、黏膜下及淋巴组织的慢性炎症，常为上呼吸道慢性炎症的一部分。本病多见于成年人，病程长，症状顽固，不易治愈。

一、诊断要点

（一）症状

咽部可有各种不适感，如异物感，灼热感，干燥感，痒感，刺激感和轻微的疼痛等。由于咽后壁常有较黏稠的分泌物刺激，常在晨起时出现较频繁的刺激性咳嗽，严重时可引起作呕，咳嗽时常无分泌物咳出。上述症状因人而异,轻重不一,往往在用嗓过度、受凉或疲劳时加重。全身症状一般不明显。

（二）检查

1. 慢性单纯性咽炎　黏膜弥散性充血,血管扩张,呈暗红色,咽后壁常有少许黏稠分泌物附着。悬雍垂可增粗,呈蚯蚓状下垂,有时与舌根接触。

2. 慢性肥厚性咽炎　黏膜肥厚,弥散充血。咽后壁有较多颗粒状隆起的淋巴滤泡,可散在分布或融合成块。两侧咽侧索也有充血肥厚。

二、药物治疗方案

处方:1. 溶菌酶片(lysozyone Eonteric-coated Tablets):20mg,含服,每日4次。

2. 珍黄片:0.42g,口服,每日3次。

3. 金喉健喷剂:喷口,每日3次。

三、用药说明及注意事项

戒除烟酒,改善工作与生活环境,积极治疗鼻和鼻咽部慢性炎症,纠正便秘和消化不良,治疗全身性疾病以增强抵抗力,对本病的防治甚为重要。中医认为慢性咽炎系阳虚火旺,虚火上扰,以致咽喉失养。可用双花、麦冬适量,加胖大海两枚,用开水泡,代茶饮之。

第三节　急性扁桃体炎

急性扁桃体炎为腭扁桃体的急性非特异性炎症,常继发于上呼吸道感染,并伴有程度不等的咽部黏膜和淋巴组织的急性炎症,是一种很常见的咽部疾病。多发生于儿童及青年。在季节更替,气温变化时容易发病。

一、诊断要点

（一）症状

1. 全身症状　多见于急性滤泡性及急性隐窝性扁桃体炎。起病急,可有畏寒、高热、头疼、食欲下降、贫乏无力、周身不适、便秘等。小儿患者可因高热而引起抽搐、呕吐及昏睡。

2. 局部症状　剧烈咽痛为其主要症状,常放射至耳部,多伴有吞咽困难。部分出现下颌角淋巴结重度,可出现转头受限。炎症波及咽鼓管时出现耳鸣、耳闷、耳痛甚至听力下降。葡萄球菌感染者,扁桃体肿大较显著,在幼儿还可引起呼吸困难。

（二）检查

患者呈急性病容。局部检查见咽部黏膜呈弥散性充血,以扁桃体及两腭弓最为严重,腭扁桃体肿大。急性化脓性扁桃体炎时在其表面可见黄白色脓点或在隐窝口处有黄白色或灰白色点状豆渣样渗出物,可连成一片形似伪膜,不超出扁桃体范围,易拭去但不遗留出血创面,下颌角淋巴结常肿大。

二、药物治疗方案

处方:1.阿莫西林克拉维酸钾(Amoxicillin and Clavulanate Potassium):0.5g,口服,每日 3 次。

2.复方氯己定含漱液(Compound Chlorhexidine Gargle):含漱,每日 3 次。

三、用药说明及注意事项

卧床休息,进流质饮食及多饮水,加强营养及疏通大便,咽痛剧烈或高热时,可口服退热药及镇痛药,因本病具有传染性,故患者需要隔离。如多次发作急性扁桃体炎,应在急性炎症消退两周后施行扁桃体切除术。

第四节　慢性扁桃体炎

慢性扁桃体炎多由急性扁桃体炎反复发作或因腭扁桃体隐窝引流不畅,窝内细菌,病毒滋生感染而演变为慢性炎症,是临床上最常见的疾病之一。

一、诊断要点

(一)症状

常有急性扁桃体炎反复发作病史,发作时常有咽痛,发作间歇期自觉症状少,可有咽干,发痒,异物感,刺激性咳嗽等轻微症状。若扁桃体隐窝内滞留干酪样腐败物或有大量厌氧菌感染,则出现口臭。小儿患者如扁桃体过度肥大,可能出现呼吸不畅,睡眠打鼾,吞咽或言语共鸣障碍。由于隐窝脓栓被咽下,刺激胃肠,或隐窝内细菌,毒素等被吸收引起全身反应,导致消化不良,头疼,乏力,低热等。

(二)检查

扁桃体和腭舌弓呈慢性充血,黏膜呈暗红色。挤压腭舌弓时,隐窝口可见黄白色干酪样点状物溢出。扁桃体大小不定,成人扁桃体多已缩小,但表面可见瘢痕,凹凸不平,常与周围组织粘连。患者下颌角淋巴结常肿大。

二、药物治疗方案

处方:1.阿莫西林克拉维酸钾(Amoxicillin and Clavulanate Potassium):0.5g,口服,每日 3 次。

2.复方氯己定含漱液(Compound Chlorhexidine Gargle):含漱,每日 3 次。

三、用药说明及注意事项

本病需手术治疗,急性期治疗同急性扁桃体炎,炎症消退二周后,可施行扁桃体切除术。

第五节　急性喉炎

急性喉炎,指以声门区为主的喉黏膜的急性弥漫性卡他性炎症,亦称急性卡他性喉炎,是成人呼吸道常见的急性感染性疾病之一,约占耳鼻咽喉头颈外科疾病的 1~2%。急性喉炎可单独发生,也可继发于急性鼻炎和急性咽炎,是上呼吸道感染的一部分,或继发于急性传染病。男性发病率较高,多发于冬春季。

一、诊断要点

(一)症状

1. 声嘶　是急性喉炎的主要症状,多突然发病,轻者发声时音质失去圆润和清亮,音调变低,变粗。重者发声嘶哑,甚至仅能耳语或完全失声。

2. 喉痛　患者喉部及气管前有轻微疼痛,发声时喉痛加重,感觉喉部不适,干燥,异物感。

3. 喉分泌物增多　常有咳嗽,起初干咳无痰,呈痉挛性,咳嗽时喉痛,常在夜间咳嗽加剧。稍晚则有粘脓性分泌物,因较粘稠,常不易咳出,粘附于声带表面而加重声嘶。

4. 全身症状　一般成人全身症状较轻,小儿较重。重者可有畏寒,发热,疲倦,食欲不振等症状。

5. 鼻部,咽部的炎性症状　因急性喉炎多为急性鼻炎或急性咽炎的下行感染,故常有鼻部咽部的相应症状。

(二)检查

喉镜检查可见喉黏膜的表现随炎症发展于不同时期而异,其特点为双侧对称,呈弥散性。黏膜红肿首先出现在会厌及声带,逐渐发展至室带及声门下腔,但以声带及杓会厌襞显著。早期声带表面呈淡红色,有充血的毛细血管,逐渐变成暗红色,边缘圆钝成梭形,声门下黏膜明显红肿时,托衬于声带之下,可呈双重声带样。发声时声门闭合不全,偶见喉黏膜有散在浅表性小溃疡,黏膜下瘀斑。喉黏膜早期干燥,稍晚有黏液或黏液脓性分泌物附着于声带表面时声嘶较重,分泌物咳出后声嘶减轻。鼻,咽部也常有急性炎症的相应表现。

二、药物治疗方案

处方:

1. 注射用阿莫西林克拉维酸钾(Amoxicillin and Clavulanate Potassium):1.2g,入液静脉滴注,每日 3 次。

2. 注射用地塞米松磷酸钠(Compound Glycyrrhizin Injection):10mg,入液静脉滴注,每日 1 次。

3. 注射用地塞米松磷酸钠(Dexamethasone Sodium Phosphate for Injection):10mg,雾化吸入,每日 2 次。

三、用药说明及注意事项

应尽早使用广谱类抗生素。给氧,解痉,化痰,保持呼吸道通畅。声带休息,不发音或少发音。急性喉梗阻二度时应严密观察呼吸,作好气管切开准备,三度时可考虑行气管切开术。积极治疗急性喉炎是防止其转为慢性的关键。

(张俊杰)

第三十八章　口腔疾病

第一节　龋　病

龋病(dental caries)是一种以细菌为主要病原体,多种因素作用下,发生在牙齿硬组织的慢性、进行性、破坏性疾病。主要的临床表现为牙体硬组织在色、形、质各方面均发生变化。初期牙釉质脱矿,牙透明度下降,牙釉质呈白垩色。继而病变部位有色素沉着,局部呈黄褐色或棕褐色,随着无机成分脱矿,有机成分分解的不断进行,最终形成龋洞。按病变深度分浅龋、中龋和深龋。

一、诊断要点

(一)浅龋:浅龋是指病变只局限于冠部牙釉质层或者根部牙本质层。

1. 一般无主观症状,受刺激时亦无明显反应。

2. 点隙窝沟浅龋呈墨浸状,周围邻近釉质可呈白垩色,探针可插入病损区并钩住,但无任何感觉。

3. 平滑面浅龋呈白垩色或黄斑点,探之较粗糙或浅小的缺损。

4. X线片显示牙釉质或牙骨质的透射影像。

(二)中龋:中龋从牙釉质发展到牙本质浅层。

1. 冷热酸甜刺激引起酸痛,但刺激停止则疼痛立即消失。

2. 病变区呈黄褐色或深褐色,探及中等深度的龋洞,内有腐质,探可能敏感。

3. X线片显示至牙本质浅层的透射影像。

(三)深龋:病变发展到牙本质层。

1. 冷热酸甜刺激或食物嵌塞时引发明显疼痛,刺激去除后疼痛立即消失,无自发痛。

2. 探及深龋洞,敏感或探痛,内为腐质或食物残渣。

3. X线片显示有深而接近牙髓腔的透射区。

二、药物治疗方案

(一)浅龋

1. 光滑面龋斑:氟化物或硝酸银等药物再矿化液处理。

2. 已形成龋洞:去龋、备洞、隔湿、消毒、充填。

(二)中龋

去龋、备洞、隔湿、干燥、消毒、垫底、充填。

(三)深龋的治疗方案,见表38-1

表 38-1　深龋的治疗方案

龋病类型	软龋能否去净	牙髓情况	最佳治疗方案
急性龋、 慢性龋	能	正常	垫底充填
	能	充血	安抚→垫底充填
急性龋	不能	正常	间接盖髓→垫底充填
	不能	充血	安抚→间接盖髓→垫底充填
慢性龋	不能	正常	间接盖髓→去净软龋、间接盖髓→垫底充填
	不能	充血	安抚→间接盖髓→去净软龋、间接盖髓→垫底充填

三、用药说明及注意事项

（一）氟化物

常用的氟化物有 75%氟化钠甘油糊剂、8%氟化亚锡溶液、酸性磷酸氟化钠（APF）溶液、含氟凝胶（如 1.5%APF 凝胶）及含氟涂料等。

（二）硝酸银

常用制剂有 10%硝酸银和氨硝酸银。硝酸银与人体组织和细菌的蛋白结合形成蛋白银沉淀，低浓度时有收敛、抑菌作用，高浓度时能杀灭细菌，有强的腐蚀性。硝酸银对软组织有强的腐蚀性，也可造成牙齿变色，只用于乳牙和后牙，不用于牙颈部龋，避免对牙龈的损伤。

第二节　牙髓炎

牙髓炎（pulpitis）是指发生于牙髓组织的炎性病变。牙髓组织因病原刺激物的性质、强度、作用时间及机体抵抗力的大小不同，可以经历充血、炎症、变性、坏死和牙内吸收等各种病理过程，临床上以牙髓炎最为常见，是口腔中最为多发和常见的疾病之一。

一、诊断要点

急性牙髓炎（acute pulpitis）主要表现为剧烈的难以忍受的疼痛，冷热刺激加剧疼痛，并放射至同侧头部，患者常难指出牙位；慢性牙髓炎（chronic pulpitis）主要表现为反复发作的钝痛、阵发性痛、长期的冷热刺激痛、进食时痛。

二、药物治疗方案

（一）治疗方法

1.可逆性牙髓炎　以保留活髓为目的，有直接盖髓术、间接盖髓术和牙髓切断术。

2.不可逆性牙髓炎　以去除牙髓，保存患牙为目的，如根管治疗术。

（二）治疗原则

1. 急性牙髓炎

(1)应急处理:开髓减压,引流,安抚镇痛。

(2)保存活髓:根尖孔尚未形成的年轻恒牙,而牙髓炎症处于早期阶段时,尽可能保存活髓,维护牙髓功能,采用盖髓术、活髓切断术或根尖诱导成形术。

(3)保存患牙:当牙髓病变不能保存活髓时,则尽可能保存患牙,可采用干髓术、塑化治疗和根管治疗术。

2. 慢性牙髓炎

(1)根尖未发育完成的年轻恒牙:可先行活髓切断术治疗以保存活髓。活髓切断术治疗失败,则进行根尖诱导成形术,待根尖发育完成后再行根管治疗术。

(2)发育完成的恒牙:塑化治疗或根管治疗术。

(3)对深牙周袋引起的逆行性感染,在做牙髓治疗的同时行牙周治疗。

(三)应急药物

对于开髓后仍疼痛剧烈的牙髓炎患者,必要时可适量使用抗炎及镇痛药物:

处方:1. 奥硝唑分散片(Drnidazole):0.5g,口服,每日 2 次。

2. 洛索洛芬钠分散片(Loxoprofen Sodium):0.06g,口服,每日 3 次。

注:用药一般以三天为一疗程,后根据症状可酌情增减。

三、用药说明及注意事项

根管治疗过程中须严格遵循治疗原则,操作过程中,无菌操作不当、根管预备不当、根管充填不当(欠充和超充)、冠渗漏、根管内感染(消毒不彻底)等都将导致治疗的失败。由于根管治疗后牙髓被拔除,牙齿缺乏营养的供给会逐渐变脆,受力易崩坏,因此建议术后牙齿行冠修复。

第三节　急性根尖周炎

急性根尖周炎(acute periapical periodontitis)指的是自根尖周牙周膜由浆液性炎症反应至根尖周组织的化脓性炎症的一系列反应过程,临床上以患牙及其周围组织肿痛为主要表现。根据炎症侵犯组织的范围不同可分为急性浆液性根尖周炎和急性化脓性根尖周炎两种情况。

一、诊断要点

(一)自发性,持续性剧烈疼痛或搏动性跳痛。

(二)自觉牙伸长浮出,不敢咬合,能明确指出患牙。

(三)患牙有深龋或其他的牙体硬组织疾病,深牙周袋或牙变色。

(四)叩痛明显,松动,探(−),牙髓活力测验(−)。

(五)如已发展为急性化脓性根尖周炎,因脓肿所在部位不同,分三个阶段:

1. 根尖脓肿,患牙自发性持续性剧烈疼痛,牙伸长,不敢咬合,患牙根尖处黏膜充血发红,轻压痛,但不肿胀,相应颌下或颏下淋巴结肿大并有轻压痛。

2. 骨膜下脓肿:持续性,搏动性跳痛较前更剧烈,牙浮出,伸长,松动,轻触即感剧痛,患牙根尖处黏膜红肿,移行沟变浅,扣痛且深部有波动感。相应淋巴结肿大,压痛,相应面部软组织反应性水肿或出现蜂窝织炎,可伴有全身症状。

3. 黏膜下脓肿:根尖区黏膜呈半球状隆起,有波动感,自发痛及咬合痛缓解,压痛减轻,全身症状减轻。

(六)X 线片上,急性根尖周炎根部无明显改变,若为慢性根尖周炎急性发作,根尖部牙槽骨显示弥散透射区。

(七)若根尖周炎得不到及时控制,少数将发展为间隙感染。

二、药物治疗方案

(一)开髓,拔髓,开放引流。

(二)骨膜或黏膜下脓肿切开排脓。

(三)按医嘱给予消炎止痛等药物治疗。

处方一:1. 奥硝唑分散片(Drnidazole):0.5g,口服,每日 2 次。

2. 洛索洛芬钠分散片(Loxoprofen Sodium):0.06g,口服,每日 2 次。

注:用药一般以 3 天为一疗程,后根据症状可酌情增减。

(四)为达到根治目的,嘱患者急性炎症消退后,继续进行相应的治疗,如根管治疗或牙髓塑化治疗。

(五)当发展为间隙感染时,需要配合输液治疗,必要时需行细菌培养;

处方二:

1. 地塞米松磷酸钠注射液(Dexamethasone Sodium Phosphate):10mg。

2. 维生素 C 注射液(Vitamin C):2.0g,ivgtt,每日 1 次。

3. 5%葡萄糖注射液(5% Glucose Injection):500ml。

4. 奥硝唑氯化钠注射液(Ornidazole and Sodium Chloride Injection):100ml,ivgtt,每日 2 次。

注:用药一般以三天为一疗程,后根据症状可酌情增减。

三、用药说明及注意事项

(一)奥硝唑(Ornidazole)一类药物对厌氧菌有很好的作用,而口腔内的感染多与厌氧菌有关,因此常常能取得较好的效果。但部分患者在服用奥硝唑后,会出现恶心、胃肠道不适等症状,偶有发生腹泻、皮疹、口内金属异味等不良反应,长期服用可能出现一过性白细胞减少、周围性神经病变等。有报道大剂量使用可能有致癌、致畸的倾向,故妊娠或哺乳期的妇女禁用;因其大部分由肾脏排出,故有血液疾病或肾脏功能不全者慎用。其能抑制乙醇代谢,故服药期间宜忌酒。近年来还有报道奥硝唑诱发肝损害及具有生殖毒性,临床应用时应注意。

(二)用药前一定要查患者血糖,问清病史,若为糖尿病患者,可使用氯化钠注射液替代葡萄糖,且须注意患者营养状况。

第四节　牙周炎

牙周炎(periodontitis)是一组由牙龈炎症扩展、波及到深部的牙周组织,造成支持组织破坏的疾病,其实质为慢性感染性疾病。因其致病菌、宿主反应、进展速度、对治疗的反应等方面的不同,可分为以下几种类型:慢性牙周炎、侵袭性牙周炎、反映全身疾病的牙周炎、牙周－牙髓联合病变、根分叉病变、牙周脓肿。

一、诊断要点

(一)牙龈炎症和出血。牙龈呈鲜红色或暗红色,也可能变浅或苍白。龈缘变厚,龈乳头变圆钝。与牙面不再紧贴,点彩消失,表面光亮,也可能牙龈松软、肥大、脆弱、龈缘糜烂渗出或呈坚韧肥厚的结节状增生,龈沟加深,探之出血,刷牙或咬硬物时出血,偶有自发性出血。

(二)牙周袋形成,探诊深度超过3mm,且附着丧失,是牙周炎最重要的病理变化之一。

(三)牙槽骨吸收,是牙周炎的另一个主要病理改变。由于牙槽骨的吸收使牙齿的支持组织丧失,牙逐渐松动移位,最终脱落或拔除。

(四)牙齿松动或移位。

二、药物治疗方案

(一)局部治疗

1. 针对局部刺激因素:可做龈上洁治术或龈下刮治术,必要时调整咬合、消除食物嵌塞和纠正不良修复体等。

2. 牙周袋的处理:牙周袋溢脓时,可用1%～3%过氧化氢液冲洗,袋内置10%碘合剂或螺旋霉素(Spiramycin)、灭滴灵等药膜。在去除局部因素后,较浅的牙周袋可用碘酚液烧灼;较深的牙周袋需做牙周手术,以消除牙周炎。牙周袋深达根尖、牙齿松动明显时,可考虑拔除。

3. 松牙固定:牙周基础治疗后牙齿仍松动者,可做暂时性或永久性的牙周夹板以固定松动的牙齿。

4. 牙周脓肿的处理:脓肿已局限时,可切开引流。同时对牙周袋做冲洗、上药膜或碘甘油等。

(二)全身治疗

增强机体抵抗力,并积极治疗与牙周炎有关的系统性疾病。发生牙周脓肿时,全身反应较重的患者应口服有关抗菌药物。

(三)使用药液对牙龈缘或者牙周袋内进行冲洗,以清洁牙周,改善局部微生态环境,包括龈上冲洗和龈下冲洗。

(一)常用冲洗药物

1. 3%过氧化氢(H_2O_2):过氧化氢一旦与组织、血液或脓液中的过氧化氢酶接触,立即释放出新生态氧,产生大量气泡,有清创、止血、灭菌、除臭等作用,并可改善牙周袋内的厌氧环境,抑制厌氧菌的生长;用对治疗急性牙周感染如急性坏死性溃疡性龈炎有较好的疗效;洁治术及根面平整术后辅助用过氧化氢冲洗,有助于清除袋内残余的牙石碎片及肉芽组织。

2. 0.12%~0.2%氯己定(Chlorhexidine)(洗必泰):也可用于牙周冲洗,对 G⁺、G⁻ 菌及真菌都有很强的杀菌作用,但在牙周袋内有脓血的情况下其作用的发挥会受影响。

3. 聚维酮碘(Providone-iodine):是一类碘与表面活性剂的结合物,对各种 G+、G- 菌、病毒、真菌、螺旋体等均有杀灭作用。具有刺激性小,着色轻的优点。用 0.5%聚维酮碘冲洗牙周袋,可改善局部牙龈的炎症状况。

(二)常用处方

1. 奥硝唑分散片(Ornidazole):0.5g,口服,每日 2 次。

2. 康复新液(Kang Fu Xin Ye):5ml,含漱,每日 3 次。

3. 西吡氯铵含漱液(Cetylpyridinium Chloride Gargle):5ml,含漱,每日 3 次。

注:用药一般以 3 天为一疗程,后根据症状可酌情增减。

四、用药说明及注意事项

(一)部分患者在服用奥硝唑后,可出现恶心、胃肠道不适等症状,偶有发生腹泻、皮疹、口内金属异味等不良反应,长期服用可能出现一过性白细胞减少、周围性神经病变等。有报道大剂量使用可能有致癌、致畸的倾向,故妊娠或哺乳期的妇女禁用;因其大部分由肾脏排出,故有血液疾病或肾脏功能不全者慎用。其能抑制乙醇代谢,故服药期间宜忌酒。近年来还有奥硝唑诱发肝损害及生殖毒性的报道,临床应用时应注意。

(二)漱口水不宜长期大量使用,否则可能引起口腔菌群失调和其他副作用。不少漱口水中含有消炎成分,而消炎其实就是抑制某类口腔菌群继续发展,在此情形下,口腔内其余菌群可以自由生长、不断增多,由此导致天然环境下人体口腔菌群比例失调,从而导致向炎症、龋齿等其他口腔疾病。所以,漱口水不宜频繁使用。此外,长期使用洗必泰也易使牙齿及口腔黏膜面着色、味蕾的味觉降低,并抑制唾液的分泌,造成口干、灼痛等不适症状。

第五节　复发性口疮

复发性口疮(Recurrent aphthous ulcer)指一类病因不明,周期性反复发作,疼痛明显而具有自限性的口腔黏膜溃疡性损害,为最常见的口腔黏膜病,患病率高居口腔黏膜病首位。

一、诊断要点

(一)最常见,周期性反复发作,有自限性。

(二)溃疡好发于角化程度较差的区域如唇、颊及舌缘黏膜。

(三)溃疡有"黄、红、凹、痛"等特征,即表面覆盖有淡黄色假膜,周边约 1mm 充血区,中央凹陷,基地不硬,灼痛明显。

(四)根据溃疡大小、深浅程度及数目不同分为轻型溃疡,口炎性溃疡,重型溃疡:

1. 轻型溃疡:溃疡数目不多,1~5 个不等,直径约 2~4mm,圆形或椭圆形,边界清楚,孤立

散在,一般持续 1~2 周后不治而愈,不留瘢痕;

2. 口炎性溃疡:溃疡小而多,散在分布于口腔黏膜任何部位,直径<2mm,看似"满天星"感觉,疼痛加重,可伴头痛、发热、全身不适、局部淋巴肿大,愈合后不留瘢痕。

3. 重型溃疡:一般单个发生,疼痛明显,溃疡大、深似弹坑,直径约 10-30mm 不等,可深达黏膜下层或肌层,边缘隆起且整齐,基底较硬,溃疡持续时间长达月余或数月,有局限性,愈后留有瘢痕。

二、药物治疗方案

(一)局部治疗

以消炎、止痛、促进愈合为主要原则,如用散剂、膜剂、膏剂、喷雾剂、含漱剂、表面麻醉剂、局部封闭,腐蚀性药物灼烧(限单个溃疡)等。

(二)全身治疗

对因治疗,减少复发,促进愈合为主要原则:

1. 有急性疾病如肝炎及胃、十二指肠溃疡者,应予积极治疗。

2. 肾上腺皮质激素和其他免疫抑制剂。

3. 免疫增强剂。

4. 中医药。

5. 各种维生素、微量元素。

(三)处方

1. 康复新液(Kang Fu Xin Ye):5ml,含漱,每日 3 次。

2. 氨来呫诺糊剂(Aphthasol):0.25g,外用,每日 1 次。

3. 醋酸泼尼松片(Prednisone Acetate):20mg,口服,每日 1 次。

4. 匹多莫德分散片(Pidotimod):0.8g,口服,每日 1 次。

5. 复合维生素 B 片(Vitamin B co):0.55g,口服,每日 1 次。

三、用药说明及注意事项

(一)肾上腺皮质激素及其他免疫抑制剂:对于免疫功能亢进者,可视病情轻重选用此类药物,如泼尼松(Prednisone)(强的松)、地塞米松(Dexamethasone)等。使用剂量较大时,应注意电解质平衡及其他不良反应;对高血压、动脉硬化、糖尿病、胃溃疡、骨质疏松、青光眼、癫痫等患者慎用。长期使用应注意停药反应。匹多莫德分散片(Pidotimod)和醋酸泼尼松片(Prednisone Acetate)等须根据说明及病情酌量递减用药。

(二)此外,对重症病例可考虑少量使用细胞毒类药物,例如环磷酰胺(Cyclophosphamide)、甲氨蝶呤(Methotrexate)、硫唑嘌呤(Imuran)等。连服一般不超过 4~6 周。同时应注意长期大量使用可能有骨髓抑制、粒细胞减少、全血降低、肾功能损伤、恶心呕吐、皮疹、皮炎、色素沉着、脱发、黄疸、腹水等不良反应,故在使用前必须了解肝肾功能和血象,使用中注意监测不良反应,一旦出现应立即停药。

(张靖江)

第三十九章　肿瘤

第一节　鼻咽癌

鼻咽癌在全球范围内是一种少见的恶性肿瘤,发病率 <1/10 万。但在亚洲特别是南亚和东南亚地区,鼻咽癌是最常见的头颈部恶性肿瘤,发病率可达 20/10 万 ~ 30/10 万。鼻咽癌好发于 40 ~ 60 岁人群,男女比例约为 2∶1。根据 WHO 分类,鼻咽癌病理亚型包括角化型、非角化型和未分化型鳞状上皮细胞癌,流行区域主要是后两者。鼻咽癌最主要的发病因素是 EB 病毒感染,其他包括饮食和遗传因素;与其他头颈部鳞癌不同,吸烟不是主要的危险因素。

一、诊断要点

(一)临床表现

①颈部淋巴结肿大;②回缩性血涕;③耳鸣耳聋;④头痛;⑤脑神经侵犯症状,最常见的是 Ⅲ、Ⅴ、Ⅵ对脑神经受侵犯。

(二)检查

①鼻咽镜加活检;②鼻咽部 CT 或 MRI;③胸部 X 线或 CT(最常见的远处转移部位);④骨扫描:有助于发现骨转移。

二、药物治疗方案

(一)鼻咽癌的同期放 / 化疗

1. 顺铂单药

顺铂(Cisplatin,DDP):75 ~ 100mg/m²,静脉滴注,第 1 天,每 3 周重复 1 次,连用 3 个疗程。

或:顺铂(Cisplatin,DDP):25 ~ 40mg/m²,静脉滴注,第 1 天,放疗期间每周重复 1 次。

2. 奥沙利铂单药

奥沙利铂(Oxaliplatin):70mg/m²,静脉滴注,第 1 天,放疗期间每周重复 1 次。

(二)晚期鼻咽癌的化疗

1. PF 方案

顺铂(Cisplatin,DDP):75 ~ 100 mg/m²,静脉滴注,第 1 天(需水化利尿)。

或顺铂(Cisplatin,DDP):25 ~ 30mg/m²,静脉滴注,第 1~3 天。

氟尿嘧啶(Fluorouracil 5-FU):500 ~ 750 mg/m²d,静脉滴注(持续),第 1 ~ 5 天,每 3 ~ 4 周重复 1 次。

2. TP 方案

紫杉醇(Paclitaxel,TAX):135 ~ 175 mg/m²,静脉滴注,第 1 天。

顺铂(Cisplatin,DDP):25~30 mg/m²,静脉滴注,第1~3天。

或者卡铂(Carboplatin,CBP):AUC 5,第1天。

3. GP方案

吉西他滨(Gemcitabine,GEM):1000 mg/m²,静脉滴注,第1、第8、第15天。

顺铂(Cisplatin,DDP):50mg/m²,静脉滴注,第1、第8天。

每4周重复1次。

4. GN方案(吉西他滨+长春瑞滨)

吉西他滨(Gemcitabine,GEM):1000 mg/m²,静脉滴注,第1、第8天。

长春瑞滨(Vinorelbine,NVB):20 mg/m²,静脉滴注,第1、第8天。

每3周重复1次。

三、用药说明及注意事项

(一)应用抗肿瘤药的注意事项

1.化疗是晚期鼻咽癌一个有效的姑息治疗手段,而早期鼻咽癌治疗通常以放疗为主,或放疗化疗联合治疗。

2.治疗前所有患者的必须有明确的诊断(有病理或细胞学诊断),多数抗肿瘤药物均有一定毒性,所以不能作"诊断性治疗",以免给患者带来不必要的损失;

3.患者需要一般状况较好(KPS评分在60以上),血象和肝肾功能正常才能耐受抗肿瘤治疗。

4.凡有以下情况者应当谨慎考虑药物和剂量:

(1)年老体弱;(2)已往接受过多程化疗或(及)放疗;(3)肝肾功能异常;(4)明显贫血;(5)白细胞或(及)血小板减少;(6)营养不良;(7)肿瘤导致多发骨转移;(8)肾上腺功能不全;(9)有发热、感染或其他并发症;(10)心肌病变;(11)过敏体质;(12)有出血倾向;(13)食管、胃肠有穿孔倾向者;(14)已经有明显恶液质的患者除非所患是敏感肿瘤,由于不能耐受抗肿瘤治疗的不良反应,一般应当不做化疗。(15)PF方案、TP方案、GP方案可以作为复发或转移性鼻咽癌的一线化疗方案。(16)GN方案可以作为复发或转移性鼻咽癌经铂类药物治疗失败后的二线化疗方案。

(二)注意防治抗肿瘤药物的毒副作用

1.紫杉醇可引起过敏反应

有过敏史患者禁用,用药前要行预处理,先给予糖皮质激素(地塞米松)7.5mg bid×3天,用药前12小时开始口服;异丙嗪25mg肌注和西咪替丁0.4静脉滴注(用于紫杉醇前半小时)防过敏反应。与铂类药合用时应先输注紫杉醇。

2.顺铂的主要副作用有肾毒性

用药之前需要水化输液利尿保证24小时尿量不低于2500ml,或者顺铂用药量分三天使用即25mg/m²第1、2、3天。

3、奥沙利铂的主要副作用有外周神经毒性,遇冷可加重,化疗期间应避免寒冷刺激。奥沙利铂不能用盐水稀释。

4、所有化疗药物都有不同程度的骨髓抑制、胃肠道反应、肝肾功能损害等不良反应。吉西他滨较为突出的是血小板减少,紫杉醇有神经毒性及心脏毒性。治疗过程中需要严密观察化疗药物副作用:有无过敏、消化道反应、骨髓抑制、肝肾功能损伤等,并酌情处理。详见本章第十三节常见化疗药物毒副作用处理章节。

5、在治疗中出现下列情况时应当立即停药,并采取必要的措施:(1)呕吐频繁严重影响进食或电解质平衡;(2)腹泻超过每日5次或出现血性腹泻;(3)任何3度以上的不良反应;(4)心肌损伤;(5)中毒性肝炎;(6)中毒性肾炎;(7)化学性肺炎或肺纤维变;(8)穿孔、出血、栓塞、休克等严重并发症。

第二节 甲状腺癌

甲状腺癌是最常见的内分泌恶性肿瘤,其占90%以上。由于女性患者的发生率为男性患者的2~3倍,使得甲状腺癌成为第8位最常见的女性恶性肿瘤。甲状腺癌的病理亚型中最常见的是乳头状癌(80%)和滤泡状癌(11%),而髓样癌和未分化癌的发生率很低(<5%)。甲状腺癌最重要的发病因素为儿童期头颈部接受过放射线照射,另外家族性内分泌疾病的影响也不容忽视。

一、诊断要点

(一)临床表现

①甲状腺肿块;②声音嘶哑;③吞咽困难;④霍纳综合征

(二)检查

①促甲状腺素检测;②细针穿刺活检;③甲状腺超声;④甲状腺核素扫描;⑤肿瘤抗原CEA、PCA

二、药物治疗方案

(一)内分泌治疗

左甲状腺素钠片(Euthyros):50~100mg/天,维持TSH<0.1mu/L

(二)化学治疗(晚期甲状腺癌)

1、多柔比星单药

多柔比星(Doxorubicin,ADM):60~70 mg/m²,静脉注射(缓慢),第1天,每3周重复1次。

2、紫杉醇单药

紫杉醇(Paclitaxel,TAX):175 mg/m²,静脉滴注(3小时),第1天,每3周重复1次。

3、氮烯咪胺+氟尿嘧啶

氮烯咪胺(Dacarbazine,DTIC):250 mg/m²,静脉滴注,第1~5天。

氟尿嘧啶(Fluorouracil,5-FU):450 mg/m²,静脉滴注,第 1~5 天。

每 4 周重复 1 次。

(三)分子靶向治疗

索拉菲尼(Sorafenib):400mg,口服,每天 2 次,连续服用。

三、用药说明及注意事项

(一)甲状腺癌的主要治疗手段是手术和放疗

手术后一般都需要服用左甲状腺素钠片,其作用一方面是替代甲状腺功能;另一方面抑制甲状腺腺体增生达到抑制肿瘤生长的作用。

(二)整体来说化疗对甲状腺癌的作用很有限,疗效不理想

1.对于晚期甲状腺癌患者可尝试化疗。多柔比星单药方案适用于甲状腺乳头状癌、滤泡状癌或髓样癌。多柔比星主要副作用有心脏毒性,需要严密观察,既往有心脏病史者禁用。

2、紫杉醇单药方案适用于甲状腺未分化癌,用药前预处理方案同前述。

3、氮烯咪胺 + 氟尿嘧啶方案较适用于甲状腺髓样癌。

4、索拉菲尼适用于不摄取碘或 ¹³¹I 治疗失败的甲状腺乳头状癌。②II 期临床试验显示,部分缓解率和疾病稳定率分别为 15% 和 56%,中位无进展生存达到了 15 个月。

第三节　乳腺癌

乳腺癌是女性最常见的恶性肿瘤之一,其发病率逐年上升。在欧美国家,乳腺癌占女性恶性肿瘤的 25%~30%。全世界每年约有 130 万妇女患乳腺癌,40 万死于乳腺癌。在我国,乳腺癌在城市中的发病率为女性恶性肿瘤的第二位,一些大城市中已经上升至第一位,农村中为第五位。乳腺癌已经成为妇女健康的最大威胁。

一、诊断要点

(一)临床表现

①乳腺肿块:是最常见的首发症状;②乳头改变;③乳房皮肤及轮廓改变;④区域淋巴结肿大;⑤乳房疼痛;⑥远处转移。

(二)检查

①乳腺钼靶 X 线摄片;②超声检查;③CT 和 MRI 扫描;④乳腺纤维导管镜检查;⑤细胞学诊断;⑥空芯针穿刺活检组织学诊断。

二、药物治疗方案

(一)新辅助治疗

1.新辅助化疗;2.新辅助内分泌治疗;3.曲妥珠单抗与蒽环类、铂类和紫杉类有协同作用。

(二)辅助治疗

1. 对于根治术后腋淋巴结阳性以及有高危复发危险的腋淋巴结阴性的患者考虑术后辅

助化疗。高危复发危险因素包括:年龄 <35 岁、肿瘤直径 >2.0cm、核分级为 III 级、有脉管癌栓、Her-2 高表达。

2. 对于 Her-2 过表达的患者,可考虑曲妥珠单抗辅助治疗。

3. 雌激素受体和(或)孕激素受体阳性的患者,应接受辅助内分泌治疗。

1. 辅助化疗

1)TAC 方案

多西他赛(Docetaxel,DOC):75 mg/m²,静脉注射,第 1 天,

多柔比星(Doxorubicin,ADM):50 mg/m²,静脉注射,第 1 天,

环磷酰胺(Cyclophosphamide,CTX)500 mg/m²,静脉注射,第 1 天,

21 天为 1 个周期,共 6 个周期(所有周期均用 G-CSF 支持)。

2)AC 方案

多柔比星(Doxorubicin,ADM):60 mg/m²,静脉注射,第 1 天,

环磷酰胺(Cyclophosphamide,CTX)600 mg/m²,静脉注射,第 1 天,

21 天为 1 个周期,共 4 个周期。

3)TC 方案

多西他赛(Docetaxel,DOC):75 mg/m²,静脉注射,第 1 天,

环磷酰胺(Cyclophosphamide,CTX):500 mg/m²,静脉注射,第 1 天,

21 天为 1 个周期,共 4 个周期。

4)AC→T 方案

多柔比星(Doxorubicin,ADM):50 ~ 60 mg/m²,静脉注射,第 1 天,

环磷酰胺(Cyclophosphamide,CTX):600 mg/m²,静脉注射,第 1 天,

21 天为 1 个周期,共 4 个周期。

再用:紫杉醇(Paclitaxel,TAX):80 mg/m²,静脉注射(1 小时),

第 1 天,每周 1 次,共 12 次。

5)密集 AC→密集紫杉醇方案

多柔比星(Doxorubicin,ADM):50 ~ 60 mg/m²,静脉注射,第 1 天,

环磷酰胺(Cyclophosphamide,CTX):600 mg/m²,静脉注射,第 1 天,

14 天为 1 个周期,共 4 个周期。

再用:紫杉醇(Paclitaxel,TAX):135 ~ 175 mg/m²,静脉注射(3 小时),第 1 天,14 天为 1 个周期,共 4 个周期(所有周期均用 G-CSF 支持)

6)FAC 方案

氟尿嘧啶(Fluorouracil,5-FU):500 mg/m²,静脉注射,第 1 天,

多柔比星(Doxorubicin,ADM):50 mg/m²,静脉注射,第 1 天,

环磷酰胺(Cyclophosphamide,CTX):500 mg/m²,静脉注射,第 1 天,

21 天为 1 个周期,共 6 个周期。

7)FEC 方案 –1

环磷酰胺(Cyclophosphamide,CTX):75 mg/m², 口服,第 1 ~ 14 天,

表柔比星(Epirubicin,EPI):60 ~ 90 mg/m², 静脉注射,第 1、8 天,

氟尿嘧啶(Fluorouracil,5–FU):500 mg/m², 静脉注射,第 1、8 天,

28 天为 1 个周期,共 6 个周期。

8)FEC 方案 –2

环磷酰胺(Cyclophosphamide,CTX):500 mg/m², 静脉注射,第 1 天,

表柔比星(Epirubicin,EPI):60 mg/m², 静脉注射,第 1 天,

氟尿嘧啶(Fluorouracil,5–FU):500 mg/m², 静脉注射,第 1 天,

21 天为 1 个周期,共 6 个周期。

9)CMF 方案

环磷酰胺(Cyclophosphamide,CTX):100 mg/m², 口服,第 1 ~ 14 天,

甲氨蝶呤(Methotrexate,MTX)40 mg/m², 静脉注射,第 1、8 天,

氟尿嘧啶(Fluorouracil,5–FU):600 mg/m², 静脉注射,第 1、8 天,

28 天为 1 个周期,共 6 个周期。

10)EC 方案

表柔比星(Epirubicin,EPI):60 ~ 90 mg/m², 静脉注射,第 1 天,

环磷酰胺(Cyclophosphamide,CTX):80 mg/m², 静脉注射,第 1 天,

21 天为 1 个周期,共 6 个周期。

11)AC→紫杉醇方案

多柔比星(Doxorubicin,ADM):45 ~ 55 mg/m², 静脉注射,第 1 天,

环磷酰胺(Cyclophosphamide,CTX):600 mg/m², 静脉注射,第 1 天,

21 天为 1 个周期,共 4 个周期。

再用:紫杉醇(Pacliaxel,TAX)175 mg/m², 静脉注射(3 小时),

第 1 天,21 天为 1 个周期,共 4 个周期。

12)AC→多西他赛方案

多柔比星(Doxorubicin,ADM):45 ~ 55 mg/m², 静脉注射,第 1 天,

环磷酰胺(Cyclophosphamide,CTX):600 mg/m², 静脉注射,第 1 天,

21 天为 1 个周期,共 4 个周期。

再用:多西他赛(Docetaxel,DOC):75 mg/m², 静脉注射,第 1 天,21 天为 1 个周期,共 4 个周期。

13)FEC→多西他赛方案

环磷酰胺(Cyclophosphamide,CTX):500 mg/m², 静脉注射,第 1 天,

表柔比星(Epirubicin,EPI):60～90 mg/m²,静脉注射,第 1 天,

氟尿嘧啶(Fluorouracil,5-FU):500 mg/m²,静脉注射,第 1 天,

21 天为 1 个周期,共 3 个周期。

再用:多西他赛(Docetaxel,DOC):75 mg/m²,静脉注射,第 1 天,21 天为 1 个周期,共 3 个周期。

14)密集 A-T-C 方案

多柔比星(Doxorubicin,ADM):45～55mg/m²,静脉注射,第 1 天,

2 周 1 次,共 4 个周期。

再用:紫杉醇(Paclitaxel,TAX):135～175 mg/m²,静脉注射,第 1 天,2 周 1 次,共 4 个周期。

再用:环磷酰胺(Cyclophosphamide,CTX):600 mg/m²,静脉注射,第 1 天,2 周 1 次,共 4 个周期(所有周期均用 G-CSF 支持)。

2. 含曲妥珠单抗(Trastuzmab)的辅助化疗

1)AC→TH

多柔比星(Doxorubicin,ADM):45～55 mg/m²,静脉注射,第 1 天;

环磷酰胺(Cyclophosphamide,CTX):600 mg/m²,静脉注射,第 1 天;

21 天为 1 个周期,共 4 个周期。

再用:紫杉醇(Paclitaxel,TAX):80 mg/m²,静脉注射(1 小时),第 1 天,每周 1 次,共 12 次。或紫杉醇 135～175 mg/m2,静脉注射(3 小时),第 1 天,21 天为 1 个周期,共 4 个周期。

曲妥珠单抗 4mg/kg,静脉注射,第 1 天(首剂与紫杉醇首次用),随后 2mg/kg,静脉注射,每周 1 次,共 1 年;化疗结束后曲妥珠单抗可用 3 周方案,完成曲妥珠单抗共 1 年。

2)TCH

多西他赛(Docetaxel,DOC):75 mg/m²,静脉注射,第 1 天;

卡铂 AUC=6,静脉注射,第 1 天;

21 天为 1 个周期,共 6 个周期。

曲妥珠单抗 4mg/kg,静脉注射,第 1 天(首剂与化疗同时用),随后 2mg/kg,静脉注射,每周 1 次,共 17 次,随后 6mg/kg,静脉注射,每 3 周 1 次,完成曲妥珠单抗共 1 年。

3)AC→多西他赛 + 曲妥珠单抗

多柔比星(Doxorubicin,ADM):45～55 mg/m²,静脉注射,第 1 天;

环磷酰胺(Cyclophosphamide,CTX):600 mg/m²,静脉注射,第 1 天;

21 天为 1 个周期,共 4 个周期

再用:多西他赛(Docetaxel,DOC):75～100 mg/m²,静脉注射,第 1 天,21 天为 1 个周期,共 4 个周期。曲妥珠单抗 8mg/kg,静脉注射,第 1 天,随后 6mg/kg,静脉注射,3 周 1 次,共 1 年。

4)多西他赛 + 曲妥珠单抗→FEC

多西他赛(Docetaxel,DOC):75～100 mg/m²,静脉注射,第 1 天;

21 天为 1 个周期,共 3 个周期。

曲妥珠单抗 4mg/kg,静脉注射,第 1 天,随后 2mg/kg,静脉注射,每周 1 次,共 9 次。再用:

氟尿嘧啶(Fluorouracil,5-FU):600 mg/m²,静脉注射,第 1 天;

表柔比星(Epirubicin,EPI):50～60 mg/m²,静脉注射,第 1 天;

环磷酰胺(Cyclophosphamide,CTX):600 mg/m²,静脉注射,第 1 天;

21 天为 1 个周期,共 3 个周期。

3. 辅助内分泌治疗

1)他莫昔芬(Tamoxifen,TAM):10mg,口服,每天 2 次,连服 5 年。

2)芳香化酶抑制剂(Aromatase Inhibitors,AI)连服 5 年,用于绝经后患者。

具体药物:阿那曲唑 1mg,口服,每天 1 次;

或来曲唑 2.5mg,口服,每天 1 次;

或依西美坦 25mg,口服,每天 1 次。(即三种 AI 任选其中之一)

3)AI 服 2～3 年后序贯服 TAM,2～3 年,共 5 年。

4)TAM 服 2～3 年后序贯服 AI,2～3 年,共 5 年。

5)TAM 连服 5 年后序贯服 AI,5 年,共 10 年。

(三)姑息治疗

1. 晚期姑息化疗

(1)单药化疗方案

1)多柔比星(Doxorubicin,ADM):50～60 mg/m²,静脉注射,第 1 天。

21 天为 1 个周期。

2)表柔比星(Epirubicin,EPI):75～100 mg/m²,静脉注射,第 1 天。

21 天为 1 个周期。

3)脂质体多柔比星 35～45 mg/m²,静脉注射,第 1 天,28 天为 1 个周期。

4)紫杉醇 175 mg/m²,静脉注射,第 1 天,21 天为 1 个周期。

5)紫杉醇 80 mg/m²,静脉注射,每周 1 次。

6)多西他赛 60～100 mg/m²,静脉注射,第 1 天。

21 天为 1 个周期。

7)白蛋白结合的紫杉醇 260 mg/m²,静脉注射。

21 天为 1 个周期。

8)白蛋白结合的紫杉醇 100 mg/m² 或 150 mg/m²。

静脉注射,第 1、8、15 天,28 天为 1 个周期。

9)长春瑞滨(Vinorelbine,NVB):25 mg/m²,静脉注射,每周 1 次。

10)卡培他滨(Capecitabine,CAP):1000～1250 mg/m²,口服,每天 2 次,第 1～14 天,21

天为 1 个周期。

11）吉西他滨（Gemcitabine，GEM）：1000 ~ 1250 mg/m²，静脉注射；

第 1、8、15 天，28 天为 1 个周期。

（2）CMF 方案：同辅助化疗部分。

（3）AC 方案：同辅助化疗部分。

（4）CAF 方案：同辅助化疗部分。

（5）CEF 方案：同辅助化疗部分。

（6）AT 方案 –1

多柔比星 45 ~ 55 mg/m²，静脉注射，第 1 天。

紫杉醇 135 ~ 175 mg/m²，静脉注射，第 1 天。

21 天为 1 个周期。

（7）AT 方案 –2

多柔比星 45 ~ 55 mg/m²，静脉注射，第 1 天。

多西他赛 75 mg/m²，静脉注射，第 1 天。

21 天为 1 个周期。

（8）XT 方案（多西他赛 / 卡培他滨）

多西他赛 75 mg/m²，静脉注射，第 1 天。

卡培他滨 1000 mg/m²，口服，每天 2 次，第 1 ~ 14 天，21 天为 1 个周期。

（9）GT 方案

紫杉醇 135 ~ 175 mg/m²，静脉注射，第 1 天。

吉西他滨 1000 mg/m²，静脉注射，第 1、8 天（第 1 天在紫杉醇之后），21 天为 1 个周期。

（10）GEM+NVB

吉西他滨 1000 mg/m²，静脉注射，第 1、8 天。

长春瑞滨 25 mg/m²，静脉注射，第 1、8 天。

21 天为 1 个周期。

2. 晚期姑息内分泌治疗

（1）他莫昔芬 10mg，口服，每天 2 次。

（2）阿那曲唑 1mg，口服，每天 1 次。

（3）来曲唑 2.5mg，口服，每天 1 次。

（4）依西美坦 25mg，口服，每天 1 次。

（5）诺雷德或亮丙瑞林 3.6mg 皮下注射（腹部）

每月 1 次，维持 2~3 年。

（6）甲羟孕酮 500mg，口服，每天 2 次。

（7）醋酸甲地孕酮 160mg，口服，每天 1 次。

3. Her-2 过表达晚期乳腺癌的靶向治疗

(1)PCH 方案

紫杉醇 135～175 mg/m², 静脉注射, 第 1 天。

卡铂 AUC=6, 静脉注射, 第 1 天。

21 天为 1 个周期。

(2)wPCH

紫杉醇 80mg/m², 静脉注射, 第 1、8、15 天。

卡铂 AUC=2, 静脉注射, 第 1、8、15 天。

28 天为 1 个周期。

(3)紫杉醇 175 mg/m², 静脉注射, 第 1 天。

21 天为 1 个周期。

(4)紫杉醇 80～90 mg/m², 静脉注射, 第 1 天, 每周 1 次。

(5)多西他赛 80～100 mg/m², 静脉注射, 第 1 天, 21 天为 1 个周期。

(6)长春瑞滨 25 mg/m², 静脉注射, 第 1 天, 每周 1 次。

(7)卡培他滨 1000～1250 mg/m², 口服, 每天 2 次, 第 1～14 天。

(8)拉帕替尼 1000 mg, 口服, 每天 1 次。

上述方案分别加用曲妥珠单抗 4 mg/m², 静脉注射, 第 1 天, 随后 2mg/kg, 静脉注射, 每周 1 次。或曲妥珠单抗 8mg/kg, 静脉注射, 第 1 天, 随后 6mg/kg, 静脉注射, 每 3 周 1 次。

(9)拉帕替尼 + 卡培他滨

拉帕替尼 1250 mg, 口服, 每天 2 次。

卡培他滨 1000 mg/m² 口服, 每天 2 次, 第 1～14 天。

21 天为 1 个周期。

4. 其他靶向治疗

贝伐单抗 + 紫杉醇方案

紫杉醇 90 mg/m², 静脉注射, 第 1、8、15 天。

贝伐单抗 10 mg/m², 静脉注射, 第 1、15 天。

28 天为 1 个周期。

四、用药说明及注意事项

(一)乳腺癌化疗方案较多

化疗方案中含有蒽环类和紫杉类药物的化疗方案作用较强, 相对有效率较高, 但这两类药物都有心脏毒性, 且为剂量限制性毒性(即累积使用剂量达到一定标准时心脏毒性会大大增加), 两药同时使用心脏毒性有叠加。选择化疗方案时要充分考虑:(1)患者基础情况一般状态与主要脏器的功能;(2)化疗目标;(3)化疗药物副作用;(4)既往化疗用药情况包括药物敏感性、化疗间隔的长短、前次化疗的近远期毒性, 评估患者对药物毒性承受能力, 并尊重患者的意愿,改善患者生活质量也是选择化疗药物时重要的考虑因素。

2.综合评估上述辅助化疗的疗效及毒副反应,1～5为优先考虑的方案。

3.蒽环类药物:主要不良反应有心脏毒性、骨髓抑制等,治疗期间要严密监测心功能、血常规。药物渗出血管外会引起组织坏死,要注意保护血管,建议采用 PICC 置管防止药物外渗。多柔比星、表柔比星、吡柔比星,三者作用相近可以互换替代,但不良反应方面表柔比星的心脏毒性及骨髓抑制作用相对较轻。

4.含曲妥珠单抗的方案只用于 HER-2 阳性(HIC 检测 3+)患者,其主要不良反应有心脏毒性,治疗前应检查心脏彩超左心室射血分数(LVEF)<50%者不宜使用,而且治疗期间要定期监测,每月一次,该药不宜与蒽环类药物同时使用,以免加重心脏毒性。

(二)所有化疗药物都有不同程度的骨髓抑制、胃肠道反应、肝肾功能损害等不良反应

治疗过程中需要严密观察化疗药物副作用:有无过敏、消化道反应、骨髓抑制、肝肾功能损伤等,并酌情处理,详见化疗药物毒副作用处理章节。同时对所预见的副作用作预防处理(如消化道反应可于化疗前予昂丹司琼 8mg 静脉滴注或推注),紫杉醇和多西他赛用药前要做抗过敏预处理,方法如前述。吉西他滨发生皮疹的概率较高,用药前给予 5～10mg 地塞米松静脉推注可减轻不良反应。另外可用紫杉醇液体替代紫杉醇剂量不变,前者不良反应相对较小。

(三)凡乳腺癌 ER 和/或 PR 阳性的患者手术后都需要内分泌治疗

应该在化、放疗结束后给予内分泌治疗(一般不同时进行)。乳腺癌内分泌治疗中,他莫昔芬片绝经前后患者都可用,AI 单独使用只适用于绝经后患者,AI 包括:来曲唑、阿那曲唑、依西美坦,可选择其中任意一种口服。

第四节　食管癌

食管癌是我国常见的恶性肿瘤,其中鳞癌占 90% 以上。鳞癌多见于男性,与吸烟、饮酒有一定关系,目前手术为可切除食管鳞癌的主要治疗手段,但单纯手术的疗效不尽如人意。早期食管癌症状不明显,发现时,往往已处于晚期,术后局部复发与远处转移是主要的死亡原因,探索食管癌综合治疗模式是改善食管癌患者远期生存的关键。

一、诊断要点

(一)临床表现

1. 症状

(1)早期常有胸骨后烧灼感、摩擦感、针刺感,食物通过缓慢或滞留感。

(2)进行性吞咽困难为中晚期表现,有哽噎症状时常伴有呕吐黏液。

(3)胸骨后、背部疼痛。

(4)声音嘶哑常因喉返神经受压而产生。

(5)如有食管气管瘘时可出现呛咳。

2. 体征

食管癌多无特异的体征，尤其是早期患者。中晚期患者有的因长期进食困难而出现脱水及营养不良等。

（二）检查

①食管 X 线钡餐检查；②内镜活检；③超声内镜；④CT；⑤食管拉网脱落细胞学检查。

二、药物治疗方案

（一）辅助化疗

PF 方案

顺铂（Cisplatin，DDP）：75 ~ 100mg/m²，静脉滴注，第 1 天（水化、利尿）；

或顺铂 20mg/(m²·d)静脉滴注，第 1 ~ 5 天；

氟尿嘧啶（Fluorouracil，5–FU）：750mg/(m²·d)，静脉滴注，第 1 ~ 5 天（持续滴注 120 小时），每 4 周重复 1 次。

（二）姑息化疗

1. PF 方案

参见辅助化疗方案

2. TCF 方案

紫杉醇（Paclitaxel，TAX）：135 ~ 175mg/m²，静脉滴注，第 1 天；

顺铂（Cisplatin，DDP）：20mg/(m²·d)，静脉滴注，第 1 ~ 5 天；

氟尿嘧啶（Fluorouracil，5–FU）：750mg/(m²·d)，静脉滴注，第 1 ~ 5 天(持续滴注 120 小时)；

每 4 周重复 1 次。

3. TC 方案

紫杉醇 135 ~ 175mg/m²，静脉滴注，第 1 天，

卡铂（Carboplatin，CBP）：AUC=5，静脉滴注，第 1 天，

每 3 周重复 1 次。

4. 伊立替康（CPT–11）+DDP 方案

伊立替康（Irinotecan，CPT–11）：65mg/m²，静脉滴注，每周 1 次，

顺铂（Cisplatin，DDP）：25 ~ 30mg/m²，静脉滴注，每周 1 次

连续 4 周，休 2 周，每 6 周重复 1 次。

5. GP 方案

吉西他滨（Gemcitabine，GEM）：1000mg/m²，静脉滴注，第 1、8、15 天；

顺铂（Cisplatin，DDP）：75 ~ 100mg/m²，静脉滴注，第 15 天；

连续 4 周，休 2 周，每 4 周重复 1 次。

6. PBV 方案

顺铂(Cisplatin,DDP):75～100mg/m²,静脉滴注,第3天(水化利尿);

博来霉素(Bleomycin,BLM):10mg/m²,静脉滴注,第1、8天;

长春地辛(Vindesine,VDS):3mg/m²,静脉滴注,第1、8天;

每3周重复1次。

7. PBF 方案

顺铂(Cisplatin,DDP):50mg/m²,静脉滴注,第6、7天(水化、利尿)

或卡铂(Carboplatin,CBP):300mg/m²,静脉滴注,第2天;

博来霉素(Bleomycin,BLM):5mg/m²,静脉滴注,第1、3、8、10天;

氟尿嘧啶(Fluorouracil,5-FU):300mg/m²·d,静脉滴注,第1～5天,每3周重复1次。

8. PEF 方案

顺铂(Cisplatin,DDP):30mg/m²,静脉滴注,第6～8天(水化、利尿);

依托泊苷(VP-16)100mg/m²·d,静脉滴注,第1～3天;

氟尿嘧啶(Fluorouracil,5-FU):300mg/(m²·d),静脉滴注,第1～5天,每3周重复1次。

9. 伊立替康(Irinotecan,CPT-11):+FU/LV 方案

伊立替康(Irinotecan,CPT-11):180mg/m²,静脉滴注,第1天(30～90分钟),亚叶酸钙(Leucovorin,LV):125mg/m²,静脉滴注,第1天(15～30分钟);

氟尿嘧啶(Fluorouracil,5-FU):400mg/m²,静脉注射,第1天,氟尿嘧啶2400mg/m²·d,静脉滴注,48小时,每2周重复1次。

(三)局部晚期食管癌放/化疗

PF+放疗联合方案

顺铂(Cisplatin,DDP):75mg/m²,静脉滴注,第1天(水化、利尿);

氟尿嘧啶(Fluorouracil,5-FU):500～750mg/m²·d,静脉滴注,第1～4天;

同期放疗5000cGy(2Gy/d)。

三、用药说明及注意事项

(一)化疗方案的选择

1.T3N0以上分期患者需要行术后辅助化疗,不能手术的晚期患者可考虑行姑息化疗。

2.紫杉醇用药前需要进行预处理防过敏反应,预处理方案同前述;有过敏史者禁用。

3.伊立替康主要副作用有迟发性腹泻,严重者可危及生命,应严密观察并积极处理,处理方案详见化疗药物毒副作用处理章节。

4.亚叶酸钙应于氟尿嘧啶之前0.5～1小时应用。

(二)要对化疗药物毒副作用的耐受性进行评估

所列治疗方案都要根据患者所处的不同阶段,对化疗药物不良反应的耐受情况评估,选择其中方案之一,同时对所预见的不良反应作预防处理(如消化道反应可于化疗前予昂丹司琼8mg静脉滴注或推注),并仔细观察相关毒副作用的发生,并积极治疗,不良反应处理详见

化疗药物毒副作用处理章节。在开始下一周期化疗前都必须充分评估化疗不良反应的严重程度及恢复情况来决定是否能用原剂量化疗方案或者需要减量、推迟、或停用化疗。

第五节 非小细胞肺癌

肺癌是目前全球最常见的恶性肿瘤。随着发病率的逐年升高,肺癌成为癌症死亡的主要原因, 在恶性肿瘤相关死亡原因中占第一位。广泛应用的分类是把肺癌分为小细胞肺癌(SCLC)和非小细胞肺癌(NSCLC),NSCLC 包括鳞癌、腺癌(包括支气管肺泡癌)和大细胞癌。

非小细胞肺癌发病率约占肺癌发病总数的 80%, 其中约 2/3 的患者确诊时已经出现远处转移病灶,如不予抗肿瘤治疗,平均生存期为 4~5 个月,治疗以化学治疗为主要手段。

一、诊断要点

(一)肿瘤引起的局部和全身症状

1. 咳嗽;2. 咯血;3. 胸痛; 4. 发热;5.胸闷、气短;6.全身表现。

(二)肿瘤外侵与转移的症状

1. 上腔静脉阻塞综合征;2. 贺纳综合征;3. 肺上沟瘤;4. 其他。

(三)肺癌的伴随症状

癌肿产生内分泌物质,临床上呈现非转移性的全身症状

(四)影像学检查

1. X 线检查;2. CT 检查;3. MRI 检查;4. PET/CT 检查。

(五)组织学或细胞学检查

1. 痰找癌细胞;2. 纤维支气管镜检查;3. 淋巴结活检;4. 纵隔镜检查;5. 经皮肺穿刺细针活检。

二、药物治疗方案

(一)辅助化疗

1.NP 方案

长春瑞滨(Vinorelbine,NVB):25mg/m²,静脉注射,第 1、8 天;

顺铂(Cisplatin,DDP):75mg/m²,静脉滴注,第 1 天(水化);

或顺铂(Cisplatin,DDP):25~30mg/m²,静脉滴注,第 1、2、3 天;

每 3 周重复 1 次。

2.GP 方案

吉西他滨(Gemcitabine,GEM):1000mg/m²,静脉滴注(30 分钟),第 1、8 天;

顺铂(Cisplatin,DDP):75mg/m²,静脉滴注,第 1 天(需水化);

或顺铂(Cisplatin,DDP):25~30mg/m²,静脉滴注,第 1、2、3 天;

每 3 周重复 1 次。

(二)姑息化疗

1.一线化疗

(1)GP 方案

吉西他滨(Gemcitabine,GEM):1000 mg/m²,静脉滴注(30 分钟),第 1、8 天;

顺铂(Cisplatin,DDP):75mg/m²,静脉滴注,第 1 天(需水化);

每 3 周重复 1 次。

(2)TP 或 TCP 方案

紫杉醇(Paclitaxel,TAX):135 ~ 175mg/m²,静脉滴注(3 小时),第 1 天;

顺铂(Cisplatin,DDP):75mg/m²,静脉滴注,第 1 天(需水化);

或卡铂 AUC5 ~ 6,静脉滴注,第 1 天;

每 3 周重复 1 次。

(3)NP 方案

长春瑞滨(Vinorelbine,NVB):25mg/m²,静脉注射,第 1、8 天,

顺铂(Cisplatin,DDP):75 mg/m²,静脉滴注,第 1 天(需水化),

每 3 周重复 1 次。

(4)DP 方案

多西紫杉醇(Docetaxel,DOC):75mg/m²,静脉滴注(1 小时),第 1 天,

顺铂(Cisplatin,DDP):75mg/m²,静脉滴注,第 1 天(需水化),

每 3 周重复 1 次。

(5)PC 方案

培美曲塞(Pemetrexed)500 mg/m²,静脉滴注,第 1 天(10 ~ 30 分钟),

顺铂(Cisplatin,DDP):75 mg/m²,静脉滴注,第 1 天(需水化),或卡铂 300~350mg/m²,静脉滴注,用药期间必须补充叶酸及维生素,每 3 周重复 1 次。

(6)TCB 方案

紫杉醇(Paclitaxel,TAX):135 ~ 175 mg/m²,静脉滴注(3 小时),第 1 天,

卡铂(Carboplatin,CBP):AUC5 ~ 6,静脉滴注,第 1 天,

贝伐珠单抗 7.5mg/kg,静脉滴注,第 1 天,

每 3 周重复 1 次。

2.二线治疗

(1)多西紫杉醇 75 mg/m²,静脉滴注,第 1 天,每 3 周重复 1 次。

或多西紫杉醇 35mg/m²,静脉滴注,第 1 天,每周 1 次,用 3 周停 1 周。

(2)培美曲塞 500 mg/m²,静脉滴注,第 1 天(10 ~ 30 分钟),每 3 周重复 1 次。注意事项:用药期间必须补充叶酸及维生素 B_{12}。

3.分子靶向药物治疗

（1）埃罗替尼 150mg/d，口服，直至病情进展或出现不可耐受的不良反应。

（2）吉非替尼 250mg/d，口服，直至病情进展或出现不可耐受的不良反应。

（3）埃克替尼 125mg/ 次，3 次 / 日，口服，直至病情进展或出现不可耐受的副作用。

三、用药说明及注意事项

1.肺癌分期 Ib 期以上的患者手术后需要辅助化疗，不能手术的晚期患者，或手术后复发转移的患者行姑息化疗。

2.根据患者所处的不同阶段选择其中方案之一，培美曲塞联合铂类目前用于一线治疗仅限于病理为非鳞癌的晚期患者，对于初治晚期患者，病理为非鳞癌，还可考虑使用化疗联合贝伐单抗治疗，但不主张单独使用贝伐单抗。对于肿瘤组织免疫组化 EGFR 表达阳性的晚期患者，可考虑西妥昔单抗联合 NP 方案化疗。

3.吉非替尼、埃罗替尼、埃克替尼为 EGFR-TKIB 靶向药物，在有 EGFR 敏感突变（19、21 外显子突变）的晚期患者疗效较高，可用于一线治疗。在 EGFR 突变未知的患者可作为二线和三线治疗。

4.培美曲塞用药前需要作预处理，治疗前一周开始持续补充叶酸和维生素 B12，减轻毒性反应，予地塞米松 4mg bid，用药前一天开始连续口服三天。

5.顺铂一次给药和分次给药（两种给药方法）疗效相近无差别，但一次给药需要行水化补液利尿，否则引起严重肾毒性等副作用。

第六节　小细胞肺癌

小细胞肺癌占所有肺癌的 20%～25%，其生物学行为与非小细胞肺癌明显不同，与吸烟密切相关，97%的病例有多年、大量吸烟史，临床特点是恶性程度高，容易转移，对化疗和放疗敏感，需采取以化学治疗为主的综合治疗。

一、诊断要点

（一）临床特点

1. 临床过程和疾病的自然病程明显快于非小细胞肺癌；

2.病理组织学上肿瘤细胞有神经内分泌的分化趋向故伴瘤综合征发生率高；

3. 与 NSCLC 不同，肿瘤细胞分化低，倍增时间短，对化疗、放疗敏感，治疗以化疗联合局部放疗为主。

（二）影像学检查

①X 线检查；②CT 检查；③MRI 检查；④PET/CT 检查。

（三）组织学或细胞学检查

①痰找癌细胞；②纤维支气管镜检查；③淋巴结活检；④纵膈镜检查；⑤经皮肺穿刺细针活检。

二、药物治疗方案

（一）一线治疗

1. EP 方案

依托泊苷（Etoposlode，VP-16）：80～120 mg/m²，静脉滴注，第1～3天；

顺铂（Cisplatin，DDP）：60～80 mg/m²，静脉滴注，第1天，每3周重复1次。

2. EC 方案

依托泊苷（Etoposlode，VP-16）：100mg/m²，静脉滴注，第1～3天；

卡铂（Carboplatin，CBP）：AUC=5，即300-350mg/m²静脉滴注，第1天；

每3周重复1次。

3. CAV 方案

环磷酰胺（Cyclophosphamide，CTX）：800 mg/m²，静脉滴注，第1天；

多柔比星（Doxorubicin，ADM）：40～50 mg/m²，静脉注射，第1天；

长春新碱（Vincristine，VCR）：1.4 mg/m²，静脉注射，第1天；

每3周重复1次。

4. CAE 方案

环磷酰胺（Cyclophosphamide，CTX）：800 mg/m²，静脉滴注，第1天；

多柔比星（Doxorubicin，ADM）：40～50 mg/m²，静脉注射，第1天；

依托泊苷（Etoposlode，VP-16）：80mg/m²，静脉滴注，第1天；

每3周重复1次。

5. IP 方案

依立替康（Irinotecan，CPT-11）：60 mg/m²，静脉滴注，第1、8、15天；

顺铂（Cisplatin，DDP）：60 mg/m²，静脉滴注，第1天；

每4周重复1次。

6. 口服单药依托泊苷

依托泊苷（Etoposlode，VP-16）：200mg/m²，口服，第1～5天，每3～4周重复1次。

（二）二线治疗

1. 单用拓扑替康

拓扑替康（Topotecan，TPT）：1.25～1.5mg/m²，静脉滴注，第1～5天，每3周重复1次。

2. CAV 方案

环磷酰胺（Cyclophosphamide，CTX）：800mg/m²，静脉滴注，第1天；

多柔比星（Doxorubicin，ADM）：50mg/m²，静脉注射，第1天；

长春新碱（Vincristine，VCR）：1.4mg/m²，静脉注射，第1天；

每3周重复1次。

3. IP 方案

依立替康(Irinotecan,CPT-11):60mg/m², 静脉滴注, 第 1、8、15 天;

顺铂(Cisplatin,DDP):DDP60mg/m², 静脉滴注, 第 1 天;

每 4 周重复 1 次

三、用药说明及注意事项

(一)化疗是小细胞肺癌的主要治疗手段之一

临床上使用多药联合化疗的疗效达 70% 左右。对于局限期的小细胞肺癌,目前的标准治疗为化疗联合放疗。一般认为对 PS 较好的局限期患者(PS<2)应尽早开始放疗(化疗 2 ~ 3 个疗程后)或化疗、放疗同步进行,但对 PS 较差的局限期经化疗仍无法达到 PR 的患者以单纯化疗为主。

(二)化疗方案的选择和毒副作用的评估

1.EP 方案可作为小细胞肺癌的标准一线化疗方案,3~6 个月内复发者改用二线化疗方案,6 个月后复发者可继续用原方案,IP 方案可作为广泛期 SCLC 患者的一线治疗选择。

2. 所列化疗方案都要根据患者所处的不同阶段, 对化疗药物不良反应的耐受情况评估,选择其中方案之一,同时对所预见的不良反应作预防处理,并仔细观察相关毒副作用的发生,并积极治疗,不良反应处理详见化疗药物毒副作用处理章节。

第七节 胃 癌

胃癌是发病率和死亡率较高的恶性肿瘤之一。东亚是胃癌的高发区,近三十年来,我国城市居民胃癌发病率在男女性中都呈下降趋势,但统计资料显示,全国城市居民恶性肿瘤死因顺序中胃癌仍占第 3 位。胃癌仍是严重威胁人民健康的疾病之一。

一、诊断要点

(一)临床表现

①上腹部不适和疼痛;②恶心、呕吐;③出血和黑便;④其他症状与体征:注意左锁骨上淋巴结。

(二)检查

①实验室常规检查;②X 线检查;③CT;④胃镜检查;⑤内镜超声;⑥肿瘤标记物:CEA、CA199、CA724。

二、药物治疗方案

(一)新辅助化疗

1. ECF 方案

表柔比星(Epirubicin,EPI):50mg/m², 静脉注射, 第 1 天。

顺铂(Cisplatin,DDP):60mg/m², 静脉注射, 第 1 天。

氟尿嘧啶(Fluorouracil,5-FU):200mg/m², 静脉滴注(持续), 第 1 ~ 21 天, 每 3 ~ 4 周重复

1次。或 750mg/m² 第 1～5 天,每 3～4 周重复 1 次。

2. CF 方案

亚叶酸钙(Leucovorin,CF):200mg/m²,静脉注射,第 1～5 天。

氟尿嘧啶 425mg/m²,静脉注射,第 1～5 天,每 3 周重复 1 次。

(二)辅助治疗

1. CF 方案　见新辅助治疗。

2. ECF 方案　见新辅助治疗。

3. FOLFOX 方案

(1)FOLFOX4 方案

奥沙利铂(Oxaliplatin,L-OHP):85mg/m²,静脉注射(2 小时),第 1 天。

亚叶酸钙(Leucovorin,CF):200mg/m²,静脉注射(2 小时),第 1、2 天,

氟尿嘧啶 (Fluorouracil,5-FU):400mg/m², 静脉注射 (快速), 第 1、2 天, 氟尿嘧啶 600mg/m²,静脉滴注(连续 22 小时),第 1、2 天。

(2)FOLFOX6 方案

奥沙利铂(Oxaliplatin,L-OHP):85mg/m²,静脉滴注(2 小时),第 1 天。

亚叶酸钙(Leucovorin,CF):200mg/m²,静脉注射(2 小时),第 1、2 天。

氟尿嘧啶 (Fluorouracil,5-FU):400mg/m², 静脉注射 (快速), 第 1、2 天, 氟尿嘧啶 2400mg/m²,静脉滴注(连续 46 小时)。

FOLFOX 方案每 2 周重复 1 次。

4. 替吉奥单药

替吉奥(S-1)40mg/m²,口服,每天 2 次,第 1～28 天,每 6 周重复 1 次。

(三)晚期 / 复发胃癌的化疗

化疗与最佳支持治疗相比较,明显改善患者生存率和生活质量。

1. ELF 方案

依托泊苷(Etoposlode,VP-16):100 mg/m²,静脉滴注(50 分钟),第 1～3 天。

醛氢叶酸(Leucovorin,CF):300 mg/m²,静脉注射(10 分钟),第 1～3 天。

氟尿嘧啶(Fluorouracil,5-FU):500mg/m²,静脉注射(10 分钟),第 1～3 天,每 3～4 周重复 1 次。

2. ECF 方案　见新辅助化疗。

3. FOLFOX　见辅助化疗。

4. EOX 方案

表柔比星(Epirubicin,EPI):50mg/m²,静脉注射,第 1 天。

奥沙利铂(Oxaliplatin,L-OHP):130 mg/m²,静脉滴注(2 小时),第 1 天。

卡培他滨 825mg/m²,口服,每天 2 次,第 1～14 天,每 3 周重复 1 次。

5. DCF 方案

多西他赛(Docetaxel,DOC):75mg/m²,静脉滴注,第 1 天。

顺铂(Cisplatin,DDP):60mg/m²,静脉注射,第 1 天。

氟尿嘧啶(Fluorouracil,5-FU):750mg/m²,静脉滴注(持续),第 1 ~ 5 天,每 3 ~ 4 周重复 1 次。

6. FOLFIRI 方案

伊立替康(Irinotecan,CPT-11):180mg/m²,静脉滴注,第 1 天。

亚叶酸钙(Leucovorin,CF):400mg/m²,静脉滴注,第 1 天。

氟尿嘧啶(Fluorouracil,5-FU):400mg/m²,静脉注射,第 1 天,氟尿嘧啶 2 ~ 2.4g/m²,静脉滴注(46 小时),第 1 天。

该方案每 2 周 1 次。

7. XP 方案

顺铂(Cisplatin,DDP):80 mg/m²,静脉注射,第 1 天。

卡培他滨(Capecitabine,CAPE):825mg/m²,口服,每天 2 次,第 1 ~ 14 天,每 3 周重复 1 次。

8. SP 方案

替吉奥(Tegafur,S-1):40mg/m²,口服,每天 2 次,第 1 ~ 21 天。

顺铂(Cisplatin,DDP):80mg/m²,静脉注射,第 8 天。

每 5 周重复 1 次。

9. 雷莫芦单抗 + 紫杉醇

雷莫芦单抗(Ramucirumab)8mg/kg,静脉注射,第 1、15 天。

紫杉醇(Paclitaxel,TAX):80mg/m² 静脉注射,第 1、8、15 天。

每 4 周重复 1 次。

10. 阿帕替尼

阿帕替尼 500 ~ 850mg qd 餐后半小时口服。

四、用药说明及注意事项

(一)临床评估为无远处转移可手术切除的患者,首选手术治疗

术后,如为 R0 切除,IA 期,不推荐术后辅助化疗 / 放疗。T2N0 者,对有高危因素如低分化腺癌、有脉管瘤栓、年轻(<35 岁)患者应行术后含 5FU 方案的化疗或同时化放疗。T3/4 或任何 T、N+ 的患者,推荐行术后辅助化疗或同时化放疗。如为 R1 切除,推荐术后放疗同时 5FU 增敏。对 R2 切除的患者,推荐术后放疗同时 5FU 增敏,或全身化疗,或给予最好的支持治疗。

临床评估无远处转移但不可手术切除的局部晚期胃癌,采用新辅助化疗,或者新辅助放、化疗(可行放疗同时 5FU 增敏),治疗结束后进行疗效评价,如肿瘤完全或大部分缓解,合适的患者行手术切除。如肿瘤残存或出现远处转移,考虑全身化疗或参加临床试验。

有远处转移的患者,考虑全身化疗为主,或参加临床试验。不能耐受化疗的,给予最好的支持治疗。

(二)化疗方案的选择与毒副作用的评估

1. 所列化疗方案都要根据患者所处的不同阶段,对化疗药物不良反应的耐受情况评估,选择其中方案之一,同时对所预见的不良反应作预防处理,并仔细观察相关毒副作用的发生,并积极治疗,不良反应处理详见化疗药物毒副作用处理章节。

2.推荐氟尿嘧啶联合铂类的两药方案用于辅助化疗,其他化疗药物组成的两药及三药方案用于晚期姑息化疗,体力状态差、高龄患者、不耐受联合方案者考虑口服单药化疗。

第八节　大肠癌

大肠癌(colorectal carcinoma)包括结肠癌(color carcinoma)和直肠癌(rectal carcinoma)是较常见的胃肠道恶性肿瘤,大肠的发病部位的发病率依次为直肠、乙状结肠、盲肠、升结肠、降结肠及横结肠。在经济发达的国家和地区十分常见,近年来,我国大肠癌的发病率逐年上升,且有年轻化的趋势,我国大肠癌中直肠癌多见,占大肠癌的60%~75%(城市中结肠癌的比例已明显上升),而欧美等国直肠癌约占45%。

一、诊断要点

(一)临床表现

①便血;②排便习惯改变;③粪便形状的异常;④腹痛;⑤乏力、贫血。

(二)检查

①直肠指检;②肿瘤标志物CEA、CA1-99;③钡剂灌肠;④影像学检查;⑤结肠镜加病检。

二、药物治疗方案

(一)大肠癌的新辅助化疗

大肠癌的新辅助化疗一般用于直肠癌,其目的是增加保肛率,通常与54Gy剂量的放疗联合使用。

1. 方案一:氟尿嘧啶225mg/m²,静脉滴注(24小时),每天1次,每周5天,放疗54Gy。

2. 方案二:亚叶酸钙200mg/m²,静脉注射,每天1次4天,放疗的第1、5周给予,氟尿嘧啶400mg/m²,静脉注射,每天1次4天,放疗的第1、5周给予,放疗50.4Gy。

3. 方案三:卡培他滨825mg/m²,口服,每天2次,每周5天,放疗54Gy。

(二)大肠癌的辅助化疗

1. 改良FOLFOX6方案

奥沙利铂(Oxaliplatin,L-OHP):85mg/m²,静脉滴注(2小时),第1天。

亚叶酸钙(Leucovorin,CF):400mg/m²,静脉滴注,第1天。

氟尿嘧啶(Fluorouracil,5-FU):400mg/m²,静脉注射,第 1 天,氟尿嘧啶 2～2.4g/m²,静脉滴注(46 小时),第 1 天,该方案每 2 周 1 次。

2. CapeOX 方案

奥沙利铂(Oxaliplatin,L-OHP):130mg/m²,静脉滴注(2 小时),第 1 天。

卡培他滨(Capecitabine,CAPE):850～1000mg/m²,口服,每天 2 次,第 1～14 天,该方案每 3 周 1 次。

3. 改良 De Gramont 方案

亚叶酸钙(Leucovorin,CF):400mg/m²,静脉滴注,第 1 天。

氟尿嘧啶(Fluorouracil,5-FU):400mg/m²,静脉注射,第 1 天,随后 2～2.4g/m²,静脉滴注(46 小时),第 1 天。

4. 卡培他滨方案

卡培他滨 1000～1250mg/m²,口服,每天 2 次;第 1～14 天,应用 2 周,休息 1 周。

(三)晚期大肠癌的化疗

1. FOLFIRI

伊立替康(Irinotecan,CPT-11):180mg/m²,静脉滴注,第 1 天。

亚叶酸钙(Leucovorin,CF):400mg/m²,静脉滴注,第 1 天。

氟尿嘧啶(Fluorouracil,5-FU):400mg/m²,静脉注射,第 1 天,氟尿嘧啶 2～2.4g/m²,静脉滴注(46 小时),第 1 天。

该方案每 2 周 1 次。

2. mFOLFOX6　参见辅助化疗

3. CapeOX　参见辅助化疗

4. FOLFOXIRI 方案

伊立替康 165mg/m²,静脉滴注,第 1 天。

奥沙利铂 85mg/m²,静脉滴注,第 1 天。

亚叶酸钙 400mg/m²,静脉滴注,第 1 天。

氟尿嘧啶 3.2g/m²,静脉滴注(48 小时),第 1 天。

每 2 周重复 1 次。

5. 单克隆抗体的联合方案

(1)贝伐单抗 /mFOLFIRI

FOLFIRI(参见晚期大肠癌化疗),

贝伐单抗(Avastin)5mg/kg,每 2 周 1 次。

(2)贝伐单抗 /mFOLFOX6

FOLFOX6(参见大肠癌辅助化疗),

贝伐单抗 5mg/kg,每 2 周 1 次。

（3）西妥昔单抗 /FOLFIRI

FOLFIRI（参见晚期大肠癌化疗章节），

西妥昔单抗 400mg/m²，静脉滴注，第 1 周，随后 250mg/m²，静脉滴注，每周 1次。

三、用药说明及注意事项

（一）化疗在大肠癌中的作用主要有两个方面，即根治术后的辅助化疗和晚期大肠癌的姑息治疗

Ⅰ期患者术后一般不需要辅助化疗，但有血管 / 淋巴管侵犯（脉管瘤栓）者应行辅助化疗。Ⅱ期患者有下列因素之一者应行术后辅助化疗：

1.淋巴结取样不足 <14 个（NCCN 标准）；

2.T4（ⅡB 期）；

3.淋巴管 / 血管侵犯（脉管瘤栓）；

4.病理分化程度差；

5.分子生物学检测（免疫组化等）有预后不良因素；

6.术前有穿孔或 / 和肠梗阻。Ⅲ期患者术后常规行辅助化疗，Ⅳ期患者以全身化疗为主，必要时辅助以其他局部治疗手段。

（二）要对化疗方案的选择和毒副作用进行评估

1.所列化疗方案都要根据患者所处的不同阶段，对化疗药物副作用的耐受情况评估，选择其中方案之一。氟尿嘧啶联合奥沙利铂的两药方案为标准的辅助化疗方案，其中氟尿嘧啶可以用卡培他滨替代，疗效相近。体力状态差、高龄患者、不耐受联合方案者考虑口服单药化疗。其他化疗药物组成的两药及三药方案用于晚期、复发转移癌患者的姑息化疗，一年以上复发的患者仍可用辅助化疗方案，一年内复发的患者更改化疗方案。化疗过程中需要仔细观察相关毒副作用的发生，同时对所预见的副作用作预防处理，伊立替康的副作用有迟发性腹泻要特别重视，需要严密观察并及时处理。副作用处理详见化疗药物毒副作用处理章节。

2.贝伐单抗联合化疗可用于晚期复发转移性大肠癌的二线及三线化疗，一般不单用。其副作用有高血压、蛋白尿、肠出血、肠穿孔。西妥昔单抗只用于晚期大肠癌 KRAS 基因野生型患者，不能耐受化疗的患者可以单用西妥昔单抗。另外需要注意的是贝伐单抗和西妥昔单抗都有发生过敏反应的可能，用药前需要先给予抗过敏预处理。

第九节　原发性肝癌

原发性肝癌高发于非洲东南部和亚洲。即使在西方国家，其发病率和死亡率均有所增加。我国是肝癌的高发区，肝癌居我国恶性肿瘤死亡原因的第二位，与低发区相比，其发病年龄较轻且病情进展较快。导致肝癌的主要危险因素包括乙型肝炎病毒感染、长期接触黄曲霉毒素、饮水污染、酒精性肝硬化等。手术治疗为首选且唯一可能根治的方法。对于不可切除的

肝癌,可采用多种局部治疗方法。化疗在肝癌治疗中的价值未得到肯定。靶向药物索拉菲尼为首个经 III 期临床研究证实可延长肝癌患者生存期的系统性治疗药物。

一、诊断要点

(一)临床表现

1. 症状

肝癌的症状缺乏特异性,可来自肝癌本身或者肝炎、肝硬化背景,与良性肝病难以鉴别。常见的症状有:肝区疼痛、纳差、乏力、消瘦、腹胀、发热、黄疸等。肝癌结节破裂可出现急腹痛。另外还需注意容易被忽略的症状:腹泻、右肩痛以及慢性肝病、肝硬化引起的出血,还有肝癌转移引起的症状。肝癌早期可无症状,出现症状者大多已届中晚期。亚临床肝癌无症状,筛查或体检时发现,大多为小肝癌。

2. 体征

常见体征有肝肿大或伴肿块、黄疸、腹水、脾肿大、下肢水肿,这些体征的出现也常为肝癌已届中晚期的表现。此外,还可出现肝硬化引起的肝掌、蜘蛛痣、腹壁静脉曲张等以及肝癌转移引起的体征。

(二)检查

①肝癌标记物;AFP;②影像学检查;③病理检查。

(三)组织分型

1. 肝细胞型:多见,约占 90%。

2. 肝胆管型:较少见且预后较好。

3. 混合型:较少见。

二、药物治疗方案

(一)介入性肝动脉化疗栓塞

介入性肝动脉插管,灌注化疗药物与栓塞剂。化疗药物可选择氟尿嘧啶 1.0g,DDP 60mg,ADM 60mg,MMC 10mg 中的 2 种或 3 种药物联用;栓塞剂常采用远端栓塞剂碘油与近端栓塞剂明胶海绵。水剂化疗药氟尿嘧啶直接灌注,粉剂化疗药可与碘油混合成混悬液再灌注,可发挥缓释作用。

(二)靶向治疗

索拉菲尼(Sorafenib):400mg,口服,每天 2 次。直至病情进展。

(三)全身化疗

1. XP 方案

卡培他滨(Capecitabine,CAPE):1000mg/m², 口服,每天 2 次,第 1～14 天,

顺铂(Cisplatin,DDP):60mg/m²,静脉滴注(需水化),第 1 天,

每 3 周重复 1 次。

2. XELOX 方案

卡培他滨(Capecitabine,CAPE):1000mg/m²,口服,每天 2 次,第 1~14 天,

奥沙利铂(Oxaliplatin,L-OHP):OHP)130mg/m²,静脉滴注,第 1 天,

每 3 周重复 1 次。

3. GEMOX 方案

吉西他滨(Gemcitabine,GEM):1000mg/m²,静脉滴注,第 1 天,

奥沙利铂(Oxaliplatin,L-OHP):100mg/m²,静脉滴注,第 2 天,

每 2 周重复 1 次。

4. ADM+Oxaliplatin

多柔比星(Doxorubicin,ADM):60mg/m²,静脉注射,第 1 天,

奥沙利铂(Oxaliplatin,L-OHP):130mg/m²,静脉滴注,第 1 天,每 3 周重复 1 次。

三、用药说明及注意事项

(一)对于无手术指征的肝癌,可选择靶向药物索拉菲尼口服

无手术指针而肝功能 Child-Pugh 分级 A-B 级可行全身化疗,整体来说化疗在原发性肝癌治疗的地位很低,一方面肝癌对化疗表现为原发性耐药,另一方面晚期肝癌的患者肝功能差不能耐受化疗,因此肝癌患者选择化疗药须慎重,而优先考虑介入治疗:如肝动脉化疗栓塞、射频消融治疗。对于伴黄疸、腹水、肝功能失代偿的晚期肝癌患者以对症支持治疗为主。

(二)索拉菲尼为晚期肝细胞肝癌的首选药物

其主要副作用有高血压、皮疹、腹泻、用药期间要常规监测血压变化,轻度高血压给予降压处理,严重高血压需要停药。

第十节　胰腺癌

胰腺癌是指来源于胰腺导管上皮的恶性肿瘤,据《2013 年中国肿瘤登记年报》统计,胰腺癌位列我国男性恶性肿瘤发病率的第 8 位,人群恶性肿瘤死亡率的第 7 位,全球范围内均呈快速上升趋势,胰腺癌发病的危险因素包括吸烟、肥胖、酗酒、慢性胰腺炎、糖尿病等,接触萘胺及苯类化合物罹胰腺癌的风险显著增加,具有家族遗传易感性。

一、诊断要点

(一)症状

上腹部不适、体重减轻、恶心、黄疸、脂肪泻及疼痛,均无特异性。

(二)体征

阻塞性黄疸、难以解释的体重减轻(超过正常体重的 10%),上腹部压痛或扪及肿块。

(三)检查

1. 血清学肿瘤标记物联合检测, 必须检查项目为 CEA、CA19-9、CA50、CA242、CA-125,CA19-9 为诊断胰腺癌的敏感性为 79%~81%,特异性为 82%~90%。

2.影像学检查:超声、增强 CT、MRI 等影像学检查发现胰腺肿物,胰腺外形改变等符合胰腺癌影像学特征者可临床诊断为胰腺癌。

3.组织病理学和细胞学确诊

组织病理想学或细胞学检查可确定胰腺癌诊断。可通过术前 / 术后细胞学穿刺,活检,或转至有相应条件的上级医院行内镜超声穿刺 / 活检获得。

二、药物治疗方案

处方一:单药方案(GEM)

1. 0.9%NaCl,20ml

昂丹司琼(Ondansetron):8mg,静脉注射,第 1~2 天。

2. 0.9%NaCl,100ml

吉西他滨(Gemcitabine,GEM):1000mg/m²,静脉滴注,持续 0.5h,第 1、第 8、第 15 天,每四周一次。

处方二:吉西他滨 + 卡培他滨(GEM+CAPE)

1. 0.9%NaCl,100ml

吉西他滨(Gemcitabine,GEM):1000mg/m²,静脉滴注,持续 0.5 小时,第 1、8 天,每 3 周一次。

2. 卡培他滨(Capecitabine,CAPE):850mg/m²,口服,第 1~14 天,每天 2 次,每 3 周一次。

处方三:中医中药治疗

1.平消胶囊:每次 4~6 颗,每天三次。

2.鸦胆子油:每次 4 颗,每天两次。

三、用药说明及注意事项

两药联合使用毒性同时存在,III-IV 度不良事件以中性粒细胞减少最常见。推荐用于 ECOG 评分为 0-1 分,体力状态较好患者。卡培他滨常见副作用有手足综合征、高胆红素血症、腹泻、血糖升高、碱性磷酸酶升高、黏膜炎、骨髓抑制等。此方案对于有轻到中度肝肾功能损害患者应密切监护,必要时减低剂量。胰腺癌的辅助化疗应在根治术 1 月左右后开始;辅助化疗前准备包括腹部盆腔增强 CT 扫描,胸部正侧位相,外周血常规、肝肾功能、心电图及肿瘤标志物 CEA;CA19-9 等。化疗中及时观察并处理化疗相关不良反应。化疗副作用处理详见化疗药物毒副作用处理章节。

对不能耐受化疗患者采取中医中药治疗及对症治疗。

第十一节　膀胱癌

膀胱癌是指发生在膀胱黏膜上的恶性肿瘤。是泌尿系统最常见的恶性肿瘤,也是全身十大常见肿瘤之一。占我国泌尿生殖系肿瘤发病率的第一位。膀胱癌可发生于任何年龄,甚至于儿童。其发病率随年龄增长而增加,高发年龄 50 ~ 70 岁。男性膀胱癌发病率为女性的 3 ~

4倍。最常见的是膀胱尿路上皮癌,约占膀胱癌患者总数的90%以上,通常所说的膀胱癌就是指膀胱尿路上皮癌,既往被称为膀胱移行细胞癌。

一、诊断要点

(一)症状

无痛性血尿,呈间歇性、肉眼全程血尿,有时也可为镜下血尿。血尿可能仅出现1次或持续1天至数天,可自行减轻或停止。可首先出现膀胱刺激症状,表现为尿频、尿急、尿痛和排尿困难,而患者无明显的肉眼血尿。晚期患者可以出现膀胱区疼痛、骨痛、腰痛、下肢水肿等症状。

(二)体查

早期无体征表现,晚期肿瘤较大时,可以通过直肠,阴道双合诊扪及包块。

(三)检查

1. 尿常规,诊断隐形血尿的唯一办法,简便易行,用于膀胱癌的早期诊断。

2. 尿脱落细胞学检查,约83%患者尿脱落细胞检查可呈阳性。

3. 泌尿系B超,可测量出肿瘤的大小、位置,及黏膜浸润的程度。

4. 腹部平片,静脉尿路造影,盆腔CT,确定肿瘤侵犯范围及深度,有无淋巴结转移。

5. 膀胱镜检及病理切片(诊断膀胱癌的最主要方法),观察病变部位及范围,确定临床分期,并取病理活检。

二、药物治疗方案

膀胱非肌层浸润性尿路上皮癌患者多采用经尿道膀胱肿瘤电切术,术后用膀胱灌注治疗预防复发。肌层浸润性尿路上皮癌和膀胱鳞癌、腺癌患者多采用全膀胱或部分切除术治疗。中晚期患者术前可先进行新辅助化疗。转移性膀胱癌以化疗为主,化疗的有效率为40%~65%。

化学药物治疗方案

处方一:膀胱灌注化疗

吡柔比星(Pirarubicin)或(THP Therarubicin):30mg

0.9%生理盐水20ml,膀胱灌注,保留0.5~2小时　每周一次,共4~8周,随后进行膀胱维持灌注化疗,每月1次,共6~12个月。

处方二:术后膀胱灌注免疫治疗

卡介苗(BCG)

斯奇康(BCG Polysaccharide and Nucleic Acid Injection):12支,0.35mg/ml/支。

0.9%生理盐水20ml,灌注一般在TUR-BT术后2周开始,膀胱灌注,保留0.5~2小时,每月1次,灌注1~3年(至少维持灌注1年)。

中医中药治疗

治法:清热解毒,利湿消肿,适用于膀胱癌尿血者。

处方一:白花蛇舌草、蛇莓、蛇六谷、土茯苓、龙葵、白英、土大黄各30克。水煎服,每日1剂。

处方二:消癌平(Xiao ai ping pian):9片,每天3次。

三、用药说明及注意事项

术后早期膀胱灌注化疗及维持膀胱灌注化疗:对于中危和高危的非肌层浸润性膀胱癌,术后24小时内即刻膀胱灌注治疗,灌注期间出现严重的膀胱刺激症状时,应延迟或停止灌注治疗,以免继发膀胱挛缩。膀胱灌注治疗的副作用与药物剂量和灌注频率有关。膀胱灌注化疗的药物:膀胱灌注化疗常用药物包括表柔比星、丝裂霉素、吡柔比星、羟喜树碱等。表柔比星的常用剂量为50~80mg,丝裂霉素为20~60rng,吡柔比星为30mg,羟喜树碱为10~20mg。其他的化疗药物还包括吉西他滨等。灌注前不要大量饮水,避免尿液将药物稀释。膀胱灌注化疗的主要副作用是化学性膀胱炎,程度与灌注剂量和频率相关,TUR-BT术后即刻膀胱灌注更应注意药物的副作用。多数副作用在停止灌注后可以自行改善。

第十二节 卵巢癌

卵巢癌是女性生殖器常见的恶性肿瘤之一。由于卵巢位于盆腔深部,早期病变不易发现,一旦出现症状多属晚期。其死亡率居妇科恶性肿瘤首位。患病危险因素有年龄的增长、未产或排卵年增加、促排卵药物的应用、有乳腺癌、结肠癌或子宫内膜癌的个人史及卵巢癌家族史、同时有年龄40~60岁、卵巢功能障碍、胃肠道症状三联症的患者应提高对卵巢癌的,

一、诊断要点

(一)症状 早期常无症状,部分患者可在妇科检查中被发现。晚期主要临床表现为腹胀、腹部肿块及腹水,出现腹部压迫、播散、转移症状及性早熟、男性化、月经紊乱、绝经期出血、急腹痛症状。

(二)体征

1.下腹包块 恶性卵巢瘤双侧生长者占75%,而良性卵巢瘤双侧者仅占15%。

2.腹腔积液 虽然良性卵巢瘤如纤维瘤或乳头状囊腺瘤亦可并发腹腔积液,但卵巢恶性肿瘤合并腹腔积液者较多。如果恶性肿瘤细胞穿出包膜或已转移至腹膜,腹腔积液可呈血性。

3.恶病质 病程拖延较久者,由于长期消耗、食欲不振而表现有进行性消瘦,乏力,倦怠等恶病质症状。

(三)检查

1.B超检查

可明确肿瘤的大小、形态、囊实性、部位及与周围脏器的关系,鉴别巨大卵巢囊肿。

2.X线检查

必要时肠道造影可了解肿瘤与肠道的关系,并排除胃肠道肿瘤。

3.CT及磁共振检查

可了解肿瘤侵犯腹盆腔的范围。

二、药物治疗方案

卵巢恶性肿瘤因病理类型不同而治疗方案不同,多用手术治疗联合化疗等综合治疗。由于卵巢恶性肿瘤尤其是上皮癌很早扩散,手术时多数病例已不能清除病灶,而且放疗的效果及应用也很有限,因此全身性化疗是一项重要的辅助治疗方法。尤其是恶性生殖细胞肿瘤,规范化疗可明显提高患者生存率。一些晚期患者,经化疗后肿块可以缩小,为手术时满意减瘤创造有利条件。

化学药物治疗方案

处方一　多西他赛＋卡铂(DC 方案)

1. 0.9%NaCl　20ml

昂丹司琼(Ondansetron):8mg,静脉注射,每天二次,第 1、2 天。

2. 地塞米松(Dexamethasone):8mg,bid。3 天,用多西他赛前 12 小时开始口服。

3. 5%GS.　250ml

多西他赛(Docetaxel,DOC):60~75 mg/m²,静脉滴注,持续 1 小时,第 1 天。

4. 5%GS　500ml

卡铂(Carboplatin,CBP):AUC 5-6,静脉滴注,第 1 天。

21 天为 1 个周期,持续 6 个周期。

中医中药治疗

治法:活血化瘀,理气止痛,兼扶正固本。

处方一:三棱,莪术,丹参,赤芍,川楝子,七叶一枝花,石见穿,元胡,乌药,木香,党参,黄芪,鸡内金。水煎服,每日 1 剂。

处方二:消癌平(Xiao ai ping pian):9 片,每天 3 次。

三、用药说明及注意事项

化疗时先予输注昂丹司琼,可以减轻化疗相关性呕吐和恶心。多西他赛是一种抗癌植物药,可促进肿瘤细胞中微管蛋白的聚合,并抑制其解聚。紫杉类药物可引起严重过敏反应及体液潴留,故在给药前 12 小时开始服用地塞米松,初次静脉滴注多西他赛开始 30 分钟内需医务人员守护在床旁,每 5 分钟测血压、心率、呼吸一次,注意有无过敏反应,若发生过敏反应则应即刻停止输注,并作相应处理。多西他赛可用 5%GS 或 NS 配制。卡铂属铂类的抗肿瘤药,用于多西他塞后,可以减轻血液的毒副反应。卡铂虽无需水化,但仍应鼓励患者多饮水,使尿量每天保证在 2000ml 以上。用药期间定期每周检查血常规至少两次。

第十三节　宫颈癌

宫颈癌又称宫颈浸润癌,是最常见的妇科恶性肿瘤之一,发病率在我国女性生殖道恶性肿瘤中居第一位,高发年龄在 35～39 岁和 60～64 岁,但近来宫颈癌的发病有年轻化趋势,这主要与性生活过早、过频、多个性伴侣以及病毒感染有关,尤其是 HPV 病毒与宫颈癌的关系已经得到肯定。

一、诊断要点

(一)症状

患者主要因接触性或不规则阴道出血,阴道分泌物异常,有腥臭味,腰骶部疼痛,肛门坠胀等提示宫颈癌的症状来就诊。

(二)阴道规器检查:

1. 宫颈癌早期:增生呈糜烂状,可见子宫颈糜烂,溃疡,菜花样赘生物,组织质脆、硬、触之易出血。

2. 宫颈癌晚期:阴道和穹隆部组织侵犯,宫旁组织因癌组织浸润至主韧带、子宫骶骨韧带增厚、挛缩、呈结节状,质硬、不规则、形成团块状,侵犯盆壁等处。

(三)宫颈组织病理学诊断

1. 宫颈癌前病变:是指宫颈上皮内病变(CIN)包括宫颈不典型增生和原位癌,此类病变局限子宫颈上皮内未穿透基膜,无间质浸润。

2. 宫颈浸润癌:肿瘤病变穿透宫颈基底膜,发生间质浸润。

二、药物治疗方案

由于宫颈癌的转移主要是直接蔓延和淋巴转移,所以其早中期的治疗以手术为主,晚期患者以放疗为主。宫颈鳞癌对放疗敏感,腺癌对放疗不敏感。宫颈癌的化疗主要用于晚期或复发转移的患者。近年来,也采用化疗作为手术或放疗的辅助治疗,用以治疗局部巨大肿瘤,一般采用联合化疗。化疗途径可采用静脉或介入化疗。

化学药物治疗方案

对有骨髓再生障碍、恶病质以及脑、心、肝、肾有严重病变者禁用化疗。

处方一:PC 方案:用于宫颈癌局部晚期的化疗方案,每 21 天为一个周期。

1. 0.9%NaCl 20ml

昂丹司琼(Ondansetron):8mg,静脉注射,第 1,2 天。

2. 地塞米松(Dexamethasone):8mg,bid,3 天,用多西他赛前 12 小时开始口服。

3. 5%GS 500ml

紫杉醇(Paclitaxel,TAX):175 mg/m², 静脉滴注,持续 3 小时,第 1 天。

4. 5%GS 250ml

卡铂(Carboplatin,CBP):AUC 5-6,静脉滴注,第 1 天。

处方二:PVB 方案:用于晚期宫颈癌的一线化疗。

化疗前一天水化:

1. 5%GS 500ml+ 维生素 C2g,静脉滴注,1 次 / 日。

2. 0.9%NaCl　1000ml+10％KCl　10ml,静脉滴注,1 次 / 日。

3. 林格氏液(Ringer's):500ml,静脉滴注,1 次 / 日。

4. 呋塞米(速尿)(Furosemide):20mg,静脉推注,1 次 / 日。

化疗处方:

1. 0.9%NaCl 100ml+ 西咪替丁 0.4g,静脉滴注,第 1 天。

2. 0.9%NaCl 100ml+ 长春新碱(Vincristine,VCR):1.2mg/m² 静脉滴注,第1天。

3. 0.9%NaCl 100ml+ 昂丹司琼 8mg,静脉滴注,1 次 / 日,第 1、8 天。

4. 0.9%NaCI 500ml+ 顺铂(Cisplatin,DDP)50 mg/m²,静脉滴注,第 1 天。

5. 呋塞米 20mg,静脉推注,第 1,2 天。

6. 0.9%NaCl 500ml+10％KCl 10ml,静脉滴注,第 1,2 天。

7. 5%GS 1000ml+ 维生素 C 2g+ 维生素 B₆ 200mg+10％KCl 10ml,静脉滴注,第 1,2 天。

8. 20％甘露醇 250ml,静脉滴注,第 1,2 天。

9. 0.9%NaCl 30ml+ 博莱霉素(Bleomycin,BLM)15mg/m²,静脉缓注,第 1、8 天每 3 周重复一次,共 3 个疗程。

中医中药治疗

处方一:活血化瘀。方药:当归 15g、川黄 9g、丹参 30g、赤芍 15g、没药 10g、桃仁 10g、红花 10g、血竭 10g、枳壳 10g、香附 15g、土茯苓 30g、薏苡仁 30g 等。另外,中医中药在防止和减轻化疗反应方面也起了很好的作用。

处方二:消癌平　9 片　每天 3 次

三、用药说明及注意事项

(一)组方说明化疗时先予输注昂丹司琼,可以减轻化疗相关性呕吐和恶心

紫杉醇是一种抗癌植物药,可促进肿瘤细胞中微管蛋白的聚合,并抑制其解聚。紫杉醇可引起严重过敏反应,故在给药 12 小时,6 小时前服用地塞米松,在给药前 0.5h 给予地塞米松肌注,同时口服雷尼替丁抑制胃酸,静脉滴注开始后 30 分钟内需医务人员守护在床旁,每 5 分钟测血压、心率、呼吸一次,注意有无过敏反应,曾发生过过敏反应的患者严禁再用。卡铂属铂类的抗肿瘤药,用于紫杉醇后,可以减轻血液的毒副反应。卡铂虽无需水化,但仍应鼓励患者多饮水,使尿量每天保证在 2000ml 以上。

(二)化疗前一天水化,可以保护肾功能。使用西咪替丁保护胃黏膜,化疗时常规输注昂丹司琼,减轻化疗相关性呕吐。博莱霉素是一种能产生自由基而破坏 DNA 的抗生素,属细胞周期非特异性药物,肺功能不全患者要慎用。长春新碱为细胞毒剂,可抑制 RNA 和脂质的合成,能使细胞阻滞在 M 期,是 M 期周期特异性药物,它可选择性集中在肿瘤组织和神经细胞,故神经毒性较大。顺铂可与 DNA 结合形成交叉链,破坏 DNA 功能,妨碍其复制,作用持久,是周期非特异性药物。顺铂需要盐水配制,大剂量的顺铂需要水化,保护肾功能。三药联

合应用可以在不同靶位对不同增殖周期的肿瘤细胞起杀灭作用。用药期间定期每周检查血常规至少两次。

第十四节　化疗毒副作用处理

一、过敏反应

局部表现:荨麻疹、药疹、剥脱性皮炎;

全身表现:Ⅰ型~Ⅳ型过敏反应,严重者会导致死亡。

最常引起过敏反应的抗肿瘤药有左旋门冬氨酸酶、紫杉类和铂类。

应用左旋门冬氨酸酶后,有10%的患者会出现过敏反应。应用紫杉类的患者有30%会出现较重的超敏反应,40%出现一般性过敏反应。这些过敏反应多发生于输液速度快和输注时间较短时。可在化疗的第1周期或第2周期以后发生。过敏反应发生于输液2~10分钟内,停药5~20分钟后消失。

长时间使用卡铂也会出现过敏反应。一般为轻中度,但也可有低血压、呼吸困难、心血管性虚脱等。可发生于给药输液数分钟内,也有发生于给药后数小时到数天者。

对于过敏反应发生率较高,程度较严重的化疗药物需要预防性抗过敏治疗。如:紫杉类、L-门冬酰胺酶,均必须行抗过敏预处理;紫杉类药物预处理方案:地塞米松7.5mg bid 在用药前一天晚上开始口服连服3天,用药前半小时予苯海拉明50mg或异丙嗪25mg肌内注射,西咪替丁0.4静脉推注。

抗肿瘤药物引起的过敏反应的治疗有三个步骤:及早发现、保持气道通畅和维持血压。紧急处理包括立即停药、肾上腺素皮下注射以及静脉输液。可同时应用糖皮质激素和抗组织胺药,如果持续低血压,应送ICU。

二、栓塞性静脉炎及局部组织坏死

有些刺激性较强的抗肿瘤药,如长春碱类、蒽环类、MMc和HN₂等使用不当可引起严重的局部反应,使用时应予重视,预防为主和及时处理十分重要。

(一)栓塞性静脉炎其表现为注入化疗药所用的静脉部位疼痛、皮肤发红,以后沿静脉皮肤色素沉着、脉管呈索条状变硬和导致静脉栓塞。

防治对策:

为预防静脉炎的发生,应选择前臂最容易穿刺的大静脉,切勿靠近肌腱、韧带和关节,避免在有皮下血管或淋巴管部位穿刺及24小时内被穿刺过的静脉穿刺点远端避免再次穿刺化疗;应避免直接推注药物,而将化疗药物稀释后静注或静滴,然后用采用生理盐水或5%葡萄糖充分冲洗输液血管,以减轻药物对静脉的刺激。如需多次用药或患者静脉过细,均可采用中心静脉置管(锁骨下静脉穿刺法,将导管插入上腔静脉),或PICC置管,则不会引起静脉炎,并可保留导管,使患者减少多次穿刺之痛苦,提高其的生活质量。

(二)局部组织坏死:当刺激性强的化疗药漏入皮下时,即可引起局部皮下组织的化学性炎症,表现为漏药局部红肿、疼痛严重,可持续 2~3 周。如漏药当时未作处理,则可引起局部皮肤坏死、形成溃疡,需待数月溃疡才能愈合。

防治对策:

(1)及时发现:当化疗药漏于皮下时患者即刻感到局部明显疼痛,此时应立即停注药物,并尽量回抽残留药物,拔出针头,用生理盐水冲洗完输液管道内的化疗药物,重新选择其他血管穿刺输液

(2)及时处理:用生理盐水作局部皮下注入,以稀释化疗药的浓度并用2%普鲁卡因局部封闭,在渗漏部位皮下多点注射相应解毒剂,避免局部按压。

(3)抬高患肢,根据化疗药物的特性予以冷敷或热敷。

(4)物理治疗、中医药治疗、功能锻炼。

(三)抗肿瘤药静脉外渗的处理

静脉滴注或推注化疗药物时,如果使用不当,可使药物外渗到皮下组织,轻者引起红肿、疼痛和炎症,严重时可致组织坏死和溃疡,较长时间不愈合,给患者带来痛苦。因此,医务人员应了解药物外渗的原因、预防及处理方法,而后两项十分重要。

1.药物外渗的预防,具体措施如下:

(1)化疗前应识别是发疱性还是非发疱性药物。

(2)输注化疗药的人员应受过专门训练或取得从事化疗的证明,按制定的方案进行化疗。

(3)以适量稀释液稀释药物,以免药物浓度过高。

(4)为保证外周静脉畅通,最好取近心端静脉给药,避开手背和关节部位靠近动脉和肌腱的静脉,易引起永久性损伤。理论上应按以下次序选择注射臂、手背、手腕、肘窝。对强刺激性和发疱性药物,一般采用前臂静脉给药。

(5)在注射发疱性药物前,应抽回血来证实静脉是否通畅。给药速度自 5ml/min,每给2ml 左右液体应抽回血一次,以确定针头位置未变,并反复询问患者有无疼痛或烧灼感。也可通过莫菲管给药。

(6)必要时可将发疱性药物经输注皮管侧面注入,与畅流的溶液融合在一输入。

(7)静注发疱性药物,如发现生理盐水或葡萄糖外渗明显,则应另选注射部位或另侧上肢,或外渗部位侧面或近端,避免使用同一静脉的远端。

(8)如果需要用多种药物,应先注入非发疱性的;如果均为发疱性,则应先注入稀释量最少的那一种。两次给药之间以生理盐水冲洗管道。

(9)合并使用止吐剂时,因部分止吐剂有镇静作用,使患者不能诉说输注部位出现的任何感觉,此时应特别注意观察给药部位有无红肿等征象。

(10)对腋窝手术后或有上腔静脉压迫综合征的患者,不应选择患肢静脉给药。

注射化疗药物后,以生理盐水或葡萄糖液冲洗管道和针头后再拔管。

2.药物外渗的治疗：

治疗的目的在于限制发疱扩散和减少永久性损伤,处理的策略须简便有效。如果疑有外渗,应立即停止输注,并按以下程序处理：

（1）在静注给药部位尽量抽吸,以清除残留针头及皮管内的药液,吸取皮下水疱液,以尽可能除去残留液体；

（2）输注部位使用适宜的解毒剂；

（3）抬高患肢,注射部位宜用冷敷（植物碱类药物除外）,一般冷敷时间为 24 小时左右；

（4）如无解毒剂,可立即拔去针头,及时用生理盐水在漏药部位作皮下注射,以稀释药物,或再用 0.25%~0.5% 普鲁卡因作局部封闭,并作局部冷敷；

（5）必要时也可选用静脉炎软膏或如意金黄散等中药外敷；

（6）对注射部位应观察若干天并做记录,包括发生的时间、静脉进针部位和针头大小、估算药物外渗量、处理外渗的方法、患者的主诉及局部体征等；

（7）如有严重的局部组织损伤或坏死,可考虑局部切除和整形外科治疗。

三、胃肠道反应

是化疗最常见的不良反应,尤其对 DDP 引起的胃肠道反应,部分患者反可使化疗难以进行,也给患者带来很大痛苦。这就要求经治医生认真负责,做好事前的解释工作,用药后经常巡视患者,密切观察反应情况。根据病情状况、患者心理状态和药物反应程度,给予适时和恰当的处理,常可取得良好效果,减轻患者的烦恼。

（一）恶心呕吐

急性呕吐（化疗后 24 小时内所发生呕吐）在化疗或呕吐之前予以预防性应用传统止吐药物：胃复安,或 5-HT3 受体拮抗剂（格拉司琼或恩丹司琼 8mg 静脉推注 bid）与地塞米松配合；迟发性呕吐（化疗后 24 小时后至 5~7 天所发生的呕吐）尚缺少有效的防治方法,多在发生后予以治疗；预期性呕吐常规止吐药物无效,可选用抗焦虑或抗抑郁药。

（二）食欲减退

是仅次于恶心呕吐的胃肠道反应,出现于化疗后 1~2 天,因患者不思饮食,影响营使患者身体衰弱,降低对化疗的耐受性,而影响治疗的进行。

（1）给合适的止吐药物,使恶心呕吐减少到最低程度,相应改善患者的食欲；

（2）必要时于化疗同时给予甲地孕酮或甲孕酮,以增进食欲,减少化疗反应,提高对化疗的耐受性；

（3）少吃多餐,给患者所喜欢的食物；④给高蛋白、富含维生素、易消化的饮食,要少而精；

（4）多变换品种,以提提高患者的食欲,增加热量,改善营养状况；

（5）提供有利于进餐的环境,避免接触烹调异味；

（6）调整电解质平衡；

（7）检测血浆蛋白水平；

（8）营养不良患者宜适当减少化疗药物的剂量；

（9）必要时给予口服或鼻饲全营养素或肠道外通过锁骨下静脉穿刺经静脉补充营养。

四、骨髓抑制

大多数化疗药有不同程度的骨髓抑制，骨髓抑制成为化疗的剂量限制性毒性，常因骨髓抑制而被迫中断化疗，或调整剂量。首先表现为中性粒细胞减少和白细胞总数减少，继而血小板减少，严重者可出现全血减少，应及时处理。

（一）贫血

化疗引起的严重骨髓抑制可产生贫血，有的抗癌药亦可抑制红细胞生成。

防治措施：

1.化疗期间定期检查血红蛋白、红细胞和血细胞比容；

2.贫血明显时应予以纠正，输注红细胞成分血；

3.有出血倾向者予以处理；

4.必要时给促红细胞生长素；

5.必要时吸氧；

6.有明显眩晕、乏力者适当休息。

（二）白细胞减少／粒细胞减少的防治措施

1.化疗前后检查白细胞总数和粒细胞计数，每周 1～3 次，明显减少时隔日或每日查 1 次，直至恢复正常；

2.给粒细胞集落刺激因子（G-CSF）100mg～300mg/ 天皮下注射，升白细胞治疗；

3.白细胞减少时应减少化疗药的剂量或停药；

4.清除感染源，注意观察感染的产生及预防；

5.必要时给予抗生素。

（三）血小板减少的防治措施

1.化疗前后检查血小板计数，每周检查 2 次，直至恢复正常；

2.注意观察出血倾向；

3.避免服用阿司匹林和含阿司匹林的药物；

4.用软毛牙刷刷牙；用电动剃须刀剃胡须；避免挤压鼻子；

5.静脉穿刺拔针时，应压迫局部 3～5 分钟，以防皮下出血；

6.妇女月经期应注意观察出血情况，必要时用药推迟月经期；

7.给白介素 -11（1L-11）1.5ug 皮下注射 qd，或血小板生成素 1.5ug 皮下注射 qd，使血小板增加；

8.血小板过低 $<20 \times 10^9$/L 输注单采血小板；

9.必要时给予止血药物防止出血。

五、肾脏毒性

引起氮质血症的药物有 MTX、DDP、亚硝脲类 MMC、MTH 等。引起肾小管损伤的药物有 DDP、STZ 和 CTX 等。

防治对策：

(一)化疗前评估患者的肾功能,常用指标为:BUN、Cr、β2-MG 等;对有多年高血压、糖尿病的老年患者,慎用或减量使用肾毒性强的化疗药。

(二)使用 DDP 等肾毒性强的药物时,要求应用前后补液,保证用药后头 6 小时内尿量保持在 150～200ml/h,在后的 2～3 天内维持尿量 100ml/h 以上;如胸、腹腔用药水化需要 5～7 天。

(三)使用 MTX 前一天水化、碱化尿液(pH>7.4)至化疗结束后 3 天,最好同时监测血药浓度。

(四)对于肿瘤负荷较大、化疗敏感的肿瘤进行大剂量化疗时,应同时合用促进尿酸排泄的药物。

(五)一旦发现肾功能异常,建议使用利尿剂的同时合用肾血管扩张剂、抗氧化剂、碱性药物,保持尿液呈碱性且每日尿量应大于 3000ml。

六、肝脏毒性

由于大多数抗肿瘤药物在肝内代谢,从而或多或少会损伤肝脏,尤其是肝功能异常者,更是如此。部分患者可出现不同程度的肝功能异常,轻者可出现血清谷丙转氨酶升高,重者可有明显临床症状如乏力、食欲减低、黄疸等表现。肝功检查除血清转氨酶增高外,血清直接和间接胆红素可增高,表现为肝细胞黄疸或同时伴有肝内梗阻性黄疸,个别严重时表现为中毒性重症肝炎,胆汁郁滞,肝细胞坏死,肝纤维化或肝脂肪变性等。因此,化疗期间要密切监测肝脏功能变化,必要时积极予以处理。

防治对策：

1.恶性肿瘤患者在化疗前、中、后都应定期作肝功检查,根据化验结果调整药物剂量,对肝功重度异常者禁用化疗;

2.对轻度肝功异常、脂肪肝或轻度肝硬化者,在必须化疗的情况下同时应用护肝药物;

3.对化疗过程中出现轻度单项谷丙转氨酶升高者,应同时应用护肝药物;

4.严重肝损害尤其是发生药物性黄疸者应停止使用化疗药物,积极进行护肝排毒治疗;

5.可选用 1-2 种保肝药:如谷胱甘肽、异甘草酸镁等。

七、心脏毒性

蒽环类抗肿瘤药可引起心肌病,严重者可发生心力衰竭。其发生率与药物的总剂量有关。大剂量环磷酰胺和 5-FU 也可使少数患者发生心肌损伤。临床表现为无力、活动性或发作性呼吸困难,心衰时可有脉快、呼吸快、肝大、心脏扩大、肺水肿、浮肿和胸水等。心衰出现的时间在 ADM 给药后第 9~192 天(平均 34 天)。心电图改变为阵发性室上性心动过速、室上性或室性期前收缩、室内传导障碍、非特异 ST-T 改变和 QRS 降低,心电图异常的出现率为 14%。防治措施有:

(一)阿霉素(多柔比星):累积剂量在 450 ~ 550mg/m²。如与 VCR、BLM、CTX 联用或心脏、纵隔同时或曾经放疗者应减至 300 ~ 450mg/m²。

(二)表阿霉素(表柔比星):以往未曾用过阿霉素者,最高累积量为 900mg/m²;如曾用过阿霉素但低于 550mg/m²,则用量为阿霉素剩余量的 2 倍。

(三)柔红霉素:500 ~ 600mg/m²。

(四)阿克拉霉素:不宜超过 1100mg/m²;以往曾用过柔红霉素或阿霉素,则总量应在 600mg 以下。

(五)在应用有心脏毒性药物时应密切动态观察心电图改变,必要时给予护心药物治疗,可予右丙亚胺预防蒽环类、及曲妥珠单抗的心脏毒性。

八、神经系统毒性

抗肿瘤化疗药物引起的神经毒性主要包括中枢神经系统毒性,外周神经系统毒性和感受器毒性三个方面。中枢神经系统毒性多表现为中枢神经受损和小脑受损,有不同程度的脑膜刺激症状,脑白质病,记忆力下降和痴呆等症状。外周神经毒性包括末梢神经、脑神经和自主神经的损害。感受器毒性表现为视觉系统,听觉和平衡觉系统,嗅觉系统,味觉系统的毒性,常见引起神经系统毒性的化疗药物有铂类、长春碱类、紫杉类等,引起的神经毒性多为剂量依耐性,通常在停药后可恢复。处理上无特效的治疗措施,可适当给予营养神经药物如维生素 B_1、B_{12} 及神经节苷脂等药物治疗。

(曹永清　张　莉)

附　录

附录一　处方常用拉丁文缩写

缩　写	拉　丁　文	中　文
aa.	Ana	各
a.c.	Ante cibos	饭前
a.d.	Ante decubitum	睡前
a.h.	Alternis horis	每 2 小时,隔 1 小时
a.j.	Ante jentaculum	早饭前
a.m.	Ante meridiem	上午,午前
a.p.	Ante parndium	午饭前
a.u.agit	Ante usum agitetur	使用前振荡
Abs.febr.	Absente febri	不发烧时
Ad.(add)	Ad	到、为、加至
Ad us. ext	Ad usum externum	外用
Ad us. int.	Ad usum internum	内服
Alt. die. (a.d.)	Alternis diebus(alterno die)	隔日
Amp.	Ampulla	安瓶(瓿)
Abt. ccen.	Ante coenam	晚饭前
Aq.	Aqua	水
Aq. bull	Aqua bulliens	开水,沸水
b.i.d.	Bis in die	一日两次
Caps. gelat.	Capsula gelatinosa	胶囊
Collum.	Collunarium	洗鼻剂
Collut.	Collutorium	漱口剂
Collyr.	Collyrium	洗眼剂
Co.	Compcitus	复方的
Ccen.	Coena	晚饭

缩　写	拉　丁　文	中　文
c.t.	Cutis testis	皮试
d.	Da,dentur	给与,须给与
d.d	De die	每日
d.i.d	Dies in dies	每日,日日
Deg.	Deglutio	吞服
Dieb. alt	Diebus alternis	间日,每隔一日
Dil.	Dilue,dilutus	稀释,稀的
Dim.	Dimidius	一半
Div. in p.	Divide in partes	分……次服
Em.(emuls)	Emulsum,emulsio	乳剂
Ext	Externus	外部的
Feb. urg	Febri urgente	发烧时
g.,gm.	Gramma,grammata	克
h.	Hora	小时
h. d.	Hora decubitus	睡觉时,就寝时
h..s.	Hora somni	睡觉时
h.s.s	Hora somni sumendus	睡觉服用
Hod.	Hodie	今日
In.d	In die	每日
Inj.	Injectio	注射剂
i.h.	Injectio hypodermatca	皮下注射
i.m.	Injectio muscuosa	肌内注射
i.v.	Injectio venosa	静脉注射
Liq.	Liquor,liquidus	溶液,液体的
Lit.	Litrum	升
Mist.	Mistura	合剂
Ml.	Millilitrum	毫升

续表

缩　写	拉　丁　文	中　文
Mg.	Milligramma	毫克
N	Nocte	夜晚
n. et. m	Nocte et mane	在早晚
Neb.	Nebula	喷雾剂
o. d.	Omni die	每日
O. D.	Oculus dexter	右眼
O. L.	Oculus laevus	左眼
O. S.	Oculus sinister	左眼
O. U.	Oculi utrigue	双眼
Om. bid.	Omni biduo	每两日
Om. d. (o. d.)	Omni die	每日
Om. hor. (o. h.)	Omni hora	每小时
Om. man.	Omni mane	每日早晨
Om. moc. (o. n.)	Omni nocte	每日晚上
p. c.	Post cibos	饭后
p. o.	Per os	口服
p. j.	Post jentaculum	早饭后
p. m.	Post meridiem	午后
p. prand.	Post prandium	午饭后
Pcoen.	Post coenam	晚饭后
Pro us. ext	Pro usu externo	外用
Pro. us. int.	Pro usu interno	内用,内服
p. r. n.	Pro re nata	必要时(长期备用医嘱,开停止医嘱后失效)
q. d.	Quaque die	每日
q. i. d.	Quarter in die	每日四次
q. h.	Quaque hora	每一小时
q. 4. h.	Quaque 4 hora	每四小时

缩　写	拉　丁　文	中　文
q. n.	Quante nocte	每日晚上
q. s.	Quantum sufficit	足够量
	Quantum satis	足够量,适量
q. semih.	Quaque semihora	每半小时
Rp.	Recipe	取
s. (sig.)	Signa,signetur	标记,指示
s. i. d	Semel in die	每日一次
s. o. s	Si opus(est)sit	需要时(限用一次,12 小时内有
Ser. (syr.)	Sirupu,ssyrupus	糖浆
Solyt.	Solytio	溶液
Semih.	Semihora	半小时
Stat. (st)	Statim	立刻,立即
Supp.	Suppositouium	栓剂
t. i. d.	Ter in die	每日三次
t. (tr.)	Tinctura	酊剂
Tab.	Tabella	片剂
Ug. (ung.)	Unguentum	软膏
Us. int.	Usus internus	内服
Ut dict	Ut dictum	依照嘱咐
Vesp.	Vespere	晚上

附录二 小儿及老年人剂量计算法

一、按年龄计算法

使用时尚需根据个体发育、营养、体重等酌情定出剂量。

年　龄	剂　量	年　龄	剂　量
60 岁以上	3/4 成人剂量	2～4 岁	1/6～1/4 成人剂量
14～18 岁	3/4 成人剂量	1～2 岁	1/8～1/6 成人剂量
11～14 岁	1/2～2/3 成人剂量	6 个月～1 岁	1/12～1/8 成人剂量
7～11 岁	1/3～1/2 成人剂量	1～6 个月	1/24～1/12 成人剂量
4～7 岁	1/4～1/3 成人剂量	初生至 1 个月	1/24 成人剂量

注：成人是指 18～60 岁。

二、按体重(kg)计算法

先由年龄估计体重，再计算剂量。

1～6 个月婴儿体重(kg)＝月龄 0.6＋3

7～12 个月婴儿体重(kg)＝月龄 0.5＋3

1 周岁以上儿童体重(kg)＝年龄 2＋8

$$婴幼儿剂量 = 估计体重(kg) \times \frac{成人剂量}{60(成人平均体重)}$$

三、按体表面积计算法

本法既适合儿童又适用于成人，而且计算准确。

体表面积(m²)可按体重推算：

体重 /kg	2	3.3	5	8	10	15	20	30	40	50	60	70
体表面积 /m²	0.15	0.2	0.25	0.35	0.45	0.6	0.8	1.05	1.3	1.5	1.65	1.75

$$体表面积(m^2)=\sqrt[3]{体重(kg)^2} \times 0.1$$

$$小儿剂量 = 成人剂量 \times \frac{小儿体表面积(m^2)}{1.65(体重 60kg 成人平均体表面积)}$$

附录三　药物过敏试验方法

一、青霉素类

(一)青霉素

1. 皮试溶液的配制以每 ml 含青霉素 200～500U 的皮内试验液为标准(附表 3-1),注入剂量为 20～50U(0.1ml)。

附表 3-1　青霉素皮肤试验液的配制(以青霉素钠 80 万 U 为例)

青霉素钠	加 0.9% 氯化钠溶液(ml)	每 ml 溶液青霉素钠 含量(U/ml)	要点与说明
80 万 U	4	20 万	●用 5ml 注射器,6～7 号针头
0.1ml 上液	0.9	2 万	●以下用 1ml 注射器,6～7 号针头
0.1ml 上液	0.9	2000	●每次配制时均需将溶液摇匀
0.1ml 上液	0.9	200	●配制完毕换接 41/2 号针头,妥善放置

2. 试验方法　确定患者无青霉素过敏史,于患者前臂掌侧下段皮内注射青霉素皮试溶液 0.1ml(含青霉素 20U 或 50U),注射后观察 20 分钟,20 分钟后判断并记录试验结果。

3. 试验结果判断(附表 3-2)

表 3-2　青霉素皮肤试验结果判断

结果	局部皮丘反应	全身情况
阴性	大小无改变,周围无红肿,无红晕	无自觉症状,无不适表现
阳性	皮丘隆起增大,出现红晕,直径大于 1cm,周围有伪足 伴局部痒感	可有头晕、心慌、恶心,甚至发生过敏性休克

4. 注意事项

(1)青霉素过敏试验前详细询问患者的用药史、药物过敏史及家族过敏史。

(2)凡初次用药、停药 3 天后再用,以及在应用中更换青霉素批号时,均须按常规做过敏试验。

(3)皮肤试验液必须现用现配,浓度与剂量必须准确。

(4)严密观察患者　首次注射后必须观察 30 分钟,注意局部和全身反应,倾听患者主诉,并做好急救准备工作。

(5)皮试结果阳性者不可使用青霉素,并在体温单、病历、医嘱单、床头卡醒目注明,同时将结果告知患者及家属。

(6)如对皮肤结果有怀疑,应在对侧前臂皮内注射生理盐水 0.1ml,以作对照,确认青霉素皮试结果为阴性方可用药。使用青霉素治疗过程中要继续严密观察反应。

(二)美洛西林

1.皮试溶液的配制 将美洛西林钠试敏液配制成 294ug/ml,皮内试敏剂量 29.4ug。

取 0.5g 原装药品,加 3ml 生理盐水至 3.4ml,则为 147mg/ml。

取 1.0g 原装药品,加 6ml 生理盐水至 6.8ml,则为 147mg/ml。

第 1 次从上液中抽 0.2ml,加 0.9ml 生理盐水,则为 29.4mg/ml。

第 2 次从第 1 次 1ml 抽 0.1ml,加 0.9ml 生理盐水,则为 2940ug/ml。

第 3 次从第 2 次 1ml 中抽 0.1ml,加 0.9ml 生理盐水,则为 294ug/ml。

注:美洛西林试验方法、试验结果判断、注意事项同青霉素。

(三)阿莫西林 / 克拉维酸钾

1.皮试溶液的配制 将阿莫西林 / 克拉维酸钾试敏液配制成 300ug/ml,皮内试敏剂量 30ug。

取 0.6g 原装药品,加 1.8ml 生理盐水至 2ml,则为 300mg/ml。

第 1 次从上液中抽 0.1ml,加 0.9ml 生理盐水,则为 30mg/ml。

第 2 次从第 1 次 1ml 抽 0.1ml,加 0.9ml 生理盐水,则为 3000ug/ml。

第 3 次从第 2 次 1ml 中抽 0.1ml,加 0.9ml 生理盐水,则为 300ug/ml。

注:阿莫西林 / 克拉维酸钾试验方法、试验结果判断、注意事项同青霉素。

(四)哌拉西林钠

1.皮试溶液的配制 将哌拉西林钠试敏液配制成 250ug/ml,皮内试敏剂量 25ug。

取 2.25g 原装药品,加生理盐水至 2.25ml,则为 1000mg/ml。

第 1 次从上液中抽 0.25ml,加 0.75ml 生理盐水,则为 250mg/ml。

第 2 次从第 1 次 1ml 抽 0.1ml,加 0.9ml 生理盐水,则为 25mg/ml。

第 3 次从第 2 次 1ml 中抽 0.1ml,加 0.9ml 生理盐水,则为 2500ug/ml。

第 4 次从第 3 次 1ml 中抽 0.1ml,加 0.9ml 生理盐水,则为 250ug/ml。

注:哌拉西林钠试验方法、试验结果判断、注意事项同青霉素。

二、头孢菌素类抗生素

(一)先锋霉素 Ⅵ

1.皮试溶液的配制 以先锋霉素 Ⅵ 为例,皮试液以含先锋霉素 Ⅵ 500ug/ml 的生理盐水溶液为标准,皮试注入剂量为 0.1ml(含先锋霉素 50ug)。皮试液配制方法如下(附表 3-3):

附表 3-3 先锋霉素 Ⅵ 皮肤试验液的配制

先锋霉素 Ⅵ	加 0.9% 氯化钠溶液(ml)	每 ml 溶液先锋 霉素 Ⅵ 含量	要点与说明
0.5g	2	250mg	●用 2~5ml 注射器,6~7 号针头
取上液 0.2ml	0.8	50mg	●换用 1ml 注射器
取上液 0.1ml	0.9	5mg	●每次配制时均需将溶液摇匀
取上液 0.1ml	0.9	500ug	●配制完毕换接 41/2 号针头,妥善放置

2. 试验方法　确定患者无头孢菌素类过敏史，于患者前臂掌侧下段皮内注射先锋霉素 VI 溶液 0.1ml（含先锋霉素 50ug），注射后观察 20 分钟，20 分钟后判断并记录试验结果。试验结果判断同青霉素。

3. 注意事项

（1）头孢菌素类药物皮肤试验前详细询问患者的用药史、药物过敏史及家族过敏史。

（2）凡初次用药、停药 3 天后再用，以及更换批号时，均须按常规做过敏试验。

（3）皮肤试验液必须临用时配制，浓度与剂量必须准确。

（4）严密观察患者的反应，首次注射后必须观察 30 分钟，注意局部和全身反应，倾听患者主诉，并做好急救准备工作。

（5）皮肤结果阳性者不可使用头孢菌素类药物，应及时报告医生，同时在体温单、病历、医嘱单、床头卡和注射本上加以注明，并将结果告知患者及家属。

（二）头孢唑林

1. 皮试溶液的配制　将头孢菌素类试敏液配制成 500ug/ml，皮内试敏剂量 50ug。

取 0.5g 原装药品，加 2ml 生理盐水，则为 250mg/ml。

第 1 次从上液中抽 0.2ml，加 0.8ml 生理盐水，则为 50mg/ml。

第 2 次从第 1 次 1ml 抽 0.1ml，加 0.9ml 生理盐水，则为 5000ug/ml。

第 3 次从第 2 次 1ml 中抽 0.1ml，加 0.9ml 生理盐水，则为 500ug/ml。

注：头孢唑林试验方法、试验结果判断、注意事项同先锋霉素 VI。

（三）头孢哌酮

1. 皮试溶液的配制　将头孢菌素类试敏液配制成 500ug/ml，皮内试敏剂量 50ug。

取 1.0g 原装药品，加 2ml 生理盐水，则为 500mg/ml。

第 1 次从上液中抽 0.1ml，加 0.9ml 生理盐水，则为 50mg/ml。

第 2 次从第 1 次 1ml 抽 0.1ml，加 0.9ml 生理盐水，则为 5000ug/ml。

第 3 次从第 2 次 1ml 中抽 0.1ml，加 0.9ml 生理盐水，则为 500ug/ml。

注：头孢哌酮试验方法、试验结果判断、注意事项同先锋霉素 VI。

头孢甲肟、头孢唑肟、头孢噻肟、头孢呋肟、头孢匹肟、头孢匹胺、头孢美唑、头孢西丁、头孢曲松、头孢硫脒、头孢拉定、拉氧头孢等药物皮试液配制、药物试验方法、试验结果判断、注意事项同头孢哌酮。

三、链霉素

1. 皮试溶液的配制　以每 ml 试验液含链霉素 2500U 为标准配制（附表 3–4）。

附表 3-4　链霉素皮肤试验液的配制

链霉素	加 0.9% 氯化钠溶液(ml)	每 ml 溶液链霉素 含量(U/ml)	要点与说明
100 万 U	3.5	25 万	●用 5ml 注射器,6~7 号针头
0.1ml 上液	0.9	2.5 万	●换用 1ml 注射器
0.1ml 上液	0.9	2500	●每次配制时均需将溶液摇匀, 配制完毕换接 41/2 号针头,妥善放置

2. 试验方法　取上述皮试药液 0.1ml(含链霉素 250U)作皮内注射,注射后观察 20 分钟,20 分钟后判断皮试结果,其结果判断标准与青霉素相同。

四、破伤风抗毒素(TAT)

1.TAT 皮试液配制　用 1ml 注射器吸取 TAT 药液(1500U/ml)0.1ml,加生理盐水稀释至 1ml(1ml 内含 TAT 150U),即可供皮试使用。

2. 皮内试验方法　取上述皮试液 0.1ml(内含 TAT 15U)作皮内注射,20 分钟后判断皮试结果。

3. 皮试结果判断标准(附表 3-5)

附表 3-5　TAT 皮肤试验结果判断

结果	局部皮丘反应	全身情况
阴性	局部无红肿	全身无异常反应
阳性	皮丘红肿,硬结直径大于 1.5cm,红晕范围直径超过 4cm,有时出现伪足或痒感	全身过敏反应表现与青霉素过敏反应相类似,以血清病型反应多见。

4. TAT 皮试结果阳性,而患者确实需要应用 TAT 时采用脱敏注射(附表 3-6),预先应按抢救过敏性休克的要求准备好急救物品。

附表 3-6　破伤风抗毒素脱敏注射法

次数	TAT(ml)	加 0.9%氯化钠溶液(ml)	要点说明(注射途径)
1	0.1	0.9	肌内注射
2	0.2	0.8	肌内注射
3	0.3	0.7	肌内注射
4	余量	稀释至 1ml	肌内注射

按上表,每隔 20 分钟肌内注射 TAT 一次,直至完成总剂量注射(TAT 1500U)。在脱敏注射过程中,应密切观察患者的反应。如发现患者有面容苍白、发绀、荨麻疹及头晕、心跳等不适或过敏性休克时,应立即停止注射并配合医生进行抢救。如过敏反应轻微,可待症状消退后,酌情将剂量减少、注射次数增加,在密切观察患者情况下,使脱敏注射顺利进行。

五、结核菌素纯蛋白衍生物(PPD)

1. 皮试溶液的配制　PPD原液(50IU/ml)。

2. 皮内试验方法　取药品原液0.1ml(内含结核菌素　5IU)在左前臂掌侧作皮内注射。

3. 皮试结果判断标准　皮内试验后48～72小时测量皮肤硬结的横径和纵径,得出平均直径=(横径+纵径)/2。硬结直径≤4mm为阴性(-);5～9mm为弱阳性(+);10～19mm为阳性(++);≥20mm或虽<20mm但局部出现水疱、坏死或淋巴管炎为强阳性(+++)。

4. 注意事项

(1)偶见过敏反应。

(2)患有急性传染病,如麻疹、百日咳、流行性感冒或肺炎、急性结膜炎、急性中耳炎,以及广泛性皮肤病者暂不宜使用。

(3)患急性传染病(如麻疹、百日咳、流行性感冒、肺炎等)、急性眼结膜炎、急性中耳炎、广泛皮肤病者及过敏体质者暂不宜使用。

六、普鲁卡因

1. 过敏试验方法　皮内注射0.25%普鲁卡因溶液0.1ml,20分钟后观察试验结果并记录。

2. 结果的判断和过敏反应的处理　同青霉素过敏试验及过敏反应的处理。

七、碘过敏试验

有机碘造影剂(碘吡啦啥、醋磺苯酸钠、泛影钠、泛影葡胺、胆影钠、碘化油等)

1. 过敏试验方法

(1)口服法:口服5%～10%碘化钾5ml,每日3次,共3天,观察结果。

(2)皮内注射法:皮内注射碘造影剂0.1ml,20分钟后观察结果。

(3)静脉注射法:静脉注射碘造影剂(30%泛影葡胺)1ml,5～10分钟后观察结果。

在静脉注射造影剂前,必须先作皮内注射,然后再行静脉注射,结果阴性时方可进行碘剂造影。

(4)结膜试验法。用1-2滴造影剂滴入一侧眼结膜囊内,1min后观察巩膜充血情况。

2. 结果判断

(1)口服法:有口麻、头晕、心慌、恶心呕吐、流泪、流涕、荨麻疹等症状为阳性。

(2)皮内注射法:局部有红肿、硬块,直径超过1cm为阳性。

(3)静脉注射法:有血压、脉搏、呼吸及面色等改变为阳性。

有少数患者虽过敏试验阴性,但在注射碘造影剂时也会发生过敏反应,故造影时仍需备好急救药品。过敏反应的处理同青霉素过敏反应的处理。

(4)结膜试验法:有显著充血(与对侧对比)、血管扩张、曲张,即为强阳性。

八、细胞色素C

1. 过敏试验方法

(1)皮内注射。取细胞色素C溶液(每支2ml,内含15mg)0.1ml加生理盐水至1ml(1ml

内含细胞色素 C0.75mg)，皮内注射 0.1ml(含细胞色素 C0.075mg)，20 分钟后观察结果。局部发红、直径大于 1cm，出现丘疹者为阳性。

（2）划痕试验。在前臂下段内测，用 75% 乙醇常规消毒皮肤。取细胞色素 C 原液(每 1ml 含细胞色素 C7.5mg)1 滴，滴于皮肤上，用无菌针头在表皮上划痕两道，长度约 0.5cm；深度以有微量渗血为度。20 分钟后观察结果，结果判断同上述皮内试验法。

九、精致抗腹蛇毒血清

1. 皮试溶液的配制

取出 0.05ml 抗蝮蛇毒血清原液，加入生理盐水稀释至 1ml。

2. 皮试方法及结果观察

在正常前臂掌侧下段皮下注射 0.1ml，约 20 分钟后观察，注射处皮丘小于 2cm，周围无红晕及伪足状者为阴性。若疑为阳性者可先注射扑尔敏 10mg，15 分钟后再用脱敏法给药。脱敏注射法：本品用生理盐水稀释 20 倍，第一次注射 0.4ml，每次观察 10 ~ 20 分钟，如无反应可酌情增量，注射 3 次以上无反应时可注射。如有异常反应，立即停止注射，可用地塞米松或氢化可的松流用酸钠注射液静注抗过敏。

十、门冬酰胺酶

1. 皮试溶液的配制

（1）加 5ml 灭菌注射用水或氯化钠注射液入小瓶内摇动，使小瓶内 10000 单位的门冬酰胺酶溶解。

（2）取上液 0.1ml(每 1ml 含 2000 单位)，注入另一含 9.9ml 稀释液的小瓶内，制成浓度约为 1ml 含 20 单位的皮试药液。

2. 皮试方法及结果观察

取 0.1ml 皮试液(约为 2.0 单位)在前臂作皮内试验，至少观察 1 小时，如有红斑或风团即为皮试阳性反应。患者必须皮试阴性才能接受本品治疗。

3. 注意事项

（1）不同药厂、不同批号产品的纯度和过敏反应均有一定的差异，使用时必须慎重。

（2）有过敏史的患者应十分小心或不用。

十一、荧光素钠注射液

1. 皮试溶液的配制(1% 荧光素钠注射液)

取荧光素钠注射液 0.25ml(50mg)，用氯化钠注射液稀释到 5ml 即可。

2. 皮试方法及结果观察

在静脉给药前 10 ~ 15 分钟先用 1% 的本品溶液 5ml 注入静脉做过敏试验，若无反应再全量推入。在推注本品和给药后数小时应严密观察患者反应，如出现恶心、呕吐、头痛、晕厥或气促、全身荨麻疹、瘙痒症状者为阳性反应。现场应备有急救药品和器材。

十二、精致抗炭疽血清

1. 皮试溶液的配制

用氯化钠注射液将血清稀释 10 倍(0.1ml 血清加 0.9ml 氯化钠注射液)。

2. 皮试方法及结果观察

取应试液 0.05ml 在前臂掌侧做皮内试验,观察 30 分钟,注射部位无明显反应者,即为阴性,可在严密观察下直接注射本血清。如注射局部出现皮丘增大、红肿、浸润、特别是形似伪足或有痒感者,为阳性反应,必须用脱敏法进行注射,并做好一切准备,一旦发生过敏休克,立即抢救。

脱敏注射法:在一般情况下,可用氯化钠注射液将本血清稀释 10 倍,分小量数次做皮下注射,每次注射后观察 30 分钟。第 1 次可注射 10 倍稀释的血清 0.2ml,观察无紫绀、气喘或显著呼吸短促、脉搏加速时,即可注射第 2 次 0.4ml,如仍无反应则可注射第 3 次 0.8ml,如仍无反应即可将安瓿中未稀释的血清全量做皮下或肌内注射。有过敏史或过敏试验强阳性者,即应将第 1 次注射量和以后的递增量适当减少,分多次注射,以免发生剧烈反应。

注:门诊患者注射血清后须观察至少 30 分钟始可离开。

十三、胸腺肽

1. 皮试溶液的配制　将胸腺肽干粉剂试敏液配制成 25ug/ml,皮内试敏剂量 2.5ug。

(1)皮试液的配制方法一:

取 20mg 原装药品,加 2ml 生理盐水,则为 10mg/ml。

第 1 次从上液中抽 0.25ml,加 0.75ml 生理盐水,则为 0.25mg/ml。

第 2 次从第 1 次 1ml 抽 0.1ml,加 0.9ml 生理盐水,则为 250ug/ml。

第 3 次从第 2 次 1ml 抽 0.1ml,加 0.9ml 生理盐水,则为 25ug/ml,即配成皮试溶液。

(2)皮试液的配制方法二:

取 40mg 原装药品,加 4ml 生理盐水,则为 10mg/ml。

第 1 次从上液中抽 0.25ml,加生理盐水 0.75ml 至 1ml,每 1ml 含胸腺肽 0.25mg。

第 2 次从第 1 次 1ml 抽 0.1ml,加 0.9ml 生理盐水,则为 250ug/ml。

第 3 次从第 2 次 1ml 抽 0.1ml,加 0.9ml 生理盐水,则为 25ug/ml,即配成皮试溶液。

2. 皮试方法及结果观察

取原药配成 25ug/ml 的溶液,皮内注射 0.1ml(2.5ug),皮试结果判定参照青霉素皮试方法,同时记录年龄、性别、有无过敏史、皮试时间等,皮试结果分为 1、2、3、4、5 级,1 级指皮丘消失,周围不红肿,无伪足,无自觉症状;2 级指皮丘消失或硬结<1cm,周围红晕<4cm,无伪足同破伤风阴性结果;3 级指皮丘硬结<1cm,红晕>4cm,出现散在皮疹;4 级指皮丘硬结>1cm,<1.5cm,周围红晕>1cm,<4cm,无伪足,出现散在皮疹,瘙痒明显;5 级指皮丘硬结>1cm,<1.5cm,周围红晕>4cm。出现 1、2 级皮丘为阴性;3、4、5 级皮丘为阳性。

(袁铁流　范小艳)

附录四 皮试药物浓度一览表

药物名称	试敏溶液浓度	剂 量
青霉素钠(钾) (普鲁卡因青霉素,苄星青霉素及其他半合成类青霉素)	皮内试验:200～500U/ml 划痕试验:1U 单位/ml 皮试仪用:1U 单位/ml(均以青霉素计)	0.05～0.1ml(10～20U) 小儿 0.02～0.03ml(4～6U) 1 滴(约 500U)
氯唑西林	250μg/ml	0.05～0.1ml(12.5～25)μg 小儿 0.02～0.03ml(5～7.5μg)
苯唑西林钠	250μg/ml	0.05～0.1ml
氨苄西林钠	250μg/ml	0.05～0.1ml
氨氯青霉素钠	250μg/ml	0.05～0.1ml
匹氨西林	250μg/ml	0.05～0.1ml
阿莫西林	250μg/ml	0.05～0.1ml
羧苄西林	250μg/ml	0.05～0.1ml
替卡西林钠	250μg/ml	0.05～0.1ml
磺苄西林钠	250μg/ml	0.05～0.1ml
呋布西林	250μg/ml	0.05～0.1ml
哌拉西林	250μg/ml	0.05～0.1ml
呋苯咪唑青霉素	250μg/ml	0.05～0.1ml
氮卓脒青霉素双酯	250μg/ml	0.05～0.1ml
头孢噻吩钠	300μg/ml;或 500μg/ml	成人 0.05～0.1ml 小儿 0.02～0.03ml
头孢噻啶	300μg/ml;或 500μg/ml	0.05～0.1ml
头孢唑林钠	500μg/ml;或 60μg/ml	成人 0.05 ml 成人 0.05～0.1ml
头孢拉定	0.25mg/ml;或 2.5mg/ml;或 25mg/ml	成人 0.05～0.1ml 小儿 0.02～0.03ml
头孢乙腈	0.25mg/ml;或 0.5mg/ml	0.05～0.1ml
头孢匹林	0.25mg/ml;或 0.5mg/ml	0.05～0.1ml
复方头孢氨苄	0.25mg/ml;或 0.5mg/ml (用头孢环己烯试敏液)	

药物名称	试敏溶液浓度	剂　量
头孢硫脒	0.25mg/ml;或 0.5mg/ml	成人 0.05～0.1ml
头孢孟多	0.25mg/ml;或 0.5mg/ml	成人 0.05～0.1ml 小儿 0.02～0.03ml
头孢呋肟	0.25mg/ml;或 0.5mg/ml	0.05～0.1ml
头孢替安	300μg/ml	0.05～0.1ml
头孢噻肟	0.25mg/ml;或 0.5mg/ml	0.05～0.1ml
头孢哌酮	0.25mg/ml;或 0.5mg/ml	0.05～0.1ml
头孢曲松	0.25mg/ml;或 0.5mg/ml	0.05～0.1ml
头孢唑肟	0.25mg/ml;或 0.5mg/ml	0.05～0.1ml
拉氧头孢	0.25mg/ml;或 0.5mg/ml	0.05～0.1ml
硫酸链霉素	皮内试验:250μg/ml 皮试仪用:1U 单位/ml	0.05～0.1ml 滴 1 滴
庆大霉素	400u/ml	成人 0.05～0.1ml 小儿 0.02～0.03ml
精制破伤风抗毒素	200u/ml 300u/ml	皮内注射 0.1ml （20～30u）
精制白喉抗毒素	1:10（200u/ml） 1:20（100u/ml） 1:100（20u/ml）	0.1ml(20u) 0.1ml(10u) 0.1ml(2u)
锡克试验（诊断用白喉毒素）	用原液	0.1ml
狄克试验液	1:1000（猩红热链球菌液）	0.1ml
精制气性坏疽抗毒素	1:10(100u/ml)	0.05ml(5u)
精制肉毒抗毒素	300u/ml	0.05ml(15u)
精制抗狂犬病血清	1:10	0.1ml
精制抗毒腺病血清	1:10	0.05ml
精制抗炭疽血清	1:10	0.05ml
精制抗蝮蛇毒血清	25u/ml	0.05ml(1.25u)
精制抗银环蛇毒血清	1:20 稀释血清	0.1ml
精制抗五步蛇毒血清	1:20	0.1ml

续表

药物名称	试敏溶液浓度	剂 量
结核菌素	1:100(1000u/ml) 1:1000(100u/ml) 1:2000(50u/ml) 1:10000(10u/ml)	0.1ml(100u) 0.1ml(50u) 0.1ml(50u) 0.1ml(10u)
布氏菌病皮内试验液	用原液	0.1ml
肺吸虫病皮内试验液	1:2000 ~ 1:6000	0.1ml
华支睾吸虫病皮内试验液	1:1500 稀释	0.1ml
丝虫病皮内试验液	20μg/ml	0.1ml(2μg)
旋毛虫皮内试验液	1:1000	0.1ml
弓形体病皮内试验液	1:200 ~ 1:2000	0.1ml
利什曼素	10^7 前鞭毛体 /ml	0.1ml
土拉菌素	皮内用 5 亿菌体 /ml 划痕用 10 亿菌体 /ml	0.1ml 1 滴
双链酶(SK-SD)	50u/ml	0.1ml
棘球蚴病(包虫病)皮内试验液	1:4 或 1:10 或 1:100	0.1 ~ 0.2ml
血吸虫病皮内试验液	划痕用原液	0.03 ~ 0.05ml
毛癣菌素	1:50 或 1:100	0.1ml
克维牟试验液	1:10;1:20;1:50;1:100;1:200	0.1ml
过敏原皮内试验液	1:10;1:100;1:1000; 1:10000;1:100000	0.01 ~ 0.02ml
植物血凝素皮内试验液	100μg/ml	0.1ml(10μgPHA)
磷酸组胺	0.1‰	0.1ml
组胺试验液	麻风病诊断 1:1000	0.1ml
细胞色素 C	划痕用 7.5mg/ml 皮内用 0.03mg/ml 点眼法 5mg/ml	1 滴 0.03 ~ 0.05ml 1 滴
胸腺素	10μg/ml 或 25μg/ml	0.1 ml
溶链菌制剂	用青霉素钠 200u/ml	0.1 ml
门冬酰胺酶	100u/ml	0.1 ml
去纤酶	1NIH 凝血酶 u/ml	0.1 ml

药物名称	试敏溶液浓度	剂　量
有机碘造影剂	10% 碘化钾 30% 有机碘液	口服 5 ~ 20ml 皮内 0.05 ~ 0.1ml 静注 1ml(30mg) 点眼 1 ~ 2 滴 口含 1 ~ 5ml 舌下 2 ~ 3 滴
碘化钠	12.5%(g/ml)	皮内 0.1ml 口服或舌下；同有机碘造影剂
碘化钾	舌下或口服原液	同有机碘造影剂
复方碘溶液	舌下 KI(g/ml)	2 ~ 3 滴
荧光素钠	1%(g/ml)	静注 5ml(50mg)
右旋糖酐 –70	原液	皮内 0.1ml
右旋糖酐 –70 葡萄糖	原液	皮内 0.1ml
右旋糖酐 –70 氯化钠	原液	皮内 0.1ml
右旋糖酐 –40	原液	皮内 0.1ml
右旋糖酐 –40 葡萄糖	原液	皮内 0.1ml
右旋糖酐 –40 氯化钠	原液	皮内 0.1ml
右旋糖酐 –10	原液	皮内 0.1ml
磺溴酞钠	18.75mg/ml	皮内 0.1ml
普罗碘铵	原液	皮内 0.1ml
眼生素	100mg/ml	皮内 0.1ml
维生素 B_1	5mg/ml	皮内 0.1ml
复合维生素 B	5mg/ml	皮内 0.1ml
普鲁卡因	0.25%(g/ml)	皮内 0.1ml
促皮质素	10mg/ml	皮内 0.1ml
阿莫西林 – 克拉维酸	用青霉素钠 200u/ml （或用阿莫西林）	皮内 0.1ml
青霉胺	用青霉素钠 200u/ml	皮内 0.05 ~ 0.1ml
天花粉	2μg/ml	皮内 0.05ml(0.1μg)

续表

药物名称	试敏溶液浓度	剂　量
粉尘螨注射液	1:100000	皮内 0.1ml
灵芝注射液	10 倍稀释液	皮内 0.1ml
复方碘化钠	原液	同有机碘造影剂
江浙蝮蛇抗栓酶	0.001 u/ml	划痕试验 1 滴皮内 0.1ml
胰蛋白酶	1000 u/ml	划痕试验 1 滴
糜蛋白酶	500 μg/ml	皮内 0.1ml
糜胰蛋白酶	500 μg/ml	划痕试验 1 滴
绒促性素	500u/ml	皮内 0.1ml
蝮蛇抗栓酶	0.0025u/ml	皮内 0.1ml
玻璃酸酶	1.5u/ml	皮内 0.1ml

（袁铁流）

参考文献

1.赵逢平,苗远明.不合理用药的危害及保证合理用药的措施.中国误诊学,2001,1:102-103

2.张新平,王贤吉.不合理用药的原因研究.中国初级卫生保健,2005,19(12):23-26

3.史守慧,田崇会,周洪和.合理用药在医院发展中的重要性.中国误诊学杂志,2003,3(2):309-310

4.赵香兰,潘启超.临床合理用药基本原则(上).广东药学,2000,10(1):51-54

5.张新平,李少丽.药物政策学.北京:科学出版社,2003

6.杨世明.药事管理学.第5版.北京:人民卫生出版社,2013,19-37

7.国家药典委员会.中华人民共和国药典[2015年版].北京:中国医药科技出版社,2015

8.国家药典委员会.临床用药须知.2010年版.北京:中国医药科技出版社,2011

9.阚全程.麻醉药品和精神药品的管理与临床应用.北京:人民卫生出版社,2014,1-21

10.周筱青,周钱.我国开展ADR监测工作取得的成绩、存在的误区亟待解决的问题[J].中国药房,2004,15(3):138

11.马利红.正确认识药物不良反应及危害.中华医学研究杂志,2005,5(11):1176-1177

12.龚正林.药品不良反应及防治措施分析.大家健康,2015,9(10):276-277

13.石素平,廖佑荣.某院2012年223例药品不良反应报告分析.亚太传统医药,2014,10(6):137-139

14.陈阳.解析常见药品不良反应的临床表现.中外健康文摘,2012,9(30):257-258

15.张阳德,张宪安.全科医生处方手册(第2版)[M],化学工业出版社,2010

16 林海,梅全喜,吴惠妃.中西药配伍禁忌的分析探讨[J].中药材,2007,05:620-622

17.王凯勋.临床中药与中药,中药与西药常见的配伍[J].医药前沿,2012,(33):347-348

18.康建策,张伟.临床常用中药与西药的相互作用[J].时珍国医国药,2012,23(9):2377-2378

19.《抗菌药物临床应用指导原则》修订工作组.抗菌药物临床应用指导原则(2015年版).北京:人民卫生出版社,2015

20.卒中相关性肺炎诊治中国专家共识组.卒中相关性肺炎诊治中国专家共识.中华内科杂志,2010,49(12):1075-1078

21.中华医学会重症医学分会.中国严重脓毒症／脓毒性休克治疗指南（2014）.中华内科杂志，2015,54(6):557-581

22.Christina M. Surawicz,Lawrence J. Brandt,David G. Binion,et al.Guidelines for Diagnosis,Treatment,and Prevention of Clostridium difficile Infections. Am J Gastroenterol, 2013,108:478–498

23.何亚玲,李晓丽.老年人用药特点总结[J].中国社区医师（医学专业）,2011,(33):17

24.许世凯.老年人药物间相互作用[J].现代中西医结合杂志,2005,14(10):1258-1260

25.化前珍.老年人的安全用药与护理[M].老年护理学（第2版）.北京:人民卫生出版社,2006,7:69-78

26.童荣生.妊娠和哺乳期患者治疗临床药师指导手册.北京:人民卫生出版社,2011,1-34

27.郭瑞臣.妊娠临床药理学.北京:化学工业出版社,2008,91-255

28.胡亚美,张金哲,江载芳.儿科药物治疗学.北京:中国医药科技出版社,2011,19-75

29.霍记平,曲圣慧,赵志刚.2014年美国FDA颁布的妊娠和哺乳期用药信息标签最终规则介绍.药品评价,2015,12(6):13-19

30.王春岩,李善姬,刘会平.中药在特殊人群中的合理应用.中国医学创新,2009,6(29):186-187

31.国家药典委员会.临床用药须知.北京:中国医药科技出版社,2011

32.沈刚.儿科临床合理用药.儿科药学杂志,2008,14(5):1-5

33.胡亚美,张金哲,江载芳.儿科药物治疗学.北京:中国医药科技出版社,2011,19-75

34.Fernandez H,Tran H,Albrecht F. Evaluation of safety and pharmacokinetics of administering intravenous busulfan in a twice daily or daily schedule to patients with advanced hematologic malignant disease undergoing stem cell transplantation [J].Biol Blood MarrowTransplant,2002,8(9): 486

35.Chen J,Stubbe J . Bleomycins: new methods will allow reinvestigation of old issues [J]. Curr Opin Chem Biol,2004,8(2): 17581

36.Camus P,Martin W. Amiodarone pulmonary toxicity[J].Clin Chest Med,2004,25(1): 65

39.Parish J,Muhm J,Leslie K. Upper lobe pulmonary fibrosis associated with highdose chemotherapy containing BCNU for bone marrow transplantation[J]. Mayo Clin Proc,2003,78(5): 6304

38.孙定人,齐平,靳颖华.药物不良反应[M].第3版,北京:人民卫生出版社,2003:77

39.王健康,董晓莉,李忠东.药源性肺部疾病的致病药物及临床类型.药物不良反应杂志2005(5):340-345

40.Fagard RH,et al. Regression of left ventricular mass by antihypertensive treatment: a meta-analysis of randomized comparative studies. Hypertension,2009,54:1084-1091

41.Cuspidi C,et al. Angiotensin Ⅱ receptor blockers and cardiovascular protection: focus on left ventricular hypertrophy regression and atrial fibrillation prevention. Vasc Health Risk Manag,2008,4: 67-73

42.Cuspidi C,et al. Management of hypertension in patients with left ventricular hypertrophy. Curr Hypertens Rep,2007,9:498-505

43.Ferrario C. Effect of angiotensin receptor blockade on endothelial function: focus on olmesartan medoxomil. Vasc Health Risk Manag,2009,5:301-314

44.Deshmukh D,et al. Antihypertensive medications and their effects on lipid metabolism. Curr Diab Rep,2008,8:214-220

45.Su DF. Treatment of hypertension based measurement of blood pressure variability:lessons from animal studies.Curr Opin Cardiol,2006,21:486-491

46.Hoofnagle JH,Serrano J,Knoben JE,et al. LiverTox:a website on drug-induced liver injury［J］. Hepatology,2013,57(3):873-874

47.Chalasani NP,Hayashi PH,Bonkovsky HL,et al.ACG Clinical Guideline: the diagnosis and management of idiosyncratic drug-induced liver injury［J］.Am J Gastroenterol. 2014,109 (7) :950-966

48.中华医学会结核病学分会.抗结核药所致药物性肝损伤诊断与处理专家建议［J］.中华结核呼吸杂志,2013,36(10):732-736

49.于世英,姚阳.肿瘤药物相关性肝损伤防治专家共识.北京:中国协和医科大学出版社, 2014,1-43

50.Hu XN,Bao ZJ. Epidemiology of drug induced liver injury[J]. Chin J Hepatol,2011,19(1): 78-80.

51.Navarro VJ,Barnhart HX,Bonkovsky HL,et al. Herbaland dietary supplement induced hepatotoxicity in the US［J］. Gastroenterology,2012,142(5 Suppl 1):S41

53.毛华雄.药物性肾损害发病机制的研究进展.中国当代儿科杂志,2014,16(4):330-334

54.Herlitz LC,Mohan S,Stokes MB,et al. Tenofovir nephrotoxicity: acute tubular necrosis with distinctive clinical,pathological,and mitochondrial abnormalities[J].Kidney Int,2010,78(11): 1171-1177

55.Laniado-Laborin R,Cabrales-Vargas MN. Amphotericin B: side effects and toxicity ［J］. Rev lberoam Micol,2009,26(4): 223-227

56.Lameire N,Kruse V,Rottey S. Nephrotoxicity of anticancer drugs—an underestimated problem [J]. Acta Clin Belq,2011,66(5): 337–345

57.杨宝峰,苏定冯.药理学(第8版).北京:人民卫生出版社,2013

58.郑长青,林连捷.消化内科用药常规与禁忌.北京:人民军医出版社,2011

59.中华医学会老年医学分会《中华老年医学杂志》编辑委员会.老年人质子泵抑制剂合理应用专家共识.中华老年医学杂志,2015,34(10):1045–1052

60.陶良.血液系统的药品不良反应与药物警戒[J].药物流行病学杂志,2011,03:148–151

61.孙振晓,于相芬,孙波.精神药物的造血系统不良反应[J].中国执业药师,2011,11:11–16

62.李国良,刘杰.抗癫痫药物对血液系统的影响[J].中国现代神经疾病杂志,2011,04:397–403

63.李振富,尤润生,马秀君,等.急性有机磷农药中毒解毒药物应用临床观察.中国危重病急救医学,2010,22(8):507–509

64.宣丹旦,郑舒聪,万伟国,等.有机磷农药中毒心律失常国内文献回顾.中华全科医师杂志,2011,10(8):569–570

65.Doi H,Kikuchi H,et al.Motor neuron disorder simulangting ALS induced by chronic inhalation of pyrethroid insecticides.Neuroglogy,2006,67(2):1894–1895

66.陈灏珠主编. 实用内科学[M]. 第14版. 北京:人民卫生出版社,2015

67.葛均波,徐永健主编. 内科学[M]. 8版. 北京:人民卫生出版社,2014

68.周继如主编.实用急诊急救学[M].北京:科学技术文献出版社,2006,307–325

69.陈灏珠,钟南山,陆再英主编.内科学 [八版] 北京:人民卫生出版社,2013,369–428

70.中华消化杂志编辑委员会.中国慢性胆囊炎、胆囊结石内科诊疗共识意见(2014年,上海)[J].临床肝胆病杂.2015,35(1):7—11

71.中华消化杂志编辑委员会.中国慢性胆囊炎、胆囊结石内科诊疗共识意见(2014年,上海)[J].临床肝胆病杂.2015,35(1):7—11

72.National Kidney Foudationg. K/DOQI clinical practice guidelines for chronic kidney disease: evaluation,classification,and stratification .Am J kidney Dis,2002,39;S1–266

73.K/DOQI clinicalpractice guidelines and Clinical Practice Recommmendations for Diabets and Chronic kidney Disbetes and Chronic kidney disease. Am J Kidney Dis,2007,47:S12–S154

74.王吉耀《内科学》(上、下册)第2版.北京:人民卫生出版社,2010.8

75.主编葛均波,徐永健《内科学》第8版.北京:人民卫生出版社,2013

76.主编廖子君,南克俊,韩军《现代肿瘤治疗药物学》西安;世界图书出版西安公司,2002.2

77.主编焦万田《新编简明药物手册》第5版 北京;人民军医出版社,2014.10

78.陈家伦主编.临床内分泌学 上海科学技术出版社 2011年8月

79.郭艺芳.选择性胆固醇吸收抑制剂临床应用中国专家共识(2013版)[J].中华内科杂志,52(7):617-620

80.吴江,贾建平,崔丽英,等.神经病学[M].第2版 北京:人民卫生出版社,2011:130-132.

81.邓晖,祝捷.格林-巴利综合征的流行病学、病理生理、临床分型及治疗[J].中风与神经疾病杂志,2009,26(2):251-254

82.Yuki N,Hartung HP. Guillain-Barré Syndrome. N Engl J Med,2012,366(24):2294-2304

83.Lehmann HC,Hartung HP Plasma exchange and intravenous immunoglobulins:mechanism of action in immune-mediated neuropathies[J]. J Neuroimmunol,2011,231(1/2):61-69

84.Shahrizaila N,Yuki N. The role of immunotherapy in GuillainBarre syndrome:understanding the mechanism of action[J]. ExpertOpin Pharmacother,2011,12(10):1551-1560

85.贾建平,陈生弟,崔丽英,等.神经病学[M].第7版.北京:人民卫生出版社,2013:339-341

86.Engstrm M,Berg T,Stjernquist-Desatnik A,et al. Prednisolone and valaciclovir in Bell palsy:a randomised,doubleblind,placebo-controlled,multicentre trial [J]. Lancet Neurol,2008,7(11):993-1000

87.de Almeida JR,Guyatt GH,Sud S,et al. Management of Bell palsy:clinical practice guideline[J]. CMAJ,2014,186(12):917-922

88.Attal N,Cruccu G,Haanpa M,et al. EFNS guidelines on Pharmaeological treatm ent of neuropathic pain[J]. Eur J Neurology,2006,13:1153-1169

89.国家药典委员会.中华人民共和国药典.2010年版.北京:中国医药科技出版社,2010.

90.Haeke W,Kaste M,Bluhmki E,et a1. Thrombolysis with alteplase 3 to 4.5 hours after acute ischemic stroke[J].N Engl J Med.2008,359(13):1317—1329

91.IST-3 collaborative group,Sandereock P,Wardlaw JM,et a1. The benefits and harms of intravenous thrombolysis with recombinant tissue plasminogen activator within 6h of acute ischaemic stroke (the third international stroke trial IST-3):a randomized controlled trial [J]. Lancet,2012,379(9834):2352-2363

92. Wardlaw JM,Murray V,Berge E,et a1. Recombinant tissue plasminogen activator for acute

ischaemic stroke:an updated systematic review and meta-analysis[J]. Lancet,2012,379(9834):2364 -2372

93.Lee M,Hong KS,Saver JL. Efficacy of intra-arterial fibrinolysis for acute isehemie stroke: meta-analysis of randomized controlled trials [J]. Stroke,2010,41(5):932-937

94.中国急性缺血性脑卒中诊治指南 (2014)[J]. 中华神经内科杂志,2015,48(4):246-257

95.Kernan WN,Ovbiagele B,Black HR,et al. Guidelines for the prevention of stroke in patients with stroke and transient ischemic attack:a guideline for healthcare professinals from the American Heart Association/ American Stroke Association[J]. Stroke,2014,45(7):2160-2236

96.Kennedy J,Hill MD,Ryckborst KJ,et al. Fast assessment of stroke and transient ischaemic attack to prevent early recurrence （FASTER）:a randomized controlled pilot trial [J]. Lancet Neurol,2007,6 (11):961-969

97.Wang Y,Wang Y,Zhao X,et al. Clopidogrel with aspirin acute minor stroke or transient ischemic attack[J]. N Engl J Med,2013,369(1):11-19

98.Derdeyn CP,Chimowitz MI,Lynn MJ,et al. Aggressive medical treatment with or without stenosis (SAMMPRIS):the final results of a randomized trial[J]. Lancet,2014,383(9914):333-341

99.Kim JE,Ko SB,Kang HS,et al. Clinical practice guidelines for the medical and surgical management of primary intracerebral hemorrhage in Korea [J]. J Korean Neurosurg Soc,2014,56 (3): 175—187

100.Steiner T,A1-Shahi Salman R,Beer R,et al. European Stroke Organisation(ESO)guidelines for the management of spontaneous intraeerebral hemorrhage[J]. Int J Stroke,2014,9(7):840—855

101 中华医学会神经病学分会,中华医学会神经病学分会脑血管 病学组. 中国急性缺血性脑卒中诊治指南 2014[J]. 中华神经科杂志,2015,48(4):246-257

102.Kidwell CS,Wintermark M. Imaging of intracranial haemorrhage [J]. Lancet Neurol,2008,7 (3):256-267

103.Kim J,Smith A,Hemphill JC 3rd,et al. Contrast extravasation on CT predicts mortality in primary intracerebral hemorrhage[J]. AJNR Am J Neuroradi01. 2008,29(3):520-525

104.Delgado Almandoz JE,Yoo AJ,Stone MJ,et al. The spot sign score in primary intracerebral hemorrhage identifies patients at highest risk of in—hospital mortality and poor outcome among survivors [J]. Stroke,2010,41(1):54-60

105.Connolly ES Jr，Rabinstein AA，Carhuapoma JR，et al，. Guideline for the management of aneurismal subarachnoid hemorrhage：a guideline for healthcare professionals from the American Heart Association/American Strock Association［J］. Stroke,2012,43（6）:1711～1737

106.Diringer MN，Bleck TP，Claude Hemphill J 3rd，et al. Critical care management of patients following aneurismal subarachnoid hemorrhage：recommendations from the Neurocritical Care Society's Multidisciplinary Consensus Conferece［J］. Neuricrit Care ,2011,15（2）:211～240

107 孙澎,范存刚,张庆俊.动脉瘤性蛛网膜下隙出血的治疗指南(ASA/AHA2012 版)(上)［J］.中国脑血管病杂志,2013,10(3):163～168

108.钟鸣,赵兵.全国高分级动脉瘤性蛛网膜下隙出血诊疗策略高峰论坛纪要［J］.中国脑血管杂志,2010,7(2):112

109. 中华医学会神经外科分会神经介入组.颅内动脉瘤血管内介入治疗中国专家共识(2013)［J］.中国脑血管病杂志,2013,10(3):606～616

110.杨德森,刘协和,许又新.湘雅精神医学,北京,科学出版社,2015

111.沈渔邨.精神病学(第5版),北京,人民卫生出版社 2009

112.张明园.老年期痴呆防治指南,北京,北京大学医学出版社,2008

113.郝伟,于欣.精神病学,北京,人民卫生出版社,2010

114.陆再英,钟南山. 内科学. 北京:人民卫生出版社,2011:891-894

115.陈孝平主编.外科学(第二版)·北京;人民卫生出版社,2013

116.中华医学骨科学分会·骨关节炎治疗指南(2007 版)·中国矫形外科杂志,2014 年 03 期:287-288

117.David S. Jevsevar·Treatment of Osteoarthritis of the Knee：Evidence-Based Guideline，2nd Edition· Journal of the American Academy of Orthopaedic Surgeons,September 2013，Vol 21，No 9 571-576

118.Rolando Izquierdo·American Academy of Orthopaedic Surgeons Clinical Practice Guideline on：The Treatment of Glenohumeral Joint Osteoarthritis·JBJS Am. 2011;93:203-205

119.葛宝丰·实用骨科学(第四版)·北京;人民军医出版社,2012 年 1 月,1971～2062

120.The effect of tramadol and tramadol + gabapentin combination in patients withlumbardis cherniationafter epidural steroid injection,Turk J Med Sci,2015,45(6):1214～9

121 张惜阴主编. 实用妇产科学. 第2版. 北京:人民卫生出版社,2003

122.谢幸,苟文丽. 妇产科学. 第 8 版. 北京:人民卫生出版社,2013

123.沈晓明,王卫平.儿科学(第 7 版).北京:人民卫生出版社, 2009

124.薛辛东.儿科学(第 8 版).北京:人民卫生出版社, 2012

125.赵惠君.儿童铁缺乏症诊断和药物防治研究进展.世界临床药物,2015,36(5):294-297

126.郭霞,高举.儿童贫血的诊断思路.中国实用儿科杂志,2014,29(14):805-810

127.吴彤华,朱元昌,陈春梅,蔡靖,林奇,张晓庆,等.葡萄糖 - 6- 磷酸脱氢酶缺乏症基因诊断方法的建立.临床检验杂志,2014,32(3):188-192.

128 韩燕燕,孙景辉.风湿热诊治进展.临床儿科杂志,2012,30(7):697-670

129.刘克洲,陈智主编.人类病毒性疾病(第 2 版).北京:人民卫生出版社,2010

130.王陇德.艾滋病学 北京:北京出版社联合出版. 2009

131.卫生部艾滋病临床专家工作组.国家免费艾滋病抗病毒药物治疗手册(第 3 版).人民卫生出版社,2012 年

132.World Health Organization. Consolidated guidelines on the use of antiretroviral drugs for treating and preventing HIV infection: Recommendations for a public health approach. June 2013

133.World Health Organization. What's New in HIV Treatment: 3 Fact Sheet pdf. Nov. 2015

134.中华医学会感染病学分会艾滋病学组.艾滋病诊疗指南第三版(2015 版).中华临床感染病杂志, 2015;8(5):385-401

135.JEAN L. BOLOGNIA,JOSEPH L.JORIZZO,JULIE V. SCHAFFER ·Dermatology ·Third edition·British Library Cataloguing in Publication Data,2012,1370 ~ 1392

136.赵辨·中国临床皮肤病学·第 2 版.南京:江苏科学技术出版社,2011,725

137.JEAN L. BOLOGNIA,JOSEPH L.JORIZZO,JULIE V. SCHAFFER ·Dermatology ·Third edition·British Library Cataloguing in Publication Data,2012,111

138.薛辛东.儿科学(第 8 版),北京:人民卫生出版社, 2012

139.祝益民.儿科住院医师手册,长沙:湖南科学技术出版社,2012

140.K.J.Lee Essential Otolaryngology Head & Neck Surgery USA McGraw-Hill Companies 2003

141.黄选兆 / 汪吉宝 / 孔维佳 实用耳鼻咽喉头颈外科学 北京人民卫生出版社,2010 年 3 月

142.K.J.Lee Health carereform through practical guidelines:ear,noce,throat USA Plural Publishing 2010

143.K.J.Lee Health carereform through practical guidelines:ear,noce,throat USA Plural Publishing 2010

144.樊明文.牙体牙髓病学.(第 4 版).北京：人民卫生出版社,2012

145.周学东,岳松龄.牙体牙髓病治疗学.北京：人民卫生出版社,2004

146.孟焕新.牙周病学.(第 4 版).北京：人民卫生出版社,2012

147.陈谦明.口腔黏膜病学.(第 4 版).北京：人民卫 a 生出版社,2012

148.陈智.2015 执业医师资格考试用书.北京：人民卫生出版社,2015

149.陈强,林小燕,施纯玫.肿瘤内科医嘱速查手册[M].北京：化学工业出版社,2015

150.石远凯,孙燕 临床肿瘤内科手册[第六版][M].北京：人民卫生出版社,2015

151.沈铿,崔恒,丰有吉.常见妇科恶性肿瘤诊治指南[M].北京：人民卫生出版社,2014

152.薛敏主编,实用妇科内分泌诊疗手册,北京：人民卫生出版社,第 3 版,2015

153.万贵平,妇产科临床处方手册,南京：江苏科学技术出版社,2014

154.许兰芬,妇科炎症,北京：中国医药科技出版社,2016

155.丁永斌,夏建国主编,肿瘤化疗处方手册,南京：江苏科学出版社,2007

156.国家基本药物临床应用指南编委会,国家基本药物临床应用指南,北京：人民卫生出版,2011

157.赵志刚,临床安全合理用药案例 500 例,北京：人民卫生出版,2009

158.师海波,王克林,最新临床药物手册,沈阳：辽宁科学技术出版社,2016

159.刘长建,外科临床处方手册,南京：江苏科学技术出版社,2003

160.赵燕芬.王志才.胡林雅主编,内科疾病专家经典处方,北京：人民军医出版社,2014

161.任华益,实用药品名称用途用法用量速查手册,北京：科学技术文献出版社,2007

162.[美]戈梅拉(Gomella,P.T.)原著,姜东辉、左祥荣、秦永新主译,急诊用药指南,北京：人民军医出版社,2016

163.袁洪,常见病处方速查,北京：人民卫生出版社,2015

164.师海波,王克林主编,最新临床药物手册,沈阳：辽宁科学技术出版社,2016

165.李小寒,尚少梅·基础护理学·第五版·北京；人民卫生出版社,2013 年

166.杨学敏,尚金伏,王华,胡立铮·输注药物安全应用手册·北京；人民军医出版社,2011

167. 陈海东，龚旭初，李逸梅·抗蝮蛇毒血清病相关因素分析研究·辽宁中医药大学学报,2015,17(9)

168.尤黎明,吴英·内科护理学·第五版·北京；人民卫生出版社,2015